JN231625

パートナー
薬理学

[編集]
石井邦雄　横浜薬科大学教授
栗原順一　帝京大学教授
田中芳夫　東邦大学教授

改訂第3版

南江堂

執筆者(収載順)

石井　邦雄	いしい　くにお	横浜薬科大学学長補佐・薬学部教授
出雲　信夫	いずも　のぶお	横浜薬科大学薬学部教授
今泉　祐治	いまいずみ　ゆうじ	名古屋市立大学大学院薬学研究科特任教授
岡　淳一郎	おか　じゅんいちろう	東京理科大学名誉教授
田辺　光男	たなべ　みつお	北里大学薬学部教授
坂本　謙司	さかもと　けんじ	帝京大学薬学部教授
栗原　順一	くりはら　じゅんいち	帝京大学薬学部教授
田中　芳夫	たなか　よしお	東邦大学薬学部教授
平藤　雅彦	ひらふじ　まさひこ	医療創生大学健康医療科学部特任教授
礒濱洋一郎	いそはま　よういちろう	東京理科大学薬学部教授
漆谷　徹郎	うるしだに　てつろう	同志社女子大学薬学部教授
中原　努	なかはら　つとむ	北里大学薬学部教授
福石　信之	ふくいし　のぶゆき	金城学院大学薬学部教授
辻　勉	つじ　つとむ	城西大学薬学部客員教授
田中　光	たなか　ひかる	東邦大学薬学部教授
行方衣由紀	なめかた　いゆき	東邦大学薬学部准教授
大幡　久之	おおはた　ひさゆき	昭和大学富士吉田教育部教授
田邉　由幸	たなべ　よしゆき	横浜薬科大学薬学部教授
須永　克佳	すなが　かつよし	城西大学薬学部教授

改訂第3版の序

パートナーシリーズの1冊として2007年に刊行された本書は，1991年に刊行された「IE (Integrated Essentials) 薬理学」を前身とした薬理学の教科書である．初版の刊行は薬学教育の主体が4年制から6年制に移行した直後であったが，時代が変遷しても薬理学の本質は変わらないとの考えから，「IE 薬理学」の編集方針が継承された．その後，6年制薬学教育における「医療薬学」の重視という潮流に沿って2013年に刊行された改訂第2版では，初版時に割愛された抗病原微生物薬と抗悪性腫瘍薬を，それぞれ病原性微生物に作用する薬物と悪性腫瘍に作用する薬物として復活させた．その理由は，これらの薬物は医療現場における使用頻度が高く，それらの適正使用に欠くことのできない薬理学的基盤を本書でも論及する必要があると判断したからであった．また，読者からの要望に基づいた改訂でもあった．

6年制薬学教育の基盤となる「薬学教育モデル・コアカリキュラム（コアカリ）」は，本書の改訂第2版の刊行とほぼ時を同じくして改訂され，2015年度から適用された．今回は，その改訂コアカリに準拠した新しいカリキュラムが4年次まで進行したタイミングでの約5年ぶりの改訂作業となった．コアカリへの対応については，前回の本書の改訂では薬理学という学問体系との両立に苦慮した部分があったが，改訂コアカリでは薬理学の大部分が病態・薬物治療学と一体化されたため，「薬理学を理解するために必要となる生理学，生化学，病態学などの知識を可能な限り記述するように努める」という「IE 薬理学」から継承した本書の編集方針は，改訂コアカリの趣旨に沿ったものであると考えている．

今回の改訂にあたっては，本書の基本方針や改訂第2版の章構成を踏襲した上で，医療薬学における薬理学という位置づけに配慮しつつ，学問領域における新知見の追加，医薬品情報の更新や新薬の追加，重複あるいは欠落部分の調整や補填を行った．また，一部の内容については若手の執筆者への引き継ぎを行ったが，その際に旧原稿の活用をご快諾いただいた前執筆者の皆様には心よりお礼申し上げる．さらに，文章よりも視覚的な情報を好む傾向のある最近の学生のニーズに鑑み，薬理作用や作用点・作用機序をまとめた図をあらたに作成し，学生の理解の一助とした．ただし，学生の文字離れを助長しないために，従来から本書の優れた点として挙げられていた本文の通読性を保持するように注意を払った．「IE 薬理学」から継承されている「薬理学に初めて接する学生が，その基本的原理を正確に理解しやすいようにすることを第一に心がける」という理念に基づいたこれらの工夫により，本書が真に学生の良きパートナーとなることを願っている．薬理学や関連分野の教育に携わる方々からも，本改訂版の内容の改善すべき点など，お気づきの点をご教示いただけたら幸いである．

末筆ながら，本改訂版の出版にあたって多大なご尽力をいただいた南江堂編集部の岩﨑公希，村上徳治の両氏に深謝する．

2019年1月

編集者　石井　邦雄，栗原　順一，田中　芳夫

初版の序

本書はIE(Integrated Essentials)シリーズの理念を引き継いでいるが，薬学教育の6年制化やコアカリの策定などの時代の趨勢に鑑み，新装された形で上梓するものである．粕谷豊，加藤仁，重信弘毅の編集によるIEシリーズ「薬理学」は，初版(1991年刊)から第4版まで改訂を重ねつつ多くの薬学生に支持されてきた．この基本方針を踏襲したのは，同書がきわめて優れた教科書であったことと，時代は変遷しても薬理学の本質は変わらないと考えるからである．「薬理学に初めて接する学生が，その基本的原理を正確に理解しやすいようにすることを第一に心がける」という理念をまず継承した．そして，薬理学を理解するために必要となる基本的な生理学，生化学，病理学などを可能な限り記述するように努めた点も同様である．今後の薬学教育においては，実務がより一層重視されるようになるであろうが，そうした時代であるからこそ，薬理学の基本原理が薬を理解するための基礎としてますます重要になることは疑うべくもない．

一方，基本方針を踏襲しながらも，学生の利便に配慮して種々の工夫を加えた結果，頁数が大幅に圧縮された．たとえば，頻出する薬物の構造式はまとめて掲載した．その上で，構造式の記載されている薬物は，索引でその頁を太字にして引きやすくした．また，薬物名に関しては，本文中では原則として「塩」を省いた形で記載し，塩を含む名称は構造式を示す部分に英名で表記した．なお，索引には塩を含む和名も収録した．第十五改正日本薬局方では塩の表示の仕方が変更になっているので，局方収載品については，局方名を索引に収録した．これらは薬剤師国家試験にも対応したものとなっている．

本書が，これから薬理学を学ぼうとする学生にとって有用な教科書となり，医療薬学を志向するそれ以降の道程における「薬の基礎」としての薬理学を身につけるのに役立つことを願うものである．また，薬理学やそれに続く医療薬学の教育にたずさわる方々から，内容の改善の示唆などご教示をいただくことができれば幸甚である．

出版にあたって，本書の製作に多大なご尽力をいただいた南江堂の星野仙，野村真希子両氏に感謝する．

2007年3月

重信　弘毅
石井　邦雄

目 次

第 5 章　心臓・血管系に作用する薬物　163

第 9 章　呼吸器系に作用する薬物　　礒濱　洋一郎　293

第 10 章　消化器系に作用する薬物　　漆谷　徹郎　307

第 11 章　感覚器に作用する薬物　　中原　努　349

第16章　病原性微生物に作用する薬物　大幡　久之 459

第17章　悪性腫瘍に作用する薬物　田邉　由幸 495

第18章　解毒薬　須永　克佳 531

コラム

第1章 薬理学総論

●薬理学の定義 ●薬理作用の分類 ●薬物の体内動態 ●薬物の作用機序

1. 薬理学の定義

薬理学は生体における薬物の作用を研究する科学である．薬理学 pharmacology という語は，その基礎をつくったドイツのシュミーデベルク Oswald Schmiedeberg (1838–1921) によってはじめて使われた．当時すでに，薬物の起源，製法，性状，効果，用法などの知識を記述した学問として materia medica (薬物学) が存在したが，シュミーデベルク以後は実験科学の手法により薬物の生体における作用を解析する研究が行われるようになった．

薬理学の主な目的は薬物の作用機序を明らかにすることである．そのことを通じて，薬理学は薬物治療における適切な医薬品の選択と適正な用法に対する根拠を与え，新薬を生みだすための指針を提供することで医薬品開発を支え，そして生命の仕組みの探求において，掛け替えのない貢献をしている．

1) 薬理学に関連する科学

薬物が生体内に入ると，薬物は**薬物動態相** pharmacokinetic phase と呼ばれる 4 段階の薬物処理のステップを経て，薬効や副作用を現し，やがて体内から消失していく．薬物動態相は**吸収** absorption，**分布** distribution，**代謝** metabolism，および**排泄** excretion の各ステップからなり，それらの頭文字を取って ADME と略称される．その詳細については後述する．

薬理作用が現れるためには，薬物が作用部位に到達する必要がある．作用部位に到達した薬物は，標的分子に結合してその機能を修飾し，細胞内で起こる複雑な生化学反応を促進したり抑制したりすることにより，最終的に生体の機能を変化させる．この過程は**薬力学相** pharmacodynamic phase と呼ばれる．

それぞれのステップで起こっている現象を正確に把握するためには，薬物動態学，薬物代謝学，生物薬剤学，解剖学，生理学，生化学，分子生物学，遺伝子工学，免疫学，細菌学，生物物理学，病理学，生物学的試験法などの学問領域に関する最新の知識と実験技術に対する理解が必要である．

2. 薬理作用の分類

薬物が可逆的に生体機能を変化させる作用を**薬理作用** pharmacological action と呼ぶ．これは生体が本来そなえている機能を促進ないし抑制することで実現される．生体が本来もっていない機能を薬物によって与えることはできない*1.

薬理作用は，その発現の形式，時間経過，部位などにより分類される．

1）促進作用 facilitatory action と抑制作用 inhibitory action

標的分子，細胞，組織，器官および個体の各レベルにおいて，機能を高める促進作用と，機能を低下ないし停止させる抑制作用とがある．それらの例として，アドレナリンの心機能促進作用やモルヒネの呼吸抑制作用などがある．これらの作用は可逆的なものであり，抑制の結果，機能が非可逆的に停止した状態は**麻痺** paralysis と呼ばれる．

2）直接作用 direct action と間接作用 indirect action

たとえば強心配糖体の心臓に対する強心作用は，直接作用（または**一次作用** primary action）であり，それによって循環状態が改善された結果として発現する利尿作用は，間接作用（または**二次作用** secondary action）である．

3）速効性作用 immediate action と遅効性作用 delayed action

薬物投与後の効果発現までの時間により区別する．厳密な基準が定められているわけではないが，注射薬で数分から30分くらい，経口薬で1時間くらいのうちに作用が現れる場合を速効性，数時間ないし数日以上経過して作用が発現するような場合を遅効性という．

4）一過性作用 temporary action と持続性作用 prolonged action

これも明確な定義があるわけではないが，作用持続時間の長短によって区別する．亜硝酸アミルの吸入による血管拡張作用や，アドレナリンの静脈内注射による血圧上昇などは一過性作用であるが，フルラゼパムやバルビタールの催眠作用などは持続性である．

作用持続の短い薬物でも，製剤学的な工夫によって徐々に溶解させたり吸収させたりすることにより，持続的な作用を発揮させることが可能となっている（持続性または徐放性製剤）．

5）局所作用 local action と全身作用 systemic action

薬物の作用が適用部位に限局して現れる場合を局所作用と呼ぶ．多くの外用薬や局所麻酔薬の作用がこの例である．

薬物が適用部位から吸収され，循環系を介して全身の組織に分布して作用が現れる場合を全身作用という．局所麻酔薬も吸収されると，中枢興奮や心機能抑制などの全身作用を現すことがある．

---

*1 抗生物質や抗菌薬，抗悪性腫瘍薬など，殺細胞性または細胞傷害性に作用する薬物の場合は，必ずしもその限りではない．

6）選択的作用 selective action（特異的作用 specific action）

薬物の作用が特定の生体分子，細胞，組織，器官などに強く現れる場合や，限られた薬理作用だけを発揮するような場合に，その作用は選択的であるという．標的分子が明らかで選択性が特に高い場合は，特異的 specific という語が用いられることがある．選択性が高いということは，医薬品として使用する際の長所となりうるが，抗体医薬のようにきわめて高度な選択性を示す薬物がある一方で，多くの低分子薬物の場合，選択性は相対的なものである．たとえば，気管支喘息治療薬のサルブタモールは選択的なアドレナリン β_2 受容体刺激薬として用いられているが，大量に使用すると β_1 受容体も刺激されて心機能促進作用が現れる．β_2 作用と β_1 作用の濃度比は，1：100 程度であるといわれる．

7）主作用 main effect **と副作用** side effect

治療目的に利用する作用を主作用と呼び，それ以外の作用を副作用という．たとえば，アトロピンの散瞳作用は，眼底検査の目的で点眼した場合は主作用であるが，消化管運動抑制を目的として使用したときに起こる散瞳は副作用である．このように，副作用は必ずしも有害であるとは限らないが，アスピリンによる消化性潰瘍やペニシリンによるショックのように，決して治療に用いることのできない副作用もある．このような有害な副作用の結果を，有害反応 adverse reaction と呼ぶことがある．

3. 薬物の体内動態

先に述べたように，生体に適用された薬物は，吸収，分布，代謝（生体内変化），排泄の四つの過程を経て作用を現し，また作用を消失させる．このような体内における薬物の消長を，薬物の体内動態あるいは生体内運命という．薬物の体内動態を定量的，速度論的に取り扱う理論体系を薬物動態学 pharmacokinetics という．

A 吸 収 absorption

薬物が適用部位から循環血液中またはリンパ液中に移行することを吸収という．

経口投与された薬物が吸収されるためには，まず胃または腸の粘膜上皮細胞を通過しなければならない．そして，血流中に入るためには，さらに血管内皮細胞を通過しなければならない．このように，消化管吸収の場合は，2 種類の細胞，つまり 4 枚の細胞膜を通過しなければならない．そこで問題となるのが，薬物の細胞膜透過性である．

細胞膜を横切って物質が移動する様式は，受動輸送と能動輸送とに大別される（**図 1–1**）．

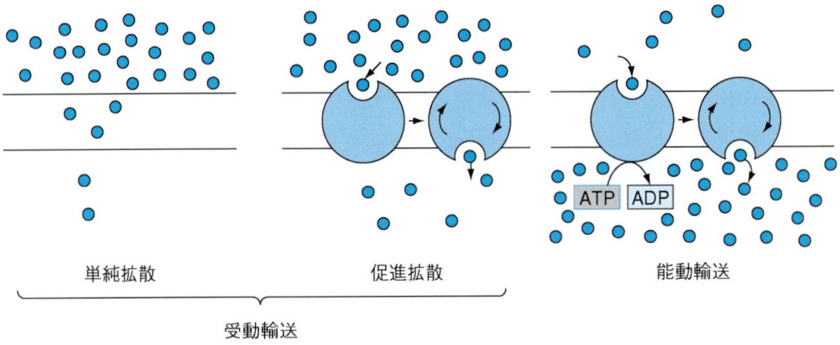

◆図 1-1　受動輸送と能動輸送

1) 受動輸送　passive transport

a. **単純拡散**　simple diffusion

エネルギーを必要とせず，物質の濃度差にしたがって受動的に拡散するもので，大部分の非イオン型薬物分子がこの様式で細胞膜を通過する．

b. **促進拡散**　facilitated diffusion

エネルギーが不要な濃度勾配によって駆動されるという点で受動輸送であるが，**輸送体**（**担体**）transporter の介在によって拡散が促進されるという特徴がある．ただ，輸送体の数には限りがあるため，輸送速度には上限がある．これを飽和という．この経路を利用できるか否かは，その薬物を運ぶことができる輸送体が存在するか否かに依存しており，薬物の脂溶性とは無関係である．むしろ，輸送体が本来の基質である栄養素や生体内物質との構造類似性が重要となる．

c. **沪　過**　filtration

生体膜にある**小孔** aquaporin を通る水の移動に伴って，水溶性物質が拡散する様式である．輸送速度は圧力勾配，薬物分子の大きさ，小孔を通る水の方向と量などにより左右される．

2) 能動輸送　active transport

薬物の細胞膜通過に輸送体 transporter が関与し，しかも，その輸送体の駆動に ATP の加水分解によって得られるエネルギーを必要とするという輸送様式である．薬物は濃度勾配に逆行して細胞膜を横切ることができる．物質の輸送に関わる輸送体が直接 ATP のエネルギーを利用する場合を一次性 primary 能動輸送，ほかのトランスポーターの能動輸送の結果生じた別の物質（たとえば，Na^+）の電気化学的勾配を利用して輸送が行われる場合を，二次性 secondary 能動輸送という．能動輸送を司る輸送体のことをポンプ pump と呼ぶことがある（たとえば，ナトリウムポンプ）．ある種の薬物の能動輸送が，神経細胞膜，尿細管細胞膜，肝細胞膜などでみられる．

3) 弱電解質薬物の吸収と pH の影響

多くの小分子薬物は弱酸か弱塩基で，溶液中では非イオン型（非解離型）とイオン型（解離型）とが共存する．非イオン型分子は一般に脂溶性が高いため，脂質で構成される細胞膜に

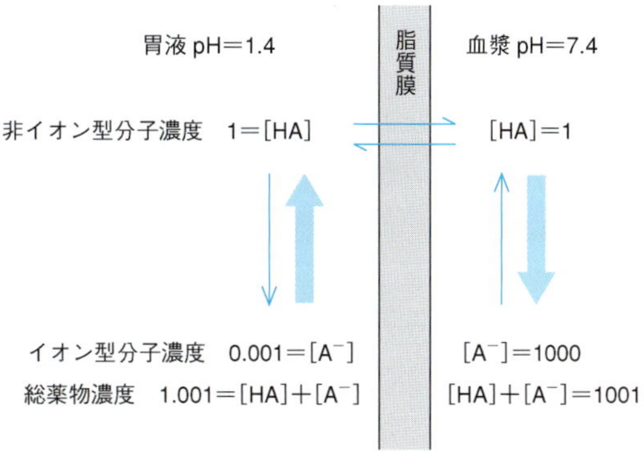

◆**図 1-2　薬物（弱酸 pK_a＝4.4）の胃液-血漿間の分布に及ぼす pH の影響**
薬物の非イオン型とイオン型の比率は，胃液中で 1：0.001，血漿中で 1：1,000 であり，平衡状態に達したときの全薬物濃度比は，ほぼ 1：1,000 になる．これから，膜を隔てた体液 pH 間の勾配が，弱電解性の薬物の受動拡散による濃度勾配形成の駆動力となることがわかる．体液の pH ですべてがイオン型分子として存在する第四級アンモニウム塩などは，吸収がきわめてわるい．

溶解して拡散することができるが，イオン型分子は脂溶性が低いため，細胞膜を通過できない．したがって，薬物の細胞膜透過性は，その薬物の pK_a と細胞膜を隔てる pH 勾配によって決まる．

図 1-2 は，胃粘膜を脂質膜とみなしたときの，血漿（pH 7.4）と胃液（pH 1.4）との間における弱酸性薬物（pK_a 4.4）の分配の様子を示すものである．

薬物の解離度は，以下に示すヘンダーソン・ハッセルバルヒ Henderson–Hasselbalch 式から算出される．

$$pH = pK_a + \log \frac{[\text{イオン型分子}]}{[\text{非イオン型分子}]} \quad (\text{酸})$$

$$pH = pK_a + \log \frac{[\text{非イオン型分子}]}{[\text{イオン型分子}]} \quad (\text{塩基})$$

4）薬物の消化管吸収

内服された薬物の大部分は，受動拡散により胃および小腸から吸収される（**図 1-3**）．弱酸性薬物は胃からも吸収されるが，吸収面積の大きさ，血管・リンパ管の分布の豊富さなどにより，小腸から吸収される薬物量は胃から吸収される量よりもはるかに多い．したがって，胃内容物の小腸への移行を遅らせる要因は，薬物吸収速度を低下させる．一般に薬物は，懸濁液や錠剤の状態よりも，水溶液の状態のほうが吸収が速い．薬物が細胞膜を構成している脂質に移行するためには，その前に水溶液になる必要があるためである．

小腸に達した薬物は，粘膜上皮細胞および血管内皮細胞を通って門脈から肝臓に入り，その後に全身循環に合流する（**図 1-4**）．この間に薬物は，小腸の粘膜上皮細胞と肝細胞に発現している薬物代謝酵素にさらされて代謝を受ける．これを初回通過効果 first pass effect と呼ぶ．初回通過効果によって代謝を受ける程度は薬物によって大きく異なるが，その主な原因はそれら細胞に発現している薬物代謝酵素への親和性の違いである．

舌下錠などで口腔粘膜や舌下粘膜面から吸収された薬物や，坐剤として直腸から吸収された薬物は，小腸や肝臓で薬物代謝酵素に曝露されないまま全身循環に入るので，初回通過効

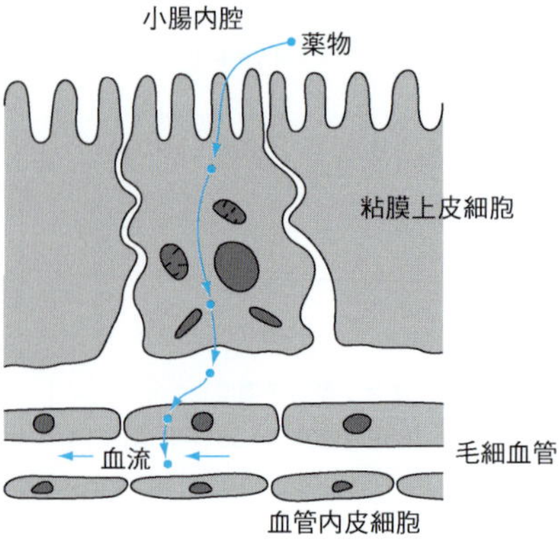

◆図 1-3　小腸における薬物の吸収と初回通過効果
通常，薬物が体内に吸収されるためには，小腸粘膜上皮細胞と血管内皮細胞という 2 種類の細胞の 4 枚の細胞膜(＝脂質膜)を通過しなければならない．吸収上皮細胞内では，代謝も受ける(初回通過効果)．

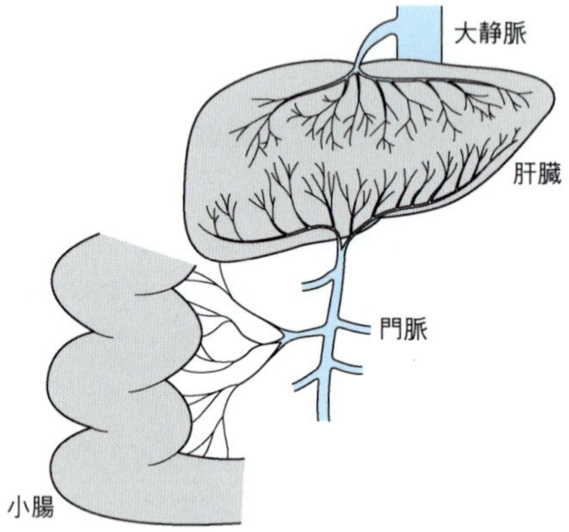

◆図 1-4　消化管からの薬物の吸収と初回通過効果
消化管で吸収された薬物は，門脈を通って肝臓に入る．ここで代謝を受けた後(初回通過効果)，大静脈を経て全身に運ばれる．近年，消化管においても薬物代謝酵素が発現していることが明らかにされており，多くの薬物が消化管で代謝されることが知られている．

果による分解を避けることができる．

B　分　布　distribution

吸収された薬物は循環系によって全身に運ばれ，体内の各組織に移行する．その際，各組織に均等に分布するとは限らず，特定の組織，器官に高濃度に分布することがある．

ハロゲン化炭化水素，チオペンタールなどをはじめとする脂溶性の高い薬物は脂肪組織に蓄積されやすいので，脂肪組織がそれら薬物の貯蔵庫として機能することがある．

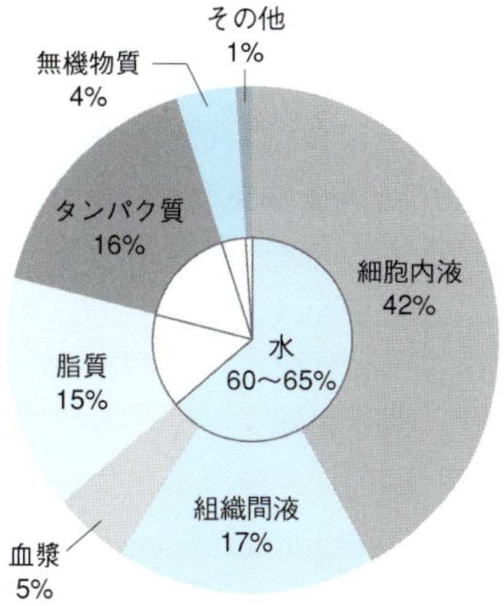

◆**図 1-5　人体の構成成分の概略**
栄養状態や年齢，性別など，個人の状況によってその割合は異なるが，人体の約 60％は水である．

1）血漿タンパク質と薬物の結合

ある種の薬物は，血中でタンパク質（主にアルブミン）との間で可逆的な結合を形成することが知られている．血漿タンパク質結合率は薬物によって大きく異なる．

結合型薬物濃度と遊離型薬物濃度との間には動的平衡関係が成り立っており，その比は薬物によって異なる．薬物がアルブミンと結合すると，結合型薬物の分子量は約 66,000 とかなり大きくなるため，血管外へ移動することができなくなる．したがって，薬物の血漿タンパク質結合率は，その薬物の分布に大きな影響を与える．また，血漿タンパク質に結合した薬物は薬理作用を示さないため，投与量の決定や副作用の回避を目的として薬物の血中濃度を知る必要がある場合は，遊離型の薬物濃度を測定しなければならない．

このような血漿タンパク質に結合した薬物の性質から，血漿タンパク質は，薬物の貯蔵庫として機能することがわかる．

2）血液脳関門　blood-brain barrier（BBB）

脂溶性の高い薬物は血中から脳および脳脊髄液中に容易に移行するのに対して，イオン化した薬物や脂溶性の低い薬物は移行することができない．このような低脂溶性薬物の中枢神経系への移行を制限する機能を担っているのが，血液脳関門である．

脳の毛細血管は，内皮細胞相互の接着が密であり（密着接合 tight junction と呼ばれる），細胞間隙を欠くため，薬物は内皮細胞そのものを通過して血管外に移行する必要があること，またグリア細胞や脈絡叢の細胞によって脳内毛細血管の周囲は何重にも取り囲まれていることなどが，血液脳関門の機能を形成している．すなわち，特殊な担体などによって輸送される薬物以外は，何枚もの細胞膜を受動拡散で通過しなければならないことになる．さらに，脳の毛細血管には P-糖タンパク質という輸送体が発現しており，薬物を循環血液中に戻す機構として働いていることも知られている．

このような関門構造は，脳のほかに網膜（血液網膜関門 blood-retinal barrier）や胎盤（血液胎盤関門 blood-placental barrier）にも存在する．

C 代　謝 metabolism

生体内に分布した薬物の多くは代謝(生体内変化)を受けるが，一部は未変化のまま排泄される．代謝には薬物代謝酵素が重要な役割を果たしており，この酵素は，肝臓のほか，腎臓，肺，消化管などにも存在する．

一般に，代謝によって薬物はより極性の高い化合物となる．つまり，脂溶性は低下し，生体内 pH でイオン化しやすくなる．水溶性が高まるため，血漿タンパク質との結合性も低下し，腎臓や肝臓から排泄されやすくなる．

1) 薬物代謝酵素 drug-metabolizing enzyme とそれ以外の酵素による代謝

薬物の代謝は，主として肝にある薬物代謝酵素により行われるが，内服薬の初回通過効果を考える場合は，小腸の粘膜上皮細胞に発現している薬物代謝酵素も無視することができない．薬物代謝酵素は，ミクロソーム分画にあるものと非ミクロソーム分画にあるものに大別される．

代謝の様式は，酸化，還元，加水分解，抱合*2 であるが(**表 1-1**)，もっとも一般的なのは酸化であり，とくに肝ミクロソーム分画のシトクロム(チトクロム) P-450(cytochrome P-450, CYP)の関与が大きい．

シトクロム P-450 はヘムタンパク質で，その還元型が一酸化炭素と結合すると 450 nm に極大吸収を示すことから P-450 と呼ばれている．この酵素は**図 1-6** のような経路で薬物を酸化するが，反応系に NADPH(reduced nicotinamide adenine dinucleotide phosphate)または NADH(reduced nicotinamide adenine dinucleotide)と分子状酸素 O_2 の存在が必要であり，基質特異性が低い，すなわち 1 種類の酵素分子種が多種類の薬物を基質とするという特徴がある．具体的には，体内に存在する約 20 種類の CYP 分子種により，100 万種以上の薬物が代謝される．

エステラーゼやアルコール脱水素酵素など，CYP 以外の酵素も薬物の代謝に関与することが知られている．

2) 薬物代謝酵素の誘導および阻害と薬物相互作用

ある種の薬物や化学物質の投与が，薬物代謝酵素分子の発現を促進して代謝活性を高めることがある．この現象は**酵素誘導** enzyme induction と呼ばれる．薬物代謝酵素に誘導が起こると，誘導を起こした薬物の代謝を早めるだけでなく，同じ酵素の基質となる他の薬物や内因性生理活性物質の代謝も促進される．すると，その酵素で代謝される薬物の薬効や生理活性が低下するという，薬物相互作用の原因となる．フェノバルビタールの連用時にみられる併用薬物の作用持続の短縮や作用の減弱などが，その例として知られている．

一方，シトクロム P-450 と結合してその働きを妨げる薬物がある．この**酵素阻害** enzyme inhibition も**薬物相互作用** drug interaction の原因となる．抗潰瘍薬のシメチジンやアゾール系抗真菌薬による併用薬の作用増強が有名である．

---

*2 抱合：意味の捉えにくい用語であるが，体内にある化学成分を薬物に付加する合成反応のことをこう呼ぶ．

◆**表 1-1　薬物の代謝**

	酵素	代謝形式	反応	反応式
ミクロソーム分画	シトクロム P-450	酸化	C-酸化　水酸化　脂肪族側鎖	$RCH_2CH_3 \longrightarrow RCH(OH)CH_3$
			芳香環	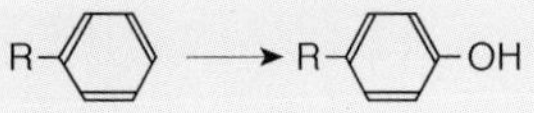
		〃	酸化的脱アミノ化	$RCH_2NH_2 \longrightarrow RCHO + NH_3$
			脱アルキル化　*N*-脱アルキル化	$R-N(CH_3)_2 \longrightarrow R-N(H)CH_3 + HCHO$
			O-脱アルキル化	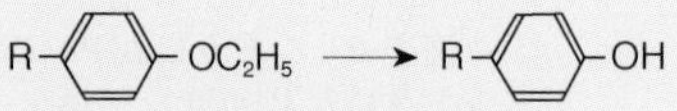
		〃	*N*-水酸化	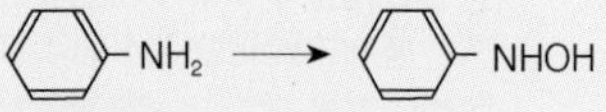
		〃	スルホキシド化	$RSR' \longrightarrow RR'S \rightarrow O$
		〃	*N*-オキシド化	$R_3N \longrightarrow R_3N \rightarrow O$
		〃	脱硫化	$RSH \longrightarrow ROH$
	トランスフェラーゼ	抱合	グルクロン酸抱合	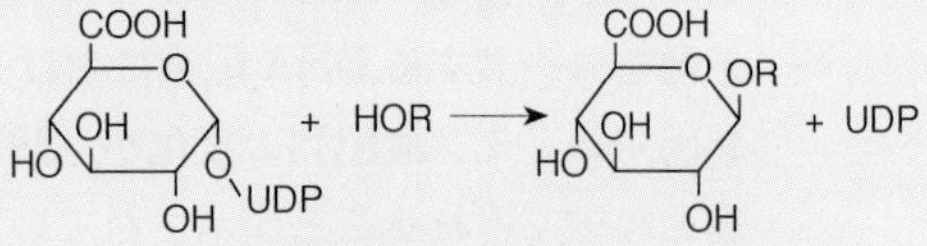
	アゾ還元酵素	還元	アゾ還元	$RN{=}N{-}R' \longrightarrow RNH_2 + R'NH_2$
	ニトロ還元酵素	〃	ニトロ還元	$RNO_2 \longrightarrow RNH_2$
非ミクロソーム分画	アセチル CoA	抱合	アシル抱合	RNH_2 + acetyl-CoA $\longrightarrow RNHCOCH_3$ + CoA−SH
	トランスフェラーゼ	〃	グリシン抱合	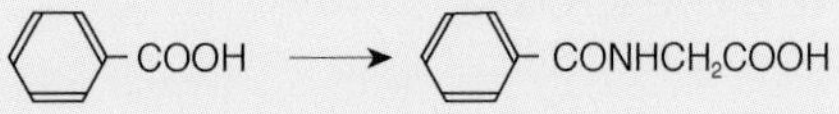
	スルホトランスフェラーゼ	〃	硫酸抱合	ROH + 3′-phosphoadenosine 5′-phosphosulfate $\longrightarrow ROSO_3H$ + 3′-phosphoadenosine 5′-phosphate
	グルタチオン *S*-トランスフェラーゼ	〃	グルタチオン抱合	R−X + glutathione $\longrightarrow R-SCH_2CH(NHCOCH_2CH_2CH(NH_2)COOH)CONHCH_2COOH$
	アルコールデヒドロゲナーゼ	酸化	アルコール脱水素化	$CH_3CH_2OH \longrightarrow CH_3CHO$
	アルデヒドデヒドロゲナーゼ	〃	アルデヒド脱水素化	$RCHO \longrightarrow RCOOH$
	モノアミンオキシダーゼ	〃	モノアミン酸化	$RCH_2NHR' \longrightarrow RCHO + NH_2R'$
	エステラーゼ	加水分解	エステルの加水分解	$RCOOR' \longrightarrow RCOOH + R'OH$
	アミダーゼ	〃	アミドの加水分解	$RCONR' \longrightarrow RCOOH + R'NH_2$

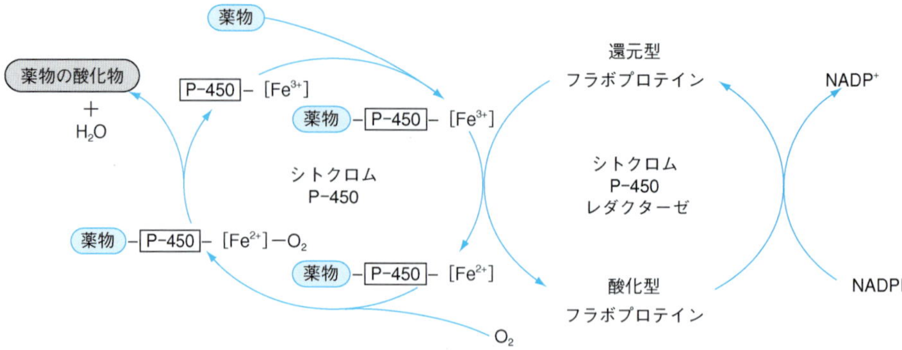

◆**図 1-6　シトクロム P-450 による薬物の酸化**
シトクロム P-450 レダクターゼと呼ばれるフラボプロテインは NADPH によって還元され，これが基質と結合した酸化型シトクロム P-450（図中では薬物–P-450 – [Fe^{3+}]）を還元する．これに分子状酸素が結合したのち，薬物の酸化物と水および酸化型シトクロム P-450 が形成される．

3）シトクロム P-450（CYP）分子種の多様性

ヒトの体内では，CYP 1A2, 2A6, 2C 群，2D6, 2E1, 3A4 など，約 20 種類の P-450 分子種（CYP）が薬物の代謝に関与している．それぞれ基質特異性が異なるとともに，系統，性別，年齢，食（餌）などによって活性に差が認められることが知られている．また，それら分子種をコードする DNA 配列における一塩基多型 single nucleotide polymorphisms（SNPs）に起因するアミノ酸配列の変化が，個人間の薬物代謝能の差の原因となり，薬効や副作用の相違となって現れることが示されている．

4）抱　合

肝臓では，脂溶性薬物分子にグリシン，グルクロン酸，硫酸などの水溶性生体成分を付加する抱合といわれる反応も起こる．抱合を受けた薬物は極性が著しく上昇して，胆汁中に分泌されやすくなる．

D　排　泄　excretion

薬物は未変化体または代謝物として排泄される．排泄に関わる器官として腎臓，肝臓，腸管，肺，唾液腺，乳腺，汗腺などがある．

1）腎臓からの排泄　renal excretion

腎臓は水溶性薬物の排泄において，もっとも重要な臓器である．薬物排泄に関与する基本的な機構としては，糸球体沪過，尿細管再吸収，尿細管分泌をあげることができる（**図 1-7**）．

a．糸球体沪過　glomerular filtration

成人の場合，1 分間あたり約 130 mL，すなわち 1 日あたり約 190 L の血漿が糸球体で沪過されて原尿がつくられる．糸球体の毛細血管には半径約 50 Å の小孔が多数存在しており，分子の大きさ，電荷，形などが障害とならない限り，血漿タンパク質や有形成分と結合していない遊離型薬物は，沪過されて原尿中に移行する．

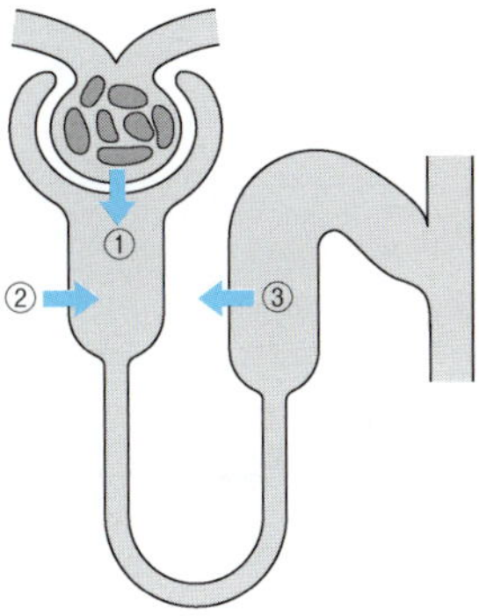

◆図 1–7　腎における薬物の動き
① 糸球体では受動的な　過が，② 近位尿細管では能動的な分泌が，また③ 遠位尿細管では受動的な再吸収が起こる．これら①〜③の総和で，薬物の腎からの排泄量が決まる．

b. 尿細管再吸収　tubular reabsorption

原尿中の多くの薬物は，尿細管腔内から受動的に再吸収される．原尿からの水の再吸収に伴い原尿中の薬物は濃縮されるので，血液中への移行が助長される．脂溶性の高い薬物が再吸収を受けやすい．

尿の pH 変化は弱酸性および弱塩基性の薬物の解離度に大きく影響して，再吸収速度を変化させる．酸性薬物は尿の酸性度が強くなるほど再吸収を受けやすくなり，尿の塩基性度が強くなるほど排泄されやすくなる．塩基性薬物の場合はこの逆である．このことは，バルビツール酸系薬物の中毒の際に炭酸水素ナトリウムを投与して尿をアルカリ性にし，薬物の排泄を促進する解毒法などに応用される．

c. 尿細管分泌　tubular secretion

近位尿細管には，能動的に有機酸あるいは有機塩基を血中から尿細管中に分泌する機構がある．

グルクロン酸抱合体や硫酸抱合体，ペニシリン，サリチル酸，尿酸，チアジド系薬物などが有機酸に共通する能動輸送機構によって分泌される．

コリン，ヒスタミン，カテコールアミン類などの塩基は，別の機構によって能動的に分泌される．

これらの分泌機構によって尿中に出た薬物は，尿中でほぼ完全にイオン化するので，ほとんど受動的再吸収を受けることなく排泄される．

2）胆汁中排泄

多くの薬物や薬物の抱合体が，腎臓におけるのと同様の能動輸送機構によって，肝細胞から胆汁中に分泌され，糞便とともに体外に排泄される．

胆汁中に分泌されて腸管内に入った薬物の抱合体が，再び腸管から吸収されて血中に移行することがある．これは腸内細菌により抱合体が分解されて元の化合物に戻ってしまうことに起因する現象で，**腸肝循環** enterohepatic circulation と呼ばれる．薬物によっては，肝で代謝的に構造が大きく変化するか，腎から排泄されるまでこれを繰り返し，長く体内に留ま

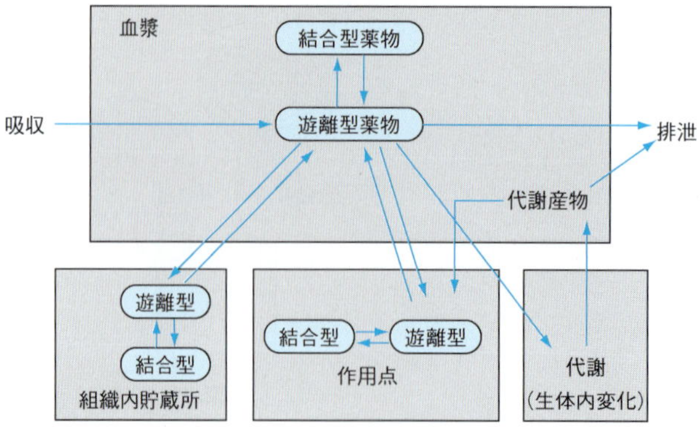

◆図 1-8　薬物の体内動態

ることがある．クロラムフェニコールなどの各種抗生物質やインドメタシンがこのような挙動をとる．

3) 肺からの排泄

揮発性の薬物は肺から排泄される．吸入麻酔薬の排泄経路として重要である．排泄の速度は呼吸量，肺の血流量，薬物の血中への溶解性などによって影響を受ける．

4) その他の経路による薬物排泄

汗，唾液，涙などにも，非イオン型の薬物が脂溶性の程度に応じて排泄される．量的には微量であるが，採血せずに薬物を検出できるので法医学的に利用されることがある．

乳汁は血漿より酸性であるため，塩基性薬物が濃縮されやすい．また乳汁は脂肪分に富むことから，脂溶性薬物も移行しやすい．モルヒネ，ニコチン，エタノールなどは乳汁中に移行して，乳児に影響を及ぼすことがある．

図 1-8 に，以上に述べた薬物の体内動態の各ステップをまとめて図示した．

5) 薬物の体内動態とトランスポーター

従来から知られている有機カチオントランスポーター organic cation transporter および有機アニオントランスポーター organic anion transporter のほかに，β-ラクタム系抗生物質やアンジオテンシン変換酵素阻害薬の腸管吸収への関与が示されているペプチドトランスポーター peptide transporter，癌細胞の多薬耐性に寄与するとして見出された多薬排出トランスポーター ABC transporter など，新たなトランスポーターの生理学的役割や薬物動態および薬物相互作用への関与，さらにそれらの分子的実体などが明らかになりつつある．

神経伝達機構において，神経伝達物質(ニューロトランスミッター)の急速な作用消失に重要な働きをしているアミンやアミノ酸の再取り込みを行うトランスポーターが知られており(ドパミントランスポーター，ノルアドレナリントランスポーター，セロトニントランスポーター，グルタミン酸トランスポーターなど)，これらトランスポーターの機能を抑制して薬効を発現する薬物がある(覚醒剤，4 章-11「中枢興奮薬」p158 を参照．抗うつ薬，4 章-6-Ⓒ

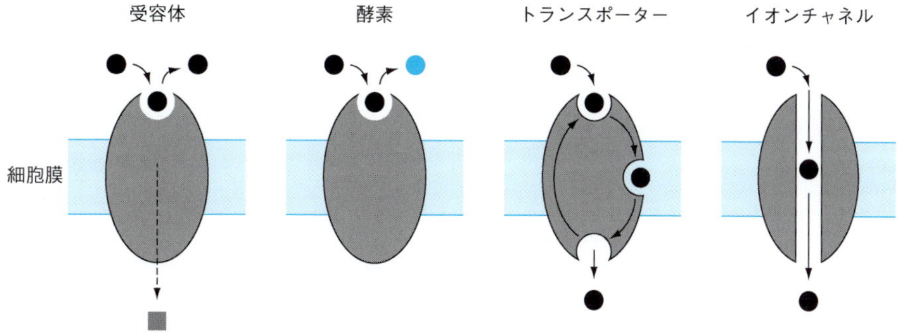

◆図 1-9 細胞膜に存在する薬物の標的タンパク質の概念図

「抗うつ薬，双極性障害治療薬」p136 を参照).

4. 薬物の作用機序

薬理作用のメカニズムを明らかにするということは，生体内で生起している多様な情報伝達経路が，薬物によってどのように影響されて最終的な反応に結びつくのかを知ることである．どのような薬理作用が現れるかを質的・量的に把握するとともに，そのメカニズムを理解することによって，はじめて医薬品を有効かつ安全に使いこなすことが可能となる．また，より有用性の高い医薬品創製のための手がかりを得ることができる．

A 標的分子 target molecule

薬物が適用され，循環血液中に吸収されて全身に分布する過程で，薬物は特定の生理機能を有する分子に結合して，薬理作用発現の最初の一歩を踏み出す．薬物が結合して作用発現の引き金となる分子のことを，標的分子，作用点，作用部位などと呼ぶ．

標的分子には，化学構造上きわめて類似性の高い薬物だけが結合して薬理作用を発現するものから，構造の厳密性がゆるいものまで，さまざまな種類がある．前者の代表的なものに，**受容体**(薬物受容体) receptor (drug receptor) がある．

B 受容体

神経伝達物質，ホルモン，オータコイドなどの内因性情報伝達物質は，細胞膜あるいは細胞内に用意されている受容体と呼ばれるタンパク質に高い親和性で結合し，各受容体に固有の生化学的または物理化学的反応を細胞に引き起こす．それぞれの内因性情報伝達物質には固有の受容体が存在するが，それらは内因性情報伝達物質の結合のために特化した立体構造を有するため，外因性の薬物が受容体に結合するには，厳密な内因性情報伝達物質との構造上の類似性が必要である．受容体に結合することにより本来の情報伝達物質と類似の反応を引き起こす薬物は**作動薬** agonist (あるいは**刺激薬** stimulant) と呼ばれ，また受容体に結合す

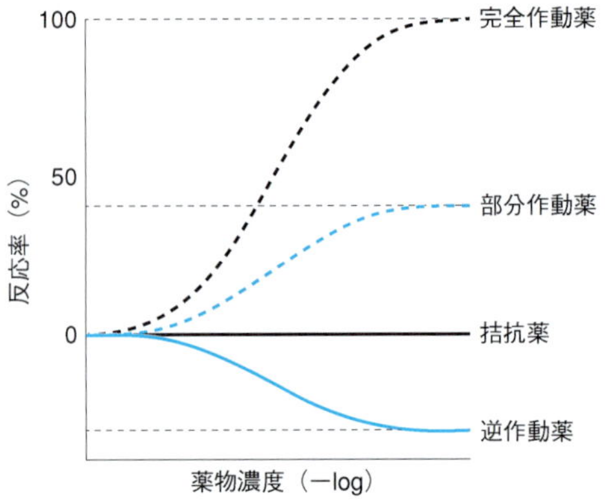

◆図 1-10　受容体作用薬の濃度-反応曲線

るものの何の反応も引き起こさない薬物は**拮抗薬** antagonist（あるいは**遮断薬** blocker）と呼ばれる．さらに近年，作動薬が存在しなくても，ある程度の活性（部分活性 autologous activity）を保持している受容体が見出されており，そのような構成的な部分活性を低下させて作動薬と逆方向の反応を引き起こす薬物（逆作動薬 inverse agonist）が知られている．このような薬物は，拮抗薬の一種と捉えることができる．その例としはヒスタミン H_2 受容体に対するファモチジン，アドレナリン β_1 受容体に対するメトプロロール，アンジオテンシンⅡ AT_1 受容体に対するロサルタンなどがあげられる．

受容体作動薬の特徴は，① 特定の受容体に結合することにより特定の細胞に特定の作用を現す（作用の特異性），② 受容体結合に不可欠な化学構造上の共通性を有する（構造の特異性），である．

1）薬物と受容体の相互作用の解析

――古典的受容体理論 classical receptor theory **による濃度** concentration（**用量** dose）**−反応** response（**作用** action）**曲線** curve **の解析**

「作動薬 A は受容体と可逆的に結合し，最終的な反応の大きさ E は A によって占有された受容体の数に比例する（質量作用の法則）」と仮定すると，次の式が成り立つ．

$$[A] + [R] \underset{k_2}{\overset{k_1}{\rightleftharpoons}} [RA] \xrightarrow{k_3} E$$

[A]：作動薬 A の濃度，[R]：自由な受容体の濃度，[RA]：A と受容体との結合体の濃度，E：生体の反応，k_1, k_2：反応速度定数，k_3：比例定数

$$\frac{[R]\,[A]}{[RA]} = \frac{k_2}{k_1} = K_A \qquad K_A：解離定数 \qquad (1\text{–}1)$$

K_A の逆数 $1/K_A$ は作動薬 A の受容体に対する**親和性** affinity を示す．受容体総数の濃度を $[R]_t$ とすれば，

$$[R]_t = [R] + [RA] \qquad (1\text{–}2)$$

式（1–1），（1–2）より，

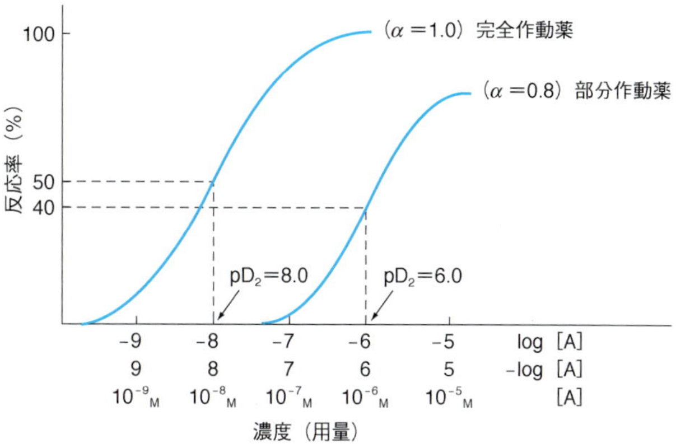

◆図 1-11　完全作動薬と部分作動薬

$$\frac{[RA]}{[R]_t} = \frac{[RA]}{[R]+[RA]} = \frac{1}{\frac{[R]}{[RA]}+1} = \frac{1}{\frac{K_A}{[A]}+1} \tag{1-3}$$

受容体が完全に A によって占有されて，最大反応 E_{max} が得られるとすれば，反応率 y は，$y=E/E_{max}$ として測定できる．

$$y = \frac{E}{E_{max}} = \frac{[RA]}{[R]_t} = \frac{1}{\frac{K_A}{[A]}+1} \tag{1-4}$$

この式によって，用量−反応関係を示す S 字状曲線 sigmoid curve が得られる．y=0.5 すなわち 50%反応のときは，$[A]=K_A$ となる．これから親和性を求めることができる．pD_2 を以下のように定義すれば，これは薬物の受容体に対する親和性の指標となる．

$$pD_2 = \log\frac{1}{K_A} = -\log K_A$$

薬物によって，同一の受容体を介する反応でも，最大反応が一致するとは限らないので，薬物固有の**内活性**(固有活性) intrinsic activity (α) によって最大反応が決まると仮定(ただし $0 \leqq \alpha \leqq 1$) すると，式(1-4)は以下のようになる．

$$y = \frac{E}{E_{max}} = \frac{\alpha}{1+\frac{K}{[A]}} \tag{1-5}$$

$\alpha=1$ の作動薬は**完全作動薬** full agonist，$0<\alpha<1$ の作動薬は**部分作動薬** partial agonist と呼ばれる(**図 1-11**)．

2) 競合的拮抗薬による用量−反応曲線の変化

薬物 A, B それぞれの内活性を α, β とし，[A]，[B] の共存下に現れる反応を E_{AB} で示すと，

$$[A]+[R] \rightleftharpoons [RA]$$
$$[B]+[R] \rightleftharpoons [RB]$$
$$[R]_t = [RA]+[RB]+[R]$$

より，

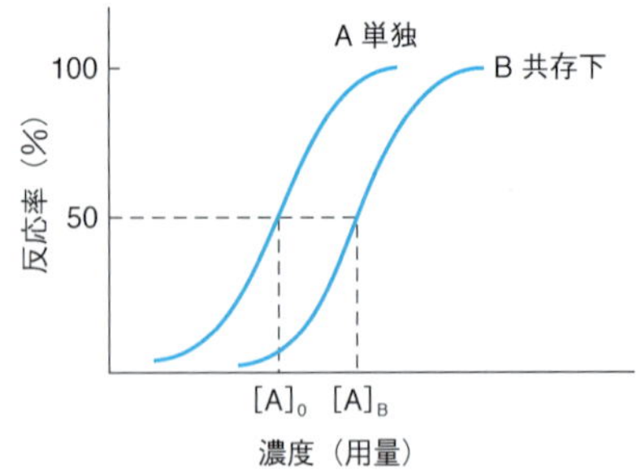

◆**図 1-12　競合拮抗薬による濃度-反応曲線の右方移動**

$$\frac{E_A}{E_{max}} = \frac{[RA]\alpha}{[R]_t}, \qquad \frac{E_B}{E_{max}} = \frac{[RB]\beta}{[R]_t}$$

$$\frac{E_{AB}}{E_{max}} = \frac{E_A+E_B}{E_{max}} = \frac{\alpha}{1+\frac{K_A}{[A]}\left(1+\frac{[B]}{K_B}\right)} + \frac{\beta}{1+\frac{K_B}{[B]}\left(1+\frac{[A]}{K_A}\right)} \tag{1-6}$$

が導かれる．いま，$\alpha>0, \beta=0$ すなわち B が受容体に対して親和性（$1/K_B$）をもつが内活性 β が 0 であるとすると，式(1-6)は

$$\frac{E_{AB}}{E_{max}} = \frac{\alpha}{1+\frac{K_A}{[A]}\left(1+\frac{[B]}{K_B}\right)} \tag{1-7}$$

となる．この式は，競合的拮抗薬 B の共存下における薬物 A の濃度-反応曲線を示す．

この式からわかるように，[B]の増加とともに A の濃度-反応曲線は高濃度側（右側）に平行移動する．つまり競合的拮抗薬によって最大反応は変わらず，見かけ上，親和性が低下したことになる（**図 1-12**）．

一定の距離だけ右に平行移動させるのに必要な競合的拮抗薬の濃度が低いほど，その拮抗薬の効力は強いことになる．ここから拮抗薬の効力の指標として，作動薬の濃度-反応曲線を 2 倍だけ高濃度側へ平行移動させる拮抗薬の濃度の負の対数値である pA_2 値が使われるようになった．

作動薬 A 単独時に $[A]_0$ の濃度で現れる反応と，拮抗薬 B が[B]の濃度で共存するとき $[A]_B$ の濃度の A が起こす反応とが等しければ，式(1-5)，(1-7)より，

$$1+\frac{K_A}{[A]_0} = 1+\frac{K_A}{[A]_B}\left(1+\frac{[B]}{K_B}\right)$$

$$\frac{[A]_B}{[A]_0} = 1+\frac{[B]}{K_B} \tag{1-8}$$

となる．$[A]_B/[A]_0=x$ とすれば，

$$x = 1+\frac{[B]}{K_B} \tag{1-9}$$

が得られる．この式は，[B]の共存下では，同一の反応を起こすのに必要な A の濃度が，単独のときに比べて x 倍となることを意味している．ここで，[B]の負対数を pA_x とおくと，式(1-9)は，

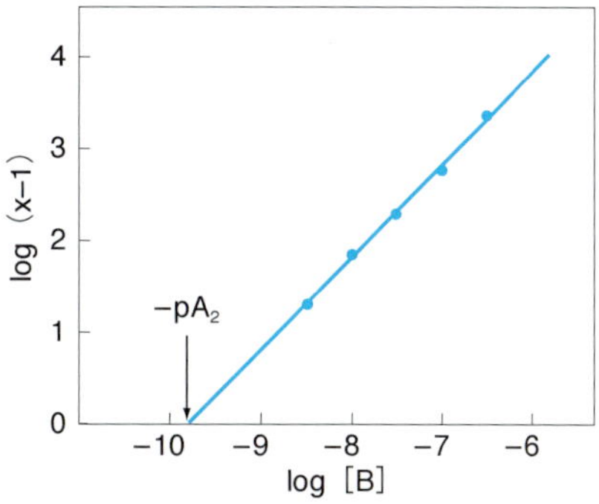

◆図 1-13 Schild プロット

$$\log(x-1) = -pA_x + \log\frac{1}{K_B} \qquad (1\text{–}10)$$

と変形することができ，x=2 の場合を考えると，

$$pA_2 = \log\frac{1}{K_B} = -\log K_B$$

となる．これを式(1–10)に代入すると，

$$\log(x-1) + pA_x = pA_2 \qquad (1\text{–}11)$$

となり，式(1–11)を使うと実験的に pA_2 を求めることができる．これを図示したのがシルド Schild プロット(**図 1–13**)である．

3) 結合実験 binding assay とスキャッチャード Scatchard プロット

組織から調製した受容体を含む細胞下分画と，アイソトープで標識した作動薬や競合的拮抗薬(**リガンド** ligand と総称する)との結合状態の解析から，受容体に対する薬物の親和性や最大結合量を知ることができる．

試料に標識リガンドを単独で加えたのち，沪過または遠心によって遊離のリガンドと総結合リガンドを分離する．リガンドの総結合量は，受容体への結合(特異的結合)と受容体以外の細胞成分への結合(非特異的結合)との和である．特異的結合は親和性が高く，飽和性を示し，かつ可逆的である．したがって，大過剰の非放射性リガンドの共存下に結合実験を行うことにより，ほとんどすべての標識リガンドを受容体から追い出すことが可能であり，残った放射線量から非特異的結合量を知ることができる．総結合量から非特異的結合量を差し引くことにより，特異的結合量が求められる(**図 1–14**)．

リガンド A の受容体 R への結合に質量作用の法則を適用すると，

$$\frac{[R][A]}{[RA]} = K_A$$

が得られる．[R]と[A]はそれぞれ結合していない受容体と薬物の濃度であり，[RA]は結合状態にある薬物–受容体結合体の濃度，K は平衡定数である．全受容体濃度を $[R]_t$ とすれば $[R] = [R]_t - [RA]$ であり，上の式から，

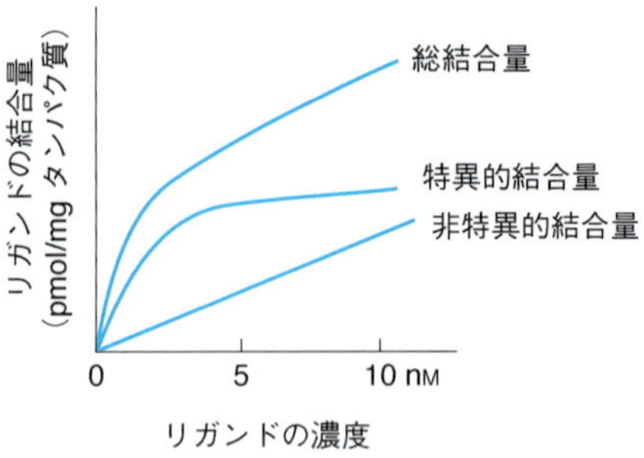

◆図 1-14　放射性リガンドにより受容体を標識したときの濃度-結合曲線

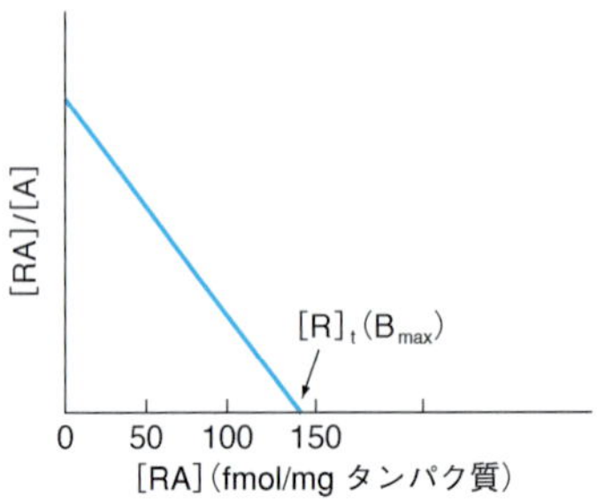

◆図 1-15　放射性リガンドの特異的結合の Scatchard プロット

$$\frac{[A]([R]_t - [RA])}{[RA]} = K_A \quad \text{または,} \quad \frac{[RA]}{[A]} = \frac{-[RA]}{K_A} + \frac{[R]_t}{K_A}$$

となる．縦軸を[RA]/[A]，横軸を[RA]にしてプロットすれば，勾配が$-1/K$，横軸切片が$[R]_t$(B_{max} 最大結合量とも表示される)の直線が得られる．これをスキャッチャード Scatchard プロットという．このプロットにより直線ではなく曲線が得られる場合があるが，その原因として，異なる親和性をもつ2種類以上の受容体の存在や，受容体の親和性がリガンドの結合によって変化する可能性などが考えられている(**図 1-15**)．

4) 受容体と細胞内情報伝達系

すべての受容体は，タンパク質である．それらは，① リガンドを識別して結合する機能と，② 得られた細胞外情報を別種の細胞内情報に変換して伝える機能とをあわせもつ．前者によって，細胞外情報に対する特異性が確保される．

現在，受容体の構造は，遺伝子配列の解析に基づいて詳細に明らかにされている．細胞膜に存在する受容体は，ペプチド鎖が細胞膜を貫通する回数から，① 4回貫通型*4，② 7回貫通型，③ 1回貫通型，に分類することができる．いずれの場合もペプチド鎖のN末端部分が細胞外に存在する．

①の型の受容体の場合，ヘテロ五量体からなる受容体タンパク質そのものがイオンチャネルを構成しており，**ニコチン性アセチルコリン受容体**(ニコチン受容体)や γ-アミノ酪酸 γ-

---

*4 グルタミン酸受容体は3回膜貫通型．

◆表 1-2　受容体の分類

存在場所	型	細胞膜貫通回数	四次構造	特徴（機能発現メカニズム）	具体例
細胞膜	イオンチャネル内蔵型	4	五量体	5個の相同性のあるサブユニットが会合して，それらに囲まれた空間がイオンチャネルを形成する	ニコチン性アセチルコリン受容体，$GABA_A$受容体，グリシン受容体，5-HT_3受容体，$P2X_1$〜$P2X_7$受容体など
	Gタンパク質共役型	7	単量体	一本鎖ペプチドの細胞内ドメインがGタンパク質と共役して，アデニル酸シクラーゼなどの酵素活性を調節する	アドレナリン受容体，ムスカリン性アセチルコリン受容体，ヒスタミン受容体，セロトニン受容体（5-HT_3以外），アンジオテンシン受容体，エイコサノイド受容体など
	酵素共役型	1	単量体または多量体	細胞内ドメインがチロシンキナーゼ，グアニル酸シクラーゼ等の酵素活性を有するか，酵素と結合する領域を有する	インスリン受容体，PDGF受容体，VEGF受容体，TGF-β受容体，ANP受容体，成長ホルモン受容体など
細胞質	核内	—	単量体	細胞膜を通過してきたリガンドと細胞質内で複合体を形成して活性化型となり，核内に移行して遺伝子の転写を調節する	ステロイドホルモン受容体，脂溶性ビタミン受容体，甲状腺ホルモン受容体，ペルオキシソーム増殖因子活性化受容体γ（PPARγ）など

aminobutyric acid（GABA）$_A$受容体などがその例としてあげられる．②の受容体の場合は，GTP結合タンパク質が関与する細胞内情報伝達系を介して作用を発現する．GPCR*5と略称されることがある．アドレナリン受容体やムスカリン性アセチルコリン受容体など，多くの受容体がこの型である．③は酵素活性を内包するか，または酵素と複合体を形成する受容体で，インスリン受容体や細胞増殖因子受容体，心房性ナトリウム利尿ペプチド atrial natriuretic peptide（ANP）受容体などがある．

一方，ステロイドホルモンやビタミンDの受容体のように，細胞質に存在する受容体もある．このタイプの受容体は，核内受容体と呼ばれる．

これらを整理すると，**表 1-2** のようになる．

a. イオンチャネル内蔵型受容体　ion channel receptor

最初に構造の解析が行われた受容体は，神経筋接合部の**ニコチン受容体**であり，この型の代表的なものである．この受容体は5個のサブユニットで構成されており，細胞膜を貫通している部分の一部でこの5個のサブユニットが「花弁状」と形容される集合をなし，これがイオンチャネルとしての機能を果たしている．すなわち，アセチルコリンがαサブユニット上の結合部位に結合すると花弁状のチャネル構造が変化して，Na^+の透過性が亢進する．換言すれば，受容体タンパク質そのものがNa^+チャネル*6 Na^+ channel としての機能をもっており，他の型の受容体とは異なり，別の機能性タンパク質の仲介なしに作用を現わす．

表 1-3 にイオンチャネル内蔵型の受容体と，それらが内蔵しているイオンチャネルを示

*5 GTP結合タンパク質共役型受容体 GTP-binding protein-coupled receptor の略称．
*6 厳密には陽イオンチャネル内蔵型でNa^+に対する透過性が特に高い

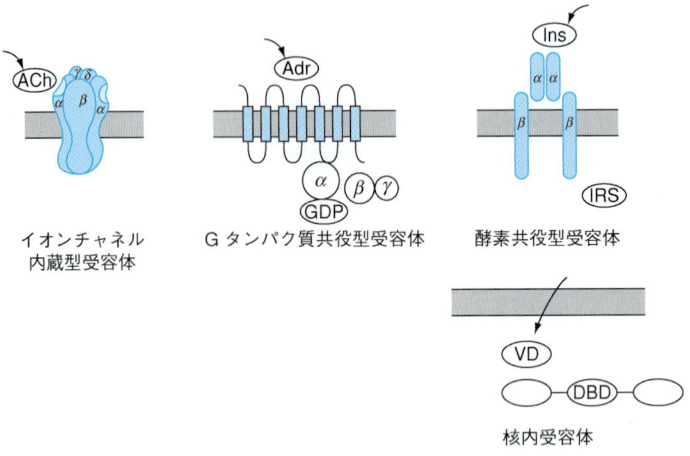

◆図 1-16　各受容体型の概念図
IRS：インスリン受容体基質 insulin-receptor substrate.

◆表 1-3　イオンチャネル内蔵型受容体

受容体	内蔵イオンチャネル
ニコチン受容体	Na^+
グルタミン酸受容体	Na^+，K^+，Ca^{2+}
$GABA_A$ 受容体	Cl^-
グリシン受容体	Cl^-

した．ニコチン受容体が刺激されると Na^+ チャネルが開き，グルタミン酸受容体が刺激されると各種の陽イオンチャネルが開く．いずれの場合も細胞外から細胞内に陽イオンが流入するため，細胞膜は脱分極し細胞の興奮性が亢進する．なお，イオンチャネル内蔵型グルタミン酸受容体は，*N*-メチル-D-アスパラギン酸 *N*-methyl-D-aspartic acid (NMDA) 受容体，α-amino-3-hydroxy-5-methylisoxazole-4-propionic acid (AMPA) 受容体，カイニン酸受容体に細分類される*7．また，$GABA_A$ 受容体やグリシン受容体は Cl^- チャネルを内蔵しており，これらの受容体が刺激されると細胞内に陰イオン (Cl^-) が流入するため，細胞膜は過分極し細胞の興奮性が低下する．

b. GTP 結合タンパク質共役型受容体 GTP-binding protein-coupled receptor（7 回膜貫通型）

この型の受容体の場合，GTP 結合タンパク質 (G タンパク質 G-protein) が情報の変換器としての役割を果たすが，この名称はここで関与するタンパク質が GTP 結合性を示すという特徴に由来する．G タンパク質の作用を介して各種セカンドメッセンジャーの細胞内濃度が変化し，反応が発現するという様式をとる．当初，G タンパク質はアデニル酸シクラーゼ

*7 グルタミン酸受容体には，7 回膜貫通型の受容体 (代謝型グルタミン酸受容体：GTP 結合タンパク質共役型受容体 (GPCR)) も存在する．

◆**表 1-4　細胞内情報変換の作用機序と受容体**

作用機序	G タンパク質	主な受容体
アデニル酸シクラーゼの活性化	G_s	アドレナリン β_1，β_2 受容体，ヒスタミン H_2 受容体，ドパミン D_1 受容体，グルカゴン受容体，アデノシン A_2 受容体，など
アデニル酸シクラーゼの抑制	$G_{i/o}$	アドレナリン α_2 受容体，アセチルコリン M_2 受容体，ドパミン D_2 受容体，アデノシン A_1 受容体，$GABA_B$ 受容体，など
ホスホリパーゼ C の活性化	$G_{q/11}$	アドレナリン α_1 受容体，アセチルコリン M_1 受容体，アセチルコリン M_3 受容体，ヒスタミン H_1 受容体，など

主なものを示した.

を活性化する情報を伝達するものとして見出されたが，その後，アデニル酸シクラーゼを抑制する G タンパク質も見出されたため，前者を G_s，後者を G_i と呼ぶようになった（s は stimulatory，i は inhibitory を意味する）．アデニル酸シクラーゼの活性化や抑制は，細胞内サイクリック AMP cyclic AMP（cAMP）量の増減を介して，非常に多くの細胞内情報伝達に関わっている．cAMP は cAMP 依存性プロテインキナーゼ（プロテインキナーゼ A protein kinase A）を活性化して各種の機能性タンパク質をリン酸化することで，生理的な反応を引き起こすと考えられている．

アデニル酸シクラーゼと並んで多くの受容体の情報伝達に関わっているのが，ホスホリパーゼ C である．ホスホリパーゼ C の活性化は G_q を介して行われるのが一般的である．ホスホリパーゼ C が活性化されると，細胞膜を構成するリン脂質のホスファチジルイノシトール 4,5-二リン酸 phosphatidyl inositol 4,5-bisphosphate（PIP_2）からイノシトール 1,4,5-三リン酸 inositol 1,4,5-trisphosphate（IP_3）とジアシルグリセロール diacylglycerol（DAG）が産生される．

細胞質に遊離された IP_3 は，細胞内にある Ca^{2+} 貯蔵部位（小胞体）に作用して Ca^{2+} の放出を引き起こし，細胞内遊離 Ca^{2+} 濃度を上昇させる．Ca^{2+} はプロテインキナーゼ C や，ホスホリパーゼ A_2（細胞膜からアラキドン酸を切り出し，プロスタグランジン生合成の出発点となる）を活性化して，細胞機能を変化させる．また Ca^{2+} 貯蔵部位（小胞体）からの一過性の Ca^{2+} 動員に引き続いて，細胞外から細胞内への Ca^{2+} 流入が起こる．これが細胞質の Ca^{2+} 濃度をさらに大きく上昇させ，効果の持続を助けている．一方，DAG は脂溶性なので細胞膜に留まり，Ca^{2+} と共同してプロテインキナーゼ C を活性化する．プロテインキナーゼ C も上記プロテインキナーゼ A と同様に，タンパク質のリン酸化を介してさまざまな生理反応を引き起こす．このようにホスホリパーゼ C の活性化にはじまる一連の出来事を，イノシトールリン脂質代謝回転〜Ca^{2+} 動員と呼んだり，簡略化して PI 代謝回転あるいは PI レスポンスと呼ぶ．PI は，ホスファチジルイノシトール phosphatidylinositol の略である．

以上がこの型の受容体による情報伝達の概略である．G タンパク質を介して作動するが，イオンチャネルの活性化を起こすもの（心房のムスカリン（M_2）受容体）など，これら以外のものも知られているが，ここでは省略する．上記の 3 種類の情報伝達様式をとる主な受容体を**表 1-4** に示し，アドレナリン α 受容体と β 受容体を例にとって図解した（**図 1-17**）．

G タンパク質はいずれも α, β, γ という三つのサブユニットからなるが，不活性型のときには α サブユニットに GDP が結合している．作動薬が受容体に結合すると GDP の代わりに GTP が結合（GTP-GDP 交換）し，GTP が結合した α と $\beta\gamma$ に解離して活性型となり，促

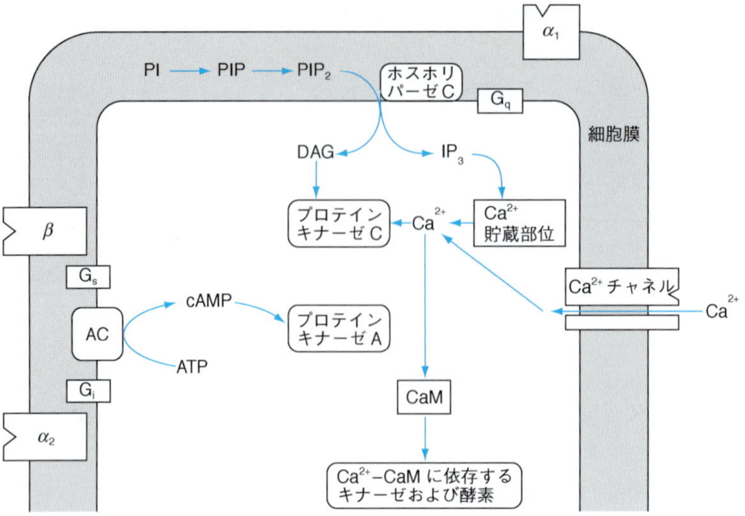

◆図 1-17　受容体による細胞内への情報伝達
AC：adenylate cyclase, CaM：calmodulin, PI：phosphatidylinositol.

進性または抑制性の情報を伝える(図 2-9，後出)．α サブユニットには GTP 分解酵素(GTPase)活性があるので，GTP-α はいずれは GDP-α に変化する．GDP-α はふたたび $\beta\gamma$ と会合して，もとの不活性型に戻り，情報伝達のサイクルが完了する．

α サブユニットの機能に影響するコレラ毒素と百日咳毒素という二つの物質が知られており，この領域の研究の道具として用いられてきた．いずれも ADP リボース化という反応を触媒するが，前者は Gs の，また後者は Gi の α サブユニットを ADP リボース化*8 する．コレラ毒素で ADP リボース化された α サブユニットは GTPase 活性を失うため，GTP-α は不活性型に戻ることができず，作動薬刺激がなくてもアデニル酸シクラーゼは活性化状態を維持し，細胞内では大量の cAMP が産生される．一方，Gi が百日咳毒素で ADP リボース化されると受容体と共役する性質を失い，いくら受容体を刺激しても情報が細胞内へ伝わらなくなる．すなわち，アデニル酸シクラーゼに対する抑制作用が現れなくなる．

もう一つこの領域の研究の手段としてよく用いられるのが，ホルボールエステル phorbol ester と総称される化合物である．これらはプロテインキナーゼ C を活性化する作用を有するので，この性質を利用してプロテインキナーゼ C の生理的あるいは病態生理的役割などの研究が行われてきた．

c. 酵素共役型受容体　enzyme-coupled receptor

細胞膜 1 回貫通型受容体で，細胞質側にキナーゼ(インスリン，上皮増殖因子 epidermal growth factor(EGF)，血小板由来増殖因子 platele-derived growth factor(PDGF)，血管内

*8 ADP リボース化 ADP-ribosylation は，タンパク質の機能を修飾するメカニズムの一つで，タンパク質のシステインやアスパラギン酸などの残基に ADP リボースを付加する反応である．ADP リボース化は ADP リボシルトランスフェラーゼによって触媒され，標的となるタンパク質が酵素の場合は，酵素活性が影響を受ける．

皮増殖因子 vascular endothelial growth factor (VEGF) などの受容体), ホスファターゼ, またはグアニル酸シクラーゼ(ナトリウム利尿ペプチド受容体)活性を有するものと, キナーゼと結合して, それを活性化する部位を有するものとがある.

インスリン受容体の場合を例に, それら受容体による情報伝達の概要を解説する.

インスリン受容体分子は α 鎖と β 鎖がジスルフィド結合したヘテロ二量体である. α 鎖は細胞外にあり, インスリン結合部位を有する. β 鎖には細胞膜貫通領域があり, 細胞内にチロシンキナーゼ活性がある. 受容体のインスリン結合部位にインスリンが結合すると, 二分子のインスリン受容体が引き寄せられて, $(\alpha\beta)_2$ の四量体となる. 各 $\alpha\beta$ 二量体は相互にもう一方をリン酸化し, その結果, 受容体が活性化される. これをインスリン受容体の自己リン酸化 autophosphorylation というが, 2 分子の受容体が会合してはじめて起こる反応である.

インスリン受容体のシグナル伝達は, 4 種類の insulin receptor substrate (IRS: IRS-1〜IRS-4) と呼ばれるドッキング・タンパク質を介して行われる. IRS には活性化されたインスリン受容体によってリン酸化される複数のチロシン残基が存在するが, リン酸化された IRS のチロシン残基に SH2[*9] ドメインを有する種々のキナーゼやホスファターゼなどが結合して, それら酵素の活性を変化させることでシグナルが伝えられる.

酵素共役型受容体の細胞内情報伝達に関わる IRS 以外のドッキング・タンパク質として, FGF receptor substrate 2 (FRS2), downstream of tyrosine kinase (Dok), linker for activation of T cells (LAT) などが知られている.

d. 核内受容体 enzyme-coupled receptor

細胞質に存在する受容体である. したがって, 刺激薬または遮断薬が受容体に結合するためには細胞膜を通過しなければならず, それら薬物には高い脂溶性が必須である.

刺激薬が結合した受容体は, 核内に移行して標的となる転写因子を活性化したり不活性化したりする. すなわち, 核内受容体の刺激薬は, DNA から RNA への転写や RNA からタンパク質への翻訳を調節することにより, 細胞内におけるタンパク質の量を変化させて作用を現す. そのため, 核内受容体の刺激によって引き起こされる反応は, 開始までに最低でも数十分を要し, 数日間持続するのが普通である[*10].

具体例として, エストロゲン, アンドロゲン, グルココルチコイドなどのステロイドホルモン受容体, レチノイン酸, ビタミン D などの脂溶性ビタミン受容体, 甲状腺ホルモン受容体, ペルオキシソーム増殖因子活性化受容体ガンマ peroxisome proliferator-activated receptor γ (PPARγ) などがある.

C 薬理作用に影響を及ぼす因子

薬物の適用によって現れる薬理作用は, ① 薬物が作用点において発揮する固有の活性, ② 作用点における薬物濃度, ③ 生体の薬物に対する感受性ないし反応性, の三要因によって規定される. これらの要因の組み合わせが一定の条件を満たすことによってはじめて作用

---

*9 約 100 個のアミノ酸残基からなるタンパク質ドメインで, リン酸化されたチロシン残基を認識する.

*10 すなわち, 「即時的」ではない.

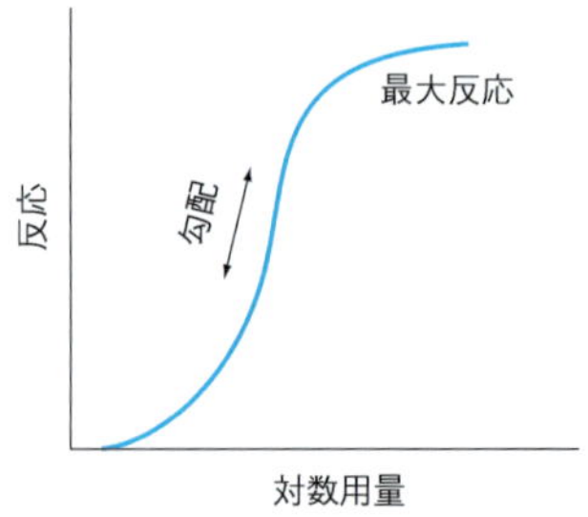

◆図 1–18　薬物の用量–反応曲線

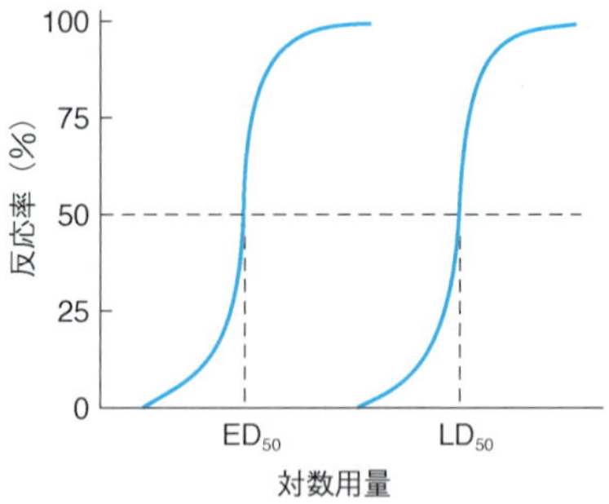

◆図 1–19　ED_{50} と LD_{50}

が発現するが，これら要因のそれぞれが薬物の用量，適用経路，性別，年齢(成熟度)，個体差，病的状態，外部環境，心理的要因，薬物の作用，薬物の連用などの諸因子によって影響を受けて変動するので，薬物の作用を期待した強さで発現させることは，決して容易ではない.

薬理作用の発現に影響する主な因子には，以下のようなものがある.

1) 用　量

薬物によって生体に引き起こされる**薬理学的反応** pharmacological response は，機能的な変化として捉えられるのが普通である．もちろん，その背景として，細胞内ではさまざまな生化学的な反応が起こっており，その総合的な結果が，細胞や組織，器官，ひいては全身の反応として現れる．薬物を長期間使用した場合などは，形態的な変化を伴うこともある.

一般に薬物の用量が増えるとそれに伴って反応も大きくなるが，ある用量を超えると反応の強さは頭打ちとなるのが普通である．横軸に薬の用量(広い用量範囲をカバーするため，対数目盛りで表わされる場合が多い)をとり，縦軸に反応(反応の強さや累積反応率など)をとって，用量と反応の関係を図示すると，典型的な例として**図 1–18** のような S 字状曲線 sigmoid curve が得られる．これを**用量–反応曲線** dose–response curve と呼ぶ．用量–反応曲線が横軸上で占める位置は，薬物の**効力** potency を示す指標となる．効力の強い薬物，すなわち低用量で反応を引き起こすことのできる薬物の用量–反応曲線ほど左側に位置することになる．薬物の効力は臨床用量の設定や類似薬との効力比の算出などに役立つが，効力の強いことが必ずしも医薬品の長所であるとは限らない.

用量–反応曲線の頭打ちになる部分，すなわち最大反応は最大効果とも呼ばれ，薬物が引き起こすことができる反応の強さを示す指標となる．たとえば，アスピリンによって得られる最大鎮痛効果とモルヒネのそれとは大きく異なる．**図 1–19** に示した用量–反応曲線は，

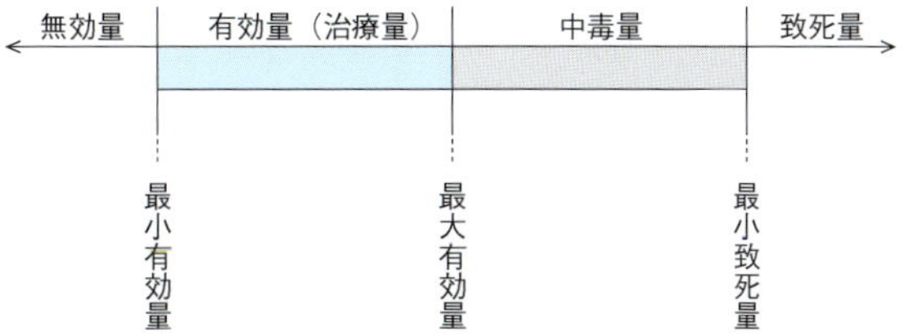

◆図 1-20　薬物の用量

一定の効果が発現したか否かで測定した際の，用量と累積反応率との関係を示すものである．50％有効量 50％ effective dose（**ED_{50}**）は，投与した一群の動物の 50％において基準と定めた効果を発現する用量であり，効力の強さを示す目安となる．さらに用量を増していくと死亡する動物が出てくる．薬物を一定の投与経路で一群の動物に投与したとき，一定時間内にその群の動物の 50％が死亡する用量を 50％致死量 50％ lethal dose（**LD_{50}**）といい，急性毒性の強さを示す指標として用いられる．

薬物を治療に使用する際，ED_{50} と LD_{50} の間隔の大きい薬物ほど安全であるとの考えから，**安全域** safety margin$=\frac{LD_{50}}{ED_{50}}$ という数値が動物実験から求められ，安全性の指標として利用されている．

薬物の用量によって，発現する効果の強さや性質が変わってくることから，それぞれの用量に種々の呼び方があてられている．**図 1-20** に示されているように，はじめて効果が発現する用量よりも少ない用量は無効量（または無作用量）と呼ばれる．治療に役立つ効果を現すのに必要なもっとも少ない量は最小有効量である．さらに増量していくと，それ以上用量を増やしても反応は増大しない最大有効量となる．それを超えると中毒量[*11]そして，致死量となる．

図 1-19 からもわかるように，最小有効量（ED_0）や最大有効量（ED_{100}），あるいは最小致死量（LD_0）や確実致死量（LD_{100}）を，実験的に正確に求めることはきわめてむずかしい．しかし，用量-反応曲線の勾配がもっとも急な部分，すなわち 50％有効量や 50％致死量は，狭い用量範囲中に高い精度で推定することができる．これが，効力および毒性の指標としてこれらの値が使われる大きな理由である．

2）**適用経路**　route of administration

a. **経口適用**　oral administration（*per os* : p.o.）

経口適用された薬物の一部は胃で，大部分は小腸で吸収される．胃内 pH で解離度の高い薬物は，胃からはほとんど吸収されない．

経口適用された薬物は，全身循環に入る前に小腸粘膜の上皮細胞と肝臓という薬物代謝酵素（CYP など）を豊富に含む細胞や器官を通過しなければならず，全身に分布する前にほとんどが分解されてしまう薬物もある．この過程を**初回通過効果** first pass effect という．したがって，CYP で代謝されやすい薬物は経口適用ではあまり効果を期待できない．また，胃や腸の消化液で分解される薬物も同様である．経口適用は比較的安全性が高く，かつ簡便な経路であるが，薬物によっては消化管の内容物，pH，胃排出時間などに影響されて，一

＊11 安全域の狭い薬では，最大有効量に達する前に，すでに中毒反応が現れることがある．強心配糖体などが，その典型例である．

定の吸収量や吸収速度を得にくいという欠点がある.

b. 注 射 injection

初回通過効果を避けて,薬物を全身循環系に送りこむことができる.経口適用に比べて吸収が速く,かつ確実である.ただし,薬液や注射器の滅菌が必要である,痛みを伴う,吸収速度が速すぎると激しい薬理作用が現れる,などの欠点もある.

① **皮下注射** subcutaneous injection (s.c.)

経口適用に比べて少ない用量で同等の薬効が得られることが多い.薬物は毛細血管や一部リンパ管を通って,ほぼ一定の速度で血中に移行する.吸収速度は投与部位の血流量に依存しており,一般に経口適用の場合より速い.血管拡張薬によって局所血流を増やして吸収を促進させたり,また逆に吸収を遅らせるために血管収縮薬を併用したりすることもある.

ホルモンなどの持続的な効果を得る方法として,小錠剤(ペレット pellet)を皮下に埋め込むこと(implantation)がある.

② **筋肉内注射** intramuscular injection (i.m.)

薬物が水溶性の場合,吸収は皮下注射よりも速い.油性溶液や懸濁液を使えば,筋肉中から徐々に吸収されるので効果を持続させることができる.刺激性のために皮下注射できないような薬物でも,筋肉内注射が可能な場合がある.

③ **静脈内注射** intravenous injection (i.v.)

静脈から直接全身循環内に薬物を注入するので,ただちに目的とする血中濃度が得られ,効果は速やかに現れる.

静脈内注射には危険も多い.誤って過量を投与した場合,吸収速度を調節する手段がないので,代謝や排泄による作用の消失を待つしかない.不純物や細菌の混入などによる障害も,直接的に現れる.油性液,懸濁液では塞栓の危険がある.注射速度が速すぎると一時的に薬の血中濃度が高くなりすぎて,有害反応 adverse reaction を引き起こす可能性があるので,静脈内注射は患者の状態に注意しつつ,ゆっくり行うべきである.

薬液量が多い場合や,薬物を持続的に作用させたい場合には点滴静注法が用いられる.

④ **動脈内注射** intraarterial injection (i.a.)

薬物の全身作用を目的とするものではなく,特定の組織や器官に高濃度の薬物を作用させたい場合に用いる.

⑤ **クモ膜下腔内注射** intrathecal injection (i.t.)

局所作用を目的とする薬物の適用法で,脳脊髄膜炎などの場合の抗生物質の注入や,局所麻酔薬の注入による脊髄麻酔などに使われる.血液脳関門および血液脳脊髄液関門に妨げられることがないので,中枢神経系に対する速やかな作用が期待できる.

c. 吸 入 inhalation

気体または揮発性の薬物を吸入すると,肺胞上皮および気道粘膜から速やかに吸収されるため,古くから主として吸入麻酔薬の適用に使われてきた.薬液や薬物の微粉末を**エアロゾル** aerosol として吸入させ,気道における局所作用を期待する場合もある.

d. 直腸内適用 rectal administration

全身作用を目的として,注腸液や坐剤を直腸内に投与することがある.直腸粘膜からの薬

◆表 1-5 von Harnack の小児薬用量換算表

	3ヵ月	6ヵ月	1歳	3歳	7.5歳	12歳	成人
小児量	$\frac{1}{6}$	$\frac{1}{5}$	$\frac{1}{4}$	$\frac{1}{3}$	$\frac{1}{2}$	$\frac{2}{3}$	1

成人薬用量に対する小児薬用量を示した.

物吸収は比較的速く，吸収された薬物の大部分は初回通過効果を受けずに全身循環に入るという利点がある．嘔吐や意識喪失により内服が困難な患者にも使える．

e. その他の適用法

口腔粘膜から薬物を吸収させる場合もある．近年，舌下錠や口腔内崩壊錠，口腔内噴霧剤，口腔粘膜貼付剤など，さまざまな剤形が用いられている．鼻腔や腟の粘膜が利用されることもある．何れの場合も，薬物は肝臓を通過せず直接全身循環に入る．

薬物の皮膚への適用は，多くの場合，局所作用を目的とする．しかし，軟膏や貼付剤として毛嚢，皮脂腺などから薬物を吸収させることで，全身作用を期待する場合もある．

3) 性　別

薬物によっては，性別によって異なる効力を示すことがある．これを**性差**という．一般に，女性は男性よりも医薬品に対して感受性が高い．薬物代謝酵素(CYP など)の活性調節に，性ホルモンの関与が知られており，それが一因と考えられる．

妊娠時には流産を起こす可能性のある薬物や，胎児の生命や正常な発育に悪影響を与える可能性のある薬物の適用には，十分な注意が必要である．とくに妊娠初期には，薬物により胎児に奇形が発生する危険性が高いので，薬物の使用は慎重にすべきである．

4) 年　齢(成熟度)

小児は身体が小さいだけでなく，成人に比較して薬物代謝機能，排泄機能，血液脳関門機能などが未発達であることが知られている．したがって，一般に薬物感受性が高く，とくに中枢神経抑制薬に敏感である．小児の薬用量の算定には，体表面積に準拠した換算表などが使われる(**表 1-5**)．

高齢者は薬物の代謝や排泄の機能が低下しているため，過量による副作用が起こりやすい．

5) 個人差

薬物効果の個人差を遺伝学的に研究する分野に**薬理遺伝学** pharmacogenetics がある．先天的に薬物に対して異常な反応を示す**特異体質** idiosyncrasy の原因をはじめとして，薬物反応に関連するさまざまなタンパク質をコードする遺伝子の変異を研究することにより，個人間に存在する薬効や副作用の質的・量的差異のメカニズムが明らかにされてきた．

古くより，血清コリンエステラーゼ活性が異常に低い異型コリンエステラーゼをもつために筋弛緩薬スキサメトニウムに対してきわめて高い感受性を示す人や，アセチル化酵素の活性が低いために抗結核薬であるイソニアジドの不活性化が遅い人など，多くの例が知られているが，最近は薬物代謝酵素(CYP)をコードする遺伝子の一塩基多型による活性の変化が注目を集めている．それに対する方策として，個人の遺伝的背景を考慮して薬物を選択し薬用量を決めるという，テーラーメイド医療 tailored medicine（個別化医療 individualized medicine）が実践されはじめている．

一方，**薬物アレルギー** drug allergy のように，薬物に対する異常な反応性を後天的に獲得する場合もある．

6）病的状態

薬物の作用は，正常時と病態時とで著しく異なることがある．たとえば解熱薬は正常体温はほとんど下降させず，発熱時には解熱作用を示す．甲状腺機能亢進状態ではカテコールアミン類の作用が増強される．また，肝機能障害のために薬物代謝能が低下している場合や腎障害で薬物排泄速度に変化がみられる場合などにも，薬物の作用は変化する．

7）外部環境

気温，湿度，光などの気象条件，騒音，振動などの住居の構造や居住環境など，生活に関連する因子によっても薬物の作用が影響されることがある．

8）心理的要因

薬物による治療効果が，患者の心理的要因により大きく影響されることはよく知られている．薬理活性のない物質を偽薬 placebo として適用した場合にも，薬効や副作用がみられることがある．これを**プラセボ効果**と呼ぶ．医薬品開発の第3相臨床試験などは，患者も医師も心理的要因に左右されることなく，客観的な判断ができるように，**二重盲検法** double blind test（DBT）で実施される．

9）薬物の併用

併用された薬物が互いの薬理作用を修飾しあう現象は，**薬物相互作用** drug interaction と呼ばれる．薬物の併用によって薬の作用が強く現れすぎて過量投与と同様の結果を招いたり，治療効果の相殺や予期しない副作用の発現をみたりすることがあるので注意が必要である．これらは有害な薬物相互作用 adverse drug-interaction と呼ばれる．一方，臨床では薬用量の増加によって生じる副作用を避けるため，作用機序の異なる複数の薬物を併用することにより薬理作用の増強を図る積極的な薬物併用療法も行われ，効果をあげている．これは有益な薬物相互作用である．

薬物の併用によって特定の薬理作用の強さに増減が現れる場合，その機序は多種多様であるが，薬物の吸収，分布，代謝，排泄などの機能の変化によって，作用点における有効な薬物の濃度が変わるために起こる場合を**薬物動態学的相互作用** pharmacokinetic interaction といい，薬物の作用点あるいはそれ以後の情報伝達過程や反応発現機構が変化するために起こる場合を**薬力学的相互作用** pharmacodynamic interaction という．

複数の薬物を併用することにより，作用が増大する場合を**協力作用** synergism，逆に作用が減弱したり消失したりする場合を**拮抗作用** antagonism と呼ぶ．

協力作用はさらに，**相加** addition と**相乗** potentiation に分類される．相加とは作用の強さがそれぞれの薬物が単独で示す作用の代数和として現れる場合，相乗とはそれぞれの作用の代数和よりも強い作用が現れる場合をいう．一般に，併用する各薬物の作用点と最終効果が同じ場合には相加的な協力作用がみられ，最終効果は同一であるが作用点が異なる薬物を併

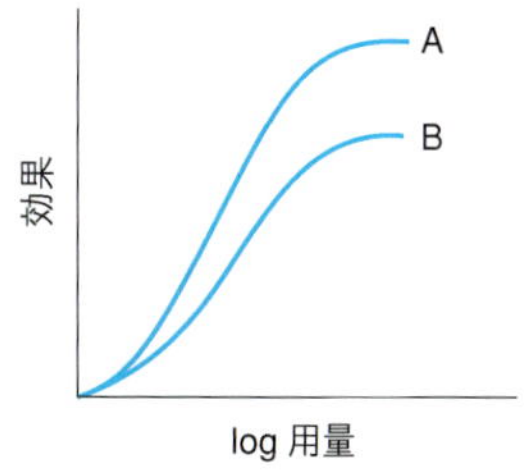

◆**図 1-21 薬物の非競合的拮抗**
A：作動薬の用量-反応曲線.
B：拮抗薬の共存下の用量-反応曲線.

用すると相乗的な協力作用がみられることが多い(Bürgi の法則).
拮抗作用もその形式によっていくつかに分けられる.

a. 競合的拮抗 competitive antagonism

薬物受容体や酵素など，同じ標的分子の同じ部位に可逆的に結合する薬物が複数存在する場合にみられる拮抗様式である．ある受容体の作動薬と拮抗薬が共存する場合，どの程度の受容体刺激効果が現れるかは，両薬物の受容体近傍における濃度と結合部位に対する親和性で決まる(Ⓑ「受容体」p13 を参照)．たとえば，アセチルコリンとアトロピン，アドレナリンとプロプラノロールなどの例がある.

b. 非競合的拮抗 non-competitive antagonism

拮抗薬が薬物受容体と非可逆的に結合して作動薬の結合を妨げる場合，もしくは受容体結合以後の細胞内情報伝達経路のどこかを抑制するために，作動薬の作用が減弱する場合などをいう．前者の例としてフェノキシベンザミンによるノルアドレナリンの血管収縮作用に対する拮抗がある．この場合，作動薬の量を増やしても結合している遮断薬を置換することができないため，最大反応は減弱し，用量-反応曲線は**図 1-21** のように変化する.

c. 機能的拮抗 functional antagonism ないし生理学的拮抗 physiological antagonism

相反する作用を有する二つの薬物間にみられる反応減弱の現象をいう．たとえば中枢神経系抑制薬のバルビツール酸誘導体と中枢興奮薬のピクロトキシンの拮抗，ノルアドレナリンの血管収縮作用とイソプレナリンの血管拡張作用の拮抗，平滑筋収縮全般に対するパパベリン papaverine の非特異的な拮抗などがある.

d. アロステリック調節 allosteric modulation

受容体のリガンド結合部位以外の部分(アロステリック部位)に薬物が結合して，受容体の立体構造を変化させることにより，受容体における情報変換効率を調節するメカニズムが存在する．そのようなメカニズムを介して作用を現す薬物をアロステリック・モジュレーター allosteric modulator と呼ぶ．① 変換効率を高める薬物はポジティブ・アロステリック・モジュレーター，② 変換効率を低める薬物はネガティブ・アロステリック・モジュレーター，である.

エストロゲン受容体に対するラロキシフェンや $GABA_A$ 受容体に対するベンゾジアゼピン系薬が①の例として，また，$GABA_A$ 受容体に対するピクロトキシンが②の例として，あげられる.

10）薬物の連用

薬物を反復して使用する場合にみられる反応の変化を表す用語として，以下のものがある．

a. 耐　性　tolerance

薬物を反復使用していると，次第にその薬物の効果が弱くなり，初期と同じ効果を発現させるためにはより大量を用いなければならなくなることがある．これを耐性（耐薬性）という．耐性を起こしやすい薬物として麻薬性鎮痛薬，バルビツール酸系催眠薬などがあげられるが，そのほかニトログリセリンのような薬物でも耐性の発現が知られており，必ずしも薬物依存と関連する現象ではない．

耐性は，その誘因となった薬物に対してのみ現れる現象ではなく，類似の化学構造をもつ薬物群や同様の作用機序を有する薬物に対しても耐性が現れることがある．これを**交差耐性** cross tolerance という．たとえば，アルコールに耐性となった人は，全身麻酔薬その他の中枢抑制薬にも耐性を示すようになる．

耐性発現の機序には，薬物代謝酵素の誘導などに起因する薬物動態の変化と，薬物受容体数の減少などによる生体側の反応性の変化とがある．

短時間内の反復投与によって耐性が生じる場合を，特に速性耐性もしくは**タキフィラキシー** tachyphylaxis という．たとえば，アンフェタミン，エフェドリン，チラミンなどの間接作用のある交感神経興奮様薬で観察される（2章-4-Ⓐ「アドレナリン受容体作動薬」p45を参照）．

b. 薬物依存　drug dependence

薬物連用の結果生じる精神的もしくは身体的な状態で，薬物を欲求する精神的衝動，すなわち**精神的依存** psychic dependence と，薬物の投与を中断すると退薬症候群（禁断症状）と呼ばれる病的症状が現れるような状態，すなわち**身体的依存** physical dependence とがある．

アンフェタミン，コカイン，大麻などでは，強い精神的依存が認められるが身体的依存は生じないとされている．精神的依存とともに強い身体的依存を生ずるものとしては，モルヒネ，バルビツール酸誘導体，アルコール，ニコチンなどがある（4章コラム『薬物乱用と薬物依存』p116を参照）．

c. 蓄積効果　cumulative effect

薬物を反復適用した場合，吸収速度よりも体内からの消失速度が遅いと，薬物が次第に体内に蓄積するようになる．薬物の作用は適用するたびに強くなっていき，ついには過量による中毒反応に陥ることがある．特定器官における薬物の作用が持続的であるために，蓄積効果が起こる場合もある．その例として，臭素塩，ジギタリスなどがある．

第 1 章 学習チェックシート

- □ 次の概念を対比して説明できるか：① 促進作用と抑制作用，② 直接作用と間接作用，③ 速効性作用と遅効性作用，④ 一過性作用と持続性作用，⑤ 局所作用と全身作用，⑥ 主作用と副作用.
- □ 受動輸送と能動輸送を対比して説明できるか.
- □ 初回通過効果を説明できるか.
- □ 血液脳関門の機能と実体について説明できるか.
- □ 薬物代謝酵素，酵素誘導，シトクロム P-450 について説明できるか.
- □ 薬物の排泄経路を例をあげて説明できるか.

薬物の作用機序

- □ 薬物受容体について説明できるか.
- □ 作動薬，拮抗薬および逆作動薬について説明できるか.
- □ 用量(濃度)-反応曲線を図示し，固有活性(内活性)と pD_2 について説明できるか.
- □ 競合的拮抗薬による用量-反応曲線の変化を概説し，pA_2 の概念を説明できるか.
- □ イオンチャネル内蔵型受容体と G タンパク質共役型受容体について説明できるか.
- □ 3 種類の G タンパク質について，共役する受容体および細胞内情報伝達物質について説明できるか.
- □ 用量-反応曲線を用いて，最小有効量，最大有効量，最小致死量，50%有効量，50%致死量を説明できるか.
- □ 薬物の適用経路をあげ，それぞれの特徴を説明できるか.
- □ 用量と適用経路以外に薬理作用に影響を及ぼす因子をあげ，それぞれについて説明できるか.
- □ 協力作用について，相乗と相加の概念を説明できるか.
- □ 競合的拮抗と非競合的拮抗の概念を，用量-反応曲線を用いて説明できるか.
- □ 耐性とタキフィラキシーの概念を説明できるか.
- □ 精神的依存と身体的依存を説明し，それらを生ずる代表的薬物をあげることができるか.

第2章 自律神経系に作用する薬物

●自律神経系の形態と機能　●神経興奮の化学伝達　●自律神経支配と受容体
●交感神経系に作用する薬物　●副交感神経系に作用する薬物　●自律神経節に作用する薬物

1. 自律神経系の形態と機能

自律神経系 autonomic nervous system は，消化，循環，体温調節，呼吸，生殖など，生きていくうえで重要な機能を，意志とは直接関係なく自動的に調節している．これによって支配されるのは各種平滑筋，心筋，分泌腺などである(**図 2-1**)．

自律神経系は解剖学的には，**交感神経系** sympathetic nervous system と**副交感神経系** parasympathetic nervous system の 2 系統に分けられる．

自律神経系の遠心路の特徴は，脳，脊髄から出た神経線維が直接支配器官に達することはなく，必ず途中に神経節 ganglion があって，そこでニューロンの交代を行う点にある．中枢から神経節までの線維を**節前線維** preganglionic fiber，神経節から終末までの線維を**節後線維** postganglionic fiber と呼ぶ．節前線維は通常，有髄線維であり，節後線維は無髄線維である．

交感神経系の節前線維は，胸髄から第 2～3 腰髄までの各脊髄分節の側柱細胞にはじまり，脊髄両側に連珠状に神経節が連なる交感神経幹に入ってニューロンの交代を行い，節後線維を支配器官(効果器)に送る．一部の節前線維は交感神経幹を素通りして，腹腔神経節や上下の腸間膜神経節などでニューロンを交代し，節後線維を腹部内臓に送る．このような形態をとるため一般に節前線維は短く，節後線維が長い．副腎は例外で，節前線維が直接副腎髄質クロム親和性細胞に達している．

副交感神経系の節前線維は，細胞体が脳幹部にあって脳神経として効果器に達するものと，仙髄から出て骨盤神経を通るものとがある．副交感神経線維が走行する脳神経には，第Ⅲ(動眼神経)，第Ⅶ(顔面神経)，第Ⅸ(舌咽神経)，第Ⅹ(迷走神経)の各脳神経がある．交感神経の場合とは異なり，副交感神経の神経節は効果器のごく近くまたは効果器内に位置している．したがって，節前線維は長く，節後線維はきわめて短い．

1) 自律神経系が効果器の機能に及ぼす影響

表 2-1 にみられるように，各器官は原則的に交感神経と副交感神経によって支配を受け，しかも両神経の作用は互いに相反している場合が多い．これを自律神経による**拮抗的二重支配**という．

自律神経の興奮は，神経終末から遊離された伝達物質が細胞膜上の**受容体** receptor に結合することによって効果器細胞 effector cell に伝達され，機能の変化を引き起こす(3「自律神経支配と受容体」p40 を参照)．

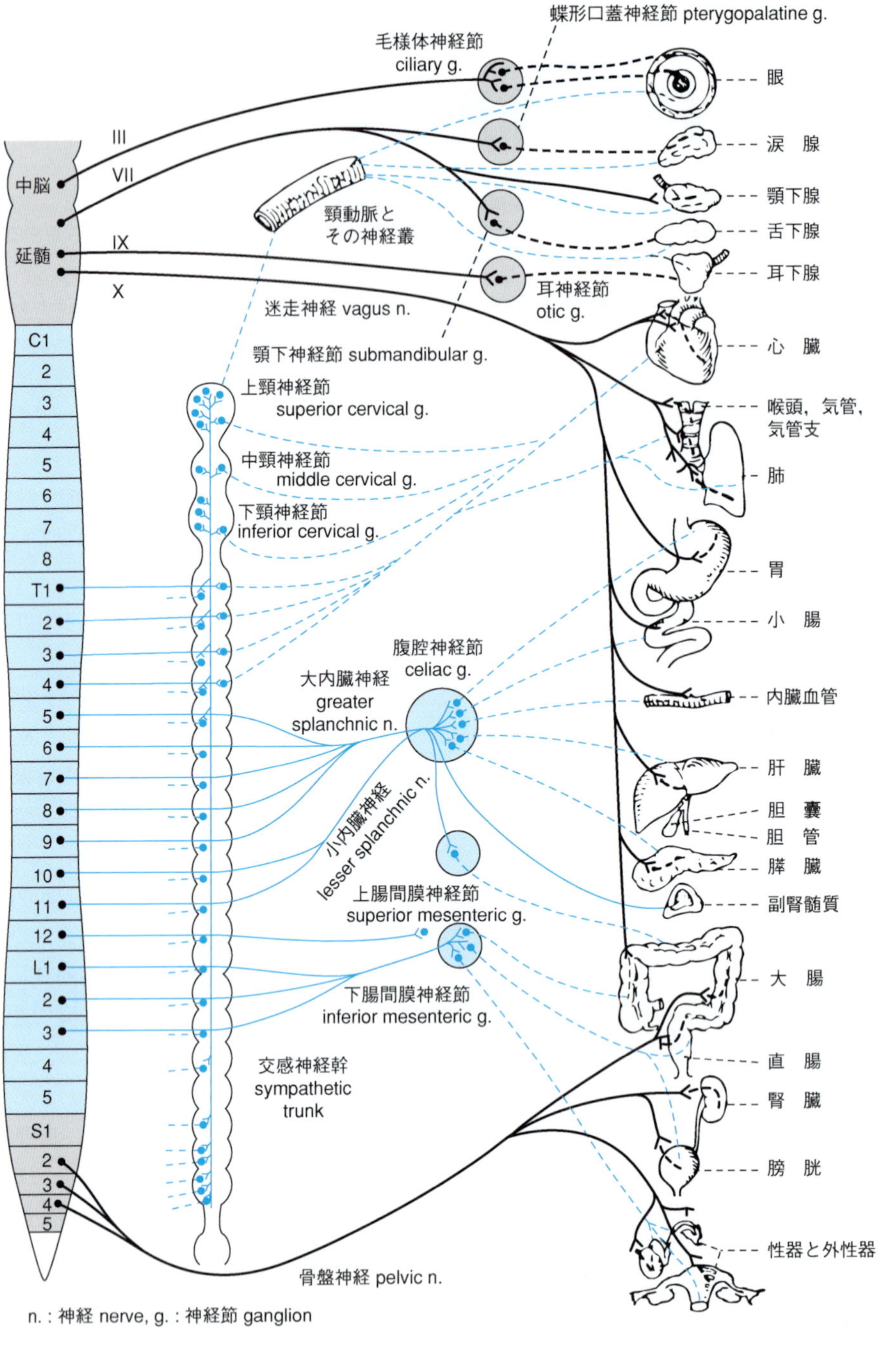

◆**図 2-1　遠心性自律神経経路**(Youmans, 1962)
黒い線は副交感神経系を，青い線は交感神経系を，実線は節前線維を，破線は節後線維を示している．
(大村　裕(編)：概説生理学，動物機能編，南江堂，1988 をもとに作成)

◆表 2-1 自律神経が効果器の機能に及ぼす影響

効果器	交感神経興奮		副交感神経興奮
	優勢な受容体のタイプ	機能の変化	機能の変化
心臓			
心拍数	β_1	増加	減少
心筋収縮力	β_1	増加	減少
血管			
皮膚・粘膜	α_1, α_2	収縮	拡張
冠状血管	β_1	拡張	—
骨格筋	β_2	拡張	拡張*
内臓	α_1	収縮	—
眼			
瞳孔	α_1	散大（瞳孔散大筋収縮）	縮小（瞳孔括約筋収縮）
毛様体筋	β_2	弛緩	収縮
消化管			
胃・腸管運動	α_1, α_2, β_1, β_2	抑制	促進
膀胱			
排尿筋	β_3	弛緩	収縮
膀胱括約筋	α_1	収縮	弛緩
呼吸器			
気管支筋	β_2	弛緩	収縮
胆嚢・胆管	β_2	弛緩	収縮
Oddi 括約筋	α	収縮	弛緩
腺分泌			
汗腺		促進（コリン作動性）	—
唾液腺	α_1	促進（粘稠）	促進（多重・希薄）
胃・腸腺	β_1	抑制	促進
涙腺		—	促進
気管支腺	β_2	抑制	促進
膵外分泌腺		—	促進
副腎髄質細胞（アドレナリン分泌）		促進（コリン作動性）	—
代謝			
肝臓	β_2	糖質分解	—
脂肪組織	β_1	脂肪分解	—

＊ 交感神経のコリン作動性線維によるものであるが，生理的反応にはほとんど関与しないと考えられる．

2. 神経興奮の化学伝達

遠心性の末梢神経の役割は，中枢神経系で発生した興奮を効果器に伝えることである．神経線維上の興奮の伝導は活動電位の移動として電気的に行われるが，ニューロンの終末部が次のニューロンまたは効果器と接する部位，すなわち**シナプス** synapse では，化学物質によって興奮が伝達される．この物質を**神経伝達物質** neurotransmitter または**化学伝達物質** chemical transmitter と呼ぶ[*1]（図 2-2）．

＊1 通常は，単に「伝達物質」ということが多い．

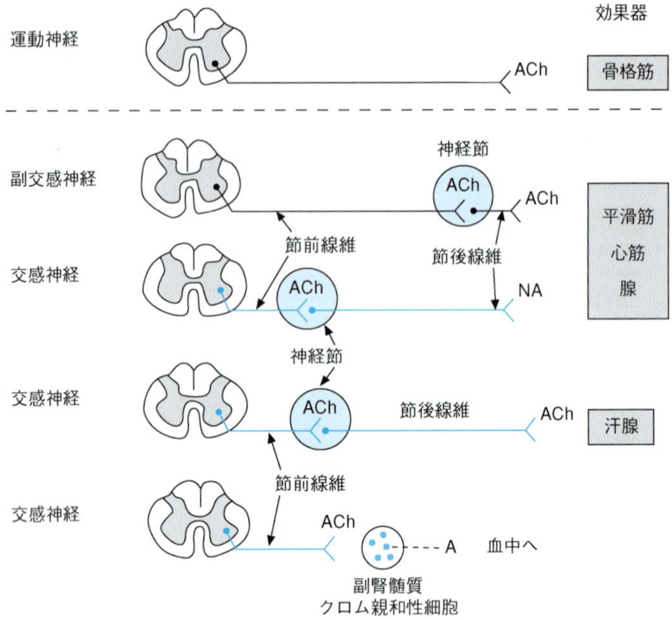

◆**図 2-2　化学伝達物質に基づく末梢遠心性神経の分類**

ACh：アセチルコリン acetylcholine．NA：ノルアドレナリン noradrenaline．A：アドレナリン adrenaline．
副交感神経系は，節前・節後線維ともにコリン作動性である．交感神経系節後線維はアドレナリン作動性であるが，汗腺およびごく一部の血管を支配している節後線維は例外としてコリン作動性である．副腎髄質のクロム親和性細胞は軸索を欠いた節後線維と捉えることができ，交感神経節前線維（コリン作動性）の興奮によりアドレナリンを分泌する．運動神経は，ニューロンの交代をすることなく，脊髄前角より出たコリン作動性神経が骨格筋を支配する．

自律神経系の伝達物質には，**アセチルコリン** acetylcholine と**ノルアドレナリン** noradrenaline がある．アセチルコリンを伝達物質とする神経線維を**コリン作動性線維** cholinergic fiber と呼び，ノルアドレナリンを伝達物質とする神経線維を**アドレナリン作動性線維** adrenergic fiber と呼ぶ．

シナプスにおける化学伝達物質の遊離をはじめて実験的に実証したのは Otto Loewi である．彼はカエルの迷走神経・心臓標本を灌流しながら迷走神経の電気刺激を行い，心臓の拍動が抑制されたとき，その灌流液で第二の心臓標本を灌流すると第二の心臓標本の拍動も抑制されることを見出し，刺激によって迷走神経終末から一種の化学物質が出ていると考えて，これを Vagusstoff と名付けた．その後の研究で，Vagusstoff はアセチルコリンであることが確認された．

1）化学伝達における基本的な経過

ニューロンの興奮が化学伝達によって，次のニューロンもしくは効果器細胞に伝達されるには，以下の①〜⑥のような過程が必要となる．また，これらの過程に働きかけて，正常な興奮伝達に影響を及ぼすことにより薬理作用を発現する薬物が多く知られている．

① ニューロン内での伝達物質の合成．
② 神経終末部での伝達物質の貯蔵．
③ 神経興奮に伴う伝達物質の遊離．

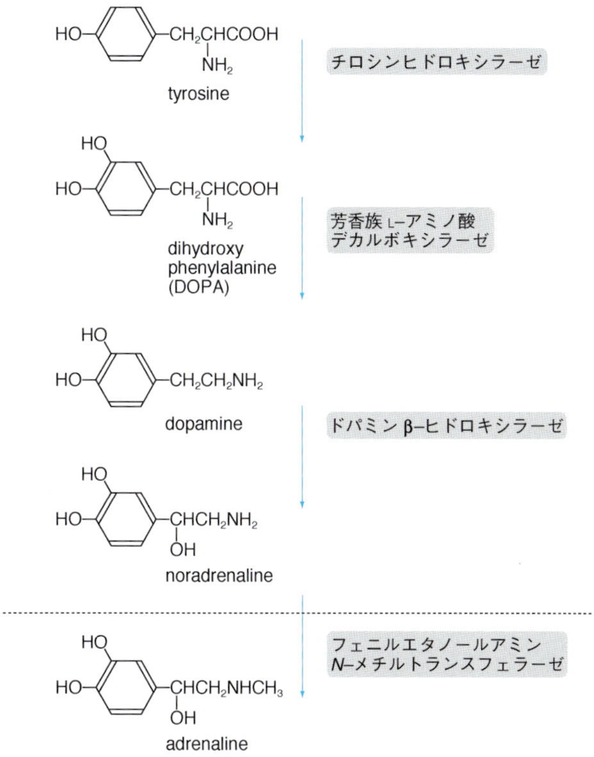

◆図 2-3　ノルアドレナリンおよびアドレナリンの生合成

④ 伝達物質のシナプス後膜上受容体への結合とそれに続くシナプス後膜側の変化.
⑤ 受容体周辺から伝達物質を急速に消失させる機構の作動.
⑥ シナプス後膜側の回復.

しかし最近の研究から，化学伝達には必ずしも上記すべての過程が必須とは限らないことが明らかにされている*2.

2) アドレナリン作動性神経

a. カテコールアミンの合成と貯蔵

アドレナリン作動性神経内に取り込まれたチロシン tyrosine は，ドパ dopa を経てドパミン dopamine となる．ここまでの反応は細胞質内で進行する．その後，ドパミンはシナプス小胞（顆粒）synaptic vesicle 内に能動的に取り込まれ，小胞内に局在するドパミン *β*-ヒドロキシラーゼ dopamine *β*-hydroxylase によってノルアドレナリン noradrenaline（NA）に変換され，ATP および微量のタンパク質とともに複合体を形成して貯蔵される．副腎髄質クロム親和性細胞においては，小胞内でノルアドレナリンの *N*-メチル化が進行し，アドレナリン adrenaline となって貯蔵される（**図 2-3**）.

*2 たとえば一酸化窒素（NO）作動性神経は②の過程を欠き，また NO が作用する標的分子はシナプス後膜上にある受容体ではなく，細胞質内に存在する可溶性グアニル酸シクラーゼという酵素である.

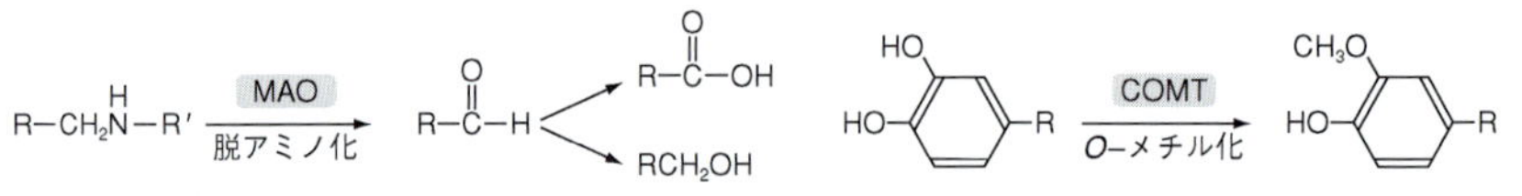

◆図 2-4　カテコールアミンの代謝

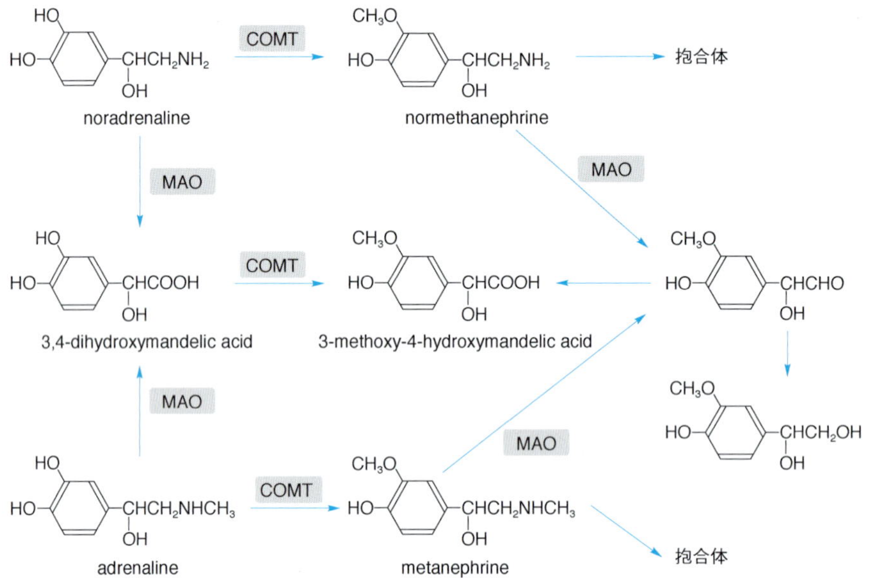

◆図 2-5　ノルアドレナリンおよびアドレナリンの代謝

b. カテコールアミンの代謝

神経終末から遊離されたノルアドレナリンおよび副腎髄質から分泌されたアドレナリンの不活性化機構は，① 酵素による分解，② 神経終末への再取り込み，③ 抱合体の排泄，に大別される.

① カテコールアミンの代謝酵素

分解酵素として重要なものは，**モノアミンオキシダーゼ** monoamine oxidase (MAO) と**カテコール *O*-メチルトランスフェラーゼ** catechol *O*-methyl transferase (COMT) である (**図 2-4**).

MAO は広く組織中に含まれ，主としてミトコンドリアの外膜表面に存在する. MAO には MAO_A と MAO_B の 2 種類があり，MAO_A はノルアドレナリン，セロトニン serotonin などを，また MAO_B はドパミン，ヒスタミン histamine などを基質とし，酸化的脱アミノ反応を触媒する.

COMT も生体内に広く分布し，とくに腎臓と肝臓に多い. *S*-アデノシルメチオニン *S*-adenosylmethionine と Mg^{2+} その他の二価イオンをコファクター cofactor として，カテコールアミンの 3 位の -OH 基を $-OCH_3$ 基に変換する[*3].

ノルアドレナリンおよびアドレナリンは，酵素により，**図 2-5** のように代謝される.

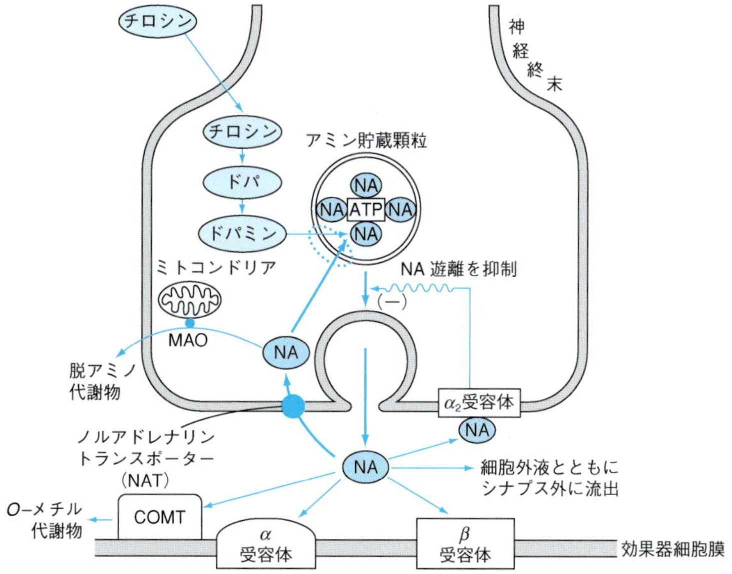

◆**図 2-6　交感神経終末部でのカテコールアミンの動態**
NA：ノルアドレナリン noradrenaline. NAT：noradrenaline transporter.
（点線）は，小胞型モノアミントランスポーター vesicular monoamine transporter (vMAT) をあらわす.

②　カテコールアミンの節後線維終末内への再取り込み

交感神経興奮によって節後線維終末から遊離されたノルアドレナリンは，受容体と結合することで効果器に興奮を伝達するが，遊離されたノルアドレナリンの不活性化には節後線維終末内への再取り込み neuronal reuptake が重要な役割を担っている．すなわち，シナプス間隙のノルアドレナリンは，モノアミントランスポーター（ノルアドレナリントランスポーター）を介した能動輸送によって節後線維終末内に再取り込みされ，その一部はさらにシナプス小胞膜を通って小胞内に蓄えられる（**図 2-6**）．この再取り込みの機構により，血流中のカテコールアミンも取り込まれることが知られている．

交感神経によって支配される多くの器官において，伝達物質であるノルアドレナリンの不活性化には，この再取り込み機構がもっとも大きな役割を担っており，それに次いで酵素による代謝とシナプス外への拡散が重要である．

アドレナリン作動性神経の終末部におけるノルアドレナリンをはじめとする各種アミン類の再取り込みを阻害する薬物に，局所麻酔薬のコカイン（麻薬）や三環系抗うつ薬のイミプラミンなどがある．

コカインがノルアドレナリンやアドレナリンなどの薬理作用を増強することは古くから知られていた．現在では，コカインのこの作用は，これらカテコールアミンの神経内への再取り込みを阻止し，受容体周囲の濃度を持続的に高めることによって引き起こされることが明

＊3 第 16 改正日本薬局方では，カテコールアミンのカテコール部分の化学名が，従来の「3,4-dihydroxyphenyl」から「benzene-1,2-diol」に変更となっている．これに従うと，COMT でメチル化されるのは 2 位の -OH 基ということになるが，本書では，いまだに国際的にも慣用されることの多い，従来の化学名に従って記述してある．

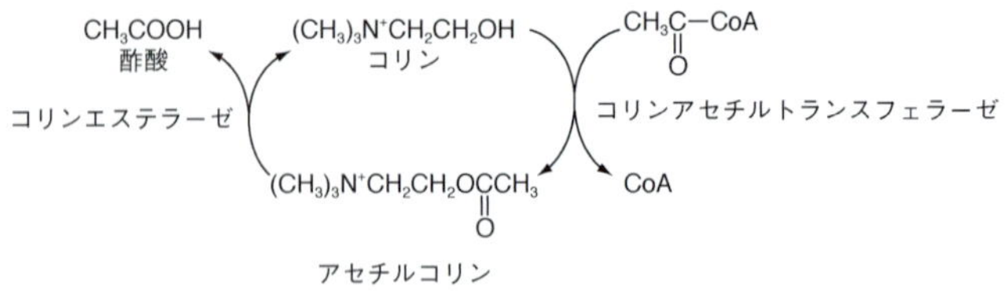

◆図 2-7 アセチルコリンの生合成と代謝

らかにされている.

3) コリン作動性神経

a. アセチルコリンの合成と貯蔵

アセチルコリンは，コリン作動性神経の細胞膜を通って取り込まれた**コリン** choline を原料とし，アセチル CoA の存在下にコリンアセチラーゼ choline acetylase（コリンアセチルトランスフェラーゼ choline acetyltransferase ともいう）の触媒作用によって合成される（**図 2-7**）.

合成されたアセチルコリンは神経終末膨大部のシナプス小胞内に蓄えられる.

b. アセチルコリンの代謝

神経興奮によって遊離されたアセチルコリンは，受容体に結合して興奮伝達の役割を果たした後は，速やかに**アセチルコリンエステラーゼ** acetylcholinesterase（AChE）によって加水分解され，コリンと酢酸になる．コリンは神経内に取り込まれてアセチルコリンの合成に再利用される.

コリンエステラーゼ cholinesterase（ChE）には，アセチルコリンエステラーゼ（真性コリンエステラーゼ）とブチリルコリンエステラーゼ butylylcholinesterase（偽性コリンエステラーゼ pseudocholinesterase ともいう）の 2 種類がある．アセチルコリンエステラーゼはコリン作動性神経終末，赤血球などに存在し，アセチルコリンに高い基質特異性を示す．一方，ブチリルコリンエステラーゼは血漿，肝臓，脳グリア細胞などに存在し，アセチルコリンのほか，ベンゾイルコリン，スキサメトニウム，プロカイン，ブチリルコリンなども加水分解する.

3. 自律神経支配と受容体

A アドレナリン受容体 adrenergic receptor, adrenoceptor

表 2-1 に，交感神経興奮が各種効果器で引き起こす反応を示す．効果器によって，筋の収縮や分泌の促進のように興奮性の反応を起こすものと，筋の弛緩や分泌の抑制のように抑制性の反応を起こすものがある．同様に，交感神経の化学伝達物質であるノルアドレナリンおよび近似の化学構造を有するアドレナリン，フェニレフリン，イソプレナリンなどを作用させた場合も，興奮性反応を起こすものと抑制性反応を起こすものに分かれる.

Dale（1905）は，ネコにアドレナリンを静脈内注射（静注）すると一過性に急激な血圧の上

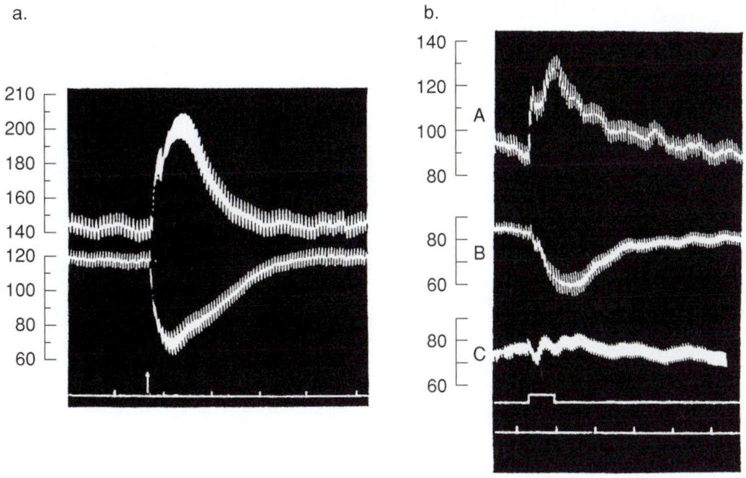

◆**図 2-8　アドレナリンの血圧作用の反転**
a：アドレナリンによる血圧の上昇(上)が，ダイベナミン(15 mg/kg)投与後には血圧の下降に転じている(下)．動物はネコで，ペントバルビタール麻酔下の実験．
b：内臓神経(交感神経)刺激による血圧の変化．A はダイベナミン投与前，B は投与後の変化．C は副腎を摘出しダイベナミンを投与したときの反応．A に二相性の反応がみられるが，初期の速い変化は交感神経刺激の効果で，後期の遅い変化はそれに副腎髄質から遊離されたアドレナリンによる変化が重なったもの．動物はネコで，ウレタン麻酔下の実験．
(Nickerson and Goodman, 1947 による)

昇が現れ，それに続いてわずかな血圧の下降がみられるが，バッカクアルカロイドのエルゴタミンを前投与したネコでは，アドレナリンによって降圧反応のみが出現することを見出し，この現象を**アドレナリン反転** adrenaline reversal と名付けた．この現象は，エルゴタミンがアドレナリンの血管収縮作用(α 作用)を選択的に遮断したために，アドレナリンの血管拡張作用(β 作用)が表面化したことによって生じたと説明できる．このことから，アドレナリンによる血圧の変化には二つの機序が含まれることがわかる．**図 2-8** に，α 受容体遮断作用をもつダイベナミンによるアドレナリン反転の実験データを示す．

Ahlquist (1948) は，効果器上のアドレナリン受容体*4 を α と β の二つのタイプに分類することを提唱して，これらの現象を説明した．すなわち，血管の収縮，散瞳筋の収縮などを仲介するものを α 受容体と呼び，血管の拡張，気管支筋の弛緩，心臓の機能促進などを仲介するものを β 受容体と呼んだ．効果器により，α または β 受容体のいずれか一方が優位を占めるのが普通である．

一方，交感神経興奮様アミンも，フェニレフリンのように α 受容体を刺激する性質(α 作用)の強い薬物と，イソプレナリンのように β 受容体を刺激する性質(β 作用)の強い薬物，およびアドレナリンのように α 作用と β 作用の両方を有する薬物など，その薬理学的性質によって分類することができる(**表 2-2**)．

現在では，ダイベナミンやフェントラミンのように交感神経興奮様アミンの α 作用を選

*4 アドレナリン受容体：国際的には adrenergic receptor または adrenoceptor と表記される．以前，わが国ではアドレナリン作動性受容体と呼ばれていたが，近年は単にアドレナリン受容体と呼ぶのが一般的となっている．

◆**表 2-2　各種効果器における交感神経興奮様アミンの効果**

薬物	構造	主たる作用	効果器名とその器官で優勢なアドレナリン受容体					
	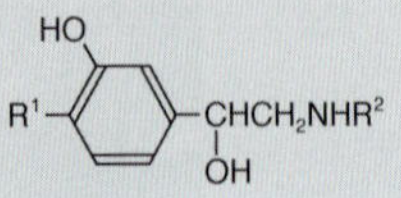		瞬膜 α	輸精管 α	気管支筋 β	心臓 β	腸管* α, β	血管 α, β
フェニレフリン	$R^1 = H,\ R^2 = CH_3$	α	収縮++	収縮	−	−	弛緩＋	収縮＋
ノルアドレナリン	$R^1 = OH,\ R^2 = H$	α≫β	収縮++	収縮	−	促進＋	弛緩++	収縮＋
アドレナリン	$R^1 = OH,\ R^2 = CH_3$	α, β	収縮+++	収縮	拡張++	促進++	弛緩+++	収縮++ 拡張＋
イソプレナリン	$R^1 = OH,\ R^2 = CH(CH_3)_2$	β	−	−	拡張+++	促進+++	弛緩++	拡張+++

＊ 腸管では，α, β 両受容体とも弛緩反応を引き起こす．

◆**表 2-3　β 受容体の細分類**

作用	受容体	選択性の高い	
		作動薬	遮断薬
心機能促進	β_1	ノルアドレナリン* アドレナリン ドブタミン	メトプロロール アテノロール
気管支拡張 血管拡張 子宮平滑筋弛緩 肝グリコーゲン分解	β_2	アドレナリン サルブタモール テルブタリン トリメトキノール プロカテロール	ブトキサミン
膀胱平滑筋弛緩 脂肪分解	β_3	ノルアドレナリン ミラベグロン	—

＊ ノルアドレナリンは，α 作用が強く，β_2 作用は弱いが，β_1 受容体を刺激する作用は強いので，心機能を促進する．

択的に遮断する薬物，すなわち α 受容体遮断薬と，プロプラノロールのように β 作用を選択的に遮断する β 受容体遮断薬が多数知られている(4-B「交感神経系抑制薬」p51 を参照)．さらに，α 受容体は α_1 と α_2 に，また β 受容体は β_1, β_2 および β_3 に区分され，それぞれのサブタイプに高い選択性を示す作動薬と遮断薬が開発されている．

1）β 受容体のサブタイプ：β_1 受容体，β_2 受容体および β_3 受容体

Lands ら(1967)は，従来 β 受容体を介する反応として分類されていたものにも，器官によって作動薬に対する親和性に相違のあることを見出し，β 受容体をさらに β_1 および β_2 に細分類することを提唱した．効力順位は，以下のようになる．

- β_1 受容体：イソプレナリン＞アドレナリン＝ノルアドレナリン．
- β_2 受容体：イソプレナリン＞アドレナリン＞ノルアドレナリン．

さらに最近，脂肪細胞や膀胱平滑筋細胞などに，従来の β 遮断薬では遮断されにくい β 受容体が見出され，β_3 受容体と名付けられた．β_3 受容体に対してはノルアドレナリンの方がアドレナリンよりも強く作用する．

β_1 および β_2 受容体に対する選択性の高い作動薬と遮断薬を整理すると，**表 2-3** のようになる．

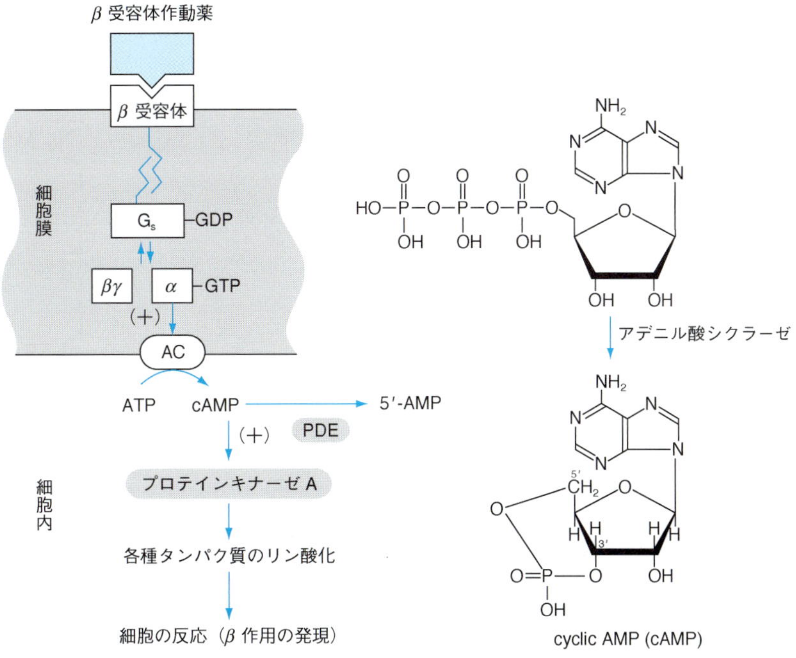

◆図 2-9 β受容体を介する薬理作用
AC：アデニル酸シクラーゼ adenylate cyclase. PDE：ホスホジエステラーゼ phosphodiesterase.

2) β受容体とアデニル酸シクラーゼ

β受容体作動薬が引き起こす心機能促進，気管支拡張，グリコーゲン分解，脂肪分解などの反応は，効果器細胞内の**サイクリック AMP**(adenosine 3′,5′-cyclic monophosphate: **cAMP**)の濃度の上昇を介したものである．β受容体作動薬は受容体に結合すると，G_sタンパク質の働きを介して細胞膜に存在する**アデニル酸シクラーゼ** adenylate cyclase を活性化し，細胞内で cAMP の合成を促進する(1 章-4-B-4)「受容体と細胞内情報伝達系」p18 を参照)．cAMP は，**cAMP 依存性タンパク質リン酸化酵素** cyclic AMP-dependent protein kinase (**プロテインキナーゼ A**，**A キナーゼ**ともいう)に結合してこれを活性化する．活性化されたプロテインキナーゼ A によって細胞内の各種機能タンパク質がリン酸化されることによりβ作用が現れる(**図 2-9**)．

cAMP のように受容体に与えられた刺激情報を細胞内に伝達する役割を担う物質は，**セカンドメッセンジャー** second messenger と呼ばれる．

cAMP は細胞内のホスホジエステラーゼ phosphodiesterase によって不活性化されて 5′-AMP となる．パパベリン，テオフィリンなどの薬物はこのホスホジエステラーゼを阻害し，細胞内の cAMP 量を増加させることでβ受容体作動薬と類似の薬理作用を発揮する．

3) α受容体のサブタイプ：α_1受容体，α_2受容体

1970 年代に，効果器細胞上のα受容体とは別のα受容体が交感神経終末に存在することが明らかにされ，両者を区別するために効果器細胞上のものをα_1と呼び，交感神経終末のものをα_2と呼ぶことが提唱された．神経終末と効果器とのあいだのシナプス間隙でノルア

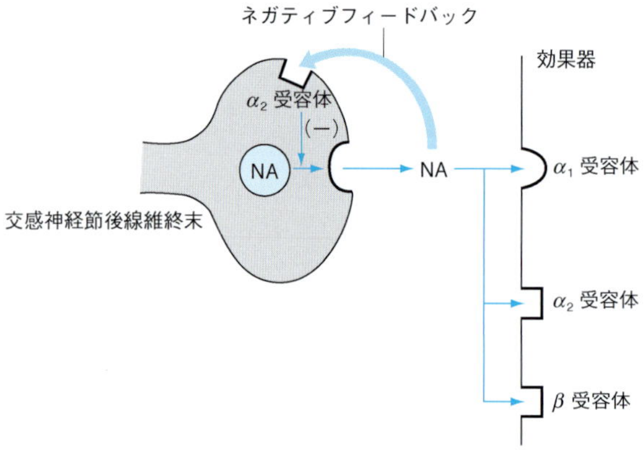

◆図 2-10　シナプス前 α_2 受容体を介するノルアドレナリン遊離の抑制
NA：ノルアドレナリン noradrenaline.

ドレナリン濃度が高くなると，α_2 受容体が刺激され，交感神経終末からのノルアドレナリン遊離を抑制するネガティブフィードバック機構が作動する（図 2-10）.

その後，α_2 受容体は，血小板（血小板凝集），脂肪組織（脂肪分解の抑制），膵ランゲルハンス島 β 細胞（インスリン分泌抑制），血管平滑筋（血管収縮）など神経終末以外にも存在することが明らかとなった．そのため，現在では α 受容体作動薬および α 受容体遮断薬の相対的な親和性の差から，α_1 受容体と α_2 受容体を区別している.

α_1 受容体では，α 受容体作動薬の効力順位が，フェニレフリン，メトキサミン＞ノルアドレナリン＞クロニジンとなり，α 受容体遮断薬の効力順位は，プラゾシン＞トラゾリン＞ヨヒンビンとなる．α_2 受容体での効力順位は，α_1 受容体の場合と逆である.

α_1 受容体を刺激すると，**PI 代謝回転（PI レスポンス）**を介して反応が引き起こされる．一方，α_2 受容体の刺激は，G_i タンパク質を介してアデニル酸シクラーゼを抑制することで作用を現す（1 章-4-B-4）「受容体と細胞内情報伝達系」p20 を参照）.

B　アセチルコリン受容体　acetylcholine receptor（AChR）

アセチルコリン受容体は，**ムスカリン性受容体** muscarinic receptor と**ニコチン性受容体** nicotinic receptor に大別される．ムスカリン性受容体（M 受容体）は，副交感神経節後線維の支配を受ける効果器細胞上に発現しており，ベニテングタケのアルカロイドである**ムスカリン**が選択的な作動薬として知られている．特異的な遮断薬に**アトロピン**がある.

ニコチン性受容体は陽イオンチャネルを内蔵するイオンチャネル内蔵型受容体であり，アセチルコリンが結合すると受容体分子の立体構造が変化し，陽イオンチャネルが開口して，Na^+ の透過性が増大する（1 章-4-B-4）「受容体と細胞内情報伝達系」p18 を参照）．交感，副交感神経系ともに，神経節細胞上のアセチルコリン受容体はニコチン性受容体（**N_N 受容体**）で，**ニコチン**により刺激され，**ヘキサメトニウム**やトリメタファンにより遮断される[*5]．最近では，ムスカリン性受容体も自律神経節細胞上に存在することが示されている（コラム『自律神経節の化学伝達』p71 参照）.

＊5　現在は，いずれの薬物も臨床的用途はない.

◆表 2-4 ムスカリン性受容体の細分類

サブタイプ	分 布	細胞内情報伝達系(反応)
M_1 受容体(Gq)	中枢神経系	PI 代謝回転
M_2 受容体(Gi)	心臓	アデニル酸シクラーゼの活性抑制 K^+ チャネルの開口(陰性変時作用)
M_3 受容体(Gq)	平滑筋，分泌腺	PI 代謝回転(収縮，分泌促進)

PI：ホスファチジルイノシトール phosphatidylinositol.

ムスカリン性受容体刺激による反応の主なものは，PI 代謝回転またはアデニル酸シクラーゼの抑制を介したものである(1 章-4-Ⓑ-4)「受容体と細胞内情報伝達系」p21 を参照)．ムスカリン性受容体刺激による平滑筋の収縮は，PI 代謝回転の促進を引金とし，引き続いて起こる細胞外からの Ca^{2+} 流入や細胞内貯蔵部位からの Ca^{2+} 遊離による細胞内遊離 Ca^{2+} 濃度の上昇に基づく．またムスカリン性受容体刺激による心筋の陰性変力作用は，G_i タンパク質を介したアデニル酸シクラーゼの抑制に起因する．さらに，心臓の陰性変時作用を起こすムスカリン様作用は，細胞膜の K^+ 透過性の上昇(K^+ チャネル開口)による過分極に起因すると考えられている．

近年，ムスカリン性受容体は，M_1～M_5 に細分されるようになったが，そのうちの M_1～M_3 を上記のような細胞内情報伝達系や反応と関連づけて整理すると，**表 2-4** のようになる．

運動神経支配を受けている骨格筋の終板にあるアセチルコリン受容体もニコチン性受容体である(**N_M 受容体**)．

4. 交感神経系に作用する薬物

交感神経とその効果器に作用する薬物は，その効果に基づいて，交感神経機能が促進された場合と同じ効果を発現する**アドレナリン受容体作動薬** adrenergic drug と，交感神経機能の抑制ないし遮断に相当する効果をもたらす**交感神経系抑制薬** sympatholytic drug とに大別される．

A アドレナリン受容体作動薬(アドレナリン作動薬) adrenergic drugs

交感神経興奮様薬 sympathomimetic drug とも呼ばれる．

アドレナリン受容体に直接的に作用するもの，交感神経節後線維に対する作用を介して間接的に作用を現すもの，および両方の性質をもつ中間型(混合型と呼ばれることもある)がある．代表的な薬物を直接型，中間型，間接型に分類すると**図 2-11** のようになる．

直接型はアドレナリン受容体に結合して反応を引き起こすが，間接型には受容体に対する直接作用はなく，交感神経終末に作用し，ノルアドレナリンの遊離などにより濃度を上昇させ，アドレナリン受容体への刺激を強める．中間型は直接型と間接型の両方の性質を併せもつ．

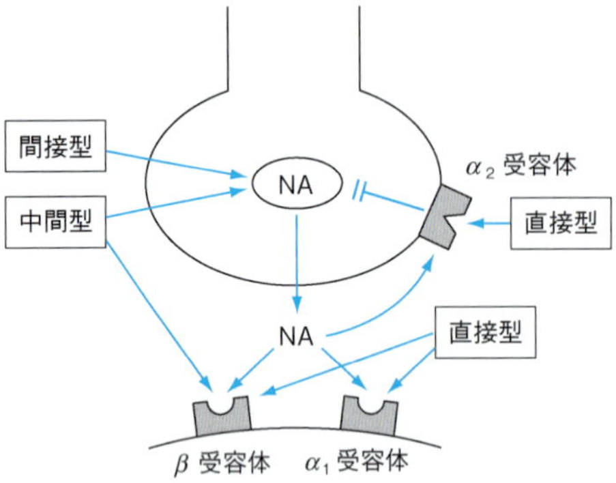

直接型

α，β 受容体作動薬：アドレナリン，ノルアドレナリン，エチレフリン
α_1 受容体作動薬：フェニレフリン，ミドドリン
α_2 受容体作動薬：クロニジン，メチルドパ
β 受容体作動薬：イソプレナリン，イソクスプリン
β_1 受容体作動薬：ドブタミン，デノパミン
β_2 受容体作動薬：トリメトキノール，サルブタモール，ツロブテロール，サルメテロール，リトドリン
β_3 受容体作動薬：ミラベグロン

間接型

チラミン，アンフェタミン，メタンフェタミン

中間型

エフェドリン，メチルエフェドリン，ドパミン

◆**図 2-11　アドレナリン受容体作動薬**
NA：ノルアドレナリン noradrenaline.

1）直接型

アドレナリン adrenaline（エピネフリン epinephrine）：高峰と Aldrich（1901）により副腎髄質から分離された．構造が明らかにされた最初のホルモンである．

［薬理作用］　アドレナリンの作用は交感神経刺激によって生ずる反応ときわめてよく似ているが，交感神経終末の伝達物質であるノルアドレナリンに比べて β_2 作用がより強いので若干の相違がみられる．

① 心血管系に対する作用：心臓に作用して心拍数増加，心収縮力増強を起こし，心拍出量を高める．心筋興奮性，刺激伝導速度も増大する（β_1 作用）．血管に対しては，部位により収縮または拡張を起こす．皮膚，粘膜，腎臓の血管では収縮作用（α_1 作用），骨格筋，心臓，肝臓の血管では拡張作用（β_2 作用）が優位となる．
エルゴタミン，ダイベナミン，フェントラミンなどの α 受容体遮断薬を前投与した動物にアドレナリンを静脈内注射すると，血圧の上昇相が消失して下降相のみが現れる．この現象は**アドレナリン反転** adrenaline reversal と呼ばれる（**図 2-8**）．

② 平滑筋臓器に対する作用：気管支や胃腸などの平滑筋を弛緩させる．気管支拡張作用が顕著（β_2 作用）で，同時に気管支粘膜血管を収縮させて充血を除くので，気管支喘息の治療薬として用いられる．消化管平滑筋では，α 受容体および β 受容体の刺激はともに弛緩作用を示す．瞳孔散大筋を収縮させ，散瞳を引き起こす．

③ 代謝に対する作用：肝臓でのグリコーゲン分解を促進するので血糖値が上昇する．脂肪組織での脂肪分解 lipolysis を促進し，血中の遊離脂肪酸量を増加させる．

［生体内運命］　アドレナリンは消化管内で分解され，また肝臓で急速に代謝されるため，経口投与では無効である．皮下注射，筋肉内注射または静脈内注射で使用される．主として肝臓における代謝によって失活する．ヒトでは大部分が尿中にメタネフリン metanephrine および 3-メトキシ-4-ヒドロキシマンデル酸 3-methoxy-4-hydroxymandelic acid として，また一部は未変化体あるいはグルクロン酸抱合体として排泄される（**図 2-5**）．

［適　応］

① 気管支拡張作用：気管支喘息の治療に皮下注射もしくは噴霧吸入される．

＜カテコールアミン類＞

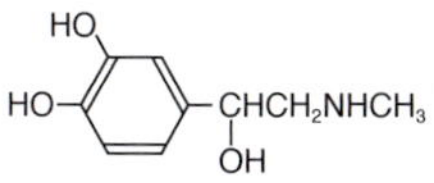

adrenaline

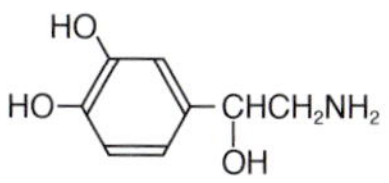

noradrenaline

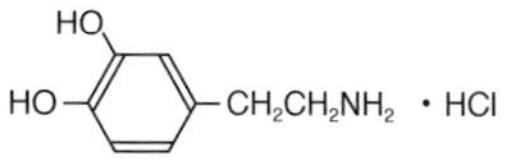

dopamine hydrochloride

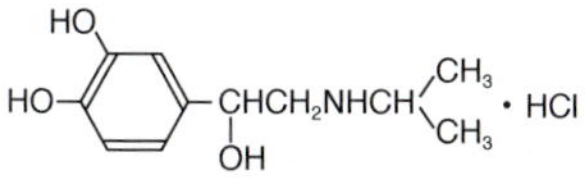

isoprenaline hydrochloride

＜α, β 受容体作動薬＞

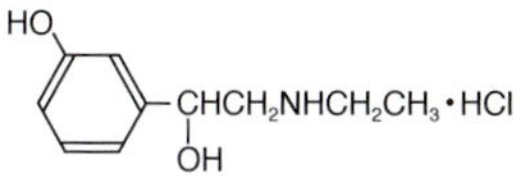

etilefrine hydrochloride

＜α_1 受容体作動薬＞

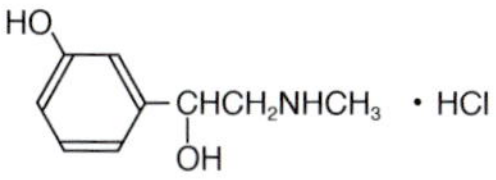

phenylephrine hydrochloride

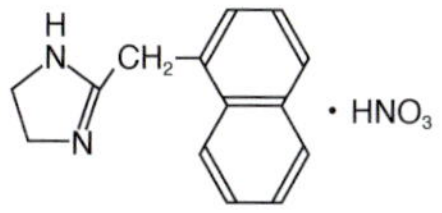

naphazoline nitrate

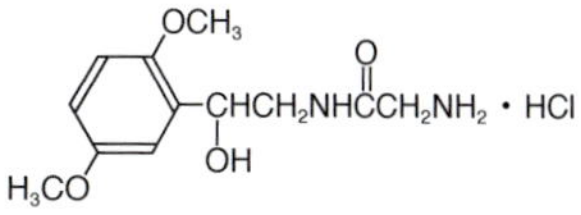

midodrine hydrochloride

＜β_1 受容体作動薬＞

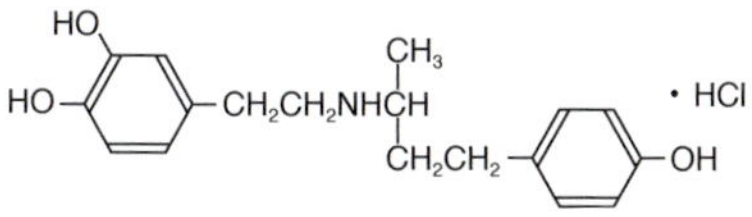

dobutamine hydrochloride

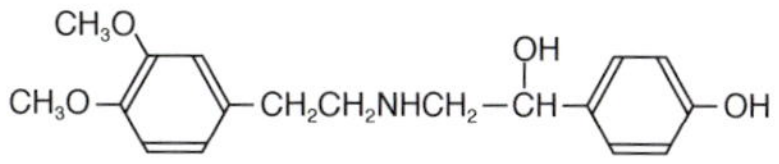

denopamine

＜β_2 受容体作動薬＞

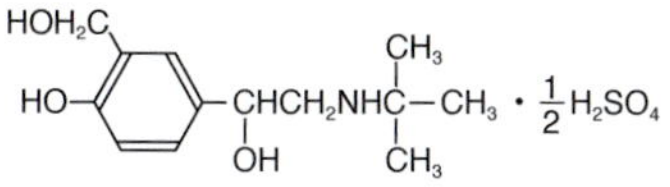

salbutamol sulfate

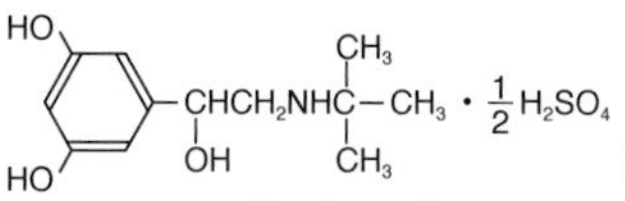

terbutaline sulfate

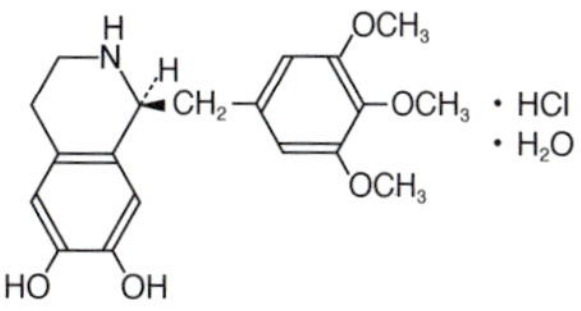

trimetoquinol hydrochloride hydrate

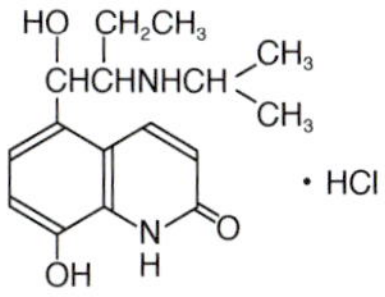

procaterol hydrochloride

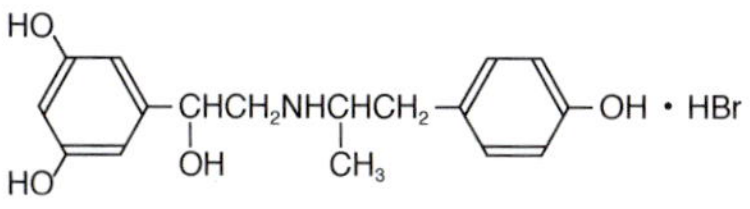

fenoterol hydrobromide

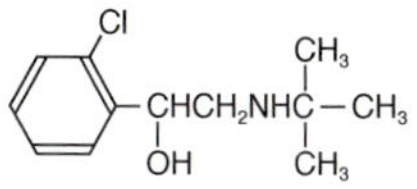

tulobuterol

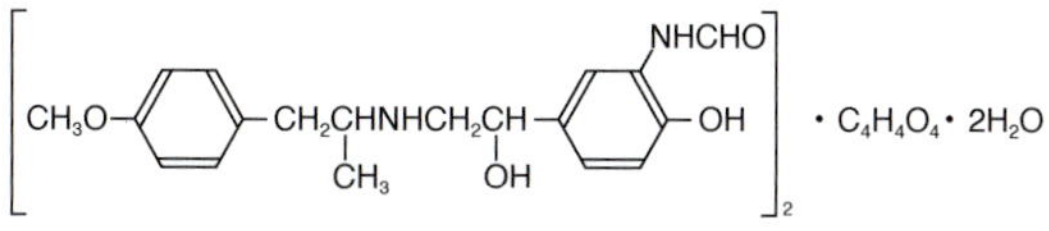

formoterol fumarate hydrate

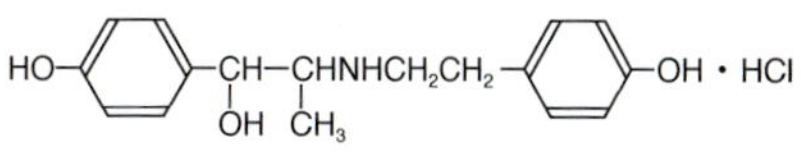

ritodrine hydrochloride

▶アドレナリン受容体作動薬

<β_3 受容体作動薬>

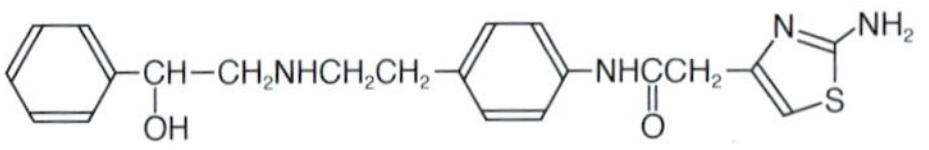

mirabegron

<間接型作動薬>

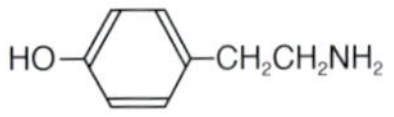

tyramine

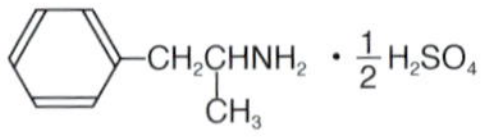

amphetamine sulfate

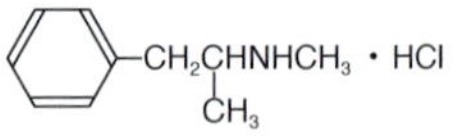

methamphetamine hydrochloride

<中間型作動薬>

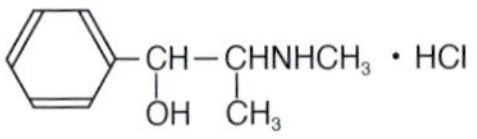

ephedrine hydrochloride

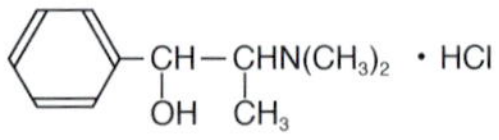

methylephedrine hydrochloride

▶アドレナリン受容体作動薬

② 血管収縮作用：(1) 局所麻酔薬に添加して皮下注射する．組織血流量を減少させ局所麻酔作用を持続させる．(2) 循環ショックに点滴静注する．(3) 局所適用により粘膜の出血や浮腫を抑える．

③ 心機能促進作用：薬物中毒，伝染病などによる心機能障害に静脈内注射する．

④ 眼圧低下作用：**ジピベフリン** dipivefrin はアドレナリンのプロドラッグである．開放隅角(単性)緑内障に点眼する(11 章-1-Ⓐ-7)「交感神経興奮様薬」p352 を参照)．

ノルアドレナリン noradrenaline：アドレナリン作動性神経の伝達物質である．

[薬理作用]　ノルアドレナリンは α 作用に加え β_1 作用を有するが，β_2 作用は弱い．

心血管系に対する作用：血管の α(主に α_1)受容体を刺激して血管収縮を起こし，末梢血管抵抗を増大させて血圧を上昇させる．心臓には β_1 受容体刺激を介して促進作用を示す．ただし，ノルアドレナリンの静注時には，β_1 作用に基づく心拍数増加反応はみられないのが普通である．その原因は血圧上昇による迷走神経を介した反射性心抑制が強く現れることにあり，心拍数はむしろ減少する．ただし，心収縮力増強作用は現れる．

[適　応]　各種疾患もしくは状態に伴う急性低血圧またはショック時の補助治療に用いる．

イソプレナリン isoprenaline(イソプロテレノール isoproterenol)：β_1, β_2, β_3 のすべての作用を示すが，α 作用はほとんどない．したがって心機能促進作用と，気管支，血管，消化管などの平滑筋に対する弛緩作用が顕著に現れる．

[薬理作用]

① 心血管系に対する作用：血管拡張作用により末梢血管抵抗は減少し，拡張期血圧は低下する．心機能促進作用(心拍数増加，心収縮力増大)が強いので，末梢血管抵抗の減少にもかかわらず，収縮期血圧はむしろ上昇することがある．

② 平滑筋に対する作用：ほとんどすべての平滑筋で弛緩作用を示す．

[適　応]　気管支拡張薬として吸入により投与する．アダムス・ストークス Adams-

Stokes 症候群の発作時の急性心不全などに点滴静注する.

フェニレフリン phenylephrine：強い α_1 作用を有し，β 作用はきわめて弱い.

［薬理作用］ 静注，皮下注，または内服によって末梢血管抵抗は著明に増大し，拡張期血圧および収縮期血圧がともに上昇する．心機能促進作用（β_1 作用）はほとんどみられない．カテコール *O*-メチルトランスフェラーゼ（COMT）による代謝やアドレナリン作動性神経終末への取り込みを受けないので，昇圧作用はアドレナリンよりも持続的である．中枢作用はほとんどない.

［適　応］ 結膜や鼻粘膜の充血除去のため局所適用する．局所麻酔薬に添加する．薬物過量や脊髄麻酔に伴う血圧低下の際の昇圧薬として静注する．散瞳薬として点眼投与する.

エチレフリン etilefrine：α 作用と β 作用がある．内服で有効．心収縮力を増強し，心拍出量を増加させる．血圧を上昇させる．本態性低血圧症や起立性低血圧の血圧調整，網膜動脈の血行障害改善などに用いられる.

ナファゾリン naphazoline：α 作用により血管収縮を引き起こす．花粉症，鼻炎，感冒などの際の鼻腔内の充血を除き，鼻づまりを解消する目的で使われる.

ミドドリン midodrine：代謝物（デスグリミドドリン）が選択的な α_1 受容体刺激作用を有する．中枢神経系に対する作用はなく，正常血圧に対する影響は弱い．本態性低血圧と起立性低血圧に経口投与で使用される.

a. 選択的 β_1 受容体作動薬

ドブタミン dobutamine は β_1 受容体に高い選択性を有し，心収縮力の増強作用が強い．心拍数増加作用はドパミンほど顕著ではない．アドレナリン作動性神経終末からのノルアドレナリン遊離作用はない．合成のカテコールアミンであり，経口投与では無効である．点滴静注で急性ショックに用いる．他のカテコールアミンに比べて心拍数増加作用および収縮期血圧上昇作用が弱いので，心筋酸素需要量の増大は少ない.

デノパミン denopamine：経口投与可能な選択的 β_1 受容体作動薬である．心収縮力を増強するが心拍数および血圧に対する影響は少ない．催不整脈作用は弱く，耐性も生じにくい．慢性心不全に適応がある.

b. 選択的 β_2 受容体作動薬

β_1 受容体刺激を介する心機能促進作用が弱く，β_2 作用による気管支拡張作用が強い薬物が探索された結果，**サルブタモール** salbutamol，**テルブタリン** terbutaline，**トリメトキノール** trimetoquinol，**プロカテロール** procaterol，**フェノテロール** fenoterol，**ツロブテロール** tulobuterol，**ホルモテロール** formoterol，**サルメテロール** salmeterol，**インダカテロール** indacaterol，**クレンブテロール** clenbuterol など，β_2 受容体に選択性の高い作動薬が多数開発された．これらの薬物は，気管支のほか，子宮や消化管，血管などの平滑筋も弛緩させる.

テルブタリンはCOMTによる代謝は受けない．経口投与または皮下注射により気管支喘息の治療に用いられる．サルブタモールは内服または吸入により持続性の効果が得られる．トリメトキノールは内服および注射により選択的な気管支平滑筋弛緩作用を発現する．プロカテロールはモノアミンオキシダーゼ(MAO)およびカテコール *O*–メチルトランスフェラーゼ(COMT)に抵抗性であり，効果の発現が速く，作用は持続性である．

リトドリン ritodrine は切迫流・早産の治療に用いられる．

c．選択的 β_3 受容体作動薬

ミラベグロン mirabegron は膀胱平滑筋の β_3 受容体を刺激することにより，蓄尿期における交感神経性の膀胱弛緩作用を増強する．その結果，膀胱容量は増大し，過活動膀胱が改善される．副作用として尿閉が現れることがある(7章Ⓒ「過活動膀胱治療薬」p248を参照)．

2）中間型

ドパミン dopamine：アドレナリン作動性神経ではノルアドレナリンの前駆物質であるが，脳内のドパミン作動性神経では伝達物質としての役割を果たしている．

［薬理作用］　アドレナリン作動性 β_1 受容体を刺激して心機能を亢進させるほか，高濃度では α 受容体を刺激して，血管を収縮させる．これらの直接作用に加えて，アドレナリン作動性神経からノルアドレナリンを遊離させる間接型の作用も有する．腎動脈，腸間膜動脈，脳内血管など，血管系の部位によっては，ドパミン受容体(D_1 受容体)刺激を介して血管拡張を引き起こす．点滴静注によって，心収縮力の増大，収縮期血圧の上昇，腎血流の増大などが現れる．

［適　応］　心臓性，外傷性，循環血液量減少性などのショックに使われる．

エフェドリン ephedrine，**メチルエフェドリン** methylephedrine：エフェドリンは，長井(1887)によってマオウ(麻黄) *Ephedra vulgaris* から結晶として単離された．メチルエフェドリンも同じくマオウの成分である．

［薬理作用］　交感神経支配の効果器に対する作用は，アドレナリンよりはるかに弱いが，持続的である．経口投与で有効な点と中枢興奮作用がある点でアドレナリンと異なる．α, β の両作用を示すが，作用の一部は交感神経終末からのノルアドレナリン遊離による．静注による血圧上昇反応がタキフィラキシーを起こすことで知られている．

持続的に気管支を拡張させる．心収縮力と心拍出量を増やす．ともにエフェドリンのほうがやや強い．エフェドリンの昇圧作用はアドレナリンの1/100～1/200程度で，作用の持続は7～10倍である．メチルエフェドリンの昇圧作用はエフェドリンより弱い．消化器の運動，分泌を抑制する．散瞳は点眼でも内服でもみられる．中枢作用として，不安，不眠，呼吸興奮，食欲減退などが現れる．

［適　応］　気管支喘息，上気道炎，気管支炎などに伴う咳，鼻粘膜の充血，腫脹などに用いられる．

3）間接型

チラミン tyramine：細胞膜モノアミントランスポーター(ノルアドレナリントランスポーター)を介して交感神経終末内に取り込まれ，細胞質に存在するノルアドレナリンと置換し

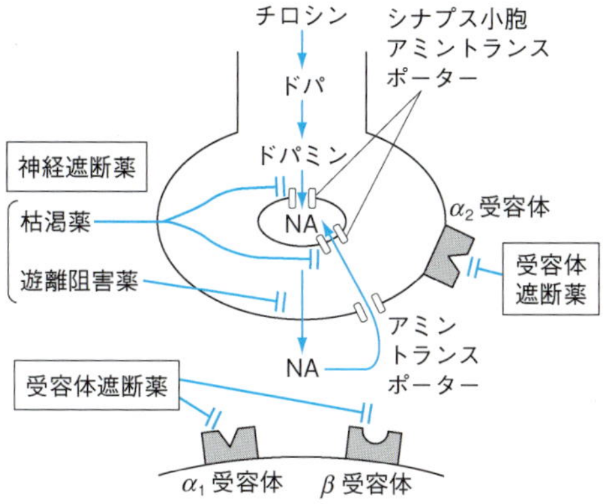

受容体遮断薬

α 受容体遮断薬：フェントラミン，トラゾリン
α_1 受容体遮断薬：プラゾシン，ブナゾシン
α_{1A} 受容体遮断薬：タムスロシン，シロドシン
α_{1D} 受容体遮断薬：ナフトピジル
β 受容体遮断薬：プロプラノロール，ピンドロール，チモロール
β_1 受容体遮断薬：アテノロール，メトプロロール，ビソプロロール，ベタキソロール，アセブトロール，セリプロロール
α，β 受容体遮断薬：ラベタロール，アモスラロール，アロチノロール，カルベジロール

神経遮断薬

枯渇薬　：レセルピン
遊離阻害薬：グアネチジン

◆**図 2-12　交感神経系抑制薬**
NA：ノルアドレナリン noradrenaline.

て遊離させることにより作用を現わす．代表的な間接型交感神経興奮様薬であり，直接作用はない．短時間内の反復投与で著しく作用が減弱する（タキフィラキシー）．MAO_B で分解されやすい，ブルーチーズ，ニシンの塩漬，サラミソーセージなどに比較的多く含まれる．臨床では使用されない．

覚醒アミン：**アンフェタミン** amphetamine，**メタンフェタミン** methamphetamine は，とくに中枢興奮作用の強い薬物で，覚醒アミンと呼ばれる（4 章-11-2）「アンフェタミン類（覚醒アミン類）」p160 を参照）．末梢では間接的な交感神経興奮様作用を示す．MAO 阻害作用もある．アドレナリンと異なり，経口投与で長時間にわたり作用が持続する．

［薬理作用］
① 末梢作用：血圧上昇，消化管運動抑制などがみられる．
② 中枢作用：大脳皮質および脳幹網様体上行性賦活系の興奮を引き起こす．眠気が去り，疲労感が減り，気分が高揚する．食欲は減退する．連用により耐性，依存性を生ずる．

B　交感神経系抑制薬　sympatholytic drugs

このカテゴリーの薬物は，① アドレナリン受容体遮断薬，② アドレナリン作動性神経遮断薬，に大別される．①は交感神経節後線維終末から遊離された伝達物質（ノルアドレナリン）が細胞膜にある受容体に結合するところで拮抗するもので，②は伝達物質の遊離量を減少させるものである．アドレナリン受容体遮断薬は α 受容体遮断薬と β 受容体遮断薬とに分類されるが，α 作用と β 作用はそれぞれ α_1, α_2 作用，および β_1～β_3 作用に細分され，それぞれの遮断薬もこれに従って分類される．作用点については，**図 2-12** にまとめた．

1）アドレナリン α 受容体遮断薬（α 遮断薬）　α-adrenergic receptor blockers

a．非選択的 α 受容体遮断薬

バッカクアルカロイド ergot alkaloids：バッカク（麦角）とは，主にライ麦に寄生するかび

＜バッカクアルカロイド＞

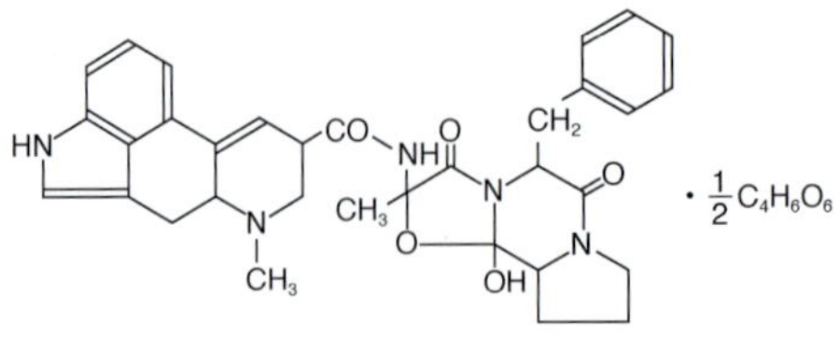

ergotamine tartrate

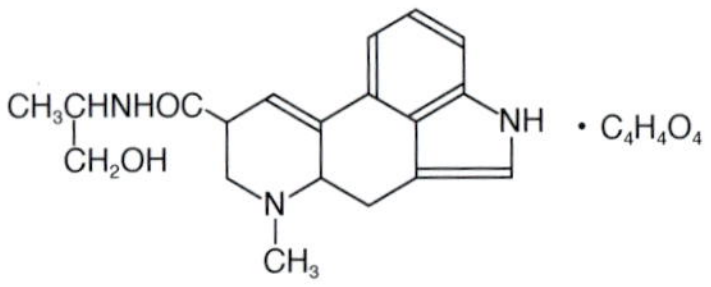

ergometrine maleate

＜非競合型 α 受容体遮断薬＞

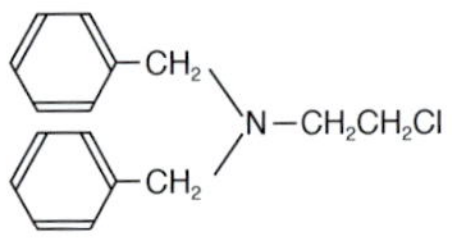

dibenamine

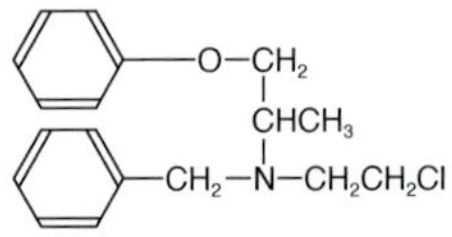

phenoxybenzamine

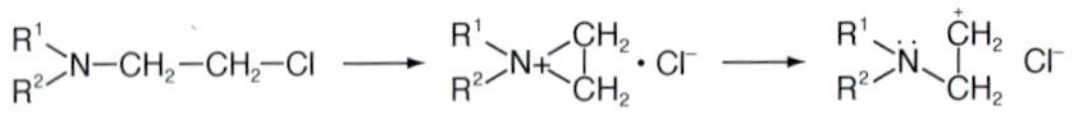

ハロアルキルアミン　　エチレンイモニウム　　カルボニウムイオン

＜競合型 α 受容体遮断薬＞

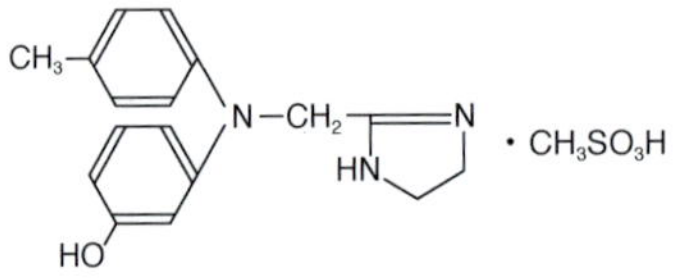

phentolamine mesilate

＜α_1 受容体遮断薬＞

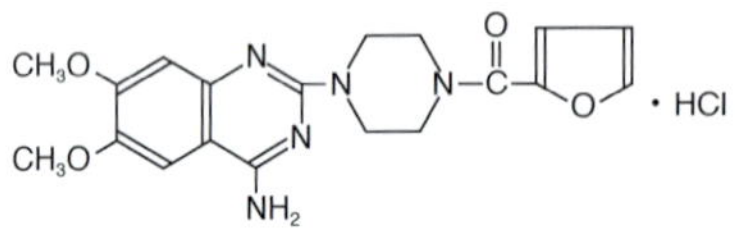

prazosin hydrochloride

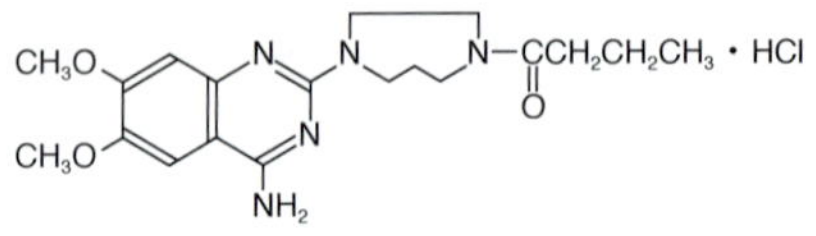

bunazosin hydrochloride

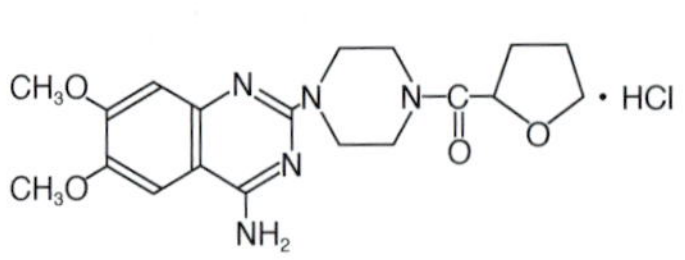

terazosin hydrochloride

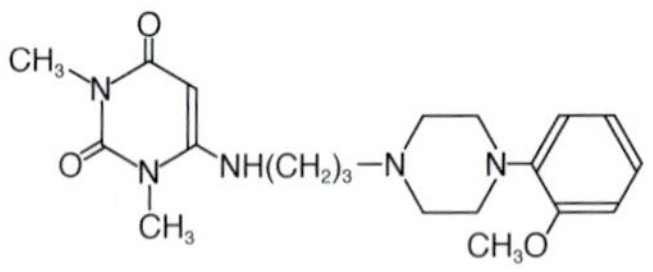

urapidil

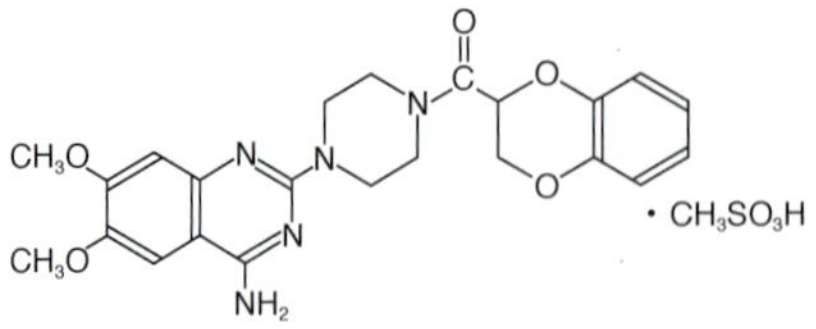

doxazosin mesilate

▶アドレナリン α 受容体遮断薬

＜α_{1A}, α_{1D} 遮断薬＞

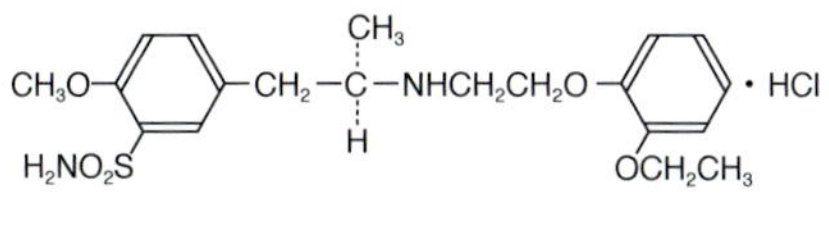
tamuslosin hydrochloride

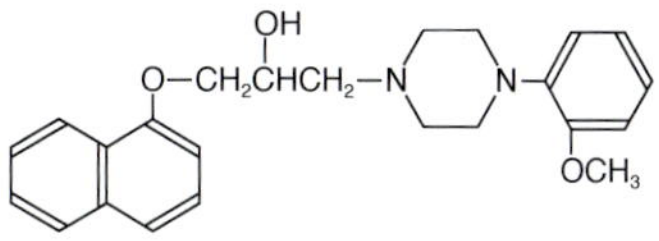
naftopidil

＜α_2 遮断薬＞

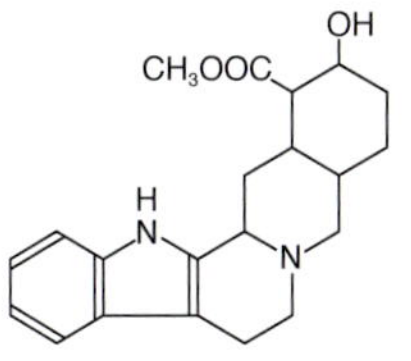
yohimbine

▶アドレナリンα受容体遮断薬

◆表 2-5　エルゴタミンとエルゴメトリンの比較

	α遮断	収縮作用		適　応
		血管	子宮	
エルゴタミン	○	◎	○	片頭痛
エルゴメトリン	×	○	◎	分娩後の弛緩性子宮出血

(麦角菌)の菌核乾燥物で，多数のアルカロイドが含まれる．代表的なものとして**エルゴタミン** ergotamine，**エルゴメトリン** ergometrine，**エルゴトキシン** ergotoxine を挙げることができ，それらの中にはα受容体遮断作用を有するものがある．エルゴトキシンはエルゴコルニン，エルゴクリスチン，エルゴクリプチンの混合物である．エルゴタミンとエルゴトキシンは強いα受容体遮断作用を示すが，エルゴメトリンのα受容体遮断作用はきわめて弱い．一方，バッカクアルカロイド自体は，血管や子宮に対して収縮作用を示す．これはアドレナリン受容体などに対する部分作動薬としての作用によると考えられる．血管収縮作用はエルゴタミンのほうが強く，子宮収縮作用はエルゴメトリンのほうが強い(**表 2-5**)．

エルゴタミンの血管収縮作用は片頭痛の治療に利用されてきた．それは片頭痛の原因が脳血管の拡張によると考えられているからであるが，薬効の確実性は高いとはいえず，セロトニン 5-$HT_{1B/1D}$ 受容体の選択的作動薬であるトリプタン系薬より劣る．そのため現在では単剤で用いられることはない．エルゴメトリンは子宮収縮作用が強く，分娩後の弛緩性子宮出血の治療に用いられる．

副作用として，急性的には中枢興奮による嘔吐やめまいがあり，慢性的には末梢循環障害(四肢の壊疽)を起こすことがある．

ハロアルキルアミン誘導体 haloalkylamines：**ダイベナミン** dibenamine と**フェノキシベンザミン** phenoxybenzamine がある．α受容体遮断作用はフェノキシベンザミンのほうが強力である．これらの薬物は，α受容体と安定な共有結合を形成すると考えられている．したがって拮抗様式は非競合的かつ不可逆的であり，効果は長時間持続する．わが国では医薬品として使われていない．

イミダゾリン誘導体 imidazoline derivatives：**フェントラミン** phentolamine がある．α受容体遮断作用の持続は，ハロアルキルアミン誘導体に比してはるかに短く，α_1 受容体と α_2 受容体に対する選択性は低い．また，副交感神経興奮様作用やヒスタミン様作用など，α受容体遮断作用以外の作用も有する．

褐色細胞腫の診断（フェントラミン試験）および褐色細胞腫の手術前・手術中の血圧調整に用いられる．

副作用は起立性低血圧，頻脈，不整脈などの心臓に対する作用，悪心，下痢などがある．心臓疾患の患者および消化性潰瘍患者（潰瘍を悪化させる）には注意を要する．

b. 選択的α受容体遮断薬

α受容体遮断薬は，理論的には抗高血圧薬として有用なはずであるが，必ずしも確実な降圧作用が得られなかったり，心機能促進作用が現れたりするなどの理由で，抗高血圧薬としては用いられてこなかった．非選択的α受容体遮断薬は血管平滑筋の α_1 受容体のみならず，交感神経終末のシナプス前 α_2 受容体をも遮断するために，神経終末からのノルアドレナリン遊離促進作用を示すことが，その大きな原因である．その結果，安定した降圧作用を得ることがむずかしかったが，α_1 受容体に選択的な遮断薬は，このような従来型の非選択的α受容体遮断薬の欠点を克服することができたため，抗高血圧薬として用いられるようになった（5章-7-Ⓔ-3）「アドレナリン α_1 受容体遮断薬」p218を参照）．ただし，現在のわが国の高血圧治療ガイドラインにおいては，第一選択薬とはなっていない．

α_1 受容体に対して選択的な遮断作用を示す薬物としては，まず，**プラゾシン** prazosin が開発され，その後，**ブナゾシン** bunazosin，**テラゾシン** terazosin，**ウラピジル** urapidil，**ドキサゾシン** doxazosin などが登場した．

プラゾシンの消化管吸収は良好で，末梢の各組織に広く分布するが，脳への移行は少ない．副作用として気を付けなければならないのは，初回投与時に現れることがある強い起立性低血圧である（初回投与現象 first-dose phenomenon）．そのほか，頻脈，発汗などがみられるが，継続投与により消失する場合が多い．ブナゾシンには Ca^{2+} チャネル遮断作用もあり，これも一部降圧作用に寄与していると考えられている．緑内障，高眼圧症の治療にも点眼薬として用いられる．

α_1 受容体は，α_{1A}，α_{1B}，α_{1D} に分類される．血管平滑筋には主に α_{1B} 受容体が発現し，血管収縮による血圧の調節に関与している．また，前立腺や膀胱括約筋には，主に α_{1A} および α_{1D} 受容体が発現しており，尿道の抵抗に関与している．プラゾシンは，これらのサブタイプに対して同程度の効力を有するが，**タムスロシン** tamuslosin，**シロドシン** silodosin は α_{1A} 受容体を，また**ナフトピジル** naftopidil は α_{1D} 受容体を選択的に遮断する．いずれの薬物も前立腺肥大に伴う排尿障害の治療に用いられる（7章-1-Ⓔ「前立腺肥大症に伴う排尿障害の治療薬」p248を参照）．

α_2 受容体に対して高い選択性を有する遮断薬の代表として，古くから知られている植物アルカロイドの**ヨヒンビン** yohimbine がある．ヨヒンビン yohimbine はアフリカ原産の *Corynanthe yohimbe* という植物に含まれるアルカロイドである．比較的選択的な α_2 受容体遮断薬として薬理学的研究に用いられるが，医療用医薬品としての応用はない*6．交感神経終末の α_2 受容体（シナプス前 α_2 受容体）を遮断することにより，神経興奮によるノルアドレナリンの遊離を促進する．作用の持続は短い．

これらの薬物が選択的であるとはいっても，α_1 受容体または α_2 受容体のみを遮断するというのではなく，どちらかの受容体に対して相対的により高い親和性を示すというにすぎない．プラゾシンの α_1 受容体遮断作用の pA_2 は 8 程度，α_2 受容体遮断作用の pA_2 は 6 程度であり，逆にヨヒンビンの場合は α_1 受容体遮断作用の pA_2 が 6 程度で，α_2 受容体遮断作用の pA_2 が 8 程度との報告がある．pA_2 を比較すれば，非選択的 α 受容体遮断薬と呼ばれる薬物にもわずかながら選択性が認められる．たとえば，フェノキシベンザミンは α_1 受容体に，一方，フェントラミンは α_2 受容体にわずかながら選択性が高い．

2）アドレナリン β 受容体遮断薬（β 遮断薬）　β-adrenergic receptor blockers

Ahlquist（1948）により α 作用と β 作用の分類がなされて以後，α 受容体遮断薬が比較的早くから見出されていたのに対し，β 受容体遮断薬の出現は比較的新しい．最初（1958）に報告された β 受容体遮断薬は**ジクロロイソプレナリン** dichloroisoprenaline（DCI）であり，β 受容体遮断薬のプロトタイプとでもいうべき薬物である．これは部分作動薬であり，β 受容体を刺激する作用（内因性交感神経興奮様活性 intrinsic sympathomimetic activity：ISA）が強く，治療に用いられることはなかった．次いで**プロネタロール** pronethalol が開発されたが，胸腺腫瘍などの致命的な副作用が見出されたために実用にはいたらなかった．その後に登場した**プロプラノロール** propranolol は主として高血圧症の治療薬として臨床的に用いられるようになり，現在でもなお β 受容体遮断薬の代表というべき位置を占めている．

プロプラノロール以降，数多くの β 受容体遮断薬が開発されて循環器系の疾患を中心に広く用いられている．β 受容体が β_1 と β_2 とに分けられるようになり，それぞれに選択的な遮断薬がつくられているが，すべて β 受容体作動薬のイソプレナリンと共通の基本構造を有する．また，シナプス前 β 受容体も存在し，ノルアドレナリンの遊離に対してポジティブフィードバック機構として働いているため，β 受容体遮断薬はノルアドレナリンの遊離を抑制する．

上記のように，β 受容体遮断薬のプロトタイプとなった DCI には ISA が，またプロネタロールやプロプラノロールにはかなり強い局所麻酔作用（膜安定化作用 membrane stabilizing action：MSA）がある．これらの β 受容体遮断作用以外の作用は，その後に開発された多くの β 受容体遮断薬の多くにも認められており，それらの有無によって β 受容体遮断薬が細分類されている（**表 2-6**）．

a．非選択的 β 受容体遮断薬

β_1 受容体と β_2 受容体の両者を遮断する多くの非選択的 β 受容体遮断薬が開発されているが，ISA のない薬物には，プロプラノロールをはじめとして，**ブフェトロール** bufetolol，**チモロール** timolol，**ナドロール** nadolol，**ニプラジロール** nipradilol などがある（MSA の有

*6 ただし，ヨヒンビンを主成分とした一般用医薬品（要指導医薬品）が，勃起障害・射精障害の改善を目的として市販されている．

＜非選択的 β 受容体遮断薬＞

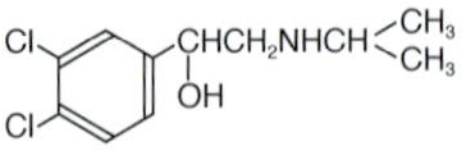

dichloroisoprenaline(DCI)

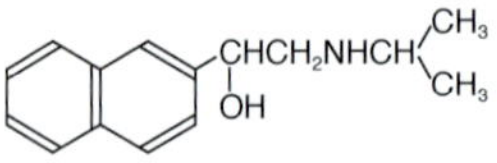

pronethalol

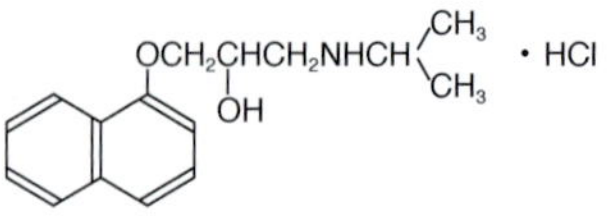

propranolol hydrochloride

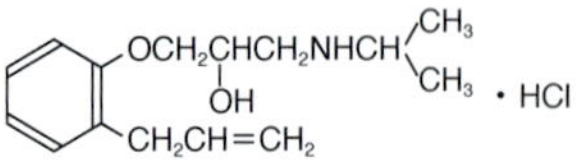

alprenolol hydrochloride

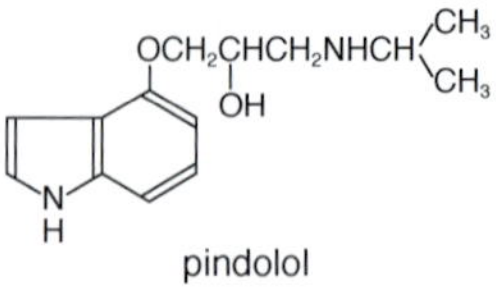

pindolol

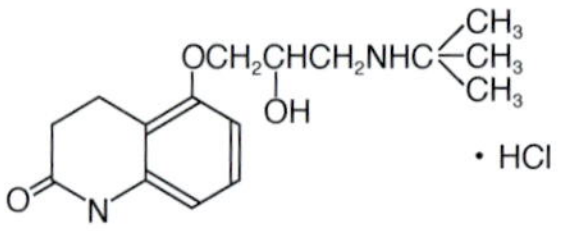

carteolol hydrochloride

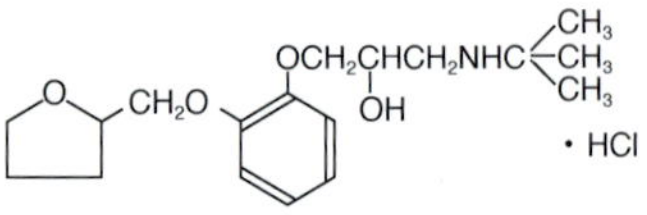

bufetolol hydrochloride

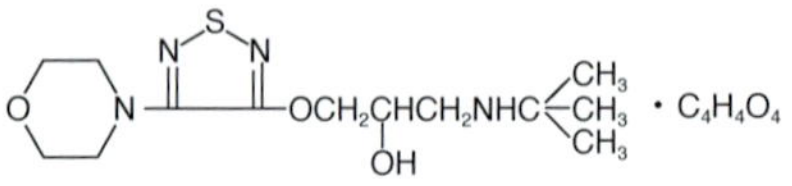

timolol maleate

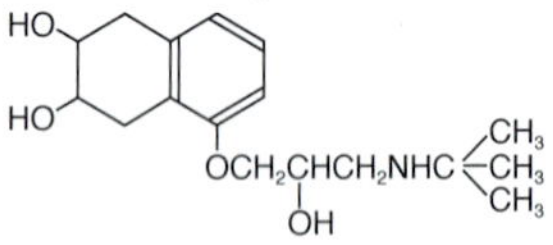

nadolol

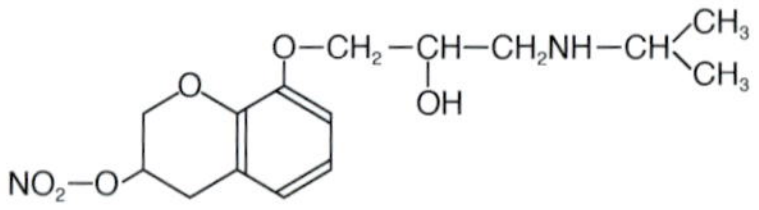

nipradilol

＜選択的 β_1 受容体遮断薬＞

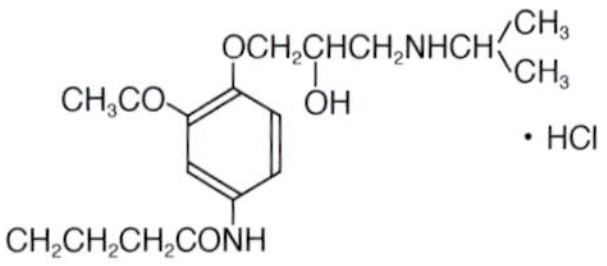

acebutolol hydrochloride

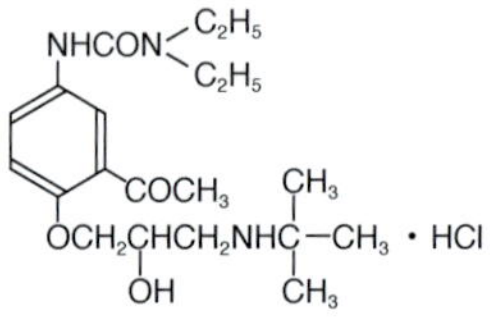

celiprolol hydrochloride

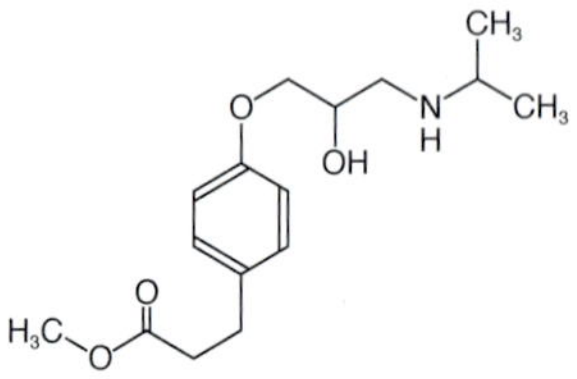

esmolol

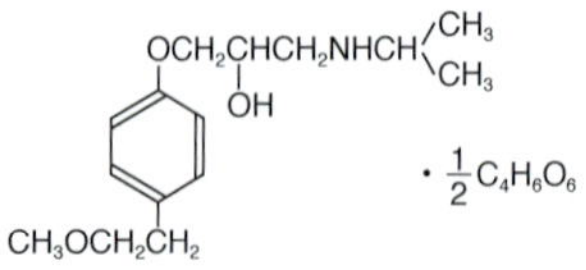

metoprolol tartrate

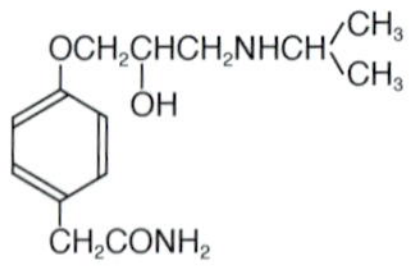

atenolol

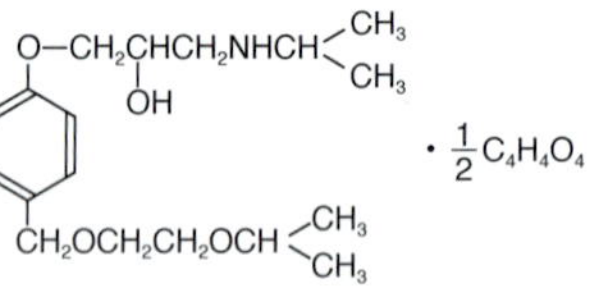

bisoprolol fumarate

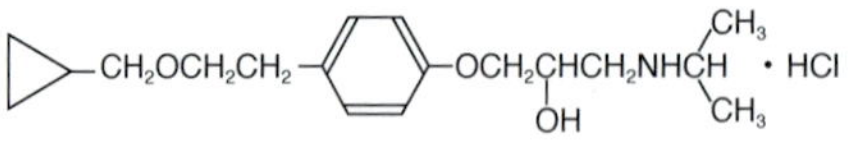

betaxolol hydrochloride

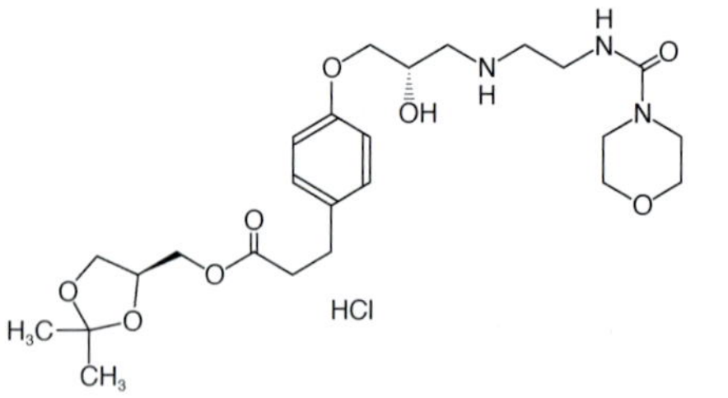

landiolol

＜選択的 β_2 受容体遮断薬＞

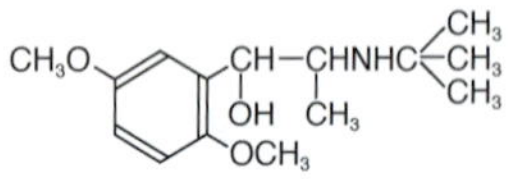

butoxamine

▶アドレナリン β 受容体遮断薬

◆**表 2–6　β 受容体遮断薬の分類と臨床的適応**

分　類	薬　物	適応症			
		高血圧	狭心症	不整脈	緑内障
非選択性のもの					
ISA(+)/MSA(+)	アルプレノロール		○	○	
ISA(−)/MSA(+)	プロプラノロール	○	○	○	
	ブフェトロール		○	○	
ISA(+)/MSA(−)	ピンドロール	○	○	○	
	カルテオロール	○	○	○	○
ISA(−)/MSA(−)	チモロール				○
	ナドロール	○	○	○	
	ニプラジロール	○	○		○
$β_1$ 選択性のもの					
ISA(+)	アセブトロール	○	○	○	
	セリプロロール	○	○		
	エスモロール			○	
ISA(−)	メトプロロール	○	○	○	
	アテノロール	○	○	○	
	ビソプロロール	○	○	○	
	ベタキソロール	○	○		○
	ランジオロール			○	

ISA：内因性交感神経興奮様活性 intrinsic sympathomimetic activity.
MSA：膜安定化作用 membrane stabilizing action.

無に関しては**表 2–6** を参照のこと)．ニプラジロールは，化学構造中にニトロ基を有し，ニトロ化合物と同様の血管拡張作用も示す．また ISA を有する薬物には，**アルプレノロール** alprenolol，**ピンドロール** pindolol，**カルテオロール** carteolol などがある．これらの薬物は，β 受容体刺激に基づくほとんどすべての反応，すなわち心機能の亢進(心拍数増加と収縮力増大)，平滑筋の弛緩(血管や気管支)，脂肪酸遊離作用などを抑制する．

β 受容体遮断薬の主な対象疾患は高血圧症，狭心症そして不整脈である．かつては抗高血圧薬として重要な位置を占めていたが，最近は単独で用いられることは少なくなった．(5 章–7–E「末梢交感神経系に作用する薬物」p216 を参照)．カルテオロールは循環器疾患に加えて緑内障にも用いられる．チモロールはもっぱら緑内障の治療に点眼で用いられる．これらの薬物は眼房水の産生を抑制するとされている(11 章–1–A–2)「アドレナリン β 受容体遮断薬」p351 を参照)．

β 受容体遮断薬の副作用としては，心不全や不整脈などの誘発のほかに，気管支喘息患者における $β_2$ 遮断作用に起因する気管支狭窄が問題となる．気管支平滑筋には $β_2$ 受容体が高密度に発現し，その弛緩(拡張)反応に強く関与していることから，これを遮断することにより気管支平滑筋は収縮する．健常人では問題とならないが，気管支喘息患者の場合は危険である．

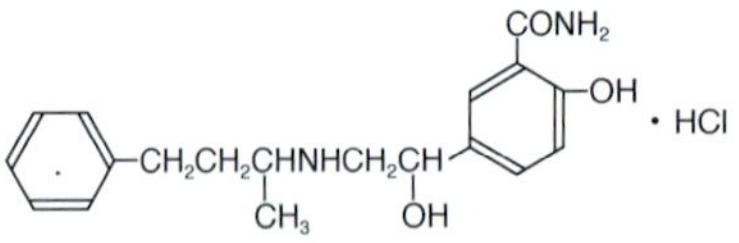

labetalol hydrochloride

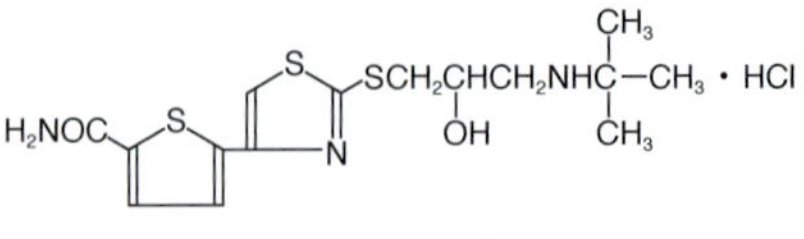

arotinolol hydrochloride

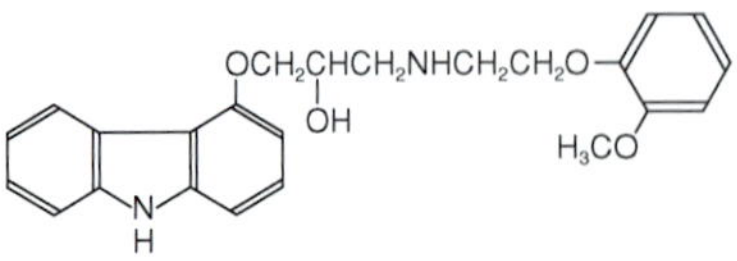

carvedilol

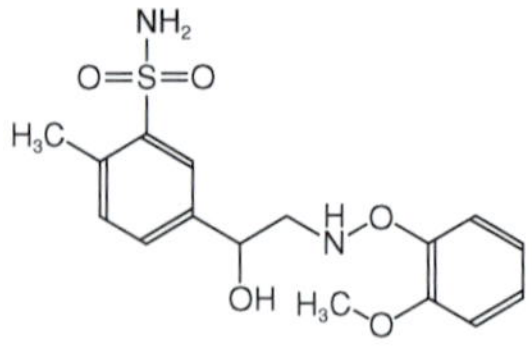

amosulalol

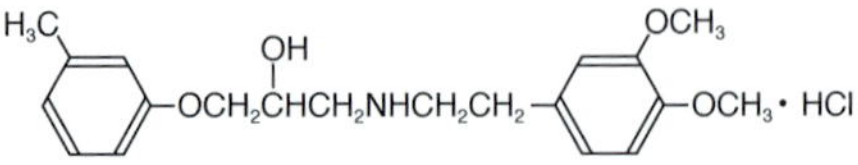

bevantolol hydrochloride

▶ α, β 受容体遮断薬

b. 選択的 β_1 受容体遮断薬

カテコールアミンの β_1 作用は主として心機能の促進をもたらし，また β_2, β_3 作用は主として平滑筋の弛緩をもたらす．治療薬としては，すべてが β_1 遮断作用を利用しており，β_2 遮断作用・β_3 遮断作用の臨床応用はない．したがって，治療薬という観点からは β_1 受容体に対する選択性を高めるという方向に努力がはらわれ，多くの選択的 β_1 受容体遮断薬が開発されてきた．

ISA を有する選択的 β_1 受容体遮断薬には，**アセブトロール** acebutolol，**セリプロロール** celiprolol，**エスモロール** esmolol などがあり，ISA を欠く薬物としては，**メトプロロール** metoprolol，**アテノロール** atenolol，**ビソプロロール** bisoprolol，**ベタキソロール** betaxolol，**ランジオロール** landiolol などがある．これらの薬物は β_2 受容体遮断作用が弱いため，気管支喘息の患者への安全性が期待されたが，前述の α 受容体遮断薬の場合と同様に，これらの薬物の選択性はあくまでも相対的なものであり，依然，気管支喘息患者に対しては慎重な使用が求められている．

選択的な β_2 受容体遮断薬としては，メトキサミンの *N*–ブチル誘導体である**ブトキサミン** butoxamine があるが，臨床応用はない．

c. α, β 受容体遮断薬 α–and β–adrenergic receptor blockers

α_1 受容体遮断作用と β 受容体遮断作用を併せもつ薬物もつくられている．**ラベタロール** labetalol などがその例で，フェントラミンの約 1/10 の α_1 受容体遮断作用とプロプラノロールの約 1/3 の β 受容体遮断作用を有する．類似の薬物に**アロチノロール** arotinolol，**アモスラロール** amosulalol，**カルベジロール** carvedilol，**ベバントロール** bevantolol がある．これらの薬物が生まれた理由は，β 受容体遮断薬の投与を続けると α_1 受容体を介する反応が亢進するという現象が見出されたことにある．これが原因で降圧作用が減弱したり，狭心症を増悪させたりするという不都合が生ずるため，α_1 受容体遮断作用を併せもつ薬物が開発された．

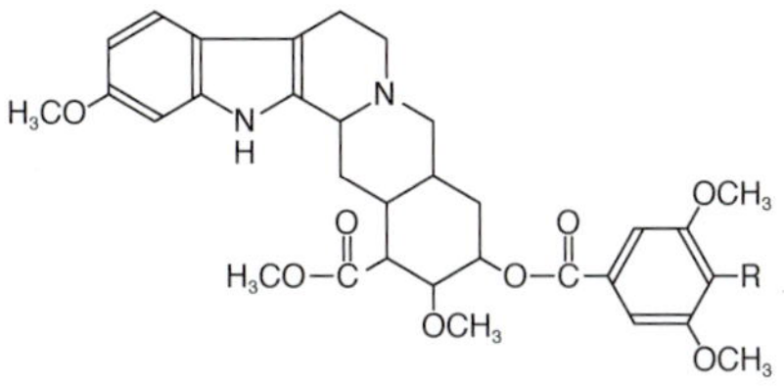

reserpine R：$-OCH_3$

syrosingopine R：$-O-C(=O)-OC_2H_5$

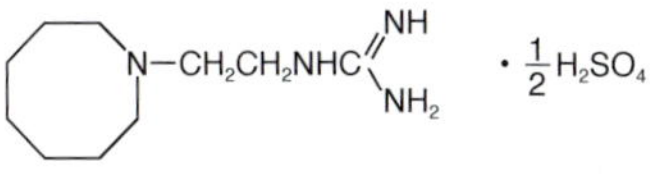

guanethidine sulfate

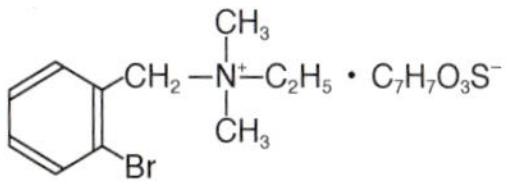

bretylium tosilate

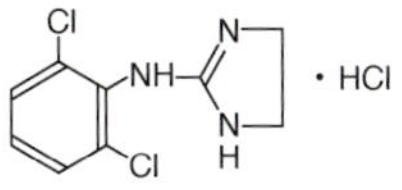

clonidine hydrochloride

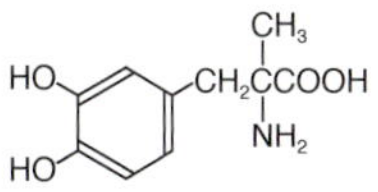

methyldopa

▶アドレナリン作動性神経遮断薬

3）アドレナリン作動性神経遮断薬 adrenergic neurone blockers

前項に述べた受容体遮断薬は，アドレナリン作動性神経から遊離された伝達物質が効果器の細胞膜上の受容体に結合するところで作用を遮断するものであった．これらとは異なり，伝達物質の遊離を抑制することによって神経の機能を抑制する薬物を神経遮断薬と呼ぶ．大別して二つの作用機構があり，一つは，ノルアドレナリンをその貯蔵部位から徐々に遊離させるかまたはシナプス小胞内への貯蔵を阻止することによってノルアドレナリンを枯渇 depletion させ，結果的に神経が興奮状態にあってもノルアドレナリンの遊離が起こらなくするもので，代表的な薬物にレセルピンがある．もう一つはノルアドレナリンの遊離機構を抑制するもので，グアネチジンとブレチリウムがこれに属する．

クロニジンとメチルドパは神経遮断薬ではないが，中枢性に交感神経活動を低下させることで，結果的にノルアドレナリンの遊離を抑制する．これらの薬物についても，この項で述べる．

ラウオルフィアアルカロイド：キョウチクトウ科のインド蛇木（インドジャボク）*Rauwolfia serpentina* から得られるアルカロイドで，代表的なものが**レセルピン** reserpine である．レセルピンの作用機構の研究は，交感神経の機能の解明に多大の貢献をし，有用な実験的試薬としてのみならず，臨床的に高血圧症やフェノチアジン系薬物の使用困難な統合失調症の治療に用いられてきた．

交感神経終末の貯蔵部位においてノルアドレナリンを枯渇させることにより，神経が興奮状態にあってもノルアドレナリンが遊離せず，結果的に伝達の遮断を起こす．枯渇の機序は，貯蔵部位への伝達物質の取り込みに関わるシナプス小胞モノアミントランスポーターの阻害である．この作用は交感神経終末のみならず中枢神経系や副腎髄質においても現れ，ノルアドレナリンのみでなく，ドパミン，セロトニン，アドレナリンなどのアミン類も枯渇する．効果器受容体への伝達物質の作用に対しては，直接の影響はない．

レセルピンが伝達物質を枯渇させるためにはある程度の時間がかかり，実験動物ではレセルピン投与後1〜2日を要する．枯渇の起こった動物にチラミンなどの間接型交感神経興奮様薬を投与しても，血圧上昇などは起こらないが，多くの場合枯渇した伝達物質に対する反応の増強が起こる．これは除神経した動物で観察される伝達物質に対する感受性の増強(denervation supersensitivity)と同種の現象である．

レセルピンは，新しい治療薬(β 受容体遮断薬，Ca^{2+} チャネル遮断薬，アンジオテンシン変換酵素阻害薬など)の登場によって，抗高血圧薬としての使用は大幅に減っている．最も注意すべき副作用にうつ状態があり，特に高齢者の場合は，自殺にいたることがある．中枢作用を減ずる目的でつくられたのがシロシンゴピンであるが，レセルピンに比べてとくに大きな利点はなく，わが国では医薬品として使われていない．

グアネチジン guanethidine：交感神経終末における伝達物質の遊離を抑制する薬物で，グアネチジンを投与すると交感神経の軸索に活動電位が起こっても神経終末部では伝達物質の遊離が起こらなくなる．この作用機序として，膜安定化作用(MSA)や持続的脱分極などが考えられている．グアネチジンがこの作用を発揮するためには，ノルアドレナリンの場合と同様にノルアドレナリンスポーターによって神経終末内へ取り込まれる必要がある．したがって，イミプラミンなどの取込み阻害薬を投与しておくと，グアネチジンの伝達物質遊離抑制作用は消失する．グアネチジンにはこのほかに，チラミン様の伝達物質の遊離作用，レセルピン様の伝達物質の枯渇作用もある．したがって，グアネチジンを投与すると初期には一過性の昇圧がみられ，次いで持続的な降圧に移行する．効果器側の受容体に対するノルアドレナリンの作用には直接的な影響はないが，グアネチジンも長期間投与すると除神経の場合と同様の過感受性 supersensitivity が起こることが知られている．さらに，高濃度を長期間

コラム　メチルドパとクロニジンの降圧作用機序の変遷

メチルドパ

メチルドパの降圧作用機序は，当初，次のように考えられていた．すなわち，投与されたメチルドパは，末梢交感神経終末部のノルアドレナリン生合成酵素によって α-メチルノルアドレナリンとなり，これが本来の伝達物質のノルアドレナリンと置き換わってシナプス小胞に貯蔵される．交感神経興奮によって α-メチルノルアドレナリンが放出されるが，これには伝達物質としての活性がないので，血管の収縮(α_1 作用)を起こさず，したがって血圧は低下する．この考えは「偽伝達物質 false transmitter」説とも呼ばれた．しかし，研究の進展に伴い，降圧作用は中枢における α_2 受容体刺激作用によるものであることが確定した(本文参照)．

クロニジン

クロニジンは α_2 受容体作動薬である．したがって当初は，末梢交感神経終末部の α_2 受容体に作用してノルアドレナリンの放出を抑制することが，降圧作用の機序であると考えられた．しかし，これも研究が進むと，本文にあるように，降圧作用の本体は中枢性のものであることが判明した．ただし，末梢交感神経終末部に対する作用も有することは事実であり，例えば薬理学実験において交感神経を刺激して放出されるノルアドレナリンの量を測定すると，クロニジンによって著明な低下を観察することができる．

これらの薬物の降圧作用の作用点が中枢であることは，たとえば動物の脊髄を破壊して中枢と末梢の連絡を絶つとこれらの薬物による降圧作用が消失するという実験や，末梢で交感神経活動を電気的に測定することによって確認できる．

投与すると交感神経終末の変性が起こる．グアネチジンは血液脳関門を通らないので中枢作用はない．

グアネチジンはかつて高血圧症の治療に用いられていたが，現在は臨床の場から姿を消している．

ブレチリウム bretylium：ブレチリウムもグアネチジンと同様に交感神経終末からのノルアドレナリンの遊離を抑制する．また，心筋細胞の活動電位持続時間を延長して不応期を延ばすことによって抗不整脈作用を示す．現在は治療薬として用いられていない．

クロニジン clonidine：α_2 受容体に選択性の高い作動薬である．交感神経中枢の α_2 受容体を刺激することで，末梢交感神経の活動を抑制し，血圧を下降させる．使用を突然中止すると，治療開始前よりも高い血圧となるリバウンド（反跳現象）を起こすことがある（5章-6-Ⓕ「中枢神経系に作用する薬物」p219を参照）．

メチルドパ methyldopa：メチルドパの代謝産物である α-メチルノルアドレナリンがクロニジンと同様な α_2 受容体作動薬として作用し，その結果，末梢交感神経の活動が抑制されて血圧が下降する（5章-6-Ⓕ「中枢神経系に作用する薬物」p219を参照）．

5. 副交感神経系に作用する薬物

副交感神経節後線維の伝達物質であるアセチルコリン acetylcholine（ACh）の代謝に影響を及ぼしたり，あるいは効果器細胞上のアセチルコリン受容体に作用したりすることによって，副交感神経の興奮と同様の効果を発揮する薬物（副交感神経興奮様薬 parasympathomimetics）と，副交感神経の効果を遮断する薬物（parasympatholytics）とがある．

アセチルコリン受容体に作用してアセチルコリンと同様の効果を発揮する薬物を**コリン作動薬** cholinergic drugs と呼ぶ．副交感神経支配を受ける効果器細胞上のムスカリン性受容体 muscarinic receptor を刺激する薬物と，ニコチン性受容体 nicotinic receptor を刺激して自律神経節興奮作用や骨格筋興奮作用を発揮する薬物とがある．

副交感神経節後線維が支配する器官に存在するムスカリン性受容体は M_1～M_5 に細分類されているが，このうち M_4 と M_5 の機能の詳細は明らかではない．M_1～M_3 についての分布と細胞内情報伝達系は，**表 2-4** を参照のこと．

薬物の作用点を，**図 2-13** に示す．

A コリン作動薬 cholinergic drugs

1）コリンエステル類 choline esters

アセチルコリン acetylcholine：アセチルコリンは末梢の自律神経，運動神経ならびに中枢神経系において神経伝達物質としての役割を果たしている．アセチルコリンはアセチルコリンエステラーゼ acetylcholinesterase（AChE）により速やかに分解されるので作用の持続は短い．実験動物への静脈内注射により，末梢血管の拡張と心臓の拍動数の減少による急速

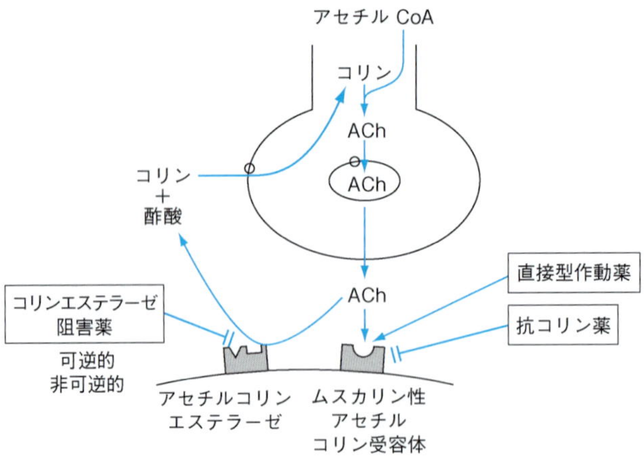

直接型	ムスカリン受容体刺激：アセチルコリン，ベタネコール，ピロカルピン
コリンエステラーゼ阻害薬	可 逆 的：ネオスチグミン，ピリドスチグミン，アンベノニウム，エドロホニウム 非可逆的：パラチオン，サリン
抗コリン薬	アトロピン，スコポラミン ・鎮痛代用薬：プロパンテリン，ブチルスコポラミン，メペンゾラート ・散瞳代用薬：トロピカミド，シクロペントラート ・抗パーキンソン病薬：トリヘキシフェニジル，ビペリデン ・消化性潰瘍治療薬：ピレンゼピン ・気管支収縮抑制薬：イプラトロピウム，チオトロピウム，グリコピロニウム ・早産・流産防止薬：ピペリドレート ・頻尿治療薬：プロピベリン，オキシブチニン、ソリフェナシン，トルテロジン

◆**図 2–13　副交感神経系に作用する薬物**
ACh：アセチルコリン acetylcholine.

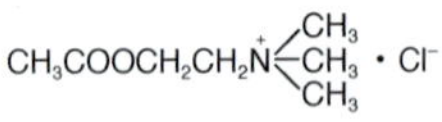
acetylcholine chloride

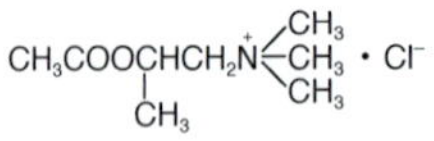
methacholine chloride

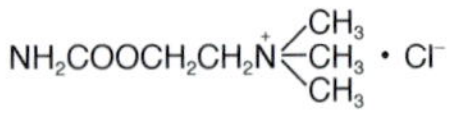
carbachol chloride

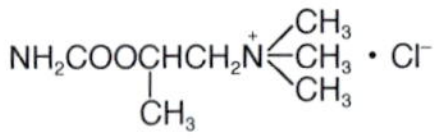
bethanechol chloride

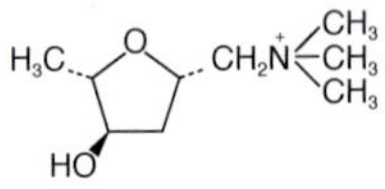
muscarine

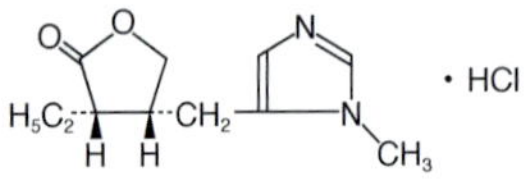
pilocarpine hydrochloride

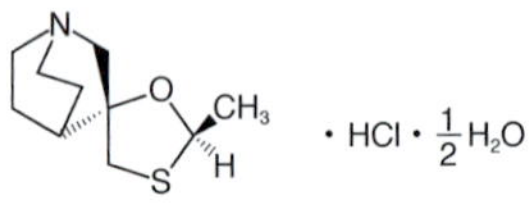
cevimeline hydrochloride hydrate

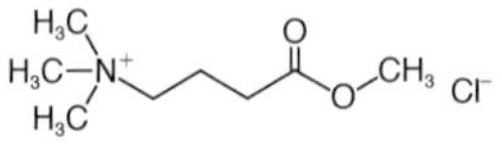
carpronium chloride

▶コリン作動薬

かつ一過性の血圧下降，胃，腸，膀胱，気管支筋などの収縮，腺分泌の亢進など，主としてムスカリン様作用がみられる．ムスカリン性受容体の特異的な遮断薬であるアトロピンの前処理により，ムスカリン様作用の発現を抑制してから高用量のアセチルコリンを静脈内投与すると，ニコチン様作用（自律神経節と骨格筋の興奮）を観察することができる（**図 2–14**）．

コリンエステル類の作用と臨床応用を比較すると**表 2–7** のようになる．

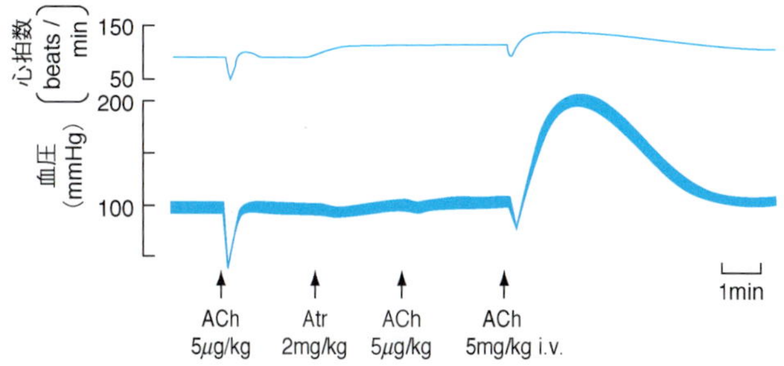

◆図 2-14　アセチルコリンのムスカリン様作用とニコチン様作用（動物実験における血圧変化）
i.v.：静脈内 intravenous 投与.
アセチルコリン（ACh）5 μg/kg の静脈内注射により，ムスカリン様作用の心拍数低下と末梢血管の拡張による血圧下降がみられる．高用量のアトロピン（Atr，ムスカリン性受容体作用の特異的遮断薬）によって，ACh 5 μg/kg の血圧降下作用は消失している．ACh 5 mg/kg という高用量では本来，強いムスカリン様作用とニコチン様作用が現れるはずであるが，前者はアトロピンにより遮断されているので，ニコチン様作用に基づく血圧上昇がみられる．速い昇圧反応は主として ACh の交感神経節に対する興奮作用によるものであり，それに次ぐ持続性の昇圧効果は副腎髄質からのアドレナリン遊離によるものである．
（注）ACh による血管拡張は内皮細胞を介する反応である（5 章–1–B–2）「血圧の調節機構」p167 を参照）.
（加藤仁原図）

◆表 2-7　コリンエステル類の作用と臨床応用

	ChE 感受性	ムスカリン様作用	ニコチン様作用	適　応	投　与
アセチルコリン	+++	++	++	腸管麻痺，円形脱毛症	皮内，皮下，筋注
メタコリン	+	++	+	気道過敏性検査	吸入
カルバコール	−	+++	+++		
ベタネコール	−	+++	−	腸管麻痺，尿閉	経口

ChE：コリンエステラーゼ cholinesterase.

2）コリン作動性天然アルカロイド

ムスカリン muscarine：ベニテングタケ *Amanita muscaria* に含まれるアルカロイドで，キノコ中毒の原因物質である．ムスカリン様作用という用語のもとになった．わずかにニコチン様作用もある．臨床的な用途はない．

ピロカルピン pilocarpine：ヤボランジ *Pilocarpus jaborandi* に含まれるアルカロイドである．ムスカリン様作用が強いが，弱いながらニコチン様作用もある．毛様体筋や瞳孔括約筋の収縮を起こし，眼圧降下薬および縮瞳薬として用いられる．さまざまな分泌腺に対する分泌促進作用も強く，流涎，発汗が著明である．そのため，頭頸部の放射線治療やシェーグレン Sjögren 症候群に伴う口腔乾燥症状に対する唾液分泌促進薬としても用いられる．

3）その他の合成コリン作動薬

唾液分泌促進作用の強い**セビメリン** cevimeline が，シェーグレン Sjögren 症候群患者の口腔乾燥症状の改善に用いられている．**カルプロニウム** carpronium は血漿コリンエステラーゼで分解されにくく皮膚浸透性が高いため，外用薬で局所の血管拡張作用を示す．円形脱毛症や悪性脱毛症における脱毛防止ならびに発毛促進に用いられる．

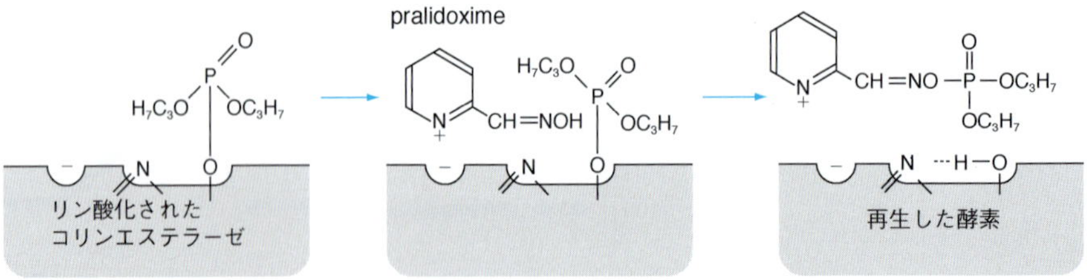

◆図 2-15　コリンエステラーゼ賦活薬の作用

B コリンエステラーゼ阻害薬　cholinesterase inhibiters

コリンエステラーゼ(ChE)を阻害し，神経から遊離されるアセチルコリンの分解を抑制することで，コリン作動薬としての作用を発揮する.

1）可逆的に作用する薬物

フィゾスチグミン physostigmine(エゼリン eserine)はカラバル豆 *Physostigma venenosum* の種子に含まれるアルカロイドである．水溶液中では比較的不安定である．現在は臨床では使用されていない.

合成薬に，**ネオスチグミン** neostigmine(プロスチグミン prostigmine)，**エドロホニウム** edrophonium，**ジスチグミン** distigmine，**ピリドスチグミン** pyridostigmine，**アンベノニウム** ambenonium などがある．いずれも第四級アンモニウム構造を有し，類似の薬理作用を示す.

2）非可逆的に作用する阻害薬――有機リン化合物　organic phosphorous compounds

有機リン化合物は，最初，**タブン** tabun や**サリン** sarin などの毒ガス(神経ガス)の研究から生まれた．第二次世界大戦後は，農薬・殺虫薬(**DFP**，**TEPP**，**パラチオン**など)あるいは医薬(緑内障治療薬**エコチオパート** ecothiopate)として利用されたこともあった．いずれの化合物もコリンエステラーゼのエステル結合部をリン酸化することで持続的な阻害作用を発揮する.

現在は，**フェニトロチオン** fenitrothion などが農薬・殺虫薬として利用されているが，中毒(コリン作動性クリーゼ)に注意が必要である.

有機リン化合物中毒の解毒薬として，**プラリドキシム** pralidoxime(PAM)，**オビドキシム** obidoxime，**DAM**(diacetyl monoxime)などのオキシム oxime 類が開発されている．オキシムの酸素が H_2O の酸素より求核性が強いので，リン酸化されたコリンエステラーゼのエステル結合部位からリン酸を引き離して，酵素を再生させることができる(**図 2-15**)．有機リン化合物中毒に陥った患者に対しては，これらの解毒薬とともにムスカリン性受容体遮断薬のアトロピンを用いることで，アセチルコリンによって引き起こされるさまざまな中毒反応を抑制することができる.

3）コリンエステラーゼ阻害薬の薬理作用と適応

コリンエステラーゼの阻害によりアセチルコリンの分解が遅延し，コリン作動性神経の興

＜可逆的 ChE 阻害薬＞

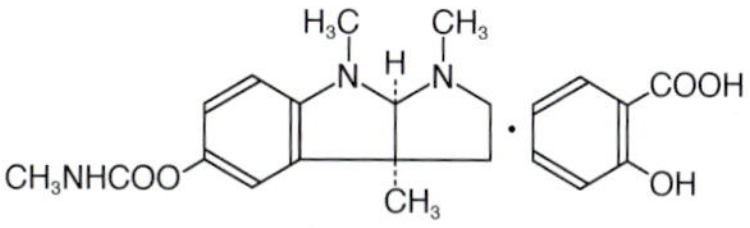
physostigmine salicylate

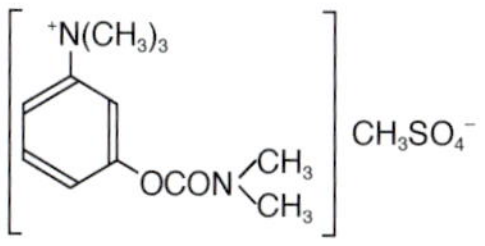
neostigmine methylsulfate

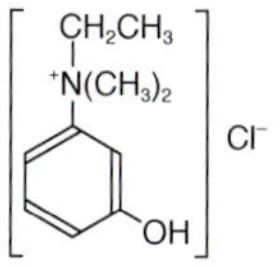
edrophonium chloride

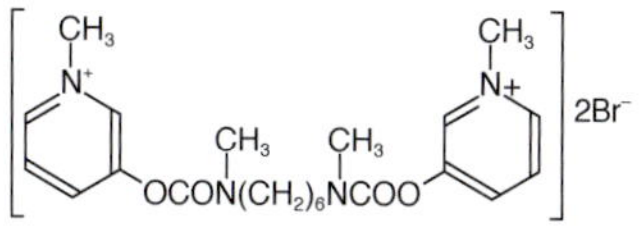
distigmine bromide

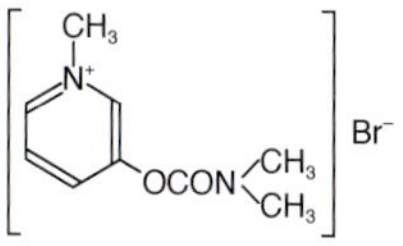
pyridostigmine bromide

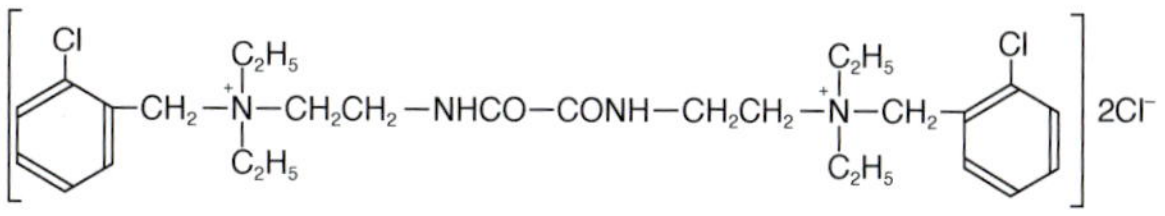
ambenonium chloride

＜非可逆的 ChE 阻害薬＞

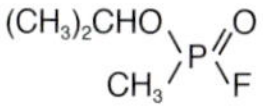
sarin

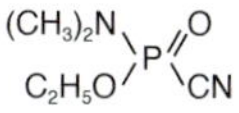
tabun

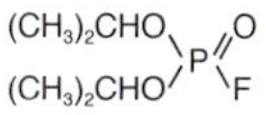
isoflurophate
(diisopropylfluorophosphate : DFP)

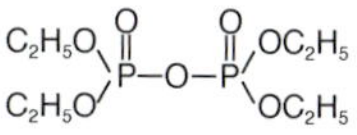
tetraethylpyrophosphate(TEPP)

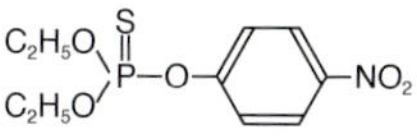
parathion

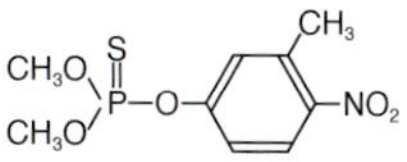
fenitrothion

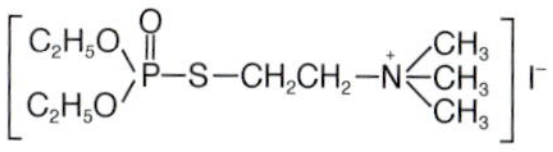
ecothiopate iodide

＜ChE 賦活薬＞

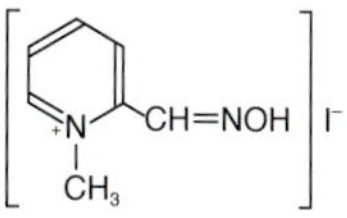
pralidoxime iodide
(PAM)

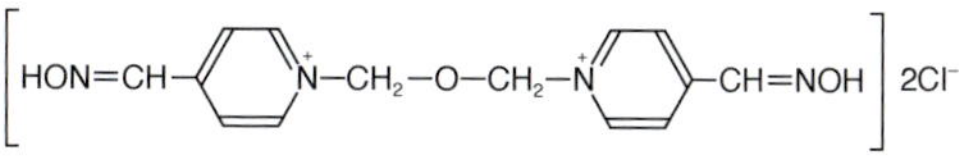
obidoxime chloride

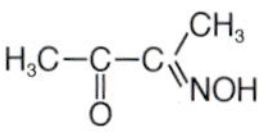
dyacetyl monoxime
(DAM)

▶コリンエステラーゼ(ChE)阻害薬

奮が増強される．したがって，コリンエステラーゼ阻害薬が作用を発現する場としては，副交感神経支配下の効果器にあるムスカリン性受容体，神経筋接合部，副腎髄質，自律神経節などのニコチン性受容体と，また中枢神経系のアセチルコリン受容体がある．

① ムスカリン様作用：流涙，縮瞳，眼内圧低下，消化管の運動と緊張の亢進，消化液分泌の増大，発汗，気管支分泌液の増大，徐脈，心拍出量の減少などが現れる．これらの作用はアトロピンで拮抗される．

② ニコチン様作用：骨格筋の緊張上昇がみられることがある．第四級アンモニウム構造を有する薬物の場合，コリンエステラーゼ阻害に加えて，それ自体が直接終板のニコチン性受容体を刺激するものがある．いずれの作用もニコチン性(N_M)受容体遮断薬により拮抗される．副腎髄質および交感神経節への刺激作用により，アドレナリン作動性の効果も加わる．

③ 中枢作用：フィゾスチグミンおよび有機リン化合物の副作用や中毒症状として，悪心，嘔吐，振戦，不眠，不安，呼吸麻痺などの中枢興奮と，それに続く抑制がみられる．

[適　応] ネオスチグミン，ジスチグミン，ピリドスチグミン，アンベノニウムは重症筋無力症の治療に適応がある．それ以外に，ネオスチグミンは術後の腸管麻痺・排尿困難や眼の調節機能の改善(点眼)に適応がある．ジスチグミンは術後および神経因性膀胱による排尿困難に用いられるほか，点眼薬として緑内障の治療や，縮瞳薬として用いられる．エドロホニウムは作用持続時間が短く，重症筋無力症の診断に用いられる．

C 抗コリン薬　anticholinergic drugs

ムスカリン性受容体 muscarinic receptor において，アセチルコリンと拮抗する薬物をいう．副交感神経節後線維と効果器との間のシナプスの伝達を遮断するので，副交感神経遮断薬とも呼ばれる．

1) ベラドンナアルカロイド

ヒヨスチアミン hyoscyamine および**スコポラミン** scopolamine はベラドンナ *Atropa belladonna*，ヒヨス *Hyoscyamus niger*，チョウセンアサガオ *Datura stramonium* などのナス科植物の葉や根に含まれるアルカロイドである．植物中では左旋性の *l*–hyoscyamine, *l*–scopolamine として存在する．*l*–hyoscyamine を非旋光性のラセミ体(*dl*–hyoscyamine)として抽出したものが**アトロピン**である．

[薬理作用]

① 末梢作用：アトロピンもスコポラミンも，副交感神経節後線維と効果器との間のシナプスに存在するムスカリン性受容体へのアセチルコリンの結合を，特異的かつ競合的に遮断する(**表 2–8**)．

(1) 眼では虹彩の瞳孔括約筋を弛緩させて散瞳を，また毛様体筋を弛緩させて遠視性の調節麻痺や眼圧上昇を引き起こす．

(2) 消化管運動と消化液分泌を抑制する．

(3) 気道，唾液腺，汗腺などの分泌を抑制する．

(4) 胆嚢，胆管，膀胱排尿筋の弛緩と膀胱括約筋の緊張増大を起こす．

(5) 心臓では，洞房結節に対する迷走神経による抑制を遮断するため頻脈を起こす．静注したアセチルコリンによる降圧反応を減弱させるが，血管にはほとんど副交感神経が分布していないため，血圧にはほとんど影響がない．

② 中枢作用：中枢作用は，アトロピンとスコポラミンとでかなり異なる．末梢作用が顕著に現れる量を超えるような大量のアトロピンでは，大脳皮質の興奮に基づく発揚，幻覚，錯乱などが現れる．錐体外路系の障害によって起こるパーキンソン Parkinson 病に対しては，振戦，硬直を抑制する．スコポラミンは，末梢作用の現れる量で中枢抑制作

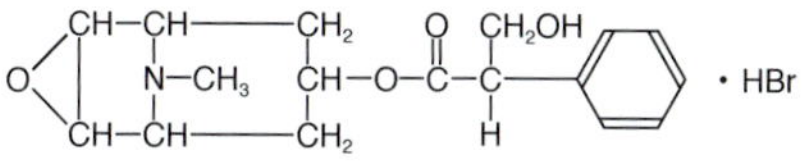

scopolamine hydrobromide

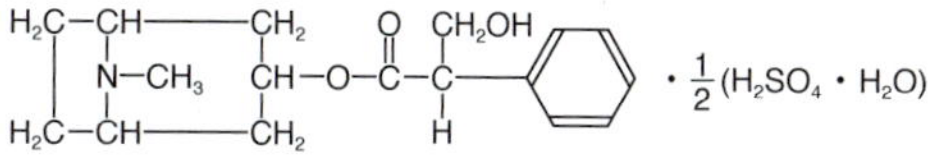

atropine sulfate hydrate

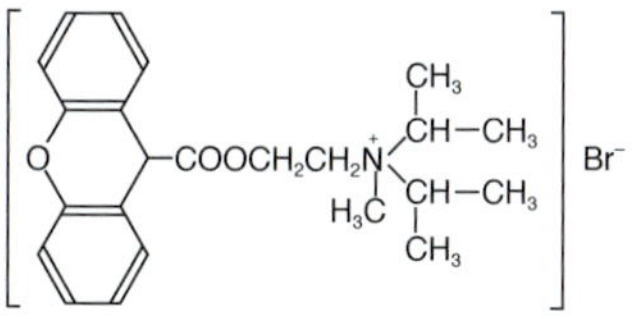

propantheline bromide

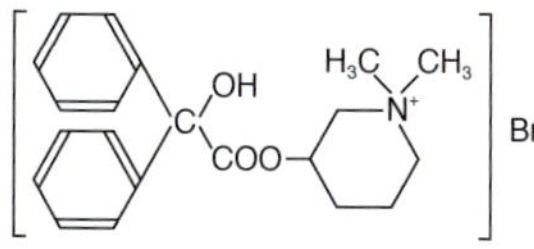

mepenzolate bromide

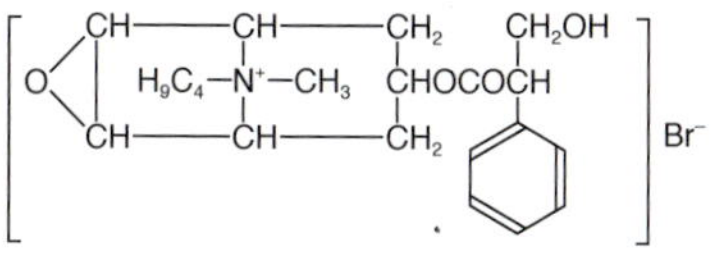

butylscopolamine bromide

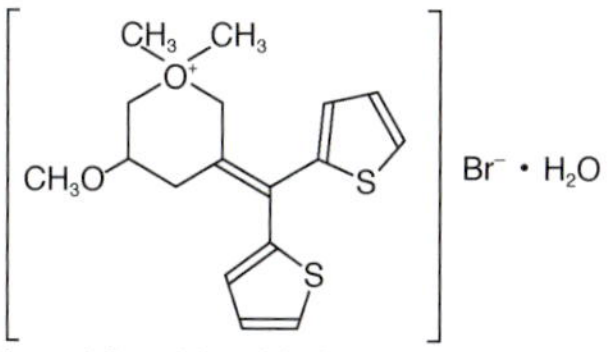

timepidium biomide hydrate

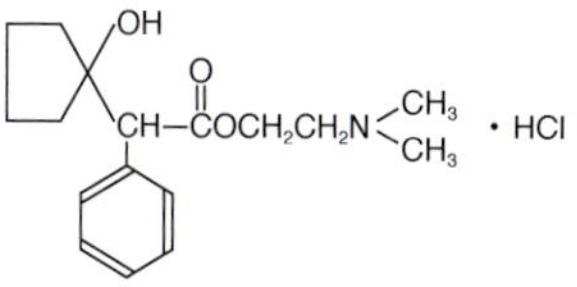

cyclopentolate hydrochloride

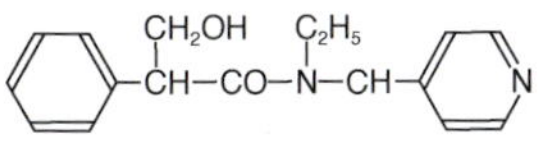

tropicamide

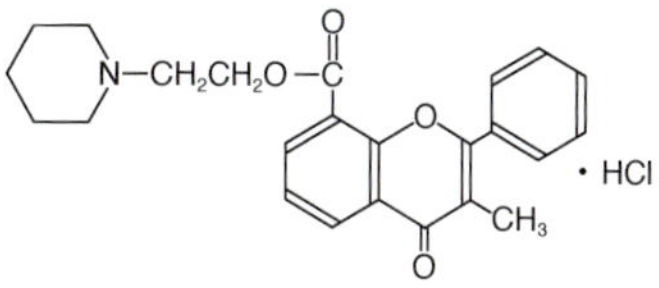

flavoxate hydrochloride

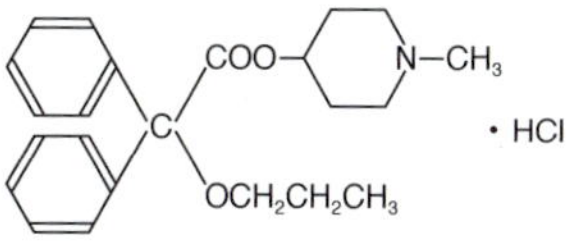

propiverine hydrochloride

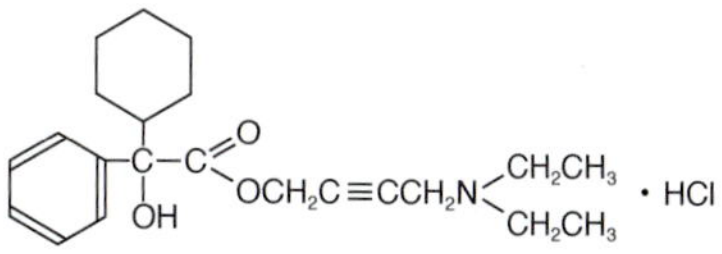

oxybutynin hydrochloride

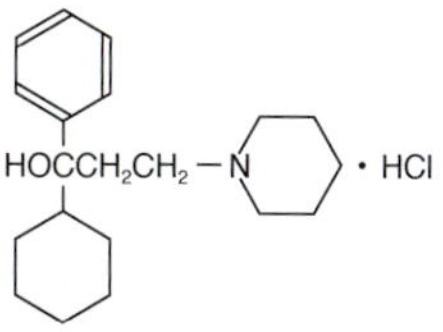

trihexyphenidyl hydrochloride

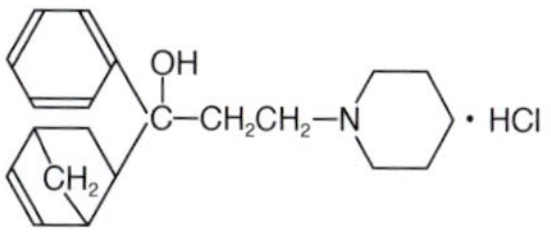

biperiden hydrochloride

▶抗コリン薬

用を示し，とくに運動機能の興奮に対する鎮静効果が強い．

［適応と副作用］ 消化器の痙攣性の痛みや，消化性潰瘍の治療，徐脈性不整脈，パーキンソン病などの治療，眼科領域での散瞳薬，麻酔前投与として気道分泌の抑制などに使われる．副作用に口内乾燥，眼圧上昇，尿閉，便秘などがある．そのため緑内障，前立腺肥大による排尿障害，麻痺性イレウスには禁忌である．

◆表 2-8　抗コリン薬により各種器官でみられる症状

皮　膚	発汗の停止，潮紅
視覚器	遠視性調節麻痺(毛様体筋の弛緩)，散瞳，眼圧上昇(房水流出の抵抗増大)
消化器系	唾液分泌減少(口渇)，緊張低下，運動抑制，消化液分泌低下，胆管弛緩
気　管	気管支筋弛緩，気道分泌低下
尿　路	排尿障害(排尿筋の弛緩)，尿管弛緩
循環系	低用量では徐脈(中枢作用に由来)，高用量で頻脈(心臓での迷走神経遮断)
中枢神経系	集中力・記憶力の低下，眠気，鎮静，興奮，運動失調，幻覚，昏睡

2) 合成アトロピン様薬

作用の持続性，強さ，臓器選択性の向上などを目的として，多くの合成薬が開発されている．消化器，胆管，尿管などの痙縮を緩解する鎮痙薬として使われるものに，**プロパンテリン** propantheline，**メペンゾラート** mepenzolate，**ブチルスコポラミン** butylscopolamine，**チメピジウム** timepidium などがある．

ピレンゼピン pirenzepine は，当初，ムスカリン性受容体のサブタイプである M_1 受容体を選択的に遮断することで，副交感神経興奮による胃酸分泌を抑制すると考えられた．しかし，その後の研究で，胃酸分泌に関与する受容体は M_3 受容体であることが明らかにされ，現在では M_2 遮断作用の弱い M_3 遮断薬と捉えられている．消化性潰瘍の治療薬に用いられる．(10 章-3-F「抗コリン薬」p325 を参照)．

散瞳薬，毛様体筋麻痺薬としては，作用持続の比較的短いものとして，**シクロペントラート** cyclopentolate，**トロピカミド** tropicamide などがある．

ソリフェナシン solifenacin，**イミダフェナシン** imidafenacin，**トルテロジン** tolterodine などは抗コリン作用により膀胱排尿筋を弛緩させるため，頻尿の治療薬として用いられる．

類似の頻尿治療薬として**プロピベリン** propiverine と**オキシブチニン** oxybutynin がある．いずれも抗コリン作用と平滑筋直接作用により膀胱運動を抑制する(7 章-1-B-1)「蓄尿障害の治療薬」p246 を参照)．

中枢性の抗コリン作用をパーキンソン病の治療に用いる薬物として**トリヘキシフェニジル** trihexyphenidyl や**ビペリデン** biperiden がある．

イプラトロピウム ipratropium，**チオトロピウム** tiotropium，**グリコピロニウム** glycopyrronium などは，気管支喘息や慢性閉塞性肺疾患 chronic obstructive pulmonary disease (COPD)の治療に用いられる(9 章-5-B-4)「吸入抗コリン薬」p303 および同章 6「慢性閉塞性肺疾患治療薬」p305 を参照)．また，**ピペリドレート** piperidolate は，子宮平滑筋を弛緩させるので切迫流産・早産に用いられる．

アトロピン類似薬のうち，第四級アンモニウム構造を有する薬物は血液脳関門を通過しにくいので，中枢作用をほとんど示さない．一方，弱いながらニコチン性受容体遮断作用を有するので，用量によっては神経節伝達が抑制される．

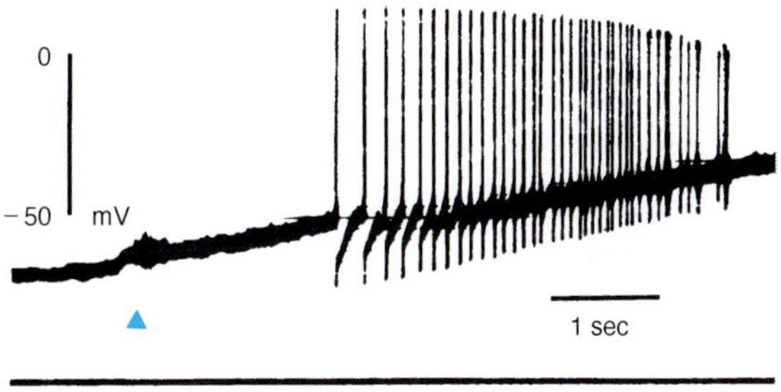

◆図 2-16　摘出モルモット下腸間膜神経節に対するテトラメチルアンモニウムの作用
細胞内電極による，節細胞体の膜電位の記録である．
▲でテトラメチルアンモニウム(TMA) 2 mM を栄養液中に加えると，ゆるやかな脱分極に続いて連続発射が起こり，脱分極(右上りの太い線)が大きくなると発射が止まっている．このとき伝達が遮断されたか否かは確認されていないが，活動電位の高さが脱分極に伴って次第に低くなっているので，伝達はおそらくかなり抑制されているものと推定できる．
ここに記録された発射は，節後ニューロンに対する薬物の直接作用によるので，伝達に対する影響を確かめるためには，節前線維を刺激したときに発射が起こるか否かを調べる必要がある．　(渡辺稔原図)

6. 自律神経節に作用する薬物

A 自律神経節興奮薬(節興奮薬，節刺激薬)　ganglion stimulants

自律神経節 autonomic ganglion のニコチン性受容体に作用して節後線維を脱分極させ，これによって活動電位を生じさせる薬物をいう．興奮させる神経の種類によって効果器に促進的または抑制的な反応を起こす(図 2-16)．

節興奮薬 ganglion stimulant は交感神経節と副交感神経節のほかに，副腎髄質にも作用する．副腎髄質からはアドレナリン(約 80%)，ノルアドレナリンおよびドパミンが分泌される．また神経終末にあるニコチン性(N_N)受容体にも作用して，伝達物質の遊離を促進する．また，化学受容器を刺激して自律神経反射を引き起こす．

In vitro で神経節に高濃度の節興奮薬を作用させると，節後線維細胞の脱分極が過度となり，それが持続して discharge(活動電位の発射)が止まり，神経節における伝達は遮断される．すなわち大量の節興奮薬は節遮断作用を示す．

アトロピンで前処置をした麻酔動物に大量のアセチルコリンを静注すると昇圧がみられるが，節興奮薬を単独に静注しても同様の反応がみられる．後者の場合，投与直後に副交感神経節の興奮を介した徐脈がみられる．このように節興奮薬は自律神経節を刺激することで，交感神経および副交感神経の両神経系を無差別に興奮させる．生体内のほとんどの器官は自律神経の拮抗的二重支配を受けているので，各器官に現れる効果は複雑である．

代表的な節興奮薬として**ジメチルフェニルピペラジニウム** dimethylphenylpiperazinium (DMPP)と**テトラメチルアンモニウム** tetramethylammonium(TMA)がある．いずれも第四級アンモニウム塩である．

DMPP は 10 μg/kg 程度の量の静注によって著明な昇圧を引き起こす．後述のニコチンにみられるような持続的節遮断を起こしにくいので pure stimulant と呼ばれることがある．

TMA は DMPP の約 1/100 の効力で，また DMPP ほどその作用が pure ではない．いず

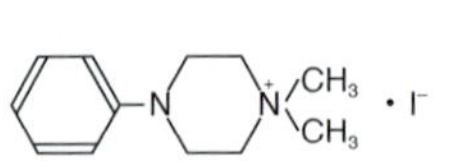

1, 1-dimethyl-4-phenylpiperazinium iodide(DMPP)

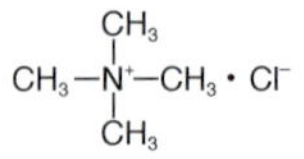

tetramethylammonium chloride(TMA)

▶自律神経節興奮薬

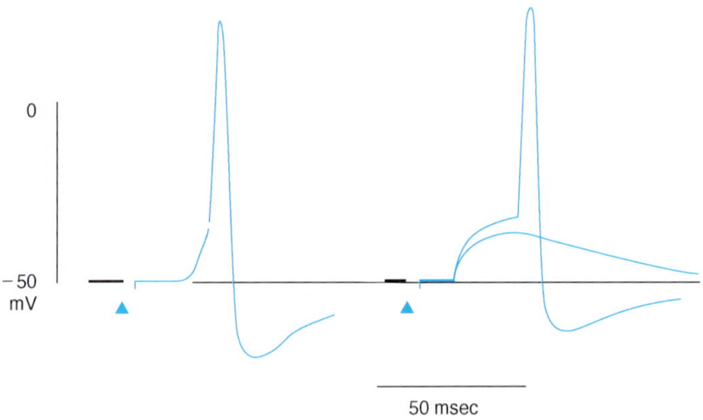

◆図 2-17　摘出ウシガエルの腰部交感神経節の伝達に対するツボクラリンの作用
細胞内電極による記録を示す.
左：節前神経束の電気刺激に対する正常時の反応．興奮性シナプス後電位(EPSP)による緩やかな脱分極が閾値に達すると活動電位が発生している.
右：ツボクラリン 50 μM 適用後の反応．EPSP の振幅が小さくなり，閾値に達しなくなると EPSP のみとなって伝達は遮断される.　(渡辺稔原図)

れも中枢神経系には入らないので，中枢作用は示さない．また臨床的用途はない.

先に述べたように，神経節のアセチルコリン受容体はニコチン性受容体が主体であるが，ムスカリン性の M_1 受容体も存在することが明らかにされている．ムスカリンやベタネコールなどの薬物を神経節に作用させるか，または生体位 *in situ* で神経節に動脈内注射したときに現れる活動電位の連続発射は，ムスカリン性受容体遮断薬のアトロピンによって抑制されるが，ヘキサメトニウムなどのニコチン性(N_N)受容体遮断薬によっては抑制されない．このような機序が神経節における伝達にどのような生理学的な意義を有するのかは不明である．(コラム『自律神経節の化学伝達』p71 を参照).

B　自律神経節遮断薬(節遮断薬)　ganglion blockers

自律神経節においてニコチン性(N_N)受容体に結合することによって化学伝達を遮断し，節興奮薬に拮抗する薬物を，節遮断薬という(**図 2-17**).

ある器官を支配している神経は常に活動電位を送り続けており(すなわち緊張性支配)，器官を興奮させるか抑制しているときに神経節の伝達を遮断すると，その節後線維の伝達物質に対する遮断薬を与えたときと同じような効果が得られる.

したがって，節遮断薬を与えたときに各効果器で現れる反応は，交感神経と副交感神経の支配が相対的にどちらが強いか自律神経支配の優位性によって決まる．主な効果器における自律神経支配の優位性を，**表 2-9** に示す.

◆表 2-9　自律神経支配の優位性と節遮断薬の効果

器　官	優位な神経	節遮断薬の効果
動脈	交感神経	血管拡張→血圧低下
心臓	副交感神経	心拍数上昇(頻脈)
瞳孔	副交感神経	散瞳
気管支平滑筋	副交感神経	弛緩→気管支拡張
消化管平滑筋	副交感神経	緊張低下→便秘
膀胱平滑筋	副交感神経	緊張低下→排尿困難，尿貯留
唾液腺	副交感神経	分泌減少→口渇
汗腺	交感神経(コリン作動性)	分泌減少→無汗症

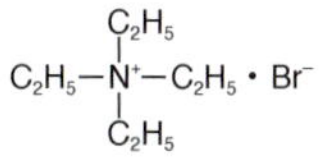
tetraethylammonium bromide(TEA)

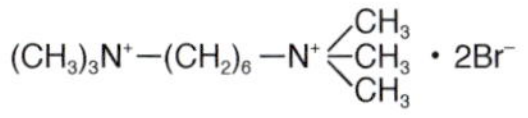
hexamethonium bromide

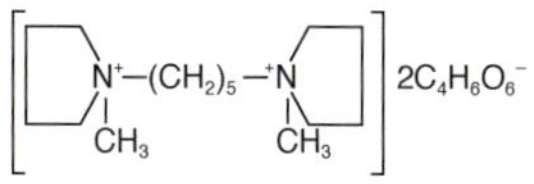
pentolinium tartrate

▶自律神経節遮断薬

交感神経節を遮断すると血管が拡張し，血圧は低下する．この際，自律神経を介する血圧調節反射の機能が失われるので，起立性低血圧を起こしやすくなる．副交感神経節の遮断により唾液・胃液分泌，胃腸管運動，膀胱収縮などが抑制され，口渇，便秘，排尿困難が起こり，さらに頻脈や散瞳も生じる．

テトラメチルアンモニウムのメチル基を一つずつエチル基に換えていくと節興奮作用が弱まり，**テトラエチルアンモニウム** tetraethylammonium(TEA)では競合的拮抗薬になる．また，数個のメチレンからなる直鎖の両端にアンモニウムがついた物質を**メトニウム化合物** methonium compounds というが，この構造を有する薬物は節遮断作用を示し，その強さは

コラム　自律神経節の化学伝達

節前線維から放出されたアセチルコリンは節後線維のニコチン性受容体を刺激するというのが主な作用様式であるが，神経節における伝達は，実はもう少し複雑である．アセチルコリンがニコチン性受容体に作用すると小さな脱分極(興奮性シナプス後電位 excitatory postsynaptic potential：EPSP)が生じるが，それに続いて過分極(抑制性シナプス後電位)と緩徐な脱分極(後期 EPSP)が生ずる．この過分極は神経節に存在する介在ニューロンに由来するもので，アセチルコリンが介在ニューロンのムスカリン性受容体に作用して放出されるノルアドレナリンやドパミンが関与している．さらに，後期 EPSP は，節前線維から放出されたアセチルコリンがシナプス後膜に存在するムスカリン性 M_1 受容体に作用することによって生じると考えられている．

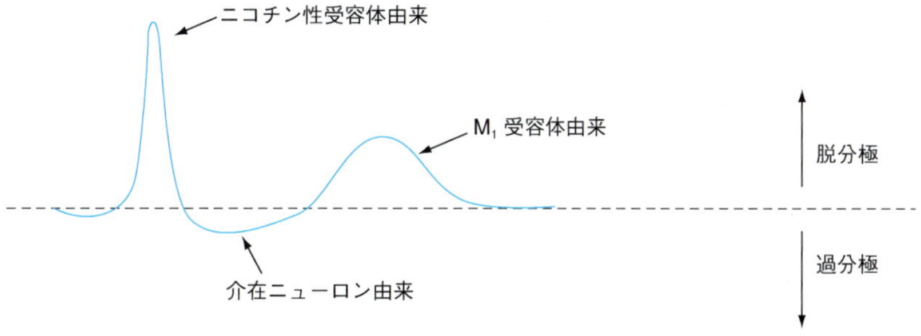

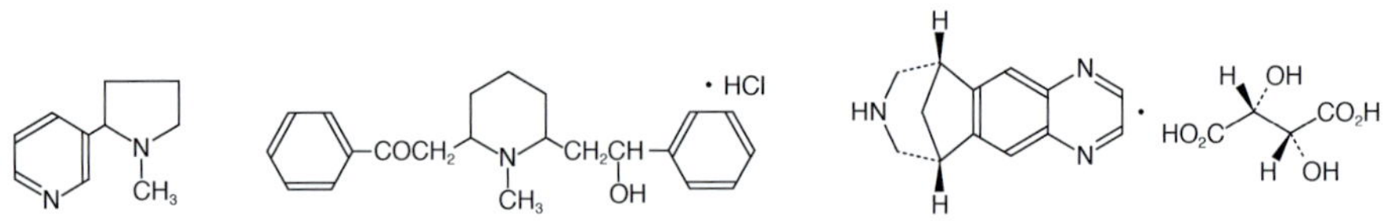

nicotine　lobeline hydrochloride　varenicline tartrate

▶ニコチンおよび類似薬

中間の炭素鎖の長さに依存して変化することが知られている．代表的なものに**ヘキサメトニウム** hexamethonium (C_6) や**ペントリニウム** pentolinium などがある．いずれも治療薬としては用いられないが，C_6 は節遮断薬として薬理学実験にしばしば用いられる．

なお，TEA には，節遮断作用とは別に，細胞膜の K^+ チャネルを遮断する作用もある．K^+ チャネルの遮断によって，一般に細胞膜は脱分極する．また活動電位の再分極が遅延する．TEA は K^+ チャネル遮断薬として薬理学や生理学の実験に用いられている．

［適　応］　節遮断薬は，かつて降圧薬として高血圧症に用いられたが，現在は用いられていない．

C　ニコチンおよび類似薬

ニコチン nicotine：少量のニコチンは神経節を興奮させるが，大量では遮断に転じる（しばしば“麻痺”と表現される）．“脱分極性遮断薬”に分類される場合もある．

［薬理作用］

① 末梢作用：神経節興奮作用はジメチルフェニルピペラジニウム（DMPP）などとほぼ同様である．
神経節に高濃度を与えると，個々の節後線維細胞が脱分極の途中で高頻度の活動電位を発生し（burst discharge），これによって節興奮がみられるが，脱分極が過度になると burst discharge は止まる．ニコチンが存在するにもかかわらず，神経節細胞は次第に再分極（復分極）するが，神経節の遮断は持続する．これは受容体の感受性低下に起因すると考えられている．脱分極性筋弛緩薬にもこのような現象がみられる（3章3-1．1-Ⓑ「脱分極性遮断薬」p78を参照）．DMPP はこの現象をほとんど起こさず，またテトラメチルアンモニウム（TMA）は起こしにくい．
骨格筋の神経筋接合部にあるニコチン性受容体（N_M 受容体）にも作用し，線維性攣縮を起こす．

② 中枢作用：視床下部を刺激して抗利尿ホルモン antidiuretic hormone（ADH，別名バソプレシン vasopressin）の分泌を促進するので尿量が減少する．振戦，痙攣などを起こす．
呼吸には，はじめ興奮的に作用するが，後に抑制に転じる．主に中枢性であるが，末梢性の呼吸筋における神経筋伝達の遮断も関与する．

［生体内運命］　消化管や気道の粘膜からよく吸収され，主に肝臓で代謝されるが，一部は未変化のまま尿中に排泄される．汗腺・乳腺・唾液腺からも分泌・排泄される．

［適　応］　禁煙補助のためのガムとして噛む．また，貼付剤としても用いられる．

ロベリン lobeline：ロベリンはインドタバコ *Lobelia* から得られるアルカロイドである．ニコチンによく似ているが，作用は弱い．ニコチン同様，神経節興奮に続く伝達遮断がみられる．神経筋接合部も遮断する．ロベリンは頸動脈体の化学受容器を刺激して反射性の呼吸興奮を起こす作用が強いので，呼吸興奮薬として用いられたが，作用が一過性で，かつ副作用が強いため，現在では用いられていない(9章-2「呼吸障害改善薬」p293を参照)．

バレニクリン varenicline：大脳皮質のニコチン性受容体($\alpha_4\beta_2$)に対する選択的な部分作動薬である．単独ではニコチン性受容体の刺激を介する線条体や側坐核からの弱いドパミン遊離作用を示すが，ニコチンと併用すると，ニコチンによるドパミン遊離を抑制する．また，ニコチン依存ラットにおいて，ニコチンの自己摂取行動を抑制する．

血管浮腫，意識障害，肝機能障害などの重大な副作用が現れることがある．その他の副作用として比較的高頻度で認められるものに，異常な夢や不眠症などの精神障害，便秘，悪心，鼓腸などの胃腸障害，頭痛などの神経障害がある．

［適　応］ 禁煙補助薬として用いられている．

第2章 学習チェックシート

- ☐ 交感神経と副交感神経の形態学的差異を説明できるか．
- ☐ 自律神経が効果器の機能に及ぼす作用を説明できるか．
- ☐ 自律神経を構成する神経線維についてその伝達物質を説明できるか．
- ☐ 神経の化学伝達の基本的な経過を説明できるか．
- ☐ 交感神経終末部におけるノルアドレナリンの生合成過程と不活性化過程を説明できるか．
- ☐ アセチルコリンの生合成と分解を説明できるか．
- ☐ アドレナリン受容体およびアセチルコリン受容体について概説できるか．

交感神経に作用する薬物

- ☐ 直接型，間接型，および中間型の交感神経アミンの例をあげ，作用の差異を説明できるか．
- ☐ 代表的なアドレナリン受容体作動薬をあげ，薬理作用，機序，主な副作用について説明できるか．
- ☐ アドレナリン受容体遮断薬を分類し，それぞれの代表的な薬物をあげ，薬理作用，機序，主な副作用について説明できるか．
- ☐ アドレナリン作動性神経遮断薬について概説できるか．

副交感神経に作用する薬物

- ☐ 代表的なコリン作動薬をあげ，薬理作用，機序，主な副作用について説明できるか．
- ☐ 代表的なコリンエステラーゼ阻害薬をあげ，薬理作用，機序，主な副作用について説明できるか．
- ☐ 代表的な抗コリン薬をあげ，薬理作用，機序，主な副作用について説明できるか．

自律神経節に作用する薬物

- ☐ 節興奮薬と節遮断薬の作用を，膜電位変化の面から説明できるか．
- ☐ 自律神経支配の優位性について説明し，それに基づいて節遮断薬の効果を説明できるか．
- ☐ 禁煙補助薬の例をあげ，それらの作用機序を説明できるか．

第 3 章
体性神経系に作用する薬物

●神経筋遮断薬と抗クラーレ薬　●骨格筋の筋小胞体に作用する薬物　●運動神経に作用する薬物
●局所麻酔作用と痛覚伝導路　●局所麻酔薬

体性神経系 somatic nervous system は，自律神経系とともに末梢神経系を構成する．体性神経系は，機能的には体性感覚神経と体性運動神経に分類される．体性感覚神経は各種の感覚受容器からの信号を中枢へ伝える求心性神経路であり，感覚神経を伝播した信号は，後根神経節を経て脊髄後角から脊髄に入り，中枢へと向かう．一方，体性運動神経は中枢神経系からの信号を骨格筋へ伝える遠心性神経路である．中枢からの信号は，脊髄内の運動神経細胞体を経て前根から運動神経を伝わって，骨格筋にいたる．

体性神経系に作用する薬物とは，脊髄より末梢部で作用する薬物群を指し，その主たるものとして，神経筋接合部に作用する末梢性筋弛緩薬と，末梢感覚神経に作用して痛覚の求心性信号を抑制する局所麻酔薬があげられる．

3–1．末梢性筋弛緩薬

運動神経の細胞体は脊髄前角にあり，その軸索は前根を通って有髄神経として骨格筋にいたる．神経終末部は無髄となり，分枝して多くの骨格筋線維との間にシナプスを形成する．このシナプスを**神経筋接合部** neuromuscular junction または**終板** end plate と呼ぶ（図 3–1）．終板とは，正確には筋側の構造のみを指すが，しばしば神経筋接合部全体の意味に用いられることがある．

運動神経を伝播した活動電位が神経終末部に達すると Ca^{2+} が流入し，**神経伝達物質**である**アセチルコリン** acetylcholine（**ACh**）が，**開口分泌** exocytosis によりシナプス間隙に遊離される．ACh は筋のシナプス後膜に密集する**ニコチン性 ACh 受容体**（ニコチン性受容体）に結合する．一方で，ACh は終板部筋側の ACh 特異的コリンエステラーゼである**アセチルコリンエステラーゼ**により速やかに分解される．ニコチン性受容体は**陽イオンチャネル内蔵型受容体**であり，チャネル開口によって主として Na^{+} が細胞外から流入して終板電位と呼ばれる脱分極を生じる．終板電位が筋鞘（細胞膜）の電位依存性 Na^{+} チャネルの閾値に達すると活動電位が発生する．骨格筋の活動電位（興奮）は**横行小管**（T 管）を経て内部へ伝播し，**筋小胞体**から Ca^{2+} 遊離チャネルとして機能する**リアノジン受容体**を介しての細胞質への Ca^{2+} 遊離を惹起する．遊離 Ca^{2+} は骨格筋収縮タンパク質を活性化し，収縮を引き起こす．この過程を**興奮収縮連関** excitation–contraction coupling と呼ぶ．

末梢性筋弛緩薬 peripherally acting muscle relaxants は，運動神経のうち脊髄の外にある部分または骨格筋自身に作用して骨格筋の緊張性を低下させ，かつ収縮を抑制する薬物である．筋弛緩薬には，ほかに中枢性筋弛緩薬がある（4 章–7「中枢性筋弛緩薬」p143 を参照）．

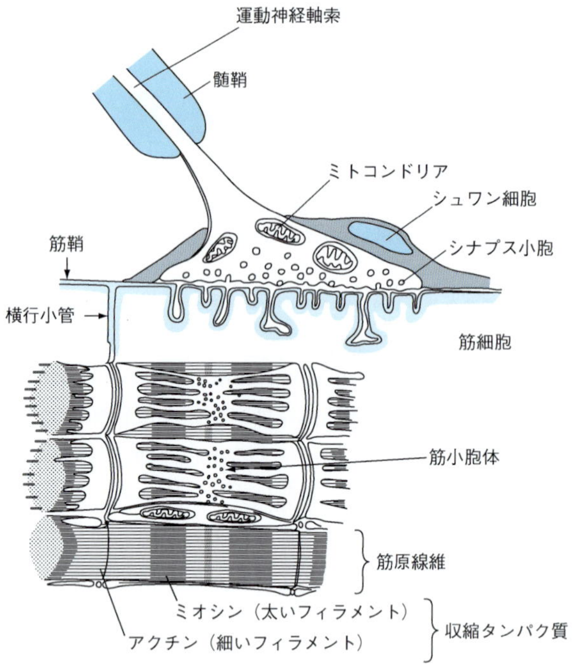

◆図 3-1　神経筋接合部の模式図

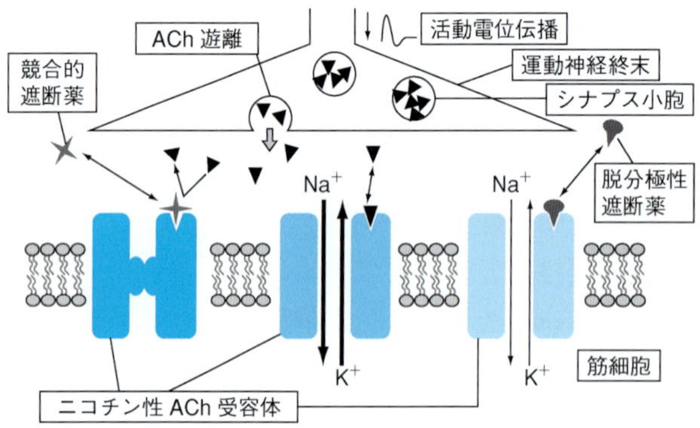

◆図 3-2　末梢神経筋弛緩薬の作用点

1.　神経筋遮断薬と抗クラーレ薬

神経筋遮断薬 neuromuscular blockers は，シナプス後膜に作用して終板電位の発生を抑制することによって**神経筋伝達**を遮断し，筋弛緩を起こす薬物である．作用機序により，**競合的遮断薬**と**脱分極性遮断薬**（非競合的遮断薬）に大別される（図 3-2）．

A 競合的遮断薬（クラーレ様薬物）

competitive neuromuscular blockers (curare-like drugs)

終板のニコチン受容体(N_M 受容体)において，ACh と競合的に拮抗することにより伝達を遮断する薬物をいう．運動神経筋標本に適用すると，神経刺激による筋収縮を強く抑制するが，筋直接刺激による収縮には影響を与えない．すなわち，筋線維自体の興奮性には影響しない．競合的遮断薬は運動神経終末からの ACh 遊離量に対しても影響を与えない．

神経筋接合部のアセチルコリンエステラーゼを阻害して ACh 分解を抑制すると，神経筋接合部での ACh 濃度が上昇する結果，競合的遮断薬の筋弛緩作用は拮抗される．

ツボクラリン *d*-tubocurarine：南米の先住民が用いていた矢毒（クラーレ curare）から単離されたアルカロイドの一つである．**クラーレ**にはいくつかの種類があるが，そのうちの一つツボクラーレ tubocurare から得られたのでこの名があり，原料のツヅラフジ科の植物 *Chondodendron tomentosum* の樹皮に含まれている*1.

［薬理作用］ ツボクラリンは，用量の大小と時間経過に従い，活動性の高い短筋（眼瞼筋・動眼筋・嚥下筋など），手指・頸部・四肢の筋，体幹の筋の順に弛緩させる．最後は横隔膜を弛緩させ，呼吸麻痺により死亡にいたらしめる．

ツボクラリンを投与すると血圧がわずかに低下する．これは，ツボクラリンのもつヒスタミン遊離作用による．気管支収縮，気管支喘息発作，胃酸分泌の増加も引き起こす．エーテルはそれ自身でクラーレ様作用をもっており，ツボクラリンの作用を強める．ツボクラリンは蓄積されるという性質があり，反復投与により効果の増大がみられることがある．ツボクラリンなどの競合的遮断薬に対しては，コリンエステラーゼ阻害薬(Ⓓ「抗クラーレ薬」p80 を参照)が解毒作用を示す．

ツボクラリンは自律神経節・副腎髄質のニコチン受容体(N_N 受容体)をも遮断するが，骨格筋におけるよりも高用量を要する．

［生体内運命］ ツボクラリンがもつ二つの N のうち，一つは第四級アンモニウムである．このため血液脳関門を通過せず，中枢作用を示さない．血液胎盤関門も通過しない．また消化管からの吸収が非常にわるく，内服では無効である．主に肝臓で代謝され，数時間内に約 1/3 が排泄される．静注後，約 30 分で作用が減退しはじめる．

ベクロニウム vecronium：手術時の筋弛緩，気管内挿管時の筋弛緩に静脈内投与で用いる．作用発現時間 2～3 分，代謝が速く持続時間は短い．副作用として，ショック，アナフィラキシー様症状，遷延性無呼吸，横紋筋融解症，気管支痙攣などがある．重症筋無力症，筋無力症候群，妊婦または妊娠している可能性のある患者には禁忌である．過量投与の場合は，抗クラーレ薬やスガマデクス(p80 を参照)を用いる．

ロクロニウム rocuronium：ベクロニウムの誘導体．ベクロニウムより作用発現が速く，代謝は同等である．適応・副作用・禁忌（妊婦・妊娠可能性のある患者を除く）・過量投与時

＊1 ツボクラリンはかつて，全身麻酔中に十分な筋弛緩を得るために全身麻酔薬と併用されていたが，現在は臨床利用はされておらず，研究のみに用いられている．

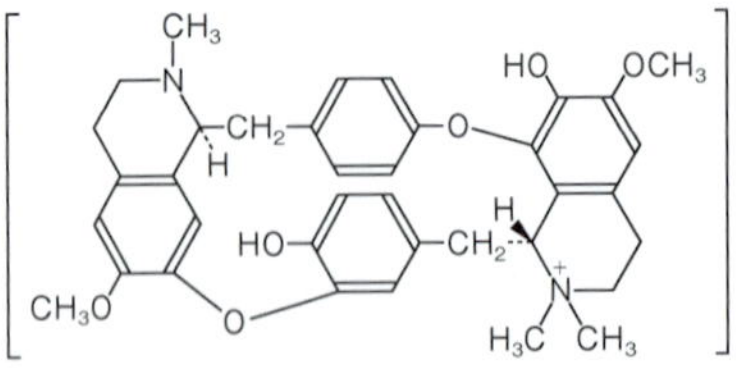

d-tubocurarine chloride

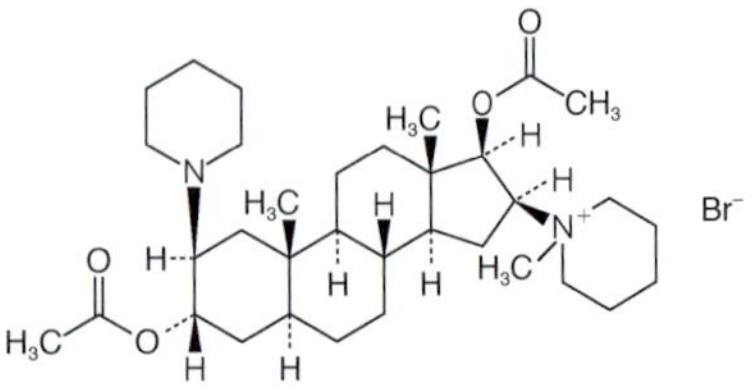

vecuronium bromide

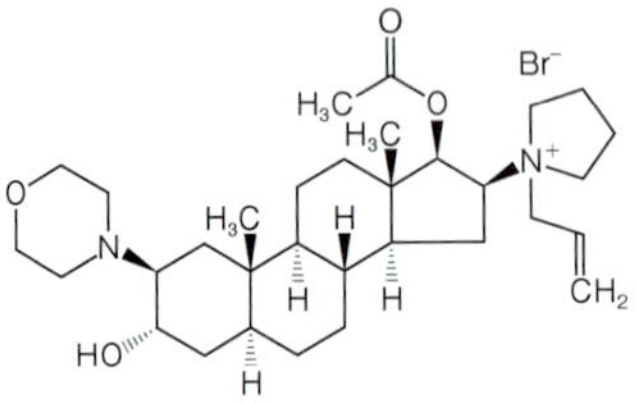

rocuronium bromide

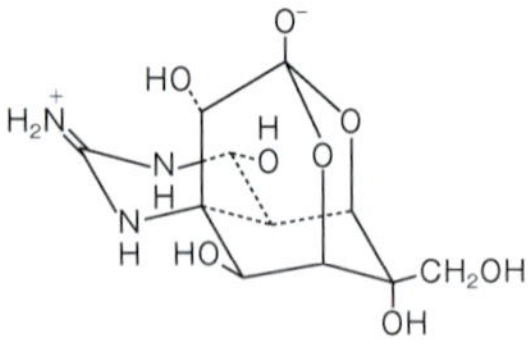

tetrodotoxin

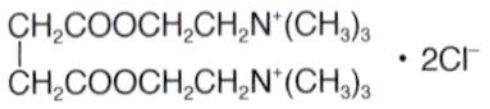

suxamethonium chloride

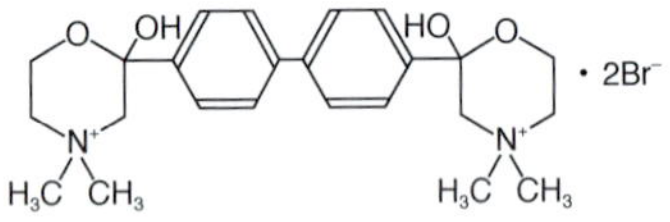

hemicholinium-3 bromide

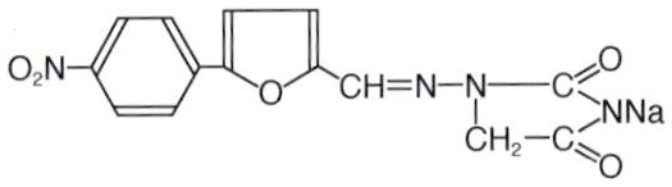

dantrolene sodium

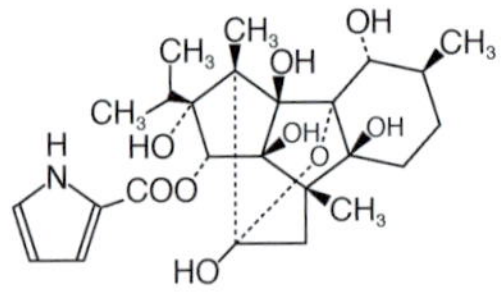

ryanodine

▶末梢性筋弛緩薬

の処置は，ベクロニウムと同様である．

B 脱分極性遮断薬 depolarizing neuromuscular blockers

終板に持続的脱分極を起こして ACh による伝達を遮断する薬物をいう．その作用は二相性を示し複雑であるが，次のように考えられている(**図 3-3**)．

脱分極性遮断薬はニコチン性受容体に結合して脱分極を生じるため，ごく初期には筋鞘の電位依存性 Na^+ チャネルが活性化されて活動電位が発生し，線維束性攣縮(筋全体の収縮とはならない)が生じることがある．脱分極が持続するため電位依存性 Na^+ チャネルは直後に不活性化され，第 1 相または脱分極相の伝達遮断が生じる．この相では競合的遮断の場合と異なり，コリンエステラーゼ阻害薬を投与しても筋力は回復しない．

それに続く時期(数分～30 分)には遮断薬存在下でも筋は復分極するが，これはニコチン性受容体の感受性が低下(脱感作)するためと考えられている．神経終末から遊離された

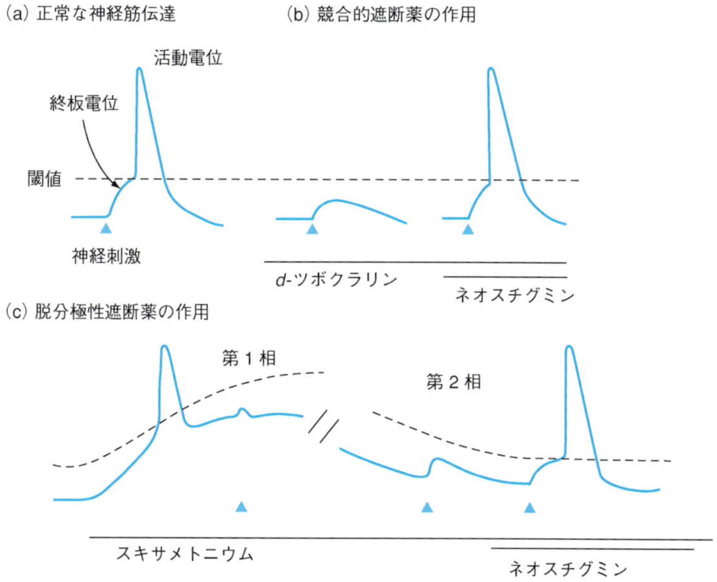

◆図 3-3　神経筋遮断薬の作用機序を示す模式図

ACh により十分な終板電位が生じないため筋弛緩作用は持続するが，コリンエステラーゼ阻害薬により収縮が一部回復するようになり，競合的遮断に似た性質を示す(第 2 相または脱感作相)．

スキサメトニウム suxamethonium：コハク酸のコリンジエステルであり，2 分子の ACh が縮合した形をしている．サクシニルコリン succinylcholine とも呼ばれる．非特異的コリンエステラーゼによって速やかに分解される．中間体のモノエステルも，弱いながら筋弛緩作用を有する．

静注後の作用持続時間は約 5 分である．全身麻酔薬と併用する際には点滴静注されるが，その速度を変えることによって筋弛緩の強さを容易に調節できるのが長所である．

麻酔から回復した後，筋肉痛を残すことがある．これは脱分極時の収縮によって筋線維に断裂を生ずるためといわれ，少量のツボクラリンの前投与によって防止できる．常用量ではヒスタミン遊離は起こさない．しかし，副交感・交感神経節興奮作用によると考えられる徐脈に続く頻脈，昇圧などがみられることがある．

[適　応]　麻酔時の筋弛緩，気管内挿管，骨折脱臼の整復時，咽頭痙攣の筋弛緩など．用量は 1 回静注の場合には 10〜60 mg，点滴の場合には 0.5〜5 mg/分であるが，患者のコリンエステラーゼ活性によって感受性・作用持続に大きな個体差があるので注意を要する(特異体質，肝障害，コリンエステラーゼ阻害薬併用などの場合)．

[副作用]　重大な副作用として，ショック，悪性高熱症がある．後者はハロタンとの併用時に頻度が高く，筋強直，高体温やアシドーシスを示す．外眼筋の拘縮により眼圧を上昇させるので，緑内障には禁忌で，また一般に眼科の手術時には不適当である．なお，スキサメトニウムの場合，特異体質として非特異的コリンエステラーゼをもたない患者では相対的過量と作用の著しい延長をきたして呼吸停止などにいたり，危険である．

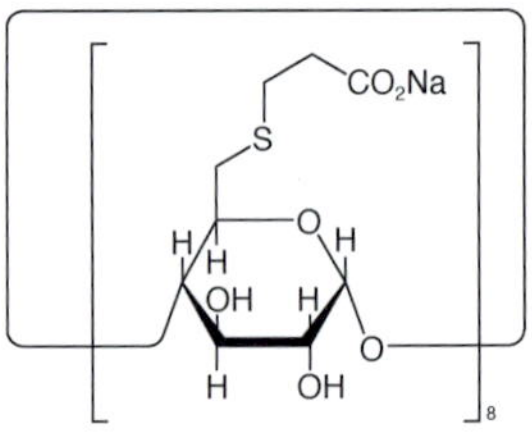

sugammadex sodium

▶抗クラーレ薬

筋の脱分極に伴って筋線維から K^+ が流出するので，高カリウム血症を起こす．

C その他の遮断薬

α-ブンガロトキシン α-bungarotoxin：台湾産アマガサヘビの蛇毒から得られるペプチドで，ニコチン受容体に特異的に結合し，これを非可逆的に遮断する．臨床応用はされていないが，薬理学的試薬として有用である．

D 抗クラーレ薬 anticurare drugs

先に述べたように，ネオスチグミンに代表されるコリンエステラーゼ阻害薬は，神経から遊離された ACh の分解を抑制して神経筋接合部における ACh の濃度を高めることによって，競合的筋弛緩薬と拮抗する．ツボクラリンなどのクラーレの作用に拮抗することから，抗クラーレ薬と呼ばれる．脱分極性筋弛緩作用(第1相)は，抗クラーレ薬により拮抗されない．

最近，いわゆる抗クラーレ薬とは異なる機序で競合的筋弛緩薬による筋弛緩作用を回復させる薬物として，**スガマデクス** sugammadex が用いられるようになった．この薬物はベクロニウムとロクロニウムに高い親和性を示し，これらを包接して筋弛緩作用を消失させる．

2. 骨格筋の筋小胞体に作用する薬物

ダントロレン dantrolene：筋線維内で筋小胞体 Ca^{2+} 遊離チャネルタンパク質(**リアノジン受容体**と呼ばれる)に作用して Ca^{2+} 遊離を抑制する．その結果，筋小胞体以後での興奮収縮連関を阻止することになる．

脳血管障害後の痙性麻痺に用いられるほか，吸入全身麻酔時に生じることのある**悪性高熱症**や，向精神薬の長期投与中などに起こることのある**悪性症候群**に対する特効薬として用いられる．これらの病態は，筋線維内の Ca^{2+} 過剰遊離によるとされているからである．副作用として，脱力感，眠気，めまい，消化器症状，肝機能障害などがあげられる．

リアノジン ryanodine：植物アルカロイドのリアノジンは，筋小胞体 Ca^{2+} 遊離チャネルとして機能するタンパク質に作用し，低濃度で Ca^{2+} 遊離促進，高濃度で貯蔵 Ca^{2+} を枯渇させる．薬理学研究の試薬として汎用される．

カフェイン caffeine：高濃度で筋小胞体から Ca^{2+} を遊離させて，筋の収縮を生じさせる（*in vitro*）．

3. 運動神経に作用する薬物

運動神経に作用して ACh の遊離を抑制することにより筋弛緩作用を示す薬物として，次のようなものがある．

1）運動神経線維に作用する物質

テトロドトキシン tetrodotoxin：**フグ毒**．神経軸索の細胞膜上の**電位依存性 Na^+ チャネル**に選択的・特異的に結合して抑制するため，活動電位の発生が抑制されて神経伝導遮断が生じる．その結果，伝達物質の遊離も抑制される．筋鞘の Na^+ チャネルは，テトロドトキシン感受性が若干低い．

2）運動神経終末に作用する薬物

a. 伝達物質の遊離を阻止する薬物

ボツリヌス毒素 botulinum toxin：ボツリヌス菌のタンパク毒素．複数の毒素からなり，ときに致死的食中毒の原因となる．A 型および B 型ボツリヌス毒素は主に筋弛緩薬として臨床応用されている．A, B 型とも神経終末へ取り込まれ，シナプス小胞が細胞膜へ融合することによって生じる開口分泌に関わるタンパク質を酵素として切断し，ACh の遊離を阻害する．A 型については眼瞼攣縮，片側顔面攣縮，攣縮性斜頸，小児脳性麻痺患者における下肢痙縮に伴う尖足，上肢痙縮・下肢痙縮，腋窩多汗症などに適用されている．さらに局所性上肢ジストニア，本態性振戦，慢性片頭痛，難治性疼痛などにも適応拡大されている．また脳卒中の後遺症，頭部外傷，脊椎損傷などが原因の筋痙縮による運動障害に対して，筋緊張をやわらげリハビリテーション効果を改善するためにも用いられている．B 型は現在，痙性斜頸に適応されている．眼瞼下垂・嚥下困難・脱力感などの副作用は一過性で，筋弛緩作用が強く発現したことによるものが多く，薬理作用の減弱とともに回復する．

マグネシウム塩 magnesium salts：Mg^{2+} は，電位依存性 Ca^{2+} チャネルを遮断して伝達物質の遊離に必要な Ca^{2+} が神経終末に入るのを阻害する．あらゆるシナプス伝達を遮断する．

ヘミコリニウム-3 hemicholinium-3：ACh 合成の原料となるコリンの神経内への取り込みを阻害する．研究用試薬として用いられる．

◆表 3-1　神経線維の種類と局所麻酔薬に対する感受性

線維の分類		直　径	髄　鞘	伝導速度(m/秒)	機能的名称	局所麻酔薬に対する感受性
A	α	12〜20	有髄(厚)	70〜120	体性運動神経	+
	β	5〜12		30〜70	触圧覚神経	++
	γ	3〜6		15〜30	筋紡錘への運動神経	++
	δ	2〜5		12〜30	痛覚神経・温覚神経	+++
B		<3	有髄(薄)	3〜15	交感神経節前線維	++++
C		0.4〜1.2	無髄	0.5〜2	痛覚神経	++++
		0.3〜1.3		0.7〜1.3	交感神経節後線維	++++

3-2. 局所麻酔薬

1. 局所麻酔作用と痛覚伝導路

局所麻酔薬 local anesthetics は，全身麻酔薬と異なり意識に影響を及ぼすことなく，投与局所の神経に作用し，刺激伝導を可逆的に抑制して知覚，とくに痛覚を鈍麻させる薬物である．

痛覚一次神経の末端は**自由終末**として，刺激を感受し活動電位を発生する**侵害受容器**の機能をもっており，**脊髄後根神経節**(一次神経細胞体が存在する)を介して**後根**に入り，後根において上行性の二次神経とシナプスを形成する．痛覚一次神経としては有髄の Aδ 線維と無髄の C 線維が存在し(**表 3-1**)，それぞれ鋭い短時間の痛みと鈍い長時間の痛みを伝える(4章-4-Ⓐ「痛みの生理」p107 を参照)．一般に局所麻酔薬は，主に一次神経での伝導遮断により作用を示す．

後述するように局所麻酔薬の作用点は主に**電位依存性 Na^+ チャネル**であり，したがって痛覚神経だけでなくすべての神経の活動電位を抑制しうる．**痛覚神経**の遮断が比較的特異的に得られるのは，痛覚刺激のある局所だけに薬物を限局させる投与方法の工夫と，細い神経ほど軸索内容積に対する表面積が大きく，また無髄である場合にはとくに，局所麻酔薬が効きやすいことによっている．

A 局所麻酔の様式

局所麻酔には，薬物の適用法によっていくつかの種類がある．

1) 表面麻酔　surface anesthesia

粘膜・角膜・皮膚創傷面に塗布して知覚神経の伝導を遮断する．種々の挿管時，眼科手術などに用いる．気管支・胃粘膜(潰瘍)・創傷などに対しては，吸収されにくいか吸収毒性の低い薬物を用いる．

2）浸潤麻酔　infiltration anesthesia

手術部位およびその周囲の組織内に薬物を注射して浸透させ，知覚神経の末端に近い分枝した線維の伝導を遮断する．用量は薬物の吸収毒性によって制限を受ける．後述（Ⓔ「局所麻酔薬の作用持続」p85 を参照）のようにアドレナリンが添加された注射液を用いるが，アドレナリンが禁忌の患者，あるいは指などの体の末端部に併用してはならない．後者の場合には，壊疽を起こす危険がある．

3）伝達（伝導）麻酔　conduction anesthesia

神経が分枝する前の神経幹，神経束，あるいは神経叢に適用して伝導を遮断する方法である．少量の薬物で広い範囲の麻酔が得られる．この方法では運動神経も遮断され，運動機能が侵される．

4）脊椎（脊髄）麻酔　spinal anesthesia

伝達麻酔の一種である．薬液を脊髄の**クモ膜下腔**に注入して，前根・後根のレベルで伝導を遮断する方法がもっとも一般的である．腰椎に注入する方法が**腰椎麻酔**で，下半身の知覚神経の麻酔と運動麻痺をもたらす．前根には交感神経が含まれているので，強い血圧低下を起こしやすい．また薬液が頸髄にいたると呼吸麻痺を起こすので，薬液の比重と患者の姿勢との関係に注意する必要がある．

5）硬膜外麻酔　epidural anesthesia

脊椎麻酔の変法として**硬膜外腔**に投与し，知覚神経の遮断を選択的に行うことができる．拡散により前根の運動神経も一部遮断される．適用範囲が限定できるのでペインクリニックで用いられることもある．

なお，浸潤麻酔以下の適用方法を一括して注射麻酔と呼び，表面麻酔に対比させることがある．

B　理想的な局所麻酔薬が備えるべき性質

① 局所刺激作用をもたないこと．
② 局所麻酔作用が強力で，かつ吸収毒性が弱いこと．
③ 水に難溶性でないこと．
④ どの適用方法でも常に効力が大きいこと．
⑤ 水中で安定でかつ煮沸滅菌に耐えること．
⑥ 作用の発現が速やかで，適度に持続性でかつ可逆的であること．

C　局所麻酔薬の基本構造

最初に見出された局所麻酔薬は，天然物のコカインである．1905 年に合成局所麻酔薬の第 1 号としてプロカインが合成されて以来，現在まで多数の局所麻酔薬が開発され用いられている．共通の化学構造は次のようなものである．

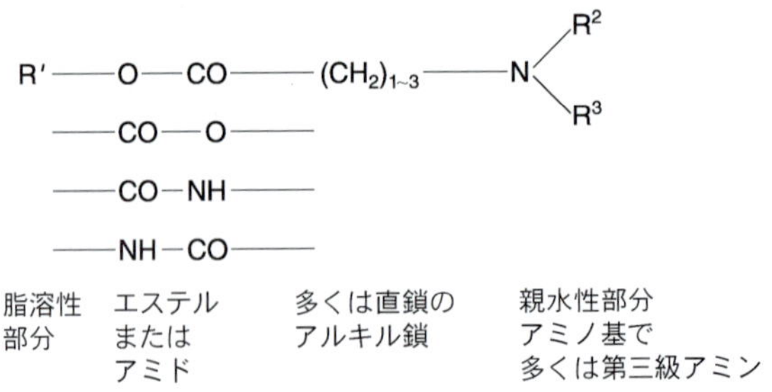

局所麻酔薬以外の薬物にも局所麻酔作用の強い薬物が多数あるが，上記の構造はこれらの薬物にもかなり共通してみられる．

D　局所麻酔薬の作用機序

局所麻酔薬は，神経軸索に作用して活動電位の発生を抑制する．有効濃度は mM のオーダーであり，非特異的作用の典型とされている．

活動電位は **Na^+ チャネル**開口による Na^+ 透過性の急激な上昇によって発生するので，Na^+ チャネルの抑制が局所麻酔作用の本体である．局所麻酔薬は K^+ チャネルも抑制するが，一般に K^+ 透過性の減少は膜の脱分極を起こし活動電位が発生しやすくなるので，局所麻酔薬の **K^+ チャネル**抑制作用は局所麻酔作用と関係がないと考えられる．

電位依存性 Na^+ チャネルは，脱分極刺激によりミリ秒の時間経過で静止状態から開口状態となって Na^+ を透過させ，さらに不活性化状態へと移行する．局所麻酔薬は，開口状態や不活性化状態の Na^+ チャネルに高い親和性を有し，静止状態への回復を強く遅延する．したがって，局所麻酔薬の効果は電位と刺激頻度に依存し，神経興奮の頻度が高いほど，強い効果を発揮する．

局所麻酔薬は，① 基本構造中のアミノ基を四級化すると効力を失うが，それを軸索内に入れれば作用を示すこと，② 局所麻酔薬を軸索内に加えたとき，軸索内液の pH を高めると作用が弱まることなどから，神経細胞膜の内側からイオン型として作用していると考えられている．一方，神経膜を透過するにはアミノ基が非解離の中性分子型になる必要がある．したがってアルキル鎖に結合しているアミノ基が，これら二つの相反する条件をバランスよく満たすような K をもつことが要求される（**図 3-4**）．

$$-(CH_2)_n\text{-}NR_2 + H^+ \rightleftharpoons -(CH_2)_n\text{-}N^+HR_2$$

$$K = \frac{[\text{-}NR_2][H^+]}{[\text{-}N^+HR_2]} \qquad pK_a = -\log K$$

炎症巣では，組織分解産物のために細胞外液が酸性に傾いている．このため平衡は右に進み，局所麻酔薬のイオン型分子が増えて神経膜を透過できる非イオン型分子の割合が減少するため効果が減弱する．

局所麻酔薬は低濃度において比較的選択的に痛覚神経に作用するが，高濃度になると麻酔作用はその他の神経にも及ぶ．順序としては，以下のようである．

無髄交感神経節後線維 ＞ 痛覚 ＞ 冷感 ＞ 温感 ＞ 触覚 ＞ 圧覚 ＞ 運動神経

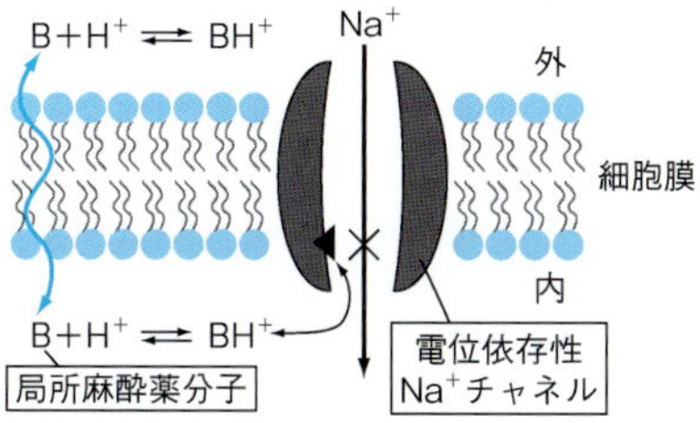

◆**図 3-4 局所麻酔薬のナトリウムチャネル抑制作用の機序**
B は中性分子型，BH^+ はイオン型の局所麻酔薬を表す．

E 局所麻酔薬の作用持続

局所麻酔薬の場合，薬物が吸収されること(血中に入り全身循環を巡ること)は局所麻酔作用の減退・消失を意味し，また副作用として全身作用(吸収毒性)の発現のおそれを生じる．したがって最大投与量は，主に吸収毒性によって制限を受ける．

血管収縮薬(主にアドレナリン)が添加された局所麻酔薬を注射すると，適用部位の血管が収縮して血流量が減少し，吸収が遅くなる．これにより局所麻酔の作用持続が延長するとともに，吸収毒性発現の危険性を減らすことができ，また用量を増やすことができる．一方，アドレナリンの過量はそれ自身の全身作用が副作用として発現することと，局所血流量の著しい減少によって投与部位の壊死を起こすおそれがある．

エステル型の局所麻酔薬は，血中の**非特異的コリンエステラーゼ**(ブチリルコリンエステラーゼ butyrylcholinesterase)によって分解される．これによって全身作用が起こりにくくなる．表面麻酔の効力には，組織内のエステラーゼによる分解速度，表面からの浸透速度および吸収速度が関係する．アミド型は一部肝臓で分解されるが，より安定である．脳脊髄液のエステラーゼ活性は低い．

F 局所麻酔薬の副作用および毒性

① 心筋抑制作用：静注などにより，高濃度の局所麻酔薬が心臓に作用すると，負の変伝導作用を示し，心停止を含む房室ブロックを起こす(キニジン様作用)．
② 中枢作用：エステル型の薬物では，多量に吸収されると神経過敏・振戦から間代性痙攣にいたる中枢興奮が現れる．抑制性神経を抑制するためといわれる．呼吸麻痺によって死にいたることもある．処置としては，超短時間型のバルビツール酸系薬の静注を行う．一方，アミド型の薬物は初期症状として眠気，めまい，悪心などを起こす．
③ アレルギー反応：エステル型局所麻酔薬は，アレルギーやまれにアナフィラキシーショックを引き起こすことがあるが，アミド型ではほとんどみられない．
④ メトヘモグロビン血症：リドカイン，アミノ安息香酸エチルなどは赤血球のヘモグロビン中のヘム鉄を 2〜3 価に酸化することにより，酵素運搬能の低下したメトヘモグロビン血症を生じさせることがある．
⑤ 添加した血管収縮薬の過量により，局所の血流低下が副作用となる場合がある．

2. 局所麻酔薬

A アルカロイド

コカイン cocaine：最初に見出された局所麻酔薬である．コカノキ科コカノキ属(*Erythroxylum coca, E. truxillense* など)の葉から得られるアルカロイドで，毒性が強い．現在，表面麻酔(粘膜・眼)の適応のみが残っているが，後述の合成薬が開発されたため，ほとんど用いられなくなった．自ら血管収縮作用をもつので単独で用いられた．

コカインは神経終末のモノアミントランスポーター(ノルアドレナリントランスポーター)を阻害するので，薬理学的試薬としてしばしば用いられる．アドレナリンなどの作用を増強する．おそらく血管収縮作用は，この作用に基づくものと考えられる．大量の全身投与では心臓抑制，血管拡張，血圧下降を起こす．

強い中枢興奮作用をもち，精神的発揚から痙攣へと進む．大脳皮質-延髄-脊髄と作用が進むので，下行性の作用をもつといわれる．痙攣には速効性のバルビツール酸系薬を用いる．精神的依存を起こしやすく，慢性中毒では人格の破壊を起こす．身体的依存はほとんどないという(WHO の分類)．麻薬に指定されている．

B 合成局所麻酔薬

1) エステル型

プロカイン procaine：最初の合成局所麻酔薬であるが，現在でもかなり広く用いられている．水溶液中で安定で，煮沸滅菌に耐える(他の合成局所麻酔薬も同様)．作用持続が短く，伝達麻酔の場合で 20～45 分であるが，アドレナリンの添加によって約 3 倍に延ばすことができる(1～2% 溶液，プロカインとして成人 10～400 mg を用いる)．組織浸透性が低いため，表面麻酔には用いられない．浸潤麻酔(0.5～1%，プロカインとして基準最高用量 1 g，アドレナリン 5～10 μg/mL)，脊椎麻酔(5～10%，プロカインとして 50～200 mg)，硬膜外麻酔にも用いられる．効力はコカインの 1/7～1/2 である(**表 3-2**)．局所刺激作用・吸収毒性ともにコカインの 1/2～1/3 である．代謝産物のジエチルアミノエタノールの作用と考えられる血管拡張作用をもち，そのため速やかに吸収されるので，必要に応じ，アドレナリンを添加して使用する．

テトラカイン tetracaine：プロカインの約 10 倍の効力をもつが，毒性も同様に強い．プロカインより分解されにくく，伝達麻酔に用いた際の作用持続はプロカインの約 2～3 倍である．主に表面麻酔(0.25～2%)・脊椎麻酔に用いられる．一般にアドレナリンを添加して用いる．

オキシブプロカイン oxybuprocaine：眼科で表面麻酔に用いられる(0.4%溶液)．効力はジブカインと同等か，やや強い．0.05%点眼薬は，分泌性流涙症の治療に用いられる．

アミノ安息香酸エチル ethyl aminobenzoate(ベンゾカイン benzocaine)：水に難溶の薬物

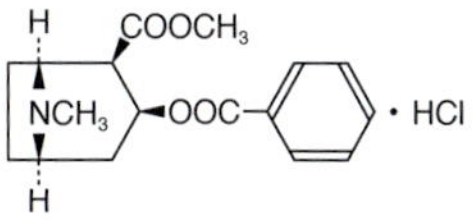

cocaine hydrochloride

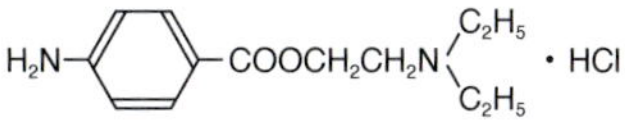

procaine hydrochloride

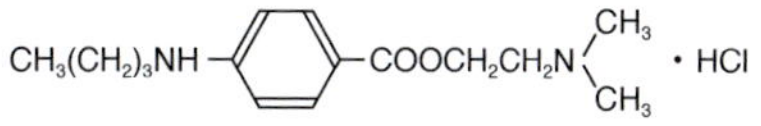

tetracaine hydrochloride

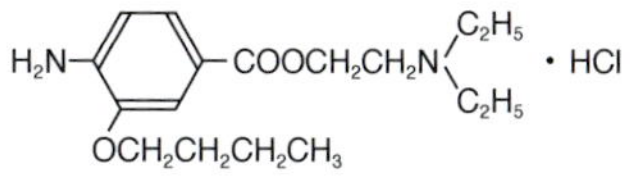

oxybuprocaine hydrochloride

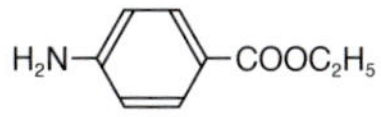

ethyl aminobenzoate

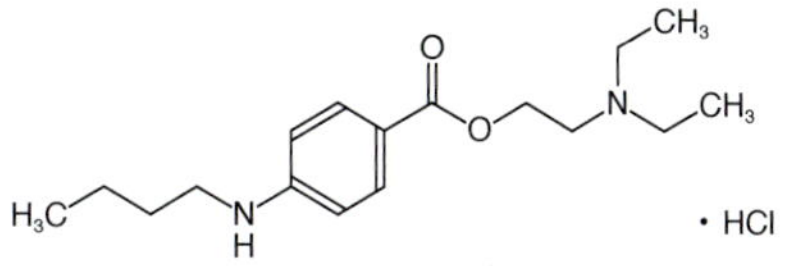

p–butylaminobenzoyldiethylaminoethanol hydrochloride

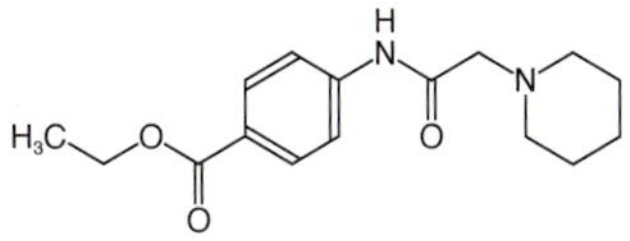

ethyl *p*–piperidinoacetylaminobenzoate

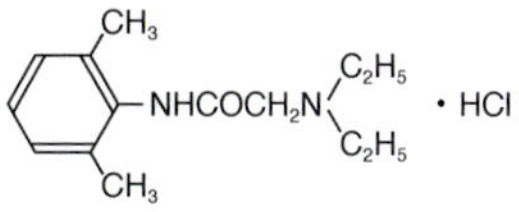

lidocaine hydrochloride

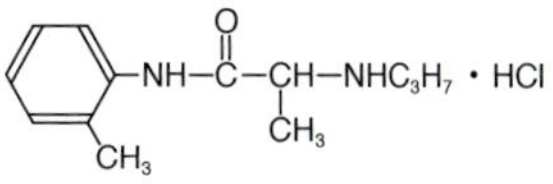

propitocaine hydrochloride

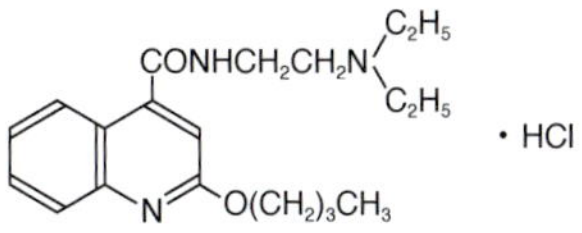

dibucaine hydrochloride

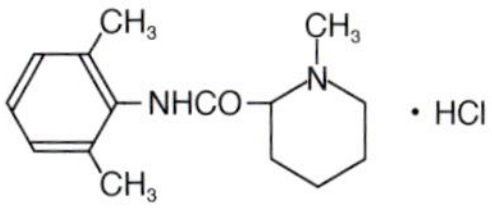

mepivacaine hydrochloride

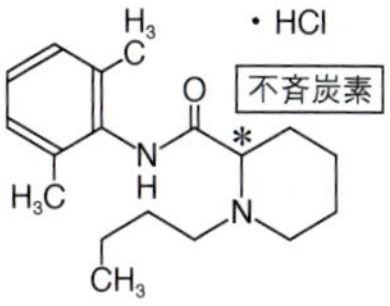

bupivacaine hydrochloride
（ラセミ体）

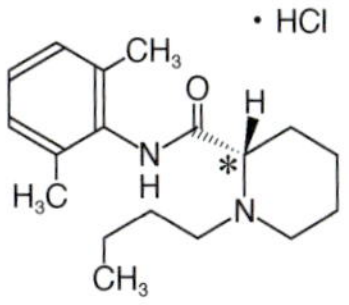

levobupivacaine hydrochloride
（ブピバカインの*S*(−)-エナンチオマー）

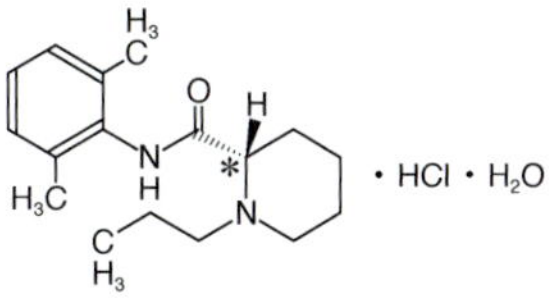

ropivacaine hydrochloride

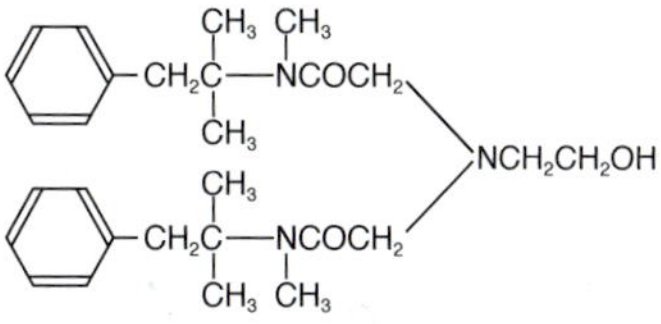

oxethazaine

▶局所麻酔薬

◆表 3-2　局所麻酔薬の効力

	表面麻酔効力比	浸潤麻酔効力比	浸潤麻酔相対持続比
プロカイン	(1/20〜30)	1	1
リドカイン	1	1〜3	2〜3
メピバカイン	—	2	≧リドカイン
オキシブプロカイン	5〜20	—	—
テトラカイン	2〜4	10	2〜3
ジブカイン	5〜10	20〜50	3〜9
コカイン	0.5〜1	(2〜7)	(>プロカイン)
ブピバカイン	—	8	3〜15
プロピトカイン	1	1	
アミノ安息香酸エチル	水に難溶	—	—
オキセサゼイン	500　水に難溶	—	—

(　)と — は，臨床的に用いられない適用法を示す．

であり，鎮痛，鎮痒の目的で軟膏，坐剤として用いられる．ほかに内服薬が、胃炎，胃潰瘍の鎮痛や制吐の目的で用いられる．1日0.6～1gを，3回に分服（増減）．

塩酸パラブチルアミノ安息香酸ジエチルアミノエチル *p*-butylaminobenzoyldiethylamino-ethanol hydrochloride：水に溶解させ，伝達麻酔，浸潤麻酔，表面麻酔．歯科領域における伝達麻酔，浸潤麻酔に注射または外用で用いる．

ピペリジノアセチルアミノ安息香酸エチル ethyl *p*-piperidinoacetylaminobenzoate：胃炎に伴う胃痛・悪心・胃部不快感の改善の目的で内服で用いられる．

2）アミド型

リドカイン lidocaine：注射・表面麻酔に広く用いられている．表面麻酔の効力はコカインの約2倍．注射麻酔にはプロカインの1/2量から同量程度を用いる．作用持続はプロカインの約2～3倍である．作用の発現が速やかで，かつ局所刺激作用が弱い．吸収毒性はプロカインの1.5倍程度である．一般にアドレナリンが添加された注射液を用いる．アレルギー性はきわめて弱い．血中エステラーゼでは分解されず，肝臓で代謝される．抗不整脈薬としても用いられている（5章-4-Ⓑ-1）「I群抗不整脈薬」b．Ib群，p193を参照）．

プロピトカイン propitocaine（プリロカイン）：硬膜外・伝達・浸潤・表面麻酔に用いる．効力はリドカインとほぼ同程度．アドレナリンの代わりにフェリプレシン（合成下垂体後葉ホルモン）を配合した製剤が，歯科・口腔外科領域において浸潤・伝達麻酔に用いられている．また，リドカインとの合剤が，皮膚レーザー照射療法時や注射針・静脈留置針穿刺時の疼痛緩和に用いられている．

ジブカイン dibucaine：表面・注射麻酔に用いられる．効力・持続性・毒性が最大の薬物の一つである．サリチル酸ナトリウム，臭化カルシウムとの合剤（注射）が症候性神経痛，筋肉痛，腰痛症，肩関節周囲炎の治療に用いられている．

メピバカイン mepivacaine：硬膜外・伝達・浸潤麻酔に用いられる．持続がリドカインと同じかやや長い．弱いながら自ら血管収縮作用をもつが，アドレナリンの添加も行われる．

ブピバカイン bupivacaine：硬膜外・伝達麻酔に用いられる．長時間作用型で，硬膜外麻酔では，作用持続はメピバカインの2～5倍（長時間作用型），効力は約4倍．神経毒性と細胞障害作用はジブカインより弱い．

レボブピバカイン levobupivacaine：ブピバカインの*S*(−)-エナンチオマーで，心毒性はブピバカインより弱い．局所麻酔作用の強さと持続性はいずれもブピバカインと同等である．術後鎮痛，伝達麻酔に用いられる．

ロピバカイン ropivacaine：術後鎮痛，硬膜外・伝達麻酔に用いられる．効力はブピバカインと同程度．局所麻酔薬としては初の*S*(−)-エナンチオマーである．Na^+チャネルに対する選択性は神経膜で高く心筋で低いため，ブピバカインに比べて心毒性が弱い．

オキセサゼイン oxethazaine：表面麻酔薬．局所麻酔作用の強さはコカインの500倍．他の局所麻酔薬と異なり強酸性下(pH1～2)でも活性なため，**胃粘膜局所麻酔薬**として用いられる．ガストリン分泌と胃酸分泌も抑制する．また，胃十二指腸の運動も抑制する．食道炎，胃炎，十二指腸潰瘍，過敏性大腸症に伴う消化器症状(疼痛，酸症状，げっぷ，悪心，嘔吐，胃部不快感，便意逼迫)に対して，1日15～40 mgを3～4回に分割経口投与．

C　その他の局所麻酔薬

クロロブタノール chlorobutanol $Cl_3C \cdot C(CH_3)_2 \cdot OH$：弱い局所麻酔作用と殺菌作用をもち，注射薬の無痛化剤，保存剤，点眼薬の保存剤として用いられる．使用濃度0.5%．

ベンジルアルコール benzylalcohol $C_6H_5CH_2OH$：クロロブタノールと同様に用いられる．使用濃度1～4%．

チョウジ油 clove oil：主成分はオイゲノールで，弱い局所麻酔作用，鎮痛作用がある．むし歯に充填する．

第3章 学習チェックシート

- □ 体性神経の構成と機能を説明できるか．
- □ 運動神経と骨格筋の神経筋接合部の機能を説明できるか．
- □ 神経筋接合部での神経伝達の仕組みを説明できるか．
- □ ニコチン性アセチルコリン受容体の機能を説明できるか．
- □ 骨格筋における興奮収縮連関の仕組みを説明できるか．
- □ 痛覚一次神経の機能の概略を説明できるか．
- □ 神経活動電位の発生と伝導における Na^+ チャネルの役割について説明できるか．
- □ 局所麻酔の様式について説明できるか．
- □ 競合性遮断薬の代表的薬物をあげ，作用機序，適応，主な副作用について説明できるか．
- □ 脱分極性遮断薬の代表的薬物をあげ，作用機序，適応，主な副作用について説明できるか．
- □ 抗クラーレ薬の代表的薬物をあげ，作用機序，適応，主な副作用について説明できるか．
- □ 筋直接作用による末梢性筋弛緩薬について薬物をあげ，説明できるか．
- □ 局所麻酔の様式とそれぞれの様式で用いられる代表的薬物の関係を説明できるか．
- □ 局所麻酔薬の基本構造と効力および作用時間やpHとの関係を説明できるか．
- □ 局所麻酔薬の作用機序を説明できるか．
- □ 局所麻酔薬の代表的薬物をあげ，作用機序，適応，主な副作用について説明できるか．

第4章 中枢神経系に作用する薬物

●中枢神経系の形態と機能　●全身麻酔薬　●催眠薬　●鎮痛薬　●抗てんかん薬　●向精神薬
●中枢性筋弛緩薬　●抗パーキンソン病薬　●脳循環・代謝改善薬　●認知症治療薬　●中枢興奮薬

1. 中枢神経系の形態と機能

中枢神経系 central nervous system は，**大脳**，**小脳**，**脳幹**（**間脳**，**中脳**，**橋**，**延髄**），**脊髄**からなり，各部位はそれぞれ役割を分担しながら相互に密接に関連し合い，生命維持から高度な精神活動まで中枢神経系の多彩な機能を担っている（図 4-1）．体内諸部位との連絡は，脳幹と脊髄からおのおの出入りする**12 対の脳神経**と**31 対の脊髄神経**を介して行われる．これには入力神経である感覚（知覚）神経と出力神経である運動神経，および自律神経が含まれる．

神経細胞は細胞体と神経線維（軸索，樹状突起）からなるが，脳が正常に機能するためには，神経細胞をとりまく**グリア細胞**（アストロサイト，オリゴデンドロサイト，ミクログリア）の役割が重要であり，脳脊髄液，血管および三重の脳脊髄膜（外側から硬膜，クモ膜，軟膜）も必須で，さらに全体が骨で覆われて保護されている．

中枢神経系の神経細胞は，グルコースをエネルギー源として用いており，酸素とともに血液中から摂取している．血液は内頸動脈と椎骨動脈で腹方より脳に達し，毛細血管を経て背方（表面）から主に内頸静脈に出て心臓に戻る．脳には左心室拍出量の約 1/6 の血液が流れ，約 20％の酸素を消費している．脳内毛細血管からの物質の取り込みには，**血液脳関門** blood-brain barrier（BBB）と呼ばれる拡散障壁が存在する．

しかし血液脳関門は，胎児の脳にはほとんど存在しないため，母体の血液中のさまざまな物質が脳内に移行する．また，脳内の一部，たとえば視床下部内側隆起や延髄最後野，第 4 脳室底には関門がなく，自由な物質交換が行われている．

A 大　脳　cerebrum

1）大脳皮質　cerebral cortex

大脳は左右の**大脳半球**（終脳 telencephalon），**辺縁系** limbic system，**大脳基底核** basal ganglia からなる．大脳半球は，さらに前頭葉，頭頂葉，側頭葉，後頭葉に分けられ，高次の脳機能（記憶，学習，思考，創造，意志），運動，体性感覚，聴覚，言語，視覚などの機能を担っている．大脳表面は神経細胞が密に集まる灰白色の薄い層である大脳皮質で覆われており，発生学的に新しいため新皮質と呼ばれている．ヒトでは新皮質の発達が著しく，多くの溝によって表面積を約 3 倍（約 2,400 cm^2）に広げて存在可能な神経細胞数を増やしている．とりわけ高次の脳機能を担う連合野がその 2/3 を占めている．新皮質の内側には神経

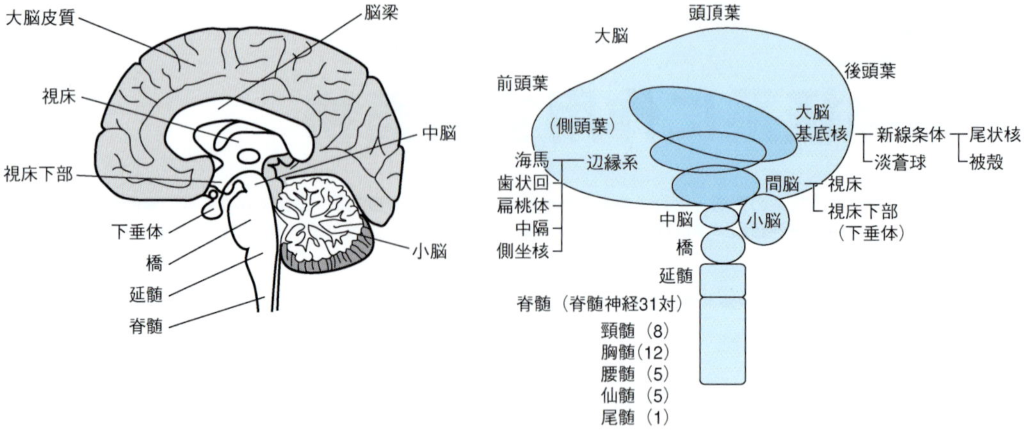

◆図 4-1　脳の内側面

線維が集まる白質があり，脳内各部位を連絡している．

2）辺縁系　limbic system

発生学的にもっとも古い古皮質ならびに原始皮質で，大脳半球下部に散在する海馬 hippocampus，歯状回 dentate gyrus，扁桃体 amygdaloid body，中隔 septum，側坐核 nucleus accumbens などからなり，喜怒哀楽に基づく情動や本能に関与するほか，記憶（短期）とも深く関連している．

3）大脳基底核　basal ganglia

新線条体 neostriatum（尾状核，被殻）と淡蒼球 globus pallidus からなり，終脳の下に位置する大きな部位で，運動制御に関与している．発生学的には扁桃体を含むが，機能面からはこれを除いて脳幹の視床下核 subthalamic nucleus や黒質 substantia nigra を含めることが多い．

B　小　脳　cerebellum

橋・延髄の背側にあり，運動の微調節，姿勢の調節，平衡機能などを担っており，運動に関する記憶と前向き制御に関与する神経回路をもつと考えられている．

C　脳　幹　brain stem

1）間　脳　diencephalon

視床 thalamus および視床下部 hypothalamus からなる．大脳基底核の下に位置する視床にはすべての感覚情報が集まり，これを大脳皮質各部位に伝えている（嗅覚の一部は視床に入るが，海馬や扁桃体にも直接達している）．また，脳内各部位と多くのシナプス連絡をもち，睡眠・覚醒リズムにおける大脳皮質の機能も調節している．視床下部には自律神経の高位中枢，摂食・飲水や性欲の中枢，体温調節中枢などが存在する．また，脳下垂体前葉に対して血管を介して刺激ホルモンを送り，下垂体後葉に対しては神経連絡により各種下垂体ホルモンを分泌させる．

2）中　脳　mesencephalon

神経線維の通路となるとともに，上部には上丘，下丘の四丘体（中脳蓋），下部には大脳脚があり，中心灰白質，赤核，黒質，腹側被蓋野などの神経核が分布し，ここから神経線維が脳内各部位に分布している．また，中脳から延髄にかけて神経束と小さい神経核が密な神経網を形成しており，脳幹網様体 brain stem reticular formation と呼ばれている．上行性および下行性神経路からの入力を受けるが，とくに知覚神経路側枝から刺激情報を受けて視床などに伝え，意識水準の調節に関与している．

3）橋　pons

橋には，ノルアドレナリン作動性神経細胞が集まる青斑核 locus coeruleus や，小脳と運動系を結ぶ前庭神経核などがあり，また顔面神経が出入りしている．

4）延　髄　medulla oblongata

延髄は脊髄に続く部位であり，上行性および下行性神経路の通路となっているが，迷走神経が出入りし，生命の維持に必要な呼吸中枢，血管運動中枢，心臓調節中枢や咳，嘔吐，嚥下などの反射中枢が存在している．正中線に沿ってセロトニン作動性神経細胞が集まる縫線核 raphe nuclei があり，また皮質脊髄路である錐体路が腹側の錐体を通っている．

D　脊　髄　spinal cord

上から**頸髄**，**胸髄**，**腰髄**，**仙髄**，**尾髄**からなり，**31 対の脊髄神経**，すなわち一次求心性線維（知覚神経）と運動神経が出入りしている．脊髄は，大脳とは逆に中心部に灰白質があり，白質がこれを取り巻いている．

知覚神経の細胞体は脊髄の外，脊椎（骨）壁にある後根神経節にあり，末梢枝と中枢枝をもっている．その中枢枝は脊髄背側部（後根）から入って，灰白質背側（後角）の介在神経や上位中枢に投射する神経細胞，また腹側（前角）の運動神経などにシナプス連絡をする．

運動神経細胞体は灰白質腹側（前角）に局在し，その軸索は前根となって脊髄から出る．知覚情報は，単シナプス性または多シナプス性に運動神経に伝えられて脊髄反射を形成するほか，上位中枢に伝えられる．

E　中枢神経系の神経伝達物質

中枢神経系のシナプス伝達では，アミノ酸である**グルタミン酸**が主要な興奮性神経伝達物質であり，**γ-アミノ酪酸**（GABA）および**グリシン**が抑制性神経伝達物質として働いている．このほかノルアドレナリン，アセチルコリン，セロトニンやドパミンなどのアミン類やエンケファリン，サブスタンス P などのペプチド類が，脳内各部位での神経伝達物質あるいは調節物質として知られている．また，一酸化窒素（NO）や硫化水素（N_2S）のような気体分子も働いていることが示されている．

◆表 4-1　精神疾患の分類

① 症状性を含む器質性精神障害
② 精神作用物質使用による精神および行動の障害
③ 統合失調症，統合失調症型障害および妄想性障害
④ 気分(感情)障害
⑤ 神経症性障害，ストレス関連障害および身体表現性障害
⑥ 生理的障害および身体的要因に関連した行動症候群
⑦ 成人の人格および行動の障害
⑧ 知的障害(精神遅滞)
⑨ 心理的発達の障害
⑩ 小児(児童)期および青年期に通常発症する行動および情緒の障害
⑪ 詳細不明の精神障害

$H_2N–CH_2–CH_2–CH_2–COOH$	γ-アミノ酪酸(GABA)
$HOOC–CH_2–CH_2–CH(NH_2)COOH$	グルタミン酸
$H_2N–CH_2–COOH$	グリシン

中枢神経系に作用する薬物は，これらの物質に影響を及ぼしたり，その受容体に作用するものがほとんどである．ある物質が結合する受容体には，機能が異なるサブタイプ(アセチルコリンのニコチン性受容体とムスカリン性受容体など)も存在する．神経伝達物質の分布，関係する受容体の種類や機能を解明することが，薬物治療を考えるうえからも重要である．

F　中枢神経系における薬物の作用

中枢神経系疾患は，2013 年に一部改訂された世界保健機関 World Health Organization (WHO)の「国際疾病分類(第 10 版)第Ⅴ章 精神および行動の障害」では，**表 4-1** に示すように 11 グループに分類されている．このうち大半は発症原因が不明であり，また有効な治療法が見出されていないものも多い．

病因は不明でも病気の進行状態，病態像が徐々に明らかにされ，対症療法ながら症状を改善させる薬物が用いられている疾患もある．また，古くからの経験に基づくものもあり，現在臨床で使用されている薬物の作用機序がすべて明らかにされているわけではない．体内での薬物代謝や薬物併用の問題なども，薬物の作用の理解を複雑にしている．薬物依存性や耐性を示す薬物も多く，注意が必要である．

中枢神経系疾患治療薬の有害作用は，中枢神経系内にとどまらず，自律神経系や各末梢臓器にも及ぶことはもちろんであり，それがまた主疾患の状態を増悪させる場合もみられる．一方，中枢神経系疾患ではない疾病の治療に用いられる薬物が，中枢神経系に障害を及ぼす例も多々みられる．

麻酔期 / 症状	第 I 期	第 II 期	第 III 期 第 1 相	第 III 期 第 2 相	第 III 期 第 3 相	第 III 期 第 4 相	第 IV 期
呼　吸（胸式）	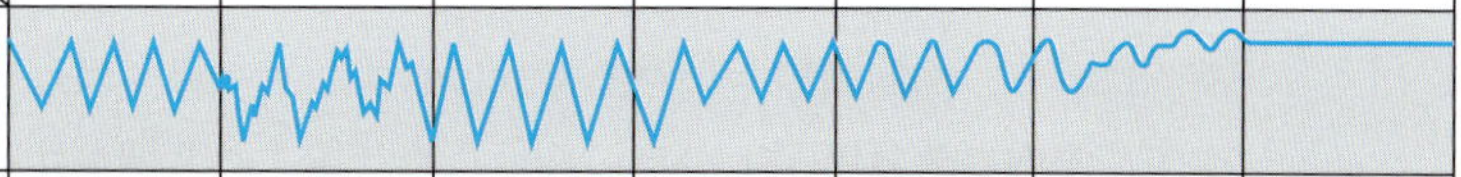						
瞳孔径（アトロピンなし）	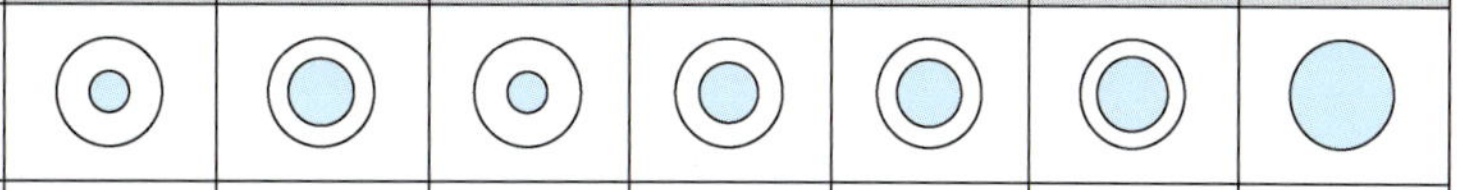						
眼球運動	（随意的）	+++	++, +, ±	固定	固定	固定	
角膜反射	+	+	+	+	−	−	−
皮膚反射	+	+	+	−	−	−	−
骨格筋緊張	+	++	±	−	−	−	−
その他	意識・痛覚 鈍麻	見かけ上の興奮	至適手術期			危険状態	致死

◆図 4-2　エーテルによる全身麻酔の時間的経過

2. 全身麻酔薬 general anesthetics

A 全身麻酔の経過と症状

中枢神経系の機能を可逆的に抑制して**知覚麻痺**とともに**意識を消失させる薬物**で，主として外科手術のための麻酔に用いられる．**吸入麻酔薬**と**静脈麻酔薬**に分けられる．

吸入麻酔薬を投与すると，脳組織内濃度の増加に伴って通常は不規則な下行性，すなわち大脳皮質→間脳・中脳・小脳→脊髄→延髄の順に抑制される．**エーテル** diethyl ether **による全身麻酔の時間的経過**は，以下のようになる(**図 4-2**)．

第 I 期(無痛期，誘導期)：痛覚鈍麻．意識混濁．瞳孔不変．随意運動可能．呼吸抑制なし．

第 II 期(発揚期，興奮期)：意識消失．上位中枢からの抑制解除による見かけ上の興奮(瞳孔散大，眼球運動や筋緊張・反射の亢進，不規則呼吸，血圧上昇，頻脈など)．瞬き反射(まつ毛に軽く触れると瞬きする)の消失．

第 III 期(手術期)：延髄以外の中枢神経系が全般的に抑制される．4 相に分かれ，第 1～3 相が外科的手術に適する．

第 1 相：四肢の筋弛緩．瞳孔縮小．眼瞼反射，結膜反射，後咽頭反射の消失．呼吸は深く規則的．

第 2 相：咬筋，腹壁筋，肛門括約筋の弛緩．瞳孔やや拡大．眼球固定．喉頭反射，嚥下反射，嘔吐反射の消失．呼吸は規則的で腹式呼吸への移行が始まる．

第 3 相：すべての骨格筋が弛緩．肋間筋抑制に伴う胸式呼吸の減弱．瞳孔さらに拡大．頻脈．血圧下降．末梢血管拡張．

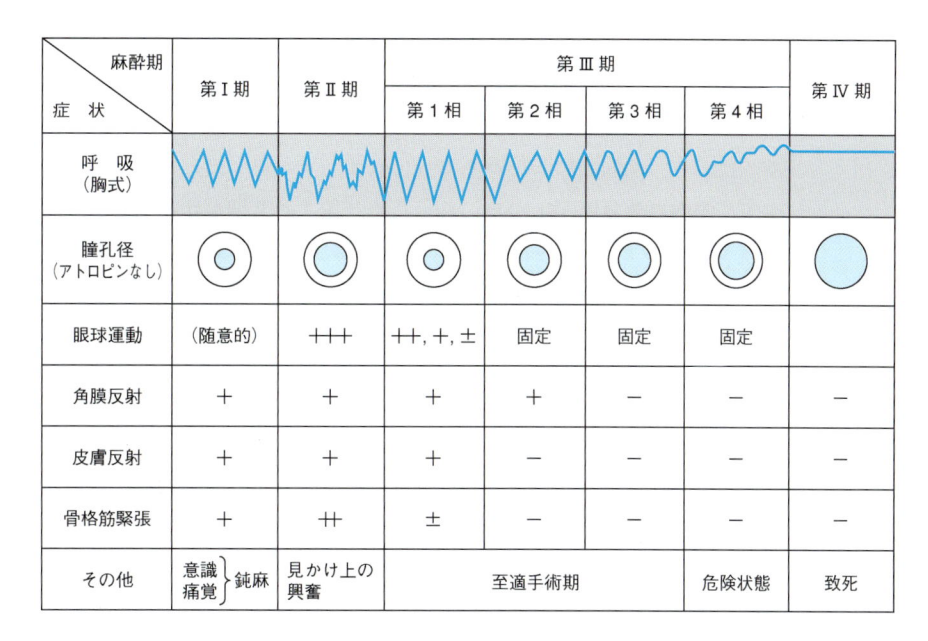

第 4 相：呼吸は腹式で浅く弱い．瞳孔散大．

第Ⅳ期(中毒期，呼吸麻痺期)：瞳孔散大．骨格筋の極度の弛緩．すべての反射消失．血圧下降顕著．延髄機能が抑制され，呼吸中枢抑制により呼吸麻痺で死にいたる．

薬物により，抑制順序や現れる徴候は必ずしも一様ではない．エーテルは，血液中に溶解しやすく脳内ガス分圧が上がりにくいため，第Ⅰ，Ⅱ期が比較的長い．現在使用されている麻酔薬では，第Ⅰ期は認めにくい．第Ⅱ期は，不十分な量での麻酔時にみられる程度である．したがって，麻酔が手術期にいたっているかの実際的な判定は，瞬き反射の消失と，腹式呼吸を含む深い規則的な呼吸の発現を目安とする．

吸入麻酔薬の作用機序については，従来は神経細胞の脂質二重膜への非特異的結合の結果，イオンチャネルに影響して中枢神経抑制作用を示すという仮説が有力であった．しかし，分配係数が同じでも作用力価の異なる薬物が見出されたり，各種電位依存性イオンチャネルの抑制や促進，グルタミン酸受容体やアセチルコリン受容体の機能抑制，γ-アミノ酪酸(GABA)受容体やグリシン受容体の機能促進，プロテインキナーゼC活性阻害などの作用が明らかとなり，最近ではとくにグルタミン酸受容体機能抑制と$GABA_A$受容体機能促進が麻酔効果と関連すると考えられている．

B　麻酔補助薬(麻酔前投薬)　anesthetic adjuncts (preanesthetic medication)

全身麻酔を安全に導入し，手術のために安定した状態を確保する目的で，以下のような薬物が麻酔前，麻酔中または麻酔後に，麻酔薬の補助として用いられる．これらの麻酔補助薬にはおのおのの有害作用があるため，使用の際には注意が必要である．

① **麻酔導入(基礎麻酔)**：発揚期を短縮．チオペンタール，チアミラール，ミダゾラム，ケタミン，プロポフォールなど．

② **抗不安，鎮静**：手術に対する不安の除去．ベンゾジアゼピン系薬．鎮静には神経遮断薬のドロペリドールなど．

③ **鎮痛**：痛覚閾値を上げて鎮痛作用を補助．麻薬性鎮痛薬のモルヒネ，ペチジン，フェンタニル，レミフェンタニルなど．

④ **骨格筋弛緩**：筋弛緩作用を補い麻酔薬の量を少なくする．末梢性筋弛緩薬のベクロニウム，ロクロニウムなど．

⑤ **気道分泌の抑制**：気道粘液や唾液分泌亢進の抑制，咳や嘔吐の抑制．抗コリン薬のアトロピン，スコポラミンなど．

⑥ **制吐**：クロルプロマジン，メトクロプラミドなど．

⑦ **不整脈予防**：吸入麻酔薬による不整脈の予防．アドレナリンβ受容体遮断薬のプロプラノロール，ランジオロール，エスモロールなど．

⑧ **上部消化管出血予防**：ストレスによる出血．ヒスタミンH_2受容体遮断薬のファモチジン，ラニチジン，シメチジン，ロキサチジン，ラフチジンなど．

C　吸入麻酔薬　inhalation anesthetics

気体として吸入されて肺胞から拡散により肺毛細血管中に移行し，体内各部位に分布する．麻酔導入速度は，脳内でのガス分圧増加速度に依存する．**血液/ガス分配係数**は，37℃，

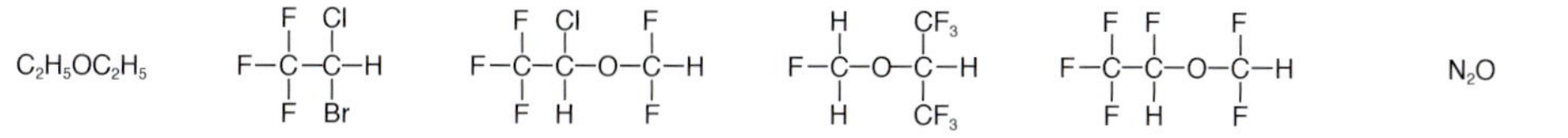

ether　halothane　isoflurane　sevoflurane　desflurane　nitrous oxide

▶吸入麻酔薬

1 気圧の場合の血液 1 mL に溶解するガス量(mL)で表され，小さいほど麻酔導入や覚醒が速やかである．現在使用されている吸入麻酔薬では，小さい方から，デスフルラン＜亜酸化窒素＜セボフルラン＜イソフルラン，の順である．麻酔作用は，**最小肺胞内濃度** v/v％ minimum alveolar concentration(**MAC**：切開などの痛み刺激に対し 50％のヒトや動物で屈曲反射などの逃避反応を抑制する肺胞内濃度)が低いほど強い．現在使用されている吸入麻酔薬では，MAC が低い順に，イソフルラン＜セボフルラン＜デスフルラン≪亜酸化窒素，である．吸入中止後，ほとんどは変化せずに呼気中などに排出される．麻酔深度の調節が比較的容易で，長時間ほぼ一定に保つことが可能である．エーテルと亜酸化窒素を除く多くの吸入麻酔薬で，副作用として悪性高熱症がみられることがある．

エーテル ether(**麻酔用エーテル**)：麻酔力(MAC は 1.9)に比べて毒性が低く，1846 年から用いられて歴史的には重要な麻酔薬である．しかし，引火性が強く危険であり，新しい麻酔薬がつくられたこともあって現在では麻酔薬として用いられることはない．過酸化物が生成されて気道を刺激したりクラーレ様の神経筋伝達遮断作用をもつが，循環系への副作用は少なく心筋のカテコールアミン感受性も亢進しない．

ハロタン halothane：1956 年から使用された．常温では揮発性の液体で，蒸気は非刺激性で引火性はない．麻酔作用は強く(MAC は 0.78)，導入・覚醒も速やかである．鎮痛，骨格筋弛緩作用は弱いが，子宮筋弛緩作用を示す．気道粘膜刺激作用は弱い．通常，亜酸化窒素と酸素の混合ガスに混入して適用する．心筋直接作用により用量依存的に血圧下降を起こし，これが麻酔深度の目安となる．不整脈を生じやすく，また心筋のカテコールアミン感受性を亢進する．早くから呼吸抑制がみられる．瞳孔散大はみられない．約 20％が肝で代謝されるが，代謝産物が直接および細胞高分子との結合で抗原性をもち，肝障害を引き起こす．短期間に繰り返し使用した場合に発生率が上昇する．わが国では 2015 年 7 月に販売が中止された．

コラム　悪性高熱症

急速に体温が上昇し，筋硬直，交感神経興奮症状，代謝亢進，アシドーシス，ミオグロビン尿が生じて，60～70％が死亡する．ほとんどの吸入(揮発性)麻酔薬やスキサメトニウム，リドカインなどにより，筋小胞体からの Ca^{2+} 放出が過剰になって生じる．リアノジン受容体タンパク質分子に遺伝的異常があり，薬物投与により Ca^{2+} 放出チャネルが長時間開口状態になり細胞内 Ca^{2+} 濃度が上昇すると考えられている．治療にはダントロレンの静脈内投与が用いられる(3 章 3-1．2「骨格筋の筋小胞体に作用する薬物」p80 を参照)．

イソフルラン isoflurane：ハロタン同様，不燃性揮発性液体であり，MACは1.15で導入・覚醒が速やかである．骨格筋弛緩作用がハロタンより強いが，心筋カテコールアミン感受性亢進作用は弱い．循環系への副作用や内臓毒性は弱く，咳はみられるが気道分泌は促進しない．0.2％しか代謝されず肝毒性はほとんどみられない．まれに呼吸抑制が現れるが，安全性はもっとも高い．

セボフルラン sevoflurane：導入・覚醒が速い(MACは1.71)．呼吸器・循環器系への副作用はハロタンに比べて軽微．横紋筋融解症がみられることがある．2％程度が代謝されて無機フッ素を生じるが，毒性レベルに達しないため肝毒性はほとんどみられない．

デスフルラン desflurane：イソフルランのClをFに置換した化合物．生体内での安定性が高く，代謝物による毒性のリスクが低い．他の揮発性麻酔薬と比べ，MACは6程度と高いが，血液/ガス分配係数が小さく，導入・覚醒が速い．

亜酸化窒素 nitrous oxide(**笑気**)：1799年に麻酔作用が見出され，1844年にはじめて手術に使用された．単独では麻酔力が弱く(MACは100以上)，第Ⅲ期第1相までしか導入できないので安全性は高い．高濃度が必要なため酸素不足になりやすいので，通常，酸素1に対して4の割合で混合して用いられる．呼吸器・循環器系にほとんど影響せず，麻酔導入・覚醒が速やかな上に不燃性であるため，現在も麻酔導入薬あるいは併用薬として他の吸入麻酔薬とともに用いられている．亜酸化窒素を併用すると，吸入麻酔薬のMAC値が低下する．

D 静脈麻酔薬 intravenous anesthetics

静脈麻酔薬は，特別な器具を必要とせずに速やかに全身麻酔状態が得られるため，短時間の手術に使用されることがある．しかし，一般に麻酔深度の調節が難しく，わずかの増量や注射速度に応じて心筋や呼吸中枢の抑制，アナフィラキシーを生じる．このため，主に麻酔導入薬として用いられている．超短時間型バルビツール酸系薬の**チオペンタール** thiopental，**チアミラール** thiamylal のナトリウム塩を静脈内注射する．速やかに意識が消失し，15～30分で覚醒する．また，短時間作用型の**ペントバルビタール** pentobarbiturate のカルシウム塩を手術1～2時間前に内服する．中時間作用型ベンゾジアゼピン系薬で水溶性の**ミダゾラム** midazolam や，中枢性アドレナリン α_2 受容体刺激薬**デクスメデトミジン** dexmedetomidine も用いられる．デクスメデトミジンは，神経終末からの伝達物質放出を抑制することから，意識レベルに関与する脳内ノルアドレナリンの放出を抑制して鎮静作用を，また脊髄で痛覚伝導を抑制して鎮痛作用を示す．延髄血管運動中枢からの交感神経出力を抑制して血圧下降を生じることがある．

イソプロピルフェノール誘導体の**プロポフォール** propofol は，非水溶性で乳濁剤として静脈内投与する．肝で速やかに代謝されるため速効性で持続時間は短く，点滴持続注入により長時間の麻酔維持が可能となる．$GABA_A$ 受容体が内蔵する Cl^- チャネルの開口を促進すると考えられている．血圧低下，アドレナリン感受性増強による心室性不整脈，気管支痙攣，横紋筋融解症，悪性高熱類似症状がみられることがある．妊産婦や小児には禁忌である．

解離性麻酔薬(大脳皮質を抑制して脳波を徐波化するが辺縁系は興奮させて覚醒波を示す)

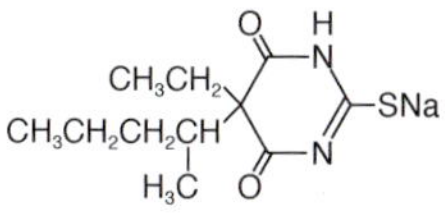
thiopental sodium

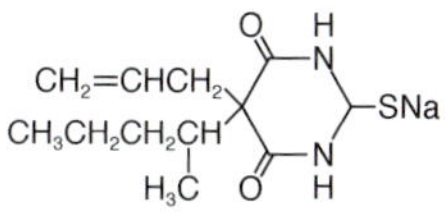
thiamylal sodium

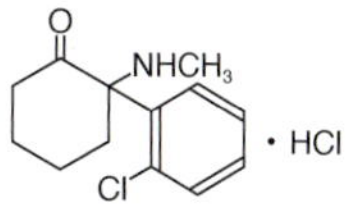
ketamine hydrochloride

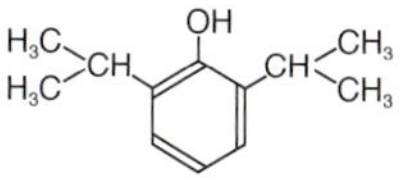
propofol

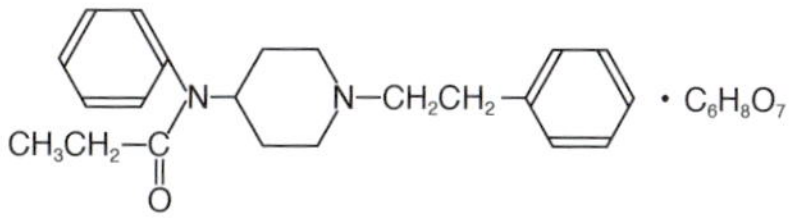
fentanyl citrate

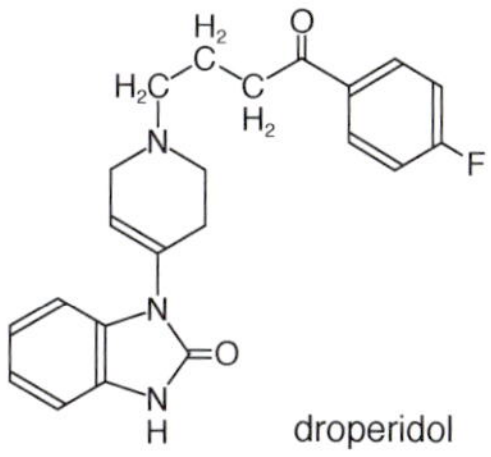
droperidol

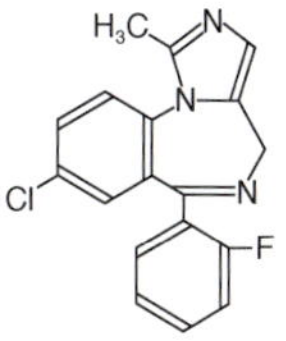
midazolam

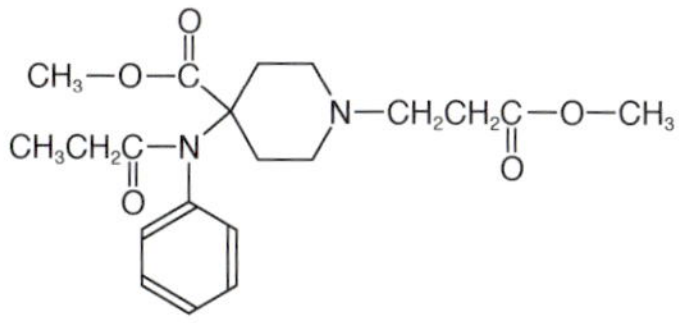
remifentanil

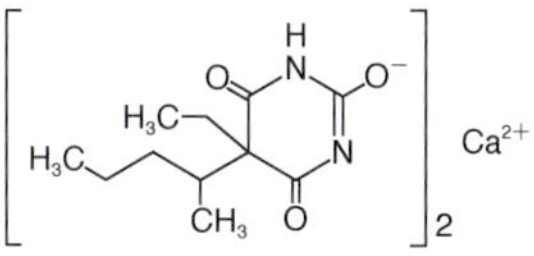
pentobarbital calcium

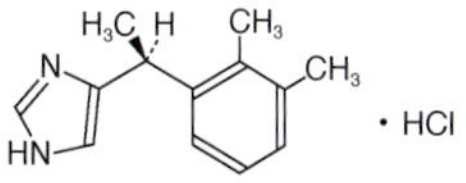
dexmedetomidine

▶静脈麻酔薬

の**ケタミン** ketamine は，静脈内または筋肉内注射で用いられて主として体表面の疼痛に対する鎮痛作用を示す．作用発現は速やかで持続時間は短い．グルタミン酸 NMDA 受容体を非競合的に遮断する．精神異常発現薬フェンシクリジンの誘導体で幻覚・妄想などを引き起こし，薬物乱用が問題となり 2007 年 1 月に麻薬に指定された．

オピオイド μ 受容体刺激薬の麻薬性鎮痛薬である**レミフェンタニル** remifentanil は，超短時間作用型であり，作用発現が 1 分以内でエステラーゼに速やかに代謝される．全身麻酔薬と併用して全身麻酔の導入，維持期の鎮痛に用いられる．

診断や治療の目的で，ある程度の意識を保った鎮静状態 conscious sedation が必要な場合がある．この目的で，短時間作用型麻薬性鎮痛薬の**フェンタニル** fentanyl とブチロフェノン系神経遮断薬の**ドロペリドール** droperidol などを併用する**神経遮断性鎮痛**が行われる．フェンタニルの代わりに非麻薬性鎮痛薬の**ペンタゾシン** pentazocine，ドロペリドールの代わりに**ミダゾラム**も用いられる．最近は，血中半減期が短く体内蓄積が少ないプロポフォールとフェンタニルおよび末梢性筋弛緩薬**ベクロニウム**を組み合わせた全静脈麻酔 total intravenous anesthesia も行われている．

3. 催眠薬 hypnotics

A 睡眠の生理

睡眠と覚醒は，意識レベルと関連した脳と身体の休息と活動の日内変動のことである．ヒトには約 25 時間周期の体内時計が備わっていて，これが太陽光の刺激などで 24 時間周期

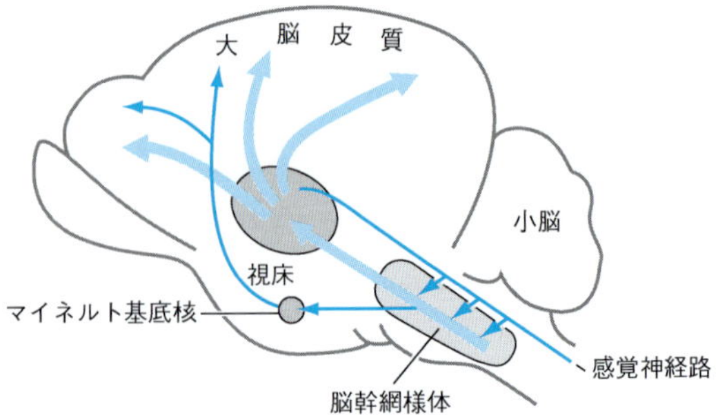

◆**図 4–3　上行性脳幹網様体賦活系**
活動時：覚醒．抑制時：正常睡眠．

に修正され，体温をはじめとする諸機能に影響を与えている．睡眠もこのリズムに支配された周期性を示す．この周期は体温の日内変動から 2～3 時間遅れており，通常は体温が下がり始めると眠くなり，体温上昇に伴って目覚める．

睡眠には，**レム** rapid eye movement (REM) **睡眠**と**ノンレム睡眠**(または徐波睡眠)の 2 種類があり，体内時計より短い周期で繰り返されている．レム睡眠は，大脳皮質の脳波は覚醒時と似ているのに急速な眼球運動がみられたり身体の筋肉が弛緩する睡眠である．一方，ノンレム睡眠は，脳波に低周波数で大きい波の成分が増える睡眠であり，浅い眠りから順に 4 段階に分けられている．成人では，入眠後しばらくは深いノンレム睡眠となり，約 90 分ごとに 10～30 分間のレム睡眠が現れ，覚醒時間が近づくにつれて浅いノンレム睡眠とレム睡眠の時間が増える．

脳における睡眠の役割については諸説があり，今後さらに検討が必要である．高度に発達して働いている大脳皮質の神経活動をノンレム睡眠時に抑えて休ませ，レム睡眠が一定時間ごとに入ることにより，覚醒時に入ってきたさまざまな情報を取捨選択して整理するとともに，深睡眠が継続しすぎないように脳を予備運転して覚醒に備えているように思われる．

睡眠周期や覚醒を引き起こす脳内機構に関しては，脳幹(青斑核ノルアドレナリン作動性神経，背側縫線核セロトニン作動性神経，および外背側被蓋核・上小脳脚周囲網様体アセチルコリン作動性神経が汎性投射系を形成)，前脳基底部(内側中隔・対角帯核・マイネルト基底核のアセチルコリン作動性神経が辺縁系や大脳皮質を興奮)，視床下部(前部および腹外側視索前野のノンレム睡眠中枢と結節乳頭核のヒスタミン系覚醒中枢)が重要な役割を担っていることが報告されている．さらに，睡眠中枢のアデノシン A_{2A} 受容体や前脳基底部のアデノシン A_1 受容体を遮断すると覚醒が引き起こされること，視床下部外側野のオレキシン神経が睡眠・覚醒に関与する部位に神経連絡すること，青斑核のノルアドレナリン作動性神経の刺激や上行性脳幹網様体賦活系(**図 4–3**)の活性化で意識(覚醒)レベルが上がること，プロスタグランジン E_2 が覚醒を，D_2 がアデノシン A_{2A} 受容体を介して睡眠を促進することなども報告されている．また，デルタ睡眠誘発ペプチド，酸化型グルタチオン，ウリジン，ガンマブロムなど，多くの内在性睡眠関連物質が存在することも見出されている．

◆表 4-2 主なベンゾジアゼピン系催眠薬

作用分類	薬 物	血中半減期(hr)	主な適応
超短時間作用型	ミダゾラム midazolam(注射剤) トリアゾラム triazolam	1.9 2〜5	麻酔前投薬，全身麻酔の導入・維持 不眠症，麻酔前投薬 (注意)入眠まで，あるいは中途覚醒時の健忘あり
短時間作用型	ロルメタゼパム lormetazepam リルマザホン*1 rilmazafone	10 10	不眠症 不眠症，麻酔前投薬
中間型	フルニトラゼパム flunitrazepam エスタゾラム estazolam ニトラゼパム nitrazepam	7〜30*2 18〜31 18〜38	不眠症，麻酔前投薬 不眠症，麻酔前投薬 不眠症，麻酔前投薬，てんかん
長時間作用型	クアゼパム quazepam ハロキサゾラム haloxazolam フルラゼパム flurazepam	32 40〜123*2 47〜100*2	不眠症，麻酔前投薬 不眠症 不眠症，麻酔前投薬

*1 体内でベンゾジアゼピンに変換.
*2 活性代謝物を含む.

B 睡眠障害 sleep disorders

睡眠に障害が起こる病気は，不眠症，過眠症，睡眠・覚醒リズム障害，睡眠時異常行動などに分類される．不眠症はこのうちでもっとも多い症状で，入眠障害，熟眠障害(中途覚醒，早朝覚醒)，熟眠感の欠如などの種類があり，不眠の持続期間により一過性(機会性)不眠，短期不眠(3 週間以内)，長期不眠に分けられている．うつ病や統合失調症，その他の疾患に伴う不眠もみられる．

C 薬物治療

他の疾患が原因ではない不眠症に用いる薬物が催眠薬(睡眠薬)で，中枢神経系を抑制して不眠患者に睡眠を誘発したり睡眠時間を延長させる．また，検査のために強制的に眠らせる目的にも用いられる．少量では鎮静作用，大量では昏睡または全身麻酔作用が現れる．催眠作用は麻酔作用と異なり，生理的な睡眠周期をある程度保持している．どれだけ生理的リズムに近い睡眠を起こせるかが，催眠薬選択の目安となる．

現在用いられているものは，ほとんどが抗不安薬と同じベンゾジアゼピン系薬とその構造類似体であり，1903 年から使用されていたバルビツール酸系薬は，以下に述べるように自殺に使われるなど種々の問題があるため，催眠薬としてはあまり用いられなくなっている．

1) ベンゾジアゼピン系催眠薬 benzodiazepines

ベンゾジアゼピン系薬は，鎮静，催眠，抗不安，抗痙攣，筋弛緩などの薬理作用をもっている．催眠薬として用いられたのは，1967 年の**ニトラゼパム** nitrazepam が最初である．長時間作用型の**フルラゼパム** flurazepam，**ハロキサゾラム** haloxazolam，**クアゼパム** quazepam，中間型の**フルニトラゼパム** flunitrazepam，ニトラゼパム，**エスタゾラム** estazolam，短時間型の**ロルメタゼパム** lormetazepam，**リルマザホン** rilmazafone，超短時間型の**トリアゾラム** triazolam などが使われている(**表 4-2**)．

ベンゾジアゼピン系催眠薬は，自然な眠気を催して入眠する．レム睡眠の抑制は軽度で，

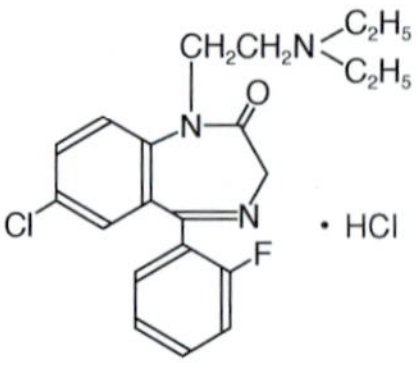
flurazepam hydrochloride

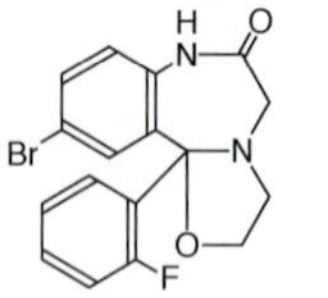
haloxazolam

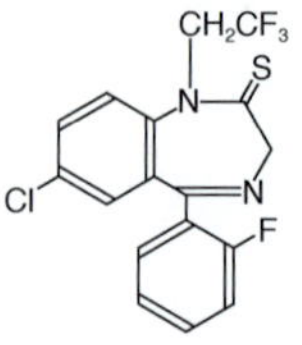
quazepam

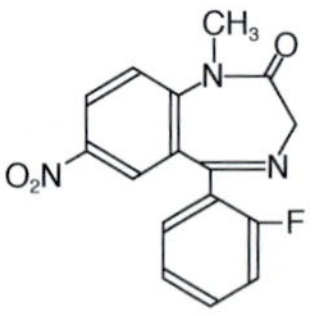
flunitrazepam

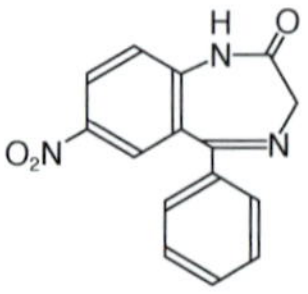
nitrazepam

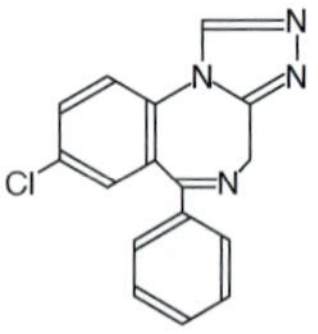
estazolam

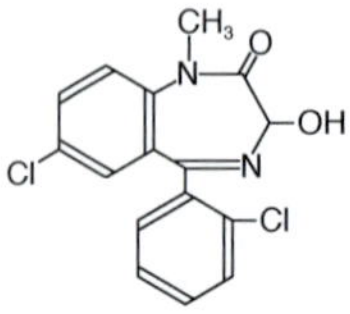
lormetazepam

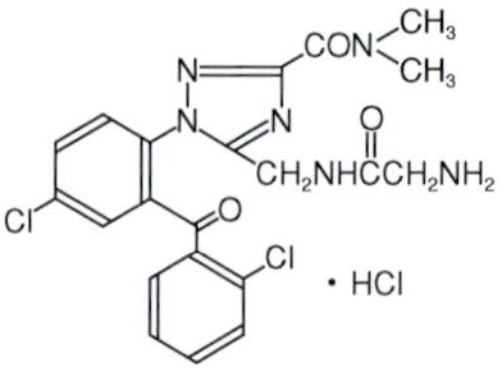
rilmazafone hydrochloride

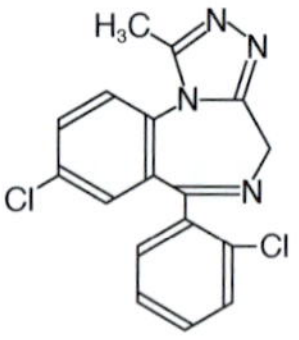
triazolam

▶ベンゾジアゼピン系睡眠薬

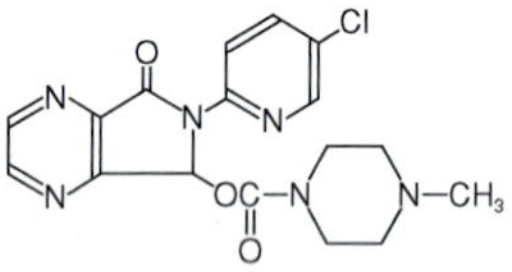
zopiclone

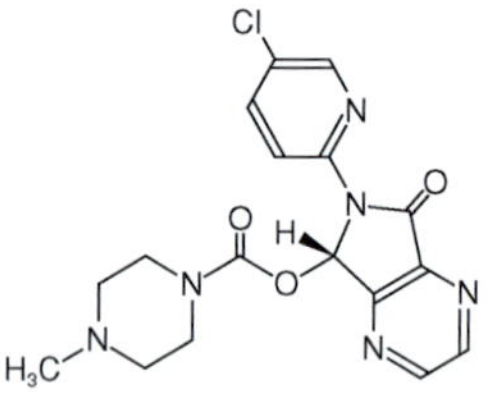
eszopiclone

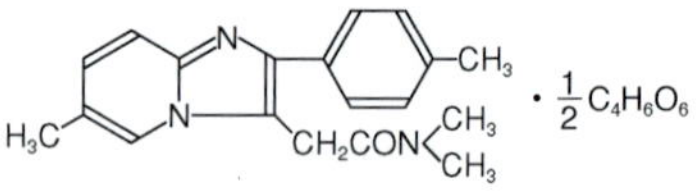
zolpidem hemitartrate

▶非ベンゾジアゼピン系催眠薬

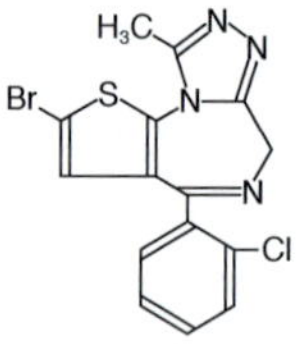
brotizolam

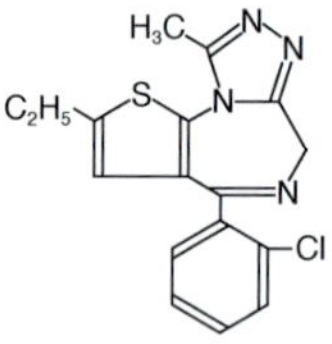
etizolam

▶チエノジアゼピン系催眠薬

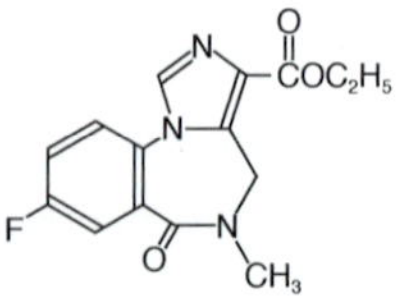
flumazenil

▶ベンゾジアゼピン拮抗薬

自然睡眠に近い睡眠が誘発される．ノンレム睡眠の段階 2（浅い方から 2 番目）が増加し，3 と 4 の深睡眠は減少するが，目覚めにくくなり熟睡感が増加する．

作用機序は抗不安薬として用いられる場合と同様であり，抑制性神経伝達物質 **γ-アミノ酪酸** γ-aminobutyric acld（**GABA**）の **GABA$_A$ 受容体**のサブユニットに存在する**ベンゾジアゼピン結合部位**に特異的に結合し，その結果 GABA の受容体結合親和性が増大して GABA 関与の抑制機構が促進される．主な作用点は大脳皮質，辺縁系（扁桃体，海馬，嗅球），間脳であり，視床下部の睡眠中枢（視床下部前部/腹外側視索前野）からヒスタミン系覚醒中枢（結節乳頭核）への GABA による抑制を増強する．

ベンゾジアゼピン系薬による催眠・鎮静作用には，扁桃体を介した抗不安作用も関与していると考えられる．とくに精神生理学的要因による不眠や神経症と人格障害による不眠には心理的なものが関与しており，抗不安作用をもつ薬で不眠に対する恐怖心を軽減させながら治療を行う．

ベンゾジアゼピン系催眠薬は，副作用や安全性の点でバルビツール酸系催眠薬より優れている．アルコールや他の中枢抑制薬との併用をしない限り，呼吸中枢の抑制はみられない．しかし，トリアゾラムなどの作用時間の短い薬を用いた場合や静脈内注射の場合には，服薬後のことを覚えていない一過性前向性健忘がみられる．また，作用時間の短い薬の服用を急に中止すると，一過性の不眠と不安（反跳性不眠）が生じることがある．連用すると，耐性や薬物依存性がみられる．その他の副作用は骨格筋弛緩作用によるものが主で，ほかには頭痛，倦怠感，食欲不振，下痢，軽度の血圧低下，徐脈などがみられるが，重篤なものはない．既往歴のある患者で，幻覚を引き起こすことがある．

作用時間の長い薬を高齢者に投与すると，代謝，排泄の遅延で作用が翌日に残りやすく，昼間に眠気や筋緊張低下が残って転倒，骨折などの事故を引き起こすことがある．筋弛緩作用があるため，重症筋無力症の患者は使用できない．また，副交感神経の神経伝達物質アセチルコリンが作用するムスカリン性アセチルコリン受容体を遮断するため，緑内障の患者も使用できない．脳内でもムスカリン性アセチルコリン受容体を遮断するため，アルツハイマー型認知症治療薬ドネペジルの効果を弱める可能性がある．

過量毒性時の解毒には，ベンゾジアゼピン結合部位の競合的遮断薬である**フルマゼニル** flumazenil が用いられる．その他，他の薬物との相互作用に注意する必要がある．たとえば，消化性潰瘍治療薬シメチジン，経口避妊薬などはジアゼパムの代謝を抑制する．

ベンゾジアゼピンとは化学構造式が異なるが，ベンゾジアゼピン結合部位に作用して催眠作用を示すチエノジアゼピン系の**ブロチゾラム** brotizolam は，短時間型就眠薬で目覚めがよく，高齢者への副作用が少ない．抗不安作用の強いチエノジアゼピン系の**エチゾラム** etizolam も就眠薬として用いられるが，高齢者では副作用に注意が必要である．シクロピロロン系の**ゾピクロン** zopiclone や**ゾルピデム** zolpidem，ゾピクロンの光学異性体（*S* 体）である**エスゾピクロン** eszopiclone は，レム睡眠を抑制することなく段階 3 と 4 の深睡眠を増加させ，睡眠パターンを改善する．筋弛緩の副作用は弱い．

2）バルビツール酸系催眠薬　barbiturates

バルビツール酸系催眠薬（**表 4-3**）は中枢神経系全般で抑制作用を示すが，とくに大脳皮質，視床と上行性脳幹網様体賦活系を抑制して催眠作用を現す．作用機序として，GABA$_A$ 受容体に内蔵される Cl^- チャネルの調節部位にあるバルビツール酸結合部位に結合して Cl^-

◆表 4-3　主なバルビツール酸系薬

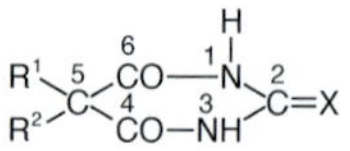

作用持続	薬　物	R¹	R²	X	応　用
超短時間作用型（30 分〜1 時間）	チオペンタールナトリウム チアミラールナトリウム	C_2H_5 $CH_2{=}CHCH_2-$	$CH_3(CH_2)_2C(CH_3)H-$ $CH_3(CH_2)_2C(CH_3)H-$	S S	静脈内麻酔
短時間作用型（1〜3 時間）	ペントバルビタールカルシウム セコバルビタールナトリウム	C_2H_5- $CH_2{=}CHCH_2-$	$CH_3(CH_2)_2C(CH_3)H-$ $CH_3(CH_2)_2C(CH_3)H-$	O	就眠
中間型（3〜6 時間）	アモバルビタール	C_2H_5-	$(CH_3)_2CHCH_2CH_2-$	O	熟眠
長時間作用型（6 時間以上）	バルビタール フェノバルビタール	C_2H_5- C_2H_5-	C_2H_5- 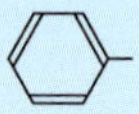	O O	抗痙攣 持続睡眠

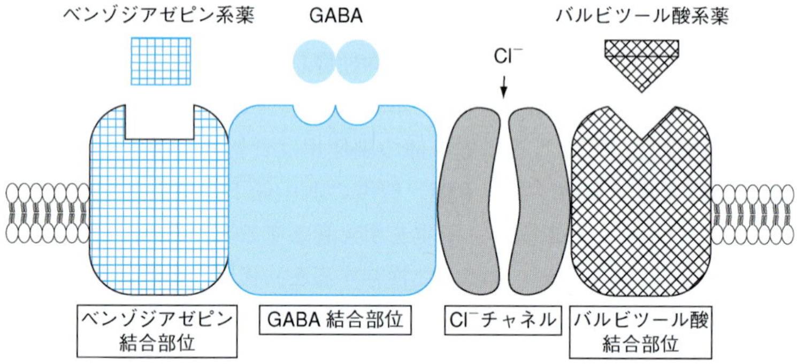

◆図 4-4　$GABA_A$ 受容体概略図（ベンゾジアゼピン系薬，バルビツール酸系薬の作用点を含む）

の細胞内流入を促進し，GABA による抑制を増強することが考えられている(**図 4-4**)．誘発される睡眠は強い眠気のあと急速に深い眠りに入る．この特徴はレム睡眠の減少であり，ノンレム睡眠では段階 2 が増加し，3 と 4 は変化しないか若干減少する．

一般的な副作用としては，頭痛，めまい，脱力感，悪心，食欲不振，発疹などがみられる．急性間欠性ポルフィリン症には禁忌である．バルビツール酸系催眠薬で問題となるのは，過量(常用量の 5〜10 倍)による呼吸中枢抑制と耐性および依存性である．催眠作用に対する耐性は比較的急速に生じるが呼吸抑制作用には生じにくく，このため治療量と致死量の幅が狭くなる．耐性形成は肝ミクロソームの**薬物代謝酵素誘導**が主で，これに中枢神経系の感受性低下も関与している．

長期連用で身体依存が形成される．離脱症状は，重症の場合，痙攣，興奮，錯乱，幻覚，せん妄などがみられ，急に服薬を中止すると生命の危険がある．短時間型のペントバルビタールに代えて 2〜3 日継続したのち徐々に減量する．服薬中止後にレム睡眠が急増する反跳現象がみられ，悪夢や焦燥感が引き起こされるため，服薬を中止できずに依存性形成が促進されることがある．上述の酵素誘導作用があるため，併用薬の代謝が促進されている可能性を考慮する必要がある．たとえば抗凝血薬ワルファリンとの併用時にバルビツール酸系催眠薬の服薬を中止すると，出血傾向が顕著となり危険な状態となることがある．

こうした種々の問題をもつため，現在では催眠薬としての使用は少なく，一過性で短期使用で効果が期待される場合にのみ用いられている．

コラム　$GABA_A$ 受容体

GABA の受容体には $GABA_A$ 受容体と $GABA_B$ 受容体がある．$GABA_A$ 受容体は，GABA 結合部位，陰イオンチャネル，ベンゾジアゼピン結合部位，バルビツール酸結合部位などからなる複合体を形成し，GABA が結合すると Cl^- を通すチャネルが開口する(**図**)．受容体タンパク質分子は，細胞膜を 4 回貫通する α, β, γ の各サブユニット(おのおのがさらに細分化されて番号が付記される)の組み合わせによる 5 個のサブユニットがドーナツ状に連なって構成され，中央に Cl^- を通すチャネルが形成される．中枢神経系には，α_1 と β_2 が 2 個ずつと γ_2 が 1 個からなる $GABA_A$ 受容体が多い．サブユニットの種類により脳内各部位での薬物感受性が決まる．GABA は β サブユニットと α サブユニットの境界部に結合する．ベンゾジアゼピン結合部位は α サブユニットにあるが，作用発現には γ サブユニットが必要である．

$\alpha_1 \beta_2 \gamma_2$ を含む受容体は小脳，黒質，淡蒼球にとくに多く分布し，ベンゾジアゼピン系薬が結合すると鎮静・催眠作用を示すと考えられている(α_1 を含む受容体をベンゾジアゼピン ω_1 受容体と呼ぶ)．ゾルピデムやエスゾピクロンはこの受容体に選択性が高く，深睡眠を誘発する．$\alpha_2 \beta_1 \gamma_2$, $\alpha_3 \beta_1 \gamma_2$, $\alpha_5 \beta_3 \gamma_2$ を含む受容体は脊髄，海馬，線条体に多く，ベンゾジアゼピン系薬による筋弛緩，抗痙攣，記憶障害に関与する(ベンゾジアゼピン ω_2 受容体)．抗痙攣作用には α_1 サブユニットも関与する．記憶障害は α_1 サブユニットも含まれると強くなる．α_3 サブユニットはベンゾジアゼピン逆刺激薬の記憶改善作用に関与する．抗不安作用には扁桃体の α_2 サブユニットが関与する．ω_1 受容体刺激でも抗不安作用を示すが，弱い．通常のベンゾジアゼピン系薬は脳内各部位の ω_1・ω_2 両受容体に結合する．α_4 や α_6 を含む $GABA_A$ 受容体には結合しない．バルビツール酸系薬は β サブユニットに，中枢興奮薬で GABA の非競合的遮断薬であるピクロトキシンは各サブユニットのチャネル形成部位（膜貫通 M2）に結合し，エタノールは α サブユニットおよび β サブユニットの一部に結合あるいは作用する．そのほか，$GABA_A$ 受容体には亜鉛イオン(Zn^{2+})や神経ステロイドも結合して作用を現すと考えられている．

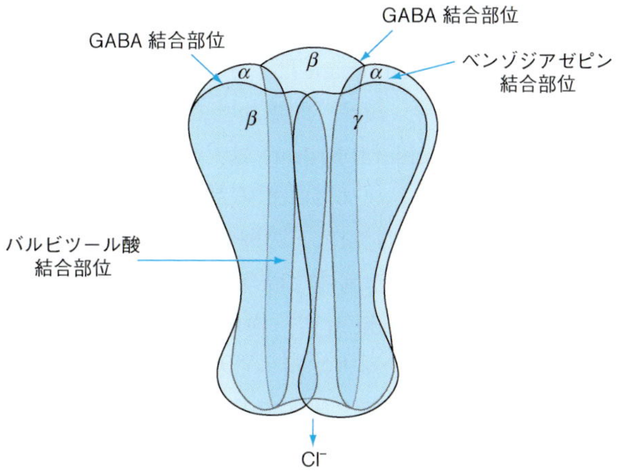

◆図　$GABA_A$ 受容体

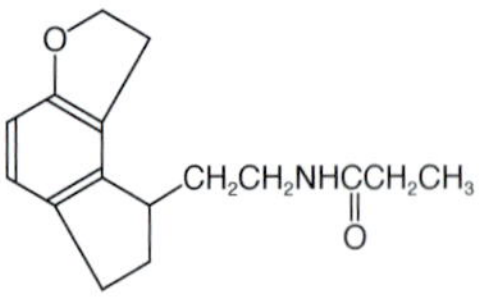

ramelteon

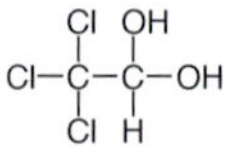

chloral hydrate

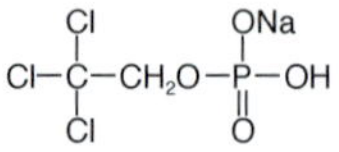

triclofos sodium

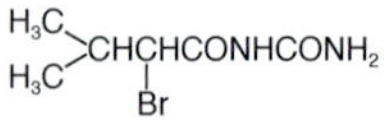

bromovalerylurea

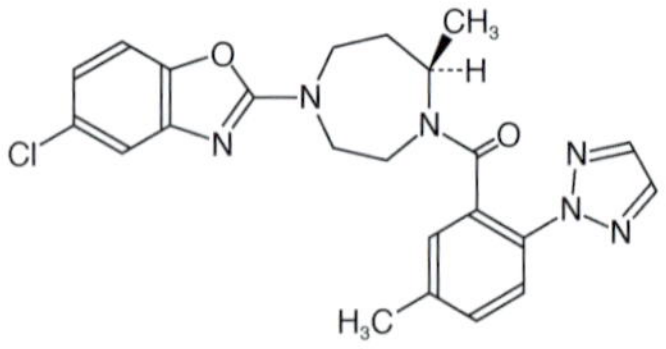

suvorexant

▶その他の催眠薬

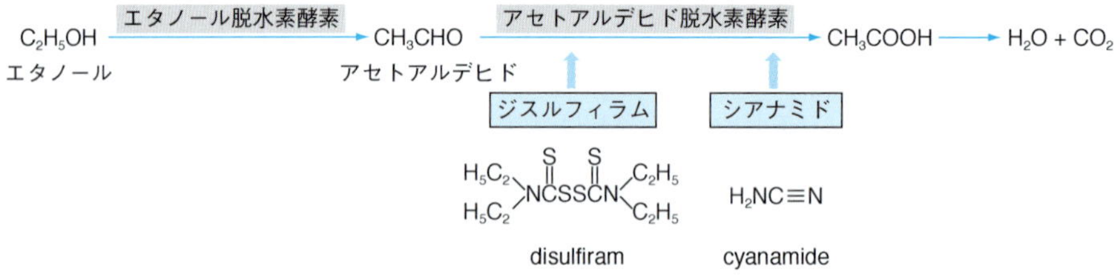

◆図 4-5　エタノールの代謝とジスルフィラム，シアナミドの作用点

3）その他の催眠薬　other hypnotics

メラトニンは，視床下部視交叉上核の MT_1 受容体を刺激して神経発火の抑制を，MT_2 受容体を刺激して体内時計の位相前進に関与すると考えられている．**ラメルテオン** ramelteon は，メラトニン MT_1 および MT_2 受容体刺激薬で，視床下部視交叉上核に作用して入眠を促進し，睡眠覚醒リズムのずれを改善する．いずれも Gi タンパク質と共役する受容体である．ベンゾジアゼピン系薬に比べて作用は弱いが，筋弛緩作用，記憶障害や依存性を生じないので，高齢者や睡眠・覚醒リズム障害にも有効性が期待できる．

スボレキサント suvorexant は，オレキシン受容体の遮断薬である．オレキシンの覚醒作用を抑制する．疲労，傾眠，頭痛などの副作用がある．

抱水クロラール chloral hydrate は，バルビツール酸以前から用いられていたもっとも古い催眠薬で，体内でトリクロロエタノールに変換されて作用する．坐剤で使用され，現在は乳幼児の脳波や心電図記録などの理学検査に用いられるのみであるが，痙攣重積状態でジアゼパムなどの静脈注射が困難な場合にも適用される．刺激性を少なくしたのが**トリクロホスナトリウム** triclofos sodium で，抱水クロラールと同様に体内でトリクロロエタノールに変換されて作用し，理学検査に用いられる．**ブロモバレリル尿素** bromovalerylurea は発現が早く短時間作用型である．体内で Br^- を遊離し，神経細胞の興奮性を抑制する．常用量では副作用が少ないが，連用で依存性を生じる．

エタノール（エチルアルコール）ethanol は日常手軽に催眠効果を期待できる化合物であるが，耐性や過量による中途覚醒，血管拡張による体温低下，呼吸抑制などの急性中毒，慢性

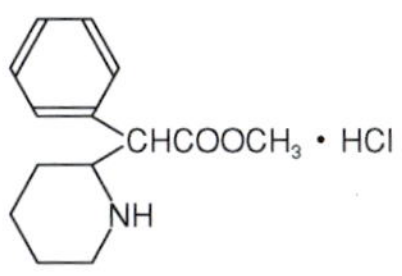

methylphenidate hydrochloride

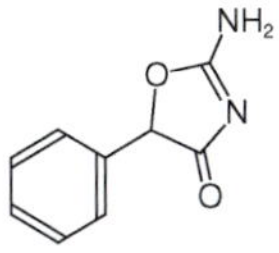

pemoline

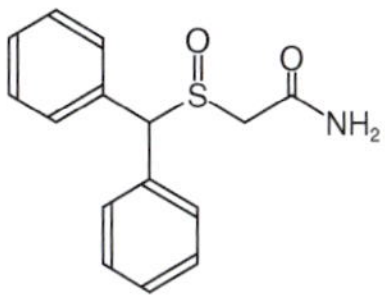

modafinil

▶その他の睡眠障害治療薬

中毒としての依存性や肝障害などの問題を生じる．抗利尿ホルモン分泌抑制による利尿作用を示し，熟眠が妨げられる．作用機序はエーテルに類似して中枢神経機能全般を抑制するが，発揚期（興奮期）が長く手術期が短くてすぐに呼吸抑制を引き起こす．

エタノールは，主に肝臓で**図 4-5** に示すように代謝される．アルデヒド脱水素酵素阻害作用をもつ**シアナミド** cyanamide および**ジスルフィラム** disulfiram が慢性アルコール中毒に対する抗酒療法に用いられる．また，76.9〜81.4％エタノール（消毒用エタノール）や 40〜63.5％メタノール変性アルコール・10.5〜23％イソプロパノール配合（消毒用アルコール）などが消毒薬として用いられる．

D その他の睡眠障害治療薬

ナルコレプシーは過眠症の一つであり，覚醒が維持できなくなってレム睡眠類似の睡眠が急にはじまる病気である．脳内オレキシンの欠乏が関連する可能性が考えられている．治療薬としては，中枢興奮薬（精神刺激薬）の**メチルフェニデート** methylphenidate，**ペモリン** pemoline，**メタンフェタミン** methamphetamine（覚醒剤取締法で施用許可のある医師のみ使用可），あるいは脳内のヒスタミン系を活性化する**モダフィニル** modafinil が用いられる．

同様に，昼間強い眠気を覚えるものに**睡眠時無呼吸症候群**がある．正常でも 1 晩（7 時間）に 10 回前後，とくに入眠時やレム睡眠時に数秒程度の無呼吸状態が起こるが，睡眠時無呼吸症候群として治療の対象になるのは，10 秒以上持続する無呼吸発作が 30 回以上生じる場合で，ノンレム睡眠時にも発作が起こる．催眠薬は症状を悪化させるため用いられず，睡眠中の呼吸法を改善させる治療を行う．エタノールやバルビツール酸系薬で促進されたり，肥満や糖尿病患者で頻発することなどが知られている．うつ病，高血圧，突然死を引き起こすことが示唆されている．

4. 鎮痛薬 analgesics

A 痛みの生理

痛みは感覚の一種で，種々の刺激によって起こる．熱や化学物質，あるいは機械的刺激などの有害な刺激によって皮膚や関節，筋肉，内臓などが傷害されると，それらの組織で種々のケミカルメディエーターが遊離され，一次感覚神経（求心性）の自由神経終末（すなわち侵害受容器）が刺激される．主な生理的発痛物質は**ブラジキニン**で，**プロスタグランジン E_2** は

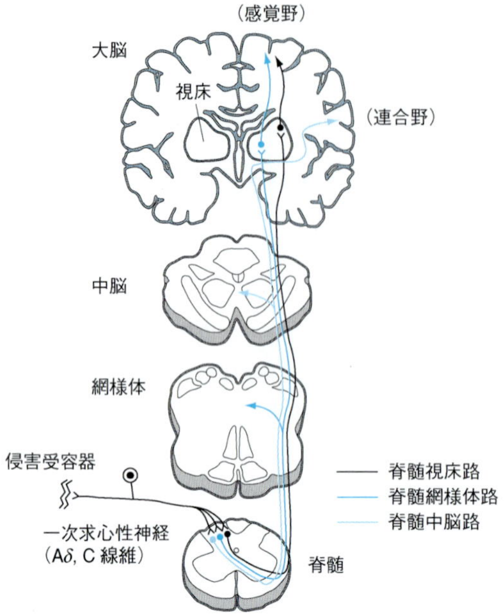

◆**図 4-6　主要な痛覚伝導路**

一次求心性神経のブラジキニン感受性を増大させる．侵害受容器が興奮すると，痛みの情報は脊髄後角へ伝えられる．脊髄からさらに高位の中枢へ伝えられ，大脳皮質感覚野で痛みとして知覚される．

痛みは他の感覚刺激や心理的暗示によって影響を受けるので，脳内でいろいろな制御を受けていると考えられる．

1) 痛みの種類

痛みは痛覚の発生部位によって，**表在痛**(皮膚)，**深部痛**(筋肉，腱，骨膜など)，**内臓痛**の三つに分けられる．また，痛覚情報を伝える神経線維の種類によって，速い(鋭い)痛みと遅い(鈍い)痛みの2種類に分けられる．

2) 痛覚伝導路

皮膚や筋肉，内臓の侵害受容器からの痛覚情報は，一次求心性神経である有髄の Aδ(直径平均 3 μm，伝導速度 12～30 m/sec)あるいは無髄の C 線維(直径平均 2 μm 以下，伝導速度 0.5～2 m/sec)によって脊髄後角へ伝えられ，そこでニューロンを乗り換える．脊髄レベルでは屈曲反射などのいわゆる疼痛反射を誘発するが，脊髄後角から高位中枢へは主に次の三つの経路により伝達される(**図 4-6**)．

a．脊髄視床路

脊髄で交差して反対側の白質に入り，さらに上行して視床に達し，再びニューロンを乗り換えて大脳皮質感覚野へ投射する．

b．脊髄網様体路

脊髄視床路と同様に，脊髄で交差した線維は反対側の白質を上行し，網様体および視床を経由して大脳皮質感覚野に達する．この経路の一部は枝分かれして網様体や視床に終わる．

c．脊髄中脳路

脊髄後角から交差して対側を上行し，中脳網様体，中脳水道周囲の灰白質の外側部およびその他の中脳部位に終わる．

痛覚経路の一部は大脳皮質の連合野へ達し，痛みの認知や判断，記憶などの処理が行われる．

B 生体内鎮痛機構

生体には，痛覚を受容し伝達するだけではなく，痛みを抑制する内因性(内在性)鎮痛機構が存在する．代表的なものに内因性オピオイドペプチド，下行性疼痛抑制系，広範囲侵害抑制性調節などがある．

1) 内因性オピオイドペプチドとオピオイド受容体

ヒトや動物の体内に存在する，いわゆる内因性の鎮痛物質として，**エンケファリン類** enkephalins，**βエンドルフィン類** β-endorphins および**ダイノルフィン類** dynorphins があり，内因性オピオイドペプチドと呼ぶ．なお，これら内因性オピオイドペプチドのほか，アヘン由来の天然あるいは半合成されたアルカロイド誘導体，薬理学的に同様な合成薬ならびに誘導体など，非選択的オピオイド受容体拮抗薬ナロキソン(Ⓒ-5)「麻薬拮抗薬」p117 を参照)によって遮断される鎮痛作用を示す物質をオピオイド opioid と呼んでいる．

現在，内因性オピオイドペプチドは，それを生成する前駆物質によって3種類に分けられている(**表 4-4**)．これらの内因性オピオイドペプチドは共通のアミノ酸配列 Tyr-Gly-Gly-Phe を有し，立体構造はモルヒネに類似している．それぞれの局在部位において，神経伝達物質として痛みを抑制する働きをしている．

麻薬性鎮痛薬，合成鎮痛薬や内因性オピオイドペプチドなどのオピオイドは，**オピオイド受容体**に作用して鎮痛作用を発揮する．オピオイド受容体は脳内で特有の分布を示し，痛みの情報を制御する部位に一致して受容体密度が高い．

オピオイド受容体は少なくとも μ(ミュー)，δ(デルタ)および κ(カッパ)の三つのサブタイプに細分化されている(**表 4-5**)．オピオイド受容体は G タンパク質共役型受容体で，いずれのサブタイプも Gi と共役している．

2) 下行性疼痛抑制系

脳から脊髄後角に下行する神経系で，脊髄後角において末梢からの痛覚情報の伝達を抑制する．中脳水道周囲灰白質，脳幹の巨大細胞網様核や大縫線核などにモルヒネを局所投与すると強い鎮痛作用が認められること，また，それらの部位を直接電気刺激すると脊髄後角の痛みに反応する神経活動が抑制されることなどから，脳内には下行性の痛覚制御経路があり，その経路がオピオイドで賦活されると，脊髄後角における痛覚情報の伝達が抑制されると考えられている．現在では，脳幹から下行する二つの神経系の重要性が広く認識され，中

◆**表 4-4　内因性オピオイドペプチドのアミノ酸配列と局在**

内因性オピオイドペプチド	アミノ酸配列
第1群：前駆物質はプロエンケファリン（プロエンケファリン A）	
ロイシン-エンケファリン	H-Tyr-Gly-Gly-Phe-Leu-OH
メチオニン-エンケファリン	H-Tyr-Gly-Gly-Phe-Met-OH
局在部位：脊髄Ⅰ・Ⅱ層，三叉神経脊髄路核，中脳水道周囲核（痛みの伝達に関与する部位）；扁桃核，海馬，青斑核，大脳皮質など（情動行動に関係する部位）；視床下部正中隆起（内分泌に関与する部位）；延髄（自律神経調節に関与する部位）	
第2群：前駆物質はプロ-オピオメラノコルチン（γ-MSH，ACTH，β-LPH を含む）	
βエンドルフィン	H-Tyr-Gly-Gly-Phe-Met-Thr-Ser-Glu-Lys-Ser-Gln-Thr-Pro-Leu-Val-Thr-Leu-Phe-Lys-Asn-Ala-Ile-Ile-Lys-Asn-Ala-Tyr-Lys-Lys-Gly-Glu-OH
局在部位：下垂体；視床下部弓状核，中脳水道周囲核，橋，延髄など（電気刺激により痛みが消失する部位）	
第3群：前駆物質はプロダイノルフィン（プロエンケファリン B）	
ダイノルフィン A(1-17)	H-Tyr-Gly-Gly-Phe-Leu-Arg-Arg-Ile-Arg-Pro-Lys-Leu-Lys-Trp-Asp-Asn-Gln-OH
ダイノルフィン A(1-8)	
α-ネオエンドルフィン(1-10)	H-Tyr-Gly-Gly-Phe-Leu-Arg-Lys-Tyr-Pro-Lys-OH
β-ネオエンドルフィン(1-9)	H-Tyr-Gly-Gly-Phe-Leu-Arg-Lys-Tyr-Pro-OH
局在部位：中脳水道周囲核，延髄吻側核，脊髄Ⅰ，Ⅱ層	

γ-MSH: γ-melanocyte-stimulating hormone. ACTH: adrenocorticotropic hormone. β-LPH: β-lipotropin.

◆**表 4-5　オピオイド受容体のサブタイプ**

サブタイプ	内因性物質 / 作動薬	拮抗薬	細胞内情報伝達系	作　用
μ（ミュー）	βエンドルフィン エンケファリン ――― モルヒネ(++) DAMGO	ナロキソン CTOP	cAMP ↓ K^+ チャネル↑ Ca^{2+} チャネル↓	鎮痛（主に脊髄より上位） 呼吸抑制，多幸感， 腸管運動抑制， 神経伝達物質遊離の抑制， 縮瞳
δ（デルタ）	エンケファリン βエンドルフィン ――― モルヒネ(+) DPDPE	ICI 174, 864 naltrindole	同上	情動，鎮痛， 神経伝達物質遊離の抑制
κ（カッパ）	ダイノルフィン A ――― ペンタゾシン U69593 モルヒネ(+)	nor-binaltorphimine	同上	鎮静，縮瞳（弱），鎮痛 （主に脊髄内），徐脈， 不快感（精神興奮）

DAMGO: Tyr-DAla-Gly-[NMePhe]-NH$(CH_2)_2$-OH.
DPDPE: [DPen^2, DPen^5] enkephalin.
U69593: 5α, 7α, β-(−)-*N*-methyl-*N*-[7-(1-pyrrolidinyl)-1-oxaspiro(4,5)dec-8-yl] benzene acetamide.
CTOP: DPhe-Cys-Tyr-DTrp-Lys-Thr-Phe-Thr-NH_2.
ICI 174, 864: *N*, *N*-diallyl-Tyr-di(aminoisobutyric acid)-Phe-Thr.
これらのオピオイド受容体は，脊髄後角のⅠおよびⅡ層から三叉神経脊髄路核，孤束核，青斑核，線条体，扁桃体，終脳まで，局在して分布している．μ受容体はモルモット回腸やマウス輸精管に，δ受容体はマウス輸精管に，またκ受容体はモルモット回腸やマウス輸精管にも存在するので，薬理実験に利用される．
モルヒネの後ろの(　)内は，強さの程度を相対的に示す．

脳と延髄の間に位置する橋の青斑核からはノルアドレナリン（NA）作動性神経が，延髄の大縫線核からはセロトニン（5-HT）作動性神経が，それぞれ脊髄後角に下行することが示されている．また，下行性疼痛抑制に関係して，縫線核や青斑核は視床下部から中脳水道周囲灰白質を経由した神経支配を受けている（**図 4-7**）．

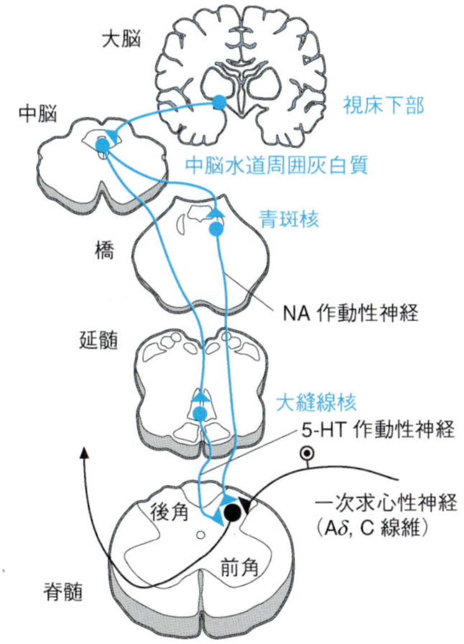

◆図 4-7　下行性疼痛抑制系とオピオイドの作用
モルヒネなどのオピオイドは，下行性疼痛系を賦活させる．また脊髄後角では，一次求心性神経終末の Ca^{2+} チャネル閉口による遊離抑制と K^{+} チャネル開口による後角細胞の過分極を起こす．

3）広範囲侵害抑制性調節

広範囲侵害抑制性調節とは，体のある部位の痛みが体の他の部位の侵害刺激によって抑制されることである．脊髄を上位脳と切り離した脊髄動物では存在しない現象であることから，脊髄よりも上位の部位が関与していると考えられている．

C　麻薬性鎮痛薬

ケシ *Papaver somniferum* の未熟果皮の乳液を乾燥して粉末としたものが**アヘン**で，その中には多数のアルカロイドが含まれている．医薬品として有用な薬理作用は，フェナントレン誘導体の**モルヒネ** morphine や**コデイン** codeine のもつ鎮痛作用，ベンジルイソキノリン誘導体**パパベリン** papaverine の鎮痙作用，同じく**ノスカピン** noscapine の鎮咳作用である．

1）モルヒネ　morphine

モルヒネは**μ受容体**を介して中枢神経系および消化器系に対する薬理作用を発揮するが，δおよびκ受容体に対してもかなりの親和性をもつ．その作用は多様で，鎮痛，麻酔，多幸感，呼吸抑制，鎮咳などの中枢抑制作用と，悪心・嘔吐，縮瞳，痙攣などの中枢興奮作用のほか，便秘などの末梢作用，内分泌系や自律神経系への影響などがある(**表 4-6**)．

[薬理作用]

a. 中枢作用

モルヒネはヒトに鎮痛，鎮静，麻酔などをもたらすが，もっとも特徴的なことは，少量では意識の消失を招くことなく痛みを抑制することである．化学的に左旋性光学異性体が鎮痛

◆表 4-6 モルヒネの作用

中枢抑制	鎮痛，鎮静，催眠，呼吸抑制，鎮咳，多幸感
中枢興奮	嘔吐，縮瞳
末梢作用	便秘，気管支筋・膀胱・子宮・胆管の収縮

・オピオイド受容体を介する作用($\mu > \delta$，κ)を以下にあげる．μ_1：鎮痛など．μ_2：呼吸抑制(延髄呼吸中枢の抑制)，鎮咳(延髄核中枢の抑制)，多幸感，嘔吐(μ_2：延髄化学受容器引金帯の刺激)，便秘(副交感神経終末からのアセチルコリン遊離抑制による蠕動運動抑制と腸管壁からのセロトニン遊離促進による平滑筋緊張増加)など．κ：縮瞳(中脳の動眼神経核を興奮させ，副交感神経を刺激して瞳孔括約筋を収縮させる)，鎮静など．
・耐性・精神的依存・身体的依存：縮瞳・便秘・痙攣には耐性が生じない．悪性腫瘍などの慢性疼痛では精神依存をほとんど生じず，身体依存も問題にならない．モルヒネは，腹側被蓋野から側坐核への中脳辺縁系ドパミン作動性神経を活性化し，側坐核でのドパミン遊離を促進することで精神依存を生じる．慢性疼痛下では，多幸感を生じず依存を形成しにくい．

作用を示す．モルヒネの鎮痛作用は比較的選択的で，鋭い，間欠的な痛みよりも，連続的な鈍い痛みに対してより有効である．十分量を投与すると，腎臓や肝臓の疝痛と関連した強い痛みを和らげることができる．

モルヒネは中脳水道灰白質をはじめ下行性疼痛抑制経路に関わる部位に作用し，下行性疼痛抑制系を強める(Ⓑ「生体内鎮痛機構」p109 を参照)．また，モルヒネを脊椎腔内あるいは脊髄の後角に投与すると，種々の侵害受容反射は抑制され，強い鎮痛作用が現れる．すなわち脊髄後角において，オピオイドは一次求心性神経終末の Ca^{2+} チャネル閉口による興奮性シナプス伝達の抑制(遊離抑制)や，脊髄後角ニューロンの K^+ チャネル開口による過分極などを引き起こす．

モルヒネは延髄の最後野にある**化学受容器引金帯 chemoreceptor trigger zone**(**CTZ**)を刺激して，**悪心・嘔吐**を起こす．少量では延髄の咳中枢を抑制し，**鎮咳作用**を示す．また，脳幹の呼吸中枢を抑制するが，大量では浅い呼吸から深い呼吸，その後に無呼吸となる**チェーン・ストークス** Cheyne–Stokes 型の呼吸を，最後には**呼吸麻痺**を起こす．ヒトにおけるモルヒネ中毒の死因は，ほとんどが呼吸麻痺である．

モルヒネなど多くの麻薬性鎮痛薬は，中脳の動眼神経核を興奮させて**縮瞳**を起こす．この縮瞳作用には耐性を生じにくいので，違法な麻薬常習者かどうかを見分ける一つの方法として利用される．マウスなどで観察されるストラウブの挙尾反応 Straub's tail reaction は，脊髄の興奮によって起こると考えられているが，モルヒネ系薬物に特異的な反応ではない．

b. 消化器およびその他の器官系に対する作用

少量のモルヒネは胃の運動を抑制し，胃内容物の排出時間を延長する．胃酸分泌は通常抑制されるが，ときに亢進することもある．モルヒネの投与により Oddi 括約筋は収縮を起こすので胆汁分泌は悪くなり，総胆管内圧が上昇する．膵液や腸液の分泌も抑制され，消化は遅延する．腸管平滑筋や括約筋の緊張は増大して蠕動運動が抑制されるために**便秘**を起こす．この作用には耐性を生じにくい．モルヒネは尿路括約筋の緊張を高めるので，尿の貯留を起こす．

[生体内運命] 経口投与したモルヒネは，比較的速やかに消化管から吸収される．血中では約 1/3 がタンパク質と結合する．一部が血液脳関門を通過して中枢神経系に作用する．24 時間後には脳内濃度は著しく低下する．主な代謝経路はグルクロン酸との抱合である．ほとんどは尿中に排泄されるが，ごく一部は胆汁を介して糞中に排泄される．

［適　応］ モルヒネをはじめとする麻薬性鎮痛薬は，激しい痛み，咳，あるいは下痢の症状に対して用いられる．しかし，症状の原因が治るわけではない．通常，成人にはモルヒネ塩酸塩水和物として 1 回 10 mg を経口的に，あるいは坐剤として投与する．注射の場合は 5～10 mg を皮下注射する．麻酔前投薬として用いる場合には静脈内に注射する．反復投与すると治療効果に対して耐性を生じ，また，薬物依存を生じる．ただし，悪性腫瘍による慢性疼痛下では，薬物依存は形成されにくいと考えられている(**表 4-6** を参照)．各種の悪性腫瘍の患者では鎮痛の目的で，1 日 30～60 mg のモルヒネ塩酸塩水和物を 3 回に分割して直腸内投与，あるいは 1 日 20～120 mg の硫酸モルヒネを 2 回に分割経口投与する．末期悪性腫瘍の疼痛には，1 回に 50～200 mg のモルヒネ塩酸塩水和物を持続点滴静脈内注射する．

［副作用］ 呼吸抑制，幻覚，めまい，発汗，悪心，嘔吐，口渇，便秘，過敏症などがみられる．急性中毒では，昏睡，縮瞳および呼吸抑制が生じ，呼吸麻痺により死亡する．まず最初にとるべき処置は，気道を確保して換気をよくすることである．麻薬拮抗薬ナロキソンを少量ゆっくり静脈内に投与すると，呼吸抑制は劇的に改善される．中毒症状として起こる痙攣も，ナロキソンで抑制される．

［慢性中毒］ ヒトは苦痛や不安あるいは現実からの逃避，多幸感を追求するためモルヒネなどの麻薬を意図的に連用するようになり，慢性中毒に陥る．モルヒネの抑制的な作用には速やかに耐性を生じ，薬物依存を生ずる．身体的依存を形成した麻薬常習者にナロキソンを投与すると，悪寒，震え，嘔吐，下痢，不安，不眠，痙攣などの退薬(禁断)症状を起こす．治療には，漸減療法やメサドン(3)「合成鎮痛薬」p115 を参照)による置換療法を行う．

2) モルヒネ系鎮痛薬

コデイン codeine：アヘンに含まれるフェナントレン系アルカロイドである．モルヒネと比較して鎮痛作用は 1/6，鎮静作用は 1/4，呼吸抑制作用は 1/4 程度の強さで，鎮咳作用や便秘・悪心・嘔吐を起こす作用は 1/4 以下の強さである．経口投与でも初回通過効果を受けにくい．コデインはオピオイド受容体への親和性が低く，約 10％が体内でモルヒネに代謝されて鎮痛作用などを発現すると考えられる．鎮咳作用には，コデインが結合する特有の受容体も関与していることが示唆されている(9 章-3-Ⓒ「中枢性鎮咳薬」p296 を参照)．鎮咳，鎮静，鎮痛，激しい下痢症状の改善に用いられる．1％散剤は非麻薬である．

3) 合成鎮痛薬

ジヒドロコデイン dihydrocodeine：コデインの約 2 倍の鎮痛・鎮咳作用を有し，コデイン同様に，主として中枢性麻薬性鎮咳薬として用いられる．1％散剤は非麻薬である．

エチルモルヒネ ethylmorphine：コデイン類似の強い鎮咳，鎮痛作用を示す．眼科用として，緑内障の治療や，虹彩炎，角膜潰瘍，硝子体混濁などにも用いられる．点眼後に，角膜や前房内の出血を吸収する効果がみられる．

オキシコドン oxycodone：効力はモルヒネの 1/2 の強さで，中等度から高度の疼痛を伴う各種悪性腫瘍の鎮痛に用いられる．初回通過効果を受けにくく，生物学的利用率はモルヒネの 2 倍で，経口では約 1.5 倍の効力を示す．約 12 時間持続する徐放剤として使用される．

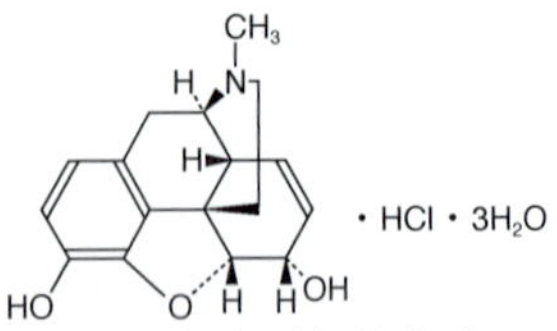

morphine hydrochloride hydrate

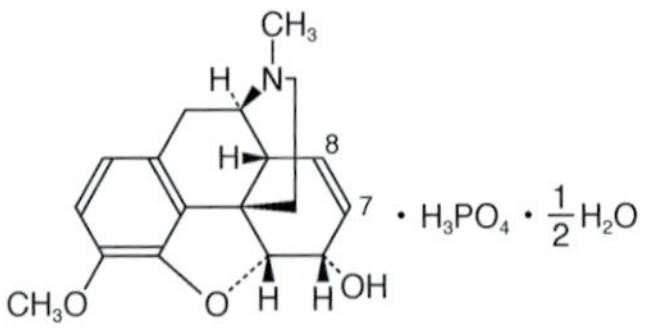

codeine phosphate hydrate

▶モルヒネ，コデイン

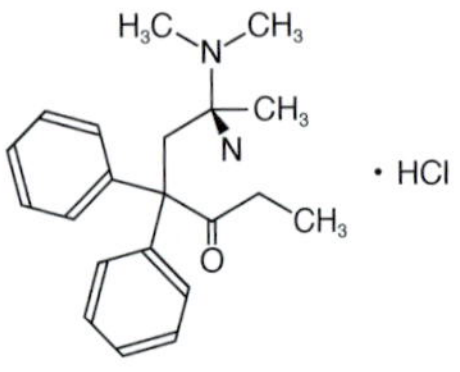

methadone hydrochloride

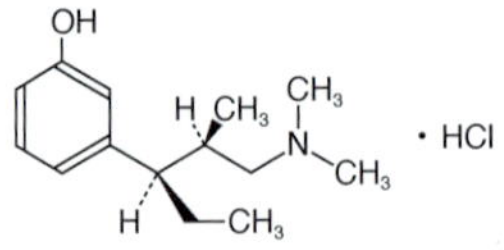

tapentadol hydrochloride

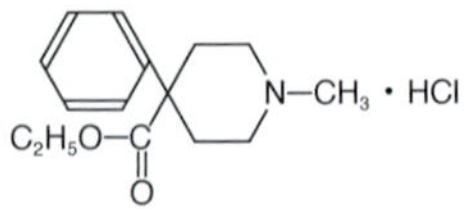

pethidine hydrochloride

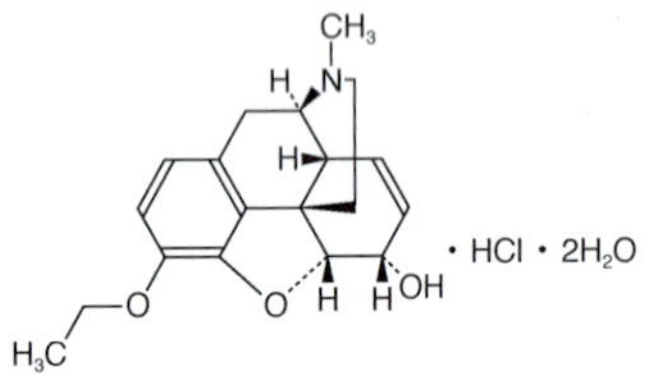

ethylmorphine hydrochloride hydrate

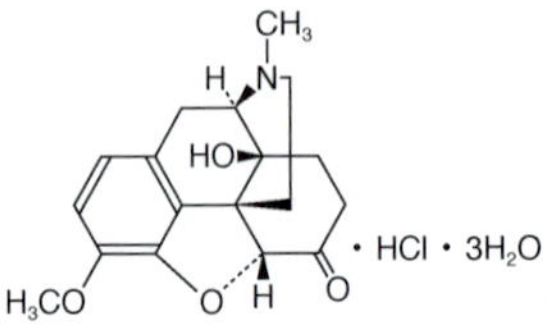

oxycodone hydrochloride hydrate

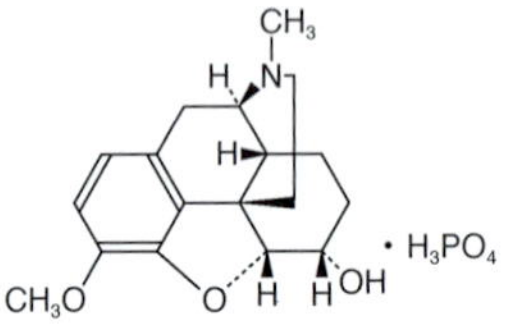

dihydrocodeine phospate

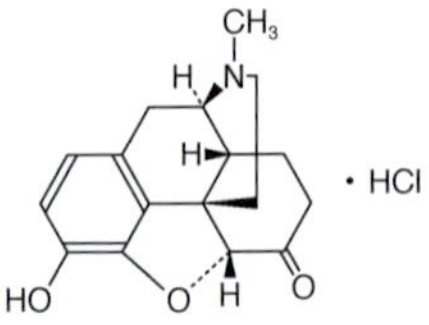

hydromorphone hydrochloride

▶合成鎮痛薬

ペチジン pethidine：アトロピン代用薬として開発され，モルヒネの 1/2〜1/3 の強さの鎮痛作用を有する．鎮咳や便秘作用は示さず，呼吸抑制や依存性は弱い．アトロピン様作用により，縮瞳も生じにくい．速効性で，鎮痛・鎮静のほか鎮痙や無痛分娩，麻酔補助薬として用いられる．

フェンタニル fentanyl：モルヒネの 80 倍の鎮痛作用を示し，依存性も強い．呼吸抑制は中等度である．生物学的半減期が 20 分で持続時間が短いが，約 72 時間作用が持続する貼付剤も開発されている．単独で各種悪性腫瘍の鎮痛や全身および局所麻酔の鎮痛補助に用いるほか，ドロペリドールなどとの併用で神経遮断性鎮痛や全静脈麻酔にも用いられる．

レミフェンタニル remifentanil：選択的な μ 受容体アゴニストとして作用し，強力な鎮痛作用を示す．全身麻酔の導入および維持における鎮痛を目的に静脈内投与される．血液中ならびに組織内に存在する非特異的エステラーゼによって速やかに加水分解され，低活性代謝物である脱メチル体を生じる．血中半減期が短く，体内に蓄積しにくい．

ジアセチルモルヒネ diacetylmorphine（ヘロイン heroin）：モルヒネよりも脂溶性が高く脳に移行しやすい．加水分解されてモルヒネとなる．鎮痛・鎮咳・呼吸抑制などの作用や毒性が強く，依存性はもっとも強い．医療用には認可されていないが，不法に乱用されてヘロ

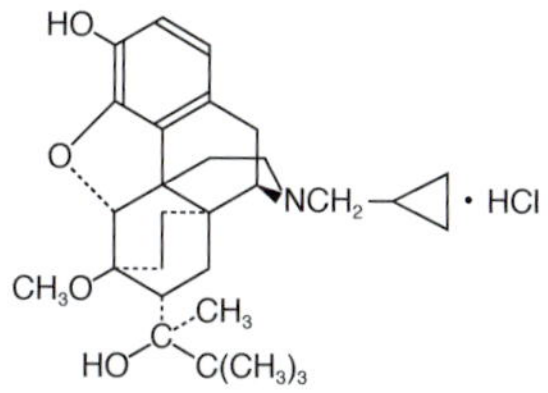

buprenorphine hydrochloride

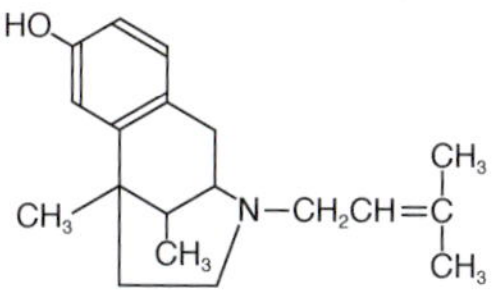

pentazocine

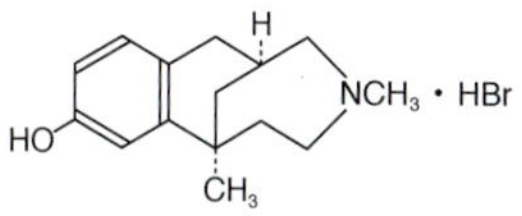

eptazocine hydrobromide

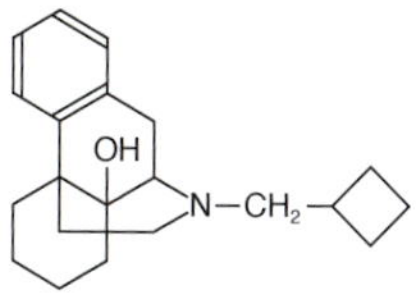

butorphanol

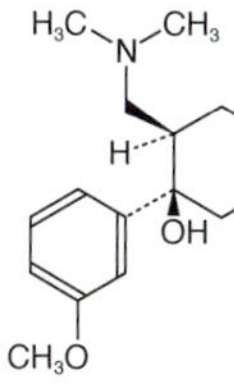

tramadol

▶拮抗性鎮痛薬

イン中毒を引き起こす．

メサドン methadone：モルヒネに類似した作用を示す．消化管吸収率が高く，半減期が長い．耐性と身体依存はモルヒネよりもゆっくり進行する．投与中断による退薬症候もモルヒネよりも緩徐である．他の強オピオイドで治療困難な中等度から高度の疼痛を伴う各種癌における鎮痛に適応がある．

ヒドロモルフォン hydromorphone：μ オピオイド受容体作動作用を介した鎮痛作用を示す．鎮痛作用や副作用は，モルヒネやオキシコドンに類似する．強オピオイドで，中等度から高度の疼痛を伴う各種癌における鎮痛に使用される．麻薬指定されている．

タペンタドール tapentadol：μ 受容体刺激およびノルアドレナリン再取り込み抑制を介した鎮痛作用を示す．中等度から高度の疼痛を伴う各種癌における鎮痛に使用される．

4）麻薬拮抗性鎮痛薬

オピオイド受容体に結合して鎮痛作用を示すが，麻薬には指定されていない．鎮痛のほか麻酔前投薬として用いられる．増量しても最大効果に限度がある(天井効果)．モルヒネの作用に拮抗するため，麻薬拮抗性鎮痛薬と呼ばれている．

ペンタゾシン pentazocine：μ 受容体の遮断薬または弱い部分作動薬で，κ 受容体の完全作動薬である．モルヒネの 1/4～1/2 の鎮痛作用を示す．鎮痛および呼吸抑制作用に天井効果が生じる．長期使用で身体的依存が生じる可能性がある．

ブプレノルフィン buprenorphine：μ 受容体の部分作動薬で，κ 受容体は遮断する．モルヒネの 20～50 倍の鎮痛作用を示すが，作用発現が遅く持続的である．高用量ではむしろ呼

コラム　薬物乱用と薬物依存

一般にモルヒネを10日以上連用すると耐性や依存が生じる．**表A**に示すような薬物で依存が引き起こされ，**表B**のような症状を示す．身体的依存に対しては**表C**に示すような治療を行う．依存性を示す薬物は，「麻薬及び向精神薬取締法」「覚せい剤取締法」「大麻取締法」などの法律で規制を受けている．

薬物乱用とは，医学的社会的常識を故意に逸脱した用途あるいは用法のもとに比較的大量の依存性薬物を反復摂取する行為で，① 医薬品をある種の満足感を得るために医療以外の目的に使用する，② 酒などの嗜好品を健康や社会生活を破綻させるほどに摂取する，③ 使用が規制されている薬物を違法に用いたりすることがあげられる．また広義には，① 健康維持や治療によいと思って過度に使用する(ビタミン剤や健康食品など)，② 医師の処方乱用，③ 自殺や殺人などに毒物として故意に使用するなどの誤用や乱用も含む．

精神的依存は，その薬物を取得しようとする強迫的行為を示し，身体的依存では，退薬症状(禁断症状，離脱症状)は，症候群としての違い以外では，薬物ごとの特有な症状はない．また，副作用症状との鑑別として，退薬症状は薬物の急速な減量や中止により薬理作用が減退，消失する時期に出現し，一定期間のうちに軽減，消失する．副作用としての精神－神経症状は持続的投与や増量により出現，悪化し，投与中止により改善する．

◆**表A　依存性薬物**

麻薬性鎮痛薬	モルヒネ，ヘロイン，コデイン
中枢神経系抑制薬	バルビツール酸系薬，ベンゾジアゼピン系薬，アルコール，シンナー，トルエン，アセトン
中枢神経系興奮薬	コカイン，アンフェタミン類，ニコチン
精神異常発現薬	LSD-25，大麻，PCP，DOM，シロシビン

◆**表B　薬物依存の症状**

モルヒネ(麻薬性鎮痛薬)	軽度：眠気，あくび，全身違和感，流涎，鼻汁分泌，動悸，発汗，倦怠，振戦，不眠，食欲不振，不安，焦燥 中等度：腹痛，筋肉痛，悪寒，鳥肌，散瞳，悪心，嘔吐，下痢，異常知覚，不穏，苦悶など自律神経症状を中心とした激しい身体的・精神的症状＝自律神経の嵐 高度：もうろう，興奮，失神，脱水，体温上昇，血圧上昇，呼吸頻拍，痙攣，虚脱
アンフェタミン類(中枢興奮薬)	身体依存はないとされるが，倦怠感，疲労感，不眠または過眠，抑うつ，不安，焦燥，精神運動興奮などの退薬症状がみられる
ベンゾジアゼピンおよびチエノジアゼピン系薬(抗不安薬，催眠薬)	軽度：不眠，発汗，振戦，不安，抑うつ，落ち着きのなさ(非特異的症状)，特異的知覚異常(聴覚過敏，嗅覚過敏，明度過敏，金属味覚) 高度：せん妄，幻覚，妄想，うつ状態，痙攣
バルビツール酸系薬(催眠，鎮静薬)	軽度：睡眠障害，頭痛，頭重，悪心，嘔吐，便秘，食欲不振，発熱，手指振戦，反射亢進，感情不安定 高度：痙攣，興奮，錯乱，幻覚，せん妄

◆**表C　身体的依存の治療・退薬法**

麻薬性鎮痛薬	通常，患者は慢性疼痛を示す．鎮静薬の依存性を併せもつ場合が多いので注意 メサドン methadone(μ受容体作動薬)の使用が有効(1日20〜40 mg，最大100 mg．2〜3日後から1〜3週間かけて漸減)． クロニジン clonidine(α_2受容体部分的作動薬)の鎮痛作用を利用(8時間ごとに0.1〜0.2 mg，最大1日0.8〜1.2 mg．10〜14日かけて漸減) ブプレノルフィン buprenorphine(麻薬拮抗性鎮痛薬)．ヘロイン依存症患者に有効．メサドンよりも中止後の不快感が少ない
コカイン・アンフェタミン	ドパミン受容体作動薬(ブロモクリプチン)や三環系抗うつ薬が試みられる
短時間作用型ベンゾジアゼピン系薬(トリアゾラム)	まず長時間作用型(フルラゼパム)を用いる
バルビツール酸系薬	急に中止すると生命の危険がある．ペントバルビタール pentobarbital(短時間型)を用いる(6時間ごとに0.2〜0.4 g，最大2.5 gを24〜36時間継続．通常1日0.1 gずつ減量)
ニコチン	軽度の場合，ビタミンBと水分補給(さらにフェノチアジン，鎮静薬，抗不安薬，β受容体遮断薬なども用いられる)．重症の場合，ジアゼパムやクロチアゾール

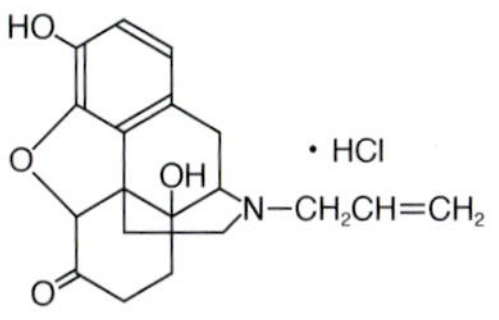

naloxone hydrochloride

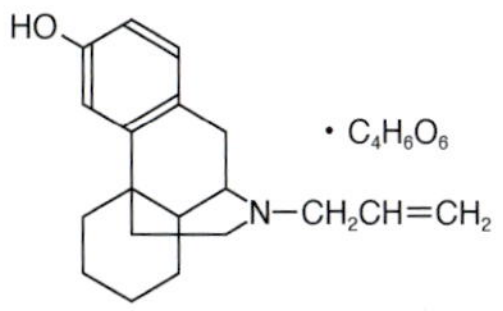

levallorphan tartrate

▶麻薬拮抗薬

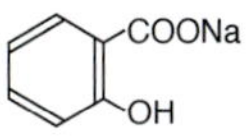

sodium salicylate

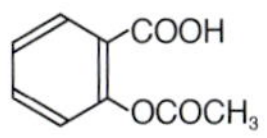

aspirin

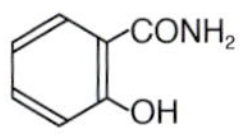

salicylamide

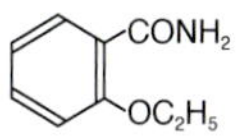

ethenzamide

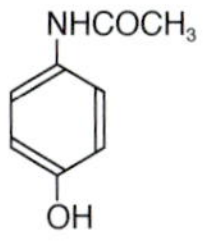

acetaminophen

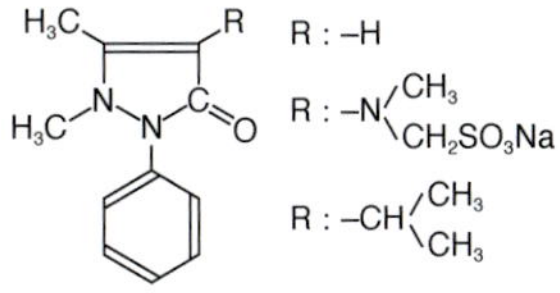

antipyrine

sulpyrine

isopropylantipyrine

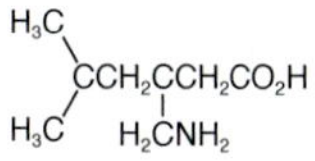

pregabalin

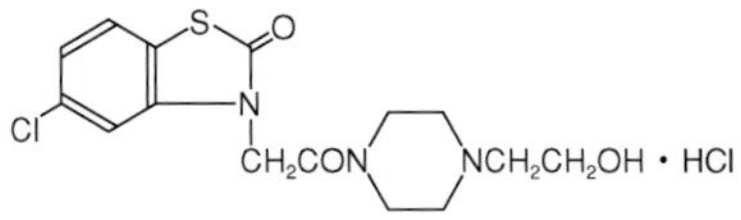

tiaramide hydrochloride

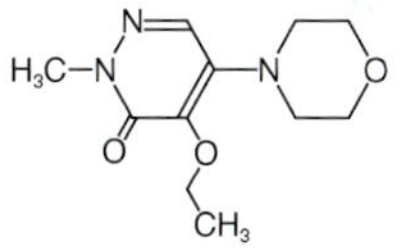

emorfazone

▶解熱鎮痛薬

吸促進を示す．循環系の副作用は弱い．

トラマドール tramadol：μ 受容体の部分作動薬であるとともに，セロトニン・ノルアドレナリン再取込みを阻害して鎮痛作用を示す．非オピオイド鎮痛薬で治療困難な疼痛を伴う各種癌や慢性疼痛における鎮痛に使用される．活性代謝物のモノ-*O*-脱メチル体（M1）も μ 受容体刺激作用を有し，μ 受容体に対する親和性はトラマドールよりも高い．依存性や精神作用が弱い．

エプタゾシン eptazocine：κ 受容体の作動薬で，セロトニン作動性の下行性抑制を介してモルヒネの 2/3 の鎮痛作用を示す．各種悪性腫瘍や手術後の鎮痛に用いられる．

5）麻薬拮抗薬

ナロキソン naloxone：オピオイド受容体の競合的遮断薬である．μ 受容体を強く遮断し，κ や δ 受容体も遮断する．麻薬による急性呼吸抑制の解毒および覚醒遅延の改善に用いられる．また，麻薬拮抗性鎮痛薬の作用にも拮抗する．

レバロルファン levallorphan：μ 受容体の弱い部分作動薬である．単独ではほとんど作用を示さず，鎮痛には影響を及ぼさずに呼吸抑制を消失させるが，連用すると薬物依存を生じることがある．

D 解熱鎮痛薬 antipyretic analgesics

酸性解熱鎮痛薬はアスピリンが原型となっており，アスピリン様薬あるいは**非ステロイド性抗炎症薬** non-steroidal anti-inflammatory drugs (NSAIDs) と呼ぶこともある．これらの薬物は解熱，鎮痛，抗炎症，尿酸排泄などの目的で使用される．主として**シクロオキシゲナーゼ**を阻害することにより，損傷を受けた組織においてアラキドン酸からのプロスタグランジン産生を抑制し，組織損傷によって生じた**発痛物質**であるブラジキニンなどによる侵害受容器の刺激を弱める結果，痛みが抑えられると考えられている（13章-3-Ⓑ「非ステロイド性抗炎症薬」p378を参照）．

体温調節中枢は視床下部視束前野にあり，温度を高めると，熱放散のために発汗，血管拡張，浅速呼吸が現れる．温度を下げると，熱産生のために代謝亢進，立毛，血管収縮，震えが起こる．通常は，正常体温の設定温度で両者のバランスが調節されている．細菌感染や各種の刺激により組織や細胞が損傷を受けると，好中球，単球，マクロファージなどから IL-1, TNF-α, IFNγ などの内因性の発熱性物質が遊離され，それらが体温調節中枢を刺激してプロスタグランジン E_2 の産生を促す．プロスタグランジンは体温調節中枢の設定温度を上げるため，体温は上昇する．解熱鎮痛薬は，このプロスタグランジン E_2 の産生を抑制し，設定温度を正常に戻すことにより体温を下げる．したがって，解熱鎮痛薬は正常体温には影響しない．

1）酸性解熱鎮痛薬（NSAIDs）

化学構造に基づいて，サリチル酸系，アントラニル酸系，アリール酢酸系，オキシカム系，コキシブ系などに分類されている（13章-3-Ⓑ「非ステロイド性抗炎症薬」p378を参照）．

サリチル酸系薬 salicylates：古くから民間薬として頭痛や歯痛，発熱に用いられていたドロヤナギ *Populus maximowiczii* の樹皮から，サリチル酸の配糖体サリシンが単離され，その後，作用本体はサリチル酸であることが明らかにされた．

サリチル酸そのものは刺激性が強いので，**サリチル酸ナトリウム** sodium salicylate がはじめて解熱薬として用いられ，**アスピリン** aspirin（アセチルサリチル酸 acetylsalicylate）がそれに続いた．類似化合物に**サリチルアミド** salicylamide や**エテンザミド** ethenzamide がある．

［薬理作用］

① 鎮痛作用：サリチル酸系薬は呼吸抑制作用や薬物依存性がないので，軽度ないし中等度の痛みに対してよく用いられる．慢性の術後疼痛や炎症性の痛みには非常に有効であるが，消化管平滑筋の痙攣のような内臓痛には効果がない．

② 解熱作用：視床下部に作用して熱の放散を増大させ，発熱時の体温を下げる．

③ 抗炎症，抗リウマチ作用：弱い抗炎症作用，抗リウマチ作用がある．腎尿細管からの尿酸の再吸収を抑制して尿酸排泄を促進するので，痛風の痛みを抑制する．

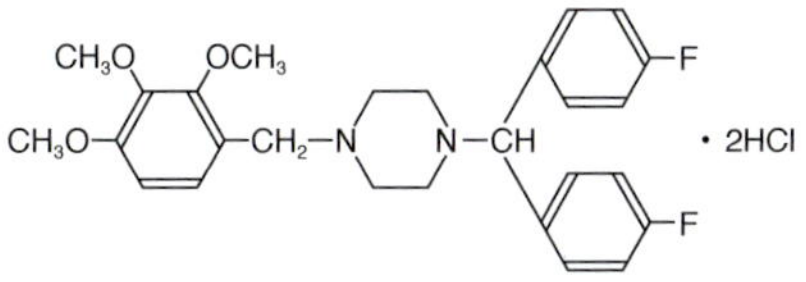

lomerizine hydrochloride

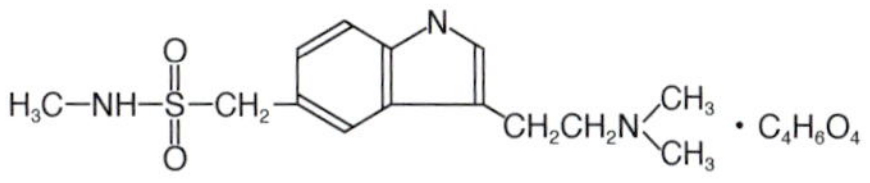

sumatriptan succinate

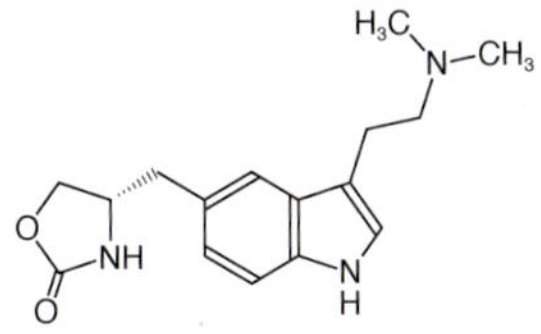

zolmitriptan

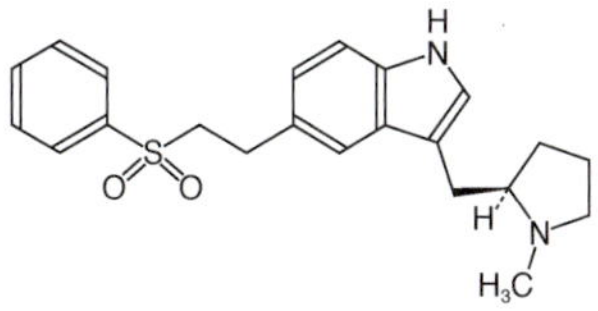

eletriptan hydrobromide

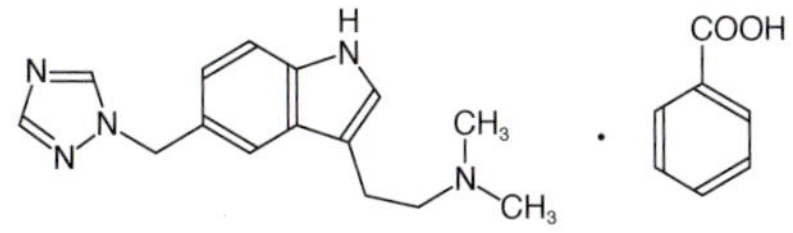

rizatriptan benzoate

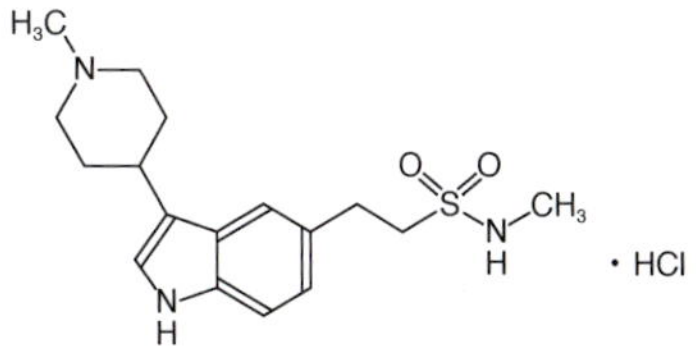

naratriptan hydrochloride

▶片頭痛および頭痛治療薬

④ 抗血小板作用：プロスタグランジン産生の抑制からトロンボキサン A_2 産生を抑制して血小板凝集を抑制する.

［適　応］ 関節リウマチ，リウマチ熱，関節痛などの炎症性の痛み，痛風の痛みなど．頭痛，歯痛，月経痛，術後疼痛，解熱など.

［副作用］ ショック，アナフィラキシー様症状，スチーブンス・ジョンソン Stevens-Johnson 症候群，ライエル Lyell 症候群，再生不良性貧血，喘息発作誘発，過敏症，白血球減少，血小板減少，出血時間延長，悪心・嘔吐，消化管出血，肝・胃腸機能障害など.

2) パラアミノフェノール誘導体　*p*-aminophenol derivatives

アセトアミノフェン acetaminophen が頻用されている.

［薬理作用］ シクロオキシゲナーゼ阻害作用はほとんどない．視床下部の体温調節中枢に作用して皮膚血管を拡張させ，解熱する．鎮痛作用は視床と大脳皮質における痛覚閾値を高めることによると推定される.

［適　応］ 解熱，鎮痛.

［副作用］ アセトアミノフェンは，サリチル酸系薬と同様の副作用を示す.

3) 塩基性解熱鎮痛薬

チアラミド tiaramide などの**塩基性解熱鎮痛薬**は，プロスタグランジン合成阻害作用が弱く，ヒスタミン遊離抑制作用など酸性解熱鎮痛薬とは異なる作用機序で強い鎮痛作用を示すと考えられている．抗炎症作用は弱い．ほかに，**エモルファゾン** emorfazone がある．エモルファゾンは，酸性解熱鎮痛薬が使用できないアスピリン喘息などの場合にも使用できる.

4）ピラゾロン誘導体　pyrazolone derivatives

現在，**スルピリン** sulpyrine が単独で用いられる．**アンチピリン** antipyrine，**イソプロピルアンチピリン** isopropylantipyrine は，配合剤でのみ用いられる．

［薬理作用］　視床下部の体温調節中枢に作用して解熱作用を現す．単独では，鎮痛や抗炎症作用はみられない．

［適　応］　解熱．

［副作用］　ショック症状（脈拍異常，血圧低下，呼吸困難），その他，サリチル酸誘導体と同様である．

E　片頭痛および頭痛治療薬

強い頭痛が繰り返し発作的に現れ，その典型的な例では頭痛が片側のみであることから片頭痛と呼ばれる．頭痛発作は脳の動脈の限局性の収縮によってはじまり，脳の局所の神経症状（悪心，光や音に対する過敏症など）を起こす．続いて外頸動脈系の異常な拡張によって拍動性の激しい頭痛を生ずる．発作の直前に血中セロトニン量が急激に上昇し，発作が始まるとともにセロトニン代謝物が尿中に大量に排泄されることが知られている．

治療には下記のような薬物が用いられる．

スマトリプタン sumatriptan：セロトニン 5–HT_1 受容体，とくに 5–HT_{1B}, 5–HT_{1D} 受容体に作用する．頭痛発作時に過度に拡張した頭蓋内外の血管を収縮させる（5–HT_{1B} 刺激）．また，三叉神経の末端からカルシトニン遺伝子関連ペプチド calcitonin gene–related peptide（CGRP）などの起炎性ペプチドの放出を抑制する（5–HT_{1D} 刺激）ことも，片頭痛の改善に寄与しているらしい．

［副作用］　アナフィラキシーショック．不整脈，狭心症などを含む虚血性心疾患様症状．てんかん様発作．

［禁　忌］　本剤に過敏性の患者，心筋梗塞の既往症のある患者，脳血管障害や一過性の脳虚血性発作の既往症のある患者，末梢血管障害のある者，高血圧の患者，重篤な肝機能障害のある患者，エルゴタミン，他の 5–$HT_{1B/1D}$ 受容体作動薬あるいはモノアミン酸化酵素 monoamine oxidases（MAO）阻害薬を投与中の患者．

同効薬に，**ゾルミトリプタン** zolmitriptan，**エレトリプタン** eletriptan，**リザトリプタン** rizatriptan，**ナラトリプタン** naratriptan などがある．

エルゴタミン ergotamine：バッカクアルカロイドの一つで，頭蓋内外の血管の拡張を抑制し，片頭痛発作中に後頭窩の脳血流を減少させる．頭痛の初期に投与するともっとも効果的といわれる（2章–4–Ⓑ「交感神経系抑制薬」p51を参照）．連用すると，脳血管収縮作用により逆に片頭痛が誘発されやすいので注意が必要である．

ロメリジン lomerizine：片頭痛の予防薬として開発された Ca^{2+} チャネル遮断薬である．血圧降下作用やドパミン D_2 受容体遮断作用は弱い．イヌの摘出血管では，末梢動脈よりも脳血管に対してより強い弛緩作用が認められている．

［副作用］　① 錐体外路症状，② 抑うつ，③ 眠気，頭痛，めまい，ふらつき，④ 悪心，

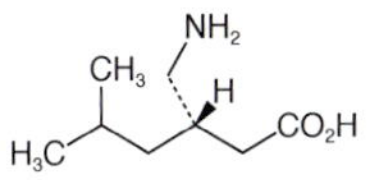

pregabalin

▶その他の鎮痛薬

腹痛，下痢など．

［禁　忌］ 本剤に過敏症の既往のある者，頭蓋骨内出血またはその疑いのある者，脳梗塞急性期の患者，妊婦または妊娠の可能性のある女性．

その他，アセトアミノフェン，NSAIDs，キサンチン誘導体（カフェイン，安息香酸ナトリウムカフェイン）などが頭痛発作時に使用される．

F その他の鎮痛薬

プレガバリン pregabalin：γ-アミノ酪酸（GABA）の構造類似体であるが，GABA 受容体とは結合せずに，電位依存性 Ca^{2+} チャネルの $\alpha_2\delta$ サブユニットとの高親和性結合を介して Ca^{2+} チャネルの細胞表面における発現量および Ca^{2+} 流入を抑制し，グルタミン酸などの神経伝達物質遊離を抑制する．さらに，上位中枢に作用して，下行性疼痛調節系のノルアドレナリン経路を活性化させることも鎮痛作用に関与する．神経障害性疼痛と線維筋痛症を適応症とする．

コラム　神経障害性疼痛の治療薬

痛みは，急性疼痛と慢性疼痛に分けることもできる．急性疼痛は一過性で，基礎疾患が治癒すると消失するため，生体に対する警告信号の役割がある．擦りむいたり火傷したりしても痛くなければ，私たちはその出来事から何も学ばず，また同じような危険な行為を平気で繰り返すであろう．一方，急性疾患に伴う生体反応が終了した後でも痛みが持続する慢性疼痛では，痛みが警告としての意義を失い，不必要に持続する痛みは生活の質（QOL）を著しく低下させるため，痛みは疾患として治療対象となる．

神経障害性疼痛は，「体性感覚神経系の病変や疾患によって引き起こされる疼痛」と定義され，末梢神経から大脳に至る侵害情報伝達経路のいずれかに病変や疾患が存在する際に生じる．自発痛，痛覚過敏，触覚刺激のような非侵害性刺激で痛みが惹起されてしまうアロディニアなど症状は多様かつ難治性であり，NSAIDs やオピオイドに対して抵抗性を示すことが多い．

神経障害性疼痛の薬物治療において，Ca^{2+} チャネル $\alpha_2\delta$ サブユニットリガンドのプレガバリン，セロトニン・ノルアドレナリン再取り込み阻害薬のデュロキセチン，三環系抗うつ薬のアミトリプチリンが第一選択薬として推奨されている．

5. 抗てんかん薬　antiepileptic drugs

A てんかん発作　epileptic seizure

てんかん epilepsy は，反復性のてんかん発作，すなわち突発性大脳脳波異常に基づく意識障害や痙攣などの発作を主な症状とする慢性神経疾患であり，これに精神病症状や知能・性格障害が伴う．世界保健機関（WHO）の定義では，大脳神経細胞の過剰な放電に由来して，さまざまな臨床症状，検査所見が発作性にかつ慢性反復性に引き起こされるものとされている．1989 年に国際抗てんかん連盟が発表した「てんかん，てんかん症候群および関連発作性疾患の分類」によると，病因が不明で遺伝素因がなんらかの関与をしていると考えられる「特発性（原発性）てんかん」と，過去の脳障害の瘢痕など器質性ないし代謝性の原因が明らかな「症候性（続発性）てんかん」に大別される．さらに，どちらも局在関連性てんかん（部分てんかん）と「全般性てんかん」に区別される．脳腫瘍や脳炎など，現在進行中の脳疾患や全身代謝異常が原因となるものは含まない．

主症状である**てんかん発作**については，大発作，小発作，皮質焦点発作，および精神運動発作という分類名が用いられていたが，1981 年に国際抗てんかん連盟が発作の症状と脳波所見に基づいた「てんかん発作型分類」を提唱し，2006 年の修正案に基づいて 2010 年に改訂版を公表した（**表 4-7**）．この分類では，発作起始部位（焦点）が脳内特定部位に限局している**部分発作**と，異常興奮が脳幹部や間脳にある焦点から両側大脳半球に対称的に伝播して生じる**全般発作**に大別されている．薬剤の選択が発作型の診断確定に基づくため，これを誤ると無効な薬剤を用いたり，場合によってはさらに症状を悪化させることがある．診断には，脳波所見のほかに，最近は MRI, PET, SPECT などの画像診断が導入されて，焦点部位の同定や病態の詳細な把握が可能となっている．**図 4-8** に，主な発作型（旧分類）での脳波の特徴を示した．

B 抗てんかん薬

てんかん発作の治療に用いられる薬物群を抗てんかん薬と総称するが，主に痙攣発作の治療が中心となるため抗痙攣薬とも呼ばれている．薬物抵抗性の場合は，側頭葉切除術などの外科的治療も行われる．

抗てんかん薬の作用機序は必ずしも解明されていないが，一般的に考えられている作用機序は，各種イオンチャネルへの作用，抑制性神経伝達物質である γ-アミノ酪酸（GABA）の機能の増強，局所血流の改善などである．その結果，① 焦点に作用して異常興奮を抑制する，② 焦点周囲の神経に作用して異常興奮の伝播を抑制する，③ 神経細胞以外に作用して間接的に焦点部位の機能を正常に戻す．

てんかん発作の型に応じた選択薬を用いる．第一選択薬は単剤でもっとも優れた効果が期待され，治療量で副作用が比較的少なく，また薬物動態から投与量を調節しやすいものである．第二選択薬は第一選択薬に匹敵する作用をもつが，副作用その他で問題があり，第一選択薬の効果が弱い場合に代替または併用薬として用いられる．さらに補助薬を併用する場合もあるが，併用に伴い薬物相互作用の検討が重要となる．全般発作の第一選択薬はバルプロ

◆表 4–7　てんかん発作国際分類 2006 年改訂版
（国際抗てんかん連盟，2010 年公表）

Ⅰ　部分発作

- A．局在性
  - 1．新皮質(性)
    - a．部分拡散を伴わないもの
      - 1）部分間代発作
      - 2）部分ミオクロニー発作
      - 3）抑制運動発作
      - 4）要素性感覚症状を伴う部分感覚発作
      - 5）失語発作
    - b．部分拡散を伴うもの
  - 2．海馬・海馬傍回(性)
- B．同側への伝播を伴うもの
  - 1．新皮質領域(半球皮質性発作を含む)
  - 2．辺縁系領域(笑い発作を含む)
- C．対側への伝播を伴うもの
  - 1．新皮質領域(運動亢進発作)
  - 2．辺縁系領域(自動症を伴う または 伴わない認知障害性[精神運動]発作)*1
- D．二次性全般化
  - 1．強直間代発作
  - 2．欠神発作
  - 3．てんかん性スパズム

Ⅱ　全般発作

- A．強直または間代を呈する発作
  - 1．強直間代発作*2
  - 2．間代発作
  - 3．強直発作
- B．欠神発作
  - 1．定型欠神発作*3
  - 2．非定型欠神発作
  - 3．ミオクロニー欠神発作
- C．
  - 1．ミオクロニー発作
  - 2．ミオクロニー失立発作
  - 3．眼瞼ミオクロニー
- D．てんかん性スパズム
- E．脱力発作

Ⅲ　未分類てんかん発作

- 新生児発作

*1　(旧分類)精神運動発作に相当.
*2　(旧分類)大発作に相当.
*3　(旧分類)小発作に相当.

大発作 grand mal	小発作 petit mal	精神運動発作 psychomotor seizure
高振幅棘波（15～40/sec）	円形波を伴う棘波（3/sec）	高振幅徐波と鋸歯状波（4/sec）

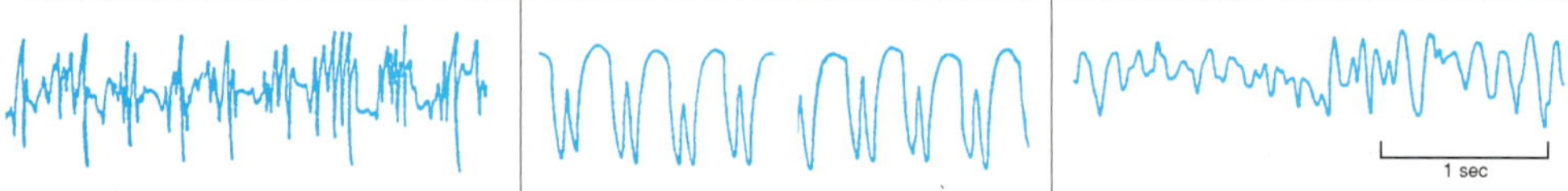

◆図 4–8　主なてんかん発作の型と脳波

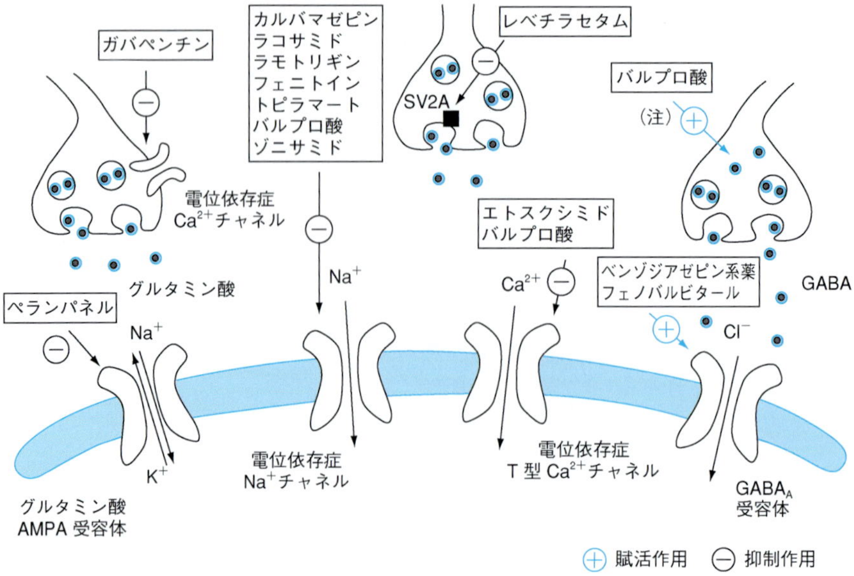

◆**図 4-9　抗てんかん薬の作用メカニズム**
(注)GABA の分解に関わる GABA トランスアミナーゼを阻害して，脳内 GABA 濃度を高める(GABA 抑制系の賦活).
(浦部晶夫，島田和幸，川合眞一(編)：今日の治療薬 2017，南江堂をもとに作成)

酸で，欠神発作にはエトスクシミドも用いられる．部分発作の第一選択薬はカルバマゼピン，またはバルプロ酸かフェニトインである．

3 年以上発作が抑制され，脳波に異常がみられない場合，数年かけて服薬を終了させる．終了後も定期的な検査を継続する．減量や中止に伴って発作が再発することがあり，とくにフェノバルビタールやベンゾジアゼピン系薬では注意が必要である．

一般に抗てんかん薬は治療量と毒性量の幅が狭いので，**血中濃度モニタリング**により投与量を有効血中濃度の範囲で適切に調節する必要がある．血中濃度は肝や腎疾患，薬物併用などに伴う血漿タンパク質結合量の変化などで変動するため，個人ごとの条件に合わせて目標量を定め，初回投与量と維持量を決定する．ただし，フェノバルビタールやクロナゼパムなどは投与量と血中濃度が直線関係となるが，フェニトイン，エトスクシミド，ゾニサミドでは高用量で急激に血中濃度が高くなり，バルプロ酸やカルバマゼピンでは逆に頭打ちになるため，投与量の決定には脳波や尿・血液の検査，臨床症状の観察も重要である．

抗てんかん薬には催奇形性があり，トリメタジオン，フェニトイン，フェノバルビタールや，バルプロ酸とカルバマゼピンの併用などではとくに発症確率が高く，妊婦への投与は禁忌である．

2006 年にわが国でもガバペンチンが発売されて以来，いわゆる新世代薬といわれる抗てんかん薬(ガバペンチン，トピラマート，ラモトリギン，レベチラセタム，ペランパネル，ラコサミド)の発売が続いている．以下のフェノバルビタールをはじめとする旧世代薬と併せ，それらの薬理作用をまとめた(**図 4-9**)．

フェノバルビタール phenobarbital：長時間型バルビツール酸系薬で，催眠用量より少な

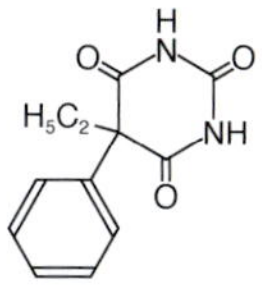
phenobarbital

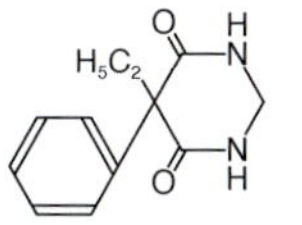
primidone

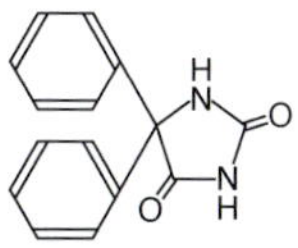
phenytoin

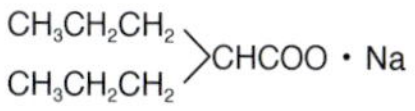
sodium valproate

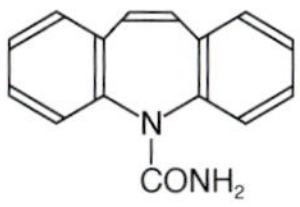
carbamazepine

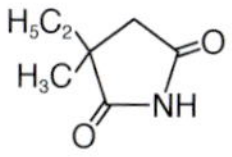
ethosuximide

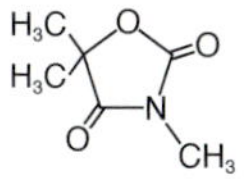
trimethadione

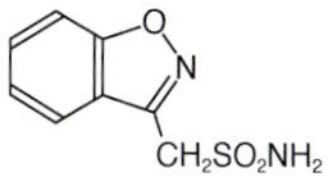
zonisamide

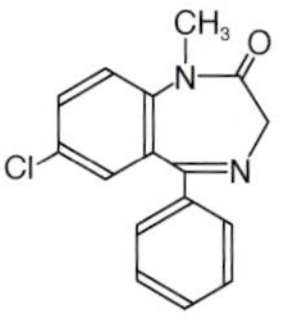
diazepam

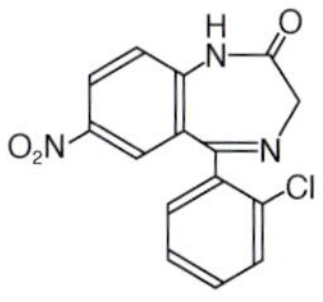
clonazepam

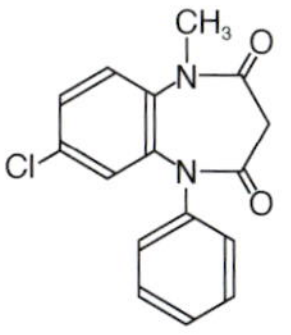
clobazam

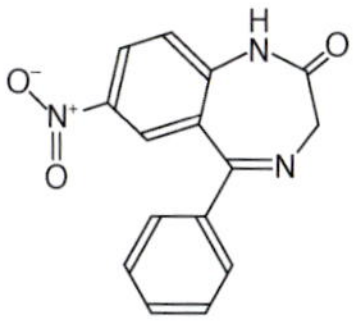
nitrazepam

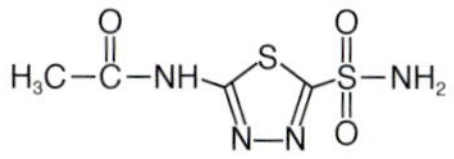
acetazolamide

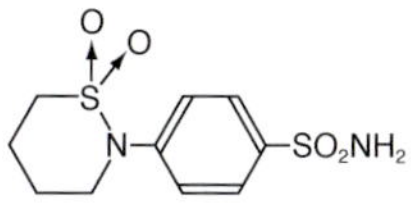
sultiame

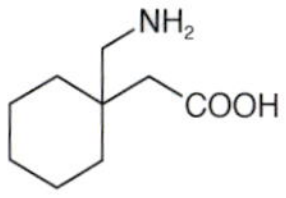
gabapentin

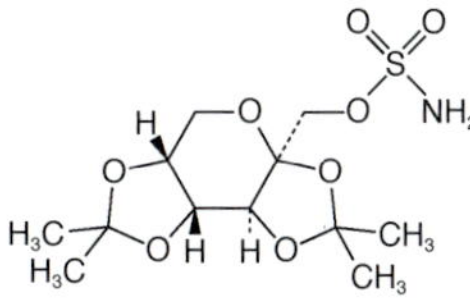
topiramate

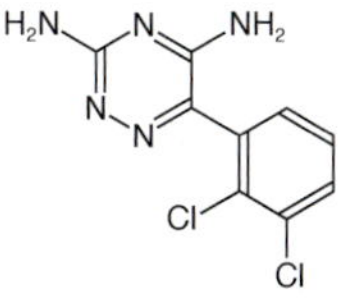
lamotrigine

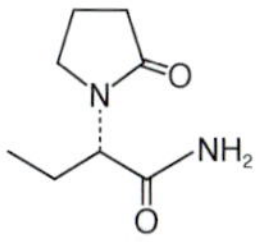
levetiracetam

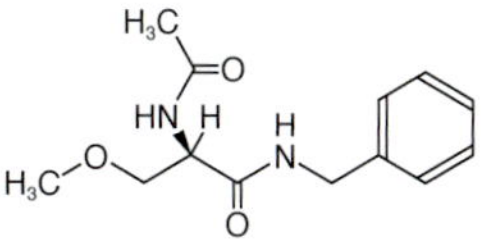
lacosamide

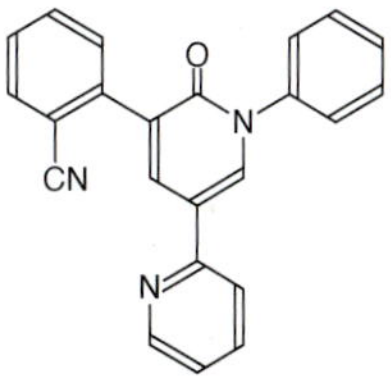
perampanel

▶抗てんかん薬

い量で抗痙攣作用を示す．最初に抗てんかん薬として大発作や皮質焦点発作に用いられた有機化合物であり，その後の抗てんかん薬の化学構造の原型となっている．現在は学童以上にはあまり用いず，小児てんかんに用いられる．副作用は比較的少なく，めまい，催眠，鎮静，眼振，眼瞼下垂，発疹(過敏症)，耐性の形成，急な中断による発作の誘発などがみられる．酵素誘導により肝ミクロソームの薬物代謝酵素の活性を高めるので，他の薬物と併用する場合は注意が必要である．**プリミドン** primidone は，生体内で酸化されてフェノバルビタールとなり作用する．

フェニトイン phenytoin：ジフェニルヒダントイン diphenylhydantoin ともいう．フェノバルビタールの構造類似体であるが催眠作用や習慣性をもたない．欠神発作以外のすべてのてんかんに有効で，第二選択薬となっている．欠神発作はむしろ増悪する．Na^+ チャネルの遮断や GABA 神経機能亢進などにより，焦点からの異常興奮の伝播を抑制し，最大痙攣発作の発生を阻止する．90％が血漿タンパク質と結合している．有効血中濃度の範囲で，投与量の増加に伴い肝での代謝過程が飽和して血中濃度が急激に上昇するため，血中濃度のモニタリングが必要である．副作用として，過敏症，歯肉の増殖，眼振，運動失調，小脳萎縮，劇症肝炎，知的活動鈍麻，嘔吐，ビタミン障害による血液障害や骨軟化などがみられる．催奇形性があり，胎児性ヒダントイン症候群（水頭症，口蓋裂，心奇形，発達遅滞ほか）と呼ばれている．

バルプロ酸ナトリウム sodium valproate：すべての全般発作の第一選択薬となっており，また，てんかんに伴う性格行動障害にも有効である．とくに欠神発作に有効であるが，部分発作への作用は弱い．作用機序として，Na^+ チャネルと T 型 Ca^{2+} チャネルの遮断のほか，GABA の分解酵素である GABA トランスアミナーゼ GABA transaminase を阻害し，シナプス部位での GABA 量を増加させて異常興奮を抑制すると考えられている．副作用は他の抗てんかん薬と比較すると少なく，消化器症状が主となる．ほかに血小板減少や肝障害，急性膵炎などの報告もみられる．併用時，フェノバルビタールの血中濃度を上昇させ，一方，フェニトインの濃度は低下させる．1日1回投与で有効な徐放剤もつくられている．

カルバマゼピン carbamazepine：部分発作の第一選択薬とされている．GABA 神経およびノルアドレナリン神経機能の亢進，Na^+ チャネルの遮断などの機序が考えられている．三環系抗うつ薬と類似し，非定型精神病や双極性障害の治療にも用いられる．副作用として，複視，めまい，過敏症，血液障害，不随意運動，抗利尿作用による水中毒などがみられる．

エトスクシミド ethosuximide：**トリメタジオン** trimethadione の副作用を軽減するために開発され，定型欠神発作の第一または第二選択薬として用いられる．欠神発作時の脳波に特徴的な棘徐波発生と関連する視床の T 型 Ca^{2+} チャネルの遮断作用が報告されている．重篤な副作用は少なく，消化器症状や幻覚妄想，ふらつきなどがみられる．まれに血液障害が生じる．

ゾニサミド zonisamide：多くの発作型（定型欠神発作とミオクローヌス発作を除く）に有効で，難治性の発作型にも有効である．電位依存性 Na^+ チャネル遮断作用を有する．フェニトイン同様，投与量が増加すると急激に血中濃度が上昇する．また，小児では同じ血中濃度となるのに成人より高用量が必要である．副作用は軽度ではあるがカルバマゼピンやフェニトインに類似している．治療早期に食欲低下，自発性低下，易刺激性，焦燥などがみられることがある．ほかに尿路結石の報告もみられる．パーキンソン病の治療にも用いられる．

ジアゼパム diazepam，**クロナゼパム** clonazepam，**ニトラゼパム** nitrazepam，**クロバザム** clobazam：ベンゾジアゼピン系薬のうちで，作用時間が比較的長い化合物がてんかんの治療に用いられる．とくに，痙攣発作が 30 分以上継続または断続的に出現して意識がない状態である**全般性てんかん重積症**には，**ジアゼパム**が第一選択薬となる．通常小児で 10 mg，成人で 20 mg を毎分 2 mg の速度で静脈内注射する．重積状態は生命の危険を伴う場合があり，1 時間以内に適切な処置をとらなければならない．クロナゼパムとニトラゼパムは，ミオクローヌス発作や欠神発作に有効であり，また，West 症候群(乳幼児痙縮発作)や Lennox 症候群(脱力・無動発作)に用いられる．ジアゼパムも補助薬として用いられることがある．副作用として，眠気，ふらつき，筋弛緩などがみられる．クロバザムは，他の抗てんかん薬と併用してすべての部分発作とほとんどの全般発作に有効である．

ガバペンチン gabapentin，**トピラマート** topiramate，**ラコサミド** lacosamide，**ラモトリギン** lamotrigine，**ペランパネル** perampanel：いずれも新世代薬に分類され，他の抗てんかん薬で効果不十分な部分発作(二次性全般化発作を含む)に，併用薬として用いられる．ガバペンチンは，GABA の誘導体であるが GABA 受容体とは結合せず，電位依存性 Ca^{2+} チャネルの $\alpha_2\delta$ サブユニットに結合する．シナプス前膜での Ca^{2+} 流入を抑制し，興奮性神経伝達物質の遊離を抑制すると考えられている．そのほか脳内 GABA 量の増加も報告されているが，詳細は不明である．ほとんど代謝されないため，他剤と併用しやすい．副作用として，急性腎不全，肝機能障害のほか，傾眠，浮動性めまい，頭痛，複視，倦怠感などが報告されている．トピラマートは，Na^+ チャネル遮断，Ca^{2+} チャネル遮断，AMPA 型グルタミン酸受容体機能抑制，$GABA_A$ 受容体機能亢進，弱い炭酸脱水酵素阻害作用などを示す．ラコサミドは，電位依存性 Na^+ チャネルの緩徐な不活性化を選択的に促進することで過興奮状態にある神経細胞膜を安定化し，抗てんかん作用を示すと考えられている．ラモトリギンは，Na^+ チャネルの不活性化からの回復を遅らせるほか，Ca^{2+} チャネル遮断，グルタミン酸放出抑制などの作用が報告されている．強直間代発作やレノックス・ガストー Lennox-Gastaut 症候群における全般発作にも併用薬として用いられるほか，てんかん患者の部分発作(二次性全般化発作を含む)，強直間代発作に対する単剤療法にも用いられる．ペランパネルは，シナプス後膜に主として存在する AMPA 型グルタミン酸受容体に選択的な非競合的遮断薬として抗てんかん作用を発揮すると推定されている．強直間代発作に対する抗てんかん薬との併用療法にも用いられる．

レベチラセタム levetiracetam：新世代薬に分類される．レベチラセタムは，シナプス小胞タンパク質 SV2A への親和性が高く，このタンパク質への結合が抗てんかん作用に寄与していると考えられている．てんかん患者の部分発作(二次性全般化発作を含む)に対する単剤療法に用いられる．酵素に対する誘導や阻害の作用がなく，薬物相互作用がほとんど認められないため，他剤と併用しやすく，他の抗てんかん薬で効果不十分な強直間代発作に対する併用薬としても用いられる．

このほか，炭酸脱水酵素阻害薬の**アセタゾラミド** acetazolamide や**スルチアム** sultiame も補助薬として用いられている．脳内の炭酸脱水酵素を抑制して，脳の CO_2 濃度を局所的に増大させることが神経細胞膜の興奮抑制に寄与すると推定される．

◆表 4-8　ドパミン受容体サブタイプの比較

	D_1 受容体	D_2 受容体
原型受容体の所在	副甲状腺	下垂体前葉・中葉
関連する GTP 結合タンパク質	G_s	$G_{i/o}$
アデニル酸シクラーゼとの共役	cAMP 増加	cAMP 減少あるいは不変
作動薬		
ドパミン	全活性(弱い)	全活性(強い)
アポモルヒネ	部分的(弱い)	全活性(強い)
拮抗薬		
フェノチアジン類	強	強
チオキサンテン類	強	強
ブチロフェノン類	弱	強
ベンズアミド誘導体	—	弱

6. 向精神薬　psychotropic drugs

脳に作用して精神機能に影響を及ぼす薬物を向精神薬という．向精神薬は，**表 4-1** に示す精神疾患の治療に用いられる薬物と，精神異常を発現させる薬物に大別される．

A　統合失調症治療薬　antischizophrenics

統合失調症は，興奮・妄想・幻覚・幻聴・思考障害・自我意識障害などの**陽性症状**の進行とともに，感情の平板化・会話の貧困・社会的引きこもり・意欲の欠如などの**陰性症状**が発現し，寛解と再燃を繰り返しながら，やがて人格荒廃にいたる慢性・進行性精神疾患である．意識と知的能力は維持される．

脳内のドパミン作動性神経系には，中脳黒質–線条体路，中脳腹側被蓋野–大脳辺縁系(側坐核)路，中脳腹側被蓋野–大脳前頭葉皮質路，正中隆起–漏斗路などがあり(**図 4-10**)，遊離したドパミンは**表 4-8** に示すドパミン受容体に結合する．統合失調症の陽性症状は，主に前頭葉で**ドパミン D_2 受容体**を介したドパミン神経伝達が異常亢進している状態であると考えられ，中脳腹側被蓋野–大脳辺縁系路や中脳腹側被蓋野–大脳前頭葉皮質路の D_2 受容体を遮

コラム　統合失調症の発症機序

発症の原因はまだ解明されていないが，まず複数の遺伝子異常と周産期の障害などによる神経発達障害が生じて発症脆弱性が形成され，思春期や青年期に生物学的あるいは社会的ストレスを受けて発症すると神経興奮毒性により症状が進行・難治化すると考えられる．発症脆弱遺伝子候補としては，NMDA 受容体の活性と発現に関与する neureglin 1 遺伝子，セロトニン $5\text{-}HT_{5A}$ 受容体遺伝子，神経細胞軸索形成・伸長・ガイダンスに関与する DRP-2 遺伝子，細胞分化に関連する disrupted-in-schizophrenia 1 遺伝子，グルタミン酸放出や神経細胞保護作用に関連する dysbindin 遺伝子，ドパミン D_2 受容体遺伝子多型，catechol *O*-methyltransferase 遺伝子などが報告されている．神経生理学的には，感覚運動情報制御障害が行動異常に関与すると考えられており，実験的には，弱い音をあらかじめ聞かせると大きな音による驚愕反応が生じなくなるというプレパルス抑制現象が障害され，常に驚愕反応を起こすことで示される．

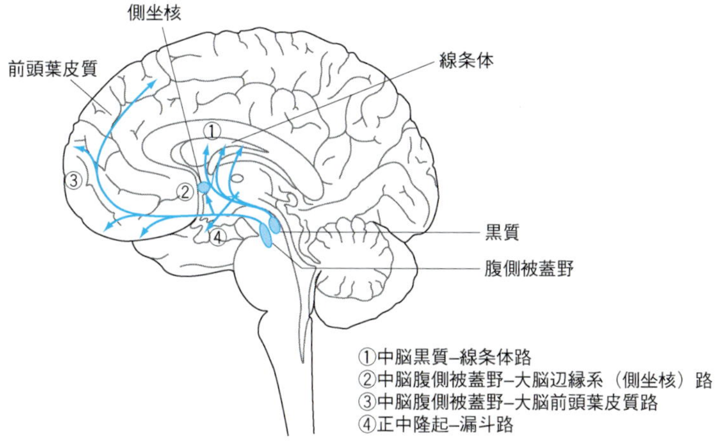

◆図 4-10　ドパミン作動性神経系

断する薬物が**抗精神病薬**(**神経遮断薬**，**メジャートランキライザー**)として用いられている．

表 4-9 に，主な統合失調症治療薬を示す．**クロルプロマジン** chlorpromazine や**フルフェナジン** fluphenazine などのフェノチアジン系薬，**ハロペリドール** haloperidol や**スピペロン** spiperone などのブチロフェノン系薬，および**スルピリド** sulpiride(胃潰瘍やうつ病にも適用)や**ネモナプリド** nemonapride などのベンズアミド系薬は**定型抗精神病薬**と呼ばれる．いずれも脳内ドパミン D_2 受容体遮断作用をもち（**図 4-11**），その受容体結合の強さと陽性症状に対する治療効果との間によい相関が見出されている．しかし，中脳黒質–線条体ドパミン神経路の D_2 受容体も遮断するため，錐体外路症状が副作用として現れ，投与開始後 1〜5 日で急性ジストニア，5〜30 日で**薬剤誘発性パーキンソン症候群**(振戦，筋硬直，無動)，数週間で悪性症候群(高熱，筋硬直，脱水，昏睡)，5〜60 日でアカシジア(静坐不能)などが，投与期間に応じてみられる．また，長期投与後に中止すると，D_2 受容体の過感受性による遅発性ジスキネジア(口や顔の常同性不随意運動，舞踏症様症状)を生じることがある．さらに，ムスカリン性アセチルコリン受容体遮断作用による口渇，便秘，尿閉，頻脈，アドレナリン α_1 受容体遮断作用による立ちくらみ，ヒスタミン H_1 受容体遮断作用による眠気，体重増加などの副作用もみられる．視床下部の体温調節中枢を抑制し，正常体温を低下させる．延髄第四脳室底の化学受容器引金帯(CTZ)の D_2 受容体遮断による制吐作用を示し，アポモルヒネによる嘔吐を抑制する．視床下部および視床特殊核の抑制による静穏作用がみられ，全身麻酔薬の麻酔時間を相乗作用により延長する．脳幹網様体への入力側枝を抑制して外界に対して無関心となり，実験的には，条件刺激による条件回避反応の抑制，攻撃行動の抑制(馴化作用)などがみられる．脳下垂体前葉でプロラクチン分泌を抑制するドパミンの作用を遮断するため，プロラクチン分泌が増加して乳汁分泌亢進・女性化乳房が引き起こされる．他の脳下垂体ホルモン分泌は抑制される．

定型抗精神病薬は，統合失調症の陰性症状を改善しない．陰性症状とセロトニン作動性神経との関連が示唆され，**D_2 受容体**と**セロトニン 5-HT_{2A} 受容体**の両方を選択的に遮断する**リスペリドン** risperidone，**ペロスピロン** perospirone，**ブロナンセリン** blonanserin，**パリペリドン** paliperidone などの**セロトニン・ドパミン拮抗薬** serotonin–dopamine antagonist

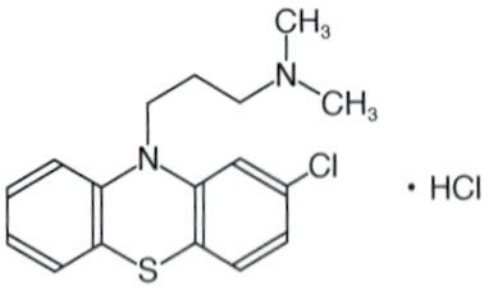
chlorpromazine hydrochloride

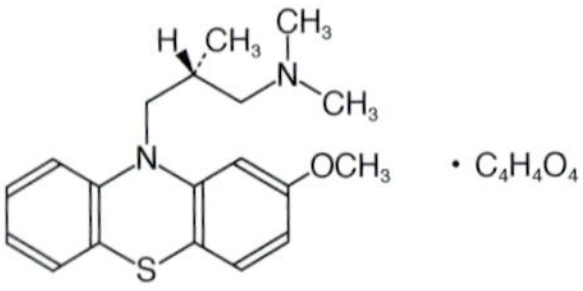
levomepromazine maleate

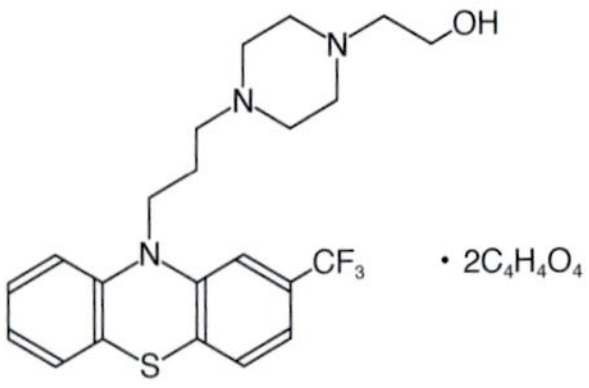
fluphenazine maleate

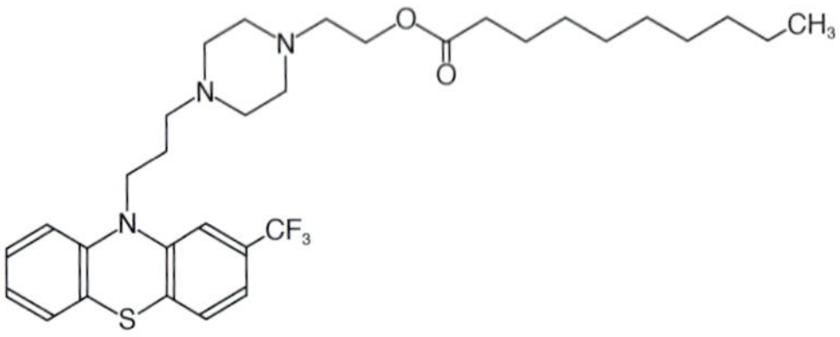
fluphenazine decanoate

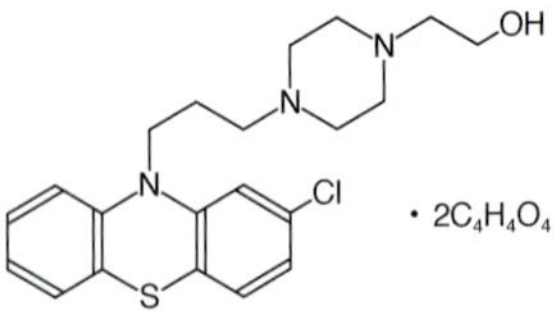
perphenazine maleate

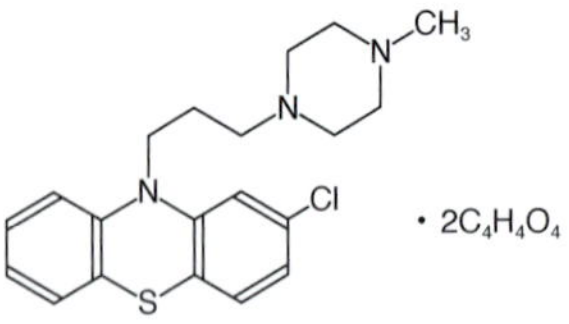
prochlorperazine maleate

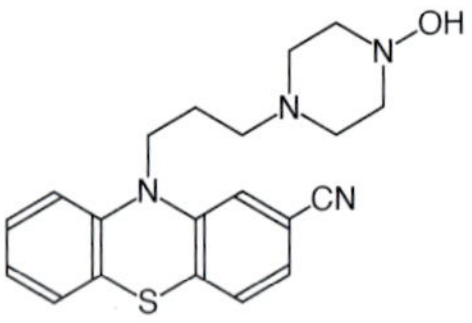
propericiazine

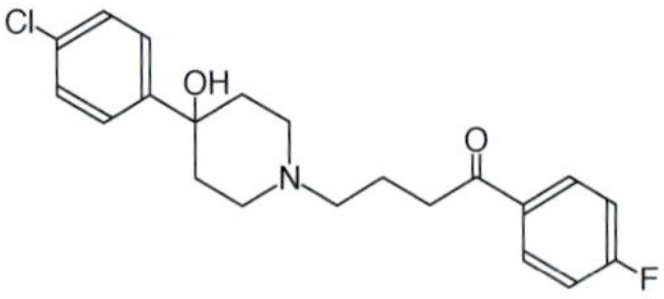
haloperidol

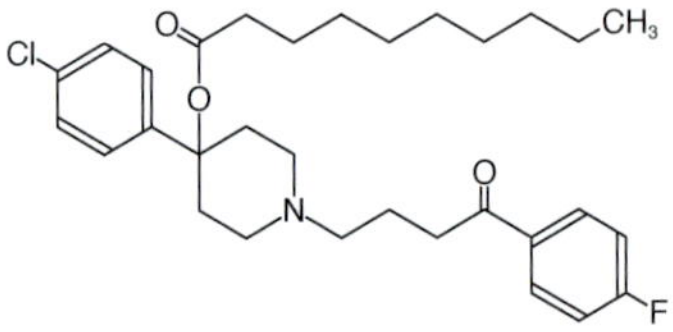
haloperidol decanoate

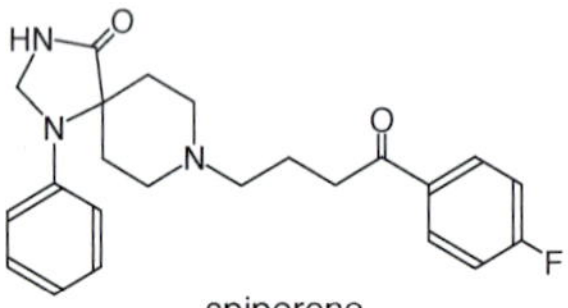
spiperone

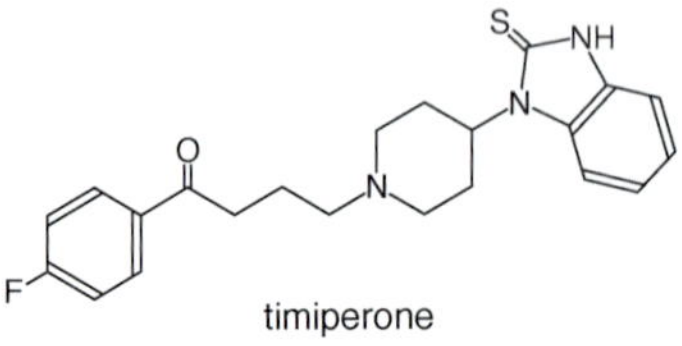
timiperone

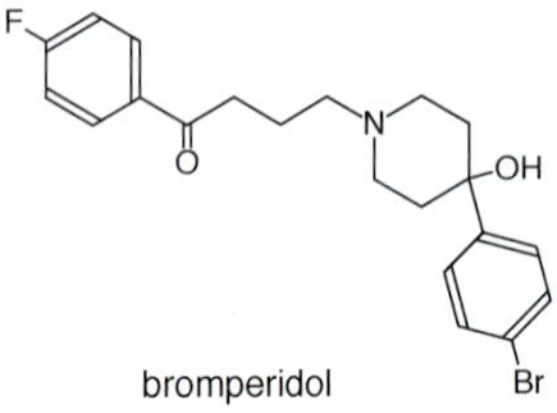
bromperidol

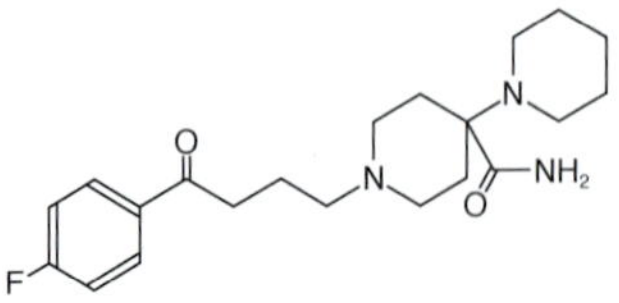
pipamperone

▶統合失調症治療薬

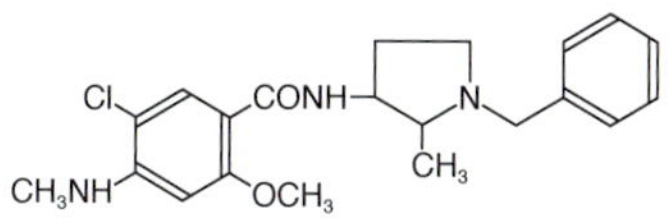

nemonapride

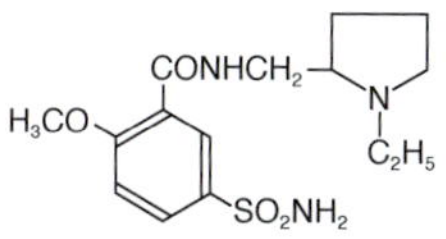

sulpiride

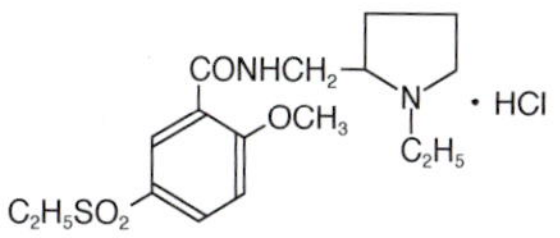

sultopride hydrochloride

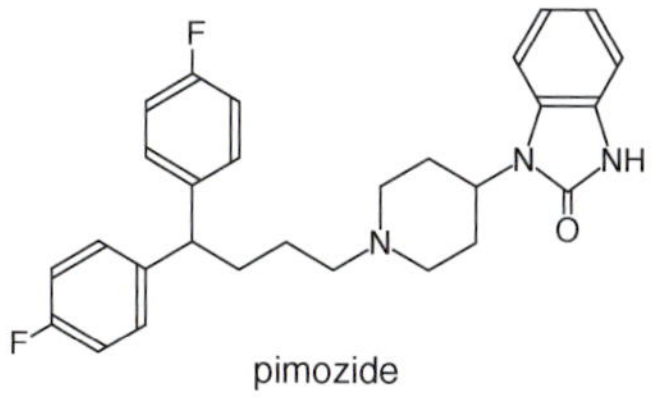

pimozide

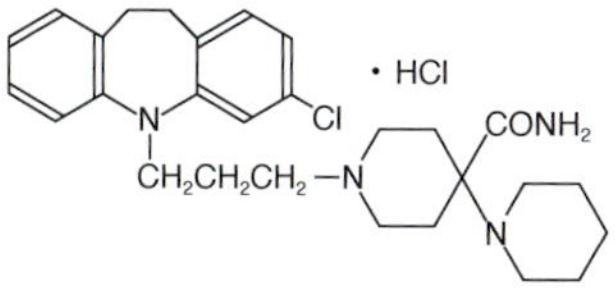

clocapramine hydrochloride

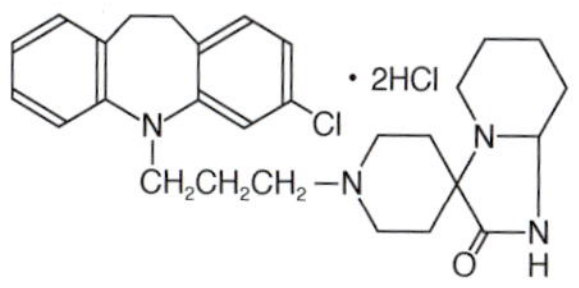

mosapramine hydrochloride

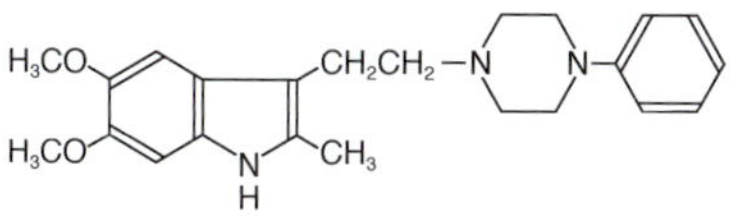

oxypertine

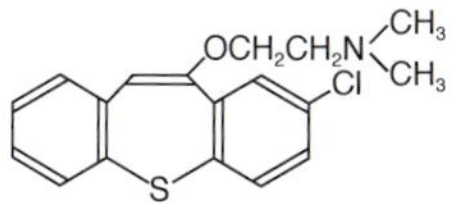

zotepine

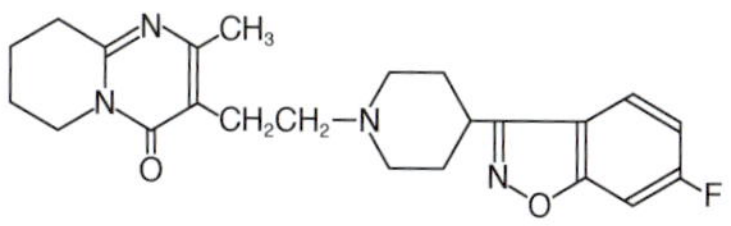

risperidone

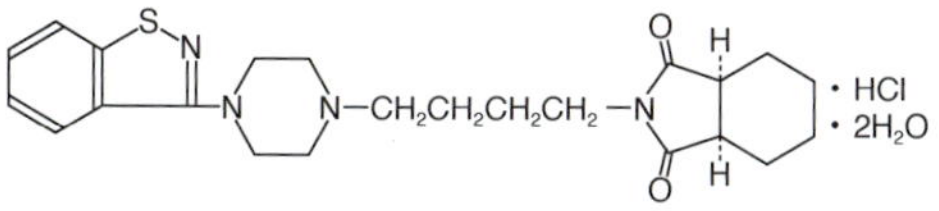

perospirone hydrochloride hydrate

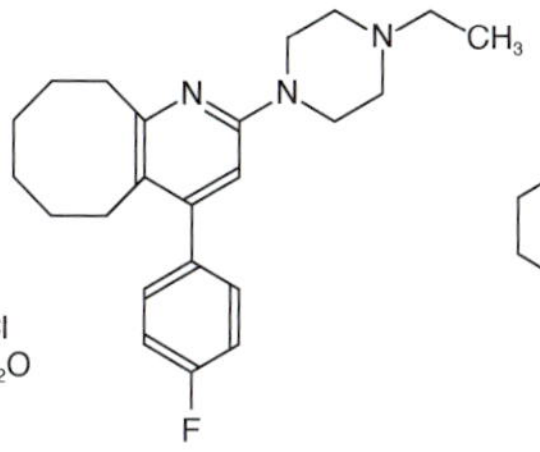

blonanserin

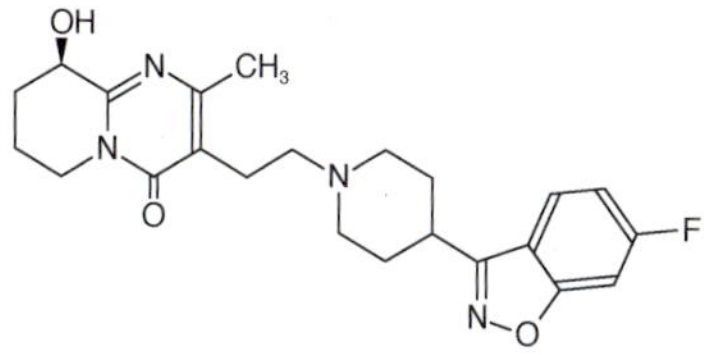

paliperidone

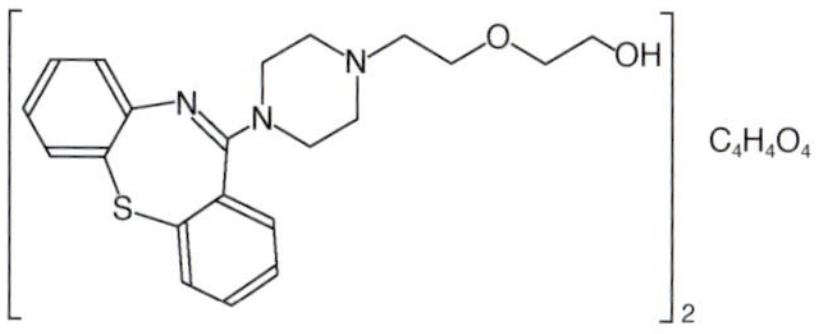

quetiapine fumarate

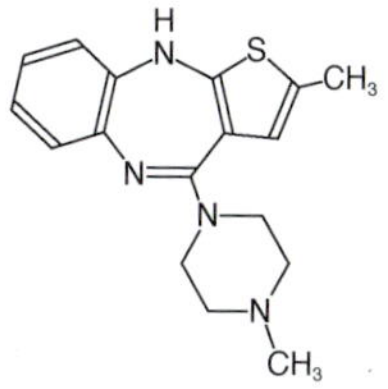

olanzapine

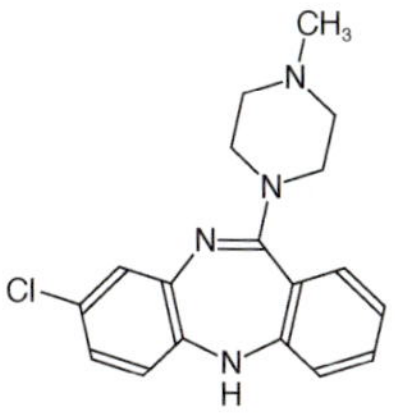

clozapine

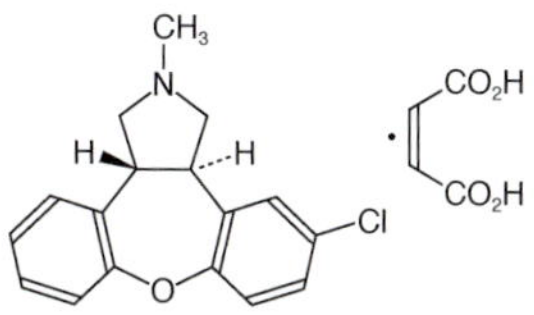

asenapine（および鏡像異性体）

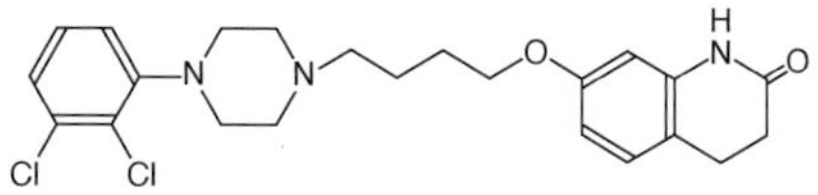

aripiprazole

▶統合失調症治療薬(つづき)

◆**表 4-9　統合失調症治療薬**

分　類	薬　物	特　徴
定型抗精神病薬		
フェノチアジン系		D_2受容体遮断薬
脂肪族側鎖	クロルプロマジン レボメプロマジン	α_1，H_1，ムスカリン性受容体遮断による降圧，鎮静，口渇，便秘
ピペラジン側鎖	フルフェナジン フルフェナジンデカン酸エステル（4週間隔筋注可） ペルフェナジン プロクロルペラジン	D_2受容体遮断による錐体外路障害，遅発性ジスキネジア，高プロラクチン血症，悪性症候群
ピペリジン側鎖	プロペリシアジン	
ブチロフェノン系	ハロペリドール ハロペリドールデカン酸エステル（プロドラッグ，4週間隔筋注可） スピペロン チミペロン ブロムペリドール ピパンペロン	D_2受容体遮断の選択性高い
ベンズアミド系	ネモナプリド スルピリド スルトプリド	緩和な作用で副作用少ない ※スルピリドは低用量で抗潰瘍・抗うつ
その他	ピモジド クロカプラミン モサプラミン オキシペルチン ゾテピン カルバマゼピン	※制吐，抗アンフェタミン作用強い ※意欲賦活作用 ※意欲賦活作用 ※モノアミン枯渇作用あり．抗幻覚妄想 ※SDA様．抗セロトニン（$5\text{-}HT_{2A}$）作用強い ※てんかん，双極性障害，統合失調症，三叉神経痛
非定型抗精神病薬		
セロトニン・ドパミン拮抗薬（SDA）		D_2，$5\text{-}HT_{2A}$受容体を選択的に遮断
非三環系	リスペリドン	陰性症状にも有効．認知・抑うつ改善．錐体外路障害，遅発性ジスキネジア，高プロラクチン血症などが少ない
	ペロスピロン ブロナンセリン パリペリドン パリペリドンパルミチン酸エステル	 ※$D_2D_3 > 5\text{-}HT_{2A}$ ※リスペリドンの活性代謝物で半減期がより長い ※1回注射で4週間持続
多元受容体標的薬（MARTA）	オランザピン クエチアピン クロザピン アセナピン	D_2，$5\text{-}HT_2/5\text{-}HT_6$，$\alpha_1$，$H_1$，ムスカリン性受容体を遮断．錐体外路障害はSDAより弱い．高血糖，糖尿病に禁忌 ※治療抵抗性統合失調症 ※舌下錠．鎮痛作用あり．代謝系副作用は軽度
ドパミン受容体部分作動薬	アリピプラゾール ブレクスピプラゾール	D_2受容体部分刺激薬．$5\text{-}HT_{2A}$遮断と$5\text{-}HT_{1A}$部分刺激あり．錐体外路症状ほとんどなし

MARTA : multi-acting receptor targeted antipsychotics.
SDA : serotonin-dopamine antagonist.

(SDA)が開発された（**図 4-11**）．これらは副作用が少なく陰性症状にも有効で再発予防効果も高い**非定型抗精神病薬**として，とくに初発・急性増悪症例に第一選択薬として繁用されるようになっている．$5\text{-}HT_{2A}$受容体遮断が，陰性症状改善に効果があると考えられる．SDAは，前頭前野でD_2受容体と$5\text{-}HT_{2A}$受容体の遮断に基づく$5\text{-}HT_{1A}$受容体の機能的活性化によりドパミン遊離を促進することで，認知機能改善効果を示すことが報告されている．また，錐体外路系の副作用が生じにくい理由として，中脳黒質-線条体ドパミン神経路をセロトニン作動性神経系が通常抑制的に調節していることから，$5\text{-}HT_{2A}$受容体遮断によ

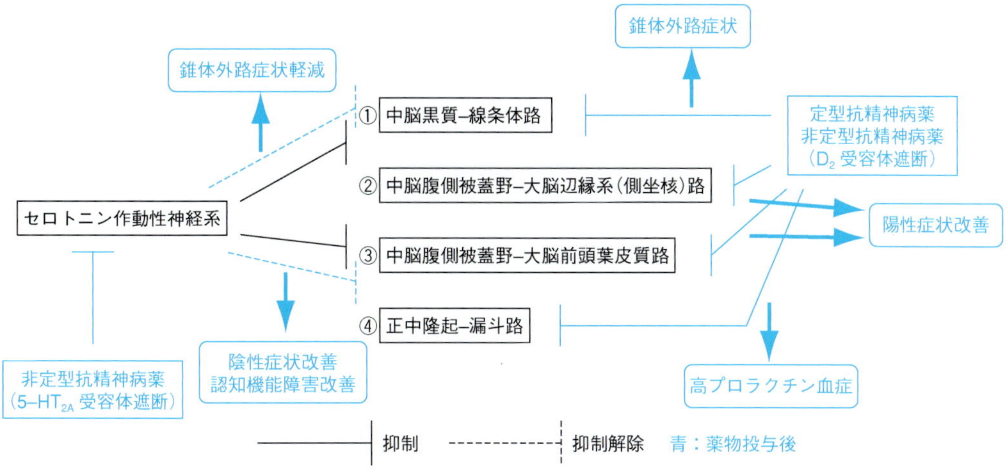

◆図 4–11　ドパミン作動性神経系への統合失調症治療薬の作用

りこれを脱抑制するためであると考えられる．副作用として高プロラクチン血症を誘発し，無月経，乳汁分泌，射精不能を生じうる．つづいて，ドパミン・セロトニン・ムスカリン・アドレナリン α_1・ヒスタミン H_1 受容体遮断作用を併せもつ**多元受容体標的薬** multi–acting receptor targeted antipsychotics（MARTA）の**オランザピン** olanzapine が，2005 年に開発された．幻覚妄想への効果のほか，認知機能改善や抗うつ作用，鎮静・催眠作用が認められる．オランザピンと**クエチアピン** quetiapine では，高血糖，糖尿病性ケトアシドーシス，糖尿病性昏睡の発現が報告されている．2009 年に発売された**クロザピン** chlozapine は錐体外路症状が少なく，作用は強力で治療抵抗性症例への適応があるが，**無顆粒球症**を生じやすい．2016 年には**アセナピン** asenapine が上市された．鎮静作用があり，代謝系の副作用は比較的弱くなっている．さらに，ドパミン D_2 受容体の部分作動薬である**アリピプラゾール** aripiprazole がドパミンシステム・スタビライザーとして用いられている．神経終末からのドパミン放出が多い時には遮断薬として，少ない時は刺激薬として作用し，錐体外路症状やプロラクチン値上昇作用は，ほとんどみられない．セロトニン $5\text{–}HT_{2A}$ 受容体遮断作用と $5\text{–}HT_{1A}$ 受容体部分刺激作用を併せもっている．同様の作用をもつ**ブレクスピプラゾール** brexpiprazole も 2018 年 4 月から製造販売されている．アリピプラゾールより D_2 受容体における内活性が小さく，$5\text{–}HT_{2A}$ および $5\text{–}HT_{1A}$ 受容体への親和性が約 10 倍高いのが特徴である．

コラム　悪性症候群

悪性高熱症と類似した症状で，40 ℃の高熱，発汗，頻脈，振戦，筋硬直，CK 上昇，腹水，昏睡を経て死にいたることもある．ドパミン D_2 受容体遮断作用の強い抗精神病薬や，三環系抗うつ薬をはじめとする抗うつ薬，制吐薬メトクロプラミド，抗潰瘍薬スルピリドの投与，抗パーキンソン病薬の急な減量・中止により引き起こされる．視床下部や大脳基底核での急激なドパミン受容体遮断が原因であると考えられている．治療には，ダントロレンやブロモクリプチンを用いる．

◆表 4-10　神経症(神経症性障害)の種類

従来の分類	DSM-5*1	ICD-10*1
<恐怖症性不安障害> ・通常は危険のない特定の状況や対象により，またその想像だけで強い不安を誘発 ・対象を回避しようとする ・空間恐怖(広場恐怖)・社会恐怖・高所恐怖・閉所恐怖など <パニック障害> ・特定の状況に限定されず，予期できないパニック(恐慌性)発作を反復：自律神経症状(動悸，発汗，過呼吸，悪心など)・現実感喪失・めまい感・恐怖感・予期不安 ・脳幹部ノルアドレナリンおよびセロトニン神経活性上昇 ・誘発要因として，過度呼吸・低血糖・乳酸塩・重炭酸塩・炭酸過剰・カフェイン ・イミプラミンは初期に症状を増悪 <全般性不安障害> ・特定の状況ではなく漫然と不安・緊張・焦燥が持続 ・頭痛・振戦・自律神経症状 ・パニック発作なし	<不安症群/不安障害群> ・限局性恐怖症 ・社交不安症/社交不安障害(社交恐怖) ・パニック症/パニック障害 ・広場恐怖症 ・全般不安症/全般性不安障害 など	<恐怖症性不安障害> <他の不安障害>
<強迫性障害> ・本人が無意味，不合理と認識している強迫思考や強迫行為を反復 ・苦悩することで正常な生活が損なわれる ・自己批判的な強迫性人格に多い	<強迫性および関連症群/強迫性障害および関連障害群>	<強迫性障害>
<解離性障害> ・ヒステリー ・精神的葛藤の解消のため無意識に逃避し，周囲の関心や同情を得ようとする ・転換症状：麻痺・失声・痙攣・弓なり緊張等；解離症状：混迷・健忘・多重人格等	<解離症群/解離性障害群>	<解離性(転換性)障害>
<その他> ・身体表現性障害(心気症)，離人症性障害，遷延性抑うつ反応，気分変調症，重度ストレス反応，適応障害	<心的外傷およびストレス因関連障害群> ・心的外傷後ストレス障害 ・急性ストレス障害 ・適応障害 <身体症状症および関連症群>	<重度ストレス反応および適応障害> <身体表現性障害> <他の神経症性障害>

＊1 米国精神医学会診断基準 5(2013 年)．
＊2 国際疾病分類 10(WHO, 1992 年)．

B　神経症(神経症性障害)・心身症の治療薬(抗不安薬)　antianxiety drugs

神経症(神経症性障害)には，恐怖症，全般性不安障害，パニック障害，強迫性障害，解離性障害，適応障害，心的外傷後ストレス障害(PTSD)ほかの種類があるが(**表 4-10**)，いずれも不安が症状の中心となっている．性格などの素因に生活環境が加わって発症脆弱性がつくられ，精神機能の異常を引き起こすなんらかの因子により，精神的葛藤から生じる不安を処理できなくなって発症する．不安と関連した遺伝子として，不安や神経質な性格など性格の一部を決定する候補とみなされているセロトニントランスポーター遺伝子や，ストレス誘発気分障害発症率と相関してストレス脆弱性を決定する候補とみなされるセロトニントラン

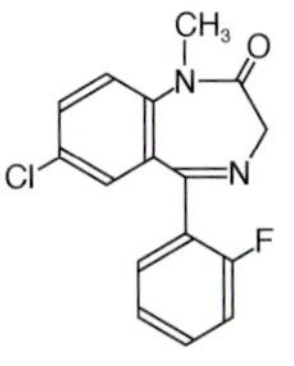

fludiazepam

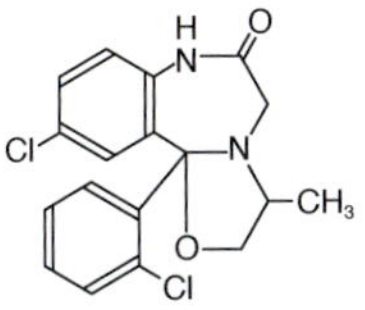

mexazolam

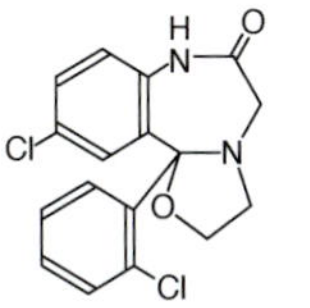

cloxazolam

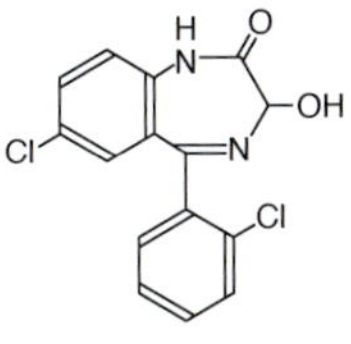

lorazepam

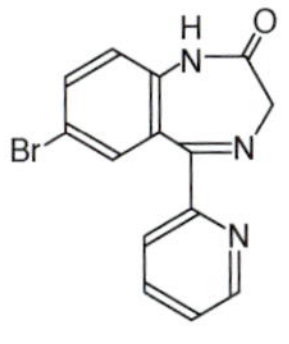

bromazepam

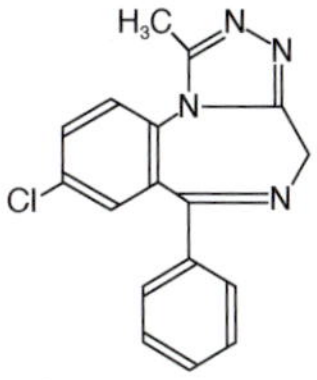

alprazolam

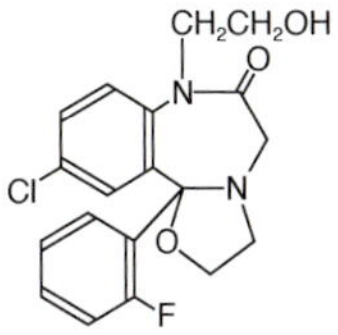

flutazolam

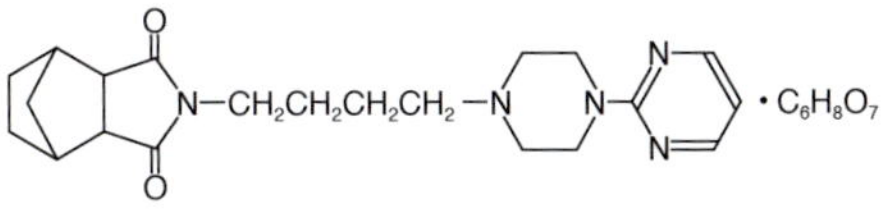

tandospirone citrate

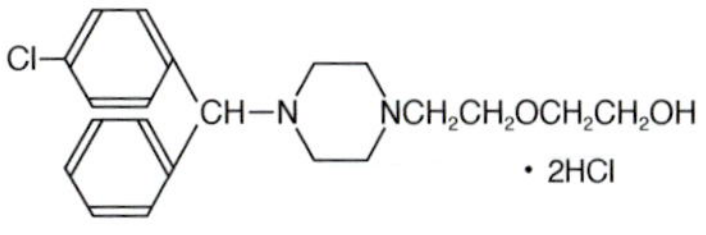

hydroxyzine hydrochloride

▶抗不安薬

スポーター遺伝子のプロモーター部位多型などが報告されている．近年，不安やうつ症状などの情動調節に，大脳皮質内側前頭前野のグルタミン酸神経伝達が関与することが動物実験や臨床報告で明らかになりつつある．内側前頭前野のグルタミン酸神経系を標的とした抗不安薬は現状では存在しないが，今後開発されることが期待される．

一方，**心身症**は身体症状として現れるが，発症に心理的・社会的要因が大きく関与するものをいう．神経症（神経症性障害）とは異なり，自分の感情の変動に気がつかず，環境からのストレスによる身体への悪影響にも気づかないうちに身体が過剰反応をしている病気で，過敏性腸症候群，慢性胃炎，胃・十二指腸潰瘍，筋緊張性頭痛，チックなどの症状がみられる．

神経症や心身症の治療には**抗不安薬**（**マイナートランキライザー**）を用い，不安・緊張・抑うつなどを緩和し，誘発された身体反応を取り除き，心理的悪循環を断ち切る．抗不安薬としては，抑制性神経伝達物質 γ-アミノ酪酸（GABA）の機能を増強する**ベンゾジアゼピン系薬**とその構造類似体が主として用いられる（**表 4-11**）（3-Ⓒ-1）「ベンゾジアゼピン薬系催眠薬」p101 を参照）．副作用や薬物相互作用は，ベンゾジアゼピン系催眠薬と同様である．

ベンゾジアゼピン系薬と異なる新しいタイプの抗不安薬として，セロトニン 5-HT_{1A} 受容体を活性化（部分刺激薬）する**タンドスピロン** tandospirone が開発されている．筋弛緩・催眠・抗痙攣作用や依存性を生じることがないため，これらが原因でベンゾジアゼピン系薬を使用できない患者での軽度の神経症や心身症に用いられる．短時間作用型で，臨床効果発現までに 1〜2 週間を要す．肝機能障害，セロトニン症候群（錯乱，興奮，ミオクローヌス，発汗，発熱，悪寒，振戦，下痢，協調運動障害），めまいなどを生じる．このほか，ヒスタミン H_1 受容体遮断薬の**ヒドロキシジン** hydroxyzine が，神経症における不安，緊張，抑うつに用いられる．

◆表4-11　ベンゾジアゼピン系抗不安薬の種類

分類	薬物	特徴
短時間作用型	クロチアゼパム フルタゾラム エチゾラム	高齢者，小児にも使用．心身症 心身症．消化管機能安定作用 作用が強い．高齢者では減量
中間型	ロラゼパム ブロマゼパム アルプラゾラム	蓄積しにくく，高齢者に使いやすい 作用が強い 心身症．抗うつ作用あり．筋弛緩作用弱い
長時間作用型	ジアゼパム フルジアゼパム メキサゾラム クロキサゾラム オキサゾラム メダゼパム クロルジアゼポキシド クロラゼプ酸二カリウム	高齢者，小児，肝疾患患者では注意 ジアゼパムの誘導体．低用量で心身症に有効 筋弛緩作用弱い 筋弛緩作用強い 催眠，筋弛緩作用弱い 高齢者，小児にも使用．催眠，筋弛緩作用弱い 高齢者，小児にも使用 ジアゼパムのプロドラッグ
超長時間作用型	ロフラゼプ酸エチル フルトプラゼパム	1日1〜2回．活性代謝産物．半減期110時間 1日1〜2回．半減期190時間

全般性不安障害・恐怖性不安障害：ベンゾジアゼピン系薬が有効で，長時間作用型（**ジアゼパム**，**フルジアゼパム**，**メキサゾラム**，**クロキサゾラム**），中間型（**ロラゼパム**，**ブロマゼパム**などが用いられる）．社会不安障害に選択的セロトニン再取り込み阻害薬（SSRI：**パロキセチン**，**フルボキサミン**，**エスシタロプラム**）．全般性不安障害への適応外使用でSSRI（パロキセチン，**セルトラリン**）．不安障害全般への適応外使用でノルアドレナリン作動性・特異的セロトニン作動性抗うつ薬（NaSSA：ミルタザピン）．また，心的外傷後ストレス障害にパロキセチン，セルトラリン，フルボキサミンが用いられる．

パニック障害：ジアゼパムの静注，中間型（**アルプラゾラム**，ロラゼパム）．抗てんかん薬（クロナゼパム）．SSRI（パロキセチン，セルトラリン）．

強迫性障害・解離性障害：中間型（アルプラゾラム，ブロマゼパム）．強迫性障害にSSRI（パロキセチン，フルボキサミン）．このように，性格的要因が強い神経症にはベンゾジアゼピン系薬は効きにくい．

心身症：ジアゼパムや**フルタゾラム**などが用いられる．筋弛緩作用があるため，筋緊張性頭痛やチックなどの症状にも有効である．

C 抗うつ薬，双極性障害治療薬

比較的持続時間の短い心理的反応性の変化を感情というのに対して，長期にわたる基底的

コラム　うつ病の発症機序

発症には遺伝因と，性格などの心因，および直接の誘因となる状況因が関与する．発症関連遺伝子として，セロトニントランスポーター，セロトニン受容体，ドパミン受容体，チロシン水酸化酵素，MAO_A，COMT，トリプトファン水酸化酵素など多くの遺伝子候補が研究されているが，一致した見解は得られていない．

なお染色体13番長腕は，統合失調症とうつ病の双方に関連することが示唆されている．

なものを気分という．この感情や気分が通常の範囲を超えて大きく変動する反復性の病気が**うつ病**である．近年は**気分障害**とも呼ばれており，うつ病(単極性うつ病または大うつ病性障害)と双極性障害に分けられる．双極性障害は，明確な躁病エピソードと抑うつエピソードを繰り返す双極Ⅰ型障害と，軽躁と抑うつからなる双極Ⅱ型障害に分けられる．抑うつ状態は，このほかに気分変調症(軽度の抑うつが2年以上続く)，適応障害，季節性うつ病でも現れる．また，逃避型・恐怖症型うつ病を含む非定型うつ病も近年増加している．

主要なうつ病症状として，初期には，趣味などに興味や関心を失い，活力が減退し仕事の能率が低下する．続いて，注意の集中が持続しなくなり，優柔不断，劣等感，厭世的になる．患者の90％以上で早朝覚醒型不眠がみられる．抑うつ気分や上記の精神運動制止は午前中に著明となり，午後はいくぶん回復する．食欲減退による体重減少，基本的欲動(食欲，性欲など)の減退，心気妄想，貧困妄想，絶望感がみられる．発症初期と回復期に，自殺を企図することが多い．

発症原因としてセロトニンやノルアドレナリンなどの脳内モノアミン類の増減が考えられているため，これに影響を与える薬物が抗うつ薬として用いられる．現在用いられている治療薬を，**表4-12**に示す．

第一世代の**三環系抗うつ薬**は，神経終末でのセロトニンおよびノルアドレナリンの再取り込みを阻害して抗うつ作用を示す．70～80％の改善率があり効果は確実だが，発現までに**クロミプラミン** clomipramine で1～2週間，**イミプラミン** imipramine では3～4週間を要す．また，心直接のキニジン様作用による心抑制・不整脈誘発のほか，末梢および脳内ムスカリン性アセチルコリン受容体，アドレナリン α_1 受容体，ヒスタミン H_1 受容体を遮断して，便秘・口渇・起立性低血圧や眠気などの副作用を引き起こす．

第二世代は，効果はやや劣るが心循環系への副作用が軽減されている．ノルアドレナリン再取り込み阻害作用の強い**マプロチリン** maprotiline やシナプス前アドレナリン α_2 受容体遮断により神経終末からのモノアミン類の放出を促進する**ミアンセリン** mianserin，**セチプチリン** setiptiline は，**四環系抗うつ薬**と呼ばれる．

1999年から日本でも使用されるようになった**フルボキサミン** fluvoxamine や**パロキセチン** paroxetine，**セルトラリン** sertraline，**エスシタロプラム** escitaloplam は，選択的にセロトニンの再取り込みを阻害して脳内でセロトニンが長時間受容体に作用できるように働く薬

コラム　不安障害の新しい治療法

抗うつ薬のSSRI(およびSNRI)が，強迫性障害とパニック障害以外に社会恐怖・全般性不安障害・外傷後ストレス障害など不安障害全般の治療に，第一選択薬として用いられはじめている．ベンゾジアゼピン系薬は，効果発現が迅速で高い有効性をもつが，依存性があるため，急性の不安治療に主として用いる．SSRIは抗うつ・抗不安作用があり，依存性がなく神経細胞に可塑的な変化を引き起こすことが示唆されている．効果発現が遅く投与初期に不安・焦燥が出現するため，恐怖・強迫などの慢性不安の治療に用いられる．

［作用機序］ 恐怖反応出現に重要な扁桃体に対して，GABA作動性介在神経は $GABA_A$ 受容体を介して直接抑制する．縫線核からのセロトニン作動性神経は $5\text{-}HT_{1A}$ 受容体を介して抑制する．また，情動刺激により興奮する前頭皮質からのグルタミン酸作動性神経による扁桃体活性化を，$GABA_A$ および $5\text{-}HT_{1A}$ 両受容体を介して前頭皮質で抑制する．ベンゾジアゼピン系薬は $GABA_A$ 受容体を，SSRIは $5\text{-}HT_{1A}$ 受容体を介して扁桃体神経を抑制する．

◆表 4-12　抗うつ薬の分類

分類		薬物	特徴
第一世代	三環系	イミプラミン クロミプラミン トリミプラミン アミトリプチリン ノルトリプチリン	ノルアドレナリンとセロトニン再取り込み阻害 作用確実だが発現遅い α_1，H_1，ムスカリン受容体遮断による副作用 心毒性，悪性症候群，セロトニン症候群 ※アミトリプチリンの活性代謝物
第二世代	三環系	ロフェプラミン アモキサピン ドスレピン	作用やや弱いが発現早いものあり 副作用やや軽減
	四環系	マプロチリン ミアンセリン セチプチリン	※ノルアドレナリン再取り込み阻害 ※シナプス前 α_2 受容体遮断で伝達物質遊離促進 ※シナプス前 α_2 受容体遮断で伝達物質遊離促進
	トリアゾロピリジン系	トラゾドン	※セロトニン再取り込み阻害，抗コリン弱い，鎮静，5-HT_{2A} 受容体遮断（低用量），刺激（高用量）
第三世代	SSRI（選択的セロトニン再取り込み阻害薬）	フルボキサミン パロキセチン セルトラリン エスシタロプラム フルオキセチン（未承認）	第二世代より作用弱く発現遅い α_1，H_1，ムスカリン受容体遮断や心毒性は弱い 悪心・せん妄・痙攣・他剤併用で悪性症候群あり 強迫性障害・パニック障害などの神経症にも有効
第四世代	SNRI（セロトニン・ノルアドレナリン再取り込み阻害薬）	ミルナシプラン デュロキセチン ベンラファキシン	作用は第一世代に匹敵し発現早い　副作用少ない ※作用発現早い　疼痛にも有効性 ※少量で SSRI 様，高用量で SNRI
第五世代	NaSSA（ノルアドレナリン作動性・特異的セロトニン作動性抗うつ薬）	ミルタザピン	シナプス前 α_2 受容体遮断によるセロトニン・ノルアドレナリン放出促進 作用発現が早い シナプス後 5-HT_2・5-HT_3 受容体遮断による性機能障害・胃腸障害の副作用軽減 眠気・体重増加あり

で，頭文字をとって**選択的セロトニン再取り込み阻害薬** selective serotonin reuptake inhibitor（**SSRI**）と呼ばれている．第二世代までは他の神経伝達物質受容体の遮断やキニジン様作用による副作用が問題になるが，SSRI ではほとんど現れない．しかし，抗うつ効果は第二世代よりも弱く，効果発現に同じように時間がかかり，副作用として悪心・嘔吐が比較的強くみられる．抗不安薬として，パニック障害や強迫性障害にも用いられる．SSRI は，セロトニン受容体の量の変化，受容体サブタイプの割合の変化，受容体により活性化される細胞内機序の効率の変化などに影響すると考えられている．

さらに，**セロトニン・ノルアドレナリン再取り込み阻害薬** serotonin noradrenaline reuptake inhibitor（**SNRI**）と呼ばれる**ミルナシプラン** milnacipran が開発され，第一世代に近い治療効果が比較的早く現れ，悪心も含めた副作用が少ない薬物として 2000 年から使われている．尿閉，頭痛のほか，ノルアドレナリン作動性神経の活性化によると考えられる頻脈や血圧上昇がみられることがある．セロトニン再取り込み阻害は，不安などの感情障害を改善し，ノルアドレナリン再取り込み阻害は，精神運動障害などの意欲障害を改善すると考えられている．**デュロキセチン** duloxetine は国内では 2010 年から使用され，作用発現が早いことが報告されている．また，**ベンラファキシン** venlafaxine が 2015 年から使用されるようになった．徐放性カプセルで，低用量では SSRI 様作用を示し，高用量では，ノルアドレナリン再取り込み阻害作用が加わって SNRI として作用する．

さらに，**ノルアドレナリン作動性・特異的セロトニン作動性抗うつ薬** noradrenergic and

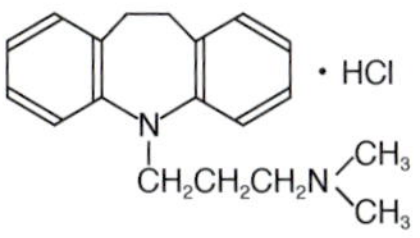
imipramine hydrochloride

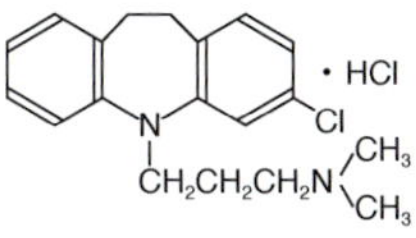
clomipramine hydrochloride

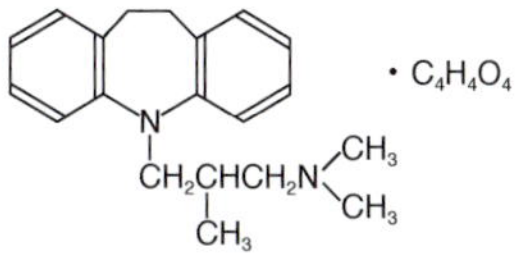
trimipramine maleate

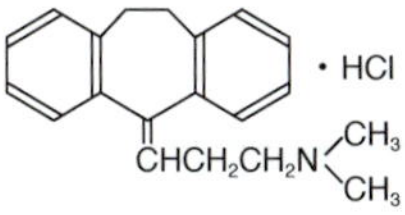
amitriptyline hydrochloride

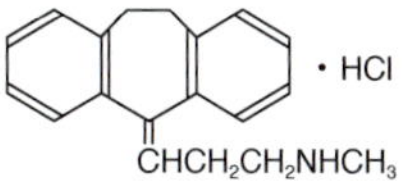
nortriptyline hydrochloride

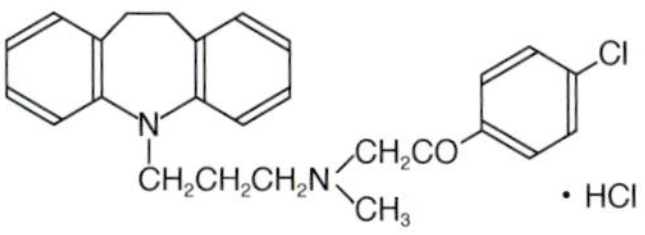
lofepramine hydrochloride

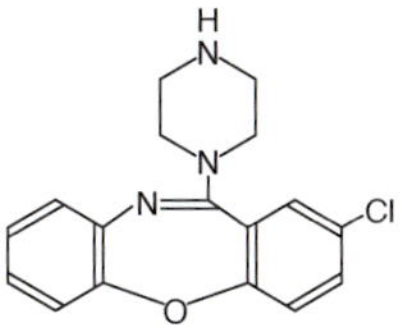
amoxapine

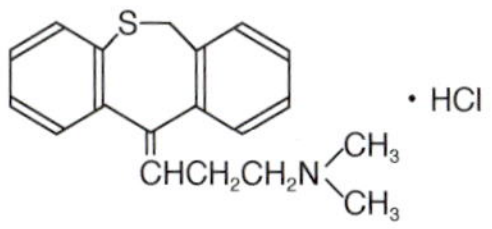
dosulepin hydrochloride

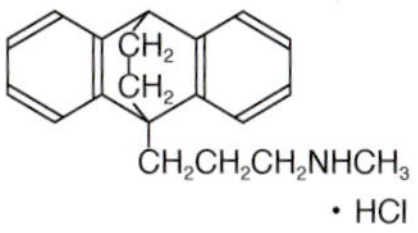
maprotiline hydrochloride

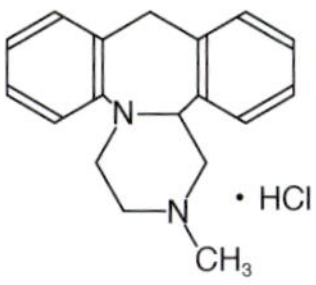
mianserin hydrochloride

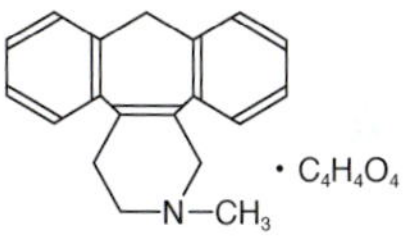
setiptiline maleate

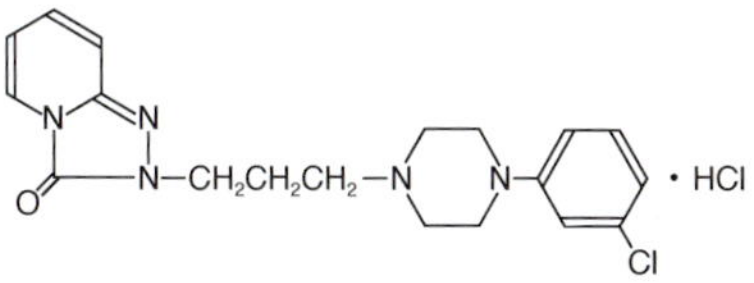
trazodone hydrochloride

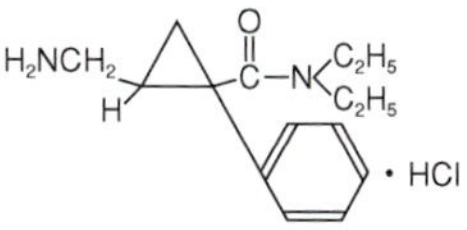
milnacipran hydrochloride

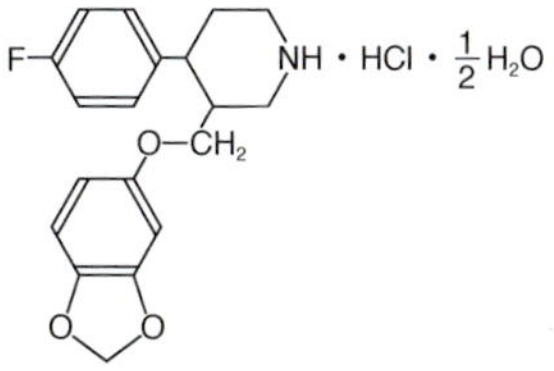
paroxetine hydrochloride hydrate

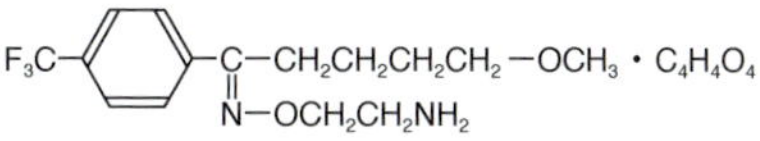
fluvoxamine maleate

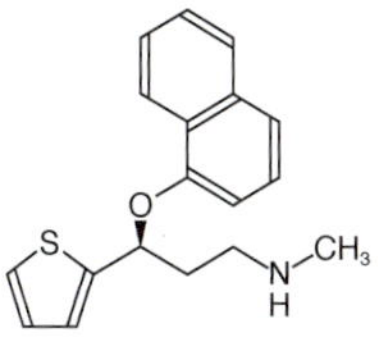
duloxetine

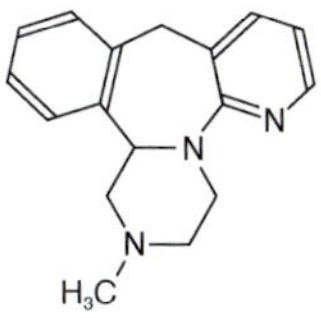
mirtazapine

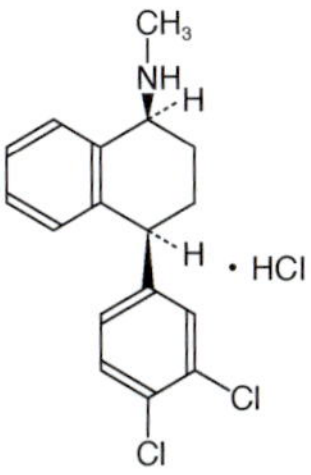
sertraline

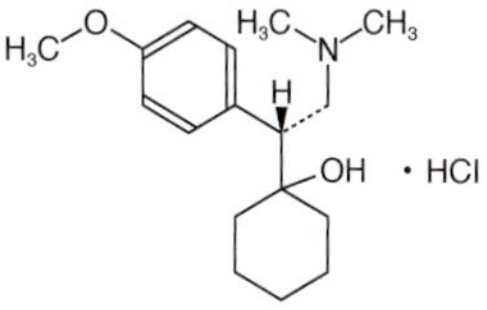
venlafaxine（および鏡像異性体）

▶抗うつ薬

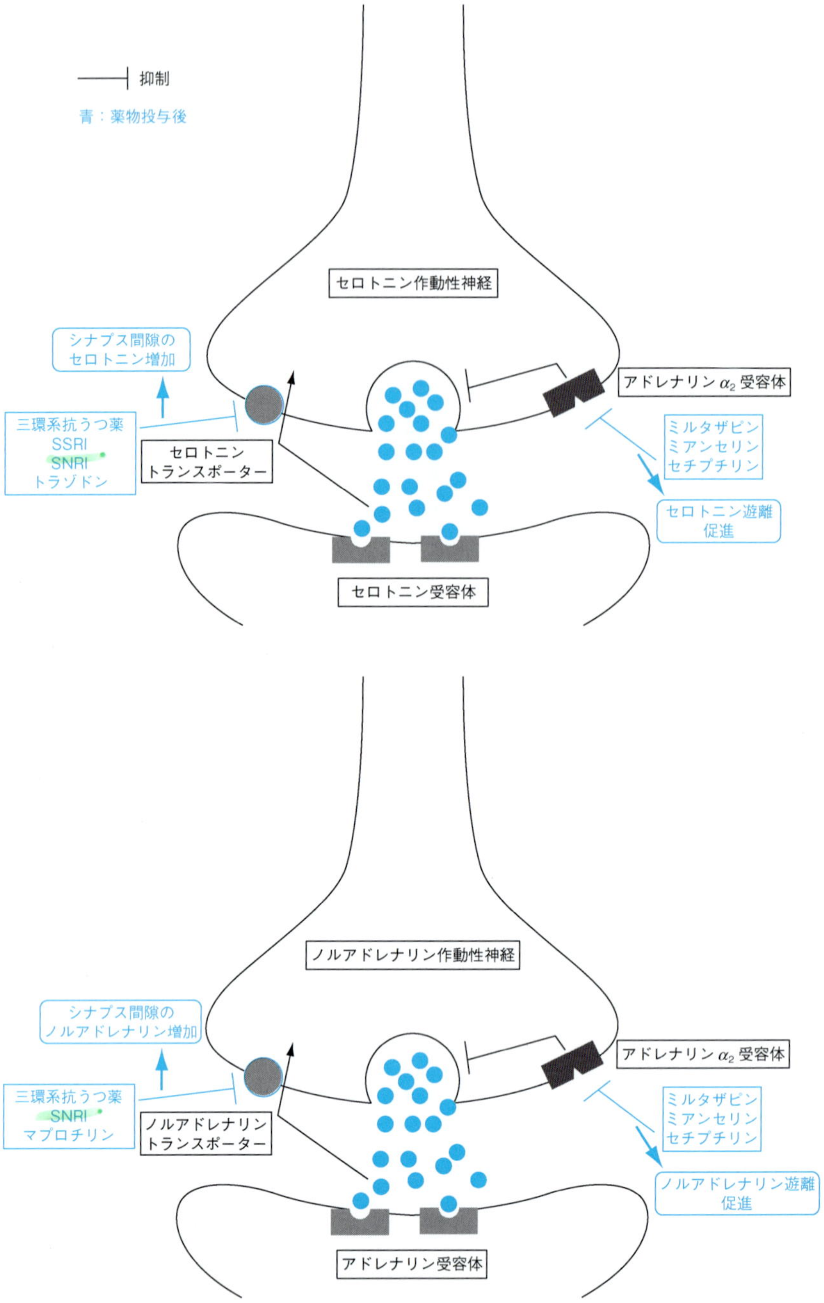

◆**図 4-12 抗うつ薬の作用機序**

specific serotonergic antidepressant (NaSSA) の**ミルタザピン** mirtazapine が上市された．トランスポーターには作用せず，シナプス前アドレナリン α_2 受容体遮断によるセロトニンとノルアドレナリンの放出促進などにより作用発現が早いことが期待される（**図 4-12**）．

このように，多種類の抗うつ薬が患者の状態に応じて使い分けられているが，共通する問題点として，全体の改善率が 65％程度であるのにプラセボ(偽薬)でも 30％程度は改善され

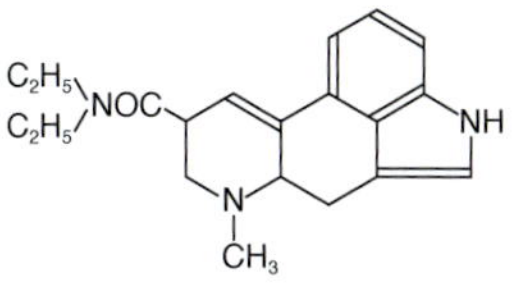
lysergic acid diethylamide(LSD-25)

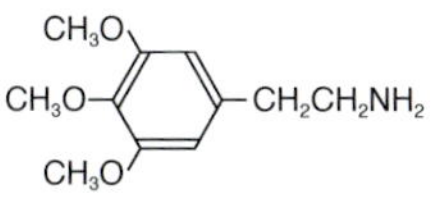
mescaline

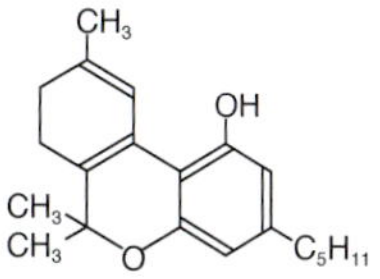
tetrahydrocannabinol
(Δ^9-THC)

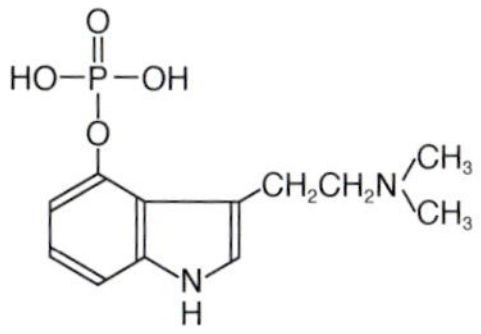
psilocybin

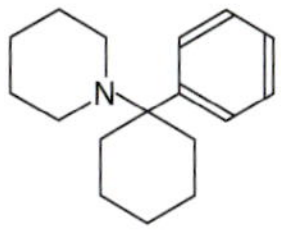
phencyclidine

▶幻覚薬(精神異常発現薬)

ること，速効性がなく，とくに初期に強い副作用が現れるため治療効果を実感できないばかりか嫌悪し，治療に希望がもてなくなる心理的問題などがみられる．約半数は不安障害を伴っていて，慢性化や自殺の原因となる場合がある．

双極性障害における躁状態の主要な症状としては，軽症では自信に満ち，頭の回転が早く，意欲に溢れ行動力に富むが，誇大的思考，誇大妄想(血統妄想，発明妄想)，基本的欲動の亢進，高慢，易刺激性がみられる．重症では自己破壊的，不健全，社会性の喪失がみられる．治療には，**気分安定薬**として**リチウム塩**(**炭酸リチウム** lithium carbonate)および抗てんかん薬の**カルバマゼピン** carbamazepine，**バルプロ酸** valproic acid，**ラモトリギン** lamotrigine，適用外で**クロナゼパム** clonazepam などが用いられる．これらは，気分の大きな変動を抑えるため，うつ状態も改善されて再発予防効果がみられる．炭酸リチウムの作用機序は明確ではないが，Na^+ との置換によりイオンチャンネル，Na^+ ポンプ，Na^+ 依存性酵素反応に影響して神経興奮を抑制すること，ノルアドレナリンやドパミン遊離の抑制や再取り込みを軽度に促進すること，アデニル酸シクラーゼ阻害作用による受容体と G タンパク質の脱共役，治療量でイノシトール-1-リン酸分解酵素を阻害すること，グリコーゲンシンターゼキナーゼ 3b を阻害して細胞内情報伝達系を抑制することなどが報告されている．双極性障害では，抗うつ薬は基本的に使用せず，うつ状態が高度の場合のみに使用する．うつ病と間違えて抗うつ薬を投与し続けると症状が遷延化する．うつ病よりも，遺伝要因が強いと考えられる．

D 幻覚薬(精神異常発現薬) hallucinogens

正常なヒトに与えたとき，幻覚，妄想，感情障害など精神病と区別のつかない精神異常を起こす薬物を幻覚薬と呼ぶ．これらの薬物は，精神性疾患が化学物質によって起こることを示唆するものとして興味がもたれている．

リゼルギン酸ジエチルアミド lysergic acid diethylamide (lysergide, LSD–25)：バッカクアルカロイドの合成研究中に，偶然それを摂取した研究者自身によって幻覚作用が発見された．光学的に右旋性のものが作用が強い．

微量のLSD–25の摂取により幻視および幻想を生ずる．また，恐怖感を生じ理性を失うという．連用により精神的依存を起こすが，身体的依存性はないとされている．麻薬に指定されている．

LSD–25による幻覚の発生機序は不明である．平滑筋において，LSD–25はセロトニン5–HT_2受容体を遮断してセロトニンの作用に対して強い拮抗作用を示すことから，抗セロトニン作用と幻覚作用を結びつけた仮説が提唱されたが，脳内では5–HT_{1A}(自己受容体)および5–$HT_{2A/2C}$受容体を刺激して，幻覚作用や精神異常行動を発現すると考えられている．

大麻 cannabis：インド大麻 *Cannabis sativa* は雌雄異株で，雌花の房にもっとも活性成分が多い．全草や草の一部の出液を樹脂様にしたものがマリファナあるいはハシッシュと呼ばれ，5000年前から嗜好品として用いられた．主成分は l–$\varDelta^9$–*trans*–tetrahydrocannabinol ($\varDelta^9$–THC)で，麻薬に指定されている．

$\varDelta^9$–THCとマリファナはヒトでよく似た作用を現す．多幸感，眠気，時間および空間感覚の変化，視覚の歪み，集中力の欠如，夢遊状態，攻撃性の低下などである．心拍数は増加し，血圧はわずかに下降する．結膜充血や筋力低下のみられることがある．精神的依存を生じるが，身体的依存性は弱い．マリファナは「大麻取締法」の対象となる．

大麻によるこれらの作用には，Gi/oタンパク質共役型受容体であるカンナビノイド受容体(CB_1とCB_2)が関与している．CB_1受容体は中枢神経系に多く発現しており，抑制的に神経伝達を制御する．CB_2受容体は，炎症反応や免疫応答に関連する免疫細胞，脾臓，扁桃腺，角化細胞に多く発現している．内在性カンナビノイド様物質として，*N*–アラキドノイルエタノールアミン(アナンダマイド)および2–アラキドノイルグリセロール(2–AG)が報告されている．現在，がん性疼痛軽減や多発性硬化症の痙攣抑制などの，臨床応用を目的とした研究も行われている．

メスカリン mescaline：メキシコおよび米国南西部でみられるサボテンの一種ウバダマ *Lophophora williamsii* は，一部のアメリカインディアンの宗教儀式に用いられていた．乾燥したウバダマを摂取すると，異常な視覚の幻覚状態を生じる．今までにみたこともないような非常に美しい色のついた光線がみえるという特徴がある．この成分がメスカリンで，化学構造はメトキシ基3個をもち，交感神経性アミンに類似している．メスカリンは実験的精神病を起こす物質として興味がもたれている．麻薬に指定されている．

シロシビン psilocybin：メキシコの先住民が宗教儀式に使うキノコ(*Stropharia* spp. および *Psilocybe* spp.)から抽出された，セロトニン類似の化学構造をもつ化合物である．幻覚作用はメスカリンに似ているといわれ，やはり麻薬に指定されている．

フェンシクリジン phencyclidine (phenylcyclohexizylpiperidine：PCP)：静脈麻酔薬として開発されたが，PCP麻酔からの回復過程で錯乱し，幻覚や思考障害を示すことがわかり臨床的応用はあきらめられた．陶酔，幻覚，外界からの解離作用などから，1970年代の米国で乱用され，angel dust, peace pillなどと呼ばれている．麻薬に指定されている．

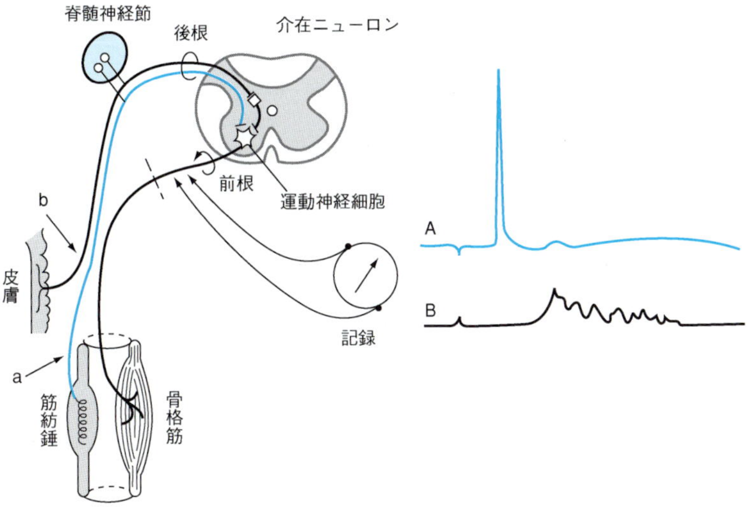

◆**図 4–13　脊髄における単および多シナプス反射経路と反射電位**
A：a 刺激による単シナプス反射電位．B：b 刺激による多シナプス反射電位．
筋紡錘は骨格筋の中に存在するが，本図では模式的に骨格筋と並列に示してある．

7. 中枢性筋弛緩薬　centrally acting muscle relaxants

A　骨格筋緊張の調節機構と異常

骨格筋の緊張は，脊髄反射機構(**図 4–13**)と，これを制御する上位中枢からの下行性神経によって調節されている．

脊髄の前角部に存在する α–運動ニューロンが骨格筋を支配し，筋収縮を制御している．骨格筋の中には，筋の緊張度や運動をモニターする感覚受容器である**筋紡錘**が存在する．筋が伸張すると筋紡錘も引き伸ばされ，Ia 求心性(感覚)神経線維に活動電位が持続的に発生して脊髄にいたり，**α–運動ニューロン**を直接(単シナプス性)興奮させ，その結果，筋は反射的に収縮してもとの長さに戻る．これが**単シナプス性脊髄反射**の一つで伸張反射と呼ばれるものであり，運動の円滑な遂行や姿勢の維持などに重要である．さらに，脊髄にある **γ–運動ニューロン**が筋紡錘内の筋線維(錘内筋)を支配しており，その働きで錘内筋が収縮すると筋紡錘が引き伸ばされたときと同じ状態となる．筋が収縮して筋紡錘が弛緩しているときでも，γ–運動ニューロンにより筋紡錘が機能しやすいようにその感度が調節されている．脊髄反射には，このような単シナプス反射のほかに，求心性神経と運動神経の間に介在神経が一つ以上存在する**多シナプス反射**(腱受容器反射，屈曲反射，交差性伸展反射など)があり，筋緊張や逃避行動などにも関与している．

姿勢制御や歩行運動などは脊髄反射によりある程度制御されているが，随意運動は大脳皮質運動野からの下行性の信号が α–運動ニューロンを興奮させることで引き起こされる．γ–運動ニューロンを興奮させても，前述の反射を介して α–運動ニューロンが興奮するが，実際には両運動ニューロンが同時に興奮する場合が多い(α–γ 連関)．下行性制御に関与する神

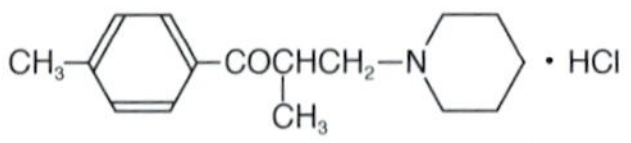
tolperisone hydrochloride

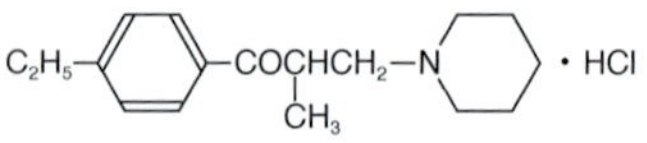
eperisone hydrochloride

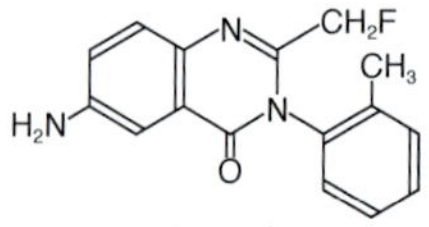
afloqualone

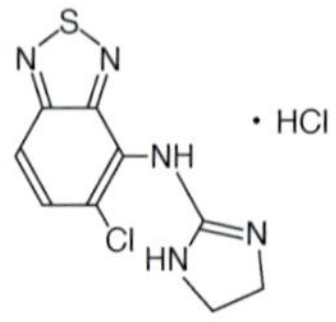
tizanidine hydrochloride

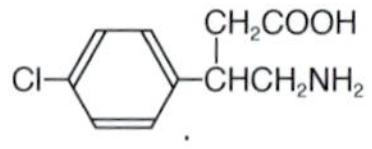
baclofen

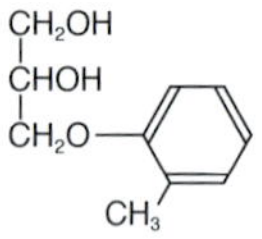
mephenesin

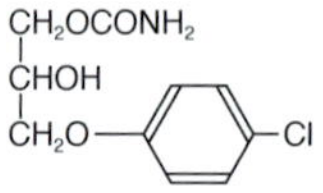
chlorphenesin carbamate

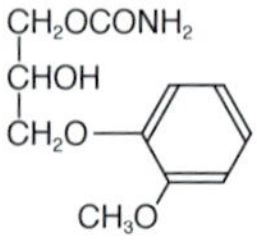
methocarbamol

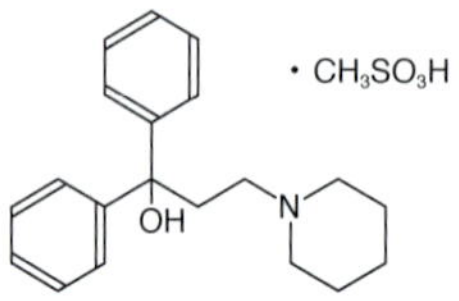
pridinol mesilate

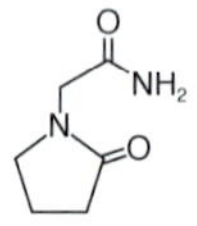
piracetam

▶中枢性筋弛緩薬

経伝達物質としては，ノルアドレナリン，ドパミン，セロトニンなどのアミン類が考えられている．これらを放出する神経の細胞体は脳幹部に存在しており，上位中枢からの信号や上行してくる感覚性の信号を受けて，上行性にも下行性にもさまざまな制御を行っている．

従来，随意運動は延髄錐体を通る錐体路系，不随意運動は錐体外路系を介するとされていたが，現在ではより複雑であると考えられている．不随意運動には大脳皮質のほかに大脳基底核(脳幹の視床下核，黒質を含む)が関与している．

中枢神経系の疾患により下行性制御が障害されると，通常は筋緊張の亢進が生じる．パーキンソン病のようないわゆる**錐体外路障害**では不随意運動と筋緊張の異常(固縮)が，痙性麻痺など**錐体路障害**では痙縮と呼ばれる運動麻痺が現れる．痙性麻痺では，姿勢の変化や運動により痙縮が増強される異常反射がみられる．

B 薬物治療

骨格筋の過度の筋緊張亢進状態を改善させる薬物が筋弛緩薬であり，このなかで中枢神経系に作用するものを**中枢性筋弛緩薬**と呼んでいる．主として脊髄，あるいは脳幹に作用して，骨格筋緊張を制御する脊髄反射を抑制する．痙性麻痺の症状である痙縮を緩解させることから，**抗痙縮薬**と呼ばれることもある．適応は脳血管障害・脳性麻痺・脳外傷・変形性脊椎症・痙性脊髄麻痺・脊髄小脳変性症・多発性硬化症などに伴う痙性麻痺，腰痛症・頸肩腕症候群・筋収縮性(緊張性)頭痛などによる局所性筋緊張亢進などである．一般的な副作用として，胃腸障害のほか，ふらつき，めまい，眠気，頭痛などの精神神経症状，肝・腎障害や過敏症状がみられる．

トルペリゾン tolperisone，**エペリゾン** eperisone，**アフロクアロン** afloqualone：トルペリゾンは痙縮への有効性が最初に認められた薬物で，単および多シナプス反射をともに抑制する．エペリゾンはその誘導体であり，γ-運動系を介して筋紡錘の感度を調節し，痙性麻痺のほか頸肩腕症候群や腰痛症による筋緊張亢進にも有効である．また，血管拡張や血流増加などの血流改善作用も有す．トルペリゾンの副作用として，ショック，呼吸障害，倦怠感，発疹，食欲不振，下痢，エペリゾンでは不眠，尿閉などがみられる．アフロクアロンはキナゾリノン誘導体で，トルペリゾン類似の作用を示す．悪心・嘔吐，光線過敏症を示すことがある．これらは比較的穏やかな作用をもつため，主に軽度から中等度の痙縮に用いられる．

チザニジン tizanidine：イミダゾール誘導体で，脊髄のほか脳幹部などの上位中枢に作用して脊髄多シナプス反射抑制を示す．痙性麻痺のほか頸肩腕症候群や腰痛症による筋緊張亢進にも有効である．中枢性降圧薬であるクロニジンと化学構造が類似しており，アドレナリン α_2 受容体を刺激することで下行性ノルアドレナリン作動性神経を抑制して，脊髄多シナプス反射を抑制する．副作用として血圧低下がみられることがある．このほか，脳幹部のイミダゾリン I_3 受容体を介して下行性ノルアドレナリン作動性神経を抑制し，筋緊張を緩和する作用をもつと考えられる．抗うつ薬のフルボキサミンにより作用が増強されるため，併用禁忌である．筋弛緩作用が強いため，高度の痙縮に少量から用いられる．

バクロフェン baclofen：中枢神経系の抑制性伝達物質である γ-アミノ酪酸(GABA)の誘導体で，**$GABA_B$ 受容体**に結合して作用する．シナプス後膜にある $GABA_B$ 受容体は Gi タンパク質と共役して K^+ チャネルを開口し，シナプス前膜では Ca^{2+} チャネルの遮断を介して神経伝達を抑制する．脊髄の単シナプス反射と多シナプス反射をともに抑制するが，とくに単シナプス反射をより強く抑制する．チザニジンと同じく筋弛緩作用が強いため，高度の痙縮に少量から用いられる．$GABA_B$ 受容体は上位中枢にも多く存在しており，痙攣その他の精神神経系の副作用が現れることがある．とくに長期連用後に急に中止すると，幻覚，錯乱，興奮状態，痙攣発作などの離脱症状がみられる．錐体外路疾患による筋緊張亢進の治療には不適である．血圧降下薬，中枢神経抑制薬，あるいはアルコール摂取でこれらの作用を増強することがあるので注意が必要である．

その他：**メフェネシン** mephenesin は最初に開発された薬物であり，用量依存的に脊髄多シナプス反射を抑制し，多シナプス経路の多い脳幹においてもシナプス伝達を抑制する．用量を増すと単シナプス反射も抑制するが，神経筋接合部の遮断は示さない．局所麻酔薬類似の作用があり，脊髄内の神経終末部での膜興奮性抑制(膜安定化)作用が反射抑制の本質と考えられている．現在では使用されていない．メフェネシンと同じプロパンジオール系薬の**クロルフェネシン** chlorphenesin，**メトカルバモール** methocarbamol，**プリジノール** pridinol などは，主に腰痛などの治療補助薬として用いられる．環状 GABA 誘導体の**ピラセタム** piracetam は，皮質性ミオクローヌスに対して抗てんかん薬と併用される．ベンゾジアゼピン系薬の**ジアゼパム** diazepam，**エチゾラム** etizolam などは筋弛緩作用をもつため，痙縮あるいは局所性筋緊張亢進に用いられる．

8. 抗パーキンソン病薬　antiparkinsonism drugs

A 疾病と病態生理

パーキンソン病 Parkinson disease は，主に中年期以降に発症する比較的罹患率の高い(日本で現在 10 万人程度)脳内錐体外路系の変性疾患で，筋固縮・振戦・無動・姿勢反射障害の 4 症状を特徴とする．

錐体外路系とは，身体の運動を制御する信号が大脳運動野–大脳基底核(線条体–淡蒼球)–脳幹網様体–脊髄というように伝わり，主に不随意運動を制御する神経経路をいう．この系に障害があると，不随意運動の異常(錐体外路症状)が現れる．**固縮**は筋が強く収縮して関節が動きにくい状態，**振戦**はふるえるような痙攣で安静時によくみられる．**無動**の症状としては緩慢な動作から，すくみ足や無表情などが進行にしたがって現れる．

パーキンソン病は，**中脳にある黒質から線条体へと投射するドパミン作動性神経細胞が選択的に変性脱落**し，線条体のドパミン作動性神経が 20％程度まで減少すると発病するといわれている．さらにもう一つの病理的特徴として，α–シヌクレイン α–synuclein を主成分とする不溶性線維性封入体である Lewy 小体が神経細胞内に出現する．90～95％が孤発性である．病因は神経毒，酸化的ストレス，ミトコンドリア不全，遺伝的要因，感染などが挙げられているが，いまだ解明されていない．

線条体の約 90％を占める小型の GABA 作動性神経は，二つの出力経路により大脳基底核

コラム　パーキンソン病の発症機序

家族性パーキンソン病では，α–シヌクレイン α–synuclein 遺伝子の点突然変異により神経細胞内に Lewy 小体(不溶性線維性封入体)が形成されている．Lewy 小体は孤発性パーキンソン病でも出現しているが，細胞死との関連は不明である．また，若年性パーキンソン病では，parkin(シナプス膜に局在するユビキチンリガーゼ E3)の変異で酵素活性が低下しており，孤発性パーキンソン病でもドパミン開口放出の低下を引き起こす可能性が示唆されている．上述の α–synuclein が基質の一つである可能性も考えられる．黒質線条体系ドパミン作動性神経が選択的に変性する理由については，他のドパミン作動性神経系に含まれる神経保護因子の欠乏とともに，開口放出の低下などにより細胞質内で過剰となったドパミンの自動酸化で生成されたドパミンキノン体が，ドパミン神経特異的酸化ストレスとなって神経細胞死を引き起こすことが示唆されている．これとは別に，化学合成品 1–メチル–4–フェニル–1,2,3,6–テトラヒドロピリジン 1–methyl–4–phenyl–1,2,3,6–tetrahydropyridine(MPTP)が MAO_B で酸化されて $MPDP^+$ となり，さらに非酵素的自己酸化で MPP^+ となる．MPP^+ は選択的にドパミントランスポーターにより黒質ドパミン神経に取込まれ，ミトコンドリアの電子伝達系複合体 I を阻害してミトコンドリア機能を低下させることによりドパミン神経を変性させ，パーキンソン病様症状を引き起こす．しかし Lewy 小体は生じないため，単一の疾患単位であるパーキンソン病ではない．同様に，パーキンソン病以外の神経変性疾患，ドパミン D_2 受容体遮断作用をもつ統合失調症治療薬などの薬剤，脳血管障害，中毒(CO_2, Mn など)などでもパーキンソン病と類似した症状が誘発され，パーキンソン症候群と呼ばれている．

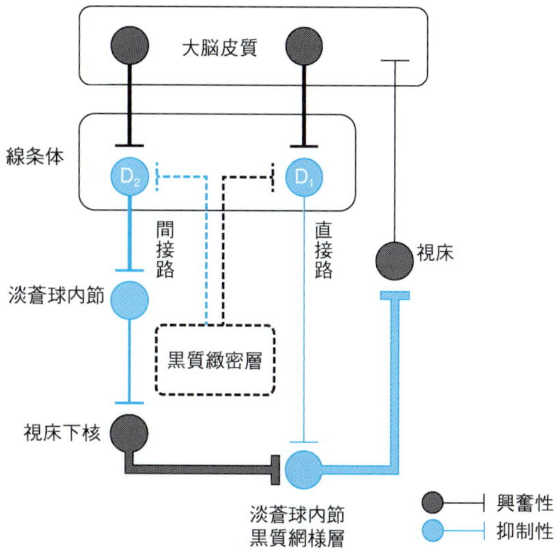

◆**図 4-14　黒質-線条体間のドパミン作動性神経の変性が大脳基底核回路に及ぼす影響**
神経活動の大きさを線の太さで模式的に反映させた．

の出口となる淡蒼球内節や黒質網様層の神経活動を調節している．一つは軸索が直接投射する直接路であり，もう一つは，まず淡蒼球外節へ投射した後に視床下核を経由して連絡する間接路である．線条体においてドパミンは，ドパミン D_1 受容体を介して直接路の GABA 作動性神経を興奮させるが，一方，ドパミン D_2 受容体を介して間接路の GABA 作動性神経を抑制する．いずれも，淡蒼球内節や黒質網様層の神経活動の抑制をもたらす．淡蒼球内節や黒質網様層は大脳皮質へ興奮性の出力を行う視床の神経活動を抑制するため，線条体で放出されたドパミンが直接路と間接路の GABA 作動性神経に作用する結果，視床の神経活動は脱抑制されて増加する．ドパミン作動性神経の変性脱落に伴い，GABA 作動性神経活動は直接路では減少し間接路では増加するため，淡蒼球内節や黒質網様層から視床への抑制性出力は増加して視床から大脳皮質への興奮性出力が減少し，錐体外路障害が出現する（**図 4-14**）．

B　薬物治療

病因は未解明だが病態ははっきりしているため，対症療法ではあるものの，**表 4-13** のような薬物療法が行われる．作用メカニズムの概略を**図 4-15** にまとめた．ドパミン欠乏が錐体外路症状を引き起こすため，ドパミンの補充療法が従来からパーキンソン病治療の基本となっている．

レボドパ levodopa（L-dopa）はドパミンの前駆体で，芳香族 L-アミノ酸脱炭酸酵素（ドパ脱炭酸酵素）によりドパミンになる．ドパミンを末梢に投与しても血液脳関門を通過しないが，レボドパは脳内に入り，線条体のドパミン神経に取込まれてドパミンとなり，神経終末から放出されて作用する．中枢に移行する前に脱炭酸を受けると効力が低下するため，末梢性ドパ脱炭酸酵素阻害薬である**カルビドパ** carbidopa または**ベンゼラジド** benserazid を，それぞれレボドパ 10：カルビドパ 1 またはレボドパ 4：ベンゼラジド 1 の割合で併用する

◆表 4-13　抗パーキンソン病薬の分類

作用機序	代表的治療薬
① ドパミン前駆体として脳内ドパミン増量	レボドパ （末梢での脱炭酸を防ぐ目的で酵素阻害薬のカルビドパまたはベンセラジドと併用する）
② ドパミン受容体を活性化	ブロモクリプチン（バッカク系）(D_2) ペルゴリド（バッカク系）(D_2) カベルゴリン（バッカク系）(D_2) タリペキソール（非バッカク系）(D_2) プラミペキソール（非バッカク系）(D_2) ロピニロール（非バッカク系）(D_2) アポモルヒネ（非バッカク系）(D_1，D_2) ロチゴチン（非バッカク系）(D_1～D_5)
③ 神経終末からのドパミン遊離促進および再取り込み阻害	アマンタジン
④ B 型モノアミン酸化酵素阻害によるドパミン分解抑制	セレギリン（別名デプレニル）
⑤ COMT 阻害薬によるレボドパ分解抑制	エンタカポン
⑥ ムスカリン性受容体遮断	トリヘキシフェニジル プロフェナミン マザチコール ビペリデン メチキセン ピロヘプチン
⑦ アデノシン A_{2A} 受容体遮断	イストラデフィリン
⑧ ノルアドレナリン前駆体として脳内ノルアドレナリン増量	ドロキシドパ
⑨ その他	ゾニサミド

ことで脳内移行量を増加させる．レボドパの投与量を減少できるため副作用が軽減される．さらに，末梢カテコール-*O*-メチルトランスフェラーゼ(COMT)阻害薬である**エンタカポン** entacapone の併用により，レボドパの代謝を阻害することでその血中濃度を維持し，脳内移行量を増大させることが可能である．ピリドキシン(ビタミン B_6)はドパ脱炭酸酵素の補酵素であるため，高濃度を併用すると末梢でのレボドパの脱炭酸が促進される．長期投与により不随意運動(ドパ誘発性ジスキネジア)，幻覚・妄想などの精神症状を起こすことがあり，急に減量または中止すると悪性症候群が引き起こされる．ドパミン作動性神経の変性が進行するに従い，ドパミン神経内に保持されるドパミン量が減少するため，レボドパの血中濃度変化が急峻化して効果の持続が短くなり，次の服用前に症状が強くなる **wearing-off** 現象が現れる．また，服用時間に関係なく症状の軽快と急激な増悪が繰り返される **on-off** 現象もみられるようになる．エンタカポンは，wearing-off 現象の改善を目的に使用される．

2011 年に日本神経学会が作成した「パーキンソン病治療ガイドライン 2011」では，高齢者(通常 70～75 歳以上)や認知症を併発していない患者の初期治療にはドパミン受容体作動薬を用い，効果が不十分の場合にレボドパの併用を行うことが推奨されている．**ブロモクリプチン** bromocriptine などのバッカクアルカロイド系薬では，ショックや消化器障害のほか，心臓弁膜の病変を悪化させることがある．一方，非バッカク系ドパミン D_2 受容体作動薬の**タリペキソール** talipexole，**プラミペキソール** pramioexole，**ロピニロール** ropinirole や**ドパミン** D_1～D_5 受容体刺激薬の**ロチゴチン** rotigotine などは眠気を生じやすく，前兆のない突発性睡眠を起こすことがある．レボドパと同様に，急な減量や中止により悪性症候群

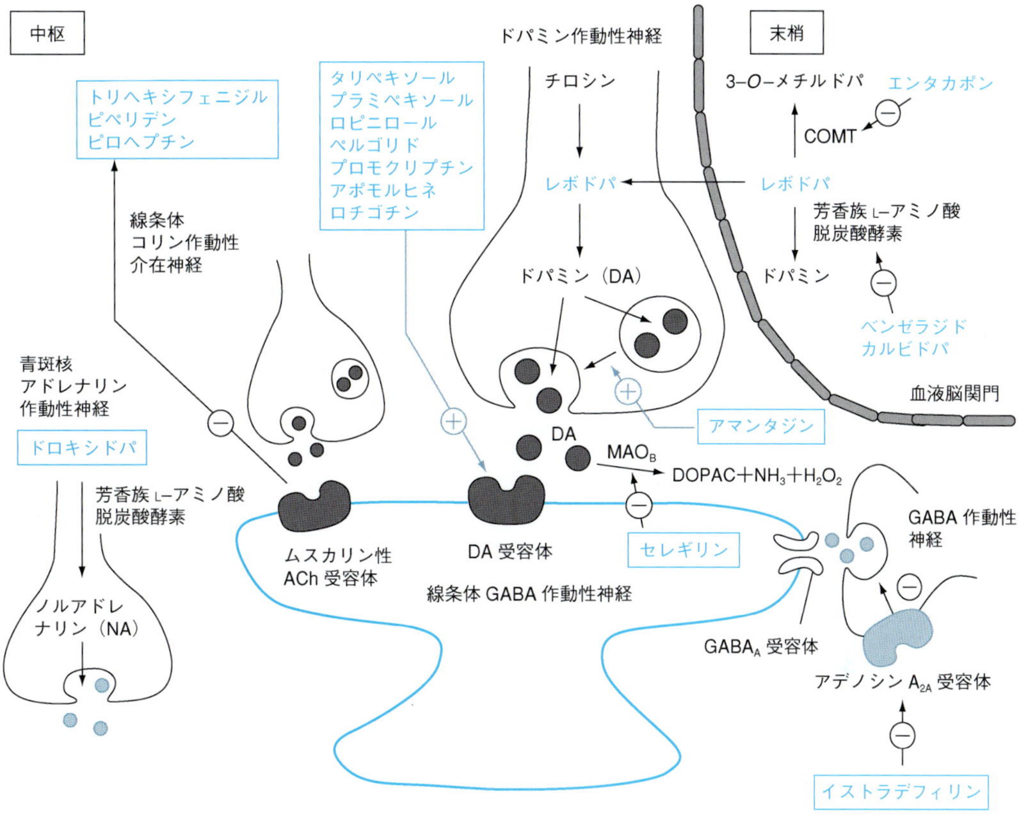

◆図 4-15　パーキンソン病治療薬の作用メカニズム

が現れることがある．また，非バッカク系のドパミン D_1 および D_2 受容体作動薬である**アポモルヒネ** apomorphine は，レボドパ含有製剤頻回投与・他のパーキンソン病治療薬の増量で十分は効果が得られない場合のみ，off 症状の改善を目的に使用される．傾眠や突発性睡眠を起こすことがある．

アマンタジン amantadine は A 型インフルエンザウイルスに有効な抗ウイルス薬であり，また脳代謝改善薬として脳梗塞後遺症に伴う意欲・自発性低下の改善に用いられるが，ドパミン作動性神経終末からのドパミン遊離を促進したり再取り込みを抑制する作用があり，残存するドパミン神経系を活性化させる．作用が弱いため，軽症およびレボドパ補助薬として用いられる．高齢者で幻覚やせん妄を起こすことがあり，また，急な減量や中止により悪性症候群が現れることがある．

シナプス間隙に遊離されたドパミンは，モノアミン酸化酵素(MAO)で分解される．ヒトの線条体ではドパミンの分解は MAO_B が行っており，**セレギリン** selegiline は MAO_B を選択的かつ非可逆的に阻害して，シナプス間隙におけるドパミン量を増加させる．また，ドパミン再取り込み阻害作用も有する．レボドパと併用することで，レボドパから産生されたドパミンの分解を抑制するため，その効果を増強・延長する．麻薬性鎮痛薬ペチジン，非特異的 MAO 阻害薬，三環系抗うつ薬，選択的セロトニン再取り込み阻害薬(SSRI)，セロトニン・ノルアドレナリン再取り込み阻害薬(SNRI)との併用は禁忌である．悪性症候群，低血

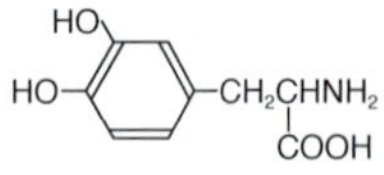
levodopa

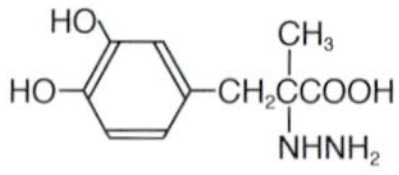
carbidopa

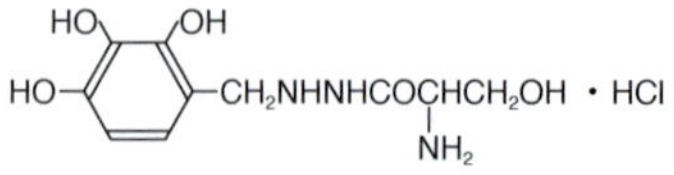
benserazide hydrochloride

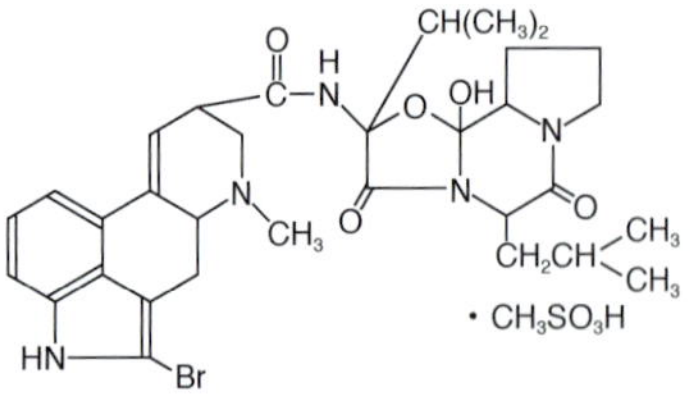
bromocriptine mesilate

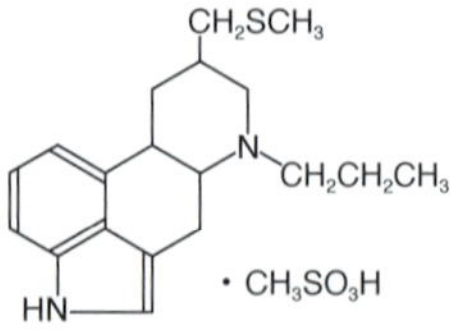
pergolide mesilate

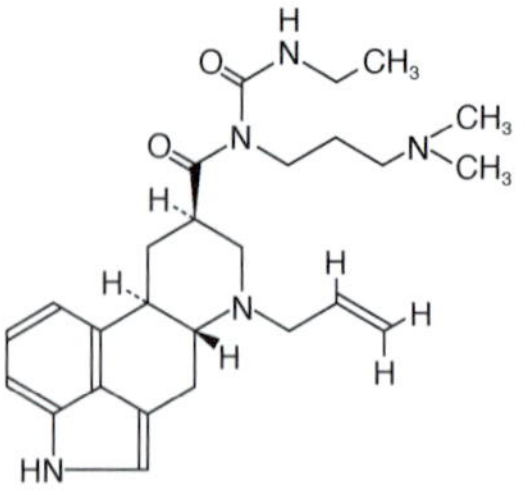
cabergoline

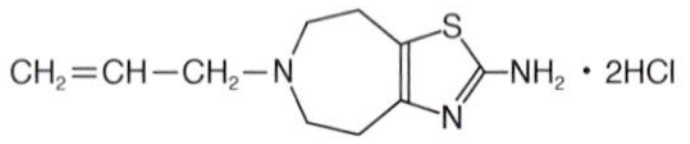
talipexole hydrochloride

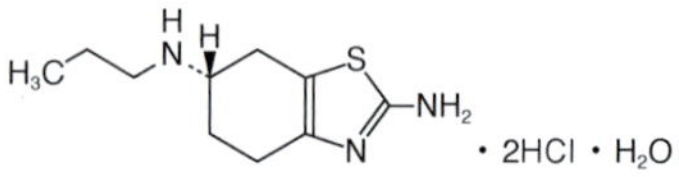
pramipexole hydrochloride hydrate

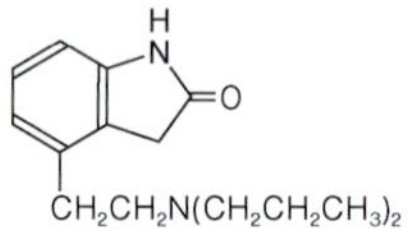
ropinirole

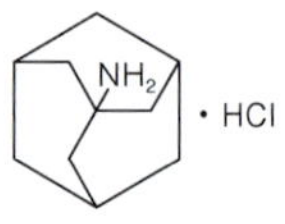
amantadine hydrochloride

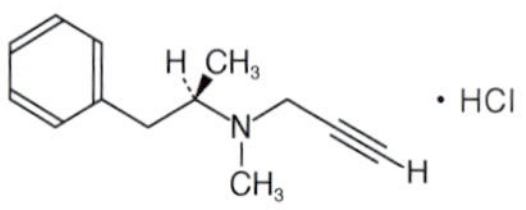
selegiline hydrochloride

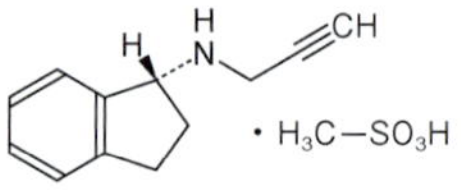
rasagiline mesilate

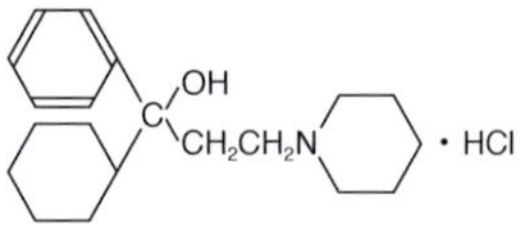
trihexyphenidyl hydrochloride

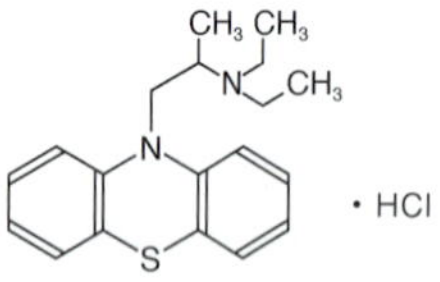
profenamine hydrochloride

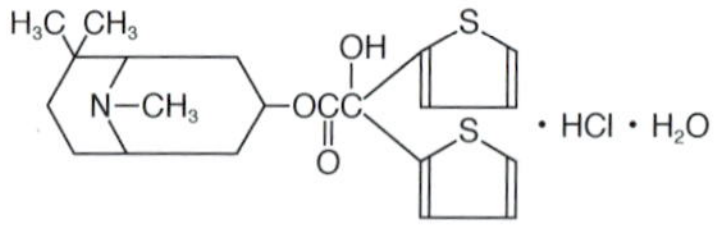
mazaticol hydrochloride hydrate

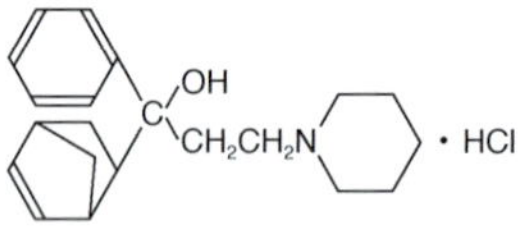
biperiden hydrochloride

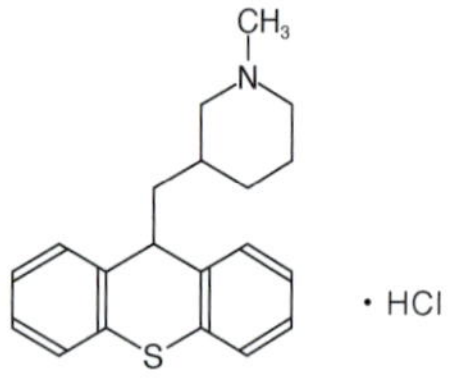
metixene hydrochloride

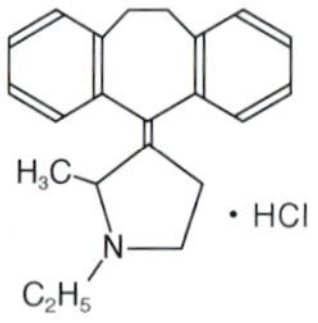
piroheptine hydrochloride

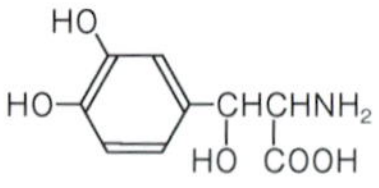
droxidopa

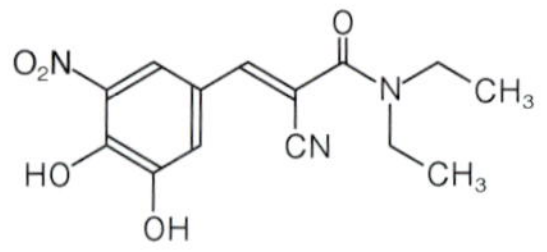
entacapone

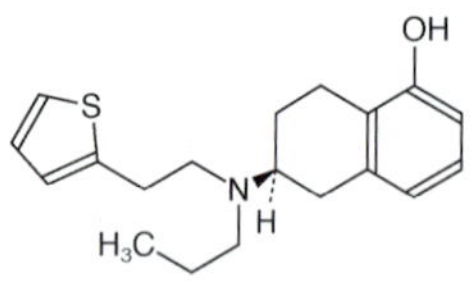
rotigotine

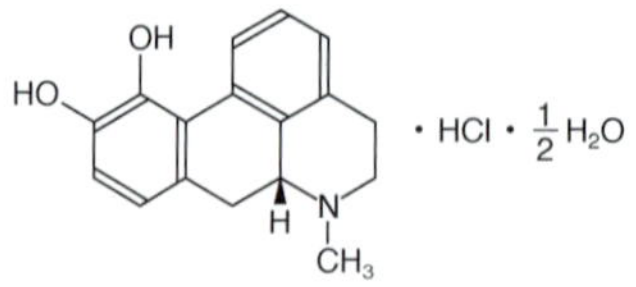
apomorphine hydrochoride hydrate

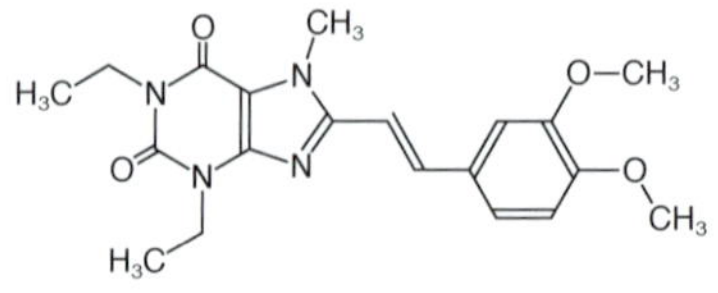
istradefylline

▶抗パーキンソン病薬

糖，胃潰瘍などの副作用が報告されている．同効薬の**ラサギリン** rasagiline も MAO_B を選択的かつ非可逆的に阻害する．

線条体には大型の介在神経であるコリン作動性神経が存在し，ドパミンと機能的にバランスをとっている．ドパミン神経系の機能低下により相対的に過剰興奮しているアセチルコリン神経系を抑制する目的で，**トリヘキシフェニジル** trihexyphenidyl などの中枢移行性のよいムスカリン性アセチルコリン受容体遮断薬が用いられる．主に初期に振戦や固縮が強く出る場合に有効である．末梢性の副作用に加えて，記憶障害や幻覚，せん妄が生じやすいため，高齢者には使用を控える．緑内障や重症筋無力症には禁忌．向精神薬が誘発するパーキンソン症候群にも用いられる．

また，線条体内ではアデノシンもドパミンと機能的な拮抗関係にある．淡蒼球外節へ投射する間接路の GABA 作動性神経は線条体内で GABA 性の抑制性入力を受けており，アデノシンはアデノシン A_{2A} 受容体を介してこの GABA 性入力を抑制することで間接路の GABA 性出力を脱抑制して増加させる．一方，ドパミンは D_2 受容体を介して間接路の GABA 性出力を抑制するが，ドパミン神経の変性はドパミンによる抑制を減少させ，アデノシン優位の状態となる．**イストラデフィリン** istradefylline は，アデノシン A_{2A} 受容体を遮断することで間接路の GABA 性出力に対する脱抑制を解消する結果，増加した淡蒼球の GABA 細胞外濃度を減少させ，パーキンソン病治療効果を発揮すると推定されている．

症状の進行に伴い脳内ノルアドレナリン含量も低下するので，これを補充するために脳内に移行できる前駆物質を投与する．ドパミン-*β*-水酸化酵素活性も低下しているため，レボドパからドパミンを介した産生は期待できず，芳香族 L-アミノ酸脱炭酸酵素により直接ノルアドレナリンに代謝される**ドロキシドパ** droxidopa（L-*threo*-DOPS）を使用する．パーキンソン病のすくみ足や，パーキンソン症候群の歩行障害に効果がある．起立性低血圧にも用いることがある．

抗てんかん薬の**ゾニサミド** zonisamide が部分発作や全般発作など幅広い発作型に有効であり，発作活動の伝播過程の遮断，てんかん原性焦点の抑制等が示唆されているが，作用機序の詳細はまだ不明な点が多い．

9. 脳循環・代謝改善薬 activating drugs for cerebral circuration and metabolism

A 脳循環改善薬

脳の微小血管を拡張させて脳循環を改善し，低下した脳機能の回復を図る薬物をいう．脳組織は血流の変化にきわめて敏感であり，ひとたび動脈の太い枝や幹が切れたり閉塞したりすると，その下流域全体の神経細胞に重大な障害を生じることになる．

狭義の脳循環改善薬は，**イフェンプロジル** ifenprodil，**ニセルゴリン** nicergoline，**イブジラスト** ibudilast である．イフェンプロジルは，血管平滑筋直接作用とアドレナリン α 受容体遮断による血流量増大と血小板凝集抑制作用をもつ．ニセルゴリンはバッカクアルカロイドで，血流増大作用，血小板凝集抑制作用，赤血球変形能亢進作用のほか脳エネルギー代謝改善作用ももち，自発性低下にも有効である．イブジラストはプロスタサイクリン増強作用，抗血栓作用と赤血球変形能亢進作用をもつ．また，抗アレルギー薬として気管支喘息の

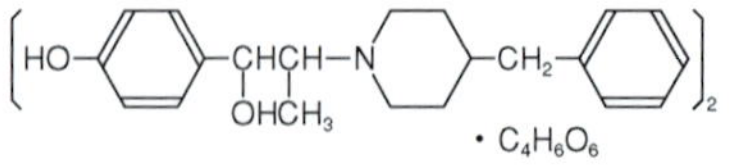

ifenprodil tartrate

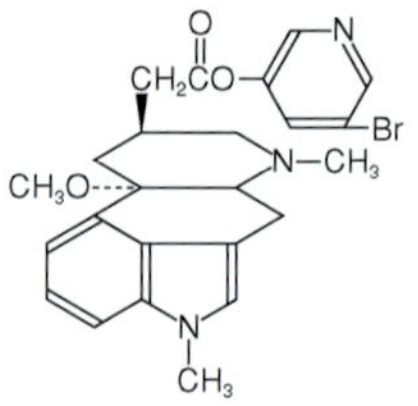

nicergoline

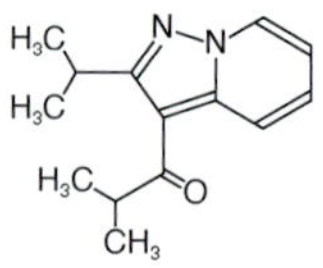

ibudilast

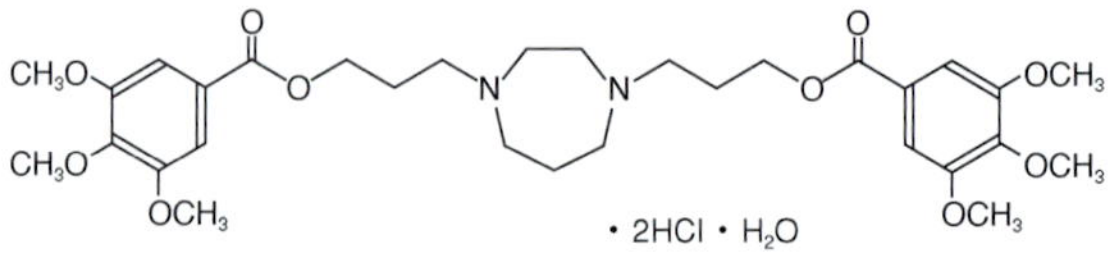

dilazep dihydrochloride hydrate

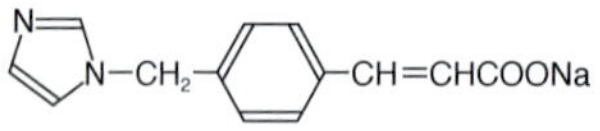

sodium ozagrel

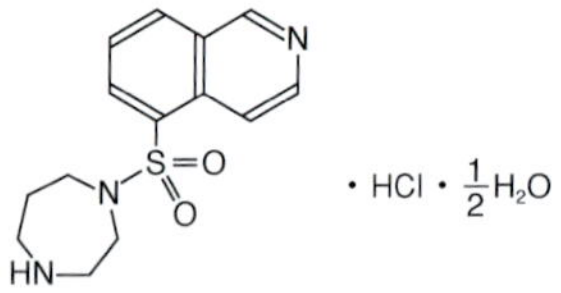

fasudil hydrochloride hydrate

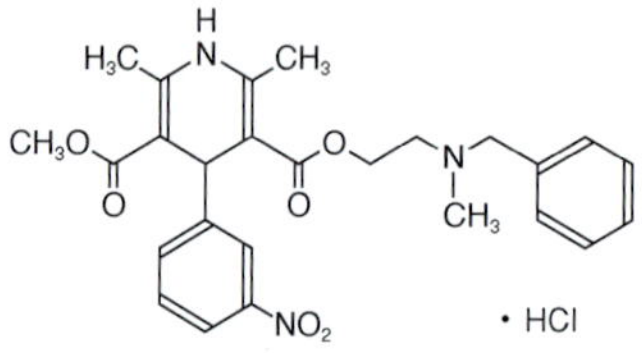

nicardipine hydrochloride

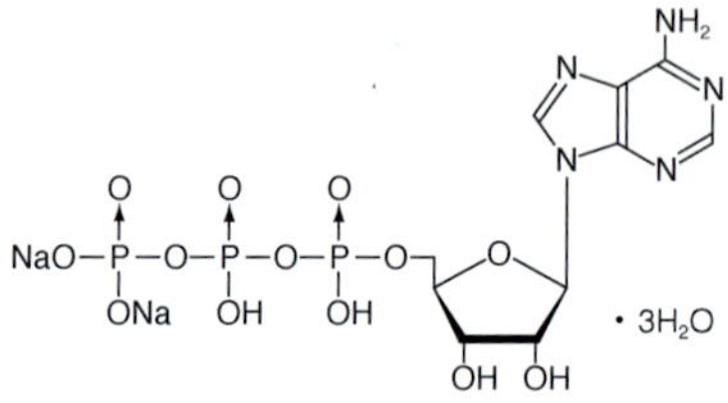

adenosine triphosphate disodium hydrate

▶脳循環改善薬

治療にも用いる．いずれも作用は遅効性で，投与開始 2 週間以上で効果が出現する．**脳血管障害**(**脳出血**，**脳梗塞**)に伴う症状を改善する目的で用いるが，とくに慢性期における自覚症状(頭重，頭痛，立ちくらみ，めまい，手足のしびれ，肩凝りなど)に有効である．ニセルゴリン以外は精神症状(自発性低下，情緒障害など)は改善しにくいため，脳代謝改善薬と併用する場合が多い．

前述の薬物のほか，**ジラゼプ** dilazep，トロンボキサン A_2 合成酵素阻害薬**オザグレルナトリウム** sodium ozagrel，Rho キナーゼを阻害してミオシン軽鎖の脱リン酸を促進する**ファスジル** fasudil，**アデノシン三リン酸二ナトリウム** adenosine triphosphate disodium などの血管拡張作用をもつ薬物は，脳血管障害急性期，頭部外傷後遺症，脳手術後，肝障害，尿毒症，薬物中毒，脳炎，髄膜炎などによる脳障害や後遺症に用いられる．また，組織型プラスミノーゲン活性化因子 tissue-type plasminogen activator (t-PA)で血栓溶解薬である**アルテプラーゼ** alteplase が，脳梗塞急性期の機能障害改善に用いられるようになっている．発症後，4.5 時間以内に静脈内投与を開始する．抗血小板薬の**チクロピジン** ticlopidine hydrochloride は，くも膜下出血術後の脳血管攣縮に伴う血流障害の改善に用いられる．血小板の ADP($P2Y_{12}$)受容体を不可逆的に遮断して細胞内 cAMP 濃度を上昇させ，血小板凝

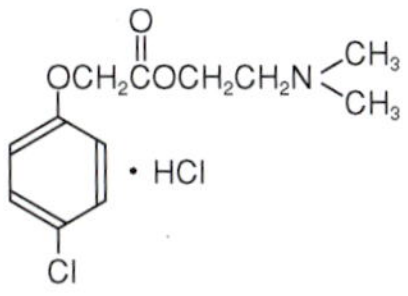

meclofenoxate hydrochloride

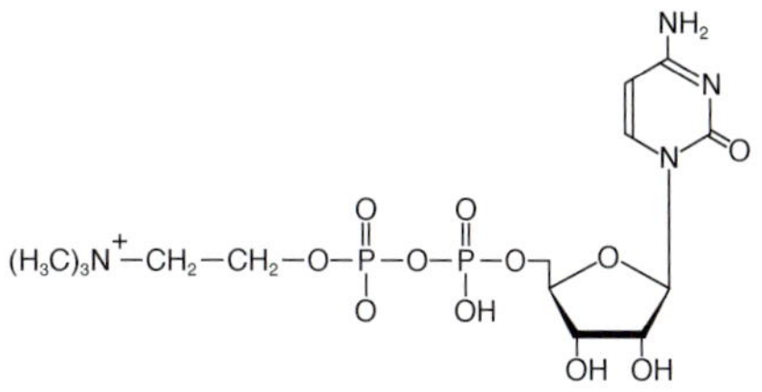

citicoline

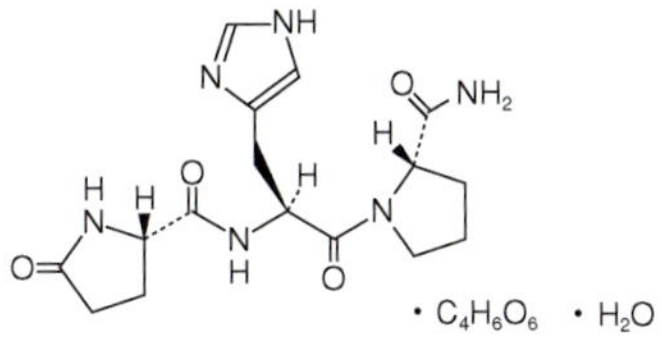

protirelin tartrate hydrate

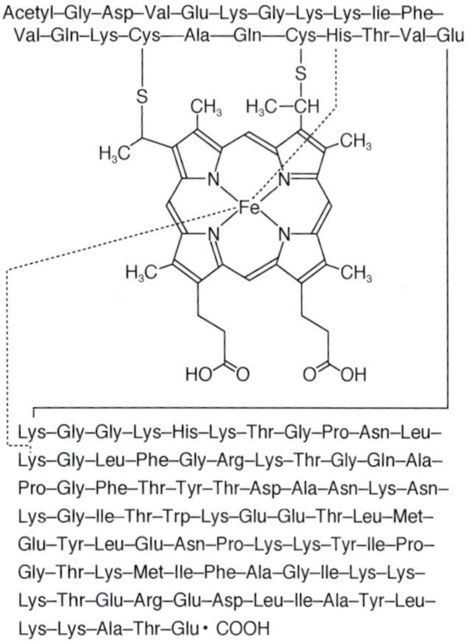

cytochrome C

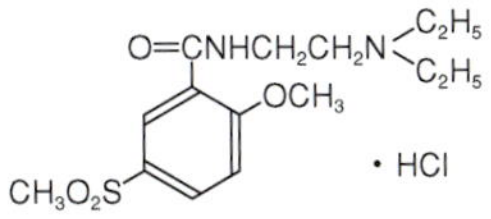

tiapride hydrochloride

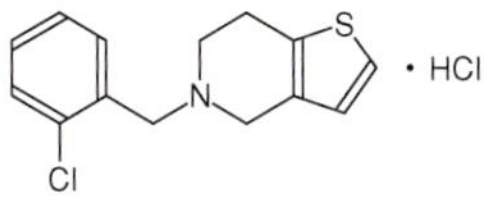

ticlopidine

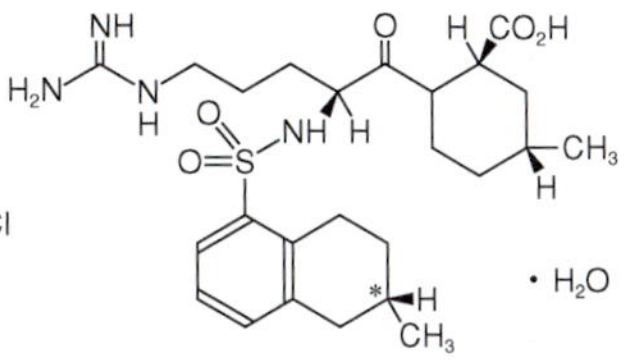

argatroban（および C*位エピマー）

▶脳代謝改善薬

集を抑制する．類似薬の**クロピドグレル** clopidogrel や，ホスホジエステラーゼ(PDE)3 の選択的阻害薬である**シロスタゾール** cilostazol とともに，脳梗塞の再発抑制に用いられる．抗トロンビン薬の**アルガトロバン** argatroban hydrate は，発症後 48 時間以内の脳血栓症急性期における神経症状を改善し，日常生活の動作・活動(ADL)を向上させる．「脳卒中治療ガイドライン 2015」では，変径が 1.5 cm を超すアテローム血栓性脳梗塞に推奨されている．

B 脳代謝改善薬

脳循環障害，頭部外傷，炎症，中毒，短時間の酸素欠乏などにより慢性的に機能が低下している脳組織のエネルギー代謝や神経伝達機能を亢進させ，脳機能を賦活，改善させる薬物をいう．低酸素症(酸素欠乏症)に有効で，結果として脳循環も改善される．

狭義の脳代謝改善薬は，**アマンタジン** amantadine のみである．アマンタジンは，パーキンソン病や A 型インフルエンザにも用いられるが，ドパミンやセロトニン神経伝達機能改善作用をもち，脳血管障害(脳出血，脳梗塞)の慢性期における意欲および自発性低下に有効である．

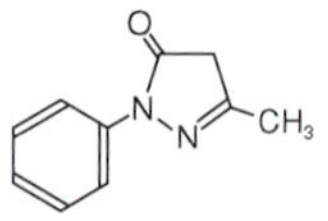

edaravone

▶脳保護薬

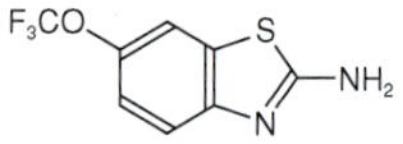

riluzole

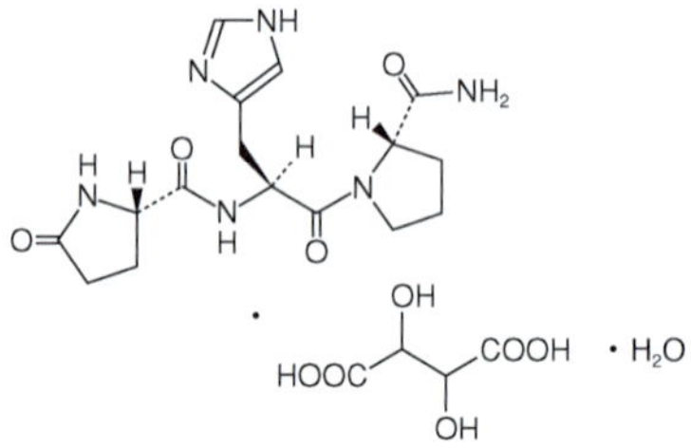

protirelin tartrate hydrate

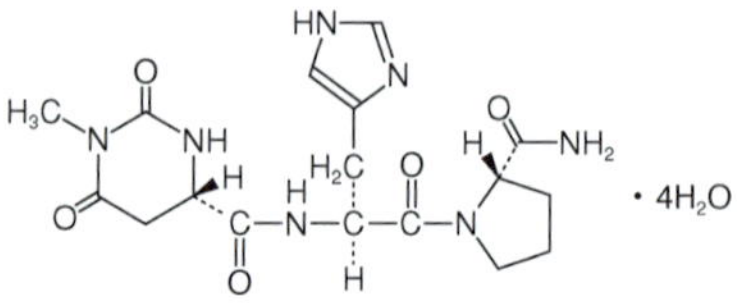

taltirelin hydrate

▶その他の神経疾患治療薬

このほか，**メクロフェノキサート** meclofenoxate，**シチコリン** citicoline，甲状腺刺激ホルモン放出ホルモン thyrotropin-releasing hormone (TRH) 誘導体の**プロチレリン** protirelin などの脳エネルギー代謝改善作用をもつ薬物や，向精神薬でドパミン D_2 受容体遮断によりアセチルコリン遊離を促進する**チアプリド** tiapride などの神経伝達機能改善作用をもつ薬物は，脳血管障害急性期，頭部外傷や脳手術に伴う意識障害や，頭部外傷後遺症におけるめまいに用いられる．γ-アミノ酪酸 (GABA) は，GABA 受容体を介さずにヘキソース活性を上昇させ，糖代謝を促進し脳血流を改善する．

C　脳保護薬

脳梗塞に伴う脳虚血および血流再開通後に産生されるヒドロキシラジカルなどの**フリーラジカル**が，神経細胞や血管内皮細胞の細胞膜脂質を過酸化して細胞傷害を引き起こし，重篤な後遺症状の原因となる．

エダラボン edaravone は，脳梗塞発症後 24 時間以内に静脈内投与を開始することにより，フリーラジカルを除去して細胞を酸化障害から保護し，運動麻痺などの神経症候，日常生活動作障害，機能障害を改善させるため，脳梗塞急性期の治療に用いられている．副作用は可逆的な肝機能障害や発疹のほか，急性腎不全と播種性血管内凝固症候群 disseminated intravascular coagulation (DIC) と心疾患の報告があり，重篤な腎機能障害をもつ患者には禁忌である．

このように，フリーラジカル産生による細胞膜脂質過酸化，興奮性アミノ酸の過剰放出，Ca^{2+} の細胞内への過剰流入や各種プロテアーゼの活性化をはじめ，種々の原因によって引き起こされる神経細胞死や細胞障害を抑制することにより，脳機能障害の予防や進行を抑制する薬物を脳保護薬と呼ぶ．

D その他の神経疾患治療薬

筋萎縮性側索硬化症 amyotrophic lateral sclerosis (ALS) は中年以降に発症し，下位運動ニューロン（脊髄α運動ニューロン）と上位運動ニューロン（運動野 Betz 細胞）の選択的障害・変性による四肢筋力低下，筋線維束性攣縮，構音障害，嚥下障害，錐体路徴候などを生じ，通常 2〜3 年で呼吸筋麻痺による呼吸不全や肺炎，窒息で死にいたる進行性神経変性疾患である．眼球運動障害，膀胱直腸障害，感覚障害はみられない．年間 10 万人あたり 2 人程度が発症し，男性が女性より約 2 倍多い．90％以上が孤発性であるが，家族性では Cu/Zn superoxide dismutase 1 (SOD1) 遺伝子変異などが報告されている．孤発性 ALS の発症原因は不明であるが，グルタミン酸受容体 GluR2 の RNA 編集異常に基づく Ca^{2+} 透過性亢進，活性酸素によるミトコンドリア異常，軸索輸送障害などによって運動ニューロン死を生じると考えられている．

進行を遅らせる方法として，グルタミン酸神経伝達阻害薬，神経栄養因子，抗酸化薬や SOD1 変異抑制，神経幹細胞活性化・移植などが試みられている．**リルゾール** riluzole は，グルタミン酸遊離抑制作用，グルタミン酸受容体やトランスポーターへの作用，Na^{+} チャネル遮断作用などを示すことが報告されており，ALS の病勢進展の抑制に用いられる．

脊髄小脳変性症 spinocerebellar degeneration (SCD) は，小脳または脊髄の神経細胞の変性・脱落による運動失調を主要症候とする疾患の総称で，孤発性は多系統萎縮症と皮質性小脳萎縮症に分けられる．発病は緩徐で進行性である．錐体外路症候，錐体路症候，自律神経症状，末梢神経症状などを示す場合もある．遺伝性では，原因遺伝子が明らかになりつつある．孤発性ではその原因が未解明であり，対症療法が行われる．

甲状腺刺激ホルモン放出ホルモン thyrotropin-releasing hormone (TRH) 製剤である**プロチレリン** protirelin，および TRH 誘導体で経口剤である**タルチレリン** taltirelin が，SCD における運動失調改善に用いられる．作用機序は不明であるが，低下しているグルコース利用率を改善して神経活動を賦活すること，グルタミン酸代謝に関与すること，アセチルコリンおよびドパミン遊離を促進すること，神経栄養因子様作用などが報告されている．タルチレリンは，プロチレリンと比較して約 100 倍効力が高く，半減期は 2 時間で，プロチレリンの 4.5 分より長いが，ホルモンとしての作用は弱い．

10. 認知症治療薬 nootropic drugs

脳血管障害に伴う認知症やアルツハイマー型認知症の中核症状である記憶・認知障害の改善を目的とする薬物を，認知症治療薬（抗認知症薬）と呼ぶ．痴呆（痴呆症）という用語は，2005 年から認知症に改められている．

認知障害を生じる原因としては，アルツハイマー型認知症（狭義のアルツハイマー病およびアルツハイマー型老年認知症），脳血管性認知症，他の神経変性疾患（ピック病，パーキンソン病，びまん性レビー小体病，ハンチントン舞踏病），感染性疾患（クロイツフェルト・ヤコブ病，進行麻痺，AIDS 脳症，脳炎，髄膜炎），その他（脳腫瘍，慢性硬膜下血腫，肝性脳症，腎性脳症，甲状腺疾患，ビタミン欠乏症，低酸素血症，低血糖症，薬物誘発性認知症など）がある．

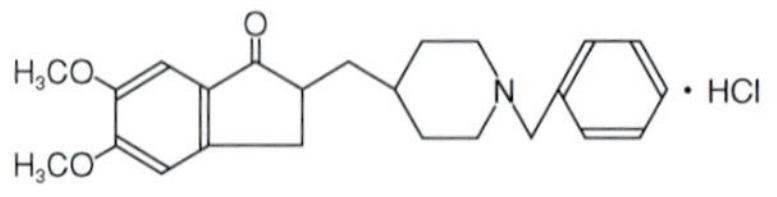

donepezil hydrochloride

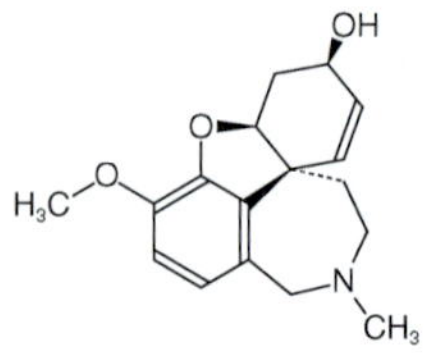

galantamine

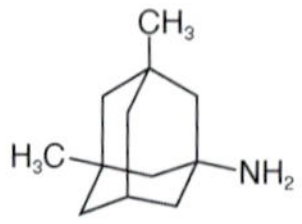

memantine

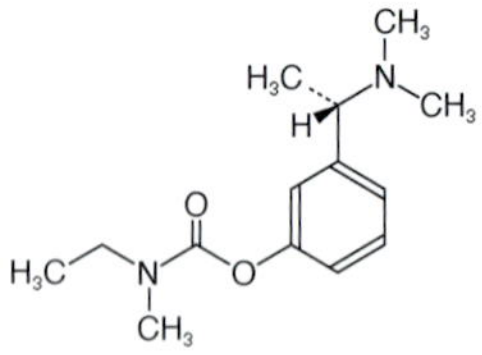

rivastigmine

▶認知症治療薬

アルツハイマー型認知症は脳血管性認知症とは異なり，多くの場合65歳以上で学習・記憶能力が急に低下し，ついで脳神経細胞が消失し始めて，全般的な脳機能障害が引き起こされる．神経病理学的には炎症性サイトカインがなんらかの理由で増加する初期炎症症状の後，老人斑の形成，続いて神経原線維変化の出現，そして最終的には広範かつ選択的な神経細胞の変性脱落を特徴とする．このうち，老人斑はβアミロイドタンパク質が中心となって構成されている．

βアミロイドタンパク質は40または42個のアミノ酸残基からなる凝集性の高いタンパク質で，前駆体が通常とは異なる部分で切断されて産生される．最近では，凝集前のオリゴマーが強い初期神経毒性を発症するという報告もなされている．病的に産生されたβアミロイドタンパク質の作用機序としては，K^+チャネル，Na^+, K^+-ATPaseやCa^{2+}-ATPaseなどの細胞内外のイオン制御に関わるタンパク質の異常や，細胞膜でのβアミロイドタンパク質によるCa^{2+}イオノフィア(チャネル)の形成により引き起こされる細胞内Ca^{2+}ホメオスタシスの異常，ミクログリアやアストロサイトでのサイトカイン産生・放出や補体活性化による炎症反応の悪化とそれに引き続く酸化ストレスの産生など，さまざまなメカニズムが報告されている．

根本原因は不明であるが，進行に伴ってシナプスの減少や神経細胞死(アポトーシス)が起こること，記憶障害は神経細胞死が生じる以前から現れることが報告されている．

アルツハイマー型認知症の中核症状である記憶障害や見当識障害(時間，場所，人物)，判断力低下，抽象思考の障害，人格変化，失語，失行，失認などに対して効果をもつ薬物として，**ドネペジル** donepezil が用いられている．アルツハイマー型認知症では，まず脳内アセチルコリン作動性神経の機能低下と変性脱落がみられるが，ドネペジルはアセチルコリン分解酵素であるアセチルコリンエステラーゼを可逆的に阻害することにより，シナプス間隙におけるアセチルコリン濃度を持続的に高めて脳内アセチルコリン神経系を賦活する．変性過程そのものを抑制する薬物ではないが，アルツハイマー型認知症の中核症状である認知障害の進行抑制に用いられる．脳移行性がよく，また末梢組織に多いブチリルコリンエステラーゼの阻害作用が少ないため，徐脈，心ブロック，消化管潰瘍悪化，食欲不振，呼吸困難などの末梢でのアチセルコリン性副作用が生じにくく，肝毒性もほとんどみられない．失神，不眠，興奮，パーキンソン様症状などが程度に応じてみられる．変性過程そのものを抑制する薬物で

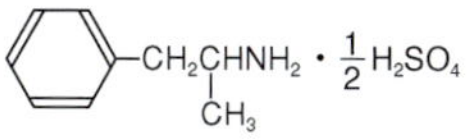

amphetamine sulfate

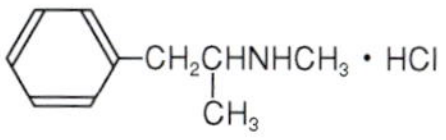

methamphetamine hydrochloride

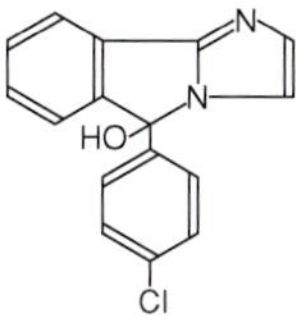

mazindol

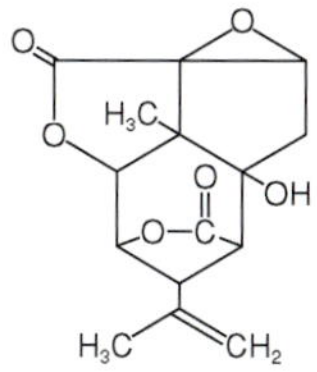

picrotoxinin
(picrotoxin の活性成分)

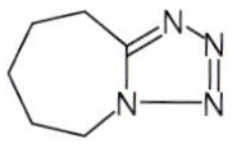

pentetrazole

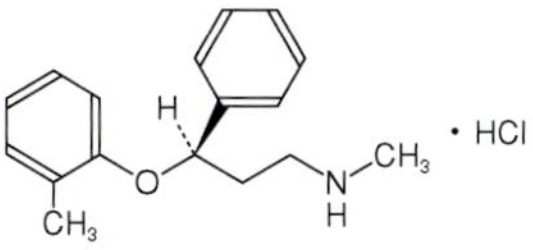

atomoxetine

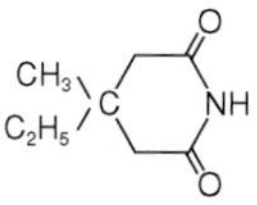

bemegride

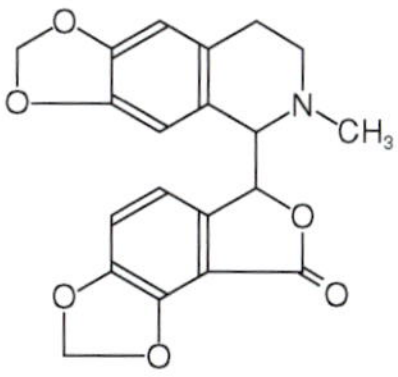

bicuculline

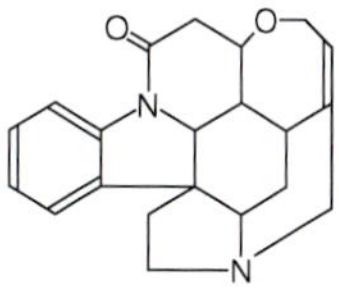

strychnine

▶**中枢興奮薬**

はなく，アルツハイマー型およびレビー小体型認知症以外の患者には無効である(**図 4–16**).

同様にアセチルコリンエステラーゼを阻害するとともに，ニコチン性アセチルコリン受容体のアロステリック部位に結合してアセチルコリンの作用を増強する**ガランタミン** galantamine が軽度および中等度のアルツハイマー型認知症における認知症症状の進行抑制に，アセチルコリンエステラーゼと側頭葉や海馬に多いブチリルコリンエステラーゼの阻害薬である**リバスチグミン** rivastigmine の経皮吸収型製剤が，軽度および中等度のアルツハイマー型認知症における認知症症状の進行抑制に，それぞれ 2011 年から使用されるようになった．さらに，以上 3 薬と作用機序の異なる治療薬として，グルタミン酸 NMDA 受容体非競合的遮断薬である**メマンチン** memantine が，中等度および高度アルツハイマー型認知症における認知症症状の進行抑制に 2011 年から使用されている．ほかのアセチルコリンエステラーゼ阻害薬との併用で相乗効果が期待できる．認知症状のほか周辺症状も改善する.

現在，成因の一つと考えられる β アミロイドタンパク質の生成・除去に関する薬物やワクチン，神経細胞死を抑制する薬物などの治療効果の検討や，^{18}F を用いた脳内 β アミロイドタンパク質凝集検査用試薬が実用化されている．なお，二次的に現れる抑うつ・攻撃性・幻覚・妄想・問題行動等の周辺症状のうち，焦燥性興奮にはリスペリドン，クエチアピン，オランザピン，アリピプラゾールなど，幻覚や妄想にはリスペリドン，オランザピン，アリピプラゾールなど，うつ症状には選択的セロトニン再取り込み阻害薬(SSRI)やセロトニン・ノルアドレナリン再取り込み阻害薬(SNRI)，暴力や不穏には非定型抗精神病薬，睡眠障害にはリスペリドン，ドネペジル，抑肝散などの使用が，日本神経学会の「認知症疾患治療ガイドライン 2010」で推奨されている.

脳血管性認知症を適用とする薬物はないが，脳代謝改善薬でありドパミン神経系を賦活するアマンタジンや各種脳循環改善薬が用いられている.「認知症疾患治療ガイドライン 2010」

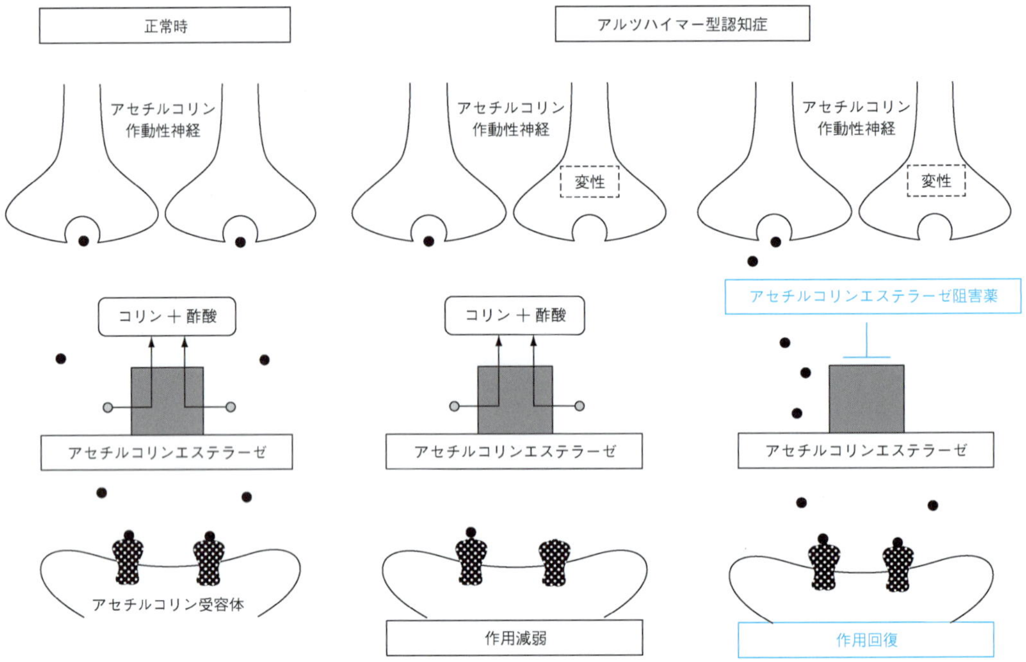

◆**図 4-16 アルツハイマー型認知症治療薬(アセチルコリンエステラーゼ阻害薬)の作用**

では，以下のような薬物の使用が推奨されている．発症原因となる脳梗塞の予防として，高血圧に対しては Ca^{2+} チャネル遮断薬，アンジオテンシン変換酵素阻害薬，アンジオテンシンⅡ AT_1 受容体遮断薬，少量の利尿薬を，また脂質異常症にはスタチン系薬を用いる．再発予防には抗血小板薬のシロスタゾール，めまいにはイブジラストを用いる．認知機能障害に対しては，アルツハイマー型認知症治療薬であるドネペジル，ガランタミン，リバスチグミン，メマンチンの有効性が報告されているが，アルツハイマー型認知症を合併していると考えられる場合もあり，現在のところ保険適用はない．周辺症状の意欲・自発性の低下には，アマンタジン，ニセルゴリンを，抑うつには SSRI や SNRI を，焦燥・興奮・幻覚・妄想にはチアプリド，非定型抗精神病薬，抑肝散(ようかんさん)を用いる．その他，抗てんかん薬のカルバマゼピンやバルプロ酸，釣藤散(ちょうとうさん)なども全般的精神症状の改善に用いられる．

11. 中枢興奮薬 central nervous system stimulants

中枢神経系の機能を亢進させる薬物を，中枢興奮薬という．作用機序は各薬物によって異なるが，投与量を増すと興奮は中枢神経全体に及ぶ．薬物の一次的な作用部位に基づいて分類すると，**表 4-14** のようになる．第 3 群のジモルホラミンについては 9 章-2「呼吸障害改善薬」(p293) を参照されたい．

1) キサンチン誘導体 xanthines

カフェイン caffeine，**テオフィリン** theophylline，**テオブロミン** theobromine

◆**表 4-14　作用部位による中枢興奮薬の分類**

群	薬　物	作用部位	作用の特徴
1	キサンチン誘導体（カフェイン，テオフィリン），覚醒アミン類（アンフェタミン，メタンフェタミン）	大脳皮質	精神機能を高める
2	ピクロトキシン，ペンテトラゾール，ベメグリド	脳幹，大脳皮質	間代性痙攣を起こす
3	ニケタミド，ジモルホラミン，ロベリン，カンフル	延髄の呼吸中枢 血管運動中枢	中枢抑制薬による 呼吸抑制に拮抗
4	ストリキニーネ	脊髄	脊髄反射の亢進 強直性痙攣を起こす

◆**表 4-15　キサンチン誘導体の構造と薬理作用**

化学構造		薬　物	中枢興奮	強　心	利　尿
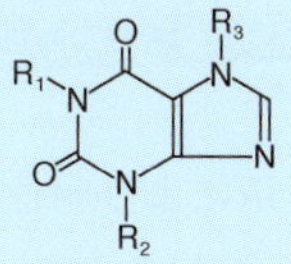	R_1，R_2，R_3＝CH_3	カフェイン	+++	+	+
	R_1，R_2＝CH_3；R_3＝H	テオフィリン	+++または++	+++	+++
	R_1＝H；R_2，R_3＝CH_3	テオブロミン	+	++	++

作用の強さ：+++ 強度，++ 中等度，+ 軽度．

［起　源］　お茶 *Thea sinensis* の葉，ココアやチョコレート原料である *Theobroma cacao* の種子や，コーヒー *Coffea arabica* の豆などに含まれている．

［薬理作用］　カフェイン，テオフィリンおよびテオブロミンの薬理作用にはかなりの共通点があるが，作用強度が異なるので治療目的によって使い分けられている（**表 4-15**）．

① 中枢神経系：カフェイン（85～250 mg）やカフェインを含む飲料を摂取すると，眠気が去って意識は澄明となり，疲労感が消える．用量を増すと神経過敏，不安，不眠，振戦，知覚過敏やその他の中枢刺激症状が現れる．さらに高用量では局所あるいは全身性の痙攣が起こる．カフェインやテオフィリンは延髄の呼吸中枢刺激作用があり，チェーン・ストークス Cheyne-Stokes 呼吸，未熟児の無呼吸および麻薬中毒による呼吸抑制などの際にとくに著明に現れる．

② 心臓血管系：テオフィリンは循環器系に対して著しい作用をもつ．少量では軽度に心拍数を増加させ，高用量では著しい頻脈を起こす．また，心筋の収縮力を増強し，心拍出量を増す．同時に末梢血管の拡張をきたすので，末梢血流量が増える．冠血流量も増加するが，心筋の収縮力が増大するために酸素消費量が増え，心筋にとって利益とはならない．一方，脳血管抵抗は著しく増加し，脳血流量と脳内酸素分圧の低下を伴う．キサンチン誘導体が片頭痛を緩和するのは，この脳血管収縮によるという．

③ 平滑筋：血管以外の平滑筋を弛緩させる．とくに，実験的にヒスタミンあるいは喘息で収縮した気管支筋を弛緩させる．

④ 骨格筋：筋小胞体から Ca^{2+} の遊離を起こさせ，収縮力を増大させる．

⑤ 腎　臓：チアジド系利尿薬に類似した利尿作用を呈する．尿細管におけるナトリウム再吸収の抑制による．

⑥ 細胞レベルでの作用機序：低濃度から，ⓐ アデノシン A_1 受容体を遮断する，ⓑ ホスホジエステラーゼを阻害し cAMP の増加を起こす，ⓒ 細胞内 Ca^{2+} の移動に関係する，などの作用機序が考えられている．

［適　応］　気管支喘息，早産児の無呼吸，閉塞性肺疾患，アスピリンと併用して片頭痛など．

2) アンフェタミン類　amphetamines（覚醒アミン類）

アンフェタミン amphetamine や**メタンフェタミン** methamphetamine は光学活性があり，右旋性の薬理作用は左旋性より 3〜5 倍強い．

［薬理作用］ 精神活動の興奮作用が強く，気分を高揚させ疲労を感じさせない．大脳皮質や脳幹網様体に興奮的に作用することによる．視床下部の食欲中枢に作用して食欲を減退させる．呼吸中枢を刺激して中枢抑制薬による呼吸抑制作用に拮抗する．覚醒アミン類の中枢刺激作用は，小さくて代謝回転の速いプールからカテコールアミンを遊離させる作用によると考えられている．カテコールアミンの遊離促進作用のほか，神経終末への再取り込み阻害作用，モノアミンオキシダーゼ阻害作用などにより，シナプス間隙におけるカテコールアミン量を増加させて，交感神経興奮作用および中枢興奮作用を引き起こす．メタンフェタミンは，ナルコレプシー，昏睡，嗜眠，朦朧状態，うつ状態などに，覚せい剤取締法の施用許可のある医師のみ医薬品として使用可能である．

［副作用］ 頻脈，異常興奮，血圧上昇などがみられる．連用により耐性を生じる．精神的依存が強く，慢性中毒患者は狂暴となる．「覚せい剤取締法」の対象となっている．

メチルフェニデート methylphenidate：メチルフェニデートの薬理作用は，メタンフェタミンに類似しているが効力は弱い．精神活動の興奮を起こすので，ナルコレプシー，および小児期における注意欠陥多動性障害 attention deficit hyperactivity disorder（ADHD）の治療に用いられる．交感神経興奮作用は弱いが，高血圧症患者には用いられない．ノルアドレナリンやドパミンの神経終末への再取り込み阻害により，中枢興奮や覚醒作用，および食欲抑制作用などを生じる．覚せい剤には指定されていないが，依存性が強いため処方医の資格が必要である．ナルコレプシーの治療には，このほかにモダフィニル，ペモリン，メタンフェタミンが用いられる（3-Ⓓ「その他の睡眠障害治療薬」p107 参照）．また，ADHD の治療には，選択的ノルアドレナリン再取込み阻害薬である**アトモキセチン** atomoxetine も用いられる．依存性はあまり強くない．

マジンドール mazindol：主な薬理学的特性がメタンフェタミンと類似しており，視床下部の食欲中枢への直接作用と，ノルアドレナリン，セロトニンなどを介した摂食抑制作用を示す．さらに消化吸収を抑制して摂取エネルギーを減少させ，肥満を是正すると考えられる．肥満度が＋70％以上の高度肥満症における食事療法・運動療法の補助に用いる．投与する場合，依存性に注意しなければならない．

ピクロトキシン picrotoxin，**ペンテトラゾール** pentetrazole，**ベメグリド** bemegride，**ビククリン** bicuculline：ピクロトキシンは，ツヅラフジ科 *Anamirta cocculus* の種子に含まれるピクロトキシニン picrotoxinin とピクロチン picrotin の分子化合物である．両物質とも窒素を含まず，前者に薬理活性がある．ピクロトキシンは中枢神経系において抑制性伝達物質として働いている GABA に非競合的に拮抗してシナプス前抑制経路を遮断し，結果としてシナプス後受容細胞の興奮性を著しく高め，**間代性痙攣**を起こすようになると考えられる（図 4-17）．また，血管運動中枢や呼吸中枢を刺激し，血圧を上昇させ，呼吸を促進する．

ペンテトラゾールは中枢神経全体に作用するが，一次的な作用部位は脳幹や大脳皮質にあると考えられる．ストリキニーネやピクロトキシンとは異なり，シナプス前および後抑制の

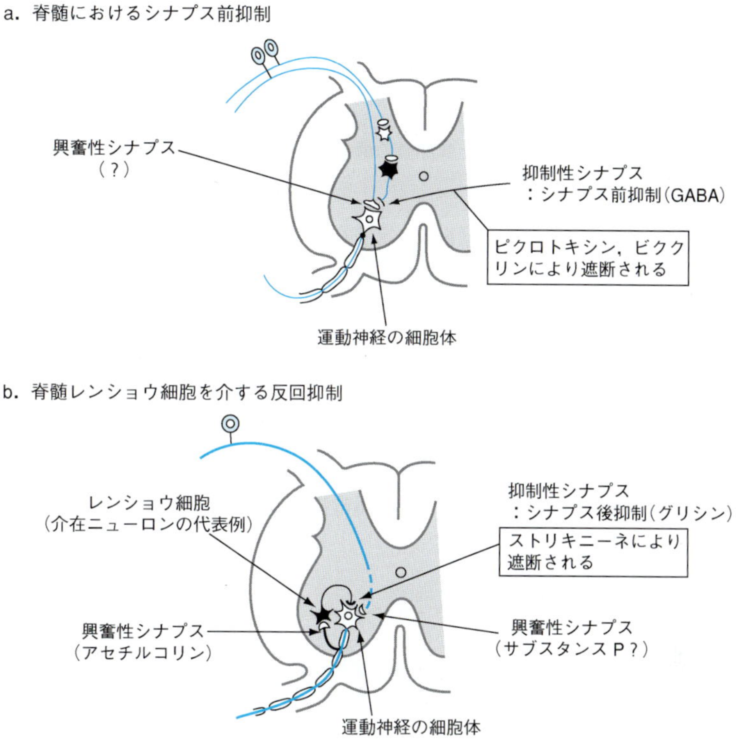

◆**図 4-17　脊髄反射の抑制経路**
（　）内は神経伝達物質.

いずれの経路も遮断しない．神経細胞膜外の K^+ 濃度を上昇させて膜の部分的脱分極を起こし，神経細胞の興奮性を高めるのではないかと考えられる．中毒量では著しい間代性痙攣を起こす．ベメグリドは，てんかんの診断を行う際に脳波を賦活化する目的で，少量を静脈内注射して用いられる.

ビククリンは，ケシ科の植物 *Dicentra cucullaria* などに含まれるアルカロイドである. $GABA_A$ 受容体の選択的な遮断薬であり，全身性に投与すると痙攣を起こす.

ストリキニーネ strychnine：インド産 *Strychnos nux-vomica*（ホミカ）の種子に含まれるアルカロイドである．ストリキニーネは中枢神経系全体を興奮させるが，神経細胞に対する直接の興奮作用はない．脊髄反射の経路において，運動神経細胞に対する介在ニューロンの伝達物質であるグリシンと競合してシナプス後抑制性伝達を遮断し（**図 4-17**），その結果，運動神経細胞の興奮性を高めて反射機能を亢進させると考えられる．反射機能が亢進すると，動物は知覚刺激によって**強直性痙攣**を起こすようになる.

延髄の血管運動中枢を刺激して血管の緊張を高め，心臓抑制中枢を興奮させて心拍を遅くする．また，呼吸中枢刺激作用があるので，ショックや麻酔薬などによる急性中毒時に少量を注射により適用することがある.

苦味を有するので，ホミカエキス（散），ホミカチンキが苦味健胃薬として用いられる.

第4章 学習チェックシート

中枢神経系の形態と機能

- □ 中枢神経系の形態と各部位の機能について概説できるか.

全身麻酔薬

- □ エーテル麻酔の時間経過を説明できるか.
- □ 麻酔補助薬について説明できるか.
- □ 代表的な吸入麻酔薬をあげ，作用の特徴を説明できるか.
- □ 静脈麻酔薬について説明できるか.

催眠薬

- □ 睡眠について説明できるか.
- □ ベンゾジアゼピン系催眠薬の薬理作用・機序・主な副作用について説明できるか.
- □ バルビツール酸系催眠薬の薬理作用・機序・主な副作用について説明できるか.
- □ ラメルテオンおよびスボレキサントの作用機序を説明できるか.
- □ エタノールの代謝と代謝酵素阻害薬について説明できるか.

鎮痛薬

- □ 痛みの種類と伝導路を説明できるか.
- □ 内因性オピオイドペプチドとオピオイド受容体について説明できるか.
- □ モルヒネの薬理作用を分類し，耐性・急性毒性・慢性毒性について説明できるか.
- □ その他の代表的な麻薬性鎮痛薬をあげ，作用の特徴と主な副作用について説明できるか.
- □ 代表的な解熱鎮痛薬をあげ，薬理作用・機序・主な副作用について説明できるか.
- □ 薬物依存について説明できるか.

抗てんかん薬

- □ てんかん発作の分類とその第一選択薬について説明できるか.
- □ 代表的な抗てんかん薬をあげ，薬理作用・機序・主な副作用について説明できるか.

向精神薬

- □ 代表的な統合失調症治療薬をあげ，薬理作用・機序・主な副作用について説明できるか.
- □ 代表的な抗不安薬をあげ，薬理作用・機序・主な副作用について説明できるか.
- □ 代表的な抗うつ薬をあげ，薬理作用・機序・主な副作用について説明できるか.
- □ 代表的な双極性障害の治療薬をあげ，薬理作用・機序・主な副作用について説明できるか.
- □ 代表的な幻覚薬の作用を説明できるか.

中枢性筋弛緩薬

- □ 代表的な中枢性筋弛緩薬をあげ，薬理作用・機序・主な副作用について説明できるか.

抗パーキンソン病薬

- □ 抗パーキンソン病薬を作用機序で分類し，代表的な薬物と主な副作用を説明できるか.

脳循環・代謝改善薬

- □ 脳循環改善薬の薬理作用と代表的な薬物をあげられるか.
- □ 脳代謝改善薬の薬理作用と代表的な薬物をあげられるか.
- □ 脳保護薬であるエダラボンの薬理作用を説明できるか.

認知症治療薬

- □ アルツハイマー型認知症の治療薬とその作用機序を説明できるか.

中枢興奮薬

- □ キサンチン誘導体の薬理作用を説明できるか.
- □ アンフェタミン類の薬理作用を説明できるか.
- □ マジンドールの薬理作用を説明できるか.
- □ その他の中枢興奮薬の薬理作用を説明できるか.

第5章 心臓・血管系に作用する薬物

●心臓・血管系の生理 ●心不全治療薬 ●抗不整脈薬 ●抗狭心症薬 ●末梢循環改善薬
●抗高血圧薬 ●昇圧薬

1. 心臓・血管系の生理

循環器系 circulatory system は，心臓 heart，血管 blood vessel，およびリンパ管 lymphatic vessel で構成されている．本節では心臓・血管系の生理学的基礎について概説する．

A 心 臓

ヒトの心臓は大静脈から血液が流入する**右心房** right atrium，肺静脈から血液が流入する**左心房** left atrium，肺動脈に血液を拍出する**右心室** right ventricle，および大動脈に血液を拍出する**左心室** left ventricle の2心房2心室からなっており(**図 5–1**)，心房–心室間と心室–動脈間には，血液の逆流を防ぐための**弁** valve が存在する．右心房と右心室の間には三尖弁 tricuspid valve が，左心房と左心室の間には僧帽弁 mitral valve がある．右心室と肺動脈の間には肺動脈弁 pulmonary valve が，左心室と大動脈の間には大動脈弁 aortic valve がある．僧帽弁のみ二つの弁尖 valve cusp からできており，ほかの三つの弁は三つの弁尖からできている．心房は心房筋 atrial muscle，心室は心室筋 ventricular muscle から構成されており，いずれも横紋筋である．

心臓の電気的興奮は，右心房の近傍にある**洞房結節**(**洞結節**) sinoatrial node (SA node) において自発的に発生する活動電位ではじまる．洞房結節の興奮は，心房筋，房室結節 atrioventricular node (AV node)，ヒス束 His bundle，脚 bundle branch，プルキンエ線維 Purkinje fiber の順に伝播していき，心室筋に伝わる．洞房結節からプルキンエ線維に至る経路は，**刺激伝導系** electrical conduction system (あるいは興奮伝導系) と呼ばれており，興奮伝導に機能を特化した**特殊心筋**で構成されている．特殊心筋は，心房筋や心室筋を構成する**固有心筋**とは明らかに形態が異なっており，組織学的に区別することができる(**図 5–1**)．

筋細胞膜の脱分極から収縮に至るまでの一連の過程を，**興奮収縮連関** excitation–contraction coupling (E–C coupling) という．骨格筋と同様に，心筋においても細胞膜の脱分極と活動電位の発生に引き続いて起こる細胞内 Ca^{2+} 濃度の上昇が収縮の引き金となる．心筋の収縮には，活動電位の第2相(プラトー相)の間に電位依存性L型 Ca^{2+} チャネルを通って細胞外から流入する Ca^{2+} が不可欠である．しかし，細胞外から流入する Ca^{2+} は，収縮を開始するには十分な量ではない．細胞外から流入した Ca^{2+} は，筋小胞体膜に存在するリアノジン受容体に結合し，筋小胞体からの Ca^{2+} 放出を促すことで，さらなる細胞内 Ca^{2+} 濃度の上昇をもたらす(**Ca^{2+}–induced Ca^{2+} release：CICR**)．Ca^{2+} は，アクチン上のトロポニン

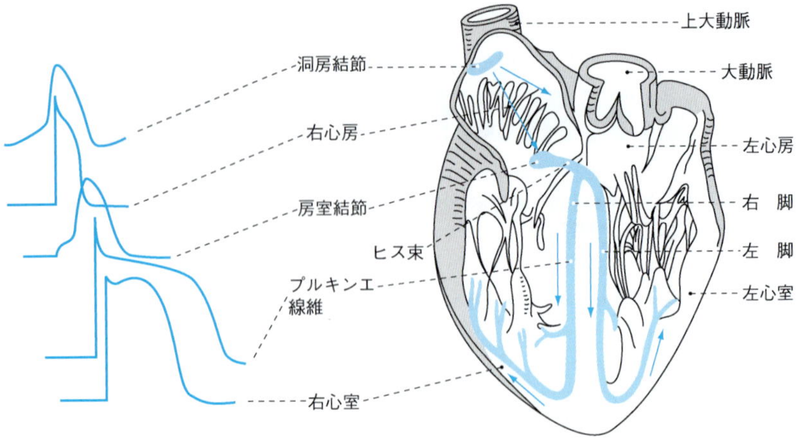

◆図 5-1　心臓の各部位（刺激伝導系）とそれぞれの部位での活動電位の模式図

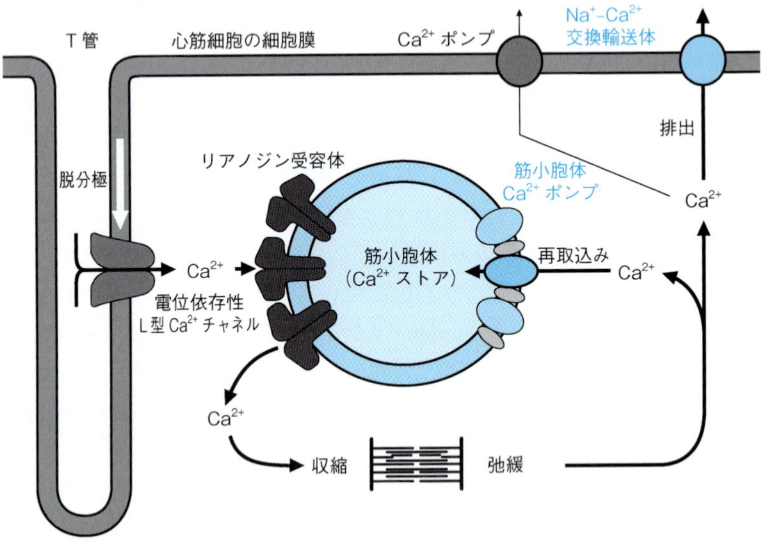

◆図 5-2　興奮収縮連関

C に結合し，トロポニン I の抑制を解除する．その結果，アクチンとミオシンの相互作用が起こり，心筋の収縮が生じる（図 5-2）．

細胞外から流入した Ca^{2+} や筋小胞体から放出された Ca^{2+} は，筋小胞体膜に存在する Ca^{2+} ポンプによって能動的に筋小胞体に再取込みされる．また，細胞膜上の Na^+–Ca^{2+} 交換輸送体や Ca^{2+} ポンプによって細胞外へ排出される．その結果，細胞内 Ca^{2+} 濃度が低下し，心筋は弛緩する．

1 分間に左心室から大動脈へ拍出される血液の量，すなわち**心拍出量** cardiac output（毎分心拍出量）を決定する因子としては，**前負荷** preload，**後負荷** afterload，心収縮力 myocardial contractility，および心拍数 heart rate があげられる．① 前負荷は，右心房に戻ってくる血液の量で規定される．戻ってくる血液の量が多いほど心筋が強く伸展されるため心筋の収縮

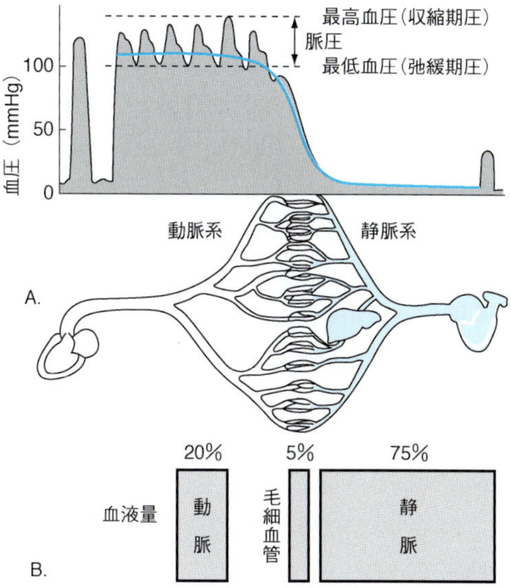

◆図 5-3 **動静脈系の圧と血液量を示す模式図**(Rushmer の図をもとに作成)

力が増加し(**フランク-スターリングの法則** Frank–Starling law),収縮 1 回あたりの血液の拍出量(一回心拍出量)が増加する.② 後負荷は,末梢動脈圧で規定される.動脈圧が上昇すると,心臓が血液を拍出する際の抵抗が大きくなるので,血液を拍出するために心筋はより強く収縮しなければならなくなるうえに,一回心拍出量が減少する.③ 心収縮力が強いほど,収縮末期の心室の容積が小さくなり,一回心拍出量が増加する.④ 心拍数は,1 分あたりの心臓の拍動数のことである.したがって,心拍数が増加すれば心拍出量は増加する.ただし,過剰な頻脈は,心室の拡張時間を短くして心室内に流入する血液量を減少させるため,逆に心拍出量を減少させることがある.心不全や虚血性心疾患の患者においては,これらの因子を軽減あるいは減少させることにより,過大となっている心臓の仕事量,言い換えると心筋酸素消費量を低下させるための薬物治療が行われる.

B 血管系と血圧

1) 血管の構造と機能(図 5-3)

血管は,心臓が血液を押し出すことにより生じる血流を体内の各器官に分配する.**動脈** artery は血液の供給を,**毛細血管** capillary vessel を含む微小循環系 microcirculation は間質液 interstitial fluid との間の物質の交換を,**静脈** vein は血液の回収を行う.

大動脈 aorta は,上行大動脈 ascending aorta,大動脈弓 aortic arch,下行大動脈 descending aorta からなる.上行大動脈は,左心室にある大動脈口に起始し,上行したのちに大動脈弓に移行する.大動脈弓では総頸動脈や鎖骨下動脈が分岐するだけでなく,血管の走行が下方に方向転換して胸部大動脈に移行し,横隔膜を貫いて腹部大動脈に続く.胸部大動脈と腹部大動脈とを合わせて下行大動脈と呼ぶ.

大動脈や,大動脈から別れた直後の太い動脈は,弾性線維に富んだ**弾性血管** elastic vessel であり,心臓から断続的に拍出される血流を平滑化する.この太い動脈の血流平滑化作用のことを空気室作用(ウインドケッセル効果 Windkessel effect)，この作用を示す血管のことを空気室血管(ウインドケッセル血管 Windkessel vessel)という．

動脈は分岐を繰り返し，太さが数百 μm から数十 μm の**細動脈** arteriole となる．細動脈は**抵抗血管** resistance vessel であり，全血管抵抗に及ぼす影響が大きい．また，細動脈の収縮によって臓器や組織における血流の分配が調節されている．

毛細血管直前に存在する前毛細血管括約筋 precapillary sphincter や毛細血管の動脈寄りの部分で血管壁にかなりの平滑筋細胞が含まれるメタ細動脈 metarteriole は，**括約血管**と呼ばれる．血管抵抗に対する寄与は小さいが，平滑筋の収縮により血流を遮断することによって，間質液との物質交換を行う毛細血管の範囲を決定している．

終末細動脈やメタ細動脈から分岐する毛細血管(真正毛細血管 true capillary)は，太さが数 μm であり，血液と間質液との間の物質の交換を行っていることから，**交換血管**と呼ばれる．真正毛細血管は，一層の**血管内皮細胞**が**基底膜** basement membrane に囲まれた構造をとっている．いくつかの組織では**周皮細胞** pericyte が血管内皮細胞を取り囲み，基底膜がその外側を囲んでいる．個々の臓器を灌流する毛細血管の一群を，**血管床** vascular bed と呼び，臓器名を冠して区別することがある(例：脳血管床，肺血管床，腎血管床)．臓器ごとに自律神経支配や受容体の分布が異なるので，薬物に対する血管床の反応や感受性は臓器によって大きく異なる．とくに，心臓の冠血管床，脳血管床および腎血管床の性質は，ほかの血管床と比べて性質が大きく異なっている．

毛細血管の先からは静脈系となる．毛細血管は集合を繰り返して**細静脈** venule となる．細静脈は抵抗血管であり，毛細血管における濾過圧を決定する．細静脈以降も集合を繰り返して静脈 vein，さらには**大静脈** vena cava となって右心房に達する．静脈や大静脈は容量が大きいうえに，抵抗が小さく，伸展性が高いため，血液を貯留する働きをしており，**容量血管** capacitance vessel と呼ばれる．静脈圧は，動脈圧と比べて非常に低いので，血液の逆流を防ぐために，ところどころに弁が存在する．通常の状態では，全血液のおよそ 20％が動脈系に，5％が毛細血管に，75％が静脈系に存在している．

2) 血圧の調節機構

動脈圧は，心拍出量と総末梢血管抵抗の積で規定される．心拍出量と総末梢血管抵抗を決定する大きな要因である細動脈の緊張度は，自律神経系の調節を受けている．また，循環血液量は心拍出量に，血液の粘度や大動脈の弾性は総末梢血管抵抗に影響を与える．そして，これら全ての因子は，ホルモン，電解質バランス，栄養状態，加齢，疾病などの影響を受ける．

a. 圧受容器反射 baroreceptor reflex および化学受容器反射 chemoreceptor reflex を介した神経性調節

全身循環の状態は，**大動脈弓**と，総頸動脈から内頸動脈が分岐した直後にある**頸動脈洞** carotid sinus に存在する**圧受容器** baroreceptor によって動脈圧として感知され，延髄の弧束核を介して同じ延髄にある**血管運動中枢** vasomotor center に送られる．血管運動中枢は，圧受容器以外にも呼吸中枢や，視床下部や前脳領域などといった高位の中枢からの入力を受けている．血管運動中枢はこれらの情報を処理して統合した後，延髄脊髄路を介して交感神経節前線維の活動を調節する．弧束核は，迷走神経の疑核と背側運動核を介して，副交感神経節前線維の活動を調節している．血圧が上昇すると，圧受容器がそれを感知し，弧束核に情報が送られる．弧束核は，血管運動中枢を抑制して交感神経活動を抑制し，疑核と背側運動核を刺激して副交感神経活動を活性化する．その結果，心拍数と心筋の収縮性が低下して心拍出量が減少し，細動脈が拡張して血管抵抗が減少するため，血圧が下降する．この反応を**減圧反射** depressor reflex と呼ぶ．

上述の圧受容器に加えて，圧受容器の近傍にある**大動脈小体** aortic body や**頸動脈小体** carotid body には，**末梢化学受容器** peripheral chemoreceptor が存在する．動脈酸素分圧の低下，動脈二酸化炭素分圧の上昇，および動脈血の pH の低下により活性化され，延髄の弧束核へ情報を伝達する．末梢化学受容器の活性化に対する弧束核の本質的な反応は，徐脈と血管収縮の惹起であるが，徐脈は息こらえなどで換気を制限した場合にしか起こらない．これは，弧束核には呼吸中枢が存在し，末梢化学受容器の刺激により呼吸が促進されるためである．動脈二酸化炭素分圧の上昇は，**中枢性化学受容器** central chemoreceptor も活性化し，末梢化学受容器とは独立して呼吸を促進する．呼吸の促進により肺が伸展するので，肺の伸張受容器が活性化して心臓抑制中枢を抑制し，頻脈を引き起こす．加えて，呼吸の促進による換気量の上昇は，動脈血の pH の上昇を介して心臓抑制中枢を抑制するため，やはり頻脈を引き起こす．心臓に対する呼吸の効果は，前述の弧束核の本質的な反応よりも強いため，一般には低酸素は頻脈を引き起こす．また，中枢性化学受容器の活性化は，弧束核による血管運動中枢の抑制を解除（脱抑制）し，交感神経活動を活性化して血管の収縮を引き起こす．したがって，動脈酸素分圧の低下と動脈二酸化炭素分圧の上昇は血管収縮を引き起こす．

心血管系に対する薬物の作用を考察する際には，各薬物の直接作用だけでなく，上述のような反射を介した神経性循環調節も考慮に入れる必要がある．

b. 血管内皮細胞を介した調節（図 5-4～6）

すべての血管の内腔は，一層の**血管内皮細胞** vascular endothelial cell に覆われている．血管内皮細胞は，種々の血管弛緩性ならびに血管収縮性オータコイドを分泌することによって，循環機能の調節に寄与している．

① 一酸化窒素 nitric oxide（NO）（図 5-4，5）

Furchgott らにより 1980 年，血管内皮細胞をアセチルコリンで刺激すると，血管平滑筋を弛緩させる物質を遊離することが発見され，この物質は内皮細胞由来弛緩因子 endothelium-derived relaxing factor（EDRF）と名付けられた．その後，EDRF の中で中心的な役割を果たしているのは，**NO** であることが明らかにされた．NO は血管平滑筋細胞の**可溶性グアニル酸シクラーゼ**を活性化して細胞内 **cGMP** 濃度を上昇させ，プロテインキナーゼ G の活性化を引き起こし，最終的に血管平滑筋を弛緩させる．

アセチルコリンだけでなく，ブラジキニン，ATP，低濃度のエンドセリン，トロンビンなど，多くの内因性物質が，血管内皮細胞から NO を遊離させることが明らかとなっている．これらのアゴニストは，細胞膜上の受容体に結合し，G_q を介してホスホリパーゼ Cβ（PLCβ）を活性化する[*1]．PLCβ の活性化により生じた**イノシトール三リン酸** inositol

---

＊1 PLC は，β, γ, δ, ε, ζ, η の六つのサブタイプに分類される．G_q ファミリーの三量体型 G タンパク質（G_q, G_{11} など）の α サブユニットにより活性化されるのは，主に PLCβ アイソザイムである．

- 血管内皮細胞由来物質
  - 弛緩物質
    - NO (nitric oxide)
      細胞内の可溶性グアニル酸シクラーゼを活性化して，cGMPを産生
      血管平滑筋弛緩作用，血小板凝集抑制作用
      抗動脈硬化作用
    - PGI_2 (プロスタサイクリンとも呼ぶ)
      PGI_2 (IP)受容体に結合して cAMPを産生
      血小板凝集抑制作用，血管平滑筋弛緩作用
      抗動脈硬化作用
  - 収縮物質
    - TXA_2 (thromboxane A_2)
      強力な血小板凝集作用
      TXA_2 (TP)受容体に結合して血管収縮作用(クモ膜下出血後の脳血管攣縮において中心的な役割を果たす，その他，肝動脈，大動脈を収縮させる)
      気管支平滑筋収縮作用(気管支喘息発作)
    - ET–1 (endothelin–1)
      主に内皮細胞において産生され，ET_A 受容体に結合して強力な血管平滑筋収縮作用を示し，血圧を上昇させる
      活性酸素を産生して動脈硬化の原因ともなる
      心肥大時には心筋においても産生される

◆図 5–4　内皮細胞由来弛緩因子と収縮因子のまとめ

NO 合成酵素 (NOS)
① NOS1(nNOS)：神経細胞に存在し，常時 NO を産生．
② NOS2(iNOS)：サイトカインやリポ多糖などによって誘導される NO 産生，敗血症時の低血圧によるショックに関与する．
③ NOS3(eNOS)：内皮細胞に存在し，常時 NO を産生．

注）NO と PGI_2 は相乗的に作用して，上記の生理作用を示す．

triphosphate (IP_3)は，小胞体からの Ca^{2+} の放出を引き起こし，血管内皮細胞内 Ca^{2+} 濃度を上昇させる．その結果，**一酸化窒素合成酵素** nitric oxide synthase (NOS)が活性化されて，L–アルギニンから NO が合成され，遊離される．

② 内皮細胞由来過分極因子　endothelium–derived hyperpolarizing factor (EDHF) (図 5–5)

EDHF は，Ca^{2+} 活性化 K^+ チャネルを開口させて血管平滑筋膜を過分極させることにより，電位依存性 L 型 Ca^{2+} チャネルを閉鎖させ，血管平滑筋を弛緩させる．EDHF の実体はいまだ不明であるが，過酸化水素やエポキシエイコサトリエン酸 epoxyeicosatrienoic acid (EET)など，いくつかの候補物質が報告されている．

③ プロスタグランジン I_2　prostaglandin I_2 (PGI_2) (プロスタサイクリン prostacyclin) (図 5–4，5)

血管内皮細胞内 Ca^{2+} 濃度の上昇により，細胞膜のリン脂質がホスホリパーゼ A_2 により分解され，アラキドン酸が産生される．PGI_2 は，アラキドン酸から産生されるプロスタグランジン類の一つである．PGI_2 が血管平滑筋細胞の膜に存在する IP 受容体に結合すると，G_s を介したアデニル酸シクラーゼの活性化，細胞内 cAMP 濃度の上昇，プロテインキナーゼ A の活性化が起こり，最終的に血管平滑筋は弛緩する．

④ トロンボキサン A_2　thromboxane A_2 (TXA_2) (図 5–4，5)

血小板や脳血管など，一部の血管床の内皮細胞では，アラキドン酸から TXA_2 が産生さ

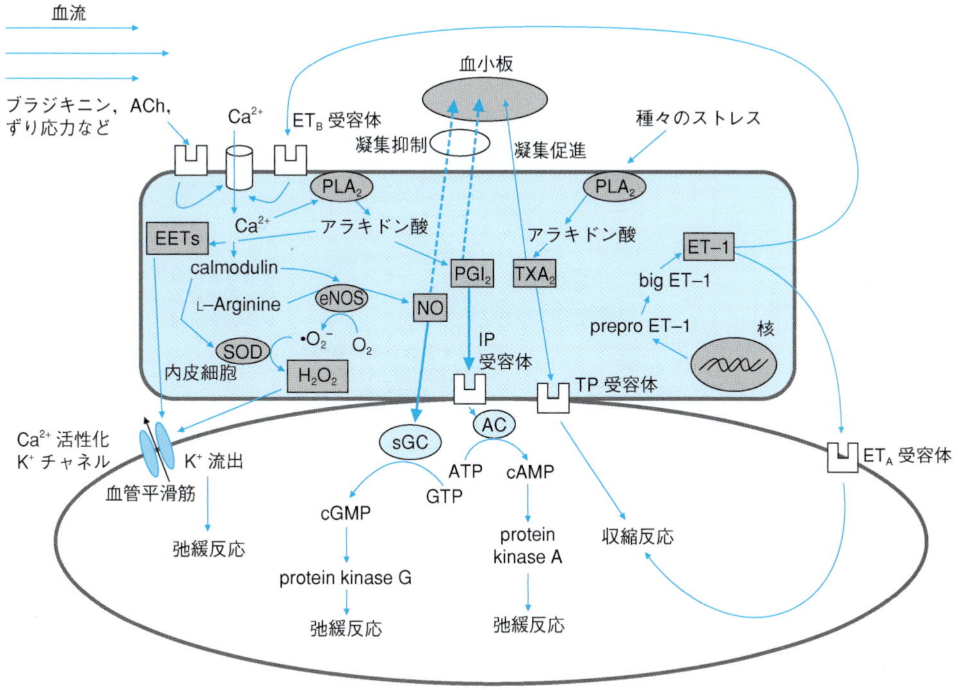

◆**図 5-5　内皮細胞から分泌される各種物質のまとめ**
AC：アデニル酸シクラーゼ adenylate cyclase.
sGC：可溶性グアニル酸シクラーゼ soluble guanylate cyclase.

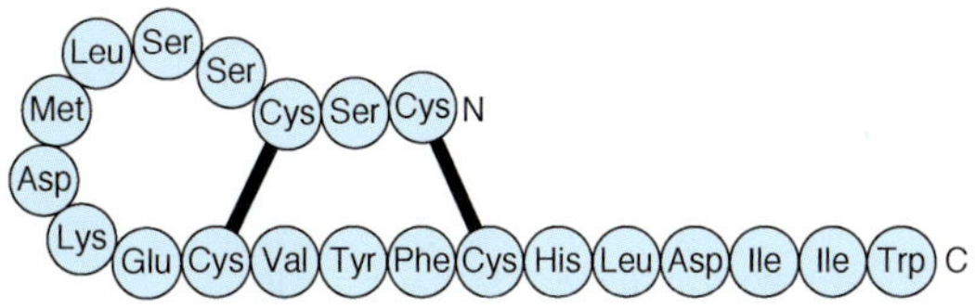

◆**図 5-6　エンドセリン-1 のアミノ酸配列**
N と C は，それぞれ N 末端と C 末端を意味する.

れる．TXA_2 は，血管平滑筋細胞膜に存在する TP 受容体に結合し，G_q を介して PLCβ を活性化する．PLCβ の活性化により生じた IP_3 は，小胞体からの Ca^{2+} の放出を引き起こし，血管平滑筋細胞内 Ca^{2+} 濃度を上昇させる．その結果，血管平滑筋は収縮する．

⑤　**エンドセリン**　endothelin (ET) (**図 5-4～6**)

エンドセリンは，血管内皮細胞から遊離される血管収縮作用を示すペプチドである．低濃度では，血管内皮細胞膜に存在するエンドセリン ET_B 受容体を介して NO や PGI_2 を放出させ，血管平滑筋を弛緩させるが，ある一定以上の濃度のエンドセリンは，血管平滑筋細胞膜に存在する G_q 共役型受容体であるエンドセリン ET_A 受容体に結合し，血管平滑筋を強力に収縮させる．1988 年に真崎らによって最初に発見されたエンドセリンは，21 個のアミノ酸からなるエンドセリン-1 (ET-1) (**図 5-6**) であるが，その後，類似の構造をもつエンド

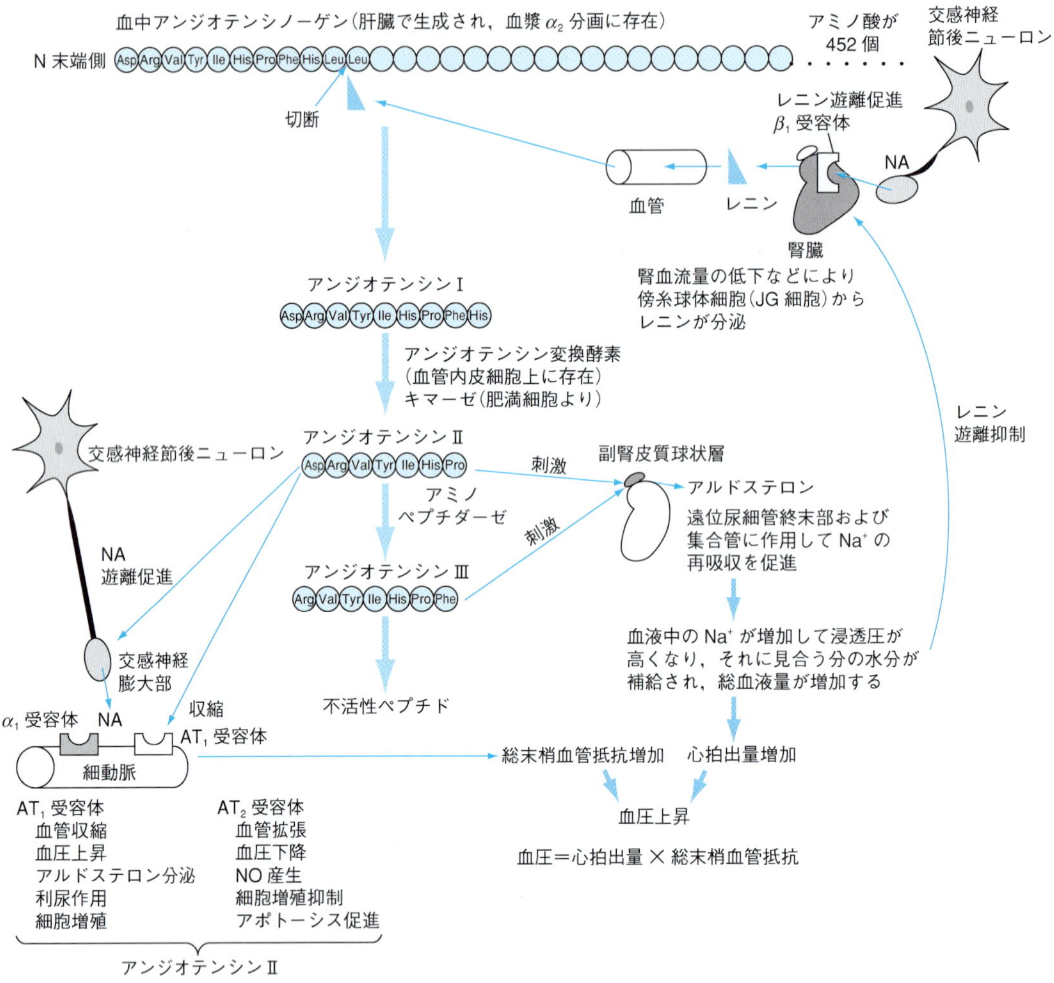

◆図 5-7　アンジオテンシンⅡの生成経路と主な作用

セリン-2(ET-2)とエンドセリン-3(ET-3)が発見された．エンドセリンは，高血圧，心不全，腎不全をはじめとする種々の病態との関連が注目されており，とくに肺動脈性肺高血圧症の発症にはエンドセリンが重要な役割を果たしていることが明らかにされている．

c. 内分泌を介した調節

① アンジオテンシンⅡ　angiotensin Ⅱ (**図 5-7**)

アンジオテンシン*2 Ⅱは，強い血管収縮作用を示すオクタペプチドである．とくに細動脈に対する作用が強く，動脈圧上昇作用を示す．アンジオテンシンⅡは，**レニン-アンジオテンシン系** renin-angiotensin system (RAS) により産生される．RAS は，高血圧の発症に

*2 アンジオテンシン：現行の薬剤師国家試験の用語としては「アンギオテンシン」であるが，本書では，日本薬理学会などで汎用されている「アンジオテンシン」に統一した．

重要な役割を果たしていると考えられている．RAS にはおもに腎臓を中心とする全身 RAS と，各組織の小血管に存在する組織 RAS がある．アンジオテンシンⅡは，副腎皮質球状層からのアルドステロンの分泌を促進し，体液の貯留を引き起こすので，これらすべてのホルモン系の総称として，**レニン–アンジオテンシン–アルドステロン系** renin–angiotensin–aldosterone system (RAAS) と呼ばれることがある．

全身 RAS による動脈圧調節のメカニズムは，以下のとおりである．

ｉ）腎臓の傍糸球体細胞が腎動脈圧の低下を感知する，遠位尿細管の緻密斑が原尿中の Cl^- イオン濃度の低下を感知する，あるいは，交感神経活動が増大して，ノルアドレナリンにより傍糸球体細胞膜上の**アドレナリン β_1 受容体**が刺激されると，傍糸球体細胞から**レニン**が分泌される．

ii）レニンは，肝臓で産生される血漿タンパク質の α_2 グロブリンの一種である**アンジオテンシノーゲン** angiotensinogen より，アミノ酸 10 個からなる**アンジオテンシンⅠ** angiotensin I を切り出す．アンジオテンシンⅠは生理活性を示さない．

iii）アンジオテンシンⅠは，血漿や血管内皮細胞に存在する**アンジオテンシン変換酵素** angiotensin converting enzyme (ACE) により切断され，アミノ酸 8 個からなるアンジオテンシンⅡとなる．肥満細胞などには ACE とは別の酵素である**キマーゼ** chymase が存在し，アンジオテンシンⅠを切断してアンジオテンシンⅡを生成する．

iv）アンジオテンシンⅡは，血管平滑筋細胞膜上の**アンジオテンシンⅡ AT_1 受容体** (AT_1 受容体) を刺激し，血管平滑筋を収縮させる．加えて，交感神経節後線維の膨大部（バリコシティー varicosity）からのノルアドレナリンの遊離を促進し，末梢血管抵抗を増大させる．

v）アンジオテンシンⅡは，副腎皮質球状層からのアルドステロンの分泌を促進する．

vi）アルドステロンは，腎臓における Na^+ の再吸収を促進し，血液中に Na^+ が貯留する．

コラム　アンジオテンシン変換酵素 2 とアンジオテンシン(1–7)

一般にアンジオテンシン変換酵素 (ACE) といえば，アンジオテンシンⅠの C 末の 2 アミノ酸を切断することにより，アンジオテンシンⅡに変換するペプチダーゼのことを指す．近年，ヒトの ACE ホモログとして，アンジオテンシン変換酵素 2 (ACE2) と呼ばれる新たなペプチダーゼが見出された．ACE2 はアンジオテンシンⅠあるいはアンジオテンシンⅡの C 末の 1 アミノ酸を切断することにより，アンジオテンシン(1–9) あるいはアンジオテンシン(1–7) に変換する．ACE2 はアンジオテンシンⅠよりもアンジオテンシンⅡへの親和性が高いため，生体内においては，アンジオテンシンⅡをアンジオテンシン(1–7) に変換するペプチダーゼとして働いているといえる．なお，アンジオテンシン変換酵素阻害薬は ACE2 の活性には影響を与えない．

アンジオテンシン(1–7) は G タンパク質共役型受容体の一つである Mas 受容体に結合することにより，アンジオテンシンⅡ AT_1 受容体を介する生体反応を抑制性に調節することが報告されており，レニン–アンジオテンシン–アルドステロン系の活性を抑制する生体内因子の一つとして近年注目を集めている．

ACE 阻害薬やアンジオテンシンⅡ AT_1 受容体遮断薬を長期にわたって投与すると，なんらかの原因により血中アルドステロン濃度が上昇する「アルドステロンブレークスルー」と呼ばれる現象が引き起こされることが知られている．アンジオテンシンⅡ AT_1 受容体遮断薬であるオルメサルタンは，ACE2 を活性化することにより血中アンジオテンシンⅡ濃度を低下させ，アルドステロンブレークスルーを抑制することが報告されている．カンデサルタンやバルサルタンはこのような作用を示さない．

◆表 5-1 AT_1 および AT_2 受容体を介する生理作用のまとめ

受容体	生理作用
AT_1 受容体	血管平滑筋収縮 　IP_3 を介した細胞内 Ca^{2+} の遊離 　細胞外 Ca^{2+} の流入 　アデニル酸シクラーゼ阻害による cAMP 濃度減少 　低分子量 GTP 結合タンパク質の活性化 細胞増殖 　分裂促進因子活性化タンパク質（MAP）キナーゼの活性化 　転写因子である JAK/STAT 経路の活性化による細胞増殖（血管と心臓の肥大とリモデリング） 動脈硬化 　スーパーオキシドアニオンの産生酵素である NAD(P)H oxidase の活性化（動脈硬化促進） 　単球走化性タンパク質-1（MCP-1）の発現増加による動脈硬化促進 インスリン受容体感受性低下
AT_2 受容体	細胞外 Ca^{2+} 流入の抑制 NO 産生 細胞増殖抑制 アポトーシス促進

vii）Na^+ の貯留は，血液の浸透圧を増加させるので，血液中の水分量の増加を引き起こす．

viii）血液中の水分量の増加により，総血液量が増加し，静脈還流量が増加するので，前負荷が増大し，心拍出量が増加する．

ix）動脈圧＝心拍出量×総末梢血管抵抗であるから，アンジオテンシンⅡの産生が増加すると，上述のiv）とviii）の働きにより，動脈圧は上昇する．

アンジオテンシンⅡの受容体には AT_1 受容体と AT_2 受容体が存在する．血管平滑筋細胞には AT_1 受容体が発現している．AT_1 受容体が刺激されると，G_q を介して PLCβ が活性化され，細胞内 IP_3 濃度が上昇するため，細胞内 Ca^{2+} 濃度が上昇し，血管平滑筋が収縮する．延髄の血管運動中枢や交感神経節後線維膨大部にも AT_1 受容体が存在し，その刺激により交感神経活動が増強され，細動脈の収縮が亢進する．このように，高血圧の発症には，アンジオテンシンⅡによる AT_1 受容体の刺激が関与していると考えられている．また，AT_1 受容体の刺激は細胞増殖も引き起こすため，血管壁の肥厚，動脈硬化病変の促進，心肥大などの組織リモデリングを促進する．AT_2 受容体に関連する細胞内情報伝達系やその生理学的意義については未解明な点が多いが，実験的にはその選択的刺激薬により，血管拡張作用，血管平滑筋増殖抑制作用，心肥大抑制作用，利尿作用，交感神経活性抑制作用など，AT_1 受容体刺激時とは逆の反応が引き起こされるとの報告がなされている（**表 5-1**）．

② 血漿キニン　plasma kinin

血漿キニンには，**ブラジキニン** bradykinin とカリジン kallidine とがあり，**カリクレイン-キニン系** kallikrein-kinin system により産生される．肝臓から分泌される血漿タンパク質の α_2 グロブリンの一種である高分子量キニノーゲン high-molecular-weight kininogen や，種々の組織より分泌される低分子量キニノーゲン low-molecular-weight kininogen が，唾液腺，膵臓，涙腺，汗腺などから分泌されるカリクレイン kallikrein によって切断，産生される．カリクレイン-キニン系は，疼痛，炎症，エンドトキシンショック，アナフィラキシーショックだけでなく，高血圧や心筋虚血などの心疾患の発症にも関与していると考えられている．

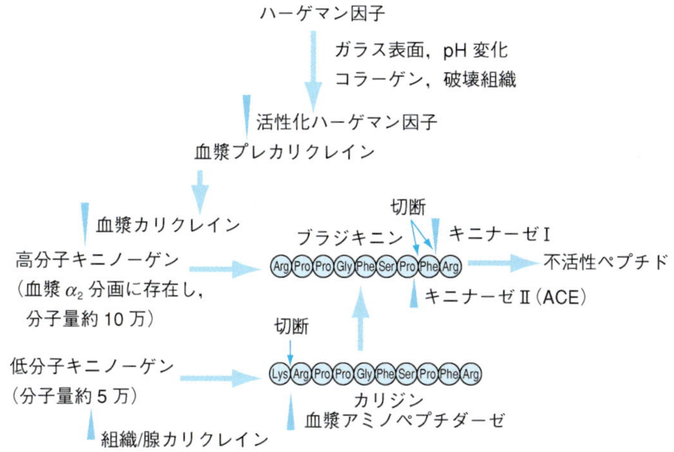

◆**図 5-8　ブラジキニンの生成経路**

血漿カリクレイン-キニン系によるブラジキニンの産生メカニズムは，以下のとおりである（**図 5-8**）．

i）血漿がガラスなどの陰性電荷表面，エンドトキシンなどのリポ多糖類，破壊された組織，コラーゲンなどで刺激されると，血液凝固第XII因子 coagulation factor XII（ハーゲマン因子 Hageman factor）が活性化されて第XIIa 因子となる．

ii）第XIIa 因子は，血漿中のプレカリクレインを切断して活性化し，血漿カリクレインを生成する．

iii）血漿カリクレインは，高分子量キニノーゲンを切断してブラジキニンを生成する．

組織カリクレイン-キニン系によるブラジキニンの産生メカニズムは，以下のとおりである（**図 5-8**）．

i）唾液腺，膵臓，涙腺，汗腺などの外分泌腺の細胞内で，プレカリクレインが切断されて，組織カリクレインが産生される．

ii）これらの細胞から分泌された組織カリクレインは，低分子量キニノーゲンを切断してカリジンを生成する．

iii）血漿アミノペプチダーゼは，カリジンを切断してブラジキニンを生成する．

上述のメカニズムにより生成されたブラジキニンは，血漿中および組織中のキニナーゼ I により分解される．また，血管内皮細胞に存在する**キニナーゼ II**（アンジオテンシン変換酵素（ACE）と同一の酵素）によっても分解される．

ブラジキニンの受容体には B_1 受容体と B_2 受容体が存在するが，血圧低下，発痛，浮腫などのブラジキニンの既知の作用の多くは B_2 受容体を介して起こると考えられている．血管内皮細胞には B_2 受容体が発現しており，ブラジキニンにより刺激されると，G_q を介して PLCβ が活性化され，細胞内 IP_3 濃度が上昇するため，細胞内 Ca^{2+} 濃度が上昇し，NOS3（eNOS）が活性化されて NO の合成が亢進する．血管内皮細胞から放出された NO は，血管平滑筋細胞内に移行して可溶性グアニル酸シクラーゼを活性化し，cGMP の産生を増加させることにより，血管平滑筋を弛緩させる．B_1 受容体は，通常は発現量が少なく，炎症などの組織傷害時に誘導されることが報告されている．

③　**ナトリウム利尿ペプチド**　natriuretic peptide

ナトリウム利尿ペプチドには，おもに心房から分泌されるA型(ANP)と，脳から単離されたB型(BNP)およびC型(CNP)がある．A型ナトリウム利尿ペプチドは，**心房性ナトリウム利尿ペプチド** atrial natriuretic peptide とも呼ばれる．

ANPは，血液量の増大によって心房筋が伸展されることにより分泌される．腎臓に存在する受容体に結合すると，ナトリウム利尿が起こり，血液量を減少させる．また，血管平滑筋細胞上の受容体に結合すると，cGMPの産生亢進を介して，血管平滑筋を弛緩させる．

ナトリウム利尿ペプチドの受容体として，グアニル酸シクラーゼ-A guanylyl cyclase-A (GC-A, NPR-A, ANP-A)，グアニル酸シクラーゼ-B guanylyl cyclase-B (GC-B, NPR-A, ANP-A)およびナトリウム利尿ペプチド受容体-3 natriuretic peptide receptor-3 (NPR-3, NPR-C, C受容体)の3種類が同定されている．ANPとBNPは，GC-AとNPR-3に，CNPはGC-BとNPR-3に結合する．GC-AとGC-Bは1回膜貫通型の膜結合性グアニル酸シクラーゼであり，ナトリウム利尿ペプチドにより刺激されると，細胞内cGMP濃度の上昇を介して，利尿作用や血管平滑筋弛緩作用を引き起こす．NPR-3はクリアランス受容体であり，ナトリウム利尿ペプチドと結合する細胞外ドメインを有するが，細胞内のグアニル酸シクラーゼドメインを持たないので，血中のナトリウム利尿ペプチドをトラップしてその作用を減弱させる．加えて，NPR-3は1回膜貫通型受容体であるにもかかわらず，ナトリウム利尿ペプチドにより刺激されると，G_iタンパク質のαサブユニットを介してアデニル酸シクラーゼの活性を減弱させたり，$\beta\gamma$サブユニットを介してPLCを活性化させたりすることが報告されている．

2.　心不全治療薬

心不全 heart failure とは，心臓が主要な末梢臓器の酸素需要量に見合うだけの血液量を拍出できない状態のことをいう．心不全はすべての心疾患の終末的な病態であり，その生命予後はきわめてわるい．

酸素消費量の多い運動，高血圧や心臓の器質的異常などにより心臓の負担が増大し，心拍出量が相対的あるいは絶対的に不足すると，末梢臓器が必要とする血液量を拍出できるように，神経性や体液性などさまざまな代償機構 compensatory mechanisms が働く．たとえば，スポーツ選手によくみられるスポーツ心臓は，代償機構が心肥大 cardiac hypertrophy を引き起こして心室内腔を拡大し，心拍出量を増加させるように働いた結果である．このような心室の大きさ，構造，形態，および機能の変化のことを**心室リモデリング** ventricular remodeling と呼んでいる．このような変化によっても末梢臓器の血液不足が解消されない場合，さらなる代償機構により心拡大などの心室リモデリングが進むが，過度の心室リモデリングは逆に心機能の低下を招く．たとえば，心臓に対する過剰な圧負荷が持続すると，心筋細胞が伸展して心室内腔がさらに拡大する．その結果，心室筋の厚さが薄くなりすぎて心収縮力の低下を招き，逆に心拍出量が低下するため，全身循環が維持できなくなる．このような状態を代償機構の破綻と呼び，これが心不全発症の引き金である．

心不全は，病態的には**急性心不全** acute heart failure と**慢性心不全** chronic heart failure に大別でき，薬物治療の方策が大きく異なる．

◆**表 5-2 NYHA 分類**

Ⅰ度	心疾患はあるが身体活動に制限はない 日常的な身体活動では著しい疲労，動悸，呼吸困難あるいは狭心痛を生じない
Ⅱ度	軽度の身体活動の制限がある．安静時には無症状 日常的な身体活動で疲労，動悸，呼吸困難あるいは狭心痛を生じる
Ⅲ度	高度な身体活動の制限がある．安静時には無症状 日常的な身体活動以下の労作で疲労，動悸，呼吸困難あるいは狭心痛を生じる
Ⅳ度	心疾患のためいかなる身体活動も制限される 心不全症状や狭心痛が安静時にも存在する．わずかな労作でこれらの症状は増悪する

NYHA：ニューヨーク心臓協会 New York Heart Association.

急性心不全とは，心臓の器質的および/あるいは機能的異常が原因で，心ポンプ機能の代償機構が急速に破綻したために，主要末梢臓器への血液供給が不足し，それに基づく症状や徴候が急性に出現，あるいは悪化した病態のことを指す．急性心不全は，新規に発症する場合と慢性心不全が急性増悪して発症する場合がある．慢性心不全の急性増悪とは，慢性心不全の代償機構が短期間に破綻し，病態が急速に悪化することである．急性心不全は，軽症のものから致死的なものまでその症状や徴候は非常に幅広く，① なんらかの原因で代償機構が急性に破綻あるいは慢性心不全が急性増悪した急性非代償性心不全，② 高血圧が原因の高血圧性急性心不全，③ 肺水腫を併発する急性心原性肺水腫，④ 急性心筋梗塞や肺塞栓症などが原因で心臓のポンプ機能が失調する心原性ショック，⑤ 静脈圧の上昇が原因で起こる右心不全，などに分類される．薬物療法としては，利尿薬，ヒト A 型ナトリウム利尿ペプチド製剤(カルペリチド)および硝酸薬を投与して，体液量の減少や動脈圧の低下により心臓の前負荷ならびに後負荷を軽減させるとともに，カテコールアミン類やホスホジエステラーゼ 3(PDE3)選択的阻害薬などの強心薬を投与して，心ポンプ機能の増強を図る．患者の病態が安定した後は，生命予後および心筋保護を考慮し，慢性心不全の薬物療法に準じて ACE 阻害薬，アンジオテンシンⅡ AT_1 受容体遮断薬，およびアドレナリン β 受容体遮断薬の投与を開始する．

慢性心不全は，慢性の心ポンプ機能失調により，肺および/または体静脈系のうっ血や末梢臓器への血液供給不足が継続し，日常生活に支障をきたしている病態と定義される．労作時呼吸困難，息切れ，尿量減少，四肢の浮腫，肝腫大などの症状のために生活の質 quality of life(QOL)が低下し，日常生活が障害される．また致死的不整脈による突然死の頻度も高い．近年，慢性心不全患者においては，交感神経系やレニン–アンジオテシン–アルドステロン系 renin–angiotensin–aldosterone system(RAAS)などが著しく亢進しており，これが病態の悪化に大きく寄与していることが明らかにされている．慢性心不全の程度や重症度を示す分類として，自覚症状から判断するニューヨーク心臓協会 New York Heart Association (NYHA)心機能分類(**表 5–2**)が用いられている．薬物療法としては，生命予後を改善し心筋を保護することが示されている ACE 阻害薬，アンジオテンシンⅡ AT_1 受容体遮断薬，およびアドレナリン β 受容体遮断薬に加えて，病態にあわせて利尿薬，抗アルドステロン薬，強心配糖体などを組み合わせて投与する(**図 5–9**)．

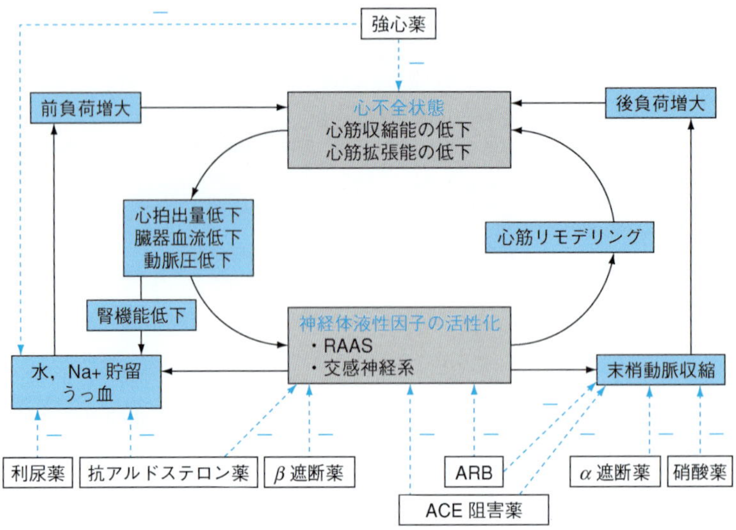

◆**図 5-9　心不全治療薬の作用点**
RAAS：レニン–アンジオテシン–アルドステロン系 renin–angiotensin–aldosterone system.
(Braunwald E *et al.*: Circulation 102 (20 suppl 4): Ⅳ 14–23, 2000 を改変)

A　おもに急性心不全の治療に用いられる強心薬
cardiac stimulant for treatment of acute heart failure

強心薬は，心筋の収縮力(心収縮力)を増強する薬物，すなわち陽性変力作用*3 を示す薬物 positive inotropic drugs であり，心拍出量を増加させる．カテコールアミン類，ホスホジエステラーゼ 3 選択的阻害薬および強心配糖体に大きく分類される．急性心不全の治療に際しては，カテコールアミン類やホスホジエステラーゼ 3 選択的阻害薬が不可欠である．これらの薬物の主な作用部位を，**図 5-10** に示した．

1) カテコールアミン類

交感神経系が興奮すると，節後線維の膨大部から放出されるノルアドレナリンの量が増加する．ノルアドレナリンは，心筋細胞のアドレナリン β_1 受容体を刺激することで，促進性 G タンパク質(G_s)を介してアデニル酸シクラーゼを活性化し，細胞内 cAMP 量を増加させることにより，プロテインキナーゼ A の活性化を引き起こす．プロテインキナーゼ A は電位依存性 L 型 Ca^{2+} チャネルをリン酸化し，心筋細胞内への Ca^{2+} 流入を増加させるので，心筋の収縮力や心拍数が増大する．カテコールアミン類は，アドレナリン β_1 受容体を刺激する一連の薬物であり，急性心不全や慢性心不全の急性増悪の治療に不可欠である．一部の経口投与可能な薬物を除き，半減期が非常に短いので，微量持続注入器を用いて静脈内投与

*3 心収縮力を変化させる作用のことを変力作用と呼ぶ．心収縮力を増加させる作用を陽性変力作用，逆に心収縮力を減少させる作用のことを陰性変力作用と呼ぶ．また，洞房結節に作用して心拍数を変化させる作用のことを，変時作用と呼ぶ．心拍数を上昇させる作用を陽性変時作用，逆に心拍数を減少させる作用のことを陰性変時作用と呼ぶ．

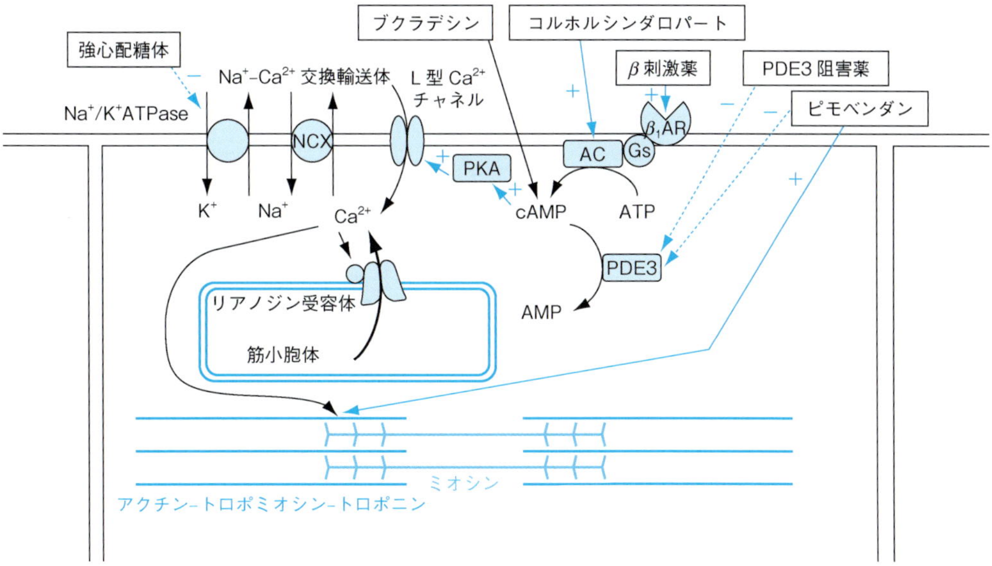

◆図 5–10　強心薬の作用部位

する．カテコールアミン類に共通の有害作用として，不整脈，頻脈，動悸，悪心，腹痛などがあげられる．

a. 静脈内投与されるカテコールアミン類

急性循環不全の改善目的で最も汎用されるのは，心拍数増加作用や催不整脈作用が少ない**ドパミン** dopamine と**ドブタミン** dobutamine である．**イソプレナリン** isoprenaline（イソプロテレノール isoproterenol）を用いる場合は不整脈の発現に注意が必要である．投与が長期にわたると不整脈による突然死が増加するので，投与はできるだけ短期間にとどめ，血圧，心拍数，心拍出量，尿量などの目標を維持できれば，投与量を漸減させ，最終的には中止する．中止の際には経口投与可能な強心薬に一時的に切り替える場合がある．心停止時やショック時の補助治療には，アドレナリン adrenaline やノルアドレナリン noradrenaline が用いられることがある．

ドパミンの低用量（0.5～2 μg/kg/min）投与では，ドパミン D_1 受容体刺激作用により腎動脈が拡張するために利尿効果が得られ，また，冠状動脈の拡張も認められる．中用量（2～5 μg/kg/min）では，アドレナリン β_1 受容体刺激作用により，心収縮力の増大や心拍数の増加が認められる．高用量（5～10 μg/kg/min）では，アドレナリン α_1 受容体刺激作用により細動脈が収縮し，動脈圧は上昇する．したがって，動脈圧が低く，尿量が少ない心不全患者には，昇圧作用と利尿作用を目的に，低～中用量のドパミンを投与することが多い．ショックの際には高用量のドパミンを用いるが，20 μg/kg/min 以上の増量は逆効果となる．

ドブタミンは，アドレナリン β_1 受容体に比較的選択的な刺激薬であるが，末梢動脈拡張作用を併せもつことからわかるように，アドレナリン β_2 受容体刺激作用がないわけではない．また，ドパミンとの違いは，昇圧が軽度であること，心拍数増加作用が弱いために心筋酸素消費量の増加が少ないこと，腎血管拡張作用による直接の利尿作用はないこと（腎血流量増加による間接的な利尿効果のみ示す）などである．つまり，動脈圧の維持に重点を置きたい場合にはドパミンやノルアドレナリンの方が適しているが，虚血性心疾患後の心不全のように心筋酸素消費量の増加を避けたい場合は，ドブタミンの方が適している．

b. 経口投与されるカテコールアミン類

ドカルパミン docarpamine は，ドパミンのプロドラッグであり，カテコールアミン類の持続静注からの離脱を目的として用いられる．症状によっては，カテコールアミン類の持続静注に戻すことも考慮する．長期にわたって投与された経験がないので，通常は短期間の投与にとどめる．

デノパミン denopamine は，カテコール核をもたないので，正確にはカテコールアミンではない．しかし，デノパミンは，比較的アドレナリン β_1 受容体に選択的な部分刺激薬であり，カテコールアミンと類似した構造をもつため，本節で取り上げる．デノパミンは，ドブタミンと同様，心拍出量増加作用と末梢動脈拡張作用を示す．低用量のドブタミン持続静注からの離脱を目的として用いられることが多い．短期間の投与が静脈持続静注カテコールアミン類からの離脱や QOL の改善に有用であることが示されているが，長期間の投与が生命予後に与える影響は確定していない．

2）ホスホジエステラーゼ阻害薬

ホスホジエステラーゼ phosphodiesterase（PDE）は，cAMP や cGMP といったサイクリックヌクレオチドの分解を触媒する酵素である．したがって，ホスホジエステラーゼ阻害薬は，心筋細胞内において cAMP の分解を抑制することで，細胞内 cAMP 量を増加させ，強心作用を示す．

キサンチン誘導体は，非選択的 PDE 阻害作用を示し，**アミノフィリン** aminophylline，**ジプロフィリン** diprophylline，および**プロキシフィリン** proxyphylline が心不全の適応を有する．しかし，これらの薬物の強心効果は弱く，また頻脈などの不整脈を引き起こしやすいので，現在では心不全の治療にはほとんど用いられない．

PDE3 は，cAMP 特異的にその分解を触媒する PDE アイソフォームであり，心筋や血管平滑筋などに発現している．**ミルリノン** milronone や**オルプリノン** olprinone は，選択的 PDE3 阻害薬であり，心筋細胞内および血管平滑筋細胞内において cAMP の分解を抑制し，強心作用と血管拡張作用を示す．両薬とも他の強心薬が無効な急性心不全や慢性心不全の急性増悪の際に，短期的に静脈内持続投与で用いられる．アドレナリン β_1 受容体に関わる細胞内情報伝達系の下流において作用するので，カテコールアミン抵抗性[*4]のためにカテコールアミン系強心薬が無効な症例や，アドレナリン β 受容体遮断薬（後述するが，慢性心不全患者への投与が推奨されている）が投与されている症例においても効果を発揮する．有害作用として，心室頻拍や心室細動などの不整脈，頻脈，動悸，悪心，腎機能の悪化などがあげられる．

---

*4 アドレナリン β_1 受容体のダウンレギュレーションなどの機序により，カテコールアミン系強心薬に対する応答性が低下した状態．

3) その他の強心薬

ブクラデシン bucladesine は，細胞膜透過性 cAMP 誘導体（ジブチリル cAMP）であり，細胞内で cAMP に変化して作用を発揮する．心筋細胞内 cAMP 量の増加による強心作用と血管平滑筋細胞内 cAMP 量の増加による血管拡張作用を示すため，急性循環不全の際に心収縮力増強や末梢血管抵抗軽減を目的として，静脈内持続投与で用いられる．有害作用として，高度な血圧低下，心室性期外収縮，心室頻拍や心房細動などの不整脈，頻脈，動悸，悪心などがあげられる．

コルホルシンダロパート colforcin daropate は，アデニル酸シクラーゼを直接活性化し，細胞内 cAMP 量を増加させることにより，強心作用を示す．ブクラデシンと同様に，強心作用と血管拡張作用を併せもつ．ほかの強心薬では効果が不十分な症例に，静脈内持続投与で用いられる．有害作用として，心室性期外収縮，心室頻拍や心室細動などの不整脈，頻脈，動悸，悪心，血漿乳酸デヒドロゲナーゼ値の上昇，尿タンパクの上昇，頭痛などがあげられる．

B 慢性心不全の治療に用いられる神経内分泌系を抑制する薬物

慢性心不全の大部分は**左心室収縮機能不全** heart failure with reduced ejection fraction（HFrEF）であり，その原因は拡張型心筋症と虚血性心疾患に大きく分けられる．これらの疾患の患者では，レニン-アンジオテシン-アルドステロン系（RAAS）と交感神経系の活性が亢進しており，過剰な心拡大と心収縮力の低下，すなわち心室リモデリングが認められる．心室リモデリングは，心不全死や心不全の悪化を引き起こすことが明らかにされている．したがって，近年の慢性心不全の薬物治療の中心は，RAAS と交感神経系を阻害することによって心室リモデリングの進行を抑制し，患者の生命予後を改善することが中心であり，心不全が単なる心臓の疾患ではなく，神経内分泌疾患の側面が大きいことを示している．

1) レニン-アンジオテンシン-アルドステロン系を阻害する薬物

アンジオテンシンⅡは，細動脈の収縮と交感神経節後線維の膨大部からのノルアドレナリンの放出を促進し，動脈圧の上昇を引き起こす．加えて，副腎髄質からのアルドステロンの分泌を促進し，Na^+ や水分の貯留を引き起こす．このようなアンジオテンシンⅡの働きにより，心臓の前負荷ならびに後負荷が増大して心室リモデリングが引き起こされるが，同時に心負荷の増大に対応して心筋組織の構造を維持するためにコラーゲンの産生が誘導され，心筋組織の線維化が引き起こされる．一方，虚血性心疾患や炎症により心筋細胞が脱落すると，その部分を線維芽細胞などの非心筋細胞によって埋めることにより心筋組織の構築を維持しようとするため，やはり心筋組織の線維化が引き起こされる．心筋組織の線維化が進むと，心筋の硬さが増加し，心収縮や興奮伝導の統合性が障害されるため，心筋細胞の収縮・弛緩能の低下や不整脈が引き起こされやすくなり，病態はさらに悪化する．アンジオテンシンⅡは，心室リモデリングや心筋線維化の進行に深く関与していることが明らかにされているため，心不全の病態改善においては，上述の RAAS の悪循環の輪を断ち切ることが重要である．

アンジオテンシン変換酵素阻害薬 angiotensin-converting enzyme inhibitor（ACE 阻害薬）は，アンジオテンシンⅡの産生を抑制することで，心室リモデリングを抑制し，また動脈圧を下降させることによって心臓の後負荷を軽減する．ACE 阻害薬は，HFrEF 患者(無症候性のものを含む)や，心筋梗塞後心不全患者の入院率を減少させ，生命予後を改善することが示されているため，左室収縮機能が低下しているすべての患者への投与が推奨されている．また，脂質異常症や喫煙など，心不全発症の危険因子を有する高血圧患者や糖尿病患者に対しては，心機能障害がない段階から積極的に ACE 阻害薬の投与を開始することが推奨されている．日本では，**エナラプリル** enalapril と**リシノプリル** lisinopril が慢性心不全に対する適応を有する．

ヒトにおいては，アンジオテンシンⅠからアンジオテンシンⅡへの変換に，ACE だけでなくキマーゼも大きな役割を果たしていることが示唆されている．したがって，アンジオテンシンⅡの作用をより確実に遮断するためには，**アンジオテンシンⅡ AT_1 受容体遮断薬**(ARB)の方が望ましいとの考え方がある．また，空咳などの有害作用のために，ACE 阻害薬に忍容性がない患者も一定数存在する．以上のような背景から，ARB が慢性心不全の治療に導入された．これまでの臨床試験により，ARB は ACE 阻害薬と比較して忍容性に優れるが，入院の抑制や生命予後の改善といった効果は同等であることが示されている．また，ACE 阻害薬はキニナーゼⅡ(ACE と同一の酵素)の阻害による**ブラジキニン分解抑制作用**も示すため，ブラジキニンも ACE 阻害薬の作用に関係している可能性が考えられる．実際に，ACE 阻害薬と ARB の併用は，ACE 阻害薬の単独投与と比較して，総死亡率は改善しなかったものの，心不全の悪化による入院を減少させ，QOL を改善することが示されている．日本では，**カンデサルタンシレキセチル** candesartan cilexetil が慢性心不全に対する適応を有する．

ACE 阻害薬，ARB，アドレナリン β 受容体遮断薬などで治療を受けている重症(NYHA Ⅲ度以上)の心不全患者に，抗アルドステロン薬である**スピロノラクトン** spironolactone や**エプレレノン** eplerenone を追加投与すると，心筋の線維化を抑制して生命予後を改善することが示されている．ただし，これらの薬物はカリウム保持性利尿作用を示すので，血清 K^+ 濃度を上昇させることが報告されている ACE 阻害薬や ARB との併用による血清 K^+ 濃度の過度な上昇に注意する必要がある．

2) アドレナリン β 受容体遮断薬

アドレナリン β 受容体遮断薬(β 遮断薬)は，弱っている心機能をさらに低下させるため，心不全患者には禁忌と考えられてきたが，1999 年に**カルベジロール** carvedilol が慢性心不全患者の心不全悪化防止効果や生命予後の改善効果を示すことが報告されて以来，薬物治療の方針が大きく変化した．これまでに行われた臨床試験により，HFrEF 患者(無症候性のものを含む)に β 遮断薬を投与すると，心機能改善効果，入院の抑制効果，および生命予後の改善効果が認められることが示されている．現在では，有症状の慢性心不全患者のみならず，無症状の左室収縮機能低下患者に対しても β 遮断薬の投与を試みることが推奨されている．投与は少量から開始し，数日～2 週間ごとに段階的に増量していくことが望ましい．カルベジロールの場合は 2.5 mg/day から開始し，最終的には 20 mg/day まで増量することが可能である．β 遮断薬投与中に心不全が増悪した場合は，PDE 阻害薬やピモベンダンを用いて心機能を維持し，場合によっては一時的に β 遮断薬の投与を中断することもあるが，症状が安定した後には投与を再開する．日本では弱い α アドレナリン受容体遮断作用を併せもつカルベジロール(作用比は α 遮断作用：β 遮断作用＝1：8)と，選択的 β_1 遮断薬である**ビソプロロール** bisoprolol が虚血性心疾患と拡張型心筋症に基づく慢性心不全に適応を有する．

C　おもに慢性心不全の治療に用いられる強心薬

cardiac stimulant for treatment of chronic heart failure

慢性心不全の治療に，強心配糖体であるジギタリス以外の強心薬を長期にわたり用いると，生命予後を悪化させることが知られている．しかし，静脈内投与される強心薬からの離脱，QOL の改善，およびアドレナリン β 受容体遮断薬の導入の際などに，ピモベンダンなどの経口強心薬が短期的に用いられることがある．また，心房細動を合併した慢性心不全患者には，強心配糖体が有用である．これらの薬物のおもな作用部位を，**図 5-10** に示した．

1) トロポニン C の Ca^{2+} 感受性を増大させる薬物(カルシウムセンシタイザー)

ピモベンダン pimobendan は，心筋の収縮タンパク質であるトロポニン C の Ca^{2+} 感受性を増大させるとともに，弱い PDE 3 阻害作用によって強心効果を示す．経口投与で用いられ，ドブタミンと同程度の強心作用を示す．ピモベンダンは，低用量(2.5 mg/day)では生命予後を悪化させないことが明らかにされており，日本においては，高齢心不全患者の入院の回避や早期退院，および QOL の改善に有用であると考えられている．また，HFrEF 患者にアドレナリン β 受容体遮断薬の投与を開始する際に，心機能の悪化を抑制するために併用されることがある．有害作用として，心室性期外収縮，心室頻拍や心室細動などの不整脈，頻脈，動悸，悪心，肝機能障害などが挙げられる．

2) 強心配糖体　cardiac glycosides

強心配糖体の近代医学への導入は，1785 年にスコットランドの医師ウィリアム・ウィザリング William Withering が，ゴマノハグサ科の植物である**ジギタリス** *Digitalis*(キツネノテブクロ)の葉が心筋の機能低下に伴う水腫，浮腫の治療に有効であることを発表したことにはじまる．現在日本で用いられている強心配糖体は，ジギタリス類に由来する**ジゴキシン** digoxin と**デスラノシド** deslanoside，および消化管吸収を改善するためにジゴキシンをメチル化した**メチルジゴキシン** metildigoxin の 3 種類である．強心配糖体は，ステロイドに糖が結合した構造をしている．配糖体から糖を除いた部分をアグリコン aglycone と呼ぶが，とくに配糖体のアグリコンがステロイドあるいはトリテルペノイドである場合は，これをゲニン genin と呼ぶので，強心配糖体のアグリコンもゲニンと呼ばれる．たとえばジゴキシンの場合，ゲニンはジゴキシゲニン digoxigenin であり，糖は 3-ジギトキソース 3-digitoxose である(**図 5-11**)．ジゴキシゲニンは，*in situ* ハイブリダイゼーションを行う際の，RNA プローブの非放射性標識物質として頻用されている．

a. 薬理作用とその機序

強心配糖体は，細胞膜に存在する**ナトリウムポンプ**(Na^+-K^+ ATPase)を阻害し，細胞外への Na^+ の能動的な汲み出しを抑制することにより，細胞内 Na^+ 濃度を上昇させる．それにより細胞膜内外の Na^+ の濃度勾配が減少し，**ナトリウム-カルシウム交換輸送体**(Na^+-Ca^{2+} exchanger)による細胞外への Ca^{2+} の汲み出しが抑制される．このとき，心筋活動電

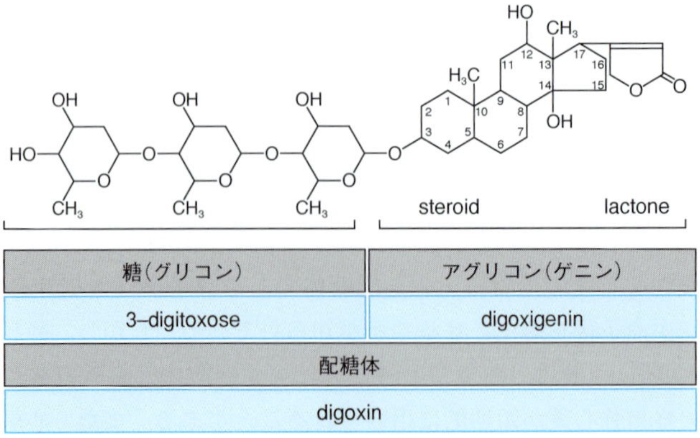

◆**図 5–11　ジゴキシンの構造**

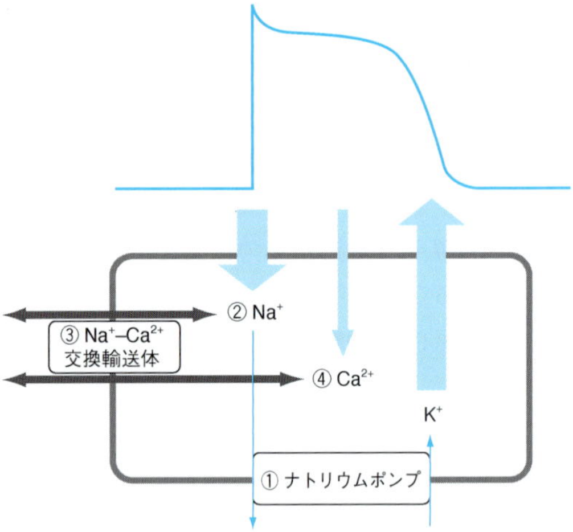

◆**図 5–12　強心配糖体の作用機序を示す模式図**

太い青色の矢印は活動電位に伴うイオンの動きを，細い青色の矢印はナトリウムポンプを，黒色の矢印は Na^+–Ca^{2+} 交換輸送体によるイオンの動きを示す．強心配糖体の作用により，① ナトリウムポンプ機能が抑制されると，② 細胞内 Na^+ 濃度が高まり，③ Na^+–Ca^{2+} 交換輸送体を介する Ca^{2+} 流出の減少が起こる．④ このとき，心筋活動電位の脱分極相では，Na^+–Ca^{2+} 交換輸送体の逆回転が起こるため，細胞内に Ca^{2+} が流入し，④ 細胞内 Ca^{2+} 濃度が高まる．

位の脱分極相では，ナトリウム–カルシウム(Na^+–Ca^{2+})交換輸送体の逆回転が起こるために細胞内に Ca^{2+} が流入し，細胞内 Ca^{2+} 濃度が上昇する．その結果，心収縮力が増大して心拍出量が増加するため，全身の循環動態が改善されると考えられている(**図 5–12**)．循環動態の改善に伴う腎血流量の増加による利尿作用と，強心配糖体の直接的な利尿作用により，うっ血や浮腫が改善する．

また，心不全時には，代償機構により交感神経系の活動が亢進しているため，心拍数が増加していることが多い．強心配糖体は，交感神経活性抑制作用と，副交感神経刺激作用により，心拍数を減少させるとともに，刺激伝導系(とくに房室結節)における興奮伝導を遅延させる．ジゴキシンによる交感神経活性の抑制は，強心作用を示さない低用量(血中濃度 0.5～0.8 ng/mL)でも起きる．

b. 臨床応用

強心配糖体は，心拍出量を増加させるが，心拍数を減少させるので，HFrEF に心房細動を合併している症例や，発作性上室頻脈の治療に用いられる．これは臨床症状の改善を目的とするものであって，強心配糖体がこれらの患者の生命予後を改善するかどうかは明らかにされていない．不整脈のない洞調律の男性 HFrEF 患者に対するジゴキシンの投与は，心不全の増悪に伴う入院を減少させるが，生命予後は改善しない．ジゴキシンの至適血中濃度は，一般に 0.8〜2.0 ng/mL とされているが，血中濃度に比例して生命予後が悪化することが明らかにされており，現在では洞調律の男性 HFrEF 患者におけるジゴキシンの至適血中濃度として，強心作用を示さない低用量である 0.5〜0.8 ng/mL が提案されている．これは慢性心不全患者の生命予後の改善が，強心作用ではなく亢進した交感神経系の抑制によりもたらされるという近年の考え方と一致する．また，女性の心不全患者に対するジゴキシンの投与は，生命予後を悪化させるとの報告がある．

c. 有害作用

強心配糖体の安全域は狭いので，ジギタリス中毒を起こしやすい．かつては迅速な作用発現のために急速飽和療法(初回に負荷量を投与する)が行われていたが，近年では過量投与による中毒を避けるため，最初から維持量で投与を開始するのが一般的である．ジゴキシンを用いる際は，薬物血中濃度モニタリング therapeutic drug monitoring (TDM) を行いながら投与量を調節する必要がある．ジギタリス中毒の初期の兆候としては，食欲不振，悪心・嘔吐などの消化器症状がある．これは中枢性の有害反応であり，強心配糖体が延髄の第四脳室底にある化学受容器引金帯 chemoreceptor trigger zone (CTZ) を刺激するために起こる．ほかにも霧視，羞明感，黄視症，視力低下，色覚異常などの眼症状，頭痛などの神経症状が認められることがある．心臓の有害反応としては，徐脈や頻脈を含むあらゆるタイプの不整脈の出現があげられる．強心配糖体は異所性自動能を亢進するので，心室期外収縮を引き起こすことがある．ジギタリス中毒が高度になると，心室頻拍を含む頻脈性の心室性不整脈や重度の房室ブロックから，致死性の心室細動へ移行することがある．これらの有害反応は，ループ利尿薬やチアジド系利尿薬などの投与により血清 K^+ 濃度が低下していると起こりやすくなる．また，強心配糖体は腎排泄型薬物なので，腎機能が低下している患者では用量を調節する必要がある．

ジギタリス中毒に対しては，強心配糖体の投与を中止して，必要に応じて血清 K^+ の補充や抗不整脈薬の投与などの対症療法を行い，経過を観察する．強心配糖体は組織への結合が強いので，血液透析の効果は小さい．欧米ではヒツジ由来の抗ジゴキシン抗体 Fab フラグメント(ジギバインド digibind)の投与による解毒が標準治療となっているが，日本では認可されていない．

D その他の心不全治療薬

1) 利尿薬(6 章–3「利尿薬」p230 を参照)

心不全患者の呼吸困難，浮腫などを改善するために有用である．ループ利尿薬の**フロセミド** furosemide，**ブメタニド** bumetanide，**ピレタニド** piretanide，**アゾセミド** azosemide，**トラセミド** torasemide が用いられる．軽症例では，チアジド(サイアザイド)系利尿薬であ

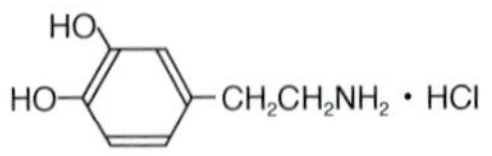
dopamine hydrochloride

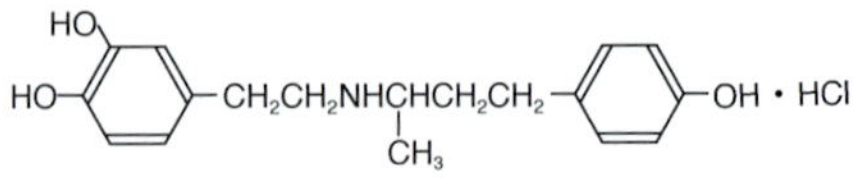
dobutamine hydrochloride

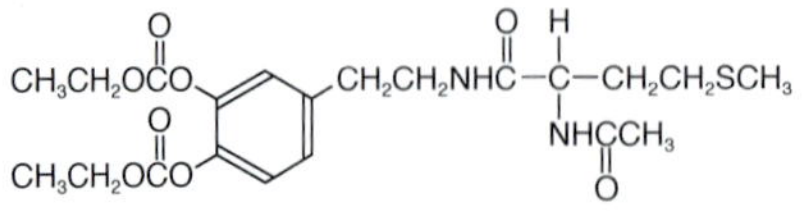
docarpamine

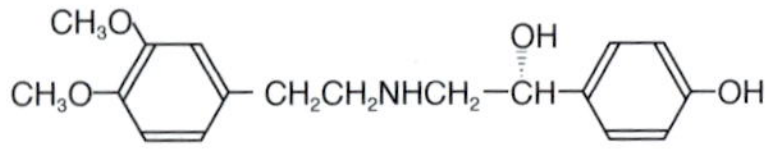
denopamine

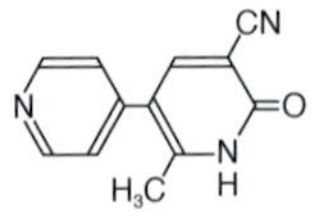
milrinone

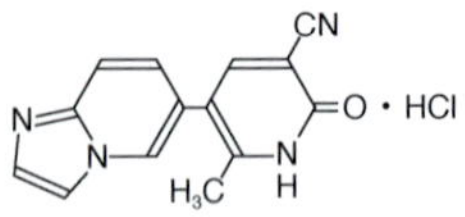
olprinone hydrochloride

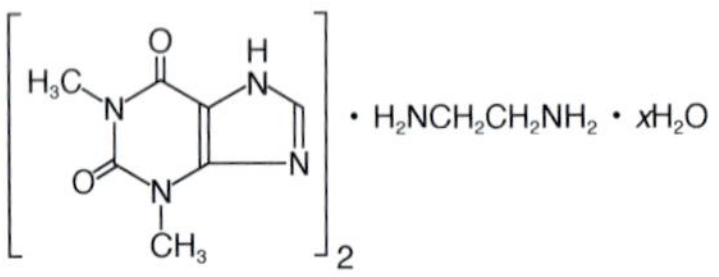
aminophylline hydrate

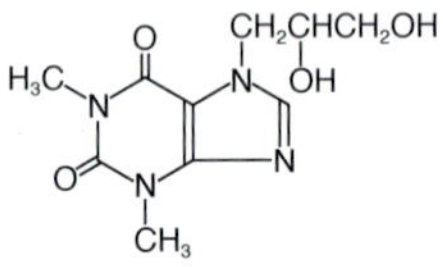
diprophylline

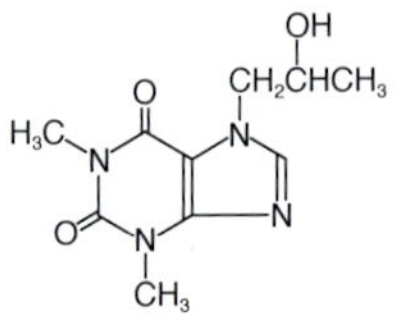
proxyphylline

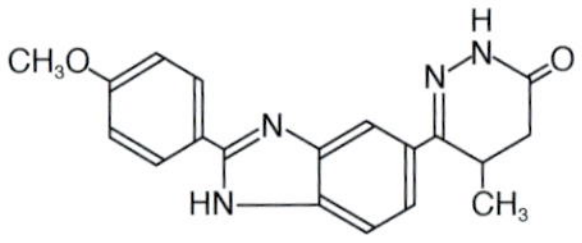
pimobendan

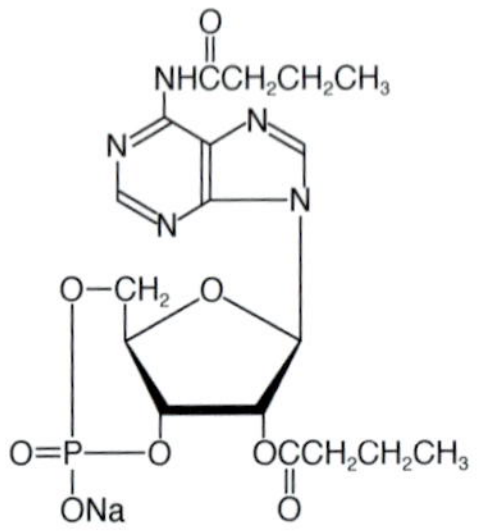
bucladesine sodium
(dibutyryl cAMP)

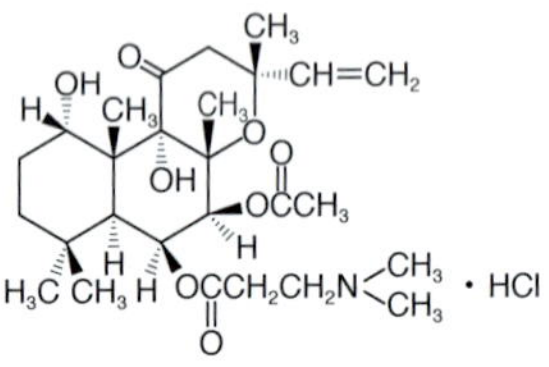
colforsin daropate hydrochloride

▶強心薬

る**ヒドロクロロチアジド** hydrochlorothiazide，**トリクロルメチアジド** trichlormethiazide，**ベンチルヒドロクロロチアジド** benzylhydrochlorothiazide，**メフルシド** mefruside も用いられ，場合によってはループ利尿薬との併用も行われる．利尿薬が生命予後を改善するかどうかはいまだ結論が出ていないが，ループ利尿薬の使用は予後悪化因子であるとの報告がある．また，これらの利尿薬は，低 K^+ 血症や低 Mg^{2+} 血症を引き起こし，ジギタリス中毒や重症の心室性不整脈を誘発することがあるため，血清 K^+ や血清 Mg^{2+} の保持に注意を払う

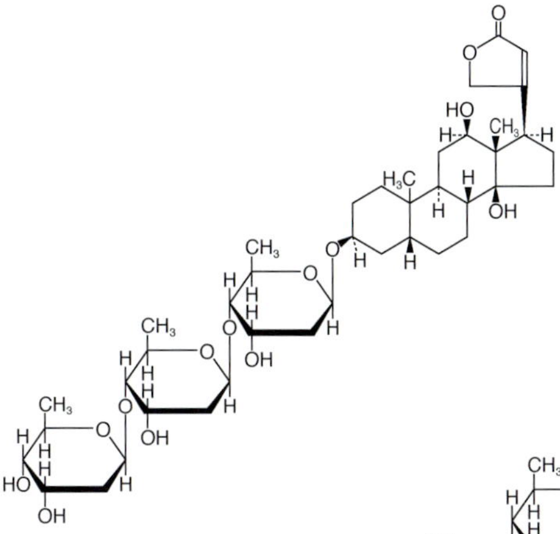

digoxin

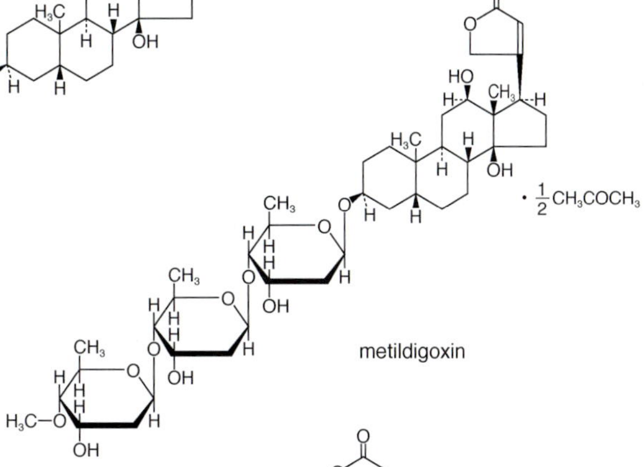

metildigoxin

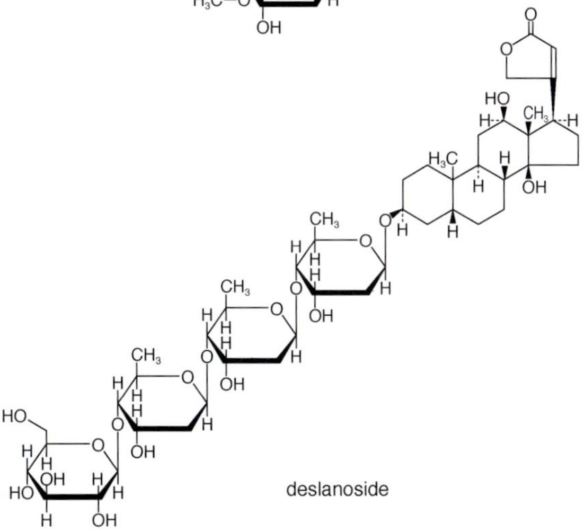

deslanoside

▶**強心配糖体**

必要がある．バソプレシン V_2 受容体遮断薬である**トルバプタン** tolvaptan は，血清電解質に影響を与えずに強力な利尿効果（水利尿効果）を示すため，低 Na^+ 血症を合併したうっ血性心不全に有効である．

2）ナトリウム利尿ペプチド

ヒト A 型ナトリウム利尿ペプチド製剤である**カルペリチド** carperitide は，利尿作用と血管拡張作用を有し，難治性の急性心不全に静脈内持続投与で用いられている．

3）血管拡張薬

急性心不全患者の血行動態改善効果を期待して，硝酸薬の**ニトログリセリン** nitroglycerin や NO 放出作用と ATP 感受性 K^+ チャネル開口作用を併せもつ**ニコランジル** nicorandil が用いられることがあるが，予後改善効果があるかどうかは不明である．

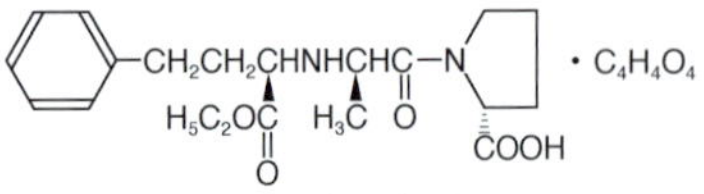

enalapril maleate

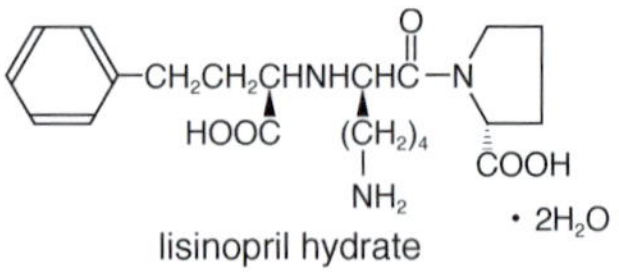

lisinopril hydrate

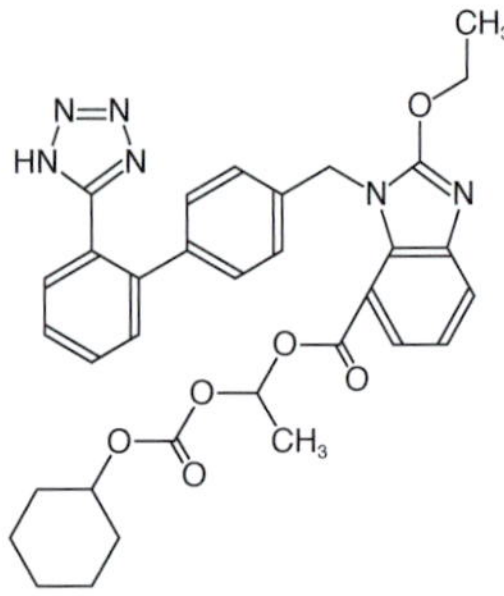

candesartan cilexetil

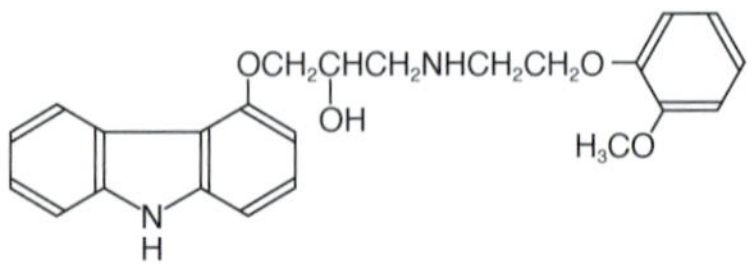

carvedilol

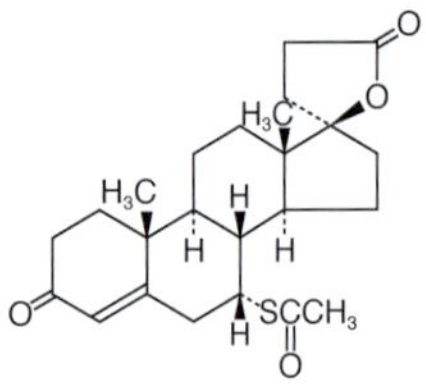

spironolactone

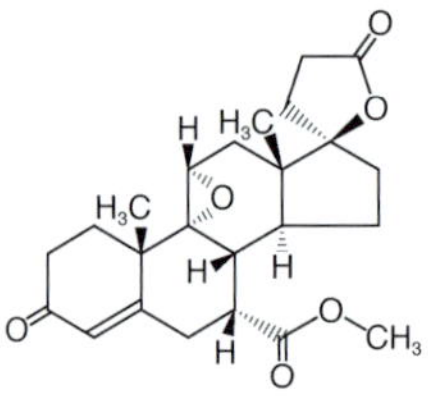

eplerenone

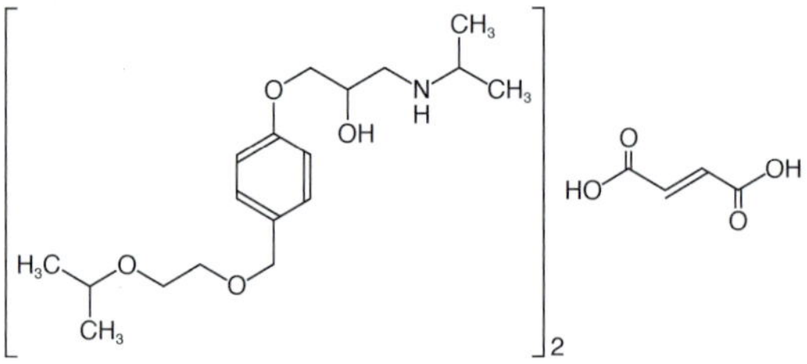

bisoprolol fumarate

H-Ser-Leu-Arg-Arg-Ser-Ser-Cys-Phe-Gly-Gly-Arg-Met-Asp-Arg-
└S−S┐
Ile-Gly-Ala-Gln-Ser-Gly-Leu-Gly-Cys-Asn-Ser-Phe-Arg-Tyr-OH

carperitide

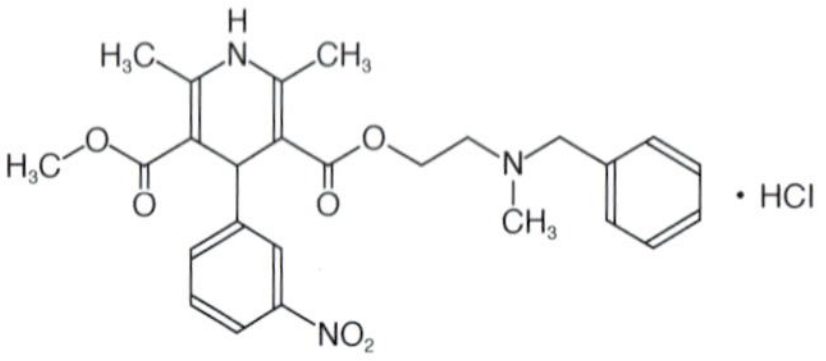

nicardipine hydrochloride

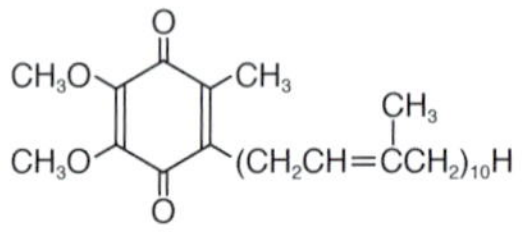

ubidecarenone

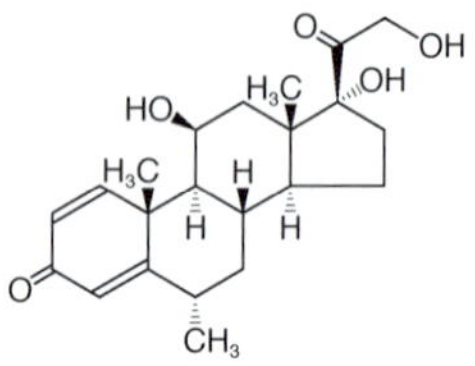

methylprednisolone

▶強心薬以外の心不全治療薬

4）心筋代謝改善薬

不全心筋または虚血心筋における心筋代謝異常の改善を図るために，**ユビデカレノン** ubidecarenone や**アデノシン三リン酸** adenosine triphosphate が用いられることがある．

5）副腎皮質ステロイド

出血性ショックや感染性ショック（敗血症）においては，副腎機能不全状態となっており，ノルアドレナリンや他のカテコールアミン系薬を投与しても動脈圧が上昇しない場合がある．このような場合，ショックからの離脱に**メチルプレドニゾロン** methylprednisolone が併用されることがある．

◆表 5-3 主な不整脈の分類

頻脈性不整脈	心房性不整脈	心房粗動 atrial flutter (AF)
		心房細動 atrial fibrillation (Af)
		心房期外収縮 premature atrial contraction (PAC)
	上室性不整脈	上室期外収縮 premature supraventricular contraction
		発作性上室頻拍 paroxysmal supraventricular tachycardia (PSVT)
	心室性不整脈	心室期外収縮 premature ventricular contraction (PVC)
		心室頻拍 ventricular tachycardia (VT)
		心室細動 ventricular fibrillation (VF)
徐脈性不整脈		洞性徐脈 sinus bradycardia
		房室ブロック atrioventricular (AV) block
		徐脈性心房細動 atrial fibrillation with bradycardia

3. 抗不整脈薬

不整脈とは，心臓の障害(虚血性心疾患や心臓の器質的障害)，神経・内分泌系の異常，薬物の有害作用などが原因となって，心筋細胞における活動電位の発生やその伝導が異常となり，心拍数の異常な増加や減少が起こったり，心臓の拍動が不規則になったりする現象のことである．一般に頻脈性の異常が多く，異常が起こっている解剖学的部位によって，心房性不整脈，上室性不整脈*5，および心室性不整脈に分類される．主な頻脈性不整脈と徐脈性不整脈を，**表 5-3** にまとめた．

最も危険な不整脈は，**心室頻拍**や**心室細動**である．これらの不整脈が発症すると，心臓が血液を動脈に拍出することができなくなり，即時的な意識の消失が起こる．ただちに除細動器による直流通電や抗不整脈薬の投与などの適切な治療を行う必要があるが，回復しない場合は死に至る．近年は，多くの公共施設や商業施設などに**自動体外式除細動器** automated external defibrillator (AED) が設置されており，心室頻拍や心室細動が原因で意識を失って倒れている人に対して，救急車が到着するまでの間に，一般市民が直流通電を行うことができる環境が整いつつある．実際に AED のおかげで救命できた例が，新聞やテレビなどにより報道されている．

A 不整脈の原因

不整脈の発症原因は非常に多岐にわたっており，その重篤度は治療する必要のないものから，ただちに治療しなければ死に至るものまでさまざまである．ほとんどの不整脈は，心筋細胞における活動電位の発生の異常か，電気的興奮の伝導障害により発症する．

*5 上室性とは，心房性と房室接合部性を合わせたいい方であり，心電図の P 波が明瞭でない場合など，心房性か房室接合部性かの区別がつきにくい場合に用いる．

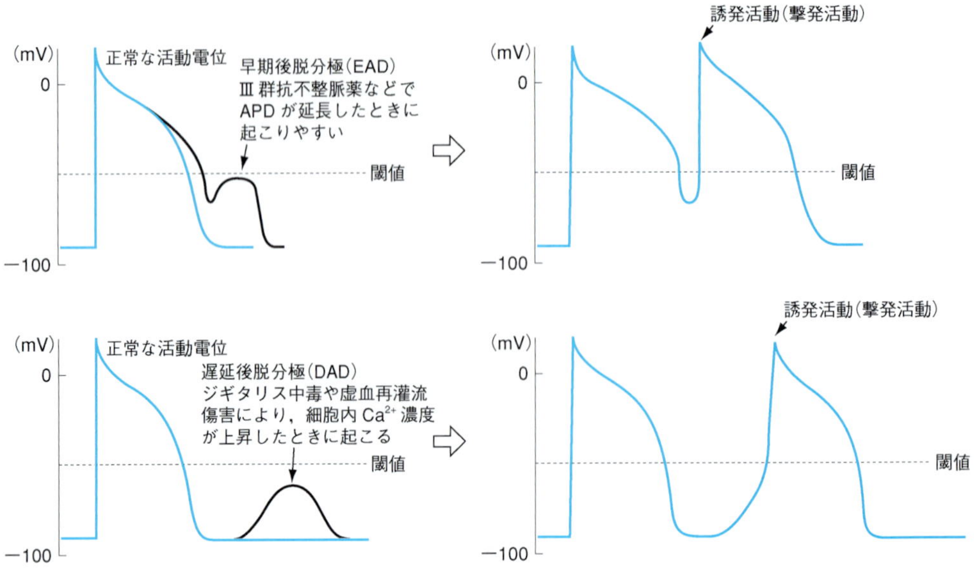

◆図 5-13　誘発活動を示す模式図
APD：活動電位持続時間 action potential duration.

1）異常自動能

正常な状態では，心臓の拍動は洞房結節における自動能(正所性自動能)に由来する．すべての特殊心筋は自動能をもっており，病態時においては，生理的条件下において自動能をもたない固有心筋においても自動能が認められる場合がある．洞房結節以外の部位の自動能，すなわち**異所性自動能** ectopic pacemaker が亢進すると，洞房結節由来の電気的興奮と競合して不整脈が発症することがある．異常自動能の多くは，左心房近傍に存在する肺静脈付近の心筋組織に由来することが明らかにされている．電位依存性 Na^{+} チャネルや電位依存性 Ca^{2+} チャネルを遮断する薬物は自動能を抑制するが，この作用は洞房結節よりも異所性自動能を示す細胞においてより強く認められる．

2）誘発活動(撃発活動)　triggered activity(図 5-13)

心電図 QT 時間の延長など，なんらかの原因で心室筋に再分極障害が起こると，不活性化されていた電位依存性 L 型 Ca^{2+} チャネルがふたたび活性化され，再分極(活動電位の第 3 相)の途中で再度脱分極が起こることがある．これを**早期後脱分極** early afterdepolarization (EAD) と呼ぶ．EAD が閾値を超えると誘発活動(撃発活動)triggered activity と呼ばれる異常な活動電位の発生につながり，不整脈が引き起こされる．この誘発活動が心臓全体に波及すると，**トルサード・ド・ポアント**(トルサード・ド・ポアンツ)torsades de pointes (TdP) と呼ばれる重篤な多形性心室頻拍に移行することがある．

過剰な交感神経活動や，虚血性心疾患，ジギタリス中毒などで心筋細胞内の Ca^{2+} 濃度が上昇すると，静止時(活動電位の第 4 相)においても，筋小胞体から Ca^{2+}-induced Ca^{2+} release (CICR) により，細胞質に Ca^{2+} が周期的に放出される．すると Na^{+}–Ca^{2+} 交換輸送体の活性化などにより新たな内向き電流が発生し*6，細胞膜が脱分極する．これを**遅延後脱分極** delayed afterdepolarization (DAD) と呼ぶ．DAD も閾値を超えると誘発活動を発生さ

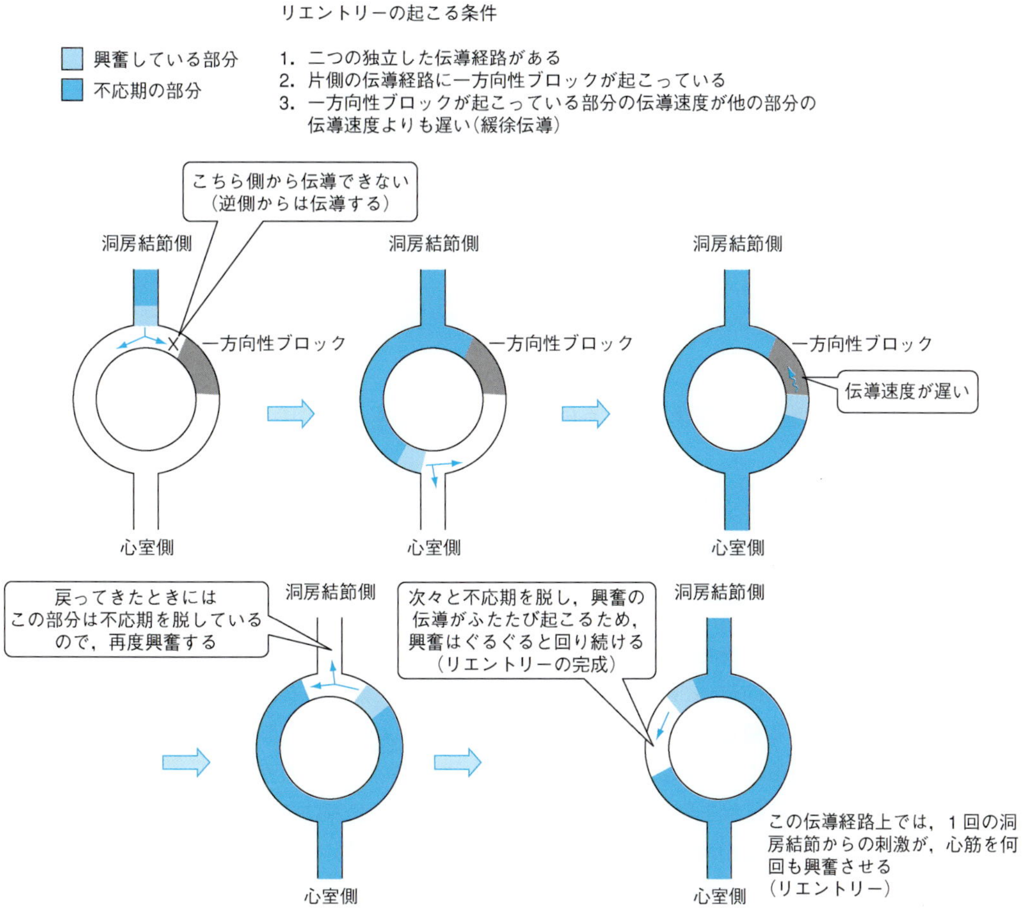

◆図 5-14　リエントリーの模式図

せ，心室性期外収縮などの不整脈の原因となる．

3) リエントリー　reentry（図 5-14）

洞房結節由来の活動電位は，刺激伝導系を通って，最終的には心室の内側から表面に向かって広がるプルキンエ線維の網状に枝分かれしているネットワークを介して心室筋まで伝わる．**図 5-14** に示すように，なんらかの心筋障害のため，このネットワークの一部分において，活動電位が一方向のみにしか伝わらなくなり（**一方向性ブロック**），加えてこの障害部位における活動電位の伝導が遅くなったとする（**緩徐伝導**）．このような条件下では，活動電位が障害部位を逆行性に進み，旋回して元の分岐点まで戻ってきたとき，分岐点はすでに不応期を脱しているので，洞房結節由来の 1 回の活動電位により 2 回以上興奮することになる．このような現象を**リエントリー** reentry と呼び，頻脈性不整脈の重要なメカニズムの一つである．リエントリーは刺激伝導系のどの部位でも発生する可能性がある．抗不整脈薬

＊6 Na^+–Ca^{2+} 交換輸送体は Ca^{2+} を 1 個排出する際に Na^+ を 3 個取り込むので，差し引き 1 価の陽イオン 1 個が細胞外から細胞内に移動することになる．

◆表 5-4　Vaughan Williams による抗不整脈薬分類

分類		作用機序		薬物名
I	Ia	Na⁺ チャネル遮断	活動電位持続時間延長	キニジン，プロカインアミド，ジソピラミド，シベンゾリン，ピルメノール
	Ib		活動電位持続時間短縮	リドカイン，メキシレチン，アプリンジン
	Ic		活動電位持続時間不変	プロパフェノン，フレカイニド，ピルシカイニド
II		アドレナリン β 受容体遮断		プロプラノロール，ビソプロロール，カルベジロールなど
III		活動電位持続時間延長（K⁺ チャネル遮断）		アミオダロン，ソタロール，ニフェカラント
IV		Ca^{2+} チャネル遮断		ベラパミル，ジルチアゼム，ベプリジル

は，伝導を遅延させたり，不応期を延長したりすることにより，リエントリー性不整脈を抑制する．

B　抗不整脈薬

近年，不整脈の治療においては，非薬物療法の占める割合が高くなってきている．たとえば，一部の器質的障害が原因の不整脈については，**カテーテルアブレーション**（心筋焼灼術）catheter ablation により原因を除去することが可能である．また，致死性の重症不整脈の患者に対する**植込み式除細動器** implantable cardioverter defibrillator（ICD）の有効性が薬物療法を上回ることが示され，徐々に普及が進んでいる．したがって，抗不整脈薬の役割は，一時的に自覚症状を軽快・消失させることや，非薬物療法の補完が主になりつつある．

抗不整脈薬の分類法として，長年にわたり，心筋イオンチャネル，アドレナリン β 受容体，および活動電位持続時間に対する作用に基づく，**ヴォーン・ウイリアムズの分類** Vaughan Williams classification（**表 5-4**）が広く用いられており，本書でも本分類に従って記述している．

1991 年に報告された CAST study により，心筋梗塞後に心室性期外収縮を発症している患者に Ic 群の抗不整脈薬を投与すると，患者の生命予後が悪化することが報告され，不整脈をもつ患者に対して漫然と抗不整脈薬を投与することの危険性が明らかとなった．さらに，多くの抗不整脈薬は，危険な催不整脈作用をもつこともわかってきた．Ia 群やIII群などの K^+ チャネルを遮断する作用のある抗不整脈薬は，心電図の QT 時間を延長するが，QT 時間の著しい延長はトルサード・ド・ポアント発症の原因となる．薬物による QT 時間の延長は，抗不整脈薬だけでなく，マクロライド系抗生物質や統合失調症治療薬など，多くの薬物により引き起こされることが示されており，また，遺伝的な素因や低カリウム血症などの疾病が QT 時間の延長の原因となることもある．QT 時間を延長する薬物を併用したり，QT 時間を延長する薬物の代謝を阻害するような薬物を併用したりする際には，催不整脈作用に注意が必要である．また，抗不整脈薬の投与を検討する際には，治療効果による利点と有害作用による危険性が常に隣り合わせであることを理解し，抗不整脈薬の投与が患者にとって本当に必要なのかどうかを熟考する必要がある．

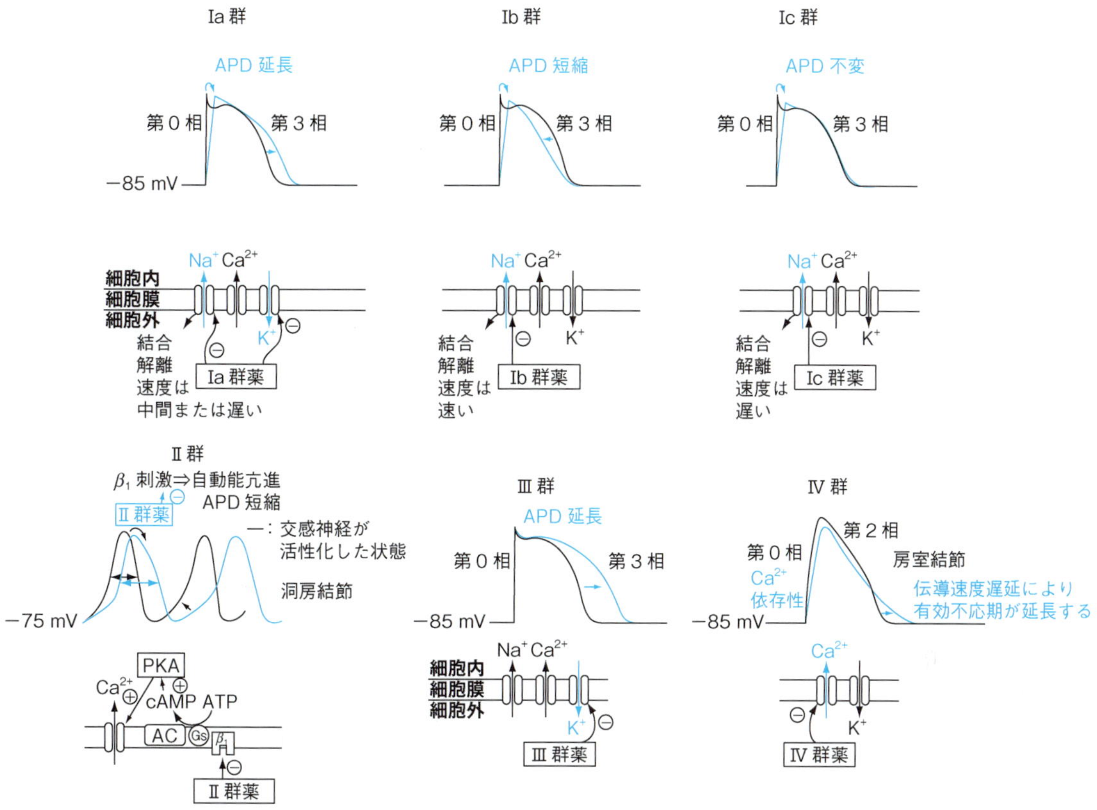

◆図 5–15 抗不整脈薬の作用

1) **I 群抗不整脈薬** class I antiarrhythmic agents：

Na^+ チャネル遮断薬 sodium channel blockers

I 群薬は，心筋細胞膜上の電位依存性 Na^+ チャネルを遮断することによって，心筋活動電位の第 0 相(脱分極相)の立ち上がり速度を低下させ，興奮伝導速度を低下させる(**図 5–15**)．I 群薬は，脱分極により活性化されて開口している状態とその後の不活性化状態の Na^+ チャネルに結合し，細胞膜が再分極して静止状態にある Na^+ チャネルからは解離するという特徴がある．心拍数が多いほど静止状態の時間が短くなり，薬物の解離が十分に起こらなくなるため，チャネル遮断作用が強く現れる．したがって，I 群薬は，正常な拍動には大きな影響を与えず，高頻度で興奮を繰り返している細胞に作用しやすい．この特性を**使用依存性** use-dependency という．I 群薬は，**活動電位持続時間** action potential duration (APD) に対する影響によって，さらに三つに細分される．

a. **Ia 群**

I 群薬のうち，活動電位持続時間を延長する薬物は Ia 群に分類される．K^+ チャネル遮断作用によって心電図 QT 時間を延長することから，催不整脈作用に注意が必要である．上室性と心室性のどちらの不整脈にも有効である．

キニジン quinidine は，世界で最初に用いられた抗不整脈薬であり，マラリア治療薬キニーネ quinine の右旋性鏡像異性体である．経口投与されたキニジンはほとんどが上部消化管で吸収され，一部は肝臓で代謝されるが，24 時間以内に投与量の 90％が尿中に排泄され，そのうち 10～50％は未変化体である．弱いアドレナリン α 受容体遮断作用と抗コリン作用があり，心拍数を増加させる．陰性変力作用は弱く，心機能が低下している患者にも投与できる．高用量のキニジンは，キニーネ中毒の症状（かすみ目，耳鳴り，頭痛，視覚障害，精神症状など）や，致死性の不整脈を引き起こすことがある．また，キニジンは CYP2D6 と P-糖タンパク質を阻害するので，薬物相互作用にも注意が必要である．

プロカインアミド procainamide は，局所麻酔薬プロカインの作用持続時間を長くするために，エステル結合をアミド結合に変えて，エステラーゼによる分解を受けにくくしたものである．それでも血中半減期は 2 時間強と短いため，主に静脈内投与で使用される．キニジンとほぼ同様の抗不整脈作用を示すが，アドレナリン α 受容体遮断作用はなく，抗コリン作用はキニジンより弱い．投与量の約 60％は腎から未変化体で排泄されるが，残りは肝臓の *N*-アセチルトランスフェラーゼで代謝され，*N*-アセチルプロカインアミド（NAPA）に変化する．NAPA はⅢ群薬の作用を示し，血中半減期もプロカインアミドよりかなり長いため，長期投与時における抗不整脈作用の一部はこの代謝物によると考えられている．また，本薬の長期投与を受けている患者は高率で可逆性の全身性エリテマトーデス systemic lupus erythematosus（SLE）様症状を示す．

ジソピラミド disopyramide，**シベンゾリン** cibenzoline，**ピルメノール** pirmenol は，いずれも Na^+ チャネルとの結合速度や Na^+ チャネルからの解離速度が遅いため，使用依存性が強く現れ，程度が弱い頻脈に対しても奏効しやすい．その反面，陰性変力作用はキニジンよりも強い．いずれの薬物にも抗コリン作用があるため，口渇，尿閉，排尿困難，便秘などを引き起こしやすく，尿貯留傾向にある患者や，緑内障患者には禁忌である．中でもジソピラ

コラム　抗不整脈薬の分類法

ヴォーン・ウイリアムズ Vaughan Williams の分類は，抗不整脈薬の薬理作用の特徴を簡潔に表現している点において優れているが，問題点もある．第一に，Ⅰ群とⅣ群はイオンチャネル遮断作用，Ⅱ群は β アドレナリン受容体遮断作用，Ⅲ群は活動電位持続時間に対する作用と，各群の分類基準に統一性がないことがあげられる．第二に，複数の作用点をもつ薬物の分類をどうするかということがあげられる．たとえば，アミオダロンは便宜上Ⅲ群に区分されているが，Ⅰ群からⅣ群までのすべての作用を有し，どの作用が抗不整脈作用の発現に重要なのかはわからない．また，すべての作用が総合的に働くことで抗不整脈作用を示す可能性もある．第三に，抗不整脈薬としても重要なアトロピンやジゴキシンが，分類表に含まれていないことがあげられる．そこで新たに提唱された枠組みが，シシリアン・ガンビット Sicilian Gambit（**表 5-5**）である．

シシリアン・ガンビットではスプレッドシート方式でほぼすべての抗不整脈薬のチャネルや受容体などに対する作用が詳細に記載されている．ただし，グループ分けはされていないので，ヴォーン・ウイリアムズの分類に慣れた臨床医は，この表をみて，患者にどの抗不整脈薬を処方すればよいのか瞬時に決断することができない可能性がある．しかし，ヴォーン・ウイリアムズの分類に従うと，選択肢から外れる薬物や禁忌となる薬物の中にも使用できる薬物があることが明確となる点で，この分類は有用である．シシリアン・ガンビットでは，抗不整脈薬の選択に際して，従来の経験的な方法ではなく，① 病態や心電図などから不整脈の発生機序を推測し，② その機序から標的となる受容体やチャネルを推測し，③ それらの標的に作用する薬物を一覧表から選択する，という方法が採られる．

◆表 5-5　Sicilian Gambit が提唱する薬剤分類枠組(日本版)

薬剤	イオンチャネル						受容体				ポンプ	臨床効果			心電図所見		
	Na			Ca	K	If	α	β	M_2	A_1	Na-K ATPase	左室機能	洞調律に対する影響	心外性副作用	PR	QRS	JT
	Fast	Med	Slow														
リドカイン	○											→	→	◍			↓
メキシレチン	○											→	→	◍			↓
プロカインアミド		Ⓐ			◍							↓	→	●	↑	↑	↑
ジソピラミド			Ⓐ		◍				○			↓	→	◍	↑↓	↑	↑
キニジン		Ⓐ			◍		○		○			→	↑	◍	↑↓	↑	↑
プロパフェノン		Ⓐ						◍				↓	↓	○	↑	↑	
アプリンジン		Ⓘ		○	○	○						→	→	◍	↑	↑	→
シベンゾリン			Ⓐ	○	◍				○			↓	→	○	↑	↑	→
ピルメノール			Ⓐ		◍				○			↓	↑	○	↑	↑	↑→
フレカイニド			Ⓐ		○							↓	→	○	↑	↑	
ピルシカイニド			Ⓐ									↓	→	○	↑	↑	
ベプリジル	○			●	◍							→	↓	○			↑
ベラパミル	○			●			◍					↓	↓	○	↑		
ジルチアゼム				◍								↓	↓	○	↑		
ソタロール					●			●				↓	↓	○	↑		↑
アミオダロン	○			○	●		◍	◍				→	↓	●	↑		↑
ニフェカラント					●							→	→	○			↑
ナドロール								●				↓	↓	○	↑		
プロプラノロール	○							●				↓	↓	○	↑		
アトロピン									●			→	↑	◍	↓		
ATP										■		?	↓	○	↑		
ジゴキシン									■		●	↑	↓	●	↑		↓

遮断作用の相対的強さ：○低．◍中等．●高．
A：活性化チャネルブロッカー．I：不活性化チャネルブロッカー．
■：作動薬．
JT 間隔は QT 間隔に相当．
「小川　聡：抵不整脈薬ガイドライン：CD-ROM 版ガイドラインの解説とシシリアンガンビット(抗不整脈薬ガイドライン委員会編)，p. 7, 2000，ライフメディコム」より許諾を得て転載．

ミドは抗コリン作用が強いので，とくに注意が必要である．また，これらの薬物の血中濃度が高まると，低血糖症状を引き起こすことがある．シベンゾリンには弱い Ca^{2+} チャネル遮断作用がある．

b.　Ib 群

Ⅰ群薬のうち，活動電位持続時間を短縮する薬物は Ib 群に分類される．Na^+ チャネルとの結合速度や Na^+ チャネルからの解離速度が速いため，心筋細胞の発火頻度が高いほど効果が強く現れる．左室機能の抑制作用は弱い．不活性化状態のチャネルへの親和性が高いので，抗不整脈作用はあまり強くない．不活性化状態にある時間が短い心房筋の Na^+ チャネルには作用しにくいので，心室性不整脈のみに有効である．催不整脈作用も弱く，安全性が高い．

リドカイン lidocaine は速効性があり，心抑制作用が弱いため，心室性不整脈の第一選択薬として用いられている．救急現場でも広く使用されているが，近年，急性心筋梗塞後の心室細動や心室頻拍の予防に用いると患者の死亡率が高くなる可能性が示され，心筋梗塞後の患者への予防的投与は推奨されていない．肝臓で速やかに代謝され，血中濃度半減期はおよそ2時間である．初回の肝通過で70％が代謝されるため経口投与では無効であり，静脈内投与で用いられる．CYP3A4を阻害するシメチジンやリトナビルなどと併用すると薬効が増強し，逆にCYP3A4を誘導するセント・ジョーンズ・ワートなどと併用すると作用が減弱する．刺激伝導系の抑制やショック，振戦，悪性高熱などの有害作用が報告されている．

メキシレチン mexiletine は，リドカインと類似の構造をもつが，血中濃度半減期はおよそ10時間と長く，経口投与が可能である．心室性の頻脈性不整脈に広く用いられている．有害作用としては，悪心，腹痛，食欲不振などの胃腸障害が比較的多く，まれに錯乱などの精神症状が現れることがある．

アプリンジン aprindine は，Ib群の中では特殊な薬物である．不活性化状態のチャネルへの親和性が高いが，Na^+ チャネルからの解離速度がリドカインやメキシレチンと比べて遅いので，心室性だけでなく上室性不整脈にも有効である．手指の振戦，めまいなどの中枢神経症状や，肝機能障害などの有害作用に注意が必要である．

c. Ic群

当初，I群薬はIa群とIb群に分けられていたが，その後，活動電位持続時間に影響を与えず，強い伝導抑制作用を示す薬物が開発され，新たにIc群として分類された．Na^+ チャネル遮断作用が強く，Na^+ チャネルからの解離速度が遅いため，左室機能の抑制効果が強い．上室性と心室性のどちらの不整脈にも有効である．悪心・嘔吐，腹痛，食欲不振などの消化器系の有害作用に加えて，めまいやふらつきなどの中枢神経系の有害作用が多くみられる．循環器系の有害作用としては，トルサード・ド・ポアントを含む心室頻拍，心室細動，心房粗動，高度房室ブロック，一過性心停止，洞停止，心不全の悪化などの循環器系の有害作用が報告されている．

プロパフェノン propafenone は，おもに上室性頻脈に対して使用される．アドレナリン β 受容体遮断作用を併せもつので，心拍数を低下させる．わが国では経口製剤のみが発売されている．心機能低下，刺激伝導系の障害や催不整脈作用などの有害作用が報告されており，心筋梗塞などの器質的心疾患を有する症例や心機能低下例では注意が必要である．

フレカイニド flecainide は，強力な Na^+ チャネル遮断作用と弱い K^+ チャネル遮断作用を示す．上室性および心室性の頻脈性不整脈に用いられる．さらに静注薬は，発作性上室頻拍にも使用できる．心筋虚血を有する症例では生命予後を悪化させることが報告されているため，心筋梗塞既往例には禁忌である．

ピルシカイニド pilsicainide は，わが国で開発されたIc群薬であり，ほぼ純粋な Na^+ チャネル遮断薬である．生体内で代謝を受けず，未変化体のまま腎から排泄される．国内での使用頻度は高く，主に心房細動の停止と再発予防に用いられている．上述の二つの薬物と比較すると，循環器系以外の有害作用は少ない．

2) II群抗不整脈薬 class II antiarrhythmic agents：
アドレナリン β 受容体遮断薬（β 遮断薬）β-adrenergic receptor blockers

カテコールアミンにより心筋細胞のアドレナリン β_1 受容体が刺激されると，Gsを介してアデニル酸シクラーゼの活性化が起こり，細胞内cAMP量が増加する．その結果，電位依存性L型 Ca^{2+} チャネルを介した細胞内への Ca^{2+} 流入が増加し，洞房結節における生理的自動能や病的心筋での異所性自動能が亢進する．また，K^+ チャネルをはじめとする再分極

◆**表 5-6 不整脈の適応があるアドレナリン β 受容体遮断薬**

分類	一般名	ISA	MSA	脂溶性	備考
非選択性	アルプレノロール	++	+		
	プロプラノロール	−	+	○	最初に実用化された β アドレナリン受容体遮断薬 薬物相互作用に注意
	ブフェトロール	−	+		
	ピンドロール	+++	−	○	
	カルテオロール	++	−		
	ナドロール	−	−		
β_1 選択性	アセブトロール	+	+	○	肝代謝，腎排泄
	エスモロール	+	+	○	半減期約 4 分 手術時の緊急処置に用いる
	メトプロロール	−	−	○	肝代謝
	アテノロール	−	−		腎排泄
	ビソプロロール	−	−	○	心不全，頻脈性心房細動の適応あり 腎排泄
	ランジオロール	−	−		半減期約 4 分 手術時の緊急処置，心機能低下例における頻脈性不整脈に用いる
$\alpha\beta$ 遮断	カルベジロール	−	+	○	α 遮断と β 遮断の作用比は 1：8 心不全，頻脈性心房細動の適応あり
	アロチノロール	−	−		α 遮断と β 遮断の作用比は 1：8

に関与しているチャネルが活性化されるので，活動電位持続時間が短縮し，不応期も短縮する．その結果，リエントリー性不整脈が起こりやすくなる．Ⅱ群の抗不整脈薬は，これらのカテコールアミンの作用を遮断することによって，頻脈性不整脈を抑制する．心房細動や心房粗動の際の心拍数調節，発作性上室頻拍の停止，心筋梗塞後の心室期外収縮の予防，および持続性心室頻拍の再発予防などにも用いられる．アドレナリン β_1 受容体に選択性のない β 遮断薬は，気管支喘息の患者には禁忌である．β 遮断薬の中には，**プロプラノロール** propranolol などのように，高用量で膜安定化作用 membrane stabilizing effect（MSA，キニジン様作用）と呼ばれる Na^+ チャネル遮断作用を示すものがあるが，抗不整脈作用とは無関係である．また，一部の β 遮断薬は，交感神経系の活性が低い場合に軽度の β 作用を示すことが知られており，この作用を内因性交感神経興奮様活性 intrinsic sympathomimetic activity（ISA）と呼ぶ．ISA をもつ薬物は安静時に徐脈を起こしにくいという特徴があるが，臨床研究において虚血性心疾患の予防効果や慢性心不全患者の予後の改善作用が認められなかったことから，使用頻度は減少している．また，脂溶性の薬物のほうが中枢神経系に移行しやすく，交感神経系活性を中枢性に抑制する作用が期待できる．加えて，不整脈予防効果は脂溶性の薬物の方が強く，患者の生命予後改善効果も期待できる．したがって，近年は，臨床研究のエビデンスが豊富になったことから，脂溶性で ISA をもたない**カルベジロール** carvedilol や**ビソプロロール** bisoprolol が好んで処方される傾向にある．ただし，とくに高齢者において，抑うつなどの中枢性の有害作用には注意が必要である．不整脈の適応がある β 遮断薬を，**表 5-6** にまとめた．

3）Ⅲ群抗不整脈薬 class Ⅲ antiarrhythmic agents：活動電位持続時間を延長する薬物 drugs that prolong action potential duration（K^+ チャネル遮断薬 potassium channel blockers）

Ⅲ群薬は，K^+ チャネルを遮断することにより，心筋活動電位の第3相（再分極相）において流れる外向きの K^+ 電流を減少させる．その結果，活動電位持続時間と有効不応期を延長する．心筋活動電位の第0相の立ち上がり速度や静止膜電位には影響を与えない．ほかの群の抗不整脈薬とは異なり，心筋収縮力の抑制作用はほとんどなく，非常に強力な抗不整脈作用を示すが，有害作用の発生頻度が高いので，生命に危険のある重篤な不整脈の治療に限って用いられる．心電図QT時間の著明な延長による，トルサード・ド・ポアントを含む新たな不整脈の誘発（催不整脈作用）には，とくに注意が必要である．また，Ⅲ群薬の活動電位持続時間延長作用は，一般に心拍数が遅いほど強く現れ，頻脈時には減弱することが知られている．この性質は，逆頻度依存性 reverse-frequency dependency と呼ばれており，抗不整脈作用が期待される頻拍時に作用が減弱し，逆に正常心拍数の時に著明な活動電位持続時間の延長を起こすため，催不整脈作用が強くなるという欠点の原因となっている．ただし，アミオダロンはこの性質が弱い．

アミオダロン amiodarone は，便宜上Ⅲ群薬に分類されているが，Ⅰ～Ⅳ群までのすべての作用を有し，その抗不整脈作用のメカニズムは非常に複雑であると考えられている．β 遮断作用があるため，トルサード・ド・ポアントの誘発頻度は低い．経口投与を行う場合は，最初の1～2週間は負荷量を投与し，その後，維持量に減量するが，それでも効果の発現まで数週間が必要である．アミオダロンには特有の有害作用があり，呼吸器系における間質性肺炎と肺線維症や上述の催不整脈作用は致死的であるので，厳重な注意が必要である．ほかにも血圧下降，甲状腺機能異常（亢進あるいは低下），不眠，肝障害，悪心，角膜色素沈着などの有害作用がある．角膜色素沈着は，6ヵ月以上投与を続けると，ほぼ全例で認められるとの報告がある．

ソタロール sotalol は，非選択的な β 遮断薬でもあるため，左室機能の低下を引き起こすが，トルサード・ド・ポアントの誘発頻度は低い．催不整脈作用以外にも，頭痛，立ちくらみ，徐脈などの β 遮断作用に起因する有害作用が報告されている．

ニフェカラント nifekalant は，純粋な K^+ チャネル遮断薬であり，陰性変力作用は示さない．活動電位持続時間の延長作用は逆頻度依存性を示すので，心拍数が遅い時の心電図QT時間の延長とトルサード・ド・ポアントを含む催不整脈作用には注意が必要である．難治性の心室頻拍や心室細動に用いられる．

4）Ⅳ群抗不整脈薬 class Ⅳ antiarrhythmic agents：Ca^{2+} チャネル遮断薬 calcium channel blockers

Ⅳ群薬は，心筋の電位依存性L型 Ca^{2+} チャネルを遮断する薬物であり，フェニルアルキルアミン系 Ca^{2+} チャネル遮断薬の**ベラパミル** verapamil，ベンゾチアゼピン系 Ca^{2+} チャネル遮断薬の**ジルチアゼム** diltiazem，および複数のチャネルを遮断する作用を有する**ベプリジル** bepridil が含まれる．血管選択性の高いジヒドロピリジン系 Ca^{2+} チャネル遮断薬は，Ⅳ群薬には含まれない（抗不整脈薬としては用いられない）．

ベラパミルとジルチアゼムは，開口状態と不活性化状態の電位依存性L型 Ca^{2+} チャネルに結合し，その開口を抑制する．その後，Ca^{2+} チャネルが静止状態に戻ると，これらの薬物は徐々にチャネルから解離する．心拍数が多いと，静止状態の時間が短くなり，薬物の解離が十分に起こらなくなるため，チャネル遮断作用が強く現れる（使用依存性）．ペースメーカー電位（歩調どり電位）pacemaker potential に相当する活動電位第 4 相（緩徐脱分極相）における自発性脱分極には Ca^{2+} チャネルの開口が関与しているので，ベラパミルとジルチアゼムは，活動電位第 4 相における自発性脱分極の速度を低下させる．また，洞房結節や房室結節の活動電位の発生は，Ca^{2+} チャネルの開口に依存しているので，これらの薬物は洞房結節や房室結節において興奮伝導速度を低下させ，心拍数の減少と不応期の延長を引き起こす．したがって，ベラパミルとジルチアゼムは上室性の頻脈性不整脈に有効であり，リエントリー性上室頻拍，心房粗動，心房細動，発作性上室頻拍の治療に用いられる．有害作用としては，主として電位依存性 L 型 Ca^{2+} チャネル遮断作用に起因する洞房結節自動能や房室結節伝導の抑制作用（高度徐脈，房室ブロック）と心機能抑制があげられるが，心機能の抑制にさえ注意すれば，比較的安全に使用できる．

ベプリジルは，電位依存性 Na^{+} チャネル，電位依存性 L 型/T 型 Ca^{2+} チャネル，および K^{+} チャネルを遮断することから，マルチチャネルブロッカーと呼ばれており，Ⅰ群薬，Ⅲ群薬，Ⅳ群薬の作用を併せもつ薬物である．他の抗不整脈薬が使用できないか，または無効な場合の持続性心房細動と心室性の頻脈性不整脈に用いられており，とくに多剤抵抗性の心房細動には著効を示す．また，狭心症の適応もある．心電図 QT 時間の延長が顕著に現れるため，トルサード・ド・ポアントを含む催不整脈作用には注意が必要である．ほかの有害作用として，高度徐脈，房室ブロック，無顆粒球症，間質性肺炎，白血球減少，失神発作などが報告されている．

5）その他の抗不整脈薬

ジゴキシンなどの強心配糖体は，副交感神経系の興奮を介して徐脈を引き起こすので，心房細動や心房粗動による頻脈や発作性上室頻拍の抑制を目的として投与されることがある．

わが国では保険適応外ではあるが，**アデノシン三リン酸** adenosine triphosphate（ATP）の急速静脈内投与が発作性上室頻拍の停止に頻用されている*7．ATP はすみやかにアデノシンに分解され，アデノシン A_1 受容体に作用して効果を発揮する．ATP の代わりにアデノシンを用いる場合もある．アデノシン A_1 受容体の刺激は，Gi を介してアデニル酸シクラーゼを抑制し，細胞内 cAMP 濃度を低下させることにより，電位依存性 L 型 Ca^{2+} チャネルの開口確率を下げ，細胞内 Ca^{2+} 濃度を低下させる．また，洞房結節，房室結節，および心房筋に発現しているアセチルコリン感受性 K^{+} チャネルも活性化する．その結果，心拍数が減少し，房室結節における伝導が抑制されるので，上室性の頻脈性不整脈に有効である．ATP の急速静脈内投与により，気管支喘息が誘発されることがあるので，気管支喘息患者には用いない．また，アデノシンデアミナーゼ阻害作用をもつ**ジピリダモール**を服用している患者に用いると，作用が増強され，心停止が起こることがある．

---

*7 米国ではアデノシン二リン酸（ADP）が頻用されている．

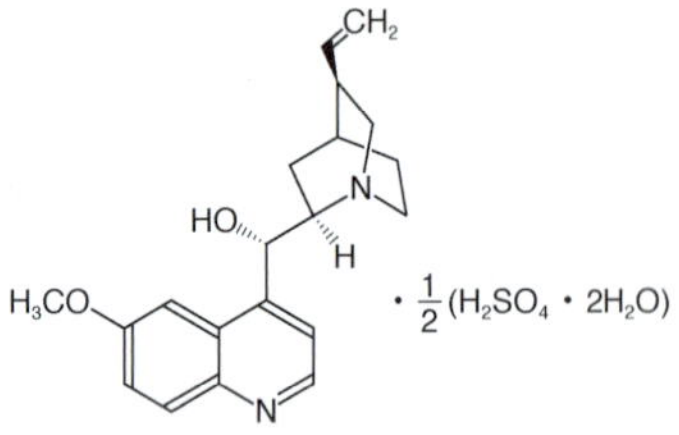
quinidine sulfate hydrate

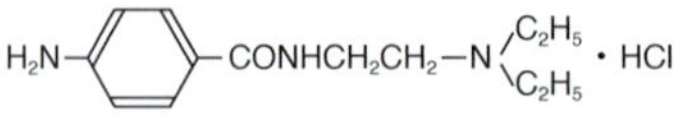
procainamide hydrochloride

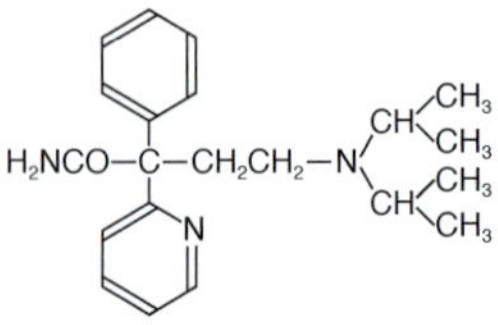
disopyramide

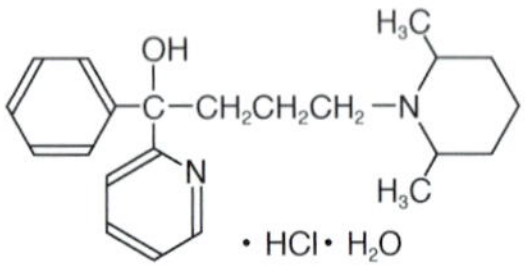
pirmenol hydrochloride hydrate

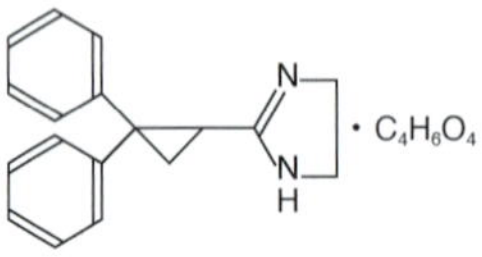
cibenzoline succinate

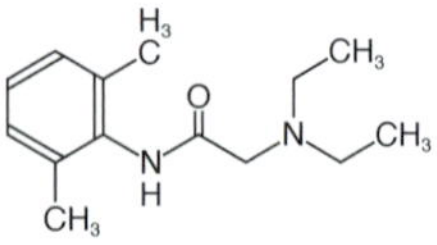
lidocaine

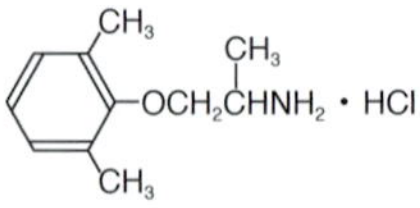
mexiletine hydrochloride

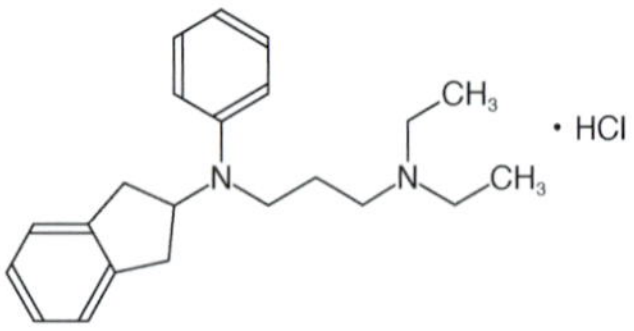
aprindine hydrochloride

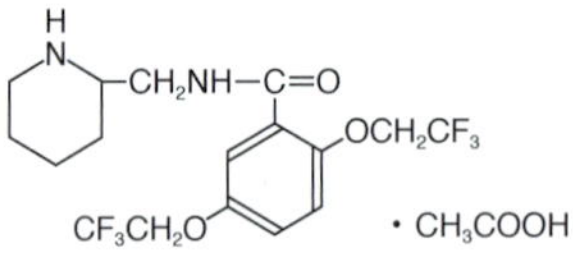
flecainide acetate

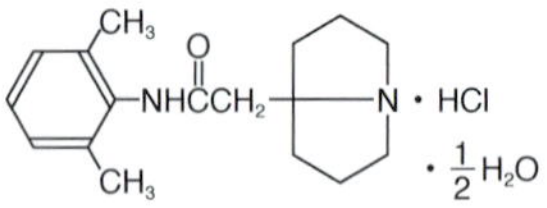
pilsicainide hydrochloride hydrate

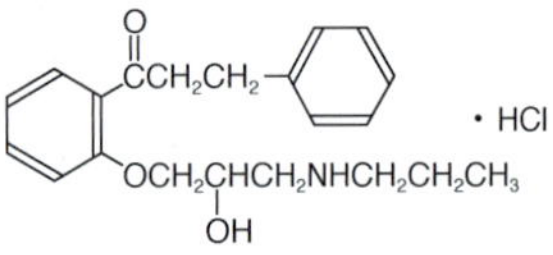
propafenone hydrochloride

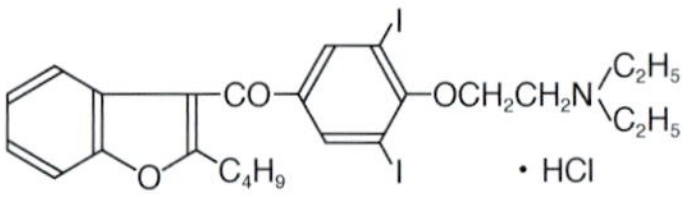
amiodarone hydrochloride

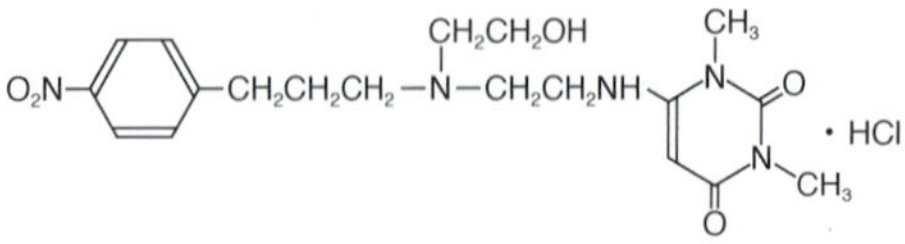
nifekalant hydrochloride

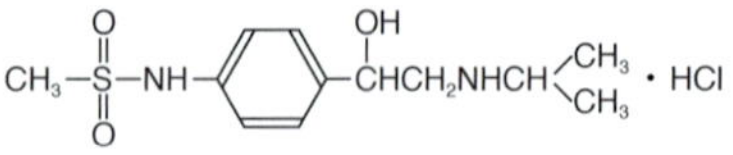
sotalol hydrochloride

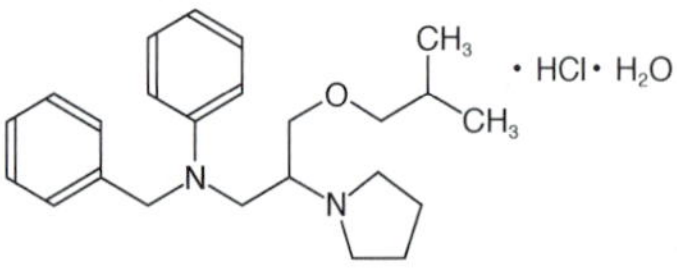
bepridil hydrochloride hydrate

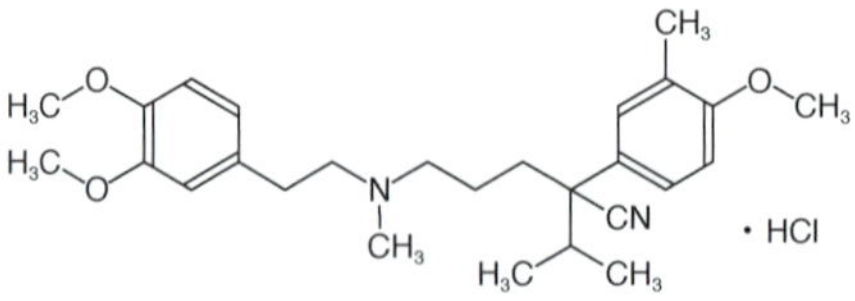
verapamil hydrochloride

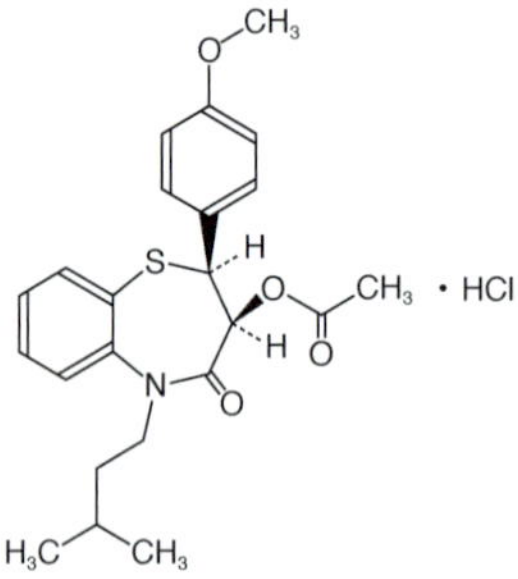
diltiazem hydrochloride

▶抗不整脈薬

C 徐脈性不整脈治療薬

洞不全症候群や房室ブロックが原因で起こる高度な徐脈のために十分な心拍出量が維持できない状況では，めまい，失神，心不全などのさまざまな症状が現れる．原則的にはペースメーカー植込みが適応となるが，それまでの間に薬物治療や一時的ペーシングが行われることがある．また，徐脈の程度が弱く，自覚症状が軽い場合にも薬物治療が選択されることがある．薬物治療では，交感神経系の刺激あるいは副交感神経系の抑制によって徐脈の改善を図るが，微妙な心拍数の調節がむずかしいこと，経口投与の場合，効果が一定でないことや，β刺激薬を用いた場合の動悸，心臓以外の臓器に対する有害作用などの問題がある．ムスカリン性アセチルコリン受容体遮断薬の**アトロピン**や，β刺激作用を有する**イソプレナリン**や**アドレナリン**が用いられる．

4. 抗狭心症薬 antianginal drugs

心臓内に分布し，心筋に酸素と栄養素を供給している血管を，冠(状)動脈 coronary artery という．**狭心症** angina pectoris とは，冠血流需給バランスの崩壊により心筋が酸素不足の状態に陥る疾患である．発症のメカニズムより次の三つに大別される．

① **労作性狭心症** effort angina：運動や，精神興奮などに伴う心筋酸素需要の増大に際して，十分な冠動脈の拡張が得られないために発症する．冠動脈硬化などの器質的病変に起因する．心臓に一定以上の負荷がかかれば必ず発作が現れ，安静にすれば消失する．

② **安静狭心症** rest angina：冠動脈に攣縮(スパスム) spasm が生じ，血流が著しく減少するか途絶するため，安静時に必要な酸素すら確保できなくなって発症する．攣縮の発生頻度は深夜から早朝にかけて高く，好発部位は左冠動脈の起始部に近い太い部分である．心電図上 ST 上昇がみられる例を異型狭心症という．

③ **急性冠症候群** acute coronary syndrome：冠動脈内粥腫(じゅくしゅ)の破綻で生じた血栓が冠動脈の内腔を閉塞することで生じる病態を，一括して急性冠症候群と呼ぶ．これには不安定狭心症の一部と急性心筋梗塞が含まれる．不安定狭心症は必ずしも血栓によって生じるわけではないが，血栓による閉塞が一過性の場合は不安定狭心症，持続的な場合は心筋梗塞となる．

実際の臨床例では，①～③の機序がさまざまな程度に混ざりあって関与していることが少なくない．いずれにしても冠血流の不足が原因で起こるので，虚血性心疾患 ischemic heart disease と呼ばれる．特徴的な前胸部の不快感または圧迫感で発症が明らかになることが多く，その範囲は胸部以外に肩から腕，背中や顎などに放散することがあるが，下腹部や頭頂部にまで広がることはない．自覚症状のない無症候性心筋虚血 silent myocardial ischemia という病態も知られており，治療の機会を逸することにより突然死を招く危険性が指摘されている．

抗狭心症薬は，① 冠動脈を拡張させて心筋への酸素供給を増やす，② 心筋の仕事量を減らして酸素需要を低下させる，あるいは，③ それら両方の作用で奏効する．狭心症治療の第一の目的は，発作の予防・緩解による生活の質 quality of life (QOL) の向上にあるが，狭心症を長い間放置すると心筋梗塞 myocardial infarction に移行したり重篤な心室性不整脈を誘発する可能性が高まるため，それら致死的疾患への進展を防ぐことも重要である．抗血

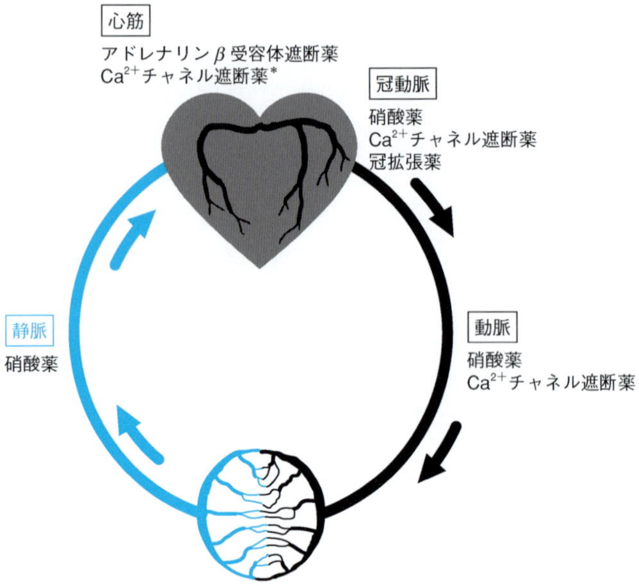

◆**図 5-16　抗狭心症薬の作用部位**
＊ 非ジヒドロピリジン系薬のみ.

小板薬として少量のアスピリンが併用されることがあるが，心筋梗塞の発症を予防するという点で有効性が示されている.

高度の冠動脈狭窄の場合には，大動脈冠動脈バイパス術 aortocoronary bypass surgery (A–C バイパス術)や，経皮的冠動脈形成術 percutaneous transluminal coronary angioplasty (PTCA)などの外科的処置が施される.

心筋梗塞は，冠動脈の閉塞による冠血流量の突然の途絶が原因で，心筋が壊死を起こす疾患である．激烈な狭心症状で始まり，不整脈，房室ブロック，急性心不全などを合併して高い死亡率を示す．治療には血栓溶解薬，抗凝血薬，麻薬性鎮痛薬，抗不整脈薬，強心薬などが用いられる.

A　硝酸薬　organic nitrates

ニトロ血管拡張薬 nitrovasodilator ともいわれ，強力な血管平滑筋弛緩作用を有する．この群を代表する**ニトログリセリン** nitroglycerin は，狭心症治療薬として 100 年以上の歴史を有し，現在でも狭心症発作に対する第一選択薬として，なくてはならない薬物である．硝酸薬にはいろいろな剤形があるが，発作の緩解には錠剤の舌下適用やスプレーによる口腔内噴霧，または静脈内投与が行われ，通常は数分以内に効果が現れる．発作の予防には錠剤・カプセル剤などの内服用製剤または軟膏・テープなどの経皮吸収用製剤が用いられる．**硝酸イソソルビド** isosorbide dinitrate や**一硝酸イソソルビド** isosorbide mononitrate，吸入剤の**亜硝酸アミル** amyl nitrite*8 もよく用いられる．ただし，内服用製剤の長期投与は，必ずし

＊8 亜硝酸アミルは亜硝酸薬である.

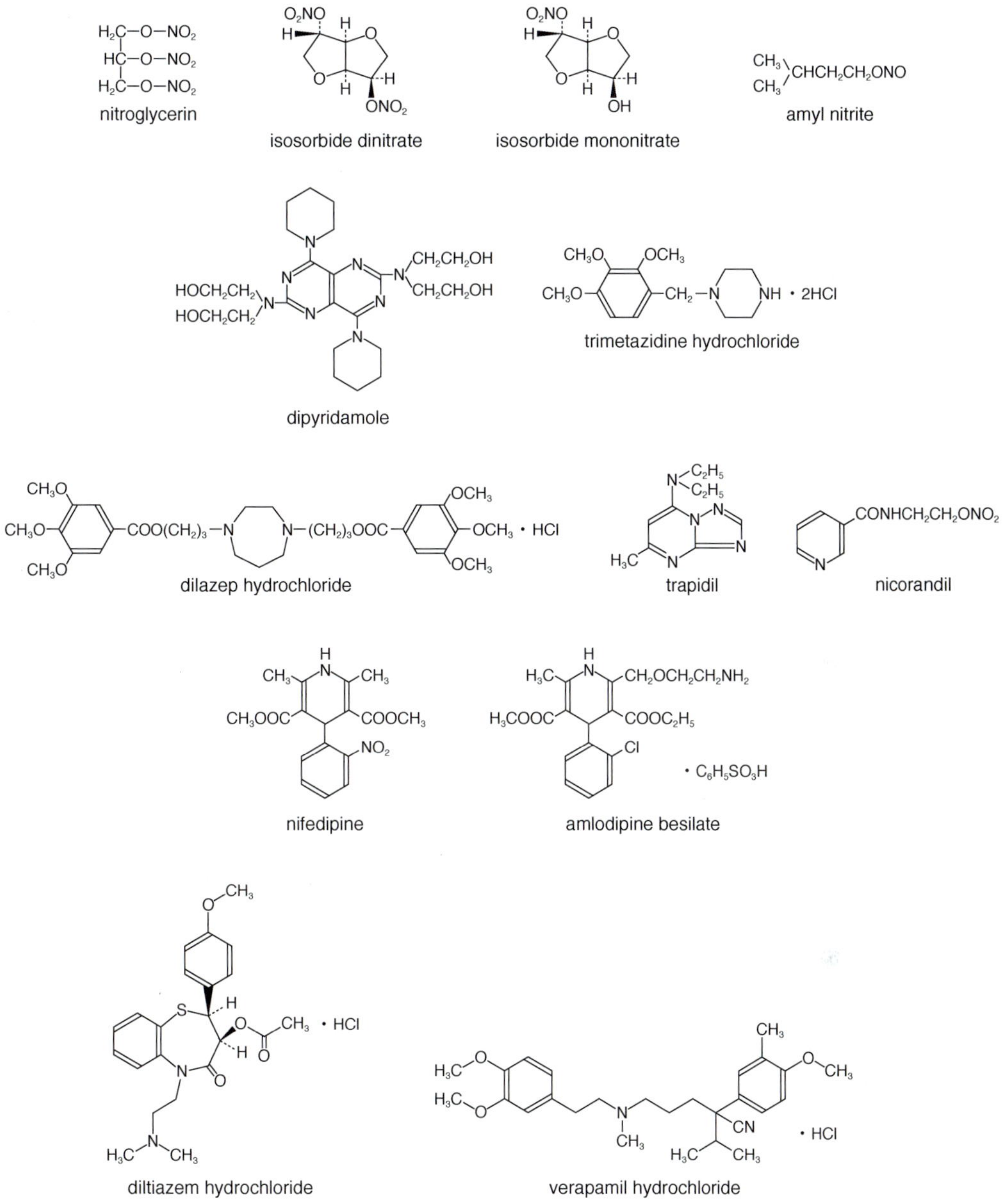

▶抗狭心症薬

も長期予後を改善しないとされている.

いずれの薬物も，体内で代謝を受けたり非酵素的に分解されることにより分子内から一酸化窒素(NO)を遊離し，血管平滑筋の細胞質に存在する可溶性グアニル酸シクラーゼ soluble guanylate cyclase を活性化して細胞内サイクリック GMP(cGMP)量を増加させる．cGMP は cGMP 依存性タンパク質リン酸化酵素 cyclic GMP–dependent protein kinase(プロテインキナーゼ G)を活性化するが，それに伴い細胞内のさまざまなタンパク質がリン酸化され，またある種のタンパク質は脱リン酸化される．脱リン酸化されるタンパク質の中にはミオシン軽鎖 myosin light chain も含まれており，血管平滑筋の弛緩における脱リン酸化反応の重

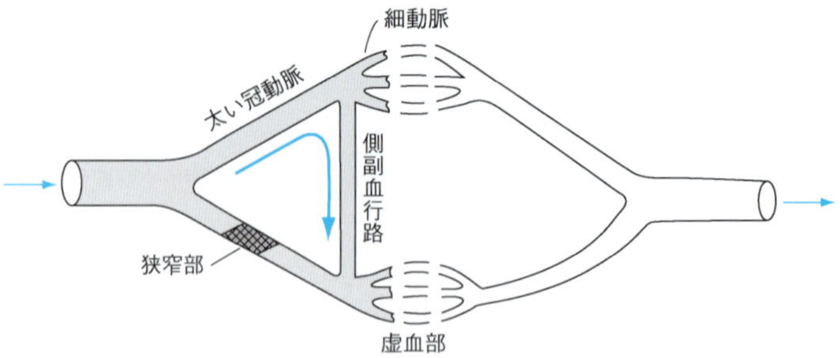

◆**図 5-17　硝酸薬による血流改善**
動脈硬化による冠動脈の狭窄のため心筋の一部に虚血が生じているが，硝酸薬によって正常な太い冠動脈が拡張すると，側副血行路を通る矢印のような血流が増加し，虚血部への血液の供給が増加する．
(Fam and McGreger, 1964 の図をもとに作成)

要性が示唆されている．

抗狭心症作用は，主として体循環系血管の拡張に基づく心仕事量の減少によりもたらされる．硝酸薬は，他の血管拡張薬と比較して静脈系に対する拡張作用が強いため心臓への静脈還流量 venous return を減少させるが，動脈系血管も拡張させるので総末梢抵抗は低下する．このように，心臓の前・後負荷が軽減されることでポンプとしての負担が少なくなり，心筋の酸素消費量は減少する．また，太い冠動脈と側副血行路を拡張させて，虚血部への血流を増加させる(**図 5-17**).

副作用として，脳貧血や頭痛，潮紅，降圧などがある．長期間の反復使用で耐性が発現することがあるので，休薬期間を置くなどの配慮が必要である．眼球周囲の血管拡張や眼房水産生の増大により眼圧を上昇させる可能性があり，閉塞隅角緑内障には禁忌である．

B　アドレナリン β 受容体遮断薬　*β*-adrenergic receptor blockers
(β 遮断薬 *β*-blockers)

β 遮断薬の抗狭心症作用は，カテコールアミン遊離の少ない安静時よりも，交感神経−副腎髄質系が興奮し，心機能が亢進した労作時に顕著に現れる．β 受容体遮断薬は，心拍数を低下させ，心収縮力を弱めることで心拍出量を減少させるが，この効果は心筋の酸素需要を直接的・間接的に減少させる．また，血管拡張作用はないものの，心拍数の低下は心室の拡張期充満時間の延長をもたらすので，冠動脈を流れる血液量が増え，心筋への酸素供給は増大する．このように，β 遮断薬は心筋の酸素需給バランスを需要と供給の両面から改善することで労作性狭心症の発症を予防する．発作を寛解する作用はない．また，安静狭心症の場合は，β 受容体の遮断に伴い内因性カテコールアミンの α 作用が優位となって，冠攣縮を誘発する可能性があるため危険である．

β 遮断薬は，受容体サブタイプに対する選択性，内因性交感神経興奮様活性 intrinsic sympathomimetic activity (ISA)，膜安定化作用 membrane-stabilizing action (MSA) などを基準に細分類される(2 章-4-B-2)「アドレナリン β 受容体遮断薬」p55 を参照)が，どの薬物も抗狭心症作用という点では大差がない．

徐脈性不整脈や心不全，糖尿病性ケトアシドーシスなどを有する患者には禁忌である．また，Ia 群の抗不整脈薬や非ジヒドロピリジン系 Ca^{2+} チャネル遮断薬との併用は，過度の

◆表 5–7 狭心症に適応がある β 受容体遮断薬

β_1 選択性	ISA	一般名
−	−	ナドロール
		ニプラジロール
		ブフェトロール
		プロプラノロール
−	+	カルテオロール
		ピンドロール
		アルプレノロール
+	−	アテノロール
		ビソプロロール
		ベタキソロール
		メトプロロール
+	+	アセブトロール
		セリプロロール

ISA：内因性交感神経興奮様作用 intrinsic sympathomimetic action.

心抑制を招くことがあるので注意を要する．末梢の β 受容体の遮断以外に起因する副作用として，睡眠障害，倦怠感などの精神神経症状，発疹や発赤などの皮膚症状が知られている．長期連用後に突然使用を中止すると，狭心症発作を誘発したり心筋梗塞の発症頻度が増加するなどの中断症候群（リバウンド現象）を呈することがあるので，1 週間程度の時間をかけて徐々に減量する必要がある（2 章–4–B–2）「アドレナリン β 受容体遮断薬」p55 を参照）．

C Ca^{2+} チャネル遮断薬 Ca^{2+} channel blockers （カルシウム拮抗薬 calcium antagonists）

Ca^{2+} チャネル遮断薬は末梢細動脈を拡張させるため，血圧が低下して心臓の後負荷が軽減される．また，フェニルアルキルアミン系（ベラパミル）とベンゾチアゼピン系（ジルチアゼム）の薬物には心抑制作用があるため，心拍数は減少し，心収縮力は低下する．これらの作用により，心筋の酸素需要は減少する．加えて，Ca^{2+} チャネル遮断薬は冠動脈を拡張させるので，冠血流量が増え，心筋への酸素供給が増大する．このように，Ca^{2+} チャネル遮断薬も心筋の酸素需給バランスを需要と供給の両面から好転させる．労作性，安静，いずれの狭心症にも有効であるが，とくに冠動脈攣縮 coronary spasm の予防に優れた効果を発揮する．発作の寛解には用いられない．

Ca^{2+} チャネル遮断薬は，基本骨格により心臓・血管に対する作用が異なるので，適応と使用上の注意に若干の相違がある．

ニフェジピン nifedipine などのジヒドロピリジン系薬は血管選択性が高く，強力な冠血流量増加作用と降圧作用を発揮する．通常の臨床用量では心抑制作用はみられず，むしろ降圧に伴う反射的な交感神経興奮で心機能が亢進し，頻脈や動悸が現れる．これにより，狭心症が悪化することがあるので，そのような場合は β 遮断薬を併用するとよい．

◆表 5-8　狭心症に適応がある Ca^{2+} チャネル遮断薬

アムロジピン	ベニジピン
エホニジピン	ジルチアゼム
ニソルジピン	ベラパミル
ニトレンジピン	ベプリジル
ニフェジピン	

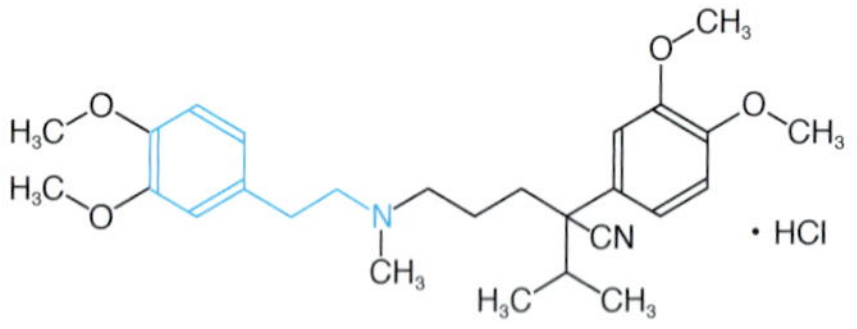

verapamil hydrochloride
（青色：フェニルアルキルアミン骨格）

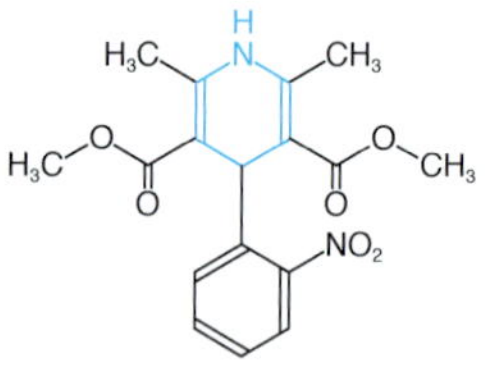

nifedipine
（青色：1, 4-ジヒドロピリジン骨格）

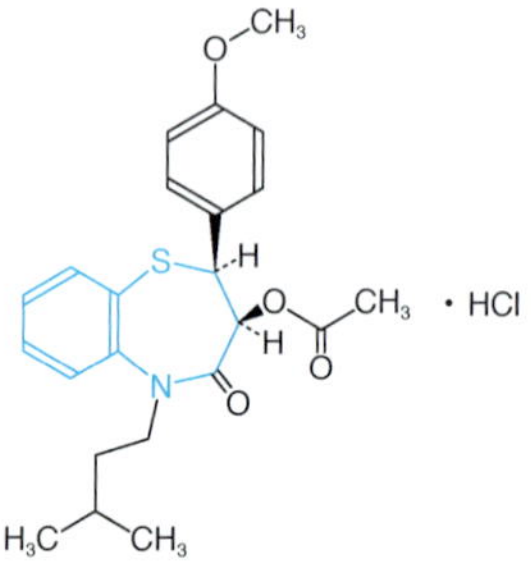

diltiazem hydrochloride
（青色：ベンゾチアゼピン骨格）

▶ Ca^{2+} チャネル遮断薬

ベンゾチアゼピン系の**ジルチアゼム** diltiazem は，緩和な血管拡張作用と心抑制作用を併せもち，副作用も比較的少ない．ジルチアゼムの徐放カプセルは効果の持続が長く，1 日 1 回の服用でよい．ジゴキシンの血中濃度を上昇させるので，併用時にはジギタリス中毒に対する注意が必要である．

フェニルアルキルアミン系の**ベラパミル** verapamil は，ジルチアゼム類似の作用を有するが，より心抑制作用が強く，狭心症の治療に用いられることはあまりない．β 受容体遮断薬との併用で高度の徐脈や心不全をきたすことがある．

ベプリジルは Na^+，K^+ および Ca^{2+} チャネルを遮断するマルチチャネル遮断薬であり，加えて Ca^{2+} に対する心筋トロポニン C の感受性を増大させる．冠血管および末梢血管の拡張，心拍数減少などの作用により，心筋の酸素需給バランスを改善する．

D　冠拡張薬　coronary vasodilators

この群の薬物は単一の作用機序を有するわけではなく，種類の異なる薬物が含まれる．**ジピリダモール** dipyridamole は比較的研究の進んでいる薬物で，冠動脈のみならず末梢血管全般の拡張を起こすことが示されている．虚血心筋から遊離されるアデノシンの細胞内への取込み阻害作用が，冠動脈の拡張機序として重要と考えられている．類似の薬物に，**トリメタジジン** trimetazidine，**ジラゼプ** dilazep，**トラピジル** trapidil などがある．これらは，他の薬物で狭心症を十分コントロールできない症例において，補助的に用いられることが多い．そのような場合も，冠動脈拡張作用の増強を目的に使用されることは少なく，抗血小板作用や側副血行路の形成促進などを期待しての投与が多い．

ニコランジル nicorandil は，硝酸基を有するニコチン酸誘導体である．硝酸薬特有の一酸化窒素 nitric oxide (NO) を介する太い冠動脈の拡張作用と，ATP 感受性 K^+ チャネル ATP-sensitive K^+ channel の開口に基づく細い冠動脈の拡張作用とを併せもつ．体循環系血管に対する作用が弱いため，他の抗狭心症薬に比べて血圧の下降は軽度で，また，心抑制作用がないため，血圧が低めの症例や心不全合併例でも使いやすい．労作性狭心症と安静狭心症のどちらにも，第一選択の予防薬として使用可能である．重篤な副作用がほとんどない優れた薬物であるが，硝酸薬と同様に，閉塞隅角緑内障には禁忌である．

5. 末梢循環改善薬 drugs for peripheral vascular diseases

末梢循環改善薬とは，四肢の皮膚や骨格筋の血管収縮・塞栓に起因する循環障害の予防・治療に用いられる薬物のことである．末梢の血行が障害される主な疾患に，① レイノー病 Raynaud disease，② バージャー病 Buerger's disease*9，③ 閉塞性動脈硬化症 arteriosclerosis obliterans (ASO)*10，④ 肺動脈性肺高血圧症 pulmonary arterial hypertension (PAH)，がある．病因と病態に応じて，血管拡張，抗血栓，血液流動性改善などの作用を有する薬物の中から，最適な治療薬を選択する必要がある．

① レイノー病：寒冷や精神的ストレスなどが誘因となって交感神経が興奮し，動脈が間欠的な攣縮を起こす疾患である．男性より女性の，また高齢者より若年者の発症率が高い．80％以上は原発性であるが，関節リウマチや甲状腺機能低下症，凍傷などに伴う続発性のものもある．機序の詳細は不明である．発症部位は手指がほとんどであるが，鼻や舌の先端部に現れることもある．症状は冷感，灼熱痛，錯感覚，間欠的な変色や不快感などであり，重症例では壊疽となることがある．

治療の基本は寒冷やストレスなどの誘因の回避であるが，簡便さから薬物療法が選択されることが多い．保険適応のある血管拡張薬に β 受容体刺激薬の**イソクスプリン***11 isoxsuprine，ニコチン酸系薬のニコモールなどがあるが，実際にはジヒドロピリジン系 Ca^{2+} チャネル遮断薬のアムロジピンなどや α_1 受容体遮断薬のプラゾシンなどが好んで用いられる（非保険適応）．プレドニゾロンなどの副腎皮質ステロイド薬が用いられることもある．

② バージャー病：炎症性血栓による四肢遠位部の中小動脈における動脈虚血と表在静脈に生じる血栓性静脈炎が原因の疾患で，痛み，間欠性跛行*12，潰瘍，壊疽などの症候が現れる．20～40 歳の男性に好発する．タバコが重要な危険因子*13 として知られており，禁煙しない患者は，しばしば足の切断を余儀なくされる．

血管拡張作用を有する治療薬として，イソクスプリン，カリジノゲナーゼ，シロスタゾール，プロスタグランジン系薬（アルプロスタジル，リマプロスト，ベラプロスト），

---

*9 ビュルガー病または閉塞性血栓血管炎 thromboangiitis obliterans (TAO) ともいう．

*10 近年，末梢動脈疾患 peripheral arterial disease (PAD) と呼ばれることが多い．ただ，本項で扱う他の疾患も広義の末梢動脈疾患であるので，混乱を招きやすい．

*11 α 受容体遮断作用を併せもつ．

*12 跛行とは，運動によって誘発される骨格筋の可逆的な虚血症状であり，心臓における狭心症に相当する．

*13 ほぼ全症例が喫煙者である．

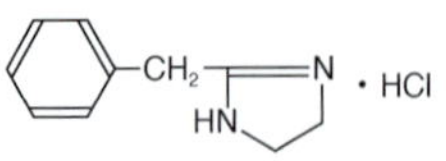

tolazoline hydrochloride

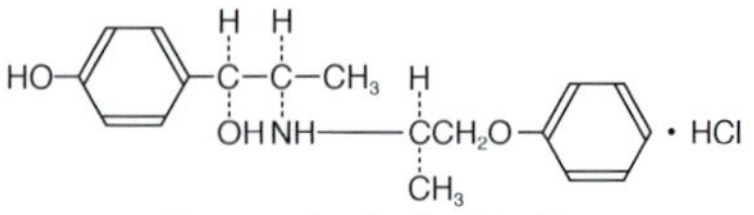

isoxsuprine hydrochloride

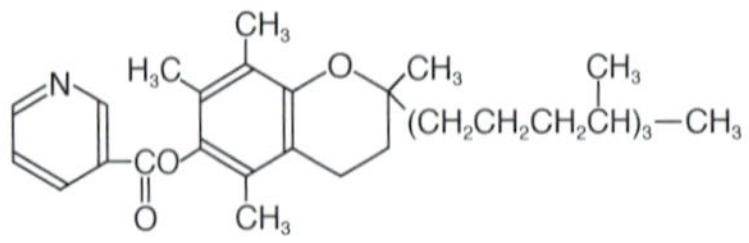

tocopherol nicotinate

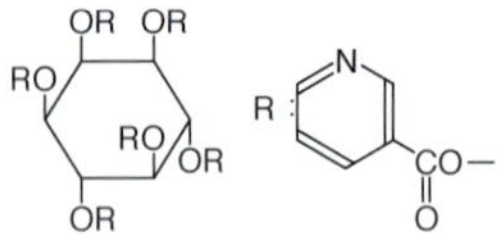

inositol hexanicotinate

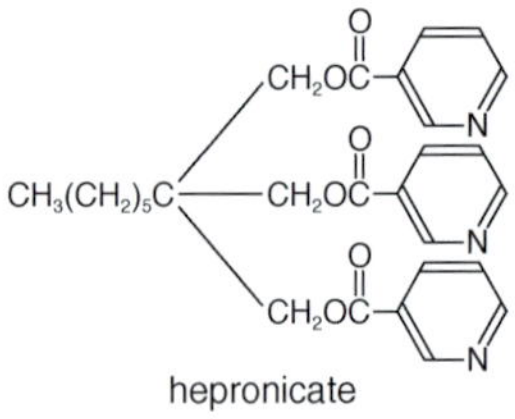

hepronicate

▶末梢循環改善薬

α受容体遮断作用を有するジヒドロエルゴトキシン，ニコチン酸系薬のトコフェロールニコチン酸エステル，ニセリトロールおよび**ヘプロニカート** hepronicate のほか，作用機序は不明ながらソルコセリルが使用されている．また，抗トロンビン薬のアルガトロバンや抗血小板薬のチクロピジンおよびクロピドグレル，血漿中フィブリン濃度を低下させるバトロキソビンにも適応がある．

③ 閉塞性動脈硬化症 arteriosclerosis obliterans (ASO)：動脈硬化が原因で下肢の比較的太い動脈に狭窄が生じ，その灌流領域が虚血となる疾患である．軽度の場合は無症状であるが，病態の進行に伴い，間欠性跛行，安静時疼痛，脱毛，チアノーゼ，虚血性潰瘍，壊疽などが現れる．

男性の有病率が高い．動脈硬化を基盤とする疾患であるため，半数以上が冠動脈疾患や脳血管疾患を合併する．死亡率は比較的高い．高齢，高血圧，糖尿病，脂質異常症，肥満，喫煙，動脈硬化の家族歴などが危険因子となる．

治療の基本は，危険因子の是正，運動，そして薬物療法である．治療薬はバージャー病に使用される薬物にほぼ準じるが，血清 LDL 値の低下を目的として抗ヒト PCSK9[*8] モノクローナル抗体製剤のアリロクマブ（遺伝子組換え）またはエボロクマブ（遺伝子組換え）が用いられることがある．重症例では，ステント留置などのカテーテル治療や血行再建術などの手術が考慮される．

④ 肺動脈性肺高血圧症 pulmonary arterial hypertension：安静時に肺動脈平均圧が 25 mmHg 以上の場合を肺高血圧症と定義し，さらに肺動脈楔入圧[*14] pulmonary capillary wedgedpressure (PCWP) が 15 mmHg 以下の場合を肺動脈性肺高血圧症と定義する．肺高血圧症臨床分類の第 1 群に分類され，典型的な肺高血圧症としての症状を呈する．原因により特発性，遺伝性，薬物・毒物関連，他の疾患に伴うものなどに細分される．女性に多く発症し，若年に好発するという特徴がある．発症頻度は 100 万人に 1〜2 人と，まれな疾患である．

＊14 スワン・ガンツ Swan-Ganz カテーテル（先端にバルーンを装着したカテーテル）を右心室経由で肺の小動脈に挿入し，バルーンを膨張させて肺動脈の血流を遮断すると，下流の肺毛細血管側の圧を測定することができる．これを肺動脈楔入圧 pulmonary capillary pressure (PCWP) という．左心房の圧を反映しているため，肺うっ血の指標となる．

症状として，労作時呼吸困難，易疲労感，胸痛，失神，咳嗽などが現れるが，これらを自覚したときには，すでに高度の肺高血圧に進展していることが多く，労作時の突然死の危険性がある．

薬物治療には，ワルファリンによる抗凝固療法に加え，プロスタサイクリン受容体(IP受容体)刺激薬のエポプロステノール，ベラプロスト，イロプロスト，トレプロスチニルおよびセレキシパグ，エンドセリン受容体遮断薬 endothelin receptor blocker (ERA)[*15]のボセンタン[*16]，マシテンタン[*17]，およびアンブリセンタン，ホスホジエステラーゼ 5 阻害薬 phosphodiesterase 5 inhibitor (PDE5-I) のシルデナフィルおよびタダラフィル，そして可溶性グアニル酸活性化薬のリオシグアトが用いられている．また，必要に応じて一酸化窒素 nitric oxide (NO) の吸入も行われる．肺移植が完治を期待できる唯一の治療法であるが，拒絶反応や感染症のため，5 年生存率は 50％程度である．

6. 抗高血圧薬 anti-hypertensive drugs

世界の大多数の国々と同様に，わが国でも，診察室で測定された安静時血圧が 140/90[*18] mmHg 以上の場合を高血圧症[*19] hypertension としている．糖尿病，腎疾患または臓器障害/心血管病を合併する場合は高リスクとし，130～139/80～89 mmHg (正常高値血圧) でも治療の対象とする．また，最近は家庭でも血圧が容易に測定できるようになったため，その値が 135/85 mmHg 以上の場合も高血圧症として対応することとなった．

わが国の高血圧症の患者数は，約 4,300 万人と推定される．血圧は加齢に伴って上昇する傾向があるため，その割合は 40 歳代より急増し，70 歳代では約半数の人が含まれるようになる．高血圧症は神経系，内分泌系，泌尿器系などの異常のほかに，心臓・血管系の病変，妊娠中毒，薬物など，さまざまな原因で起こる．原因を特定できる症例は二次性高血圧症 secondary hypertension[*20] と呼ばれ，この場合は原因を取り除くことができれば血圧が下がるので，根本的な治療が可能なことがある．しかし，実際は原因が不明の症例が 90％以

＊15 臨床では，慣習的に ERA という略語が用いられる．これは blocker を antagonist としたことに由来するが，薬理学的には正確ではない．

＊16 ボセンタンおよびマシテンタンは，ET_B 受容体よりも ET_A 受容体に数十倍高い親和性を示す．したがって，ET_A 受容体に対する選択性はあまり高いとはいえない．一方，アンブリセンタンの場合は，その差は 4,000 倍以上あり，選択的 ET_A 受容体遮断薬ということができる．

＊17 PCSK9 とは，LDL 受容体の分解を促進する酵素であるプロタンパク質転換酵素サブチリシン/ケキシン 9 型 proprotein convertase subtilisin/kexin type9 の略称である．

＊18 収縮期血圧/拡張期血圧．2017 年 11 月に，米国では高血圧の定義が，これまでの「140/90 mmHg 以上」から「130/80 mmHg 以上」に引き下げられたが，日本高血圧学会は「高血圧治療ガイドライン 2019」(JSH2019) でも，高血圧をこれまでどおり「140/90 mmHg」以上とする方針を示している．

＊19 日本高血圧学会による高血圧治療ガイドライン (JSH2014) では「高血圧」と呼んでいるが，本書では疾患ということを強調するため，敢えて「高血圧症」を用いている．

＊20 原発性アルドステロン症の頻度が最も高いと考えられている．

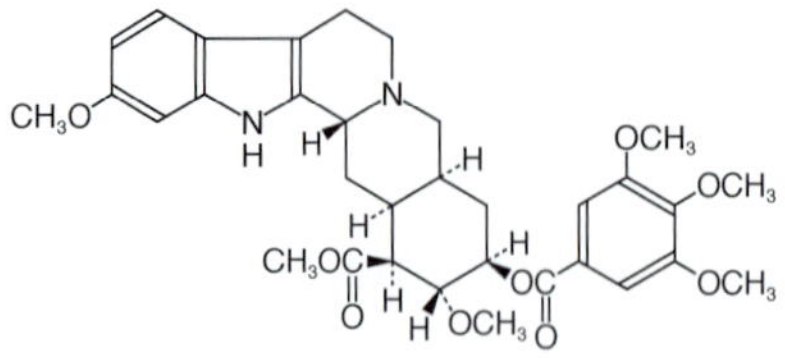
reserpine

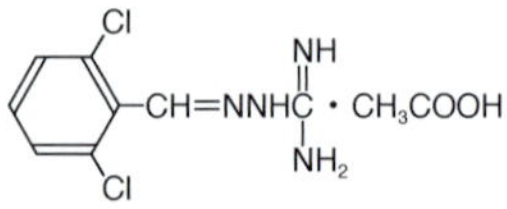
guanabenz acetate

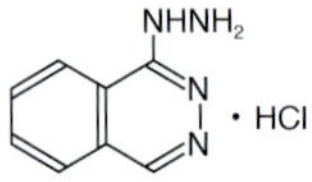
hydralazine hydrochloride

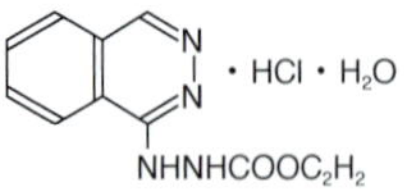
todralazine hydrochloride hydrate

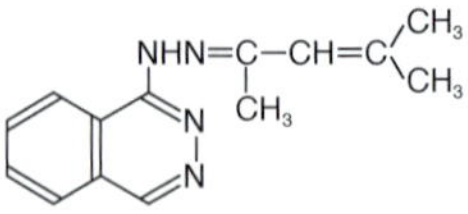
budralazine

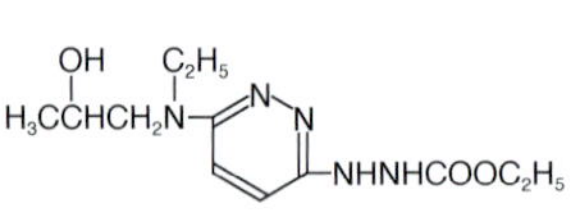
cadralazine

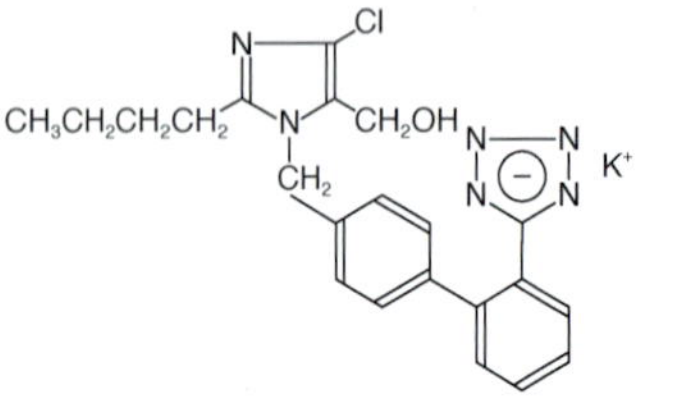
losartan potassium

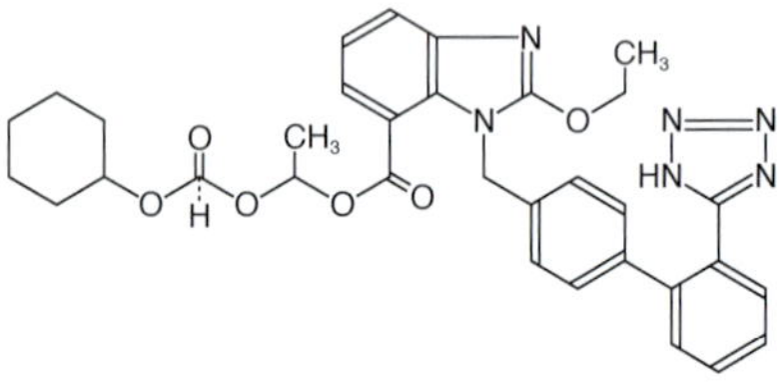
candesartan cilexetil

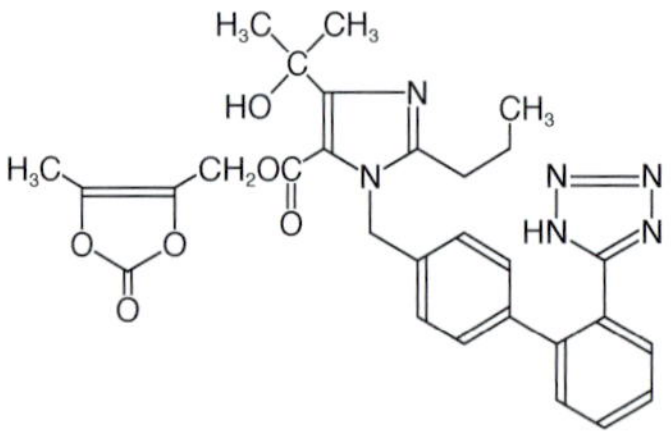
olmesartan medoxomil

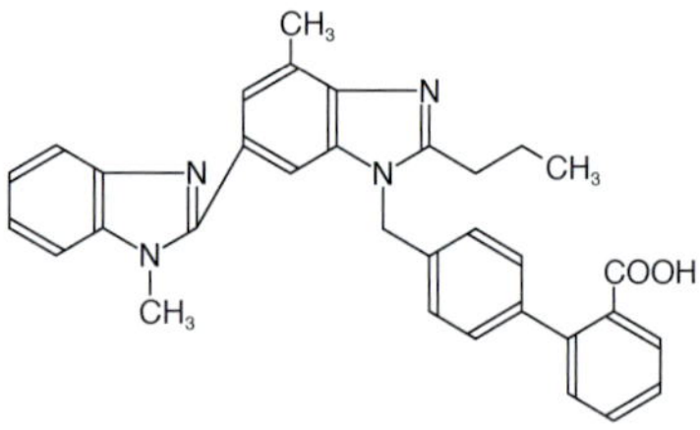
telmisartan

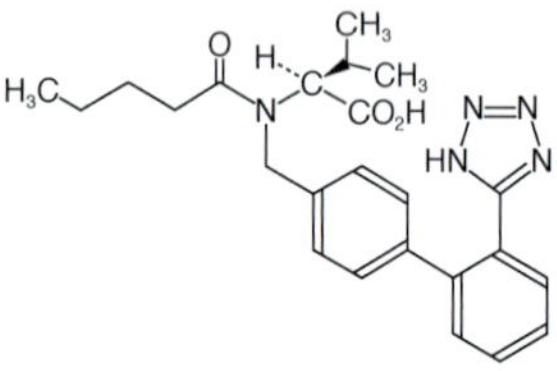
valsartan

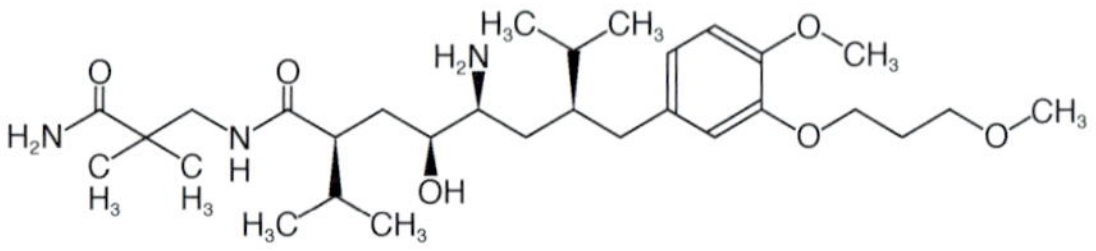
aliskiren

▶抗高血圧薬

上を占め，それらは一括して本態性高血圧症 essential hypertension と呼ばれる．

高血圧症それ自体が日常生活を営むうえで大きな障害となることは少ない．しかし，血圧が高いまま長期間放置すると，心血管病，脳卒中および慢性腎臓病の発症頻度が増加することが明らかにされており，寿命を短縮させる大きな要因となる．したがって，降圧治療の究極の目的は，それら致命的疾患の予防である．本態性高血圧症は原因が明らかではないので，なんらかの方法で血圧を適正な水準にまで下げ，それを維持することが目標となる．まず考慮すべきは食塩制限や運動などの生活習慣の是正であるが，それで十分に血圧をコント

◆表 5-9　診察室血圧に基づいた心血管病リスク層別化

リスク層（血圧以外の予後影響因子）＼血圧分類	Ⅰ度高血圧 140〜159/90〜99 mmHg	Ⅱ度高血圧 160〜179/100〜109 mmHg	Ⅲ度高血圧 ≧180/≧110 mmHg
リスク第一層（予後影響因子がない）	低リスク	中等リスク	高リスク
リスク第二層（糖尿病以外の 1〜2 個の危険因子，3 項目を満たす Mets のいずれかがある）	中等リスク	高リスク	高リスク
リスク第三層（糖尿病，CKD，臓器障害/心血管病，4 項目を満たす Mets，3 個以上の危険因子のいずれかがある）	高リスク	高リスク	高リスク

（日本高血圧学会高血圧治療ガイドライン作成委員会（編）：高血圧治療ガイドライン 2014．p.33，ライフサイエンス出版，東京，2014 より引用）

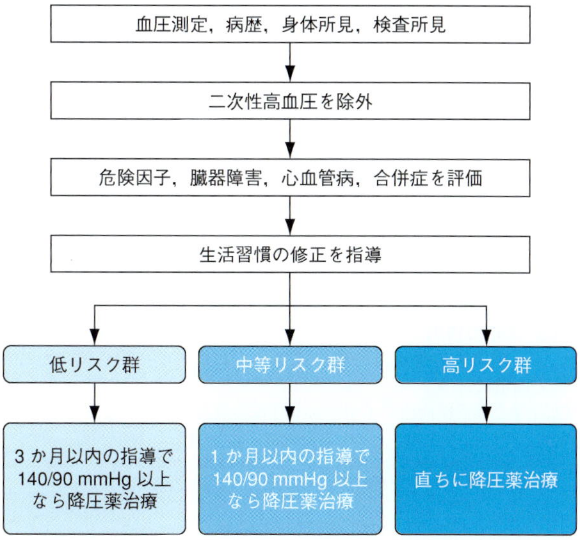

◆図 5-18　初診時の高血圧管理計画
（日本高血圧学会高血圧治療ガイドライン作成委員会（編）：高血圧治療ガイドライン 2014．p.33，ライフサイエンス出版，東京，2014 より引用）

ロールできない場合は，抗高血圧薬による治療を開始する[*21]．対症療法にすぎないとはいえ，心血管系の合併症を回避するうえで，抗高血圧薬が果たす役割はきわめて大きい．

A　高血圧症の治療方針と抗高血圧薬の選択

平成 26 年に，日本高血圧学会より『高血圧治療ガイドライン 2014』（JSH 2014）が出された．わが国の高血圧症治療は，このガイドラインに沿って実施されている．

JSH 2014 では，高血圧のレベルに加え，65 歳以上の高齢，喫煙，脂質異常症，BMI 25

＊21 重症例では，ただちに薬物療法を開始する．

◆**表 5-10　生活習慣の修正項目**

1.	減塩	6 g/日未満
2a.	野菜・果物	野菜・果物の積極的摂取*1
2b.	脂質	コレステロールや飽和脂肪酸の摂取を控える魚(魚油)の積極的摂取
3.	減量	BMI(体重(kg)÷[身長(m)]²)が 25 未満
4.	運動	心血管病のない高血圧患者が対象で，有酸素運動を中心に定期的に(毎日 30 分以上を目標に)運動を行う
5.	節酒	エタノールで男性 20〜30 mL/日以下．女性 10〜20 mL/日以下
6.	禁煙	(受動喫煙の防止も含む)

生活習慣の複合的な修正はより効果的である．

*1 重篤な腎障害を伴う患者では高 K 血症をきたすリスクがあるので，野菜・果物の積極的摂取は推奨しない．糖分の多い果物の過剰な摂取は，肥満者や糖尿病などのエネルギー制限が必要な患者では勧められない．

(日本高血圧学会高血圧治療ガイドライン作成委員会(編)：高血圧治療ガイドライン 2014．p.40，ライフサイエンス出版，東京，2014 より引用)

2017 年 11 月，米国心臓協会(AHA)/米国心臓病学会(ACC)は，130/80 mmHg 以上を高血圧とする新たな「高血圧の予防，検出，評価，管理のためのガイドライン」を発表した．この変更に伴い，近いうちにわが国の「高血圧治療ガイドライン」も改訂される可能性が高く，今後，高血圧症に対する考え方と具体的な取り組みは大きく変貌することが予想される．なお新しい高血圧の定義に従うと，米国における高血圧症患者の割合は，従来の 32%から 46%に上昇するといわれる．

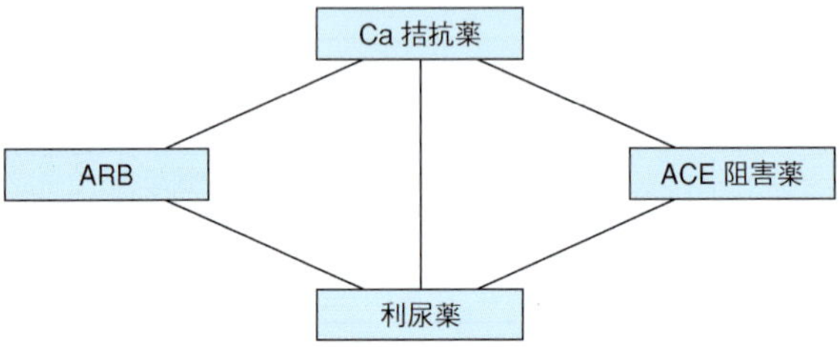

◆**図 5-19　2 剤の併用**

ARB と ACE 阻害薬の併用は一般には用いられないが，腎保護のために併用するときは，腎機能，高 K 血症に留意して慎重に行う．

(日本高血圧学会高血圧治療ガイドライン作成委員会(編)：高血圧治療ガイドライン 2014．p.48，ライフサイエンス出版，東京，2014 より引用)

以上の肥満，メタボリックシンドロームを若年発症の心血管病の家族歴および糖尿病とともに血管リスクの一つととらえ，脳，心臓，腎臓，血管，網膜における臓器障害の有無を考慮してリスクを層別化することにより，予後を総括的に評価しようとしている(**表 5-9**)．また，JSH 2014 では，層別化されたリスクに基づいた高血圧症の管理計画(**図 5-18**)も示されており，そこでは高血圧緊急症を除くすべての高血圧症患者において，**表 5-10** の生活習慣の修正が推奨されている．

第一選択薬として，Ca^{2+} チャネル遮断薬，アンジオテンシン変換酵素(ACE)阻害薬，アンジオテンシンII AT_1 受容体遮断薬(ARB)，利尿薬およびアドレナリン β 受容体遮断薬の 5 種類の薬が推奨されている．ただし，積極的に β 受容体遮断薬を選ぶ理由がなければ，それ以外の 4 種類の薬物から投与する薬物を選択する．また，降圧作用および合併症予防効果の増強と副作用の低減を図るため，作用機序の異なる複数第一選択薬の併用が積極的に行われている(**図 5-19**)．① ACE 阻害薬または ARB と Ca^{2+} チャネル遮断薬，② ACE 阻害薬または ARB と利尿薬，③ Ca^{2+} チャネル遮断薬と利尿薬，④ Ca^{2+} チャネル遮断薬と β 受容体遮断薬の組み合わせが，良好な結果を得ている．また，アドヒアランスの改善による治療効果の向上を目指して，① ARB＋Ca^{2+} チャネル遮断薬，② ARB＋利尿薬，および，

◆表 5-11　高血圧症に適応がある配合剤

2 薬（ARB＋Ca^{2+} 遮断薬）配合剤
アジルサルタン＋アムロジピン イルベサルタン＋アムロジピン オルメサルタンメドキソミル＋アゼルニジピン カンデサルタンシレキセチル＋アムロジピン テルミサルタン＋アムロジピン バルサルタン＋アムロジピン バルサルタン＋シルニジピン
2 薬（ARB＋利尿薬）配合剤
イルベサルタン＋トリクロルメチアジド カンデサルタンシレキセチル＋ヒドロクロロチアジド テルミサルタン＋ヒドロクロロチアジド バルサルタン＋ヒドロクロロチアジド ロサルタンカリウム＋ヒドロクロロチアジド
3 薬（ARB＋Ca^{2+} 遮断薬＋利尿薬）配合剤
テルミサルタン＋アムロジピン＋ヒドロクロロチアジド

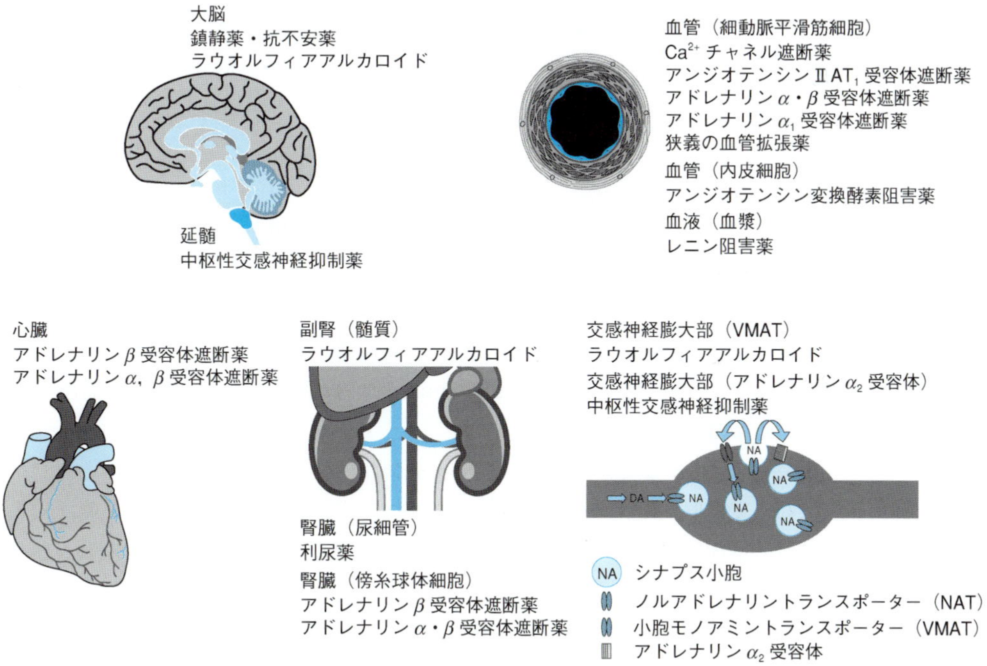

◆図 5-20　抗高血圧薬の作用部位

③ ARB＋Ca^{2+} チャネル遮断薬＋利尿薬の配合剤が市販されており，その有用性が示されている（**表 5-11**）．なお，高血圧症または狭心症と，高コレステロール血症または家族性高コレステロール血症を併発している患者には，アムロジピンとアルトバスタチンの配合剤を使用することができる．

◆表 5–12　高血圧症に適応がある Ca^{2+} チャネル遮断薬

ジヒドロピリジン系	アゼルニジピン アムロジピン アラニジピン エホニジピン シルニジピン ニカルジピン ニソルジピン	ニトレンジピン ニフェジピン ニルバジピン バルニジピン フェロジピン ベニジピン マニジピン
非ジヒドロピリジン系	ジルチアゼム	

◆表 5–13　高血圧症に適応がある ACE 阻害薬

アラセプリル
イミダプリル
エナラプリル
カプトプリル
キナプリル
シラザプリル
テモカプリル
デラプリル
トランドラプリル
ベナゼプリル
ペリンドプリル
リシノプリル

B　Ca^{2+} チャネル遮断薬　Ca^{2+} channel blockers（カルシウム拮抗薬 calcium antagonists）

多くの細胞には，細胞内への Ca^{2+} の流入経路として細胞膜に Ca^{2+} チャネル*22 が存在する．Ca^{2+} チャネル遮断薬とは，受容体の刺激や細胞膜の脱分極によって引き起こされる Ca^{2+} チャネルの開口を抑制し，細胞内 Ca^{2+} 濃度の上昇を抑制する薬物である．その結果，Ca^{2+} が仲介するさまざまな細胞内反応が抑えられる．一般に，血管平滑筋の収縮は細胞外から流入する Ca^{2+} に対する依存度が高いため，Ca^{2+} チャネル遮断薬の投与により主として細動脈が拡張し，血圧は下降する．

Ca^{2+} チャネル遮断薬は，有効率が高く危険な副作用も少ないため，高血圧症治療における第一選択薬の中でも使用頻度が高い．剤形の改良や新しい Ca^{2+} チャネル遮断薬の開発により，容易に持続的な降圧が得られるようになったこともその一因としてあげられる．化学構造的にはジヒドロピリジン dihydropyridine 系，ベンゾチアゼピン benzothiazepine 系，フェニルアルキルアミン phenylalkylamine 系の 3 種類があるが，抗高血圧薬として承認されているのは前の二種類である．

ジヒドロピリジン系の薬物は，血管拡張作用は強いが心抑制作用がほとんどないため，降圧に伴って反射性頻脈が起こりやすい．すべての抗高血圧薬の中で最も降圧効果が強く，腎血流量の増加作用やアルドステロン分泌抑制を介する軽度の利尿作用もある．

非ジヒドロピリジン系の薬物は，ベンゾチアゼピン系のジルチアゼム diltiazem のみが承認されている．直接的な心抑制作用に加えて反射的な交感神経活動の亢進を抑制する作用があるため，血圧が下降するにもかかわらず心拍数は減少する．頻脈性の高血圧症に用いられるが，降圧作用はあまり強くないので軽症～中等症が対象となる．

Ca^{2+} チャネル遮断薬の副作用は Ca^{2+} チャネル遮断作用に基づくものが多く，ある程度避けられないが，他の抗高血圧薬を併用し，投与量を減らすことで軽減できる．動悸，顔面潮紅，頭痛，悪心，便秘などのほか，局所血管の過度の拡張による下肢の浮腫や歯肉肥厚をみることがある．

＊22　血管平滑筋に存在するのは，主として電位依存性 L 型 Ca^{2+} チャネルである．

C レニン–アンジオテンシン系に作用する薬物
drugs that act on the renin–angiotensin system

腎臓の傍糸球体細胞から分泌されるレニンを出発物質とし，アンジオテンシンII angiotensin II*23 に至る経路を，レニン–アンジオテンシン系 renin–angiotensin system*24 という．この系の主役はアンジオテンシンIIであり，血管収縮，交感神経活動亢進，アルドステロン aldosterone*25 分泌促進，組織リモデリング誘発など，多彩な作用を有する（2「心不全治療薬」p174 を参照）．

1）レニン阻害薬 renin inhibitor

2009 年に登場した新しい作用機序の抗高血圧薬である．**アリスキレン** aliskiren のみが市販されている．アンジオテンシノーゲンからアンジオテンシンIへの変換を触媒する酵素のレニンを特異的に阻害することで血中アンジオテンシンII濃度を低下させ，降圧をもたらす．最大の効果が得られるまでに 4〜6 週間程度を要する．作用は 24 時間以上持続する．

重大な副作用に，血管浮腫，高カリウム血症，および腎機能障害がある．ACE 阻害薬および ARB と同様に，妊婦への投与は禁忌である．

2）アンジオテンシン変換酵素阻害薬 angiotensin converting enzyme (ACE) inhibitors

アンジオテンシン変換酵素（ACE）はアンジオテンシンIからアンジオテンシンIIへの代謝を触媒する酵素である．この酵素は，ブラジキニン分解酵素であるキニナーゼII kininase IIと同じものである．それゆえ，ACE 阻害薬はアンジオテンシンIIの産生を阻害すると同時に，血管拡張作用を有するブラジキニンの分解を抑制する．これら二つの機序が ACE 阻害薬の降圧作用に寄与していると考えられている．

単独投与での有効率が高く，原発性アルドステロン症を除く軽度〜中等度の高血圧症に優れた効果を発揮する．現在，**表 5–13** に示す 12 種類の薬物が市販されており，高血圧症治療の第一選択薬の中でも重要な地位を占めている．

カプトプリルとリシノプリル以外の薬物は，体内で活性化されることにより効果を現すプロドラッグである．たとえばエナラプリルの場合は，代謝物のエナラプリラート enalaprilat が活性本体である．

ACE 阻害薬による治療開始時には，血漿レニン活性の高い患者ほど大きな降圧が得られるが，長期投与後にはそのような関係は認められず，低レニン性の高血圧症患者においても十分な降圧効果が認められるようになる．その原因は不明であるが，交感神経終末からのノルアドレナリン遊離の抑制，カリクレイン–キニン系 kallikrein–kinin system の亢進などの可能性が示唆されている．

ACE 阻害薬は細動脈のみならず太い動脈や静脈系の血管も弛緩させるので，心臓への前

＊23 アンジオテンシンはIVまであるが，III以降は活性が弱いため，注目されることは少ない．

＊24 アルドステロンまでを含めて，レニン–アンジオテンシン–アルドステロン系 renin–angiotensin–aldosterone system (RAAS) と呼ばれることもある．

＊25 バソプレシン vasopressin（抗利尿ホルモン antidiuretic hormone：ADH）の分泌も刺激するとされている．

◆表 5–14 高血圧症に適応がある ARB

アジルサルタン
イルベサルタン
オルメサルタンメドキソミル
カンデサルタンシレキセチル
テルミサルタン
バルサルタン
ロサルタンカリウム

負荷および後負荷はともに減少する．また，冠動脈拡張作用や心筋リモデリング抑制作用もあるため，心不全を伴う高血圧症の治療に適している．事実，エナラプリルとリシノプリルは，軽症〜中等度の慢性心不全に第一選択薬として用いられている．ACE 阻害薬はアルドステロンの分泌を抑えることで K^+ 保持性に働くため，利尿薬投与中の患者にも問題なく使用できる．そのほか，ACE 阻害薬の特長として，① 脂質，糖，尿酸などの代謝に悪影響を及ぼさない，② インスリン感受性を改善する，③ 糸球体内圧を低下させるため腎障害の進展防止に有効である，④ 反射性の交感神経興奮を起こしにくい，⑤ 下肢への血流量増加により運動耐容能を向上させる，⑥ 脳卒中予防効果がある，などをあげることができる．

重篤な副作用に血管浮腫があるが，頻度は低く，あまり問題とはならない．それ以外に危険な副作用はほとんど知られていないが，臨床上もっとも厄介なのが，夜間に起こりやすい空咳である．その機序には，ブラジキニンおよびサブスタンス P の関与が考えられている．カプトプリルなど味覚異常を引き起こす薬物もある．いずれの薬物も，妊婦には禁忌である．

3) アンジオテンシンⅡAT_1 受容体遮断薬 angiotensin Ⅱ AT_1 receptor blockers (ARB)

アンジオテンシンⅡの 1 型 type 1 (AT_1) 受容体に選択的な遮断薬である．わが国では Ca^{2+} チャネル遮断薬に次いで使用頻度の高い抗高血圧薬である．**表 5–14** に示されている 7 種類が市販されている．ロサルタンは，それ自身と主代謝物であるカルボン酸体に活性がある．また，カンデサルタンシレキセチルおよびオルメサルタンメドキソミルは，消化管や肝臓，血漿中などで加水分解を受け，それぞれ活性代謝物のカンデサルタンおよびオルメサルタンとなって作用するプロドラッグである．

ARB の降圧作用は，主として AT_1 受容体遮断によるアンジオテンシンⅡの血管収縮作用の抑制でもたらされるが，副腎皮質からのアルドステロン分泌の減少も，その機序に一部関与するといわれる．また，アンジオテンシンⅠからアンジオテンシンⅡへの変換は肥満細胞に発現しているキマーゼや好中球に含まれるカテプシン G によっても触媒されるが，ARB はこれらの経路で産生されるアンジオテンシンⅡの作用も遮断することができる．一方，ARB の投与により，アンジオテンシンⅡによるネガティブフィードバック機構が抑制されるため，血中アンジオテンシンⅡ濃度は上昇する．その結果，心血管系において AT_1 受容体に拮抗的な機能を有する AT_2 受容体がより強く刺激されて[*26]，降圧反応が引き起こされる可能性が指摘されている．ブラジキニンの作用を増強しないという点で，ACE 阻害薬とは薬理学的特性が異なる．ACE 阻害薬とほぼ同等の降圧効果が得られ，心臓・腎臓に対す

＊26 AT_1 受容体は，ARB それ自身によって遮断されているため，アンジオテンシンⅡが増えても問題とはならない．

る保護効果も認められる.

ブラジキニン代謝を抑制しないため空咳の発現頻度は低く，副作用の点でACE阻害薬よりも使いやすい．ARBは動物実験で胎児の発達に悪影響を及ぼすことが示されているので，妊婦または妊娠している可能性のある婦人には投与しない.

D 利尿薬 diuretics

わが国の場合，現在でも欧米に比べて食塩の摂取量が多く，Na^+ の蓄積とそれに伴う体液の貯留が高血圧症の成立に大きく関与しているため，利尿薬は欠くことのできない存在である．過去30年以上にわたり高血圧症治療における第一選択薬として用いられてきたという，長い臨床経験がある．利尿薬は電解質をはじめさまざまな物質の血中濃度を変化させ，代謝系に悪影響を与えるという側面があるので，長期的な使用は慎重に行うべきである．薬効を増強し副作用を軽減するという目的で，作用機序の異なる薬物との併用が広く行われ，効果をあげている．なお，各利尿薬の作用点，作用機序の詳細は第6章「腎臓に作用する薬物」(p225)を参照のこと.

1) チアジド(サイアザイド)系利尿薬/チアジド系類似薬

thiazide diuretics/thiazide-like diuretics

チアジド系として**トリクロルメチアジド** trichlormethiazide，**ヒドロクロロチアジド** hydrochlorothiazide および**ベンチルヒドロクロロチアジド** benzylhydrochlorothiazide が，チアジド系類似薬としてインダパミド indapamide，トリパミド tripamide，メチクラン meticrane およびメフルシド mefruside がある．どちらも薬効および副作用はほぼ同等であり，JSH2014 では一括してチアジド系利尿薬として扱っている.

腎の遠位尿細管における Na^+–Cl^- 共輸送体を阻害することで利尿効果を現す．投与開始初期には，利尿作用に基づく血漿量の減少と，それに起因する心拍出量の低下が認められ，それに伴って血圧も下降する．しかし，利尿作用が安定する数週間後以降も，降圧はさらに進行する．この時期の降圧機序は十分明らかにされていないが，血管平滑筋の収縮反応性低下などに起因する末梢血管抵抗の減少が重要と考えられている.

単独で生命を脅かすような危険な副作用の発症頻度は低いが，Na^+ に加えて K^+ と Mg^{2+} の排泄も促すため，ジギタリス併用時の低カリウム血症や心筋梗塞発症時の低マグネシウム血症には注意が必要である．また，高尿酸血症，高脂血症，耐糖能低下を引き起こすことがある.

2) ループ利尿薬 loop diuretics

ヘンレ係蹄上行脚に作用して Na^+–K^+–$2Cl^-$ 共輸送体を阻害することにより Na^+，Cl^- の再吸収を阻害し，チアジド系の20倍以上といわれる強力な利尿効果を発揮する．ループ利尿薬はチアジド系利尿薬に比べて，血中半減期が短く，また降圧作用も弱いため，これまで腎障害を伴う患者以外には抗高血圧薬として用いられることは少なかった．しかし，**フロセミド** furosemide の徐放性製剤が開発されて以来，チアジド系利尿薬とほぼ同様の使用が可能となった．現在，わが国で高血圧症に適応のあるループ利尿薬は，フロセミドのみである.

副作用に対する注意はチアジド系利尿薬にほぼ準ずるが，ループ利尿薬に特有の副作用として難聴，共鳴，耳鳴りなどの聴覚障害がある.

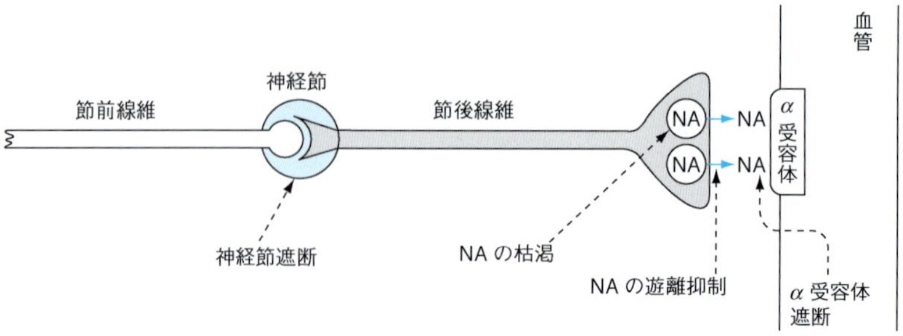

◆**図 5–21 末梢交感神経系に作用して降圧作用を現す薬物の作用点**
NA：noradrenaline. ····► 薬物の作用点.

3）カリウム保持性利尿薬 potassium–sparing diuretics

アルドステロン受容体遮断薬 aldosterone receptorblockers である**スピロノラクトン** spironolactone，**カンレノ酸** canrenoic acid および**エプレレノン** eplerenone と，遠位尿細管におけるアミロライド感受性 Na^+ チャネルを抑制する**トリアムテレン** triamterene とがある．前二者と後者の作用機序は異なるものの，いずれも Na^+ の排泄は促進するが，K^+ の排泄は抑制するという点では同様である薬理作用を発揮する．利尿および降圧の作用は弱いが他の利尿薬が K^+ 排泄性なので，低カリウム血症を予防する目的でそれらと併用されることが多い．

共通の副作用として，高カリウム血症 hyperkalemia，腎不全の増悪，代謝性アシドーシスなどがある．スピロノラクトンおよびカンレノ酸には性ホルモン様の作用があり，男性では女性化乳房，女性では月経不順などが起こることがあるが，エプレレノンおよびトリアムテレンではそのような副作用の報告はない（6章-3-D「カリウム保持性利尿薬」p234を参照）.

E 末梢交感神経系に作用する薬物 drugs that act on the peripheral nervous system

総末梢血管抵抗は神経伝達物質，ホルモン，オータコイドなど，さまざまな血管収縮性および血管拡張性物質の作用の総和で決まるが，秒単位の即時的な全身性調節には交感神経系の活動が中心的な役割を演じている．すなわち，交感神経節後線維は常に血管平滑筋に向けて伝達物質のノルアドレナリンを遊離している（緊張性支配）が，その量は個体が置かれた状況に応じて刻々と変化しており，それに伴って血管平滑筋の収縮の程度も常に変動している．したがって，血管に対する交感神経系の影響を弱めることができれば，血管の緊張度は低下し，血圧は下降する．**図 5–21** に，本節で扱うさまざまな薬物の作用点を模式的に示した．

一方，心臓もまた交感神経の支配下にあり，ノルアドレナリンは心筋の β_1 受容体を刺激することで心機能を亢進させる．心拍出量は血圧を決定する因子の一つであるから，心機能が変化すれば，血圧も変化する．したがって，心機能の抑制も抗高血圧薬の作用機序の一つとなる．

1）アドレナリン β 受容体遮断薬 β–adrenergic receptor blockers（β 遮断薬 β–blockers）

β（受容体）遮断薬は，かつて利尿薬とともにもっとも繁用された抗高血圧薬であったが，最近は使用が減っている．軽度～中等度の二次性高血圧症（褐色細胞腫を除く）および本態性

◆表 5-15　高血圧症に適応がある β 受容体遮断薬

β_1 選択性	ISA	一般名
−	−	ナドロール
		ニプラジロール
		プロプラノロール
−	＋	カルテオロール
		ピンドロール
＋	−	アテノロール
		ビソプロロール
		ベタキソロール
		メトプロロール
＋	＋	アセブトロール
		セリプロロール

ISA：内因性交感神経興奮様活性 intrinsic sympathomimetic activity.

高血圧症が適応となる．作用の発現は穏やかで，一定の効果が得られるまでに，2〜3 週間かかる．JSH2014 では，心不全(少量から開始し，注意深く漸増)，頻脈あるいは狭心症(冠攣縮性狭心症には注意)を合併する患者，心筋梗塞後の患者が積極的適応となっている．

β(受容体)遮断薬の主な降圧機序は，β_1 受容体の遮断に基づく心拍出量の減少と腎臓の傍糸球体細胞からのレニン分泌の抑制である．その他の可能性として，中枢性 β 受容体の遮断による交感神経活動の低下や，交感神経終末部シナプス前 β 受容体の遮断によるノルアドレナリン遊離の抑制などがあげられている．しかし，中枢移行性の難易にかかわらず，どの薬物も β 受容体を遮断する用量で大差ない降圧作用を発揮するので，末梢における β 受容体の遮断が降圧作用の主なメカニズムと考えるのが妥当である．

高血圧症に適応のある β(受容体)遮断薬を，β_1 受容体に対する選択性と ISA の有無で分類すると**表 5-15** のとおりとなる．

β(受容体)遮断薬は，性質の異なる多数の薬剤が市販されているので，個々の患者の病態や合併症に合わせた薬剤選択の幅が広い(2 章-4-Ⓑ-2)「アドレナリン β 受容体遮断薬」p55 を参照)．

副作用は β 受容体遮断作用に起因するものが多いので，ある程度の予測は可能である．代表的なものにうっ血性心不全，徐脈，末梢性虚血，気管支痙攣などがあり，下痢や嘔吐などの消化器症状や，倦怠感，不眠などの精神神経症状，発疹などの皮膚症状を呈することもある．また，糖尿病を合併する患者の場合は，糖尿病治療薬で誘発される低血糖に伴う振戦や動悸が現れにくくなるので，注意が必要である．

2) アドレナリン α, β 受容体遮断薬　α, β-adrenergic receptor blockers
($\alpha\beta$ 遮断薬 α, β-blockers)

β 受容体遮断薬を投与すると，内因性カテコールアミンの作用は α 側に傾くため，血管によっては収縮が起こる．α，β(受容体)遮断薬の主作用は β 受容体の遮断にあるものが多いが，同時に α_1 受容体をも遮断するのでより合理的な降圧が得られる．また，レイノー病などの末梢循環障害に対する悪影響が少ないという利点もある．**ラベタロール** labetalol，**アロチノロール** arotinolol，**アモスラロール** amosulalol，**カルベジロール** carvedilol および**ベバントロール** bevantolol の5種類が市販されている．ベバントロールは Ca^{2+} チャネル遮断作用も併せもつ．（2章-4-B-2）「アドレナリンβ受容体遮断薬」p55 を参照）．

3）アドレナリン α_1 受容体遮断薬　α_1-adrenergic receptor blockers（α_1 遮断薬 α_1-blockers）

血管は，交感神経終末から遊離されるノルアドレナリンと副腎髄質クロム親和性細胞 chromaffin cell から遊離されるアドレナリンの α_1*27 受容体刺激作用で，常にある程度の収縮状態を保っている．選択的 α_1 受容体遮断薬は，内因性カテコールアミンの血管収縮作用を血管平滑筋細胞膜上の受容体レベルで抑制する．**ウラピジル** urapidil，**テラゾシン** terazosin，**ドキサゾシン** doxazosin，**ブナゾシン** bunazosin，**プラゾシン** prazosin の5種類の薬物が高血圧に対して適応をもつ．サブタイプに非選択的な α 受容体遮断薬*28 もあるが，交感神経終末の前シナプス性 α_2 受容体の遮断に基づくノルアドレナリン遊離の増大により一定の降圧効果が得られにくいため，抗高血圧薬として用いられることはない．

α_1 受容体遮断薬の適応範囲は広く，褐色細胞腫と，軽症から重症までの本態性高血圧および腎性高血圧症に使用可能であるが，位置付けとしては第二選択薬である．脂質や糖，尿酸の代謝に悪影響がなく，脳卒中，虚血性心疾患，腎障害，閉塞性末梢動脈硬化症などの合併症を有する患者にも投与できるという優れた特長を有する．主な副作用は起立性低血圧であり，とくに初回投与時の意識消失を伴う過度の降圧 first 初回投与現象（first dose phenomenon）に注意を要するが，投与を続けると，この副作用には慣れが生じる．ジヒドロピリジン系 Ca^{2+} チャネル遮断薬との併用で，反射性頻脈が起こりやすくなる．

4）ラウオルフィアアルカロイド　rauwolfia alkaloids

交感神経終末および副腎髄質クロム親和性細胞において，シナプス小胞モノアミントランスポータによる貯蔵顆粒へのカテコールアミン（ノルアドレナリンおよびアドレナリン）の取り込みを阻止する．その結果，末梢において神経伝達物質およびホルモンとしてのカテコールアミンが枯渇し，交感神経－副腎髄質系の活動に伴うそれらの遊離量が減少するため，血圧は下降する．中枢神経系でも各種アミンの含有量は低下するが，降圧作用の発現には関与しないといわれる．

現在は**レセルピン** reserpine のみが，他の抗高血圧薬で十分な降圧が得られない場合に利尿薬と併用されることがあるが，抗高血圧薬としての意義は少ない．重大な副作用にうつ状態があり，自殺を招く場合もあるので，とくに高齢者への使用には注意を要する．また，胃酸分泌を亢進させるので，消化性潰瘍および潰瘍性大腸炎のある患者には禁忌となっている．妊婦または妊娠してい可能性のある婦人にも投与することができない（2章-4-B-3）「アドレナリン作動性神経遮断薬」p59 を参照）．

5）自律神経節遮断薬　autonomic ganglion blockers

交感・副交感神経の区別なく節遮断作用を示す．血管系はほとんど副交感神経支配を受け

＊27 血管平滑筋細胞膜上には収縮性の α_2 受容体の発現も示唆されているが，その意義の詳細は不明である．

＊28 フェントラミン phentolamine などが知られている．

ていないため，節遮断薬により交感神経活動のみが抑制されたのと同様の状態が得られ，血管緊張度は低下する．心機能も抑制を受ける．その結果，強い降圧反応が得られる．以前は**ヘキサメトニウム** hexamethonium が重症の高血圧症に用いられていたが，効果が緩和で副作用の少ない抗高血圧薬が多数開発されたこともあり，節遮断薬は高血圧治療の場から完全に姿を消した．しかし，心臓・血管系の薬理学の研究においては，今でもなくてはならない薬物である(2 章–6–B「自律神経節遮断薬(節遮断薬)」p70 を参照)．

6）交感神経遮断薬　adrenergic neurone blockers

興奮に伴う交感神経終末からのノルアドレナリン遊離を抑制する薬物である．交感神経終末部に存在する細胞膜モノアミントランスポーターによって細胞内に輸送され，細胞内から作用するため，神経遮断効果は交感神経に特異的に現れる．

かつては**グアネチジン** guanethidine とベタニジン betanidine が用いられていたが，現在はいずれの薬物も臨床の場から姿を消している．

F　中枢神経系に作用する薬物

1）鎮静薬・抗不安薬　sedatives・antianxiety drugs

ある種の本態性高血圧症は心身症の一表現型ととらえることができ，成因としてストレスが重要視されている．そのため，不安や精神興奮が血圧上昇の一因をなしていると考えられる場合には，積極的に鎮静薬や抗不安薬が処方される．これらの薬物は精神的な緊張を取り除くことで交感神経の活動を低下させ，間接的に血圧を下げる効果がある．レセルピンの降圧機序の一部も，鎮静に基づくと考えられる．

2）中枢性交感神経抑制薬　centrally acting sympatholytic drugs

作用機序に若干の相違がみられるので，メチルドパとクロニジン類に分けられるが，抗高血圧薬としての適応はほぼ同じである．軽症～重症の二次性および本態性高血圧症に使用可能である．抗高血圧薬としての位置づけは第二選択薬であるが，頻脈型の高血圧症で β 受容体遮断薬が使えない場合には第一選択薬になりうる．また，腎や代謝系，肺機能への悪影響が少ないため，腎障害，糖尿病，高脂血症，気管支喘息を伴う患者に用いることができる．

共通の副作用として，中枢抑制による精神神経症状のほか，口渇，起立性低血圧，体液貯留などがある．

メチルドパ methyldopa：中枢に移行後，α-メチルノルアドレナリンに代謝されて降圧作用を発揮する．この代謝物は選択的な α_2 受容体刺激薬であり，脳幹部に作用して中枢性に交感神経活動を抑制する．妊婦の高血圧症治療には第一選択薬となる．肝障害のある患者には禁忌である．溶血性貧血，白血球減少，血小板減少などの血液症状や，全身性エリテマトーデス(SLE)様の症状が現れることがある(2 章–4–B–3)「アドレナリン作動性神経遮断薬」p59 を参照)．

クロニジン clonidine：メチルドパ同様，中枢の α_2 受容体を刺激して降圧をもたらすが，クロニジンは部分作動薬であり，末梢の α_2 受容体にも作用するため，得られる反応は複雑である．クロニジンの長期投与時には，降圧量と血中ノルアドレナリン濃度の低下とはよく相関するといわれる．突然の投与中断によりリバウンド高血圧 rebound hypertension が発

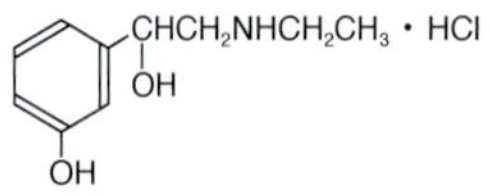
etilefrine hydrochloride

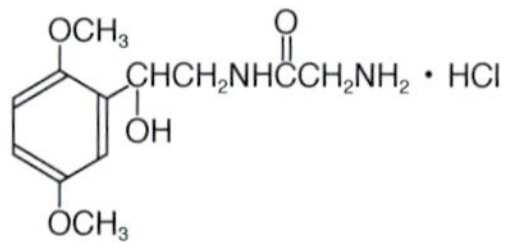
midodrine hydrochloride

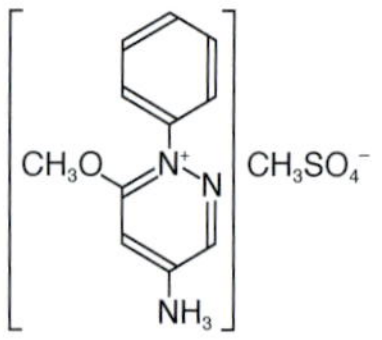
amezinium metilsulfate

▶昇圧薬

現することがある(2章-4-B-3)「アドレナリン作動性神経遮断薬」p59を参照)．類似薬にグアナベンズ guanabenz がある．

G　血管平滑筋に直接作用する薬物：狭義の血管拡張薬　vasodilators

この群には，血管平滑筋に作用点を有する抗高血圧薬のうち，作用機序が明らかでない薬物が含まれる．狭義の血管拡張薬ともいわれる．高血圧症治療における順位は低く，第二選択薬以降である．現在は，**ヒドララジン** hydralazine のみが用いられている．

治療量のヒドララジンは，持続的に細動脈を弛緩させるため，収縮期血圧よりも拡張期血圧を大きく下降させる．本態性高血圧症，腎性高血圧症，妊娠女性の高血圧や妊娠高血圧症候群などに用いられる．非経口適用できる数少ない抗高血圧薬である．降圧に伴い反射的に交感神経系の活動が亢進するので，頻脈や体液貯留をきたしやすい．これらの副作用を避けるため，通常はβ受容体遮断薬や利尿薬と併用される．静脈系の血管にはほとんど影響がないので，起立性低血圧は起こしにくい．脂質代謝を改善し，糖代謝に悪影響を及ぼさないため，高脂血症や糖尿病を合併する患者に用いることができる．

7. 昇圧薬

低血圧症 hypotension の明確な定義はないが，収縮期血圧が常に 100 mmHg(あるいは 90〜110 mmHg)を下回る場合を慣例的に低血圧症としている．発症機序により，次の三つに分類される．① 原因が不明の本態性低血圧症，② なんらかの疾患に基づいて二次的に起こる症候性低血圧症，③ 体位の変位や情動に起因して起こる一過性低血圧症，である．②の原因として，心疾患，血液量の減少，内分泌系の異常，神経系の障害，降圧薬などの薬物，重症肝障害や悪性腫瘍が原因で起こる代謝障害などがあげられる．通常，軽症の本態性および一過性低血圧症は薬物療法の対象とはならず，食生活の改善や運動の奨励などの生活指導を行いつつ経過を観察する．自覚症状が強く，かつ臓器循環障害が問題となる場合にのみ昇圧薬が使用される．

心機能が高度に抑制されて，生体の恒常性維持に必要な心拍出量を確保できなくなった状態を**ショック** shock といい，早期に適切な処置を施さないと不可逆的な重要臓器不全を起こして死にいたる．ショック時の昇圧目標は，収縮期圧で 100 mmHg 以上とし，患者の平常血圧を超えないように注意する．

昇圧薬は，① カテコールアミン類，② 非カテコールアミン性交感神経興奮様薬，③ その他，に大別することができる．①と②に属する薬物は，いずれもアドレナリン作動性の α_1 および β_1 受容体を刺激することにより昇圧を引き起こす．α_1 受容体刺激薬は血管平滑筋を収縮させ，末梢血管抵抗を増大させるので，拡張期および収縮期の血圧がともに上昇する．心臓の β_1 受容体を刺激すると，心拍出量が増大するため，収縮期圧が上昇する．③の薬物は，静脈系血管の緊張を高めたり，内因性カテコールアミンの作用を増強することにより昇圧をもたらす．

本態性低血圧症の治療には，経口投与可能な**エチレフリン** etilefrine，**ミドドリン** midodrine または**アメジニウム** amezinium が用いられる．エチレフリンには α および β 受容体刺激作用があり，心拍出量増大と昇圧を引き起こす．ミドドリンはプロドラッグであり，体内で脱グリシン化されて選択的な α_1 受容体刺激作用を有する活性体となる．アメジニウムには間接的なアドレナリン受容体刺激作用や，ノルアドレナリンの再取り込み抑制作用などがある．

一般に，症候性低血圧症の場合は，病因に対応した的確な治療法を選択する必要があるが，急性のショック症状を呈する場合は，原因によらず，ただちに昇圧薬による循環状態の改善を図らなければならないことが多い．このような緊急例が昇圧薬のもっとも重要な適応となるが，速効性と血圧調節における柔軟性という点で，**ドパミン** dopamine または**ドブタミン** dobutamine の点滴静注が第一選択となる．これらの薬物は，心原性ショックやうっ血性心不全にとくに優れた効果を発揮する．補助的に，アドレナリンやノルアドレナリンのほか，**フェニレフリン** phenylephrine のような α_1 受容体刺激薬が使用されることがある（これらのアミン類については 2 章を参照のこと）．そのほか，ノルアドレナリンのプロドラッグである**ドロキシドパ** droxidopa（4 章-8「抗パーキンソン病薬」p146 を参照）なども用いられる．

昇圧薬の副作用として，悪心，嘔吐，眩暈，心悸亢進，不安などがしばしば問題となるが，過度の昇圧が原因で肺水腫や脳出血をきたすこともある．

第5章 学習チェックシート

- □ 刺激伝導系の概要と各種心筋の活動電位波形を図示できるか．
- □ 心筋の活動電位を形成するイオンの出入りを説明できるか．
- □ 血管系の概要と各部位の機能を説明できるか．
- □ 反射を介した血圧の調節機構について説明できるか．
- □ 血管内皮細胞から遊離される生理活性物質を列挙できるか．また，それらの生理的意義を説明できるか．
- □ アンジオテンシンⅡの生成過程について説明できるか．
- □ アンジオテンシンⅡの受容体と生理作用について説明できるか．

心不全治療薬

- □ 心不全の発症機序，病態，予後を説明できるか．
- □ カテコールアミンとその類似薬を列挙できるか．また，それらの作用機序と注意すべき有害作用を説明できるか．
- □ ホスホジエステラーゼ阻害作用を有する強心薬を列挙できるか．また，それらの作用機序と注意すべき有害作用を説明できるか．
- □ おもに急性心不全の治療に用いられるその他の強心薬を列挙できるか．また，それらの作用機序と注意すべき有害作用を説明できるか．
- □ 慢性心不全の治療に用いられる神経内分泌系を抑制する薬物を列挙できるか．また，それらの作用機序を説明できるか．
- □ トロポニンCの Ca^{2+} 感受性を増大させる薬物をあげ，その作用機序と注意すべき有害作用を説明できるか．
- □ 強心配糖体を列挙できるか．また，それらの作用機序と注意すべき有害作用を説明できるか．
- □ 上述した薬物以外の心不全の治療に用いられる薬物を列挙できるか．また，それらの作用機序を説明できるか．

抗不整脈薬

- □ 代表的な不整脈の発症機序，病態，予後を説明できるか．
- □ 代表的なⅠ群薬を列挙できるか．また，その作用機序と注意すべき副作用を説明できるか．
- □ 代表的なⅡ群薬を列挙できるか．また，その作用機序と注意すべき副作用を説明できるか．
- □ 代表的なⅢ群薬を列挙できるか．また，その作用機序と注意すべき副作用を説明できるか．
- □ 代表的なⅣ群薬を列挙できるか．また，その作用機序と注意すべき副作用を説明できるか．

抗狭心症薬

- □ 狭心症を分類し，それらの発症機序，病態，予後を説明できるか．
- □ 有機硝酸エステル（ニトロ化合物）を列挙できるか．また，その作用機序，臨床適用，注意すべき副作用を説明できるか．
- □ 冠血管拡張薬を列挙できるか．また，その作用機序，臨床適用，注意すべき副作用を説明できるか．
- □ アドレナリンβ受容体遮断薬の作用機序，臨床適用，注意すべき副作用を説明できるか．
- □ Ca^{2+} チャネル遮断薬の作用機序，臨床適用，注意すべき副作用を説明できるか．

末梢循環改善薬

- □ 末梢循環障害を列挙できるか．また，それらの病態を説明できるか．
- □ 末梢循環改善薬を列挙できるか．また，それらの作用機序を説明できるか．

抗高血圧薬

- □ 高血圧症の診断基準，発症機序，病態，予後を説明できるか．

- □ 代表的な利尿薬を列挙できるか．また，それらの作用機序と注意すべき副作用を説明できるか．
- □ 代表的な Ca^{2+} チャネル遮断薬を列挙できるか．また，その作用機序と注意すべき副作用を説明できるか．
- □ レニン阻害薬をあげ，その作用機序と注意すべき副作用を説明できるか．
- □ アンジオテンシンⅡ AT_1 受容体遮断薬を列挙できるか．また，その作用機序と注意すべき副作用を説明できるか．
- □ 代表的なアンジオテンシン変換酵素阻害薬を列挙できるか．また，その作用機序と注意すべき副作用を説明できるか．
- □ レセルピンの作用機序と注意すべき副作用を説明できるか．
- □ 代表的な選択的アドレナリン α_1 受容体遮断薬を列挙できるか．また，その作用機序と注意すべき副作用を説明できるか．
- □ 代表的なアドレナリン β 受容体遮断薬を列挙できるか．また，その作用機序と注意すべき副作用を説明できるか．
- □ 中枢性交感神経抑制薬を列挙できるか．また，それらの作用機序と注意すべき副作用を説明できるか．
- □ 狭義の血管拡張薬をあげ，その作用機序と注意すべき副作用を説明できるか．

昇圧薬

- □ 低血圧症の発症機序，病態，予後を説明できるか．
- □ 昇圧薬を分類できるか．また，それらの作用機序，臨床適用，注意すべき副作用を説明できるか．

第6章 腎臓に作用する薬物

●体液の調節　●腎臓の生理的機能　●利尿薬　●電解質平衡異常治療薬

腎臓は後腹膜腔にあるソラマメ型をした1対の臓器で，肝臓の右葉が左葉よりも大きいため，右腎は左腎より低い位置にある．腎臓のもっとも重要な機能は，尿を生成して体液の量と組成(電解質，浸透圧やpHなど)の恒常性を維持することにある．

腎機能が障害されてNa^+や水の排泄が減少すると，それらが細胞外液に過剰に貯留して浮腫edemaが起こる．このような病状に対して，Na^+と水の排泄を促進して浮腫を取り除く薬物が利尿薬である．利尿薬は尿量を増加させて循環血液量を減らすので，高血圧症や心不全の治療にも用いられている．

1. 体液の調節

体液は細胞内液と細胞外液に大別され，後者には間質液(組織液)，血漿，リンパ液などが含まれる．成人男性の体液量は体重の約60%を占め，細胞内液量は体重の40%，間質液と血漿は体重のそれぞれ15%と5%を占めている．

細胞は細胞外液に浸されており，生命活動に必要な酸素や栄養素の受け取りおよび老廃物の排出は，細胞外液を介して行われている．細胞が正常に機能するために，細胞外液のイオン組成，浸透圧やpHはほぼ一定の状態に保たれているが，この恒常性の維持には腎臓が重要な役割を果たしている．

A 細胞外液の浸透圧と量の調節

細胞外液の浸透圧が大きく変動すると細胞の正常な機能が損なわれる．また，細胞外液量が少なくなると循環血漿量も少なくなり，細胞への酸素や栄養素の供給に支障が起こり，逆に多くなると心臓に過度の負担がかかる．したがって，細胞外液の浸透圧や量は正常値の範囲を逸脱しないように調節されており，その役目を担っているのは**バソプレシン** vasopressin，**レニン-アンジオテンシン-アルドステロン系** renin-angiotensin-aldosterone systemや**心房性ナトリウム利尿ペプチド** atrial natriuretic peptide(ANP)などである．たとえば，血漿浸透圧が上昇すると，脳下垂体後葉からのバソプレシン分泌が高まって集合管からの水の再吸収が増大するとともに，口渇感の結果として出現するアンジオテンシンIIを介した飲水行動によって，上昇した浸透圧が是正される．

細胞外液量はNa^+の総量によって規定されるので，体液中のNa^+量が減少すると細胞外液量が減り，循環血漿量も減少する．循環血漿量の減少は，糸球体沪過液(原尿)中のCl^-

(または Na^+)量の低下ならびに腎血流量の減少を招く．前者の電解質変化が**密集斑**(緻密斑) macula densa(輸入・輸出細動脈と接する遠位尿細管起始部の上皮細胞)によって感知されたり，後者の血流変化が**傍糸球体細胞** juxtaglomerular cell(糸球体に入る直前の輸入細動脈の平滑筋細胞が上皮様に変化した細胞)にある圧受容器によって感知されたりすると，傍糸球体細胞からのレニン分泌が高まる．その結果，レニン-アンジオテンシン-アルドステロン系が活性化され，主に集合管でのアルドステロンによる Na^+ 再吸収が促進して水の再吸収が増大し，細胞外液量がもとに戻る．逆に，循環血漿量が増大した際には，心房から心房性ナトリウム利尿ペプチドが合成・分泌されて**ナトリウム利尿** natriuresis をもたらす．

B　酸塩基平衡の調節

細胞外液の pH は一定のレベルに保たれており，健常人の血漿 pH は 7.35～7.45 の範囲にある．この正常範囲を下回った場合を**アシドーシス** acidosis，上回った場合を**アルカローシス** alkalosis という．生体がグルコースを好気的エネルギー源として利用すると，CO_2 と H_2O が生成される．血液中に物理的に溶けている CO_2 の一部は肺から排出されるが，大部分は H_2O と反応して H^+ を遊離する．

$$CO_2 + H_2O \rightleftharpoons H_2CO_3 \rightleftharpoons H^+ + HCO_3^-$$

また，含硫アミノ酸の代謝によって硫酸が，リン脂質の代謝や脂肪の分解などでリン酸が生成され，これらの不揮発性酸も H^+ を遊離する．このように，代謝によって生じる H^+ のため，血液は酸性に傾きやすい．

しかし，血液中には炭酸-炭酸水素イオン系，赤血球(ヘモグロビン)，血漿タンパク質やリン酸などの緩衝物質が存在するので，血漿 pH は正常範囲内に保たれる．これらの緩衝系の中では炭酸-炭酸水素イオン系の役割が特に重要であり，代謝によって生じた H^+ は HCO_3^- と反応して H_2O と CO_2 になり，CO_2 は肺から呼気中に排出される．このように H^+ は血漿中の HCO_3^- を消費するが，HCO_3^- は腎の尿細管細胞が H^+ を分泌する際に血液中に放出されるので，枯渇することはない．一方，不揮発性酸は肺から排出されず，腎から排泄されるので，腎は肺とともに血漿 pH の維持に重要な役割を果たしていることになる．

2. 腎臓の生理的機能

A　尿の生成と尿細管での物質輸送

1) 尿の生成

尿を生成する基本単位である**ネフロン** nephron は，1個の腎臓に約100万個あり，**腎小体** renal corpuscle と**尿細管** renal tubule からなる．腎小体は毛細血管が毬状となった**糸球体** glomerulus と，それを袋状に包んでいる**ボーマン嚢** Bowman's capsule からなる(図 6-1)．尿細管は**近位尿細管** proximal tubule，**ヘンレ係蹄** loop of Henle と**遠位尿細管** distal tubule の三つの部分に大別され，遠位尿細管が何本か集まって**集合管** collecting duct となる．

尿は，① **糸球体沪過** glomerular filtration，② **尿細管再吸収** tubular reabsorption，③

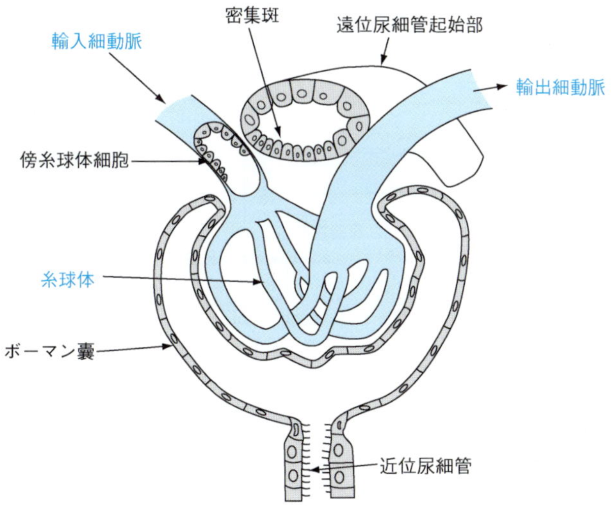

◆図 6-1 腎小体の構造

尿細管分泌 tubular secretion，という三つの機構を経て生成される．

a. 糸球体沪過 glomerular filtration

糸球体毛細血管は，その両端が輸入細動脈と輸出細動脈であるので，その圧は他の組織の毛細血管圧より高い．この圧力差が駆動力となって沪過が行われる．したがって，糸球体における沪過はいわゆる**限外沪過** ultrafiltration である．分子量約 66,000 のアルブミンやそれより分子量が大きいタンパク質，赤血球，白血球，血小板などの細胞成分は実質的に沪過されないため，アルブミンと結合した薬物は沪過されない．また，糸球体の基底膜が電気的に負に帯電しているため，一般に陽イオンよりも陰イオンのほうが沪過されにくい．

腎機能の指標の一つである**糸球体沪過量** glomerular filtration rate (GFR) は，糸球体が 1 分間当たりどれだけの血漿を沪過しているかを示しており，糸球体で自由に沪過されるが尿細管で分泌も再吸収もされない物質(イヌリン，チオ硫酸ナトリウムや内因性クレアチニン)のクリアランス値で表される．一方，糸球体で沪過され，尿細管へ分泌されるが再吸収されないパラアミノ馬尿酸のクリアランス値は，**腎血漿流量** renal plasma flow (RPF) を求める目的で測定される．GFR/RPF を**沪過比** filtration fraction といい，RPF のうちどれだけが糸球体で沪過されるかを示すもので，健常人の場合は約 0.2 である．

b. 尿細管再吸収 tubular reabsorption

糸球体では分子量 70,000 未満の物質はほとんど無差別に沪過されるので，原尿中には，タンパク質の代謝産物である尿素などの老廃物だけでなく，生体にとって有用なグルコースやアミノ酸なども含まれ，その組成は血漿のそれに近い．

原尿中の尿素は近位尿細管で再吸収された後，間質液からヘンレ係蹄下行脚へ流れ込むが，集合管で再び再吸収されるので，最終的に原尿中の約 50%が排泄される．グルコースとアミノ酸は近位尿細管でほぼ 100%再吸収され，水分は尿細管各部位で 99%以上が再吸収される．Na^+，K^+，HCO_3^-，Ca^{2+} なども再吸収される．また，脂溶性薬物や非解離型薬

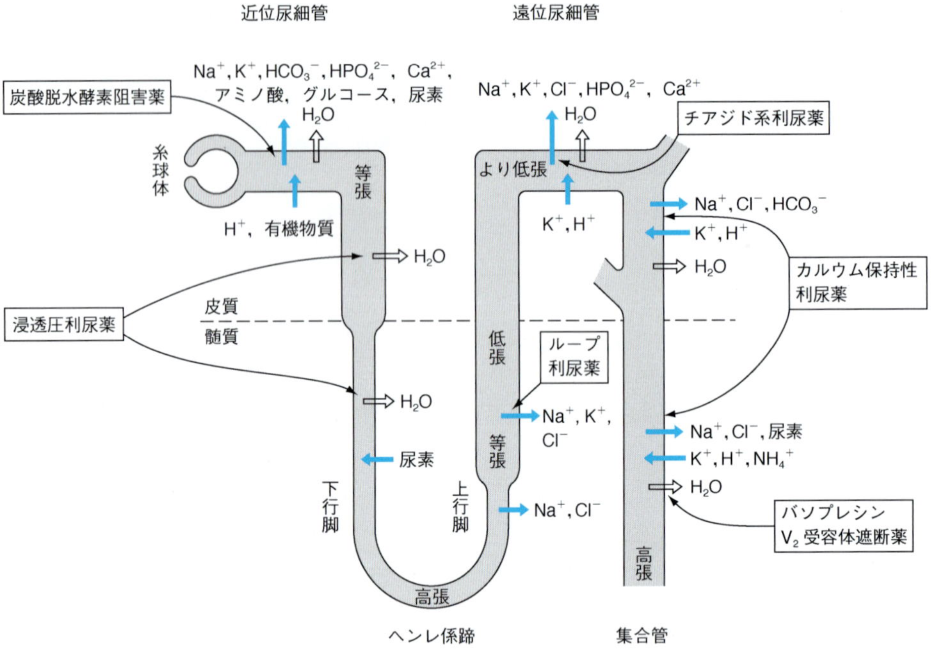

◆図 6-2　尿細管各部位における物質輸送・浸透圧変化と利尿薬の作用点

◆表 6-1　尿細管各部位と集合管での水と Na^+ の再吸収率および Na^+ 再吸収機構

尿細管部位	水の再吸収率(%)	Na^+ の再吸収率(%)	管腔側膜での Na^+ 再吸収機構
近位尿細管	60〜70	70〜75	Na^+–グルコース共輸送 Na^+–アミノ酸共輸送 Na^+–リン共輸送 Na^+–H^+ 逆輸送
ヘンレ係蹄	15 (下行脚で)	20〜25 (上行脚で)	Na^+–K^+–$2Cl^-$ 共輸送
遠位尿細管	5	5〜10	Na^+–Cl^- 共輸送 Na^+–K^+ 交換 Na^+ チャネル
集合管	15		Na^+–K^+ 交換 Na^+ チャネル

物も再吸収されるが，水溶性薬物や解離型薬物は再吸収されない．

図 6-2 に尿細管における水と溶質の輸送を，また**表 6-1** に尿細管各部位での水と Na^+ の再吸収率を示す．

2）尿細管での物質輸送

a. 尿細管分泌　tubular secretion

H^+, NH_3(分泌後 H^+ と結合し NH_4^+ として排泄)や有機物質は，尿細管腔へ能動的に分泌される．アルブミンと結合した薬物も分泌される．薬物の分泌は近位尿細管で，① **有機アニオントランスポーター**(ペニシリン，プロベネシド，メトトレキサートなどの酸性薬物)，② **有機カチオントランスポーター**(アトロピン，シメチジン，モルヒネなどの塩基性薬物)，

③ **P–糖タンパク質**を介した輸送系(ジゴキシン，キニジン，ベラパミルなど)，によって行われる．

フェノールスルホンフタレイン phenolsulfonphthalein (PSP) は沪過される量よりも分泌される量が多く，投与 15 分後の尿中排泄量が腎血漿流量と高い相関を示すことから，臨床的には **PSP 試験**として，腎血漿流量や近位尿細管機能の推定に用いられている．

b. 対向流系と尿の濃縮

流入管と流出管が隣接して並行に走行し，両管内の流れの向きが逆になっている系を**対向流系** countercurrent system といい，腎臓ではヘンレ係蹄と**直細血管**がこれに当たる．

ヘンレ係蹄上行脚では水の透過性はきわめて低いが，Na^+ と Cl^- は細い部分では受動的に，また太い部分では Na^+–K^+–$2Cl^-$ 共輸送体などによって間質へ輸送される．その結果，上行脚管腔の原尿の浸透圧は次第に低下するが，髄質部上行脚周囲の間質液の浸透圧は上昇する．一方，ヘンレ係蹄下行脚では Na^+ と Cl^- の透過性は低いが水の透過性は高いので，水は管腔から浸透圧の高い間質へ出ていき，下降するにつれて浸透圧が高くなる．このようにして，ヘンレ係蹄とその周囲の間質では，皮質から髄質深部へと次第に高くなる浸透圧勾配が生じ，原尿が濃縮される．この浸透圧勾配をつくり出す系を**対向流増幅系** countercurrent multiplier system といい，ヘンレ係蹄がその役目を担っている．

ヘンレ係蹄の周囲にある直細血管も対向流をなし，皮質から髄質深部へ向かう浸透圧勾配を維持する役割を果たしており，これを**対向流交換系** countercurrent exchanger system という．また，髄質深部の集合管では，バソプレシン存在下で透過性が高まった尿素が間質液へ拡散・蓄積し，これが髄質における高い浸透圧の維持に寄与している．

B 腎臓の内分泌機能

腎臓は，体液の量と組成の恒常性を維持する役割のほかに，造血ホルモンの**エリスロポエチン** erythropoietin，骨量を調節している**活性型ビタミン D_3**，血圧や体液量の調節に重要なレニン–アンジオテンシン系の律速酵素である**レニン** renin，**カリクレイン** kallikrein，**プロスタグランジン** prostaglandin や**エンドセリン** endothelin といった，ホルモンやオータコイドを産生している．

コラム　エリスロポエチン

165 個のアミノ酸と 4 本の糖鎖からなる分子量約 34,000 の糖タンパク質で，その 80～90 %は腎臓で，残りは肝臓で産生・分泌される．腎組織酸素分圧の低下，呼吸性アルカローシスや交感神経の興奮(β 受容体を介する)が刺激となって，腎皮質と髄質外層の尿細管周囲の間質にある線維芽細胞で，その産生が促進される．スポーツ選手が行う高地トレーニングによっても分泌が高まる．エリスロポエチンは，骨髄における赤血球系幹細胞の主として**赤芽球コロニー形成細胞** colony forming unit-erythroid (CFU–E) の分化・増殖を促進して，赤血球生成を刺激する．遺伝子組換え技術によってつくられた**エリスロポエチン製剤**は，腎性貧血の治療薬であるが(8 章–4–A–4)「腎性貧血治療薬」p284 を参照)，スポーツ選手が競技数週間前から注射すると赤血球数が増加して持久力の向上が可能なことから，ドーピング禁止薬となっている．

ビタミン D_3 は肝で25位が水酸化されて25-(OH)D_3 となる．さらに腎臓へ運ばれた後，近位尿細管細胞にある1α-ヒドロキシラーゼの働きによって1α, 25-$(OH)_2D_3$(活性型ビタミン D_3)となり，腸管からの Ca^{2+} 吸収を促進する．なお，副甲状腺ホルモンは腎での水酸化反応を促進する．

レニンは傍糸球体細胞の顆粒細胞から分泌される酸性プロテアーゼで，レニン-アンジオテンシン系の律速酵素である．その分泌は，① 腎血流量の減少を傍糸球体細胞が感知する，② 原尿中の Cl^-(または Na^+)濃度の低下を密集斑が感知する，③ 腎交感神経の興奮による β_1 受容体刺激，④ プロスタグランジン E_2(PGE_2)，などによって高まる．

組織(または腺性)カリクレインは，腎臓，膵臓，腸管，唾液腺，顎下腺などに存在しているプロテアーゼで，腎臓では遠位尿細管の接合尿細管 connecting tubule で産生される．主として低分子キニノーゲン(分子量約50,000)に作用して，アミノ酸10個からなるペプチドのカリジンを生成する．カリジンの一部は，アミノペプチダーゼの働きでブラジキニンとなる．ブラジキニンは，腎臓では血管を拡張させるほか(その作用は一部プロスタグランジンや一酸化窒素を介する)，尿細管に直接作用して利尿作用や Na^+ 排泄促進作用を示す．

プロスタグランジン prostaglandin(PG)は多くの組織で産生されるが，腎臓では尿細管で主として PGE_2 がつくられる．PGE_2 は，レニン分泌を刺激してレニン-アンジオテンシン-アルドステロン系を活性化することによって，Na^+ や水の再吸収を間接的に促進させるが，他方，太いヘンレ係蹄上行脚や集合管に働いて，Na^+ 再吸収を抑制する．また，その腎血管拡張作用を介して Na^+ の排泄を促進させる．このように，PGE_2 は腎機能に対して相反する作用をもつが，総合的にはナトリウム利尿を引き起こすと考えられる．

エンドセリン(ET)にはET-1, ET-2およびET-3という三つのアイソフォームがあるが，ET-2は主に腎や空腸で合成される．ETは尿細管の ET_B 受容体に作用して Na^+ と水の排泄を促進させるほか，メサンギウム細胞を収縮させる．

3. 利尿薬　diuretics

利尿薬は，その作用機序から，① 尿細管での Na^+ などの電解質や水の再吸収を抑制するもの(チアジド系利尿薬，チアジド系類似薬，ループ利尿薬，カリウム保持性利尿薬，炭酸脱水酵素阻害薬)，② 糸球体沪過量を増加させるもの(強心利尿薬)，③ 集合管においてバソプレシンの作用を遮断するもの(バソプレシン V_2 受容体遮断薬)，④ ①と②の機序を併せもつもの(浸透圧利尿薬，キサンチン誘導体)，に大別される．

糸球体沪液の99％以上がその後再吸収されるので，②の利尿効果は強くなく，臨床的には①や④が浮腫などに用いられる．一般に，利尿薬は無尿(尿量が50～100 mL/日)では効果が期待できない．

A　チアジド(サイアザイド)系利尿薬　thiazide diuretics

サルファ薬(スルホンアミド系薬)に炭酸脱水酵素阻害作用があることがわかり，その構造から発展して，1957年に最初のチアジド系利尿薬であるクロロチアジド chlorothiazide が登場した．その後多くの薬物が開発されたが，現在市販されているのは**ヒドロクロロチアジ**

◆表 6-2 チアジド系利尿薬の化学構造

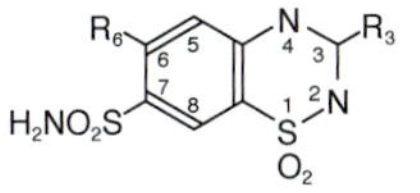

薬物	R_3	R_6	C_3–N_4
クロロチアジド	H	Cl	不飽和
ヒドロクロロチアジド	H	Cl	H H
ベンチルヒドロクロロチアジド	CH_2– 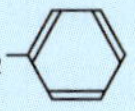	Cl	H H
トリクロルメチアジド	$CHCl_2$	Cl	H H

ド hydrochlorothiazide, **ベンチルヒドロクロロチアジド** benzylhydrochlorothiazide, **トリクロルメチアジド** trichlormethiazide の 3 種類である.

チアジド系利尿薬は 1,2,4–ベンゾチアジアジン–1,1–ジオキシドの誘導体で，ベンゾチアジアジン系利尿薬とも呼ばれている．その一般式を**表 6–2** に示す．心性浮腫(うっ血性心不全)，腎性浮腫，肝性浮腫や高血圧症(本態性，腎性，悪性)などに用いられる.

[薬理作用]

① 利尿作用：血漿タンパク質との結合率が高いので，主として近位尿細管から**有機アニオントランスポーター**を介して分泌された後，遠位曲尿細管(遠位尿細管の前半部)の管腔側から **Na^+–Cl^- 共輸送体**を阻害することによって水の再吸収も抑制する．その結果，NaCl と水の排泄が増大する．弱い炭酸脱水酵素阻害作用があり，近位尿細管に作用して HCO_3^- の排泄を増大させる(機序は Ⓔ「炭酸脱水酵素阻害薬」p236 を参照)が，この酵素阻害作用は利尿効果にほとんど寄与していない．また，炭酸脱水酵素阻害薬と異なり，体液の酸塩基平衡が変化しても利尿作用は影響を受けない．糸球体沪過量を軽度に減少させるが，これは直接的な腎血流量減少作用によるとされている．利尿作用はループ利尿薬のそれより弱い.

② 降圧作用：急性期には，利尿作用に基づく循環血液量の減少が心拍出量の低下を招いて降圧をもたらす．慢性期には，心拍出量は正常に戻るにもかかわらず，降圧効果が依然として認められる．この時期の降圧効果は末梢血管抵抗の減少によるとされているが，その機序はよくわかっていない．降圧効果の発現は緩徐で，2 ヵ月程度で最大効果が得られる．食塩摂取量の多い患者では有用性が高い．長期投与時には，Ca^{2+} チャネル遮断薬やアンジオテンシン変換酵素(ACE)阻害薬とほぼ同程度の効果を示すとされる.

[副作用] 重大な副作用として，再生不良性貧血や間質性肺炎などがある．また，低ナトリウム血症，**低カリウム血症**，**高カルシウム血症**，低クロル性アルカローシスや低マグネシウム血症といった血中電解質への影響や，**高尿酸血症**，**高血糖**や**脂質異常症**などの代謝面への影響があり，長期投与時には定期的な血液検査が必要である．低マグネシウム血症や低カリウム血症は不整脈の誘発につながる．その他の副作用として，インポテンス，光線過敏症や発疹などがある.

① 低カリウム血症：遠位尿細管後半部や集合管の管腔側細胞膜には Na^+ チャネルがあり，これを介して Na^+ が細胞内へ入ると管腔内陰性の電位差が生じ，この電位差が K^+ 分泌の駆動力となっている．チアジド系利尿薬によって Na^+ の再吸収が抑制されて遠位尿細管後半部や集合管へ送られてくる Na^+ 量が多くなると，より多くの Na^+ が

細胞内へ入り，管腔内陰性の電位差がより大きくなって K^+ 分泌量(排泄)も増える．これが低カリウム血症の発症機序であると考えられており，ループ利尿薬や炭酸脱水酵素阻害薬の場合も同様の機序で低カリウム血症を起こす．

② 高カルシウム血症：Na^+–Cl^- 共輸送体の阻害によって，尿細管細胞内の Na^+ 濃度が低下する．その結果，基底側細胞膜にある Na^+–Ca^{2+} 交換系が活性化されて Ca^{2+} の再吸収が亢進する．この副作用は，骨粗鬆症や尿路結石の患者には好影響を与える．

③ 高尿酸血症：尿酸排泄は急性期で増加するが，慢性期で減少する．高尿酸血症は，ⓐ 利尿効果による細胞外液量の減少の結果，二次的に近位尿細管での尿酸再吸収が亢進する，ⓑ 近位尿細管での有機アニオントランスポーターを介した分泌を尿酸と利尿薬が競合して尿酸の分泌が阻害されることで起こる．痛風患者には原則として用いない．

④ 高血糖：低カリウム血症の持続によって，ⓐ プロインスリンからインスリンへの転換の抑制，ⓑ 血糖上昇反応に対するインスリン分泌能の低下，ⓒ 組織におけるインスリン感受性の低下などが起こり，これらが耐糖能の低下や高血糖を招く可能性が指摘されている．K^+ の補給で高血糖が軽減する．チアジド系利尿薬はそれ自身に高血糖という副作用があること，そして糖尿病治療薬の効果を著しく減弱させることから，糖尿病患者には原則として用いない．

⑤ 脂質異常症：機序はよくわかっていないが，血中の低密度リポタンパク質 low-density lipoprotein (LDL) コレステロールと中性脂肪を増加させ，高密度リポタンパク質 high-density lipoprotein (HDL) コレステロールを減少させることがある．

[相互作用]

① ジギタリス製剤：低カリウム血症になると，より多くのジギタリスが心筋の Na^+, K^+-ATPase に結合するようになるので，ジギタリス中毒が起こりやすくなる．低カリウム血症は，ベクロニウムとロクロニウムの筋弛緩作用も増強する．

② バルビツール酸誘導体：中枢抑制作用により，利尿薬の副作用である起立性低血圧が増強される．

③ 炭酸リチウム：利尿薬が遠位尿細管における Na^+ 再吸収を抑制するため，代償的に近位尿細管における Na^+ や Li^+ の再吸収が高まり，血中リチウム濃度が上昇する．

④ 非ステロイド性抗炎症薬(NSAIDs)：Na^+ 利尿作用を有するプロスタグランジンの腎における生合成を阻害するため，Na^+ と水が体内に貯留し，利尿薬の効果が減弱する．

⑤ アンジオテンシン変換酵素 angiotensin converting enzyme (ACE) 阻害薬，アンジオテンシン受容体遮断薬：利尿薬による Na^+ 排泄の増大が血漿レニン活性を上昇(レニン-

コラム　腎性尿崩症とチアジド系利尿薬

多尿を示す本疾患患者にチアジド系利尿薬を用いることは，一見矛盾しているように思えるが，① 尿量を約半分に減らし，② 尿浸透圧を約2倍上昇させる効果がある．保険適用外で使用される．奏効機序として，利尿効果によって循環血液量が減少すると，近位尿細管での原尿の再吸収が増えて尿量が減少することや，また，遠位尿細管での Na^+ 再吸収抑制の結果，尿中への Na^+ 排泄量が増加し，尿浸透圧が上昇することが考えられている．このように，チアジド系利尿薬は軽度の脱水症状を引き起こすことで腎性尿崩症に奏効する．食塩摂取の制限は薬効を強める．

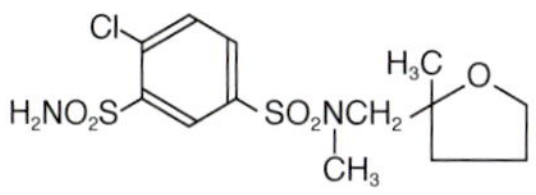

mefruside

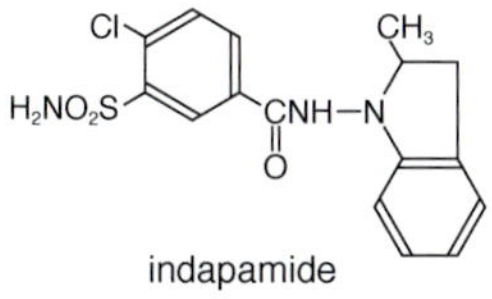

indapamide

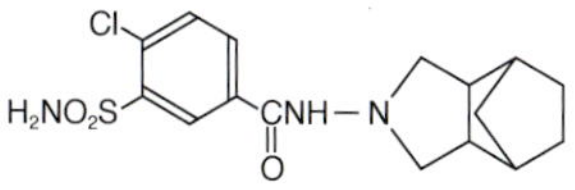

tripamide

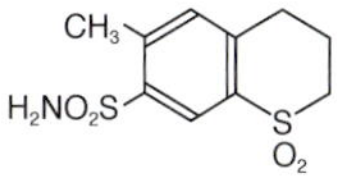

meticrane

▶チアジド系類似薬

アンジオテンシン系を亢進）させるため，併用薬の降圧効果が増強される．利尿薬投与中に併用薬を追加投与する場合には，初回投与量を少なくする．

B チアジド系類似薬 thiazide-like diuretics

チアジド系化合物ではないが，同じくスルホンアミド系の利尿薬で，利尿作用や副作用などがチアジド系に類似している薬物のことである．**メフルシド** mefruside は浮腫や高血圧症に使われるが，**インダパミド** indapamide，**トリパミド** tripamide と**メチクラン** meticrane の適応は本態性高血圧症のみである．チアジド系と比較して，作用の持続は長いものが多く，副作用の低カリウム血症は比較的軽度である．

C ループ利尿薬 loop diuretics

チアジド系利尿薬と異なり，この群の薬物間に化学構造上の共通性はあまりない．代表的な薬物は**フロセミド** furosemide で，各種の浮腫，高血圧症や尿路結石排出促進などに用いられる．**ブメタニド** bumetanide，**アゾセミド** azosemide と**トラセミド** torasemide は浮腫にのみ用いられ，高血圧症に対する適応はない．トラセミドはアルドステロン受容体遮断作用も併せもっているため，低カリウム血症は他のループ利尿薬より軽度で，大量投与では高カリウム血症を起こすことがある．

[薬理作用]

① 利尿作用：近位尿細管から有機アニオン輸送系を介して分泌された後，ヘンレ係蹄の太い上行脚の管腔側から **Na^+–K^+–$2Cl^-$ 共輸送体**を阻害して NaCl の再吸収を抑制し，尿

コラム　利尿薬はドーピング禁止薬である

ループ利尿薬のみならずチアジド系利尿薬，チアジド系類似薬，カリウム保持性利尿薬，炭酸脱水酵素阻害薬や浸透圧利尿薬は，ドーピング禁止薬である．これらは，① レスリングや重量挙げなどの体重クラス分けのある競技選手の減量，および② 筋肉増強薬など他の禁止薬物の体内残留濃度の低下促進，という目的で使用されていた．このため，国際オリンピック委員会（IOC）は 1987 年から利尿薬をドーピング禁止薬物リストに加えた．

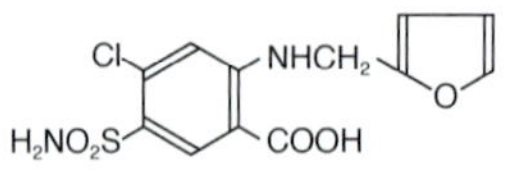

furosemide

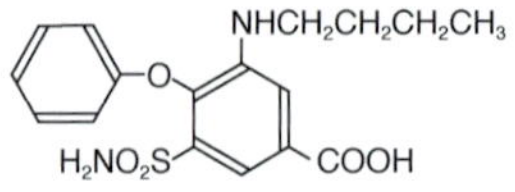

bumetanide

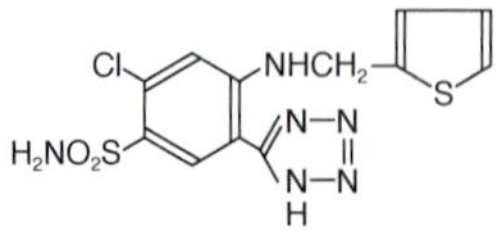

azosemide

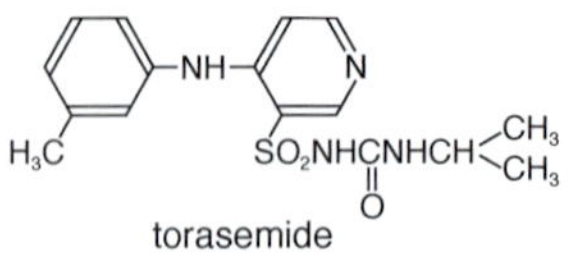

torasemide

▶ループ利尿薬

濃縮機構(対向流増幅系)を抑制する．その結果，ほぼ等張の尿を排泄させる．また，血管拡張性プロスタグランジンの産生を促進して腎血流量を増加させる．この作用も利尿効果に寄与している．利尿作用は酸塩基平衡の変化に影響されない．Ca^{2+}, Mg^{2+} の排泄も増加させる．チアジド系薬物と異なり，糸球体沪過量を上昇させる作用があるため，腎機能低下例(糸球体沪過量が 20 mL/分以下)でも利尿効果が期待できる．フロセミドなどのスルホンアミド基をもつループ利尿薬の中には，弱い炭酸脱水酵素阻害作用をもつものもあるが，常用量ではこの阻害作用は利尿作用に寄与しないと考えられている．ブメタニドには炭酸脱水酵素阻害作用はない．フロセミドには Na^+, K^+–ATPase 阻害作用があるが，この作用に治療上の意義はない．

② 降圧作用：投与初期には，利尿作用による循環血液量の減少に基づく心拍出量の低下によって降圧効果を示す．それ以降では細動脈壁のナトリウム含量を減少させ，これが交感神経刺激に対する感受性を低下させることで降圧をもたらすと考えられている．チアジド系利尿薬に比べて利尿作用は強く作用発現は速いが，降圧作用は弱いか同程度で持続は短い．

[副作用]　重大な副作用の一つに聴力障害がある．内リンパ液のイオン組成を変化させることで起こるとされているが，治療量では起こらない．その他の副作用はチアジド系薬物とほぼ同じである．ただし，チアジド系と異なり，Ca^{2+} の排泄を増大させる．

[相互作用]

① アミノグリコシド系抗生物質，シスプラチン：併用薬の副作用にも聴力障害があり，利尿薬との併用によってそれが増強される．

② アミノグリコシド系抗生物質，セファロスポリン系抗生物質：利尿薬がヘンレ係蹄の太い上行脚での Na^+ 再吸収を抑制するため，代償的に近位尿細管における Na^+ 再吸収が増加し，それに伴い併用薬の再吸収も増加し，抗生物質の腎毒性を増強することがある．

その他の相互作用はチアジド系と同じである．

D カリウム保持性利尿薬　potassium-sparing diuretics

カリウムの排泄を抑制する利尿薬として，アルドステロン受容体遮断薬と Na^+ チャネル遮断薬がある．

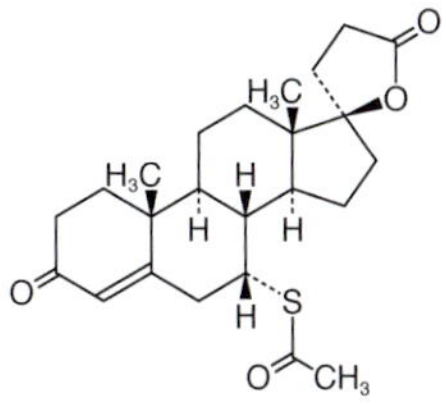

spironolactone

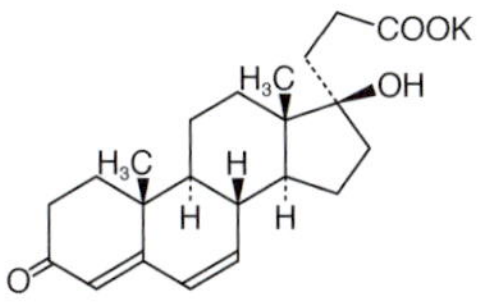

potassium canrenoate

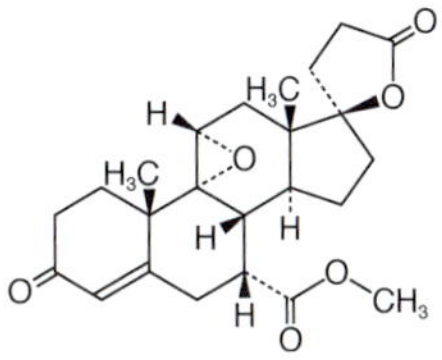

eplerenone

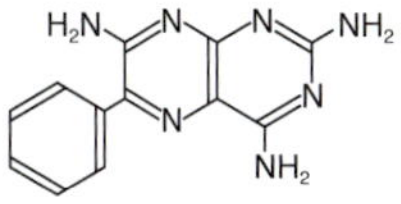

triamterene

▶カリウム保持性利尿薬

1）アルドステロン受容体遮断薬　aldosterone receptor blockers

スピロノラクトン spironolactone，**カンレノ酸カリウム** potassium canrenoate と**エプレレノン** eplerenone があり，いずれもステロイド骨格を有する．スピロノラクトンは，それ自身抗アルドステロン作用をもつが，半減期は約 1.6 時間と短い．約 80％が初回通過効果を受けるが，腸肝循環をする．脱アセチル体の 7α-チオメチルスピロノラクトンおよびその脱チオール体のカンレノンも抗アルドステロン作用を有する活性代謝物であり，作用持続が長いのはこれら活性代謝物の生成に起因している．高血圧症，各種の浮腫や原発性アルドステロン症に内服で用いられる．カンレノ酸カリウムはプロドラッグで，カンレノンに変換された後，抗アルドステロン作用を示す．スピロノラクトンが服用困難な患者に静注される．ただし，高血圧症の適応はない．エプレレノンは高血圧症のみに使用される．

アルドステロン受容体遮断薬は遠位尿細管終部と集合管の基底側膜から上皮細胞内に入り，細胞質にある鉱質コルチコイド受容体に対するアルドステロンの結合に競合的に拮抗する．アルドステロンが受容体に結合して核に移行すると，**アルドステロン誘導タンパク質** aldosterone-induced proteins (AIP) が合成される．AIP は，① 管腔側細胞膜にある Na^+ チャネルの増加，② 基底側細胞膜にある Na^+, K^+-ATPase の活性化，などをもたらし，その結果，泝液中の Na^+ が血中へ再吸収され，管腔内陰性の電位差が拡大して K^+ を管腔内に分泌する駆動力が強まる (Na^+-K^+ 交換系)．したがって，アルドステロン受容体遮断薬は Na^+ の排泄を促進して利尿作用を現すが，K^+ の排泄を抑制する．当然のことながら，血中アルドステロン濃度が高いほど効果が強く現れる．利尿作用や降圧作用はそれほど強くないので，高血圧症に単独で用いられることは少なく，チアジド系やループ利尿薬による低カリウム血症の防止を目的に併用されることが多い．

副作用として，高カリウム血症，低ナトリウム血症，代謝性アシドーシスのほか，代謝産物に抗アンドロゲン作用やエストロゲン作用があることから，男性では女性化乳房や性欲減退を，女性では月経不順を起こすことがある．このような性ホルモンに起因した副作用は，アルドステロン受容体に対する選択性が高いエプレレノンではほとんどみられない．アンジオテンシン変換酵素阻害薬やアンジオテンシン受容体遮断薬との併用で高カリウム血症が増強するので，併用注意である．

2）Na^+ チャネル遮断薬　sodium channel blockers

プテリジン pteridine 誘導体の**トリアムテレン** triamterene とピラジノイルグアニジン pyrazinoylguanidine 誘導体のアミロライド amiloride がある．後者は，臨床試験で重症肝障害などの副作用が認められたため，わが国では発売されていない．

トリアムテレンは遠位尿細管終部と集合管の主細胞管腔側膜にある Na^+ チャネル(このチャネルの機能はアミロライドで抑制されるので，アミロライド感受性 Na^+ チャネルとも呼ばれ，筋細胞などにある電位依存性 Na^+ チャネルとは異なる)を抑制して，管腔側から細胞内への Na^+ 輸送を減少させる．その結果，K^+ 分泌の駆動力となっている管腔内陰性の電位差が縮小し，K^+ 分泌が低下する．抗アルドステロン作用や炭酸脱水酵素阻害作用はない．代謝物の *p*-ヒドロキシトリアムテレンの硫酸抱合体には，母化合物に匹敵する薬理活性がある．高血圧症や各種の浮腫に対する適応がある．チアジド系やループ利尿薬の降圧と利尿作用を増強し，それらの副作用である低カリウム血症を相殺するので，併用されることが多い．

副作用には高カリウム血症，消化器症状，めまい，腎結石などがある．急性腎不全が重大な副作用である．

E 炭酸脱水酵素阻害薬 carbonic anhydrase inhibitors

炭酸脱水酵素は赤血球，腎皮質，胃粘膜や毛様体など，体内に広く分布している．炭酸脱水酵素は赤血球中では CO_2 を HCO_3^- へ変える役割を，また胃粘膜では胃液の H^+ を供給する役割を果たしており，毛様体では眼房水の産生に役立っている．

サルファ薬が代謝性アシドーシスや尿 pH の上昇を引き起こし，これらの作用が炭酸脱水酵素の阻害によるものであることが明らかにされて以来，多くのサルファ薬の中でもっとも強い炭酸脱水酵素阻害作用をもつ**アセタゾラミド** acetazolamide が開発された．

[薬理作用] 炭酸脱水酵素には7種類以上のアイソザイムが存在しているが，近位尿細管上皮細胞の細胞質にはⅡ型が，また管腔側膜にはⅣ型が存在している．細胞質の炭酸脱水酵素は CO_2 と H_2O から H_2CO_3 を産生する反応を触媒し，H_2CO_3 はその後 H^+ と HCO_3^- に解離する．H^+ は管腔側膜にある Na^+–H^+ 逆輸送系を介して管腔内へ排泄され，原尿中の HCO_3^- と反応して H_2CO_3 を形成する．H_2CO_3 は管腔側膜の炭酸脱水酵素によって CO_2 と H_2O に分解される．一方，H^+ と交換で再吸収された Na^+ は，基底側膜にある Na^+–HCO_3^- 共輸送系を介して，HCO_3^- とともに血中へ運ばれる(**図 6–3**)．このようにして，$NaHCO_3$ は管腔から血中へ移動し，それに伴って水も移動する．

したがって，炭酸脱水酵素が阻害されると，Na^+ と水の再吸収が抑制される．また，$NaHCO_3$ の管腔から血中への移動が抑制されるので，代謝性アシドーシスとなり，尿 pH は

コラム アルドステロン受容体遮断薬の心不全患者における延命効果

アルドステロンは，副腎皮質球状層のみならず，心血管組織でも産生・分泌されることが明らかにされている．不全心ではアルドステロン量の増加とアンジオテンシン変換酵素活性の亢進がみられることから，心筋組織のレニン–アンジオテンシン–アルドステロン系が活性化していると考えられる．アルドステロンは，心筋線維化促進作用や圧受容器機能の低下作用などによって，心不全を悪化させる．大規模臨床試験で，レニン–アンジオテンシン(RA)系抑制薬，利尿薬とジギタリスにスピロノラクトンを追加投与すると，NYHA (New York Heart Association) Ⅲ度以上の重症心不全患者の総死亡率を30％抑制し(RALES 試験，1999)，RA 系抑制薬と β 遮断薬にエプレレノンを追加投与した場合も，NYHA Ⅱ度の軽症心不全患者の総死亡率を24％抑制した(EMPHASIS-HF 試験，2010)と報告されている．

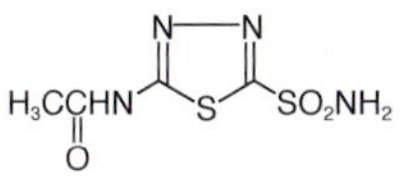

acetazolamide

▶炭酸脱水酵素阻害薬

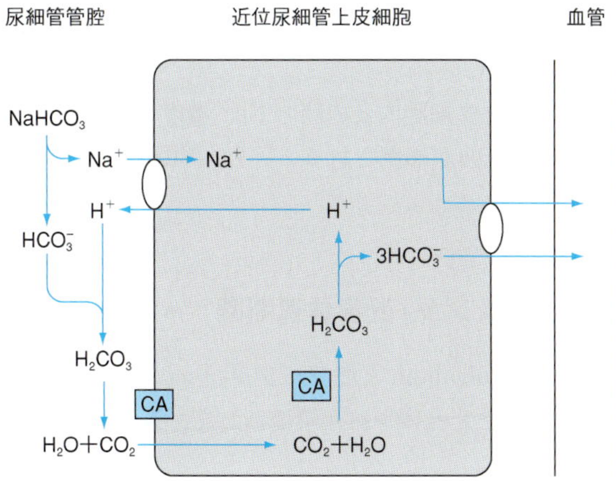

◆図 6-3　近位尿細管における $NaHCO_3$ の再吸収機序
CA：炭酸脱水酵素 carbonic anhydrase.

アルカリ性となる．炭酸脱水酵素阻害薬の効果はアシドーシスによって減弱するので，連用により耐性がみられる．

［臨床適応と副作用］ アセタゾラミドには心性や肝性の浮腫に対する適応はあるが，作用が弱く耐性を生じやすいことから，利尿効果を期待して用いられることはほとんどない．ヒトでは毛様体無色素上皮細胞の細胞質に存在するⅡ型炭酸脱水酵素が眼房水の産生に関わっており，この酵素阻害によって眼房水が減少して眼圧が低下するので，緑内障に短期間用いられる．ただし，角膜透過性が悪いので，点眼ではなく内服，静注もしくは筋注で使用される．その他，てんかん，メニエール病やメニエール症候群，肺気腫による呼吸性アシドーシス，睡眠時無呼吸症候群などにも用いられる．なお，Ⅱ型炭酸脱水酵素を特異的に阻害する**ドルゾラミド** dorzolamide と**ブリンゾラミド** brinzolamide は，緑内障に点眼で用いられる（11 章-1-Ⓐ-3）「炭酸脱水酵素阻害薬」p351 を参照）．

重大な副作用にショック，無顆粒球症などの血液障害，皮膚粘膜眼症候群などの皮膚障害や急性腎不全がある．その他の副作用に，代謝性アシドーシス，低カリウム血症，知覚異常，傾眠などがある．

F　強心利尿薬　cardiotonic diuretics

ジギタリス製剤は，心筋の Na^+, K^+-ATPase 阻害に基づく強心作用の結果，二次的に腎血流量を増加させて糸球体沪過量を増大させる．これが利尿作用の主たる機序である．

また，尿細管上皮細胞の基底側膜にある Na^+, K^+-ATPase（一次性能動輸送）も阻害する

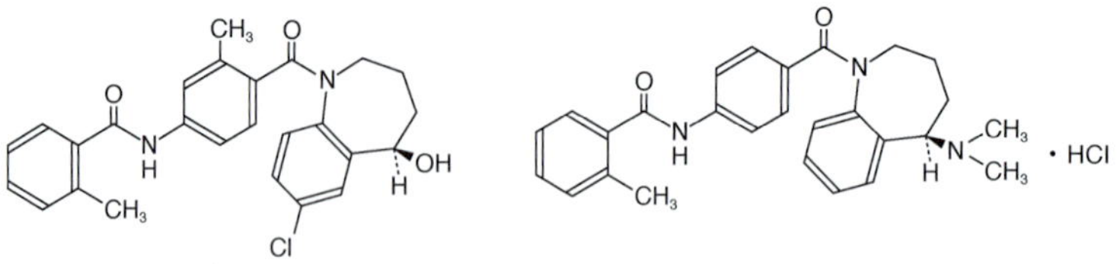

tolvaptan　　mozavaptan hydrochloride

▶バソプレシン V_2 受容体遮断薬

ため，管腔側と上皮細胞内との間の Na^+ 濃度勾配が低下し，管腔側膜にある Na^+ 再吸収機構(二次性能動輸送)が抑制されることも，利尿作用に寄与している(5章-2-Ⓒ-2)「強心配糖体」p181を参照).

G バソプレシン V_2 受容体遮断薬 vasopressin V_2 receptor blockers

トルバプタン tolvaptan と**モザバプタン** mozavaptan がある．集合管でのバソプレシンによる水の再吸収を受容体レベルで遮断して，Na^+ などの電解質の排泄増加を伴わずに水利尿を示す.

トルバプタンは，ループ利尿薬治療によっても体液貯留がみられる心不全患者にも有効であることから，他の利尿薬で効果不十分な心不全患者の体液貯留を改善するために用いられる．一方，モザバプタンの適応は，異所性抗利尿ホルモン産生腫瘍による抗利尿ホルモン不適合分泌症候群における低ナトリウム血症の改善である.

H 浸透圧利尿薬 osmotic diuretics

浸透圧利尿薬は，糸球体で自由に沪過され，尿細管で再吸収されにくく，それ自身薬理学的に比較的不活性な薬物である．**D-マンニトール** D-mannitol，**イソソルビド** isosorbide，**グリセリン** glycerin があり，いずれも高張溶液として用いられる．浸透圧利尿薬は細胞外液にのみ分布し，血漿浸透圧を上昇させて組織から血漿中へ水を引き入れ，循環血液量を増加させて糸球体沪過量を増やすことで利尿を示す．さらに，尿細管に到達すると尿細管の管腔内浸透圧が上昇し，それに伴い等張性を維持するために Na^+ と水の再吸収が抑制されることによっても利尿が生じる．この作用は近位尿細管とヘンレ係蹄下行脚で現れるが，主な作用部位は後者であると考えられている.

浸透圧利尿薬を静注すると，組織から血管内へ水を引き込むので，脳浮腫などの脳圧亢進時に脳圧下降薬として汎用される．また，眼圧下降を必要とする場合にも用いられる．その他，D-マンニトールは急性腎不全の予防や治療に点滴静注され，またイソソルビドは腎・尿路結石時の利尿やメニエール病に内服で使用される．循環血液量を増やし，心臓にかかる負荷を増大させるので，うっ血性心不全患者には慎重投与となっている.

I キサンチン誘導体 xanthine derivatives

キサンチン誘導体は中枢興奮，骨格筋興奮，心筋興奮，平滑筋弛緩，利尿，胃液分泌亢進

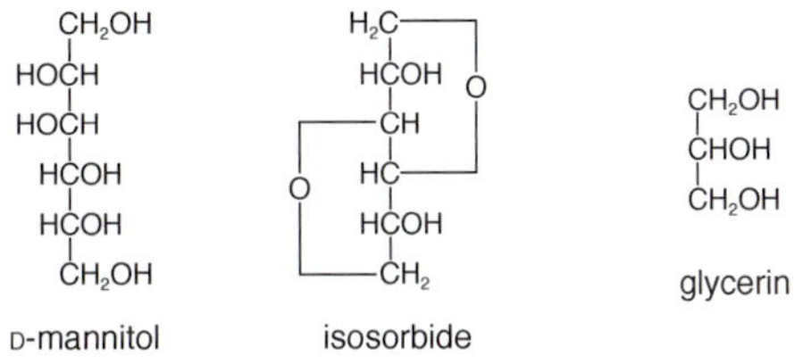

▶浸透圧利尿薬

などの多彩な薬理作用を有しており，臨床的には主として気管支喘息治療薬として用いられている．キサンチン誘導体の薬理作用はアデノシン受容体遮断，ホスホジエステラーゼ阻害に基づく細胞内 cAMP 濃度の上昇，細胞内貯蔵 Ca^{2+} の遊離促進などによってもたらされる．

利尿作用には，ホスホジエステラーゼ阻害に基づく強心作用の結果としての腎血流量の増大，アデノシンの輸入細動脈収縮・輸出細動脈拡張作用（これらによって糸球体沪過量が減少する）の遮断，尿細管での Na^+ と水の再吸収促進に対する拮抗などが関与している．利尿作用は**テオフィリン** theophylline がもっとも強く，次いでテオブロミン theobromine で，カフェイン caffeine がもっとも弱い．

テオフィリンのエチレンジアミン塩である**アミノフィリン** aminophylline，**プロキシフィリン** proxyphylline および**ジプロフィリン** diprophylline には，うっ血性心不全の適応もある（5 章–2–A–2）「ホスホジエステラーゼ阻害」p178 および 9 章–5–B–3）「キサンチン類」p303 を参照）．

4. 電解質平衡異常治療薬 drugs for electrolyte imbalance

体液組成の異常のうち，重要なものに K^+, Ca^{2+}, Mg^{2+} などの電解質の平衡異常があり，これらに対しては透析療法，輸液（8 章–5「輸液剤」p288 を参照）による補充療法や，電解質量に影響を与えるホルモンによる療法がある．ここではとくにカリウム，カルシウム，リンの平衡異常に対する治療薬について述べる．

A 高カリウム血症治療薬 drugs for hyperkalemia

血清カリウム濃度の正常域は 3.5～5.0 mEq/L であり，通常，5.5 mEq/L 以上を**高カリウム血症** hyperkalemia という．高カリウム血症は，① 腎不全や副腎皮質機能低下症のほか，カリウム保持性利尿薬，アンジオテンシン変換酵素阻害薬，アンジオテンシン受容体遮断薬などを投与したときのように，腎臓からのカリウム排泄が減少した場合，② 火傷，外傷，横紋筋融解症などの組織崩壊時や低インスリン血症，アシドーシスなどのときのように，細胞内カリウムの細胞外への移動が起こった場合，③ カリウムを静脈内へ過剰投与した場合，にみられる．

臨床症状として，しびれ感，筋力低下，腱反射陰性などの筋–神経症状および心電図波形の異常（T 波の増高や尖鋭化，QRS 幅の延長，P 波の平坦化や消失，心室細動など）がみられる．

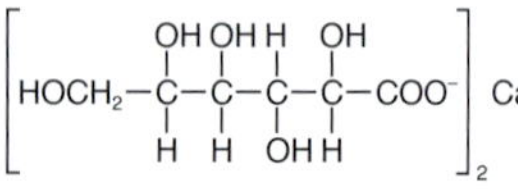
calcium gluconate hydrate

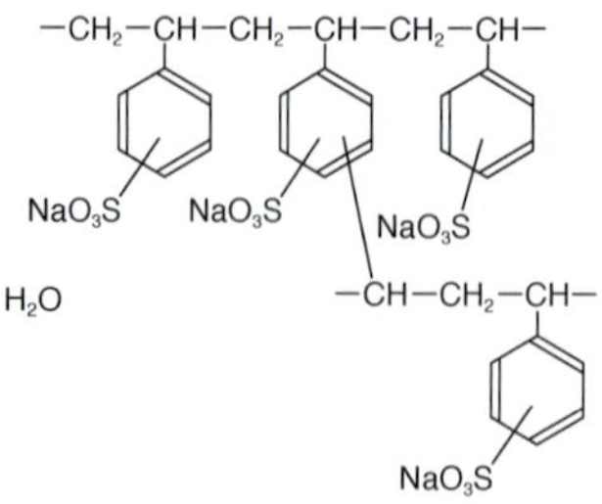
sodium polystyrene sulfonate

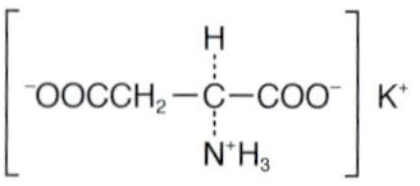
potassium L-aspartate

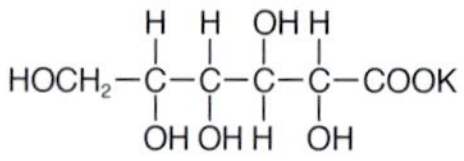
potassium gluconate

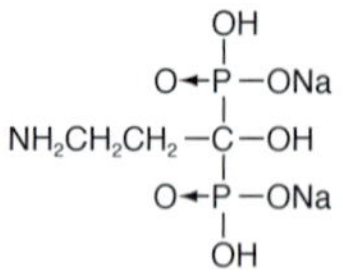
pamidronate disodium

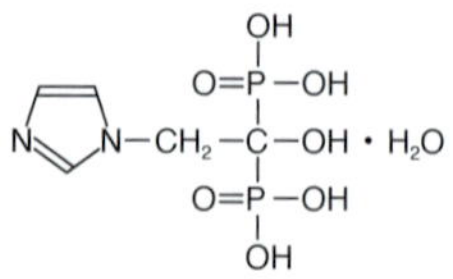
zoledronic acid hydrate

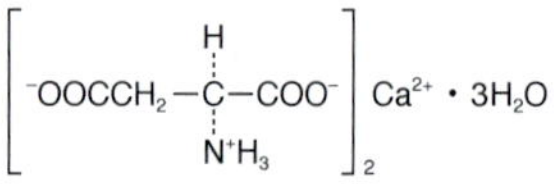
calcium L-aspartate hydrate

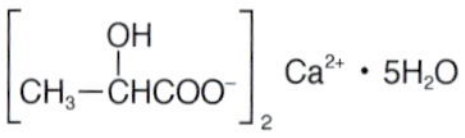
calcium lactate hydrate

$La_2(CO_3)_3 \cdot xH_2O$（x= 主として 4）
lanthanum carbonate hydrate

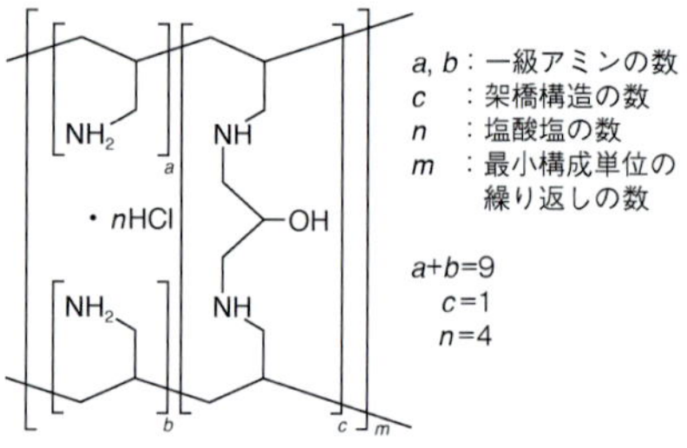

sevelamer hydrochloride

▶電解質平衡異常治療薬

緊急時には，高カリウム血症による異常興奮性から心筋を保護する目的で，**グルコン酸カルシウム** calcium gluconate などのカルシウム製剤（Ca^{2+} には膜安定化作用がある）の静注や，インスリンによる血中カリウムの細胞内への移行作用を期待して，**グルコース-インスリン療法**が行われる．アシドーシスが原因の場合は，細胞外 pH を上げることによって，H^+ と交換に K^+ を細胞内へ移行させるために**炭酸水素ナトリウム** sodium bicarbonate を点滴静注する．

陽イオン交換樹脂の**ポリスチレンスルホン酸ナトリウム** sodium polystyrene sulfonate や**ポリスチレンスルホン酸カルシウム** calcium polystyrene sulfonate は，急性および慢性腎不全に伴う高カリウム血症に内服または注腸で用いられる．投与後吸収されずに腸管内，とくに結腸付近で，薬物分子中の Na^+ または Ca^{2+} と腸管内の K^+ が交換され，K^+ が糞便中に排泄される．ナトリウム摂取制限患者には Ca 型が使いやすい．重大な副作用に腸穿孔がある．血清カリウム値低下によってジギタリス中毒作用を増強することがあるので，併用注意である．

B　低カリウム血症治療薬　drugs for hypokalemia

血清カリウム濃度が 3.5 mEq/L 以下を**低カリウム血症** hypokalemia という．反復する嘔吐・下痢による消化管からの K^+ 喪失，原発性・続発性アルドステロン症，異所性副腎皮質刺激ホルモン産生腫瘍，周期性四肢麻痺などの疾患，代謝性アルカローシス，利尿薬・副腎皮質ステロイド薬・インスリンなどの連用によって起こる．

症状として食欲不振，悪心・嘔吐，筋力低下，知覚異常や多尿があり，心電図上，T 波の平坦化または陰性化，U 波の出現，房室ブロック，期外収縮などがみられる．また，インスリン分泌が低下するので，耐糖能の低下もみられる．

治療には，**塩化カリウム** potassium chloride，**L-アスパラギン酸カリウム** potassium L-aspartate，**グルコン酸カリウム** potassium gluconate などを補充投与するが，静注は危険を伴うので，原則として内服する．

C 高カルシウム血症治療薬 drugs for hypercalcemia

総血漿カルシウム濃度の正常域は 8.8〜10.4 mg/dL (4.4〜5.2 mEq/L) で，これを超えた場合を**高カルシウム血症** hypercalcemia という．主な原因に，副甲状腺機能亢進症，悪性腫瘍，サルコイドーシスやビタミン D 過剰投与がある．治療の基本は，水分補給と生理食塩液による利尿であり，場合によってはループ利尿薬の投与を考慮する．

悪性腫瘍による高カルシウム血症は急速に出現し，意識障害，精神障害，筋緊張低下などの症状を呈する．このような場合には，ビスホスホネート製剤の**パミドロン酸二ナトリウム** pamidronate disodium，**ゾレドロン酸** zoledronic acid が点滴で用いられる．これらは骨組織に取り込まれ，破骨細胞の機能を低下させて骨吸収を抑制する．骨吸収抑制作用は，ゾレドロン酸がもっとも強い．

副作用の発熱を予防するために，アセトアミノフェンが内服で用いられる．効果発現まで数日を要するので，緊急時にはより速効性のカルシトニン製剤 (15 章-5-B「ホルモン製剤」p442 を参照) を投与することがある．

D 低カルシウム血症治療薬 drugs for hypocalcemia

血中に存在するカルシウムのうち約 50％は血漿タンパク質 (主としてアルブミン) と結合している．血漿タンパク質濃度は正常であるが，総血漿カルシウム濃度が 8.8 mg/dL 未満

コラム 悪性腫瘍による高カルシウム血症

悪性腫瘍による高カルシウム血症は，腫瘍細胞が産生・分泌する体液性因子，あるいは，腫瘍の骨転移が原因で起こる．体液性因子として，副甲状腺ホルモン関連タンパク質 parathyroid hormone-related protein (PTHrP) が知られている．PTHrP は 141 個のアミノ酸残基からなる腫瘍由来のペプチドホルモンとして同定されたが，その後，正常の骨芽細胞系細胞や軟骨細胞などにも広く分布していることが明らかとなった．PTHrP は腫瘍細胞から血中に入り，骨や腎臓の副甲状腺ホルモン parathyroid hormone (PTH) 受容体に結合し，PTH 様作用 (血中 Ca^{2+} 濃度上昇作用) によって高カルシウム血症を引き起こす．この作用はインターロイキン-6 で増強される．一方，腫瘍の骨転移時には，転移した腫瘍が破骨細胞を刺激することで起こる．

の状態を**低カルシウム血症** hypocalcemia という．副甲状腺機能低下症，ビタミンD欠乏症，急性膵炎，腎不全，高リン血症，低アルブミン血症などの疾患が原因で起こる．

低カルシウム血症で治療を要するのは，血漿カルシウム濃度が7 mg/dL 未満のときで，テタニー，咽頭痙攣や全身性の痙攣がみられる場合である．**塩化カルシウム** calcium chloride，**グルコン酸カルシウム** calcium gluconate，**乳酸カルシウム** calcium lactate，**L-アスパラギン酸カルシウム** calcium L-aspartate が内服または静注で補充投与される．アルファカルシドール alfacalcidol，カルシトリオール calcitriol あるいはファレカルシトリオール falecalcitriol といった活性型ビタミン D_3 製剤(15章-5-Ⓐ「ビタミン製剤」p440を参照)が用いられることもある．

E 高リン血症治療薬 drugs for hyperphosphatemia

血漿リン濃度の正常域は 2.5～4.5 mg/dL で，これを超えた場合を**高リン血症** hyperphosphatemia という．腎機能が低下した慢性腎不全患者では，リン摂取によって高リン血症になりやすい．

副甲状腺機能低下症では，腎不全がなくとも腎のリン排泄が障害されることがある．糖尿病性ケトアシドーシス，挫傷，非外傷性横紋筋融解症，全身性の感染症などで，細胞内のリンが細胞外へ移動することでも高リン血症が起こる．血漿のカルシウムとリン濃度の積はほぼ一定に保たれているので，リン濃度が上昇すると高リン低カルシウム血症を呈する．その結果，副甲状腺ホルモンの分泌が高まり二次性副甲状腺機能亢進症，線維性骨炎や骨軟化症を合併する．

慢性腎不全の高リン血症には，**沈降炭酸カルシウム** precipitated calcium carbonate，**炭酸ランタン** lanthanum carbonate，鉄剤のクエン酸第二鉄 ferric citrate とスクロオキシ水酸化鉄 sucroferric oxyhydroxide，ポリカチオンポリマーの**セベラマー** sevelamer やアミン機能性ポリマーの**ビキサロマー** bixalomer が用いられる．前四者は食直後に，後二者は食直前に内服する．消化管内で食物由来のリン酸イオンと結合してその吸収を抑制し，糞中への排泄を促進することで奏効する．副作用として，沈降炭酸カルシウムでは高カルシウム血症，アルカローシスなどの電解質失調が，その他の薬物では便秘，腹痛や腹部膨満といった胃腸障害がみられることがある．

第6章 学習チェックシート

体液の調節および腎臓の生理的機能

- ☐ 体液と酸塩基平衡の調節機構を概説できるか.
- ☐ ネフロンについて説明できるか.
- ☐ 糸球体沪過，尿細管再吸収と分泌機構を説明できるか.
- ☐ 対向流系の尿濃縮における役割を概説できるか.
- ☐ 腎臓の内分泌機能について説明できるか.

利尿薬

- ☐ 利尿薬を作用機序別に分類し，臨床応用と主な副作用について説明できるか.

電解質平衡異常治療薬

- ☐ 高カリウム血症と低カリウム血症の代表的な治療薬をあげ，その薬理作用について説明できるか.
- ☐ 高カルシウム血症と低カルシウム血症の代表的な治療薬をあげ，その薬理作用について説明できるか.
- ☐ 代表的な高リン血症治療薬をあげ，その薬理作用について説明できるか.

第7章 泌尿器・生殖器系に作用する薬物

●泌尿器系に作用する薬物　●生殖器系に作用する薬物

1. 泌尿器系に作用する薬物

A 蓄尿と排尿の生理

腎臓で生成された尿は，尿管の蠕動運動により膀胱へ送られる．蓄尿時は交感神経優位であるために膀胱排尿筋の緊張性が低く，内尿道括約筋（平滑筋）と外尿道括約筋（骨格筋）が収縮しているので，尿が漏れ出すことはない．

膀胱への蓄尿が進んで膀胱容量が一定のレベル（成人で300～400 mL）に達すると，急激に内圧が上昇して膀胱壁の伸展受容器が興奮する．この興奮は骨盤神経の求心路を介して仙髄排尿中枢に伝えられ，膀胱排尿筋を支配する骨盤神経（副交感神経）の興奮と外尿道括約筋を支配する陰部神経（体性神経）の抑制が生じる．その結果，膀胱排尿筋の収縮とともに外尿道括約筋の弛緩が生じて排尿を開始する．この際，内尿道括約筋も協調運動により弛緩する．また，非アドレナリン非コリン作動性 non-adrenergic non-cholinergic (NANC) 神経由来の一酸化窒素（NO）も排尿調節に寄与していると考えられている．

仙髄の排尿反射は，骨格筋の伸展反射と同様に上位中枢からの調節を受けている．膀胱壁伸展受容器からのシグナルの一部は橋の排尿中枢にも伝えられ，ここからの下行性シグナルが仙髄の排尿反射を促進する．また，中脳には排尿反射を抑制する中枢がある．このほか，大脳皮質，辺縁系，視床下部なども排尿調節に関与しており，随意的な排尿調節も可能である．蓄尿・排尿の調節機構と治療薬の作用点を，**図7-1**に示す．

B 神経因性膀胱治療薬

神経因性膀胱は，蓄尿・排尿の調節に関与する神経の障害により発症する一連の排尿障害で，障害のパターンは神経の障害部位に応じて多様である．基本的には，橋より上部の脳幹部あるいは仙髄より上部の脊髄に障害があると蓄尿障害（頻尿や尿失禁）が現れ，膀胱や尿道を支配する神経に障害があると排尿障害（排尿困難，残尿，尿閉）が現れるという．

1）蓄尿障害の治療薬

神経因性膀胱による蓄尿障害は，頻尿や尿失禁（急迫性尿失禁，腹圧性尿失禁，夜尿症など）として現れる．これらに対する対症療法としては，排尿筋弛緩薬あるいは尿道抵抗上昇薬の使用が考えられる．膀胱排尿筋の収縮にはアセチルコリン M_2 および M_3 受容体（主に

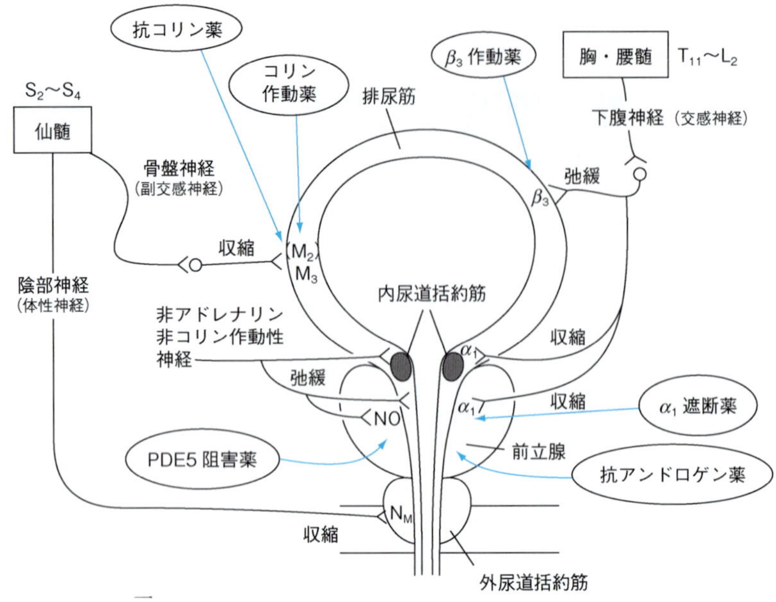

◆図 7-1　蓄尿・排尿の調節機構と治療薬の作用点

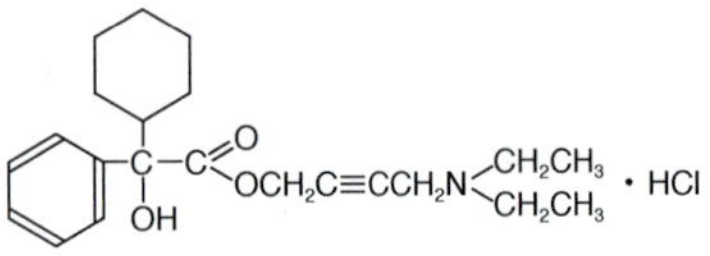

oxybutynin hydrochloride

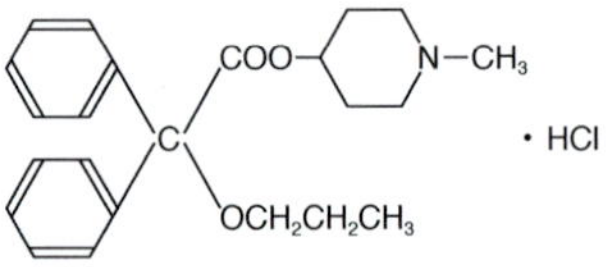

propiverine hydrochloride

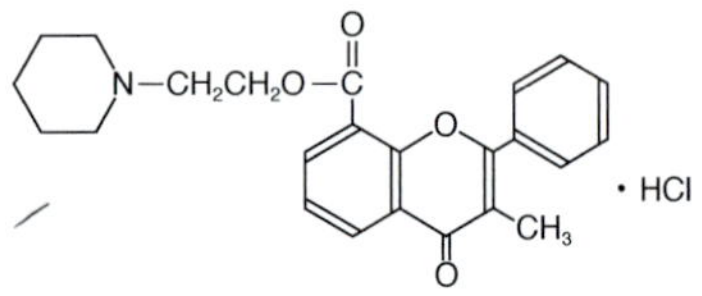

flavoxate hydrochloride

▶神経因性膀胱治療薬

M_3 受容体）が関与しているので，これらの受容体を遮断する薬物が排尿筋弛緩薬として用いられる．このような抗コリン薬の中で神経因性膀胱による頻尿に適応があるのは，**オキシブチニン** oxybutynin と**プロピベリン** propiverine で，これらには平滑筋の収縮を直接抑制する作用もあるという．ただし，膀胱排尿筋の過剰な活動を抑制するのみならず，正常な排尿力をも抑制して排尿困難や残尿増加を生じる可能性があるので，注意が必要である．このほかに，抗コリン薬に共通な口渇，便秘，視調節障害などの副作用も起こりうる．

フラボキサート flavoxate は抗コリン作用が比較的弱く，平滑筋細胞内への Ca^{2+} 流入の阻害やホスホジエステラーゼの阻害により膀胱排尿筋を弛緩させる．しかし一方では，平滑筋直接作用により膀胱の緊張性を保つ作用もあるため，一般的な抗コリン薬やパパベリンとは異なり，正常な排尿力を保持した状態で頻尿や残尿感を改善できるという．

2）排尿障害の治療薬

膀胱排尿筋の収縮不全による排尿障害は，非神経因性のものも含めて，一般に低活動膀胱ともよばれる．その治療には，排尿筋のコリン作動性の緊張を強化するために，コリン作動薬の**ベタネコール** bethanechol やコリンエステラーゼ阻害薬の**ジスチグミン** distigmine が用

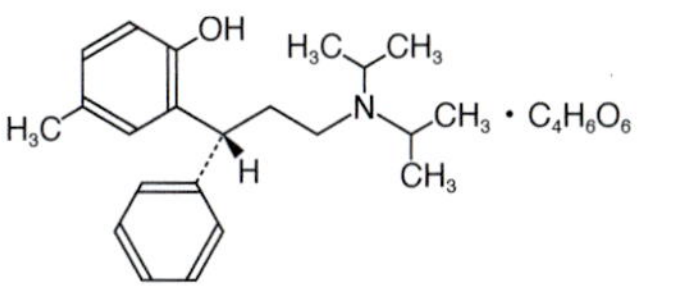

tolterodine tartrate

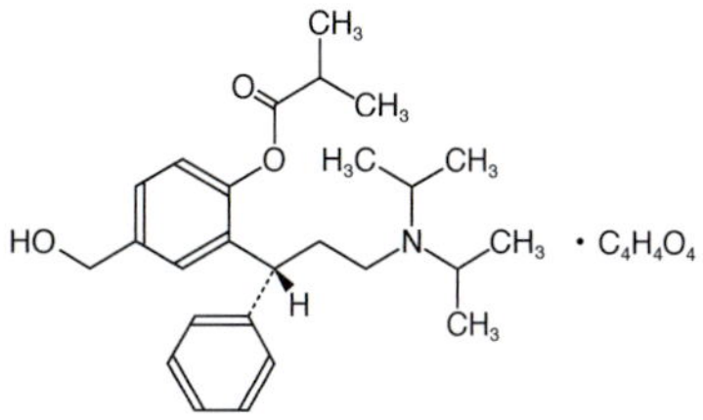

fesoterodine fumarate

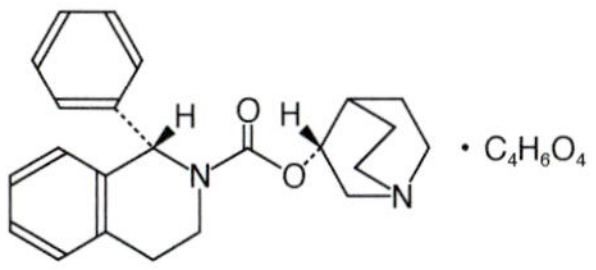

solifenacin succinate

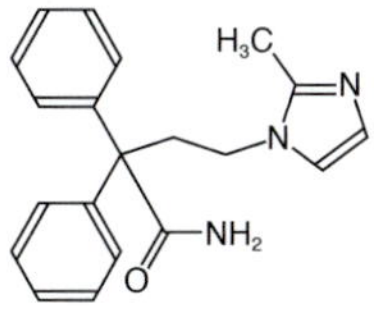

imidafenacin

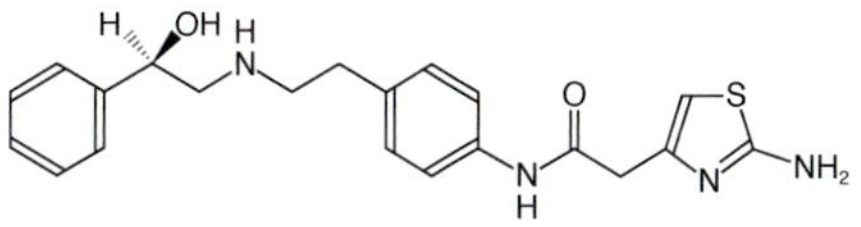

mirabegron

▶**過活動膀胱治療薬**

いられる．これらは，手術後や分娩後の排尿困難にも使用可能である．

一方，排尿時に起こるべき内尿道括約筋の協調性弛緩が不十分なために生じる排尿障害に対しては，内尿道括約筋の収縮に関与する α_1 受容体を遮断する薬物が有効であるが，α_1 受容体遮断薬の中で神経因性膀胱に伴う排尿困難が適応症となっているのは，**ウラピジル** urapidil のみである．このほか，外尿道括約筋の協調性弛緩が不全な場合には，バクロフェン，ジアゼパム，ダントロレンナトリウムなどの筋弛緩薬の使用が考えられる．

C　過活動膀胱治療薬

過活動膀胱 overactive bladder (OAB) は，2002 年の国際禁制学会（「禁制」は尿失禁の反対語）で新しく定義された病態である．尿意切迫感（急に強い尿意を感じ，我慢できない状態）が診断に必須の特徴であり，頻尿や切迫性尿失禁も認められることが多い．病因は，神経因性（脳血管障害，パーキンソン病，脳腫瘍，脊髄損傷など）と，非神経因性（下部尿路閉塞，加齢，骨盤底の脆弱化，特発性）に分類されている．前者は神経因性膀胱の蓄尿障害に相当する．わが国における 2002 年の疫学調査によると，有病率は加齢に伴って増加し，40 歳以上の 12.4％に過活動膀胱の症状が認められている．

過活動膀胱における尿意切迫感，頻尿および切迫性尿失禁の治療薬としては，抗コリン薬の**トルテロジン** tolterodine，**フェソテロジン** fesoterodine，**ソリフェナシン** solifenacin，**イミダフェナシン** imidafenacin が用いられている．トルテロジンには同等の強さの抗コリン作用を示す水酸化代謝物があり，この活性代謝物をプロドラッグ化したのがフェソテロジンである．フェソテロジン自体の作用は，活性代謝物の 1/100 程度である．また，トルテロジンおよびその活性代謝物にはムスカリン性アセチルコリン受容体のサブタイプに対する選択性がない．一方，ソリフェナシンとイミダフェナシンは，アセチルコリン M_3 受容体に対する親和性がもっとも高く，$M_1 > M_2$ の順で親和性が低くなる．膀胱収縮と唾液分泌に対する抑制作用を比較した実験では，いずれも膀胱収縮に対する抑制作用の方が強いことが示されており，このような膀胱選択性が認められないオキシブチニンとプロピベリンに比べて，

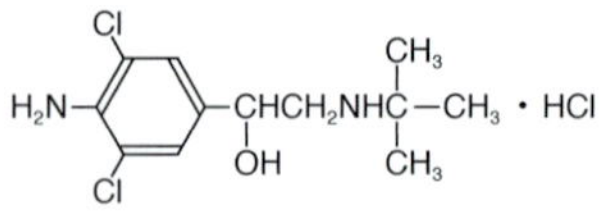

clenbuterol hydrochloride

▶その他の蓄尿障害治療薬

副作用が少ないことが期待されている．

わが国で創製された新しい作用機序をもつ過活動膀胱治療薬として，アドレナリン β_3 受容体を選択的に刺激する**ミラベグロン** mirabegron がある．この薬物は膀胱弛緩作用により蓄尿機能を正常化し，過活動膀胱における尿意切迫感，頻尿および切迫性尿失禁を改善する．一方，抗コリン薬とは異なり，非尿時の膀胱収縮力には影響しにくいとされている．

D その他の蓄尿障害治療薬

夜尿症または遺尿症には，抗コリン薬のプロパンテリン propantheline，抗うつ薬のイミプラミン imipramine とアミトリプチリン amitriptyline に適応がある．さらに，バソプレシン誘導体の**デスモプレシン** desmopressin (8章-3-Ⓔ-1)「デスモプレシン」p278 を参照) の点鼻スプレー剤が，尿浸透圧あるいは尿比重の低下に伴う夜尿症の治療に用いられている．また，β_2 作動性の気管支拡張薬の一つである**クレンブテロール** clenbuterol は，女性に多い腹圧性尿失禁にも適応がある．これは膀胱排尿筋弛緩作用と外尿道括約筋収縮作用による効果であると考えられていたが，ヒト膀胱平滑筋では主にアドレナリン β_3 受容体が機能的な役割を果たしているので (図 7–1)，前者の作用で説明することはむずかしい．

E 前立腺肥大症に伴う排尿障害の治療薬

男性特有の臓器である前立腺の肥大は，加齢に伴う良性腺腫形成によるもので，そのような変化は 40 歳代ですでに始まっているという．前立腺の中央には尿道が通っているため，前立腺肥大による尿道の圧迫が排尿障害を生じる．また，肥大した前立腺が膀胱を刺激すると，頻尿などの蓄尿障害も現れる．いずれの症状も，Ⓑで既述した神経因性膀胱の症状と共通点があるため，治療に先だって両者の鑑別診断が必要である．

1) α_1 受容体遮断薬

前立腺平滑筋および尿道括約筋の α_1 受容体を介する緊張性を減弱させて前立腺肥大症による排尿障害を軽減するために，**タムスロシン** tamsulosin，**シロドシン** silodosin，**ナフトピジル** naftopidil，**プラゾシン** prazosin，**テラゾシン** terazosin，**ウラピジル** urapidil などの α_1 受容体遮断薬が用いられる．肥大した前立腺や尿道には α_{1A} 受容体が，膀胱下部には α_{1D} 受容体が多く，タムスロシンとシロドシンは α_{1A} 受容体に，ナフトピジルは α_{1D} 受容体に対する選択性があるため，他の α_1 受容体遮断薬に比べて起立性低血圧のような循環器系の副作用を起こしにくいという．

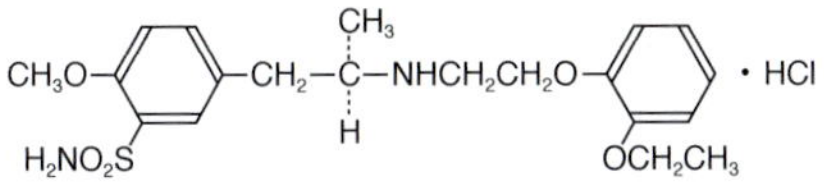

tamsulosin hydrochloride

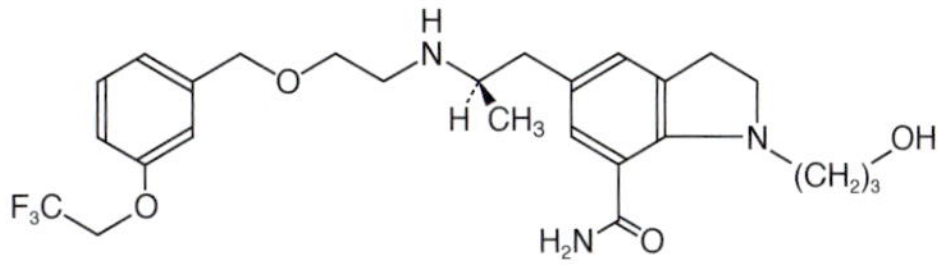

silodosin

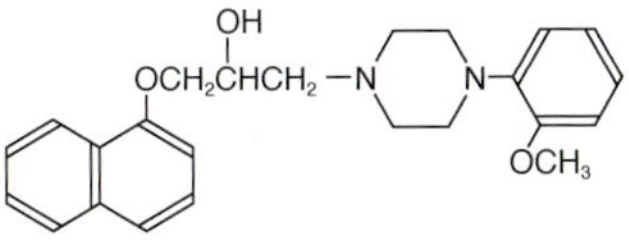

naftopidil

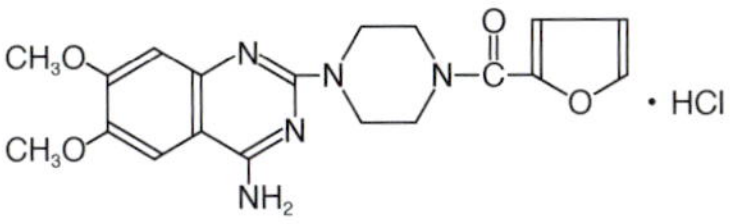

prazosin hydrochloride

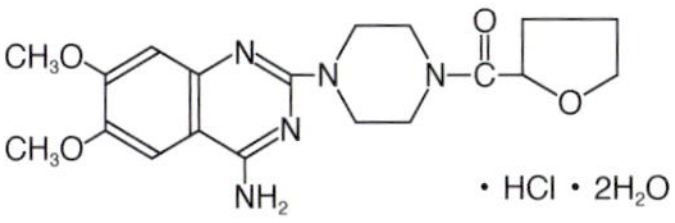

terazosin hydrochloride hydrate

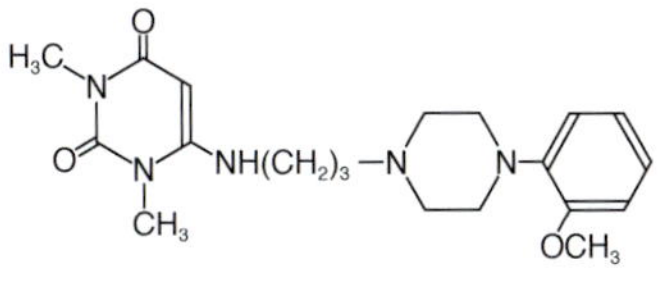

urapidil

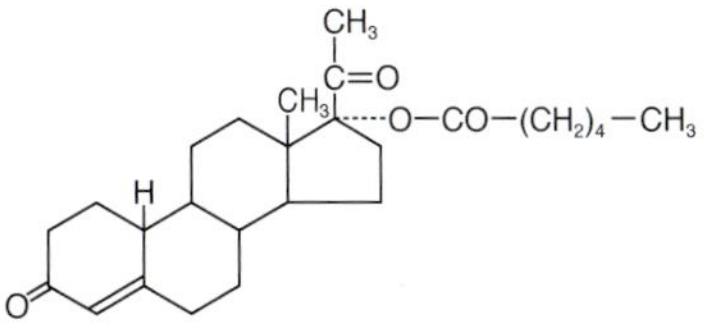

gestonorone caproate

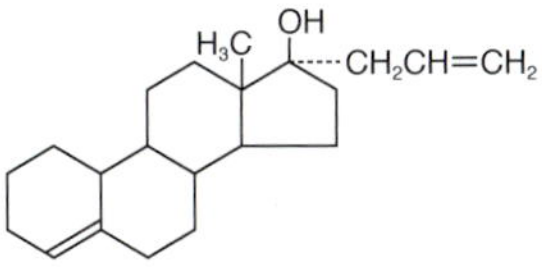

allylestrenol

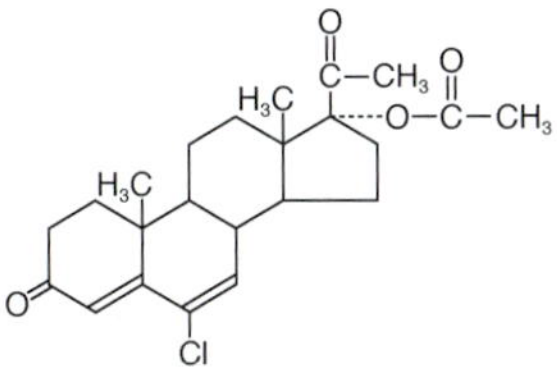

chlormadinone acetate

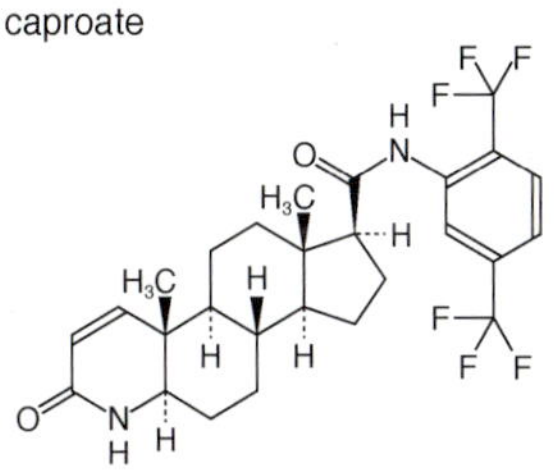

dutasteride

▶前立腺肥大症に伴う排尿障害の治療薬

2) ホスホジエステラーゼ 5 阻害薬

ホスホジエステラーゼ 5 phosphodiesterase 5 (PDE5) の選択的阻害薬である**タダラフィル** tadalafil は，勃起不全，肺動脈性肺高血圧症に続いて，前立腺肥大症に伴う排尿障害にも適応が拡大されている．ヒトの前立腺，尿道，膀胱頸部では神経由来の NO が排尿調節に関わっており，加齢に伴う NO 産生の低下が前立腺肥大症に伴う下部尿路症状の一因となっていると考えられている．また，血管における NO 産生の低下による下部尿路組織の血流障害は前立腺肥大症の危険因子とされている．サイクリック GMP (cGMP) の代謝酵素である PDE 5 を阻害すると NO の作用が増強され，尿道抵抗の軽減や血流改善がもたらされる．さらに，膀胱からの求心性神経活動が抑制されて蓄尿症状も改善すると考えられている．

3) 前立腺肥大症の治療薬

抗アンドロゲン薬の**ゲストノロン** gestonorone (カプロン酸エステル)，**アリルエストレノール** allylestrenol，**クロルマジノン** chlormadinone (酢酸エステル) は，肥大の促進因子であるテストステロンに拮抗して前立腺を縮小させる．クロルマジノンは，前立腺肥大症と前立腺癌に用いられるほか，黄体ホルモン剤(15章-6-D-3)-b「黄体ホルモンの治療応用」p455を参照)として，無月経や月経困難症などにも使用されるが，重大な副作用として，うっ血性心不全と血栓症が指摘されている．なお，オキセンドロン以外は，重篤な肝障害や肝疾患に禁忌である．

前立腺細胞内に移行したテストステロンは，大部分が5α還元酵素で代謝され，より活性の強いジヒドロテストステロンに変換される．5α還元酵素には1型と2型のアイソザイムが存在し，前立腺肥大症ではどちらも発現量が増加しているといわれている．**デュタステリド** dutasteride は1型と2型の両者を阻害して前立腺内のジヒドロテストステロンを減少させ，前立腺を縮小させる．従来の抗アンドロゲン薬に比べて，勃起不全が起こる頻度は低いとされている．なお，5α還元酵素の2型を選択的に阻害するフィナステリドは，男性型脱毛症の治療薬として用いられている．

4）その他

セルニチンポーレンエキス cernitin pollen extract は，8種類の植物(チモシイ，トウモロコシ，ライムギ，ヘーゼル，ネコヤナギ，ハコヤナギ，フランスギク，マツ)の花粉混合物を微生物で消化し，その水抽出エキスと有機溶媒抽出エキスを混合した製剤である．前立腺重量の増加を抑制する作用に加えて，排尿促進作用(膀胱排尿筋収縮作用と尿道平滑筋弛緩作用)や抗炎症作用も示す．前立腺肥大症による諸症状のほか，慢性前立腺炎にも適応がある．

オオウメガサソウエキス，ハコヤナギエキス，セイヨウオキナグサエキス，スギナエキス，コムギ胚芽油の混合物(**エビプロスタット** Eviprostat)は，前立腺肥大を抑制し，抗炎症作用により前立腺の浮腫や膀胱粘膜の炎症を抑える．このほか，排尿促進作用(尿道抵抗の低下作用と膀胱平滑筋緊張性の増加作用)や，尿路の消毒殺菌作用なども知られている．

L-グルタミン酸，L-アラニン，アミノ酢酸の合剤(**パラプロスト** Paraprost)は，神経系に作用するほか，抗浮腫作用により前立腺肥大を抑制して排尿障害全般を改善すると考えられている．

F　尿路結石治療薬

尿路結石の大半(80〜90％)はシュウ酸カルシウムやリン酸カルシウムの結晶が成長したもので，このほかに尿酸結石やシスチン結石などがある．プロベネシドやベンズブロマロンなどの尿酸排泄促進薬(15章-4-B-2)-a「尿酸排泄促進薬」p438を参照)の使用中には，尿酸結石の形成に注意が必要である．尿酸結石は酸性尿で生じやすいので，重曹やクエン酸製剤(**ウラリット** Uralyt)などの酸性尿改善薬で予防・治療することが可能である．ただし，過度にpHを上昇させると，カルシウム結石が生じやすくなるので，尿のpHが6.2〜6.8の範囲になるように使用することになっている．

ウラジロガシエキス quercus salicina extract には，尿路結石の生成防止作用や排出促進作用がある．また，チメピジウムやブチルスコポラミンなどの抗コリン薬あるいはCOMT阻害薬の**フロプロピオン** flopropione は，鎮痙作用により尿路結石の症状を緩解する．

2. 生殖器系に作用する薬物

A 生殖器の構成

生殖器は，生殖腺(男：精巣，女：卵巣)，生殖管(男：精巣上体管，精管，女：卵管，子宮，腟)，付属腺(男：精嚢，前立腺，尿道球腺，女：小前庭腺，尿道傍腺，大前庭腺)，および外生殖器(男：陰茎，陰嚢，女：陰核，外陰部)から構成される．胎盤と乳腺も，広義には生殖器と考えられる．

B 子宮収縮薬と子宮弛緩薬

子宮収縮薬は，子宮平滑筋の律動性収縮や緊張性を亢進させる薬物であり，**陣痛誘発薬**(陣痛誘発や陣痛微弱の際の分娩促進に用いられる薬物)と**弛緩性子宮出血用薬**(産後の子宮収縮不全に起因する弛緩性出血を抑制する薬物)に分類される．子宮弛緩薬(子宮鎮痙薬)は，子宮平滑筋の律動性収縮や緊張性を抑制する薬物であり，切迫流産や早産の防止のために用いられる．いずれの場合も，母体と胎児の状態に応じて投与する．

1) 出産と子宮収縮

子宮平滑筋の収縮性は，エストロゲンとプロゲステロンにより調節されている．**エストロゲン**は子宮平滑筋の自発的興奮性を高め，オキシトシンに対する反応性の亢進と筋収縮力の増大をもたらす．この機序には，エストロゲンによる子宮平滑筋の収縮タンパク質量の増加が関与している．ただし，妊娠末期にいたるまでは，プロゲステロンがエストロゲンの作用に拮抗し，子宮平滑筋が過度に収縮しないように調節されている．

一方，プロゲステロンの血中濃度は分娩開始前に急速に低下し，子宮筋のプロゲステロンに対する感受性低下・エストロゲンによる子宮筋の収縮力増強作用・オキシトシンに対する子宮筋の感受性増加などがもたらされるようになり，分娩進行の原動力となる子宮筋の収縮(分娩陣痛)が引き起こされる．陣痛がはじまると，産道の機械的刺激が中枢に伝えられ，脳下垂体後葉ホルモンである**オキシトシン**の分泌が促進される．オキシトシンは，エストロゲン優位の子宮平滑筋で発生する**律動性収縮**の頻度と収縮高を増大させる．このとき**プロスタグランジン**(**PG**)も遊離され，陣痛を促進する．とくにプロスタグランジン $F_{2\alpha}$($PGF_{2\alpha}$)やプロスタグランジン E_2(PGE_2)は，その作用が強い．

2) 子宮収縮薬 oxytocics

a. 陣痛誘発薬

オキシトシン oxytocin は，脳下垂体後葉から分泌されるペプチドホルモンであり，子宮収縮作用と射乳作用(乳導管周囲の平滑筋弾力線維の収縮)を併せもつ．オキシトシンを投与すると，子宮平滑筋細胞膜のオキシトシン受容体(G_q 共役型受容体)に作用して律動性収縮の頻度と収縮高を増大させ，自然陣痛に近い反応を引き起こす．オキシトシンは子宮筋の収縮作用を示す PG の遊離作用を有する．オキシトシンに対する子宮筋の感受性は，妊娠末期ならびに分娩直後に最大となる．

◆**表 7-1　バッカクアルカロイドの薬理作用の比較**

バッカクアルカロイド ＼ 比較項目		主たる適用	子宮収縮		血管収縮	α受容体遮断	昇 圧	催 吐	経口吸収
			強 さ	発 現					
アミン型	エルゴメトリン	子宮出血	++	速効	+	−	+	+	良
	メチルエルゴメトリン	子宮出血	++	速効	(±)	−	+	+	良
アミノ酸型	エルゴタミン	片頭痛	+	遅効	++	++	+	+	不良

分娩誘発や微弱陣痛に適用されるほか，弛緩性子宮出血の治療にも用いられる．消化管で分解されるので，非経口的(注射)に投与する．オキシトシンに対する感受性の個人差は大きく，少量でも過強陣痛になる場合がある．過強陣痛などは，点滴開始初期に起こることが多いため，分娩監視装置で子宮と胎児の状態を観察しながら，少量から開始して徐々に用量を増やす．血圧下降ならびに子宮収縮による胎盤循環不全にも注意を要する．

PG は強い子宮収縮作用を示す．その主要産生部位は，羊膜(PGE_2)，脱落膜($PGF_{2\alpha}$)であるが，陣痛発来後に増加するという報告が多いことから，陣痛発来後の陣痛増強での役割の可能性が指摘されている．陣痛誘発薬として臨床的に用いられる PG は，ジノプロスト($PGF_{2\alpha}$)とジノプロストン(PGE_2)である．

$PGF_{2\alpha}$ 製剤の**ジノプロスト** dinoprost は，オキシトシンと異なり，いずれの時期(妊娠初期・中期・末期)においても著明な子宮収縮作用を示す．主として，妊娠末期における陣痛誘発・陣痛促進・分娩促進に静脈内投与で用いられる．ジノプロストにより増大した子宮収縮は自然陣痛の反応に近い．分娩後の弛緩性出血傾向がなく，出血量の減少効果がある，抗利尿作用がないなどの特徴も有する．

ジノプロストン dinoprostone は，PGE_2 製剤である．非妊娠子宮では弛緩を引き起こすが，妊娠子宮では収縮を引き起こして陣痛誘発・陣痛促進作用を示す．

PGE_1 誘導体である**ゲメプロスト** gemeprost は，妊娠中期における治療的流産に適用される．ゲメプロストは，子宮収縮作用と子宮頸管開大作用を示し，臨床成績によると，子宮収縮発現時間は平均で 2 時間半，胎盤娩出までの時間は平均 16 時間とされている．腟坐剤として後腟円蓋部に挿入するが，子宮破裂や子宮頸管裂傷が発生することがあるので，併用薬を含めて用法・用量などに注意が必要である．

b. 弛緩性子宮出血用薬

分娩後の子宮平滑筋の緊張低下に起因する弛緩性出血の予防と治療には，**バッカクアルカロイド** ergot alkaloids が用いられる．ただし，バッカクアルカロイドは陣痛促進には適用されない．その理由は，バッカクアルカロイドは，子宮平滑筋の基礎張力を亢進させ，律動性収縮の発生を消失させてしまうからである．臨床で用いられるバッカクアルカロイドは，子宮収縮作用が強く副作用の少ないエルゴメトリン ergometrine，もしくはその半合成誘導体のメチルエルゴメトリン methylergometrine である(**表 7-1**)．

エルゴメトリン ergometrine は，アミン型の天然バッカクアルカロイドである．強力な子宮収縮作用を有するが，α受容体遮断作用および血管収縮作用は弱い．低用量で子宮平滑筋の収縮頻度と収縮力を増大させるが，引き続いて反応は弛緩に転じる．高用量では次第に基礎張力を亢進させて**拘縮**を引き起こし，最終的には律動性収縮を消失させる．妊娠末期や分

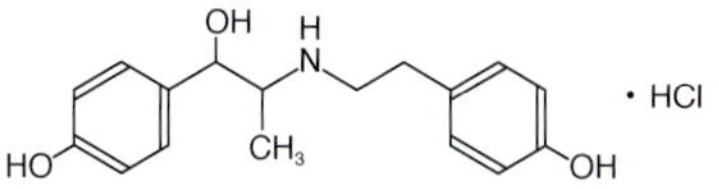

ritodrine hydrochloride

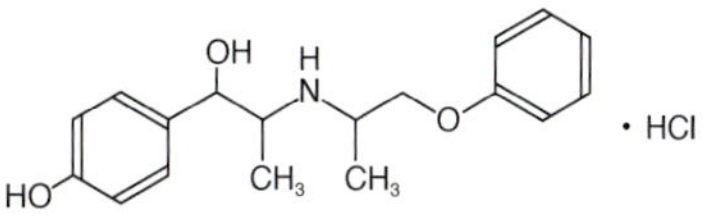

isoxsuprine hydrochloride

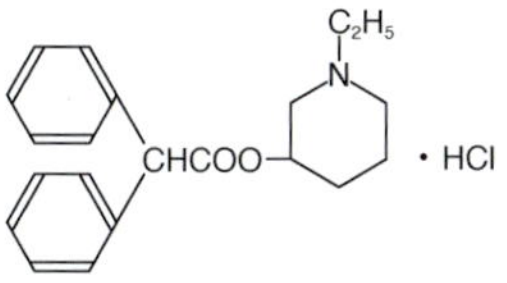

piperidolate hydrochloride

▶子宮弛緩薬

娩直後の子宮に対しては，ごく少量でも非常に強い収縮作用を示す．また，子宮平滑筋に対する持続的な収縮作用により子宮血管が圧迫されて血行が阻止されるため，分娩後の出血を低下させて止血効果を現す．胎児娩出後の分娩第 3 期以降の弛緩性子宮出血の防止の目的で使用されるほか，子宮復古不全，帝王切開術，人工妊娠中絶にも使用される．経口投与で用いられ，作用は速効性である（子宮収縮作用は経口投与後 10 分以内に観察される）．なお，高度の冠動脈狭窄を有する患者には使用禁忌である．

メチルエルゴメトリン methyl ergometrine は，天然バッカクアルカロイドであるエルゴメトリンのメチル化誘導体である．エルゴメトリンと比較すると，子宮収縮作用は 1.5 倍強く，作用持続は 2 倍長い．血圧上昇作用（末梢血管収縮作用）はエルゴメトリンに比較して弱い．作用発現も速く，経口投与でも 3～8 分で効果が認められる．

3）子宮弛緩薬　uterine relaxing drugs

子宮弛緩薬（子宮鎮痙薬）は，切迫性流産（妊娠 22 週未満において流産しかかった状態）や早産（妊娠 24 週 0 日から 36 週 6 日までの分娩）の防止と予防の目的で用いられる薬物である．治療手段として短時間分娩を遅延もしくは停止させる場合にも用いられる．アドレナリン β 受容体作動薬，抗コリン薬および硫酸マグネシウムが用いられる．

a. アドレナリン β 受容体作動薬

リトドリン ritodrine が用いられる．N の先端への大きな基の導入により，β_2 受容体に対する選択性を高めた構造を有し，子宮平滑筋の弛緩を引き起こす．イソクスプリンやイソプレナリンに比して，子宮選択性が高い．経口投与可能であるが，緊急性のある場合は静注する．副作用は比較的少ないが，過量投与により過度の β 受容体刺激症状（頻脈，動悸，不整脈，顔面潮紅，振戦など）が発現する．閉塞性動脈硬化症などに適用される**イソクスプリン** isoxsuprine が用いられることもある．

b. 抗コリン薬

ピペリドレート piperidolate は，鎮痙薬として用いられる抗コリン薬である．子宮平滑筋においては，アセチルコリンのほか，オキシトシンによる収縮も抑制するが，抗コリン作用によらない平滑筋細胞に対する直接作用によるものであることが示されている．

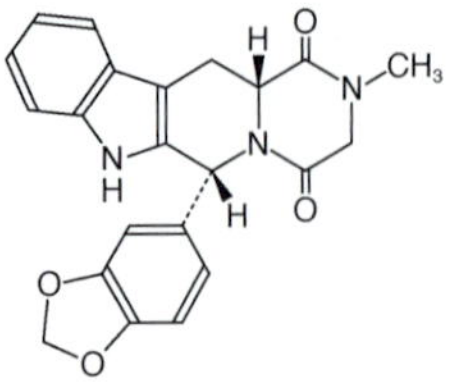

tadalafil

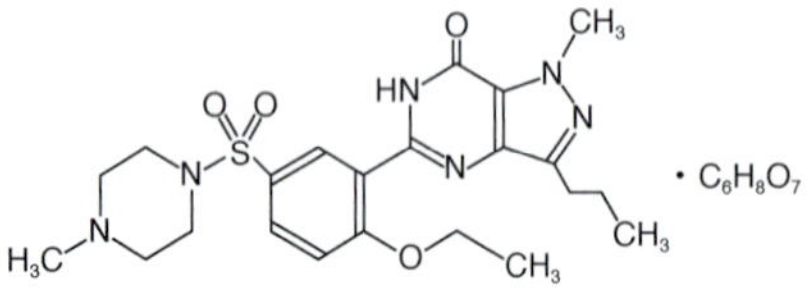

sildenafil citrate

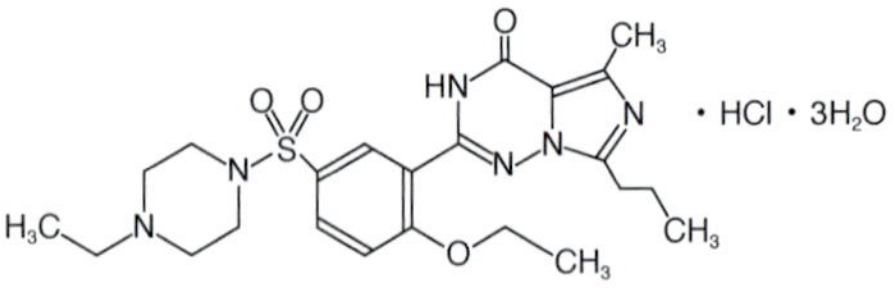

vardenafil hydrochloride hydrate

▶末梢循環改善薬

c. **硫酸マグネシウム**

β_2受容体作動薬が使用できない場合や，その効果が得られない場合に用いられるが，切迫早産の治療における有効性と安全性は確立されていない．高用量を用いると，心臓刺激伝導系の抑制ならびに神経筋接合部における伝達遮断により，心停止，呼吸停止を招く危険がある．

C　勃起不全治療薬

性欲，勃起，性交，射精，オーガズムのいずれか一つ以上を欠くか，または不十分な状態を，男子性機能障害という．このうち勃起障害 erectile dysfunction (ED) は「満足な性交のための勃起が発現できないか，維持できない状態」と定義される．

陰茎が勃起し，その状態が維持されるには，陰茎海綿体洞が拡大し，内陰部動脈および海綿体動脈の血流が持続的に増大する必要がある．この反応は，仙髄に発する副交感神経（骨盤神経）が興奮することにより起こるが，ここには一酸化窒素 (NO) を伝達物質とする神経線維が存在し，放出される NO の作用不全が勃起障害の原因と考えられている．

シルデナフィル sildenafil，**バルデナフィル** vardenafil および**タダラフィル** tadalafil は，cGMP の分解を触媒する 5 型ホスホジエステラーゼ (PDE 5) の特異的な阻害薬である．内因性 NO により産生される cGMP の作用を増強し，陰茎海綿体洞，内陰部動脈および海綿体動脈の平滑筋を弛緩させることで勃起障害を改善する．PDE 5 阻害薬は，ニトログリセリンや硝酸イソソルビドなどの NO 供与薬の作用も増強する．両薬を併用すると過大な降圧を生じて死にいたることもあるため，併用は禁忌となっている．なお，シルデナフィルとタダラフィルは肺動脈性肺高血圧症にも適応がある．

第7章 学習チェックシート

- □ 蓄尿と排尿の生理を説明できるか.
- □ 生殖器系の構成を説明できるか.

神経因性膀胱治療薬

- □ 代表的な蓄尿障害治療薬を列挙し，薬理作用，機序，主な副作用について説明できるか.
- □ 代表的な排尿障害治療薬を列挙し，薬理作用，機序，主な副作用について説明できるか.

過活動膀胱治療薬

- □ 過活動膀胱の治療に用いられる代表的な薬物を列挙し，薬理作用の特徴と機序について説明できるか.

前立腺肥大症に伴う排尿障害の治療薬

- □ 排尿障害の治療に用いられる代表的な薬物を列挙し，薬理作用の特徴と機序について説明できるか.
- □ 前立腺肥大を抑制する代表的な薬物を列挙できるか.

尿路結石治療薬

- □ 代表的な尿路結石治療薬を列挙できるか.

生殖器系に作用する薬物

- □ 代表的な子宮収縮薬を列挙し，機序，主な副作用について説明できるか.
- □ 代表的な子宮弛緩薬を列挙し，機序，主な副作用について説明できるか.
- □ 代表的な勃起不全治療薬を列挙し，機序について説明できるか.

第8章 血液・造血器系に作用する薬物

●血液凝固・線溶系の生理　●止血薬　●抗血栓薬　●造血薬　●輸液剤

1. 血液凝固・線溶系の生理

A 止血機構

血液凝固による血栓形成能は，本来生体に備わっている重要な機能であり，止血機構による血栓形成は，血管の損傷による出血・失血を防ぐ生体の防御機能として重要である．その機序には，血管壁，血小板，血液凝固系，線維素溶解系（線溶系）に関連するさまざまな因子が複雑に関与している．

B 血小板血栓形成

血管の損傷により内皮下組織が血液に接すると，露出したコラーゲンに血漿中の**フォン・ヴィルブランド因子** von Willebrand factor（vWF）が結合して構造が変化し，これに血小板膜の糖タンパク質 GP Ⅰb/Ⅴ/Ⅸ複合体を介して血小板が粘着する．粘着した血小板では GP Ⅱb/Ⅲa 複合体が活性化されて**フィブリノーゲン** fibrinogen や vWF に結合し，これを介して血小板同士の凝集が起こる．血小板凝集により放出・遊離される **ADP**，**セロトニン**（5-hydroxytryptamine：5-HT），**トロンボキサン A_2**（TXA_2）などが，循環血小板をさらに活性化する（**図 8-1**）．

一方で，活性化血小板膜上で進行する血液凝固反応により生成する**トロンビン** thrombin は，周囲の循環血小板を活性化し，血小板凝集がさらに促進される．凝集塊はこれらの増幅反応によりさらに成長し，**血小板血栓**（**一次血栓**）が形成される（**図 8-1**）．

C 血液凝固系

血小板血栓が形成される一方，主に活性化血小板膜のリン脂質上で血液凝固因子が次々とカスケード状に活性化されていく（**図 8-2**）．血液凝固因子は第Ⅰ因子から第ⅩⅢ因子まであるが（第Ⅳ因子は Ca^{2+}，第Ⅵ因子は欠番），このほかにプレカリクレイン，高分子キニノーゲンも凝固関連因子として働く．一般に，ローマ数字の横に a を付けることで活性型（active）であることを示す．これらの因子は活性化されることにより，セリンプロテアーゼ（第Ⅱa，Ⅶa，Ⅸa～Ⅻa 因子）やトランスグルタミナーゼ（第ⅩⅢa 因子）として凝固因子タンパク質を限定分解したり，ほかの凝固因子の補助因子（第Ⅴa，Ⅷa 因子）となる．

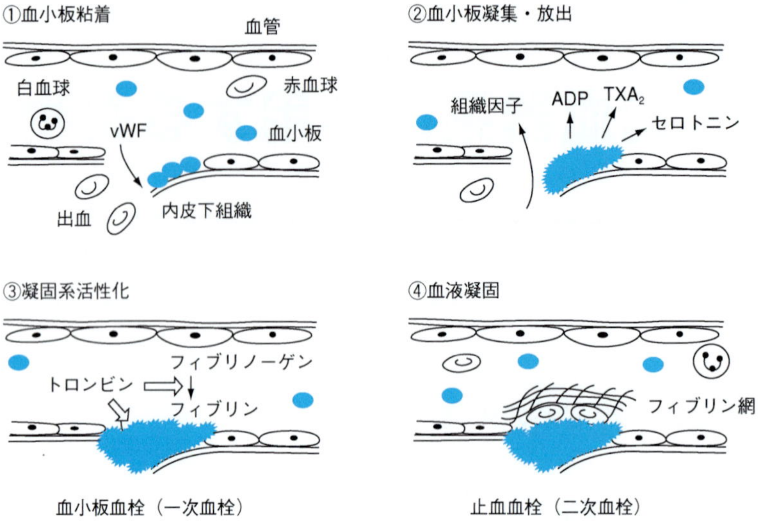

◆図 8-1　微小血管の止血機構
TXA_2：トロンボキサン A_2 thromboxane A_2.　vWF：フォン・ヴィルブランド因子 von Willebrand factor.

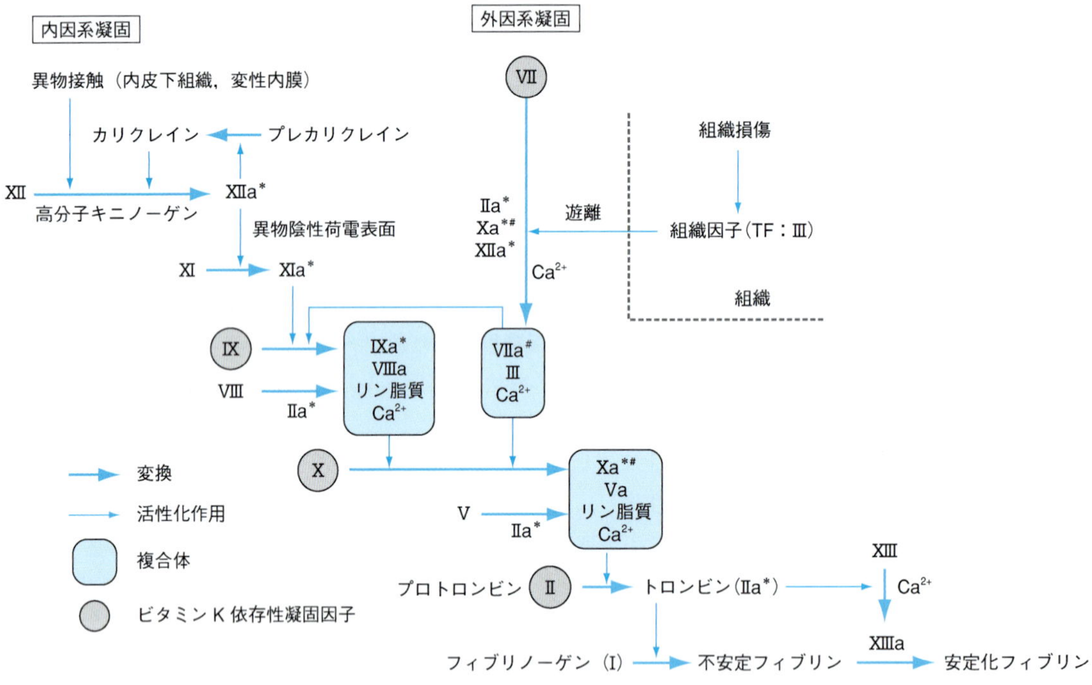

◆図 8-2　血液凝固カスケード
＊のついた因子はアンチトロンビンで阻害されるものを，＃のついた因子は組織因子経路インヒビターで阻害されるものを示している．

血液凝固カスケード反応は，組織因子 tissue factor（TF：第Ⅲ因子）が関与する**外因系凝固反応**と，組織因子が関与しない**内因系凝固反応**からなっている．外因系凝固反応では，傷害組織の細胞膜に露出したり，あるいは血漿中に混入した組織因子に血漿中の第Ⅶ因子が結合して形成される組織因子／第Ⅶa 因子複合体が，第Ⅸ因子と第Ⅹ因子を活性化する．一方，内因系凝固反応では，損傷した血管壁のコラーゲンなどの陰性荷電表面との接触により，第Ⅻ因子や第Ⅺ因子が活性化されて，活性化血小板膜リン脂質上に Ca^{2+} 存在下に形成された第Ⅷa/Ⅸa 因子複合体（テナーゼ複合体）が，第Ⅹ因子を活性化する．第Ⅹa 因子は，リン脂質および Ca^{2+} の存在下に第Ⅴa 因子と複合体（プロトロンビナーゼ複合体）を形成し，プロトロンビン（第Ⅱ因子）からトロンビン（第Ⅱa 因子）を生成する．セリンプロテアーゼであるトロンビンは，フィブリノーゲン（第Ⅰ因子）分子からフィブリンモノマーを産生するとともに第ⅩⅢ因子（フィブリン安定化因子）を活性化する*1．フィブリンモノマーは重合してフィブリンポリマーとなるが，これは可溶性で不安定である．血小板血栓と絡み合った不安定フィブリンは第ⅩⅢa 因子により架橋・安定化され，不溶性の安定化フィブリン fibrin となり**止血血栓**（**二次血栓**）が形成される（**図 8-1**）．

この血液凝固カスケードは，多くの凝固因子がどのような流れ（カスケード）で反応するかを示している．しかし，生体内で実際に起こる凝固反応のほとんどは，血管外膜や血管内皮細胞などの組織因子発現細胞と血小板膜上で進む外因系凝固反応が中心となって進むと考えられており，内因系凝固反応のくわしい役割は明らかではない．

D 線維素溶解系（線溶系）

安定化フィブリンの沈着による止血血栓（フィブリン塊）は，その目的を果たした後，網内系細胞による貪食と**線維素溶解系**（**線溶系**）により徐々に溶解されていく（**線溶** fibrinolysis）．とくに，**プラスミン** plasmin によりフィブリンを分解する線溶系が生理的に重要である（**図 8-3**）．

線溶系は血液凝固系と連動しており，内因系凝固反応で生成した第Ⅻa 因子，およびカリクレインは，**プラスミノーゲン** plasminogen を活性化してプラスミンを生成させる（**内因系線溶反応**）．一方，血管内皮細胞や傷害された組織から分泌される**プラスミノーゲン活性化因子** plasminogen activator（PA）も，プラスミノーゲンを活性化してプラスミンを生成させる（**外因系線溶反応**）．プラスミンは，そのセリンプロテアーゼ活性によりフィブリンを限定分解する．プラスミノーゲン活性化因子には組織型プラスミノーゲン活性化因子（tissue-type plasminogen activator: t-PA）と，肝臓や腎臓で産生され尿中に排泄されるウロキナーゼ型プラスミノーゲン活性化因子 urokinase plasminogen activator（uPA）がある．t-PA とプラスミノーゲンおよびプラスミンはいずれもフィブリンに対する親和性が高く，フィブリン上でプラスミノーゲンの活性化が起こり，生成するプラスミンは効率よくフィブリンを溶解できる．こうして血栓が溶解される間に，血小板由来の種々の細胞増殖因子 platelet-derived growth factor（PDGF）などの働きによって血管の損傷が修復され，止血血栓はやがて消失する（**図 8-1**）．

---

*1 トロンビンは，第Ⅶa，Ⅸa～Ⅻa 因子と同様に，タンパク質を切断する際にセリン残基を用いるセリンプロテアーゼ（タンパク分解酵素）である．基質特異性が高く，血液凝固系ではフィブリノーゲンと第ⅩⅢ因子を加水分解する．

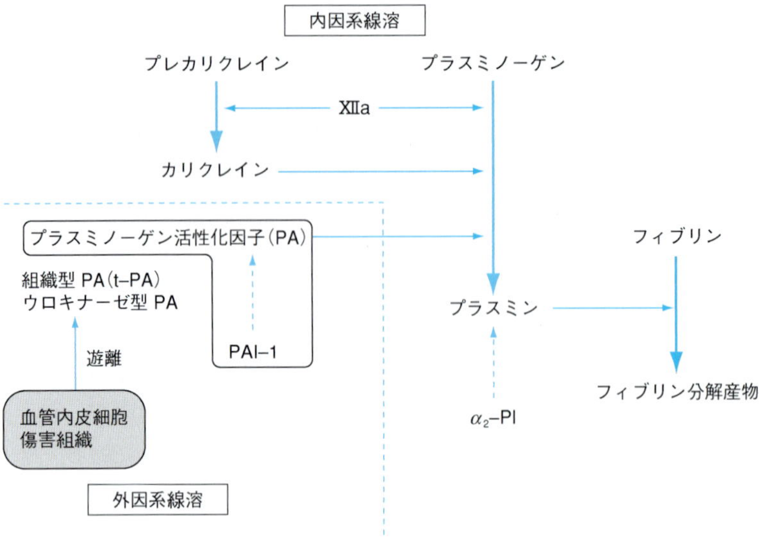

◆**図 8-3 線維素溶解系**
━━▶ 変換. ──▶ 活性化作用. - - - -▶ 阻害作用.
α_2-PI：α_2-プラスミンインヒビター α_2-plasmin inhibitor. PAI：プラスミノーゲン活性化因子インヒビター plasminogen activator inhibitor. XIIa：活性化第XII因子.

線溶系を制御している阻害因子としてもっとも重要なものは，**α_2-プラスミンインヒビター** α_2-plasmin inhibitor(α_2-PI)である．α_2-PI はプラスミンと 1：1 の複合体を形成し，プラスミンの作用を直接阻害する．また，プラスミノーゲンのフィブリンへの結合も阻止する．そのほか，血管内皮細胞で産生される**プラスミノーゲン活性化因子インヒビター 1** plasminogen activator inhibitor-1(PAI-1)などの阻害因子は，プラスミノーゲン活性化因子に結合してその作用を阻害する(**図 8-3**)．

止血機構では，これら凝固系と線溶系の諸因子の活性が局所的，経時的に複雑に制御されることにより，止血血栓形成，線維素溶解が血管損傷部位に限定的に進行する．これらのバランスが崩れると，出血傾向，血栓傾向が現れる．

コラム　アンチトロンビンIIIからアンチトロンビンへ

アンチトロンビンIII(AT III)という名称は，アンチトロンビン(AT)が発見される過程で，血中の複数のトロンビン阻害因子活性を分類する際に用いられた(1954 年)．このとき，フィブリンは AT I，ヘパリン存在下の AT 活性(別名：ヘパリンコファクター)は AT II，ヘパリン非存在下の AT 活性(別名：進行性 AT)は AT IIIというように，便宜的に命名された．その後 1967 年，数種の AT 活性のうち，AT IIIがセリンプロテアーゼインヒビター(セルピンファミリー)としてトロンビンを阻害する本体であることが明らかにされたが，AT IIIという名称はそのまま使われてきた．そこで 1993 年，国際血栓止血学会は名称を「アンチトロンビン」とすることを決定し，現在ではこの名称が普及してきている．なお，1982 年には，もう一つのヘパリン依存性のトロンビン特異的阻害タンパク質として，ヘパリンコファクターIIも分離・同定されている．これも実際はヘパリンがコファクターであることを考えると奇妙な名称であるが，上記の歴史的経緯から命名されたものである．

2. 止血薬 hemostatics

止血機構に関わる血管壁，血小板，血液凝固系そして線溶系のいずれかの機能がなんらかの要因により障害されると，止血血栓形成に障害が起こり**出血傾向**が現れる．このような出血傾向，手術中や血管損傷による出血などに対しては止血薬を用いる必要がある．止血薬には，それぞれの要因に関連したものがある．

A 血管強化薬(血管補強薬) capillary stabilizers

アドレナリンの酸化物であるアドレノクロムは止血作用を示すが，化学的に不安定である．血管強化薬としては，アドレノクロムの安定な誘導体をさらに水溶性にした**カルバゾクロムスルホン酸ナトリウム** carbazochrome sodium sulfonate および**アドレノクロムモノアミノグアニジン** adrenochrome monoaminoguanidine が用いられる．これらの血管強化薬は，血管壁成分のヒアルロン酸を分解するヒアルロニダーゼを阻害することで毛細血管の抵抗性を高め，また血管透過性を低下させて出血を防ぐ．血液凝固系，線溶系には影響を与えずに出血時間を短縮し，止血作用を示す．紫斑病などの毛細血管抵抗性の減弱および透過性の亢進による出血傾向，皮膚・粘膜などの出血，術中・術後の異常出血などに，単独または併用で用いられる．

B 血液凝固促進薬 blood coagulants

血液凝固系に直接作用するか，またはその異常を改善して止血作用を示す．

1) ビタミン K_1(フィトナジオン phytonadione)，ビタミン K_2(メナテトレノン menatetrenone)

血液凝固第Ⅱ，Ⅶ，Ⅸ，Ⅹ因子は，ビタミン K 存在下に肝臓で産生される**ビタミン K 依存性凝固因子**である．ビタミン K が欠乏するとこれらの凝固因子の産生が阻害され，凝固能が低下する(**図 8-2**)．ビタミン K 製剤投与により，肝臓におけるこれら因子の産生が促進されるが，止血効果の発現は遅く，数時間以上が必要である．ビタミン K_1 は生体内でビタミン K_2 に変換されて作用するので，止血作用の発現はビタミン K_2 がより速やかである．なお，トロンボモジュリン-プロテイン C 制御系(**図 8-7**)に関わるプロテイン C，プロテイン S の産生もビタミン K 依存性である．

各種薬物(ワルファリン，サリチル酸，抗生物質など)投与中に起こる**低プロトロンビン血症**，胆道および胃腸障害に伴うビタミン K の吸収障害，新生児の低プロトロンビン血症，肝障害に伴う低プロトロンビン血症など，ビタミン K 欠乏症による出血に用いられる．

2) トロンビン thrombin

血液凝固第Ⅱa 因子であるトロンビンは，フィブリノーゲンに直接作用してフィブリンモノマーを生成する．また，第ⅩⅢ因子を活性化することによりフィブリン分子を架橋して，強固な安定化フィブリンを生成する．血小板に対しても，**プロテアーゼ活性化受容体-1** protease-activated receptor-1 (PAR-1) を介して直接活性化作用を示す．

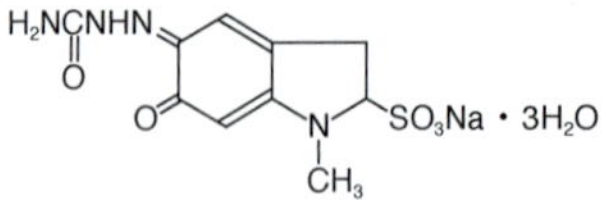

carbazochrome sodium sulfonate hydrate

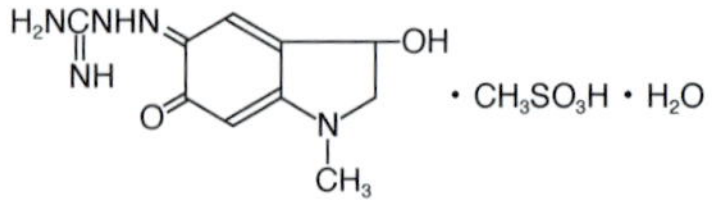

adrenochrome monoaminoguanidine mesilate hydrate

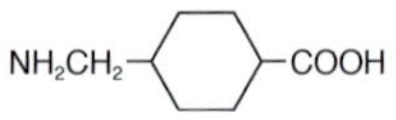

tranexamic acid

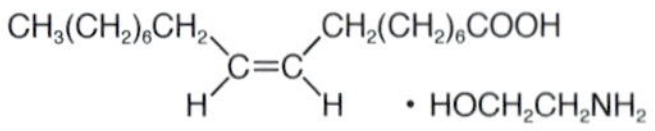

monoethanolamine oleate

$C_{12}H_{25}(OCH_2CH_2)nOH$
$n \fallingdotseq 9$

polidocanol

▶止血薬

外傷，手術中，抜歯後の出血や，骨性，膀胱，鼻および上部消化管からの出血に外用する．上部消化管出血に対しては，経口用細粒または溶液を経口投与する．血管内に入ると流血を凝固させ，またアナフィラキシーショックを起こすなどの恐れがあるので，注射は行わない．

3）ヘモコアグラーゼ　hemocoagulase

トロンビン様作用を示す蛇毒由来のタンパク質分解酵素である．全血凝固時間，出血時間，**プロトロンビン時間**[*2] prothrombin time（PT）および**活性化部分トロンボプラスチン時間**[*3] activated partial thromboplastin time（APTT）を短縮させる．しかし，血小板数，フィブリノーゲン量および血中**フィブリン分解産物** fibrin degradation product（FDP）に対しては，ほとんど影響を与えない．また，血小板機能亢進作用もあるとされる．

肺・鼻・口腔内・性器・腎出血，外傷による出血に対して，静注または筋注される．

C　抗プラスミン薬 antiplasmins（抗線溶薬 antifibrinolytics）

白血病，再生不良性貧血，紫斑病，術中・術後などでは，線溶系亢進により異常出血が起こる．抗プラスミン薬である**トラネキサム酸** tranexamic acid は，全身性あるいは局所の線溶系亢進が原因で生じる出血傾向に用いられる．リジンの構造類似体であるトラネキサム酸は，プラスミノーゲンとプラスミンのフィブリン結合部位にある**リジン結合部位**[*4] lysine–

＊2 プロトロンビン時間：外因系凝固反応を反映する凝固検査．血漿に，試薬として組織トロンボプラスチン（組織因子＋リン脂質）と Ca^{2+} を加えて，フィブリン析出までの時間を測定する．

＊3 活性化部分トロンボプラスチン時間：内因系凝固反応を反映する凝固検査．血漿に，部分トロンボプラスチン（組織トロンボプラスチンから組織因子を取り除いたもの），第Ⅺ，Ⅻ因子を活性化させる物質（エラジン酸，カオリンなど）と Ca^{2+} を加えて，フィブリン析出までの時間を測定する．

＊4 リジン結合部位：プラスミノーゲンやプラスミンの分子内にある，フィブリンのC末端にあるリジン残基と特異的に結合する部位．このため，血栓上でプラスミンによりフィブリンが効率よく分解される．

binding site (LBS) に強く結合し，プラスミノーゲンのプラスミンへの変換やプラスミンのフィブリンへの結合を阻止して，フィブリンの溶解を防ぐ．プラスミンによるキニンなどの炎症性ペプチドの産生も抑制するので，抗アレルギー作用や抗炎症作用も有する．

白血病，再生不良性貧血など全身性の線溶系亢進が関与すると考えられる異常出血や，肺・鼻・性器・腎出血など局所の線溶系亢進による異常出血などに用いられる．まれに一過性の色覚異常を起こすことがある．同様の抗プラスミン作用をもつ**イプシロン-アミノカプロン酸** ε-aminocaproic acid は，目のかゆみや充血を抑える目薬など多くの一般用医薬品の成分として用いられている．

D 局所止血薬 local hemostatics

止血機構障害の有無にかかわらず局所の止血効果を現すもので，ガーゼ型，綿型，スポンジなどの製剤がある．各種手術時に出血創面に圧迫貼付するか創腔内に充填し，創傷面の止血や手術後の癒着防止などに用いる．**アルギン酸ナトリウム** sodium alginate，**酸化セルロース** oxidized cellulose，**ゼラチン** gelatin などがある．

E 食道静脈瘤硬化剤

食道静脈瘤に対する内視鏡的硬化療法に用いられる薬物に，**モノエタノールアミン** monoethanolamine (オレイン酸塩 oleate) と**ポリドカノール** polidocanol がある．静脈瘤内あるいはその周囲に注入して，静脈瘤内に血栓を形成させたり静脈瘤出血を止血したりすることにより，静脈瘤を硬化退縮させる．

3. 抗血栓薬 antithrombotics

通常，血液は損傷のない正常な血管内では血栓を形成することはない．これには血液のスムーズな流れと，血管内皮細胞のもつ抗血栓性が重要な役割をもっている．内皮細胞の抗血栓性には，**プロスタグランジン I_2** prostaglandin I_2 (PGI_2) および**一酸化窒素** (NO) による血小板凝集抑制および血管拡張，ヘパラン硫酸プロテオグリカン (ヘパリン様物質) による AT の活性促進，**トロンボモデュリン**による**プロテイン C** 活性化 (図 8-7)，t-PA 産生による血栓溶解などが関与している．しかし，血液凝固系や血流の異常，なんらかの原因による内皮細胞の抗血栓性の破綻などにより血管内で病的な血栓が形成されると，血管の閉塞により循環障害を起こし，**血栓症** thrombosis を生じる．血流の速い動脈における血栓は，主として動脈硬化を基盤とする血小板凝集塊が中心となる．この形成過程で，非常に速い血流によるずり応力 shear stress は，血小板膜上にある種々の糖タンパク質 (GP) 複合体と，vWF やコラーゲン，フィブリノーゲンとの結合を促進して，血小板の不可逆的な粘着・凝集 (**ずり応力惹起血小板凝集**) を惹起する役割を果たす (図 8-4)．

一方，血流の緩徐な静脈では，活性化された凝固因子が停滞することにより形成されるフィブリン塊が中心となる．心臓，動脈硬化を起こしている動脈，下肢深部静脈などで形成された血栓塊が血流に乗って移動し，小血管を閉塞して起こるものを**血栓塞栓症** thromboem-

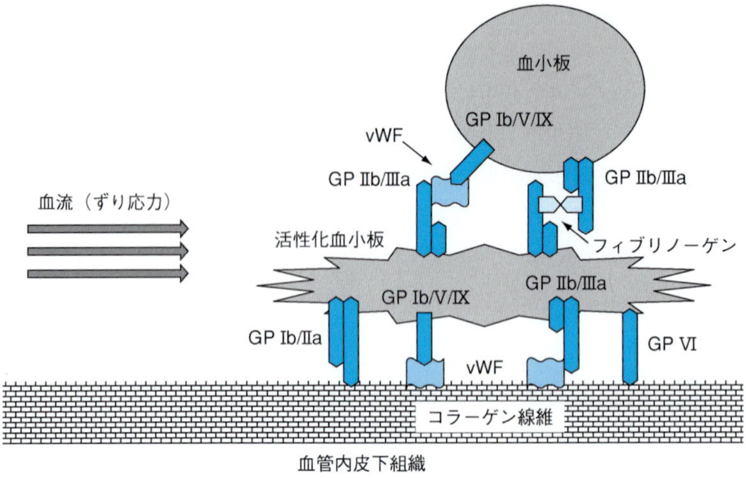

◆図 8–4　血管内皮下組織への血小板粘着・凝集
vWF：フォン・ヴィルブランド因子．GP：糖タンパク質．

bolism という．血栓あるいは塞栓が血流を障害する部位により，脳梗塞，心筋梗塞，肺塞栓症，深部静脈血栓症あるいは**播種性血管内凝固症候群** disseminated intravascular coagulation (DIC) などの重篤な病態を引き起こす．

抗血栓薬はこれらの予防と治療に用いられるが，図 8–1 の作用点により，① **抗凝血薬**，② **抗血小板薬**，③ **血栓溶解薬**，の 3 種類に大別される．

A　抗凝血薬　anticoagulants

抗凝血薬は，血液凝固因子の濃度を減少させたり，その活性を阻害したりするので，血液凝固系亢進による動静脈血栓症，心筋梗塞，深部静脈血栓症，肺血栓塞栓症，脳梗塞，手術中，術後の血栓塞栓症などの血栓性疾患すべてに適用され，形成された血栓の進展防止や血栓症の予防，再発防止に用いられる．とくに静脈血栓では血液凝固系の果たす役割が大きいので，抗凝血薬の意義が大きい．

抗凝血薬は作用機序により，① **ワルファリンカリウム**，② **ヘパリン類**，③ **合成抗トロンビン薬**，④ **第Ⅹa 因子阻害薬**，⑤ その他，に大別される．

1）ワルファリンカリウム　warfarin potassium

クマリン系化合物の経口抗凝血薬である．ビタミン K 類似の構造をもつことから，肝臓における**ビタミン K 依存性凝固因子**（第Ⅱ，Ⅶ，Ⅸ，Ⅹ因子）の産生を阻害して凝固反応を抑制する．これらの凝固因子はその前駆体タンパク質中の 10～12 個のグルタミン酸 (Glu) 残基が，**ビタミン K 依存性 γ-カルボキシラーゼ**により γ-カルボキシグルタミン酸 (Gla) 残基に変換されることで，凝固因子としての生物活性を現す（**図 8–5**）．陰性荷電をもち，Ca^{2+} 結合性アミノ酸の Gla 残基をもつ凝固因子は，Ca^{2+} を介して膜リン脂質の二重層に結合・固定され，補助因子と複合体を形成して凝固反応を進行させる．この γ-カルボキシル化反応は，還元型ビタミン K からビタミン K エポキシド（エポキシド体）への酸化反応と共

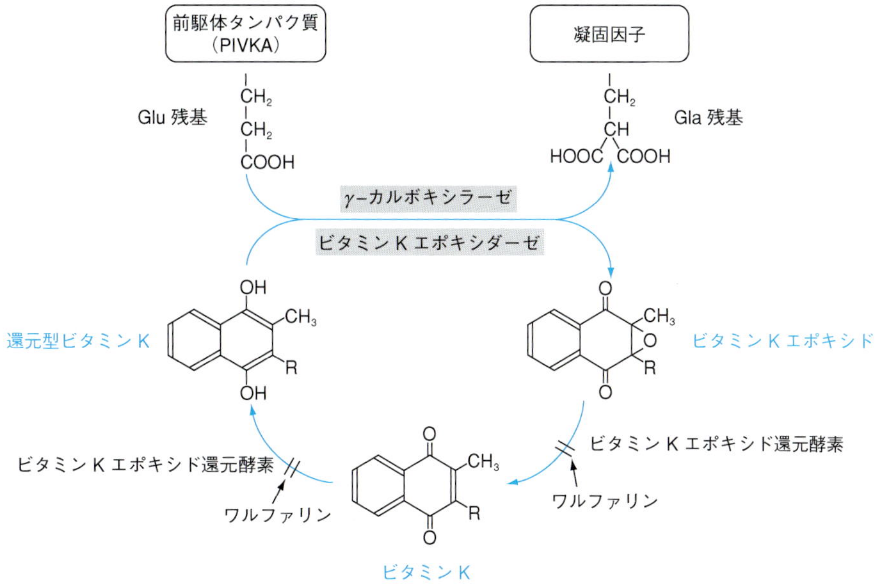

◆**図 8-5 ビタミン K サイクルとワルファリンの作用点**
PIVKA : protein induced by vitamin K absence or antagonist.

役しており，ビタミン K エポキシドはキノン体のビタミン K に変換された後，さらに還元型ビタミン K に戻って再利用される(**ビタミン K サイクル**)(**図 8-5**).

ワルファリンは，エポキシド体が還元型に変換される還元反応を触媒する酵素である**ビタミン K エポキシド還元酵素**を阻害することにより，抗凝血作用を発揮する(**図 8-4**). 安定した効果発現までには 1～2 日を必要とし，採取血(試験管内)では抗凝血作用を示さない. また，γ-カルボキシル化が不完全な種々の前駆体タンパク質 protein induced by vitamin K absence or antagonist(**PIVKA**)が血中に増加し，この PIVKA 自身も正常な凝固因子と拮抗して抗凝血作用を示す(**図 8-4**).

静脈血栓症，心筋梗塞，肺塞栓症，脳塞栓症などの血栓性疾患に広く用いられ，とくにフィブリンの形成が大きな役割を演じる静脈血栓症，心臓内に生じた血栓が原因となる塞栓症などの予防・治療に適している. 重大な副作用として，組織内，皮下などの出血，肝機能障害などがある. 出血では頭蓋内出血の頻度がもっとも高く，維持量および治療効果はプロトロンビン時間などで判定しながら決定する. 過量投与にはビタミン K 製剤を用いる. 出血または出血性疾患のある場合や，潰瘍性病変，重篤な腎・肝障害のある患者には禁忌である. また，血液胎盤関門を通過するので妊婦または妊娠の可能性のある患者は禁忌である.

ワルファリンはタンパク質結合率が約 97% ときわめて高く，半減期も約 36 時間と長いため，危険な相互作用を起こす薬物が多数存在する. ワルファリンと併用する場合には，各薬物との相互作用の発現機序に関する十分な知識と理解が必要である. また，納豆，クロレラ，ブロッコリーなどのビタミン K を多く含有する食品はワルファリンの作用を減弱させるので，これらの作用にも注意が必要である.

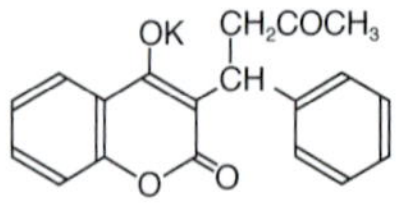

warfarin potassium

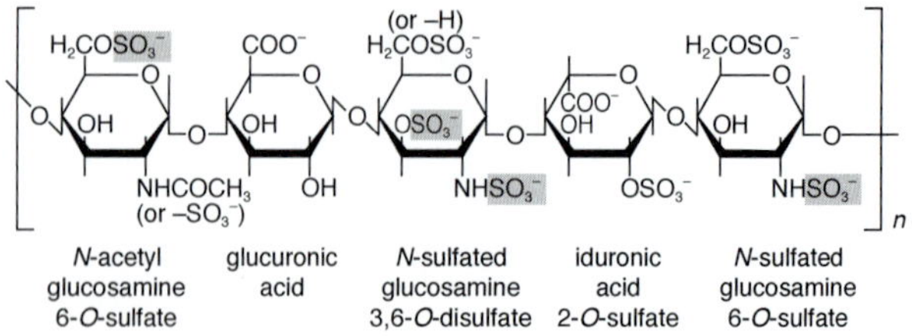

：アンチトロンビンの結合部位を示す

heparin

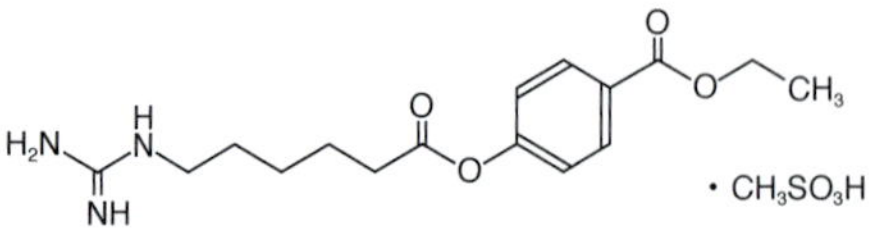

gabexate mesilate

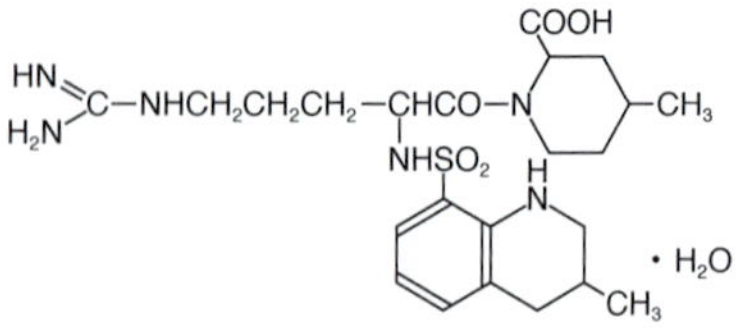

argatroban hydrate

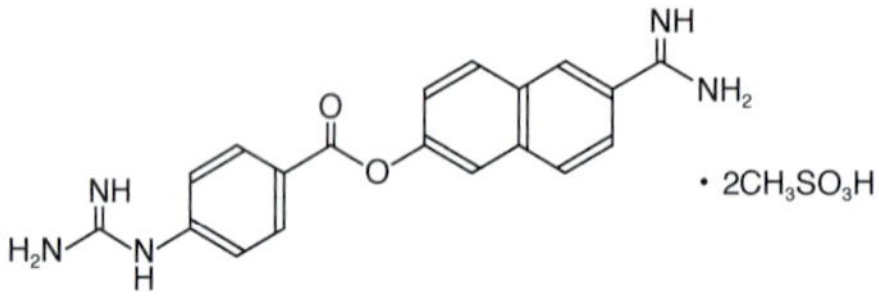

nafamostat mesilate

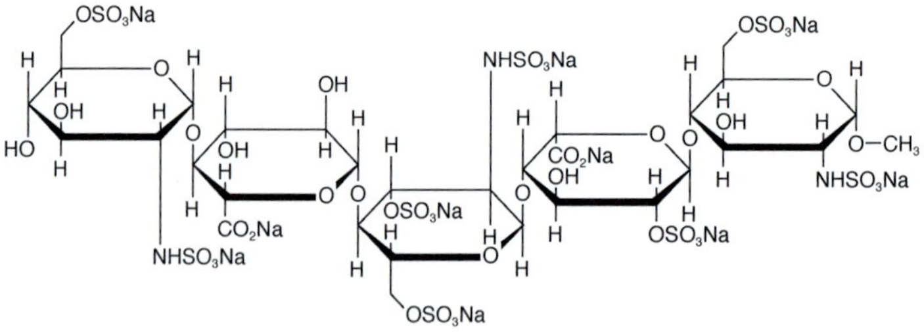

fondaparinux sodium

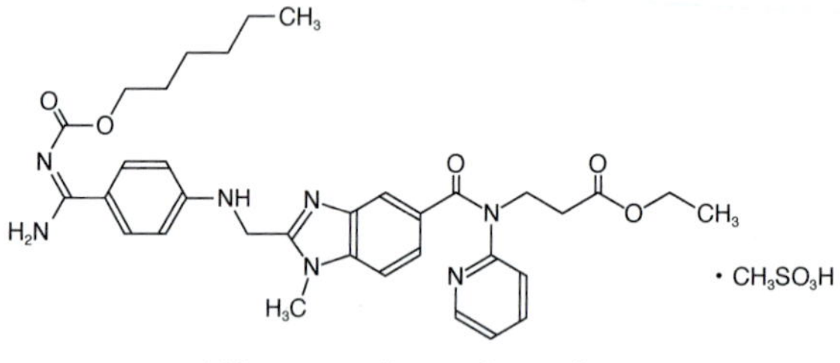

dabigatran etexilate methanesulfonate

▶抗凝血薬

2）未分画ヘパリン製剤

ヘパリンナトリウム heparin sodium，**ヘパリンカルシウム** heparin calcium は，分子量 5,000〜20,000（平均分子量 15,000）の不均一な組成をもつ酸性ムコ多糖である．基本的には，D-グルコサミン D-glucosamine と D-グルクロン酸 D-glucuronic acid あるいは L-イズロン酸 L-iduronic acid のいずれかを含む二糖構造が単位となっており，その二糖構造に硫酸基

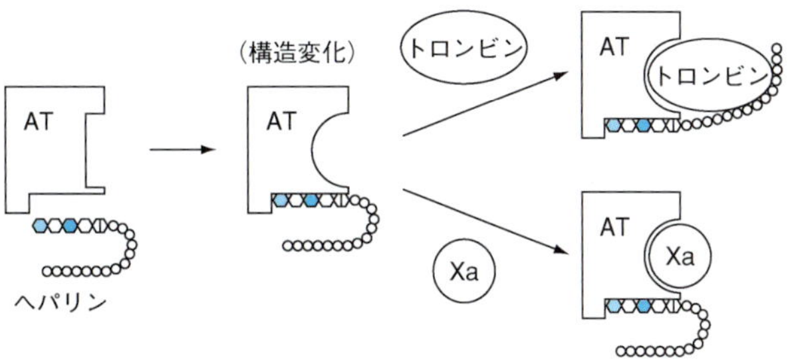

◆図 8-6 アンチトロンビン(AT)によるトロンビンおよび第Xa 因子の阻害

◆表 8-1 ヘパリン類の種類と特徴

ヘパリン類	未分画ヘパリン	低分子ヘパリン	ダナパロイドナトリウム	フォンダパリヌクスナトリウム
抗 Xa：抗トロンビン比	1：1	2〜5：1	22：1	7，400：1
半減期(時間)	0.5〜1	2〜5	17〜28	14〜17
適応	・DIC ・血液体外循環の血液凝固防止(血液透析) ・血栓塞栓症の治療と予防	・DIC*1 ・術後の静脈血栓塞栓症*2 ・血液体外循環の血液凝固防止(血液透析)*3	・DIC	・術後の静脈血栓塞栓症
ヘパリン起因性血小板減少症	⧺	+	±	−

*1 ダルテパリンナトリウム．*2 エノキサパリンナトリウム．*3 エノキサパリンナトリウム以外．
DIC：播種性血管内凝固症候群．

が結合している．

血漿中には，活性化凝固因子を阻害したり，不活性化したりすることによって血液凝固反応を調節している多くの因子が存在する．なかでも AT は，ヘパリン様物質の存在下で，トロンビンをはじめ，第Ⅸa〜Ⅻa 因子，さらにカリクレインを強く阻害する(**図 8-2**)．ヘパリンはそれ自体には抗凝血活性がないが，血漿中の AT と複合体を形成してその立体構造を変化させ，AT/ヘパリン複合体がさらにトロンビン，第Ⅸa〜Ⅻa 因子などと等モル複合体を形成することにより，AT のセリンプロテアーゼ活性阻害速度を著しく高める(**図 8-6**)．ヘパリンの AT との結合にはヘパリン分子中の五糖構造が必須であるが，その結合に関与していない長い側鎖はトロンビンに結合することによって AT とトロンビンとの結合を促進する．一方，第Xa 因子の阻害には，ヘパリンの第Xa 因子への結合は必要ではなく，AT への結合のみで十分である．抗凝血作用は速効性であり，採取血(試験管内)でも観察することができる．

DIC の治療，各種血栓塞栓症の治療および予防，血液透析時における体外循環装置使用時，輸血および血液検査の際の血液凝固の防止などに用いられる．消化管から吸収されないので，経口投与では無効である．肝臓のヘパリナーゼで速やかに分解されるので，点滴静注(半減期 0.5〜1 時間，**表 8-1**)，まれに皮下投与で使用される．AT が欠乏または減少した状態では，作用増強のために AT 製剤(**乾燥濃縮人アンチトロンビンⅢ**)が併用される．血液胎盤関門を通過しにくいので，妊婦にも使用可能である．ヘパリンは血管壁から**リポタンパク質リパーゼ**を血中に放出させるので，血漿清澄化作用も示す．

副作用には，過敏症，皮膚症状，長期投与で骨粗鬆症，投与部位の疼痛性血腫などがある．重大な副作用に消化管出血，**血小板減少**(**ヘパリン起因性血小板減少症**)などがあり，全血凝固時間，APTTの測定により用量を決定する．DICを除く出血性疾患のある患者，重篤な肝・腎障害の患者，高齢者には原則禁忌である．過量投与による重症出血が起こった場合には，塩基性タンパク質である**プロタミン**(**硫酸塩**) protamine (sulfate) (18章-3-Ⓔ-6)-C「ヘパリン拮抗薬」p528を参照)で作用を化学的に中和する．

3) 低分子ヘパリン製剤

ダルテパリンナトリウム dalteparin sodium，**パルナパリンナトリウム** parnaparin sodium，**レビパリンナトリウム** reviparin sodium，および**エノキサパリンナトリウム** enoxaparin sodiumは，従来のヘパリンを化学処理して得られる平均分子量5,000前後の**低分子ヘパリン製剤**である．低分子ヘパリンは，分子中の五糖構造でATと複合体を形成してその立体構造を変化させ，未分画ヘパリンと同様に第Xa因子を間接的に阻害する．しかし，側鎖が短いためATとトロンビンとの結合の促進作用が弱く，トロンビン阻害作用が減弱している．抗第Xa因子作用に比べて抗トロンビン作用が弱いことから，APTTの延長，出血傾向などの副作用が軽度である．また，ヘパリンよりも半減期が長く，血小板機能抑制作用が弱いなど数々の利点をもつ(**表8-1**)．

血液体外循環時の灌流血液の凝固防止や，DIC，術後における静脈血栓塞栓症の防止に，静注や皮下注で用いられる．副作用はヘパリンと同様であるが，エノキサパリンナトリウム以外は妊婦に禁忌である．

4) ダナパロイドナトリウム　danaparoid sodium

平均分子量約5,500の**ヘパリン様物質**(**ヘパリノイド**)であり，ヘパラン硫酸(84%)，デルマタン硫酸(12%)，コンドロイチン硫酸(4%)からなる混合物である．低分子ヘパリン製剤と比較するとATによる第Xa因子阻害作用がさらに強くなっている(**表8-1**)．PT，APTTをほとんど延長しない．

持続的な効果を示し，DICに用いられる．

5) フォンダパリヌクスナトリウム　fondaparinux sodium

ヘパリン類のATへの結合に必須である基本五糖単位を完全化学合成したペンタサッカライドである．ATに結合して遊離の第Xa因子阻害作用を増強する間接的なXa阻害薬である(**表8-1**)．しかし，プロトロンビナーゼ複合体中の第Xa因子は阻害できない．抗トロンビン活性がほとんどなく，外因系および内因系凝固反応の共通産物である第Xa因子を非常に高い選択性で阻害するので，効率のよいトロンビン生成抑制による抗凝血効果を示す．

血小板第4因子(PF4)とは結合せず，ヘパリン起因性血小板減少症を起こしにくい．術後の静脈血栓塞栓症に用いられる．

6) 合成抗トロンビン薬　synthetic anti-thrombins

アルガトロバン argatrobanは，特異的な合成抗トロンビン薬で，ATとは結合せず，すなわちAT非依存性にトロンビンの活性部位に直接結合してセリンプロテアーゼを可逆的に阻害し，トロンビンのフィブリン生成作用，第XIII因子活性化によるフィブリン安定化作用

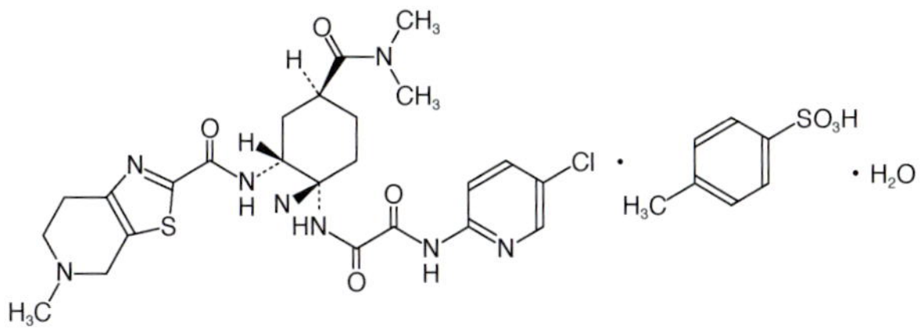

edoxaban tosilate hydrate

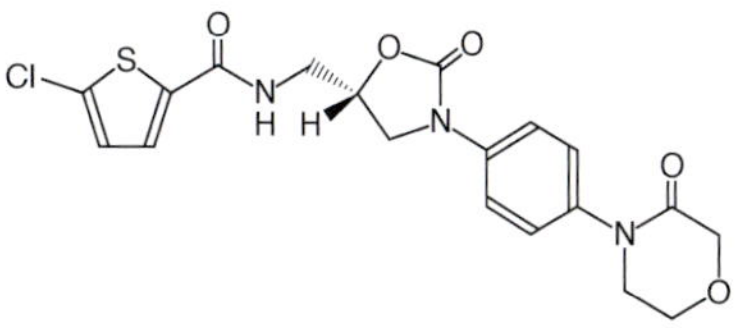

rivaroxaban

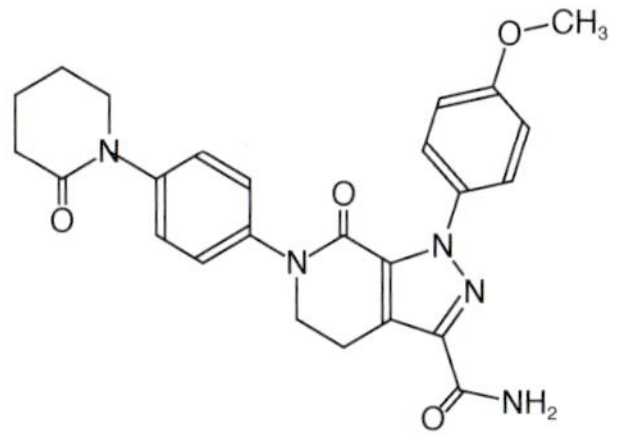

apixaban

▶第Xa因子阻害薬

や血小板凝集作用を強力に抑制する．出血時間は延長しない．発症後48時間以内の脳血栓症急性期，慢性動脈閉塞症，Ⅱ型ヘパリン起因性血小板減少症（コラム『ヘパリン起因性血小板減少症（HIT）』参照）における血栓塞栓症などに静注で用いられる．

ダビガトランエテキシラート dabigatran etexilate は，経口投与可能な抗トロンビン薬である．プロドラッグであり，腸管から吸収されるとエステラーゼにより活性代謝物であるダビガトランに変換される．また，ダビガトランの一部は，ダビガトランと同様の活性を有するグルクロン酸抱合体に代謝される．これらは遊離トロンビンおよびフィブリン結合トロンビンの両者を同程度に，特異的に阻害することで抗凝血作用を示す．トロンビンによる血小板凝集作用も強く阻害するが，コラーゲン，ADP，アラキドン酸による血小板凝集は阻害しない．第Xa因子など，他の凝固系や線溶系に関与するセリンプロテアーゼの阻害作用も

コラム　ヘパリン起因性血小板減少症（HIT）

未分画ヘパリン，低分子ヘパリン製剤投与による副作用として，**Ⅱ型ヘパリン起因性血小板減少症** heparin-induced thrombocytopenia（HIT）が問題となっている．HITは発生機序から，ヘパリン自身の血小板活性化，凝集作用により非免疫学的に発症するⅠ型と，自己抗体（HIT抗体）が出現し投与5～10日後に発症するⅡ型がある．Ⅱ型HITでは，活性化血小板のα顆粒から放出される血小板第4因子（PF4）がヘパリンと結合した重合体を形成し，強い血小板活性化能を持つヘパリン/PF4複合体への抗体（HIT抗体）が産生される．この免疫複合体が血小板の活性化を引き起こすとともに，トロンビン生成を促進するマイクロパーティクル platelet-derived microparticle（PDMP）と呼ばれる微小な膜小胞体の放出を促す．さらに血管内皮細胞上へのヘパラン硫酸などとPF4との複合体にHIT抗体が結合することで，血管内皮細胞や単球の活性化，組織因子を介した凝固因子の活性化が引き起こされる．最終的にトロンビンの産生過剰が生じ，血小板減少，さらに致死的な血栓塞栓症が誘発される．治療薬には，抗トロンビン薬のアルガトロバンなどが用いられる．

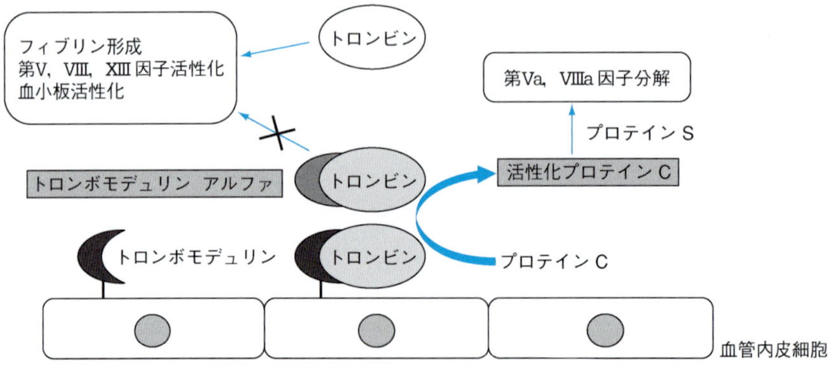

◆図 8-7 トロンボモデュリン アルファの抗凝血作用機序

もたない．心房細動患者における虚血性脳卒中および全身性塞栓症の発症抑制に用いられる．過量投与による重大な出血に対しては，ダビガトランおよびそのグルクロン酸抱合体に対するヒト化モノクローナル抗体フラグメントの**イダルシズマブ** idarucizimab を用いて抗凝血作用を中和する．

7) 第Xa因子阻害薬

エドキサバン edoxaban，**リバーロキサバン** rivaroxaban および**アピキサバン** apixaban は，第Xa因子を標的分子とする**第Xa因子阻害薬**である．いずれも経口投与で効果を示す．第Xa因子は血液凝固カスケードにおける内因系と外因系の合流点に位置する凝固因子である．第Xa因子阻害薬は遊離およびプロトロンビナーゼ複合体中の第Xa因子に結合し，その活性部位を選択的かつ競合的に阻害する．その結果，効率よくトロンビン産生を抑制し，出血を助長しない用量で効果的な抗凝血作用を示す．トロンビンなど他の凝固関連因子のセリンプロテアーゼに対する直接の阻害活性はほとんどない．また，ワルファリンやヘパリンなどの既存の抗凝血薬と同等の抗血栓作用を示すが，作用発現がより速やかである，安全域が広い，薬物相互作用のリスクが低い，などの有用性をもっている．

下肢整形外科手術施行患者における静脈血栓塞栓症(エドキサバン)や，非弁膜症性心房細動患者における虚血性脳卒中および全身性塞栓症に用いられる．副作用は各種出血であるが，過量による出血には中和剤がまだないことから注意が必要である．

8) トロンボモデュリン関連薬

血管内皮細胞上には**トロンボモデュリン** thrombomodulin という糖タンパク質が存在するが，凝固反応により生成されたトロンビンが結合すると，そのフィブリン形成能，第Vおよび第VIII因子活性化能，血小板活性化能を消失させる．また，トロンボモデュリンとトロンビンの複合体は凝固関連因子である**プロテインC**を強く活性化する．活性化されたプロテインCは，プロテインSを補助因子として第Vaおよび第VIIIa因子を分解し，凝固反応を阻害する．すなわち，トロンボモデュリン-プロテインC制御系は，産生されるトロンビンに応じて凝固系にネガティブフィードバックをかけてトロンビン産生を抑制し，血栓の成長を抑制している(図 8-7)．

トロンボモデュリン アルファ thrombomodulin alfa は，天然型ヒトトロンボモデュリンの細胞外領域にある活性部位のみを培養細胞につくらせた遺伝子組換え可溶型ヒトトロンボモデュリン製剤である．トロンビンに結合してプロテイン C を活性化し，第Ⅴa，第Ⅷa 因子を分解することでトロンビン産生，凝固反応を阻止する．抗凝血作用は AT 非依存性である．DIC の治療に点滴静注される．

乾燥濃縮人活性化プロテイン C は活性型であるためトロンボモデュリンに依存せずに，トロンビンにより活性化された第Ⅴa 因子および第Ⅷa 因子を選択的に不活性化する．また，血小板凝集抑制作用，PAI-1 不活化作用も示す．先天性プロテイン C 欠乏症に起因する深部静脈血栓症および急性肺血栓塞栓症に補充される．

9）その他

バトロキソビン batroxobin は，蛇毒から精製されたセリンプロテアーゼである．フィブリノーゲンに作用してフィブリノペプチド A*5 のみを遊離させ，プラスミンによる分解を受けやすくする．その結果，フィブリノーゲン濃度が持続的に低下して，抗血栓作用となって現れる．プラスミノーゲン量および α_2-PI の減少作用や，プラスミン活性の上昇作用も有する．血液粘度の改善作用と赤血球凝集抑制作用もあり，血流速度の上昇および血流量の増加を引き起こす．慢性動脈閉塞症に伴う虚血性諸症状の改善などに用いられる．

B 抗血小板薬 antiplatelet drugs

血栓形成，とくに動脈血栓の場合は，動脈硬化部位などの損傷した血管壁への血小板の粘着，凝集が引金となる．血小板の活性化に伴って膜リン脂質から遊離されるアラキドン酸は，**シクロオキシゲナーゼ**(COX)，さらに**トロンボキサン合成酵素**により TXA_2 に変換される(13 章図 13-5，アラキドン酸カスケード，p374 を参照)．TXA_2 は血小板膜上の**プロスタノイド TP 受容体**(Gq タンパク質共役型)を刺激して細胞内カルシウム濃度を上昇させ，カルシウム依存性プロテインキナーゼ C(PKC)の活性化を介して強力な血小板活性化作用を発揮する(**図 8-8**)．これに加えて，血小板凝集により濃染顆粒から放出される ADP およびセロトニンと，凝固系により産生されるトロンビンも血小板上のそれぞれの受容体を刺激して血小板を活性化する．

一方，血管内皮細胞によって産生・遊離される PGI_2 は，血小板上の**プロスタノイド IP 受容体**(Gs タンパク質共役型)を刺激してアデニル酸シクラーゼを活性化し，cAMP 産生を促進させる．cAMP は，cAMP 依存性プロテインキナーゼ A(PKA)の活性化を介して，血小板活性化を強く抑制する．

抗血小板薬は，血小板活性化を抑制し，血栓形成を阻止する薬物である．血小板の活性化機構が複雑であるため抗血小板薬の種類も多彩である．基本的には予防の目的で用いられるが，単独では効果が弱いので，他薬と併用されることが多い．多くの薬物は，消化性潰瘍や出血傾向のある患者には禁忌となっている．

---

*5 フィブリノーゲンからフィブリンモノマーができるときに分離するペプチド断片．トロンビンの場合は，フィブリノーゲンの Aα 鎖および Bβ 鎖の N 末端から，それぞれフィブリノペプチド A および B を分離する．

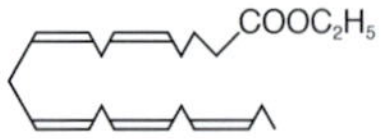

ethyl icosapentate

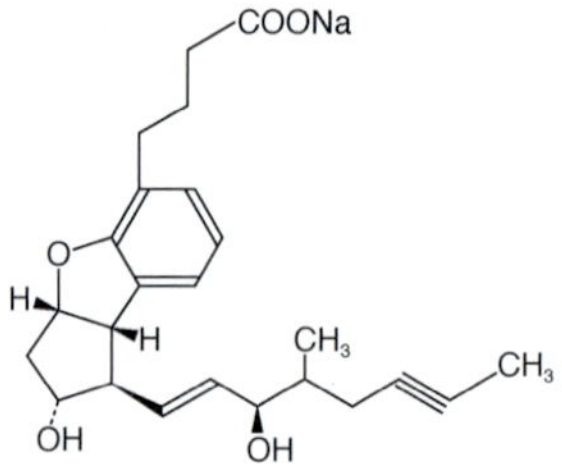

beraprost sodium

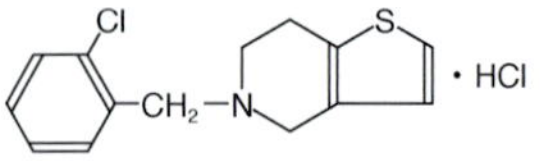

ticlopidine hydrochloride

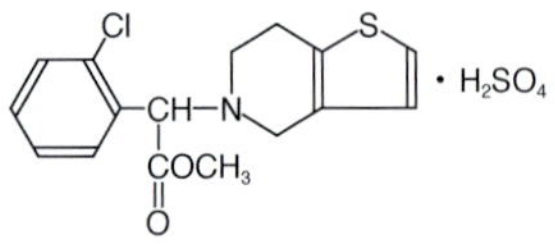

clopidogrel sulfate

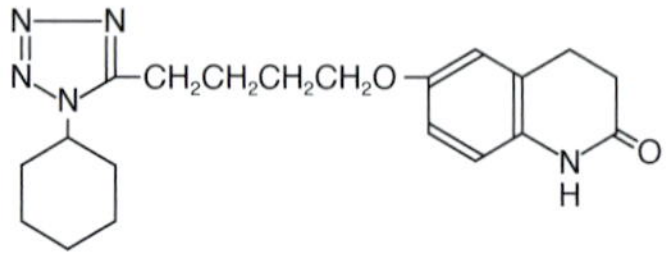

cilostazol

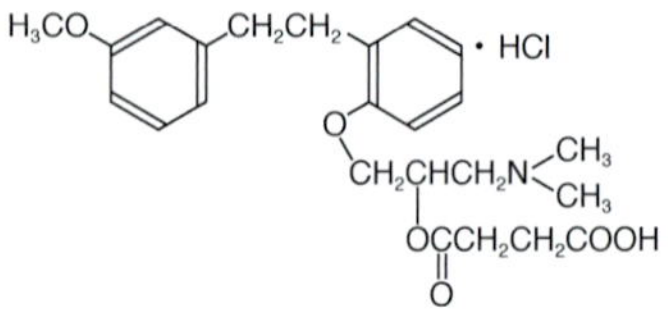

sarpogrelate hydrochloride

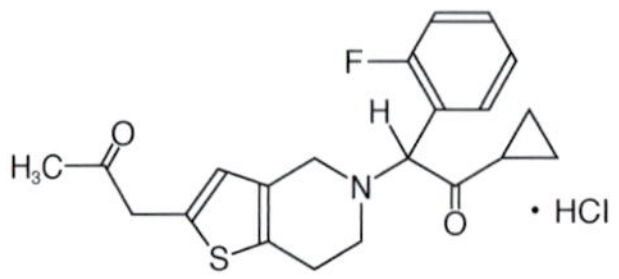

prasugrel hydrochloride

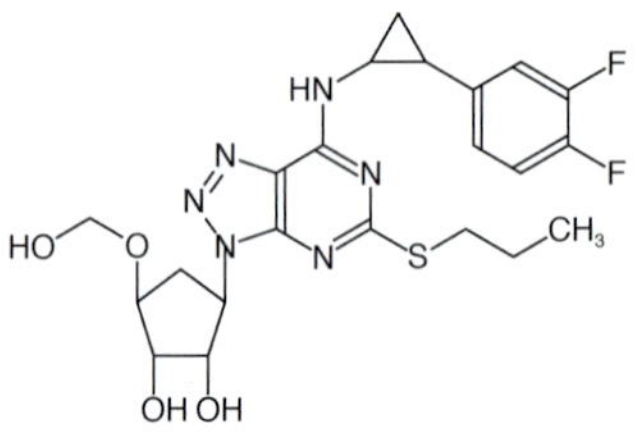

ticagrelor

▶抗血小板薬

抗血小板薬は作用機序により，① **TXA$_2$ 代謝に関連するもの**，② **cAMP 代謝に関連するもの**，③ **ADP 受容体遮断薬**，④ **5-HT$_2$ 受容体遮断薬**，に大別される．

1) アスピリン　aspirin

COX の活性部位にあるセリン残基を非可逆的にアセチル化することにより COX を阻害し，アラキドン酸代謝を阻害する(**図 8-8**)．低用量(1 日 1 回 81〜324 mg)を用いることで，血小板での TXA$_2$ 産生のみを選択的に阻害できるとされる．その理由は，消化管から吸収された低用量のアスピリンは門脈系に入り，そこで血小板 COX をアセチル化するが，肝臓を通過して体循環にいたるまでに COX 阻害作用のないサリチル酸に分解されること，血小板はタンパク質合成能がないので新たに COX タンパク質を誘導できないこと，その作用は血小板寿命の 10〜14 日間持続すること，などによる．しかし，用量が高い場合には，血管内皮細胞における PGI$_2$ 産生も抑制してしまうため，その抗血栓作用が低下する可能性がある．これを**アスピリンジレンマ**という．

狭心症，心筋梗塞，一過性脳虚血発作や脳梗塞などの虚血性脳血管障害，冠動脈バイパス術あるいは経皮的冠動脈形成術 percutaneous transluminal coronary angioplasty (PTCA) 施行後における血栓・塞栓形成の抑制に用いられる．

胃粘膜の COX 阻害により，粘膜保護作用を有する PGE$_2$ や PGI$_2$ の産生が抑制されるの

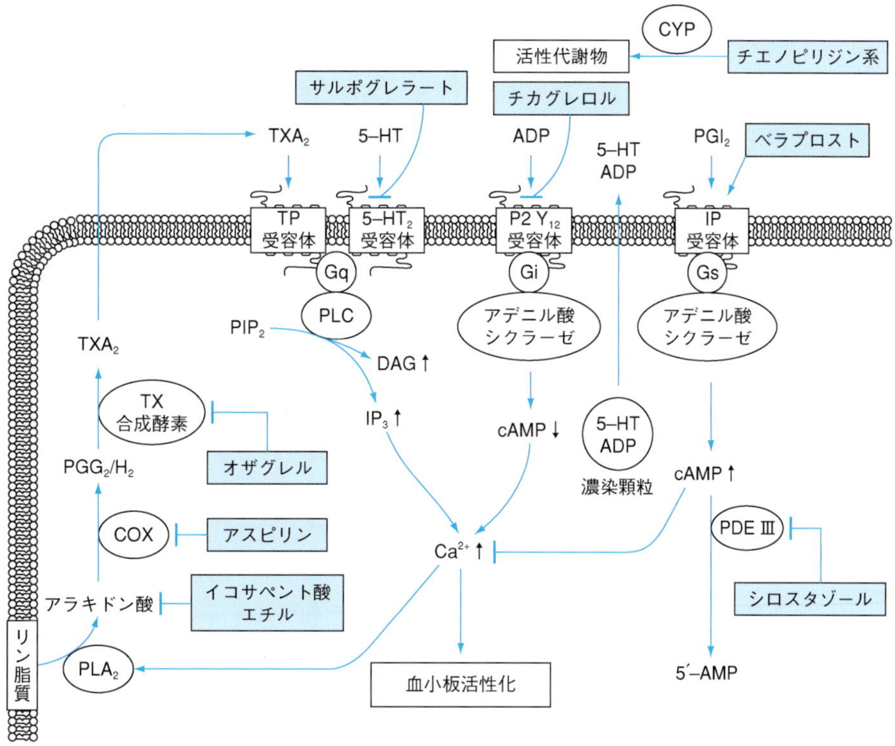

◆**図 8–8　血小板活性化機構と主な抗血小板薬の作用機序**
DAG : diacylglycerol. CYP : cytochrome P–450. IP_3 : inositol–1,4,5–triphosphate. PLA_2 : phospholipase A_2. PIP_2 : phosphatidylinositol–4,5–diphosphate. PDE Ⅲ : phosphodiesterase Ⅲ.

で，副作用として胃腸障害，胃部不快感などの消化器症状が起こりやすい．重大な副作用にショック，アナフィラキシー様症状，脳出血などの重篤な出血，**皮膚粘膜眼症候群**(**Stevens–Johnson 症候群**)，喘息発作(**アスピリン喘息**)などがある．消化性潰瘍，出血傾向，アスピリン喘息の患者，また 12 週以内に出産予定の妊婦には，禁忌である．

2) オザグレルナトリウム　ozagrel sodium

オザグレルナトリウム ozagrel sodium は，トロンボキサン合成酵素(TX 合成酵素)を選

コラム　低用量アスピリンと COX アイソザイム

COX には，構成型酵素の COX–1 と誘導型酵素の COX–2 があり，アスピリンはいずれのアイソザイムも不可逆的に阻害するが，COX–1 に対してやや選択性が高い．血小板では COX–1 のみが発現しており，これにより TXA_2 が産生される．血管内皮細胞では COX–1 に加えて，ずり応力など種々の刺激により COX–2 が発現しており，血管内皮細胞における PGI_2 産生の大部分は COX–2 によると考えられている．したがって，COX–2 誘導能を有する血管内皮細胞に比べて，核をもたない血小板による TXA_2 産生が選択的に阻害されることは，このことによっても説明される．

択的に阻害することにより TXA_2 産生を抑制し，抗血小板作用を示す(**図 8-8**)．また，TXA_2 による血管収縮も抑制するので，くも膜下出血による脳底動脈の攣縮および脳血流量の低下を強く抑制する．くも膜下出血術後の脳血管攣縮およびこれに伴う脳虚血症状の改善，急性期の脳血栓症に伴う運動障害の改善に，点滴静注される．発症後 5 日以内の脳血栓症急性期に有効性が高い．

重大な副作用として，出血性脳梗塞，硬膜外血腫，脳内出血，消化管出血などの出血，ショックがある．

3) イコサペント酸エチル　ethyl icosapentate

イコサペント酸エチル ethyl icosapentate は，魚油中に多い n-3 系多価不飽和脂肪酸の一つである**エイコサペンタエン酸** eicosapentaenoic acid (EPA) のエチルエステル製剤である．服用により，EPA がアラキドン酸と置換されて細胞膜リン脂質に取り込まれるため，TXA_2 産生量が減少する(**図 8-8**)．また，ホスホリパーゼ A_2 の活性化により遊離される EPA が COX により代謝されて産生される **PGI_3** は PGI_2 と同程度の血小板凝集抑制作用，血管拡張作用を示すが，**TXA_3** は血小板活性化作用，血管収縮作用をほとんど示さないことも抗血小板作用に寄与するとされる．動脈の伸展性保持作用，血清脂質低下作用も有する．

閉塞性動脈硬化症に伴う潰瘍，疼痛および冷感の改善に用いられる．

4) ベラプロストナトリウム　beraprost sodium

ベラプロストナトリウム beraprost sodium は，PGI_2 の安定な誘導体である．プロスタノイド IP 受容体を刺激してアデニル酸シクラーゼを活性化し，血小板内の cAMP 濃度を高めて強い抗血小板作用を示す(**図 8-8**)．末梢動脈血管拡張作用も強い．

慢性動脈閉塞症に伴う潰瘍，疼痛および冷感の改善に用いられる．重大な副作用として，脳出血などの出血傾向，ショック，肝機能障害，間質性肺炎などがある．出血症状のある患者，妊婦には禁忌である．

PGE_1 製剤である**アルプロスタジル** alprostadil，PGE_1 誘導体の α-シクロデキストリン包接化合物である**リマプロスト アルファデクス** limaprost alfadex は，プロスタノイド EP 受容体を刺激することにより同様の作用を示す．

5) ホスホジエステラーゼ阻害薬　phosphodiesterase inhibitors

シロスタゾール cilostazol は，cAMP ホスホジエステラーゼ (PDE 3) の選択的阻害薬である．血小板の cAMP 濃度を上昇させて，アラキドン酸，ADP，コラーゲン，アドレナリンなど種々の刺激による血小板凝集を抑制し，ずり応力惹起血小板凝集も抑制する(**図 8-8**)．血管系の PDE 3 も阻害するため，末梢の動静脈血管拡張作用，平滑筋細胞増殖抑制作用も示す．また，**ヌクレオシドトランスポーター**の阻害作用を有しており，赤血球，血管内皮細胞，血小板などへのアデノシンの細胞内取り込みを阻止する．循環血液中に増加したアデノシンは，血小板および血管平滑筋細胞上の**アデノシン A_{2A} 受容体** (G_s タンパク質共役型) を刺激して，cAMP 濃度を増加させて，血小板機能抑制作用や血管拡張作用を増強すると考えられている．慢性動脈閉塞症に伴う潰瘍，疼痛および冷感などの虚血性諸症状の改善に用いられる．

ジピリダモール dipyridamole は，PDE 3 および PDE 5 阻害作用により血小板の cAMP

およびcGMP濃度を増加させる．しかし，臨床用量を用いたときに得られる血中濃度では，PDE阻害作用は非常に弱いため，ヌクレオシドトランスポーターの阻害を介して血中アデノシン濃度を増加させ，間接的に血小板のcAMP濃度を上昇させる機序がより重要と考えられている．ずり応力惹起血小板凝集は，ほとんど抑制しない．また，COXを不活性化するフリーラジカルを消去することで，血管内皮細胞におけるPGI_2産生を増加する作用もある．虚血性心疾患や，ワルファリンと併用して心臓弁置換術後の血栓・塞栓の抑制に用いられる．冠血管拡張薬としても用いられ，血管拡張作用や平滑筋増殖抑制作用なども示す．

6）チエノピリジン系　thienopiridines

チクロピジン ticlopidine，**クロピドグレル** clopidogrel および**プラスグレル** prasugrel はいずれもプロドラッグであり，肝臓の薬物代謝酵素（CYP）で生成される活性代謝物が，血小板の**ADP $P2Y_{12}$ 受容体**を不可逆的に遮断し，ADPの結合を阻害することにより血小板凝集を持続的に抑制する（**図 8-8**）．

ADPは，血小板膜上の$P2Y_1$, $P2Y_{12}$および$P2X_1$受容体を刺激して血小板を活性化する．$P2Y_{12}$受容体は抑制性Gタンパク質（G_i）と共役しており，その刺激によりPI3キナーゼが活性化され，さらにアデニル酸シクラーゼ活性が抑制されるためcAMP産生が低下する．その結果，GPⅡb/Ⅲaの活性化による放出反応の増強や，フィブリノーゲンやvWFとの結合を介した持続的凝集反応が起こる．チエノピリジン誘導体の活性代謝物は，その遮断によりGPⅡb/Ⅲaの活性化を阻害し，さらにcAMP産生を持続的に増加させて血小板内Ca^{2+}濃度上昇も抑えるため，ADPばかりでなく各種血小板凝集因子による凝集反応を抑制する．また，ADPに依存しアスピリンが抑制しにくいずり応力惹起血小板凝集も抑制することから，アスピリンよりも有効性が高いとされる．

チクロピジンおよびクロピドグレルの抗血小板作用は，発現までに投与後2, 3日を要するが，プラスグレルの作用は数時間で発現する．虚血性脳血管障害，くも膜下出血手術後の脳血管攣縮に伴う血栓・塞栓ならびに血流障害の改善，慢性動脈閉塞症のほか，経皮的冠動脈形成術 percutaneous coronary intervention（PCI）が適用される虚血性心疾患急性冠症候群などに用いられる．チクロピジンは重大な副作用として，**血栓性血小板減少性紫斑病** thrombotic thrombocytopenic purpura（TTP），無顆粒球症，重篤な肝障害などを発現することが知らされている．クロピドグレルとプラスグレルは，これらの副作用を起こしにくい．

7）チカグレロル　ticagrelor

チカグレロル ticagrelor は，ADP $P2Y_{12}$受容体の選択的かつ可逆的な遮断薬である．チエノピリジン系薬とは異なりプロドラッグではないが，その主代謝物も受容体遮断作用を持っている．また，ADP結合部位とは異なる部位に結合する性質をもち，これにより$P2Y_{12}$受容体シグナルを阻害する．さらに，ヌクレオシドトランスポーターを阻害して，局所アデノシン濃度を上昇させる作用も有しており，血小板に対するアデノシンの作用増強も抗血小板作用に関与していると考えられている．

PCIが適用される急性冠症候群に，アスピリンと併用される．

8）サルポグレラート　sarpogrelate

サルポグレラート sarpogrelate は，セロトニン$5\text{-}HT_2$受容体の選択的遮断薬である．活性化血小板から遊離されるセロトニンによって引き起こされる血小板凝集と血管収縮を抑制し，末梢循環障害を改善する．セロトニンが関与する病態に著効を示す．慢性動脈閉塞症に伴う潰瘍，疼痛および冷感などの虚血性諸症状の改善に用いられる．重大な副作用に，脳出血，消化管出血，血小板減少などがある．出血している患者，妊婦または妊娠の可能性のある患者には禁忌である．

C 血栓溶解薬(線溶薬) thrombolytics

線溶系では，プラスミノーゲン活性化因子(PA)が直接プラスミノーゲンをプラスミンに変換する．プラスミンは，血栓の構成成分であるフィブリンを分解して血栓を溶解する．血栓溶解薬はプラスミノーゲン活性化因子製剤であり，急性心筋梗塞などの急性血管閉塞に使用され，血栓の溶解と除去により血流を回復させる．

1) ウロキナーゼ urokinase

ウロキナーゼ urokinase は，第一世代の血栓溶解薬であり，健康ヒト尿から分離・精製した製剤が用いられている．フィブリンに対する親和性が低いため，循環血液中でプラスミノーゲンからプラスミンを生成するので，生じたプラスミンは α_2-プラスミンインヒビター(α_2-PI)により阻害されやすい．そのため，静注で治療効果をあげるためには大量投与の必要がある．また，フィブリノーゲンや第Ⅴや第Ⅷ因子の分解作用も有するため，副作用として全身的な出血傾向を生じやすい．発症後5日以内で出血の認められない脳血栓症や，発症後6時間以内の急性心筋梗塞における冠動脈血栓の溶解などに用いられる．重大な副作用として，重篤な出血やショックを起こすことがある．出血性脳梗塞を起こしやすい脳塞栓またはその疑いのある患者には禁忌である．

2) 組織型プラスミノーゲン活性化因子 tissue-type plasminogen activator(t-PA)

遺伝子組換え型ヒト t-PA 製剤の**アルテプラーゼ** alteplase，および血液中での半減期を延長させた改変型 t-PA 製剤である**モンテプラーゼ** monteplase が用いられている．t-PA 製剤とプラスミノーゲンはいずれもフィブリンとの親和性が高いので，血栓上で三量体を形成し，プラスミノーゲンから生成するプラスミンがフィブリンを効率よく溶解する．また t-

> **コラム　GPⅡb/Ⅲa 複合体を標的にした抗血小板薬**
>
> GPⅡb/Ⅲa 複合体は，フィブリノーゲンばかりではなく vWF とも結合し，血小板粘着・凝集の最終段階で中心的な役割を演じている．欧米では血小板の GPⅡb/Ⅲa 複合体を標的にした医薬品がすでに使用されている．**アブシキシマブ** abciximab は，GPⅡb/Ⅲa 複合体に対するヒト・マウスキメラ型モノクローナル抗体で，GPⅡb/Ⅲa 複合体とフィブリノーゲンの結合を阻害することにより，血小板凝集を抑制する．7個のアミノ酸からなる環状ペプチドである**エプチフィバチド** eptifibatide は，Lys-Gly-Asp(KGD 配列)を有しており，**Arg-Gly-Asp(RGD 配列)**を介したフィブリノーゲンや vWF と GPⅡb/Ⅲa 複合体との結合を阻害する．非ペプチド性阻害薬としては，**チロフィバン** tirofiban がある．これらにはいずれも経皮的冠動脈形成術(PTCA)施行後の再狭窄の防止効果や，冠動脈閉塞などの急性虚血性心疾患合併症の防止効果が認められている．

PA 製剤は，フィブリン存在下ではその活性が著しく増強されるが，フィブリンが存在しない流血中ではきわめて活性が弱いので，ウロキナーゼに比べて全身的な出血傾向をきたしにくい．

発症後 6 時間以内の急性心筋梗塞(アルテプラーゼ，モンテプラーゼ)，発症後 4.5 時間以内の脳梗塞急性期(アルテプラーゼ)，急性肺塞栓症(モンテプラーゼ)に用いられる．t–PA 製剤は著効を示す一方，その作用機序から出血傾向は避けられず，とくに重篤な脳内出血には注意が必要である．

D 播種性血管内凝固症候群(DIC)治療薬 drugs for DIC

DIC では，種々の原因により組織因子が過剰に産生されて，外因系凝固反応が著しく活性化されることにより，微小血管内でのフィブリン血栓が全身にわたり多発して，血管内皮細胞障害や虚血性臓器障害が起こる．血栓形成により凝固因子や血小板が消費されて減少することに加え，二次的に線溶系の亢進をきたすので，しばしば出血症状がみられる．敗血症，ショック，急性白血病，重症感染症，悪性腫瘍などの基礎疾患に好発するが，抗ウイルス薬や抗がん薬の副作用としても発症する．

急性前骨髄球性白血病(acute promyelocytic leukemia)などの白血病による**線溶亢進型 DIC** では，腫瘍細胞が組織因子やプラスミノーゲン活性化因子(PA)，線溶活性増強因子であるアネキシン A_2 を大量に産生するので，凝固活性と線溶活性がともに高度に亢進し，著しい出血症状がみられる．敗血症などの感染症による**線溶抑制型 DIC** では，リポポリサッカライド(LPS)や高サイトカイン血症のため，白血球や血管内皮細胞が刺激されて，組織因子とともにプラスミノーゲンアクチベーターインヒビター 1(PAI–1)が大量に産生される．そのため，凝固活性は高度に亢進されるが線溶活性化は軽度であり，出血症状が軽度で臓器症状が強い病態を示す．

治療の基本は基礎疾患の治療であるが，出血症状を示すにもかかわらず，未分画ヘパリン製剤，低分子ヘパリン製剤，ヘパリノイド，トロンボモデュリンアルファなどの抗凝血薬投与が行われる(前出)．これは，凝固系の活性化が DIC の本質であるからである．その他，合成セリンプロテアーゼ阻害薬などが用いられる．

1) 合成セリンプロテアーゼ阻害薬

ガベキサート gabexate，**ナファモスタット** nafamostat は，AT 非依存性にトロンビンおよび第Xa 因子を阻害する合成セリンプロテアーゼ阻害薬である．トリプシン，カリクレイン，プラスミンなども阻害するので，抗凝血作用のみならず抗線溶作用ももっている．DIC に静注されるほか，急性膵炎にも用いられる．

2) 乾燥濃縮人アンチトロンビンIII

加熱処理した血液製剤である．ヘパリン類の抗凝血作用は，内因性のセリンプロテアーゼ阻害物質である AT に依存しているので，先天性 AT 欠乏に基づく血栓形成傾向や，AT 低下を伴う DIC の患者に補充される．遺伝子組換え型の**アンチトロンビン ガンマ** antithrombin gamma も用いられる．

E 血友病治療薬 drugs for hemophilia

血友病 hemophilia は，第Ⅷ因子が欠乏している**血友病 A** と，第Ⅸ因子が欠乏している**血友病 B** に分類される遺伝性の凝固障害疾患であり，約 80%は血友病 A である．これらの凝固因子の遺伝子は正常であるが，凝固因子に対する自己抗体が産生されて発症する後天性血友病も知られている．

臨床症状は，膝や肘などの関節内腔，筋肉内，頭蓋内，消化管などへの出血が特徴であり，抜歯や外傷後の止血困難，皮下出血も高頻度に認められる．血友病は**伴性劣性遺伝子疾患**[*6] のため，ほとんどが男性に発症するが，女性も保因者(キャリア)となる．血友病の重症度は，凝固因子の正常値に対する割合により，軽症(5～40%)，中等症(1～5%)，重症(1%未満)に分類される．

第Ⅷ因子と第Ⅸ因子はいずれも内因系凝固反応に関わるので，血友病患者では APTT の延長が認められるが，PT は正常値である．血小板数は正常であるので，出血時間も正常である．第Ⅷ因子の安定化因子である vWF の遺伝的異常により発症する遺伝子疾患に**フォン・ヴィルブランド病** von Willebrand disease があり，血友病 A と臨床症状が似ているが，フォン・ヴィルブランド病では APTT と出血時間の両方が延長する．

1）デスモプレシン desmopressin

デスモプレシン desmopressin は，バソプレシン誘導体の 1-deamino-［D-Arg8］-vasopressin である．**バソプレシン V_2 受容体**を刺激して，血管内皮細胞などに貯蔵されている第Ⅷ因子や vWF を放出し，止血亢進作用を示す．これらの因子を全欠乏している患者や，本薬物によりこれら因子の明らかな活性上昇が期待できない患者には使用できない．昇圧作用はほとんど示さないが，過量により水分貯留や低ナトリウム血症を起こすことがある．

外傷性出血，抜歯時，手術時出血の止血，および第Ⅷ因子や vWF の欠乏に起因する軽症から中等症の血友病 A とフォン・ヴィルブランド病に用いられる．重大な副作用として，脳浮腫，昏睡，痙攣などを伴う重篤な**水中毒**がある．

2）血液凝固因子製剤 blood clotting factor preparations

凝固第Ⅷ因子の欠乏症である血友病 A には，加熱処理した**乾燥濃縮人血液凝固第Ⅷ因子製剤**や，遺伝子組換え型の第Ⅷ因子製剤である**オクトコグ アルファ** octocog alfa および**ルリオクトコグ アルファ** rurioctocog alfa などが用いられる．第Ⅸ因子の欠乏症である血友病 B には，**乾燥人第Ⅸ因子複合体**および**乾燥濃縮人第Ⅸ因子製剤**や，遺伝子組換え型の**ノナコグ アルファ** nonacog alfa などが用いられる．これらの凝固因子に対する抗体(インヒビター)を保有する患者の出血傾向には，遺伝子組換え型の活性型第Ⅶ因子製剤である**エプタコグ アルファ** eptacog alfa が用いられる．

---

*6 伴性劣性遺伝子疾患：発症の原因となる遺伝子の異常が X 性染色体上にある疾患．X 連鎖劣性遺伝病ともいう．性染色体型が XX の女性の場合，X 性染色体の一方に異常があっても，もう一方の正常な遺伝子(優性遺伝子)により代償されるので発症しない．したがって，性染色体型が XY の男性に多く発症する．

4. 造血薬 hematopoietic drugs

血球は，骨髄中の**多能性造血幹細胞**が種々の**造血因子** hematopoietic factors の刺激を受けて分化・成熟することによってつくられる．造血因子には，幹細胞因子 stem cell factor，各種**コロニー刺激因子** colony-stimulating factor (CSF)，各種インターロイキン (IL)，**エリスロポエチン** erythropoietin，**トロンボポエチン** thrombopoietin などがある．このうち，各種コロニー刺激因子，エリスロポエチン，トロンボポエチンは，医薬品として開発され臨床応用されている．

造血薬は，赤血球，血小板，白血球の減少を改善する治療薬で，① **抗貧血薬**，② **血小板減少症治療薬**，③ **白血球減少症治療薬**，に大別される．

A 抗貧血薬 antianemic drugs

成熟赤血球は，**赤芽球前駆細胞**にエリスロポエチンなどの造血因子が作用し，赤芽球でヘモグロビンが合成されて産生される (**図 8-9**)．**貧血**とは，赤血球の成熟障害，溶血亢進あるいは失血により血液中の**赤血球数**，**ヘモグロビン (血色素) 量**あるいは**ヘマトクリット値**[*7]が低下し，さまざまな症状を呈する疾患の総称である．

貧血の一般症状としては，皮膚・粘膜・爪床の蒼白，動悸・息切れ，易疲労感，頭痛，めまい，食欲低下などがある．原因によりさまざまな貧血に分類され，それぞれの貧血にあった治療薬が用いられる (**表 8-2**)．

1) 鉄欠乏性貧血治療薬 drugs for iron deficiency anemia

成人体内の総鉄量は 4〜5 g で，約 65％がヘモグロビン中に含まれ，20〜30％が**フェリチン** ferritin，ヘモジデリンなどの**貯蔵鉄**として肝臓や脾臓に，約 4％が**組織鉄**としてミオグロビンやヘム酵素に，そして 1％ほどが**トランスフェリン** transferrin に結合した**血清鉄**として血漿中に存在する．1 日平均，成人男性では約 1 mg，成人女性では約 2 mg，妊娠女性，授乳期の女性では 3 mg の鉄が糞便 (主に小腸粘膜細胞の脱落による) や汗中に排泄され，同程度の鉄が 2 価鉄 (Fe^{2+}) として十二指腸〜上部小腸粘膜細胞から吸収摂取される．

コラム　ストレプトキナーゼ

溶血性レンサ球菌が産生，分泌するストレプトキナーゼ streptokinase は，プラスミノーゲンに結合して形成される複合体が間接的に PA 活性を発現する．しかし，この複合体はフィブリン親和性がなく，α_2-PI による活性阻害もほとんど受けないので，PA 活性化が循環血液中で進行して出血傾向を起こしやすい．欧米では安価であることから急性心筋梗塞に使用されているが，脳梗塞急性期を対象とした臨床試験では有効性が確認されていない．抗原性を有することもあり，わが国では使用されていない．

＊7 血液中の血球成分の全血に対する容積を％で示した数値．ほぼ赤血球の容積と等しい．

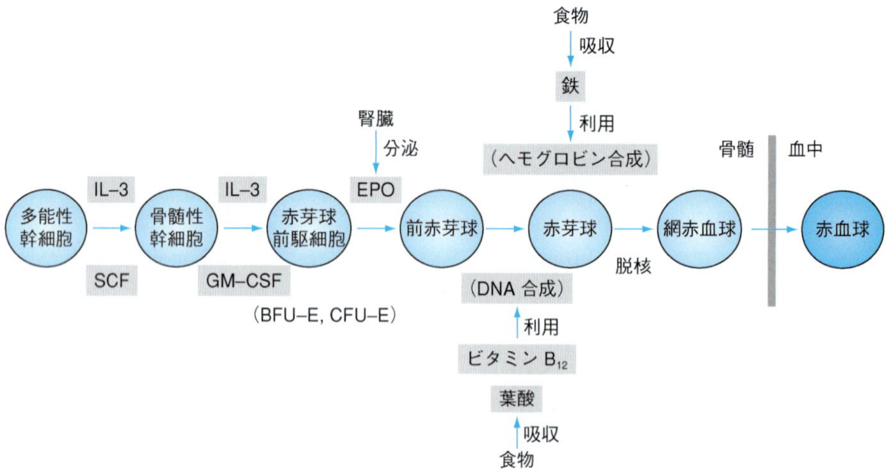

◆図 8–9　赤血球の分化と造血因子の関与

BFU–E : burst–forming unit erythroid. CFU–E : colony–forming unit erythroid. EPO : erythropoietin. GM–CSF : granulocyte, monocyte/macrophage colony stimulating factor. IL–3 : interleukin–3. SCF : stem cell factor.

◆表 8–2　貧血の種類，原因と治療薬

種　類	原　因	治療薬
鉄欠乏性貧血	鉄の需要と供給の長期にわたるアンバランスによる鉄欠乏	経口および注射用鉄剤
鉄芽球性貧血（鉄不応性貧血）	ビタミン B_6 欠乏や先天性，後天性の原因による赤芽球におけるヘム生合成障害	ビタミン B_6（ビタミン B_6 欠乏の場合）
巨赤芽球性貧血（悪性貧血など）	ビタミン B_{12} 欠乏や葉酸欠乏	ビタミン B_{12} 製剤（ビタミン B_{12} 欠乏あるいは悪性貧血の場合） 葉酸（葉酸欠乏の場合）
腎性貧血	腎透析あるいは腎不全によるエリスロポエチン低下	エリスロポエチン製剤 男性ホルモン製剤 メピチオスタン
再生不良性貧血	薬物や先天性，後天性の原因による造血幹細胞の障害	タンパク質同化ステロイド 免疫抑制薬（自己免疫性の場合）
赤芽球癆	薬物や先天性，後天性の原因による赤芽球前駆細胞の選択的な障害	免疫抑制薬（免疫異常の場合）
溶血性貧血	薬物や先天性，後天性の原因による赤血球の崩壊（溶血）亢進	副腎皮質ステロイド薬 免疫抑制薬（自己免疫性の場合）

この摂取量と排泄量のバランスが崩れ，鉄が長期にわたり欠乏すると，ヘモグロビン合成が障害されて**鉄欠乏性貧血**が起こる．欠乏の原因としては，急性あるいは慢性の出血，偏食・胃腸障害などによる摂取量不足，成長期・妊娠などによる鉄需要の増大などがある．鉄欠乏が起こると，まず貯蔵鉄がヘモグロビン合成のために動員されてゆっくりと枯渇し，次いで血清鉄，ヘモグロビン鉄が減少して貧血症状を示すようになり，最後に組織鉄も減少する．一般症状以外の鉄欠乏性貧血に特徴的な症状としては，**さじ状爪** spoon nail，口内痛，舌炎，異味症などがある．

鉄欠乏性貧血の治療には原則として**経口用鉄剤**が用いられ，**硫酸鉄** ferrous sulfate，**クエン酸第一鉄ナトリウム** sodium ferrous citrate，**フマル酸第一鉄** ferrous fumarate，**溶性ピロリン酸第二鉄** ferric pyrophosphate, soluble など，消化管吸収のよい無機または有機の主に 2 価(第一)鉄塩が用いられる．主に十二指腸粘膜から吸収された 2 価鉄は，3 価鉄に酸化されて血中に放出され，血清鉄となって体内を運搬される．投与により，不足の場合のほぼ逆順に鉄が補充され，2 ヵ月以内に貧血症状の改善がみられる．しかし貯蔵鉄の補充は非常にゆっくりであり，通常 3〜6 ヵ月の投与が必要である．消化管からの 2 価鉄の吸収は，腸粘膜細胞の**アポフェリチン** apoferritin が鉄で飽和されるとそれ以上進まなくなるので(**粘膜遮断**)，経口用鉄剤は鉄過剰を起こしにくい．経口用鉄剤の副作用は，悪心，嘔吐などの胃腸症状が主なものであり，その場合には鉄のキレート剤である**デフェロキサミン** deferoxamine を用いる．まれに過敏症状を起こすことがある．徐放性鉄剤は胃腸障害が少ない．

テトラサイクリン系抗生物質，ニューキノロン系抗菌薬などとの併用は，キレートを形成して相互に吸収を阻害し，作用が減弱するので同時服用は避ける．制酸薬は消化管の pH を上昇させ，また不溶性の塩を形成して鉄剤の吸収を阻害する．逆に，ビタミン C は 3 価鉄を 2 価鉄に還元して吸収を促進する．

注射用鉄剤は，経口用鉄剤により潰瘍性大腸炎・消化性潰瘍などが悪化する可能性のある場合や，悪性腫瘍などで消化管からの鉄吸収に著しく障害がある場合，経口投与が困難な場合，あるいは急速な鉄補給が必要な場合にのみ用いられる．注射用鉄剤には，コロイド性の 3 価鉄製剤である**含糖酸化鉄** saccharated ferric oxide が用いられる．血液中でイオン化することなく，肝網内系細胞やマクロファージに急速に取り込まれて貪食・処理されフェリチン鉄となる．その後，トランスフェリンと結合し，生理的な鉄として赤血球造血に利用される．鉄欠乏状態にない患者や重篤な肝障害のある患者には禁忌である．過量を投与すると，鉄が肝臓，脾臓や大腸などの臓器に沈着し，組織障害を生じる**鉄過剰症**(**ヘモジデローシス，ヘモクロマトーシス**)が起こる．

コラム　鉄吸収の調節機構

近年，生体内鉄動態や，鉄代謝異常を呈する疾患に関与する分子群が相次いでみつかり，十二指腸粘膜からの鉄吸収とその調節機構が分子レベルで明らかになってきた．食物中の非ヘム鉄は 3 価であるが，腸上皮細胞の管腔側に存在する十二指腸鉄還元酵素により 2 価に還元され，金属イオントランスポーターである 2 価金属輸送体 divalent metal transporter-1 (DMT-1) 内のチャネルを通って吸収される．腸上皮細胞内に入った鉄はフェリチンとして細胞内を移動し，基底膜側の鉄トランスポーターであるフェロポーチン 1 を通り抜け，その際にヘファスチンの作用で再び 3 価になって血漿トランスフェリンに受け渡される．一方，肝臓で産生されるペプチドホルモンであるヘプシジンは，フェロポーチン 1 の発現を低下させることで鉄動態を制御する重要な因子である．血清鉄が増加するとペプシジン発現が亢進し，フェロポーチン 1 からの鉄放出が減少する．鉄欠乏性貧血になると，血清鉄の低下によりヘプシジン発現が減少し，消化管でのフェロポーチン 1 の発現が逆に増加することで鉄吸収もある程度増加する．しかし鉄欠乏性貧血における鉄欠乏は高度であり，鉄剤投与が必要になってくる．

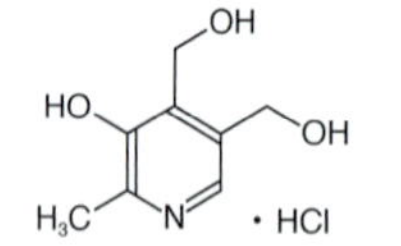

pyridoxine hydrochloride

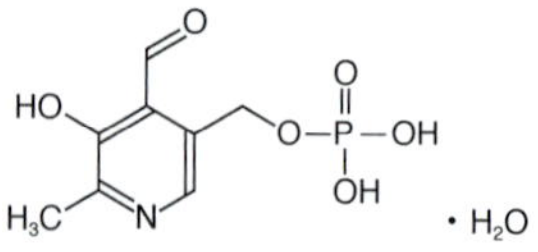

pyridoxal phosphate hydrate

▶鉄芽球性貧血治療薬

2）鉄芽球性貧血治療薬　drugs for sideroblastic anemia

鉄芽球性貧血は，分化・成熟中の赤芽球のミトコンドリア内の鉄量は十分であるにもかかわらず，ヘム合成経路の障害により，細胞内鉄の利用が不十分であるか異常であるために起こる貧血である．鉄が異常に沈着したミトコンドリアが核の周囲に認められる特有な**環状鉄芽球**が出現することを特徴とする．また，体内の諸臓器に鉄が沈着し，二次的なヘモクロマトーシスを起こすことがある．先天性に起こるものと後天性に起こるものとがあり，後者には前白血病状態と考えられている**骨髄異形成症候群** myelodysplastic syndrome（MDS）に属するものや，イソニアジド，アルコールなどの薬物で続発性（二次性）に発症するものとがある．

ビタミン B_6 欠乏による続発性の鉄芽球性貧血には，**ピリドキシン** pyridoxine や**ピリドキサール** pyridoxal が用いられる．ピリドキシンは生体内で活性型のピリドキサールとなり，ヘム合成の律速酵素である **δ-アミノレブリン酸合成酵素**の補酵素として働く．鉄芽球性貧血の症例によっては，ピリドキシンの大量投与が有効な場合がある．

3）巨赤芽球性貧血治療薬　drugs for megaloblastic anemia

ビタミン B_{12} と**葉酸** folic acid の代謝は密接に関連しており，赤血球の成熟過程におけるDNA 合成ではこれらが補酵素として必須である（**図 8-10**）．DNA 合成の律速段階であるチミジル酸合成酵素が触媒する反応は，メチレンテトラヒドロ葉酸を補酵素として進行する．ビタミン B_{12} はホモシステインメチルトランスフェラーゼの補酵素である．ビタミン B_{12} や葉酸が欠乏すると，テトラヒドロ葉酸の産生が不十分になり，DNA 合成に利用できるメチレンテトラヒドロ葉酸が不足してくる．その結果，骨髄では核の成熟が障害を受け，細胞質だけが著明に増大した巨大後骨髄球や巨赤芽球が出現する**巨赤芽球性貧血**が起こる．白血球数および血小板数も減少する**汎血球減少**がみられることもある．一般的な貧血症状に加えて，年齢不相応で病的な白髪，など特徴的な症状がみられる．

食物中のビタミン B_{12} は，胃の壁細胞より分泌される糖タンパク質である**内因子** intrinsic factor と複合体を形成し，回腸末端より吸収され，肝などの組織に貯蔵される．そのため，高度の萎縮性胃炎，自己免疫疾患による抗胃粘膜・抗内因子抗体産生，胃切除後などでは，内因子不足によりビタミン B_{12} の吸収不全が起こる．しかし，ビタミン B_{12} は体内貯蔵量が多いため，胃全摘出などで欠乏しても 3〜5 年を経ないと発症しない．自己免疫的な機序によりビタミン B_{12} 吸収が高度に障害されて重篤な症状をきたしたものは**悪性貧血**[*8] pernicious anemia と呼ばれる．ビタミン B_{12} 欠乏により神経線維のミエリン鞘形成も障

＊8 以前は原因もわからず，発症から数年で死にいたったことからこの名称がつけられた．

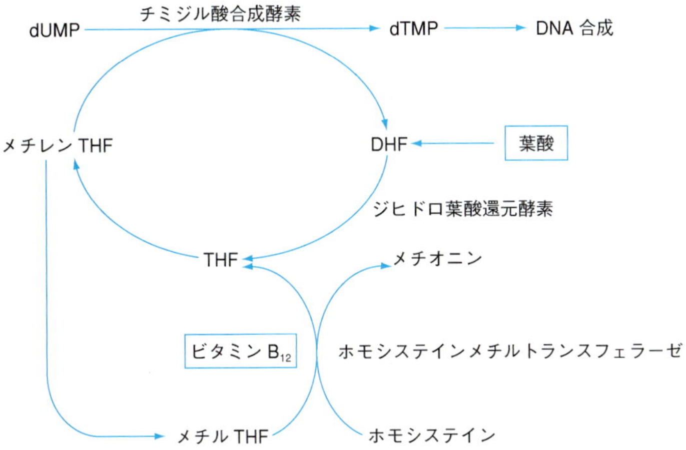

◆**図 8-10　DNA 合成におけるビタミン B_{12} と葉酸の役割**
DHF：ジヒドロ葉酸．THF：テトラヒドロ葉酸．dUMP：デオキシウリジル酸．dTMP：チミジル酸．

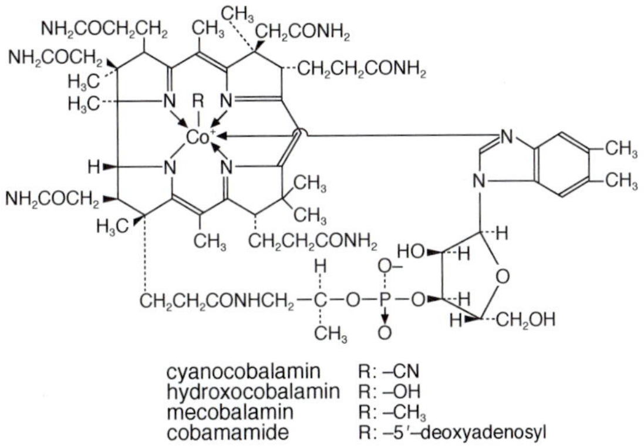

▶**造血薬**

害されるため，手足指のしびれ，知覚異常，疼痛，健忘などさまざまな**神経症状**を伴うことがある．舌乳頭が萎縮して発赤・疼痛を伴う**ハンター Hunter 舌炎**[*9] もみられる．治療には，ビタミン B_{12} 製剤の**ヒドロキソコバラミン** hydroxocobalamin，**シアノコバラミン** cyanocobalamin，**メコバラミン** mecobalamin，**コバマミド** cobamamide などが用いられる．これらは赤芽球の成熟に必要な DNA 合成，炭水化物と脂質の代謝，メチオニン合成によるタンパク質合成経路の補酵素として作用するため，赤血球造血機能を回復させる．ビタミン B_{12} 不足による貧血では内因子が欠乏している場合が多いので，経口剤ではなく注射剤(筋注)が用いられる．

一方，葉酸の体内貯蔵量は少なく，供給が不足すると 3〜6 ヵ月で巨赤芽球性貧血が起こる．不足の原因としては，アルコール多飲による摂取量不足，悪性腫瘍・妊娠などによる需

＊9 ハンター舌炎：1909 年に，悪性貧血に関連した萎縮性舌炎として Hunter により報告された疾患．

要増大，慢性肝疾患や葉酸拮抗薬メトトレキサートによる利用障害などがある．食物中のポリグルタミン酸型の葉酸 pteroyl polyglutamate は，腸液酵素の**コンジュガーゼ** conjugase によりモノグルタミン酸型の葉酸 pteroyl monoglutamate となって吸収される．フェニトイン，プリミドンなどの抗痙攣薬はこの酵素を阻害するので，吸収障害による欠乏を起こすことがある．葉酸欠乏では神経症状は認められない．治療には葉酸を経口で補充する．ジヒドロ葉酸，テトラヒドロ葉酸に変換されて DNA 合成経路の補酵素として作用し，造血機能を回復する．巨赤芽球性貧血などの葉酸欠乏症の予防と治療に用いられるほか，再生不良性貧血，顆粒球減少症などにも適用される．悪性貧血に葉酸を単独で使用すると，貧血症状は改善するが，葉酸代謝にビタミン B_{12} が消費されて神経症状を悪化させることがあるので，ビタミン B_{12} 製剤と併用する．

4）腎性貧血治療薬 drugs for renal anemia

造血因子の一つである**エリスロポエチン** erithroporetin は，分子量約 30,600 の糖タンパク質で，受容体との結合に重要なポリペプチド基本骨格と，血中での安定性に重要な分子量の約 40％を占める糖鎖部分からなる．約 90％が腎臓の遠位尿細管周囲細胞で産生されるが約 10％は肝臓でも産生される．動脈血の酸素分圧が低酸素誘導因子 hypoxia–inducible factor–2（HIF–2）を介してその産生を調節しており，貧血，心肺疾患，高地での生活などにより血中の酸素分圧が低下したときに分泌が亢進する．慢性腎疾患の患者や，とくに腎透析を受けている患者では，エリスロポエチンが不足するために**腎性貧血**を起こしやすい．

透析施行中や腎不全に伴う腎性貧血には，**エポエチン アルファ** epoetin alfa または**エポエチン ベータ** epoetin beta が投与される．これらは遺伝子組換え型のエリスロポエチン製剤であり，ヒトの天然エリスロポエチンと類似の構造を有する．エポエチン アルファとエポエチン ベータは，構成糖の組成が異なるだけである．エポエチン ベータにメトキシポリエチレングリコールをアミド結合させた**エポエチン ベータ ペゴル** epoetin beta pegol は，半減期がエポエチン ベータの約 20 倍であるため，4 週間に 1 回（初回は 2 週間に 1 回）の投与で有効である．**ダルベポエチン アルファ** darbepoetin alfa は，糖鎖が多いことから半減期が長く週 1 回投与で有効である．前期赤芽球前駆細胞（BFU–E）や，とくに**後期赤芽球前駆細胞**（**CFU–E**）を刺激して，赤血球への分化・増殖を促進する（**図 8–9**）．腎性貧血に用いられるほか，手術施行患者の自己血貯血にも使用される．副作用には，血圧上昇，過敏症状などがあり，重大なものに，ショック，アナフィラキシー様症状，脳梗塞，心筋梗塞，脳出血などがある．

男性ホルモン製剤である**テストステロン** testosterone は，造血幹細胞への直接的な刺激作用により造血を促進する．また，ヘム合成を促進し，腎臓でのエリスロポエチン産生を促進する．これらの効果発現には数ヵ月を要する．副作用として，男性化作用がある．抗エストロゲン薬の**メピチオスタン** mepitiostane も骨髄に直接作用してエリスロポエチン様作用を発揮する．

5）再生不良性貧血治療薬 drugs for aplastic anemia

再生不良性貧血は，造血幹細胞の量的異常，または骨髄を支持する微小環境の障害のいずれかが原因となり，赤血球，白血球，血小板すべてが減少する**汎血球減少症**を呈する貧血である．赤芽球前駆細胞の選択的で顕著な減少または欠如による貧血を，**赤芽球癆**（せきがきゅうろう）という．再生不良性貧血は，特発性のものが約 7 割を占めるが，**ファンコニ貧血**などのように小児に先天的に出現するものもある．特発性の貧血の原因は不明であるが，なんらかの機序によりT 細胞が活性化され，造血幹細胞の分化・成熟を抑制するという一種の自己免疫疾患であると考えられている．また，放射線や各種抗悪性腫瘍薬に加え，種々の薬物の重大な副作用として続発性(二次性)に起こることが知られている．一般的な貧血症状のほか，顆粒球減少による発熱や易感染性，血小板減少による多彩な出血症状が現れる．

軽症から中等度の特発性再生不良性貧血の治療には，**テストステロンエナント酸エステル** testosterone enanthate や，タンパク質同化ステロイドである**メテノロンエナント酸エステル** metenolone enanthate などが用いられる．中等度以上の特発性再生不良性貧血の治療には，活性化 T 細胞の制御を目的として，**シクロスポリン** ciclosporin，**抗ヒト胸腺細胞ウサギ免疫グロブリン** anti-human thymocyte immunoglobulin, rabbit などの免疫抑制薬が併用され(14 章-2「免疫抑制薬」p397 を参照)，さらに**プレドニゾロン** prednisolone も用いられる．エリスロポエチン製剤や感染症防止に**顆粒球コロニー刺激因子** granulocyte colony-stimulating factor (G-CSF) **製剤**が用いられることもある．免疫学的な機序がある場合の赤芽球癆には，プレドニゾロン，シクロスポリンなどが用いられる．

6) 溶血性貧血治療薬 drugs for hemolytic anemia

赤血球の正常な寿命は約 120 日であり，それを過ぎると主に脾臓や肝臓の単核食細胞系によって選択的に破壊される．なんらかの理由によりその寿命が短縮して崩壊が亢進し(**溶血**)，それを補充する造血が間に合わない場合に，貧血症状が現れる．網赤血球数が増加し，骨髄では赤芽球の過形成がみられる．**溶血性貧血**はこうして起こる貧血の総称であり，先天性と後天性とに大別される．

先天的なものは，遺伝性球状赤血球など膜構成成分の異常，ヘモグロビンや代謝系酵素の異常によるものなど，赤血球の内因性の原因により起こる．後天的なものは，血清抗体や血液循環中の外傷など，赤血球に対する外因性の原因により起こる．後天性の**自己免疫性溶血性貧血** autoimmune hemolytic anemia (AIHA) は，全身性エリテマトーデス，悪性リンパ腫，慢性リンパ性白血病に伴ったり，抗炎症薬や抗生物質など多くの薬物により発症する．

副腎皮質ステロイドが第一選択薬であり，効果が不十分な場合は脾臓摘出や，**シクロホスファミド** cyclophosphamide などの免疫抑制薬の投与が行われる(14 章-2「免疫抑制薬」p397 を参照)．

B 血小板減少症治療薬 drugs for thrombocytopenia

特発性血小板減少性紫斑病 idiopathic thrombocytopenic purpura (ITP) は，血小板膜タンパク質に対する自己抗体の発現により主に脾臓において血小板破壊が進行する一方で，血小板造血が十分に促進されないことで血小板減少を生じる自己免疫疾患である．そのため，最近は**免疫性 (immune) 血小板減少性紫斑病**とも呼ばれる．血小板減少により，皮膚の紫斑や点状出血，消化管出血，鼻出血などが起こる．治療には，副腎皮質ステロイドやトロンボポエチン (TPO) 受容体作動薬などが用いられ，脾臓摘出が行われることもある．

トロンボポエチンは，主に肝臓で産生される造血因子であり，332 アミノ酸からなる分子量 95,000 の糖タンパク質である．**ロミプロスチム** romiplostim は，トロンボポエチンの 4

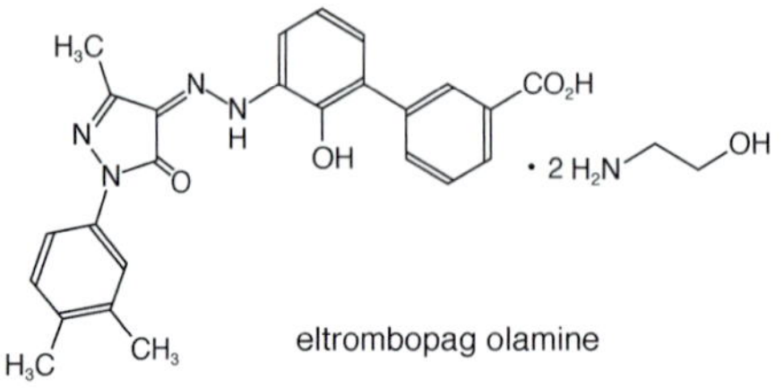

eltrombopag olamine

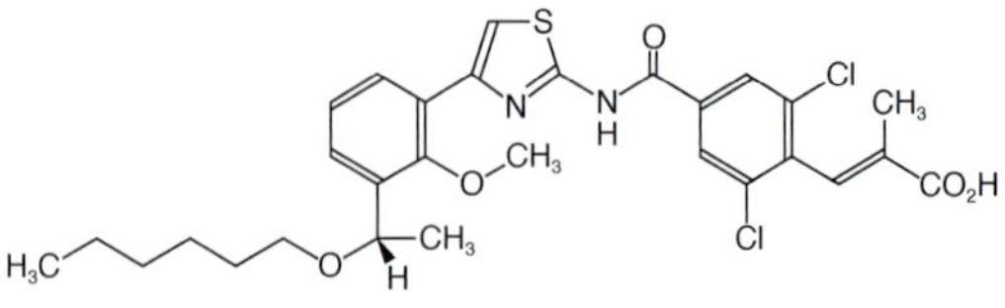

lusutrombopag

▶血小板減少症治療薬

つの TPO 受容体結合領域を，ヒト IgG_1 の Fc フラグメントと結合させた構造を有する遺伝子組換え型タンパク質である．骨髄中の巨核球系前駆細胞の TPO 受容体に結合して Janus kinase–signal transducers and activators of transcription (JAK–STAT) 経路など複数の情報伝達経路を活性化し，他のサイトカインと協調してそれらの細胞の増殖，分化を促進することで血小板造血を促進する．慢性 ITP に皮下注射され，長期にわたり血小板数を維持する．主な副作用は，頭痛，倦怠感であり，重大な副作用として血栓症，血栓塞栓症がある．

エルトロンボパグ eltrombopag は，非ペプチド化合物であり，TPO 受容体の膜貫通領域に特異的に結合し，その情報伝達経路の一部を活性化する．慢性 ITP に，経口で用いられる．主な副作用は疲労，頭痛などで，重大なものに肝機能障害，血栓塞栓症がある．

ルストロンボパグ lusutrombopag も巨核球前駆細胞の TPO 受容体に選択的に作用して血小板数を増加させる．慢性 ITP に適応はないが，経皮的肝癌焼灼術などの観血的手技を予定している慢性肝疾患患者における血小板減少症の改善に用いられる．

C 白血球減少症治療薬 drugs for leukopenia

循環血中の白血球数が正常値よりも少なく，4,000/mm^3 以下程度にまで減少した病態を**白血球減少症**という．通常は，好中球減少を特徴とし，**好中球減少症**と同義である．白血球減少症は，造血幹細胞移植，癌化学療法，放射線療法，感染症，再生不良性貧血，白血病な

コラム　血栓性血小板減少性紫斑病 thrombotic thrombocytopenic purpura (TTP)

血管内皮細胞で産生され，内皮下組織への血小板粘着・凝集に関わっている vWF (図 8–1) は，単量体が重合して多量体を形成しやすい性質を持ち，重合度が高い超高分子量 vWF が過剰に存在すると血小板血栓を作りやすくなり，血栓傾向となる．TTP は，この vWF の分子量を調節している a disintegrin–like and metalloproteinase with thrombospondin type 13 (ADAMTS13) と呼ばれる切断酵素の欠損または活性低下により発症する．先天性と後天性に分類されるが，ほとんどの症例が後天性である．後天性 TTP では，ADAMTS13 の自己抗体が形成され，微小血管で血小板血栓が形成される．この原因として，感染症，膠原病，妊娠，抗がん剤やチクロピジン (p275 を参照) などがある．症状としては，血小板減少による出血，細血管障害性溶血性貧血，腎機能障害，発熱，精神神経症状などである．

先天性 TTP の治療には，ADAMTS13 の補充のため新鮮凍結血漿が投与される．後天性 TTP の治療では，ADAMTS13 抗体の除去を目的として血漿交換療法が行われ，必要に応じてステロイド薬が併用される．

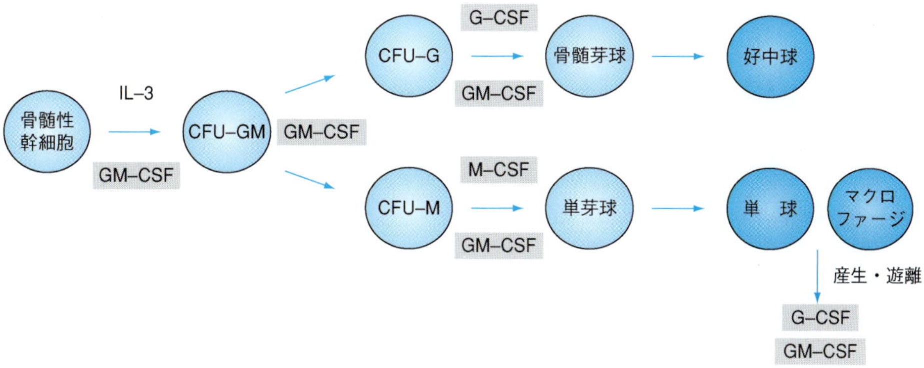

◆**図 8–11 好中球，単球/マクロファージの分化と造血因子の関与**
CFU：colony–forming unit. CSF：colony–stimulating factor. G：granulocyte. GM：granulocyte, monocyte/macrophage. M：monocyte/macrophage. IL–3：interleukin–3.

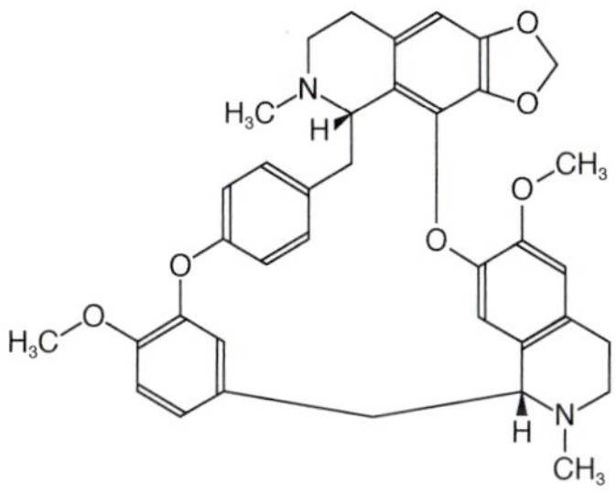

cepharanthine

▶白血球減少症治療薬

どに伴って発症する．また各種薬物に対する過敏症によっても誘発される．白血球の減少は重篤な感染症を起こすので，白血球減少症治療薬が用いられる．

白血球減少症の治療には，**顆粒球コロニー刺激因子** granulocyte colony–stimulating factor（G–CSF）製剤である**フィルグラスチム** filgrastim，**レノグラスチム** lenograstim または**ナルトグラスチム** nartograstim が用いられる．いずれも大腸菌やチャイニーズハムスター卵巣細胞由来の遺伝子組換え体である．造血組織中の顆粒球・マクロファージ系コロニー形成細胞 colony forming unit–granulocyte macrophage（CFU–GM）を中心とした顆粒球系前駆細胞に作用し，とくに好中球への分化・増殖を促進する作用がある（**図 8–11**）．また，骨髄内から末梢血中への好中球の動員により，末梢好中球を増加させる．骨髄移植時の好中球数の増加促進，癌化学療法や再生不良性貧血に伴う好中球減少症などに用いられる．重大な副作用として，ショック，間質性肺炎，骨髄芽球の増加などが認められることがある．

ヒト尿由来の**単球/マクロファージコロニー刺激因子** monocyte/macrophage colony–stimulating factor（M–CSF）製剤である**ミリモスチム** mirimostim も，顆粒球減少症に使用される．末梢血および骨髄細胞中の単球・マクロファージ系前駆細胞に作用して，G–CSF および**顆粒球・単球/マクロファージコロニー刺激因子** glanulocyte monocyte/macrophage colony–stimulating factor（GM–CSF）の産生を促進させることにより，間接的に白血球を増加させる(図 8-8).

ツヅラフジ科植物アルカロイドの**セファランチン** cepharanthine には造血幹細胞増加作用があり，放射線療法による白血球減少症に用いられる.

5. 輸液剤 preparations for fluid therapy

血液の重要な機能には，各組織への栄養物質の運搬のほか，組織中の水分含量・電解質・浸透圧・pH の調節・維持機能がある．血液に問題が生じ，これらの値が異常を示す場合には輸液あるいは輸血を行い，正常な状態を回復・維持できるよう補正する必要がある．輸液療法にあたっては患者の病態の総合的な判断と，それに応じた的確な輸液の選択，投与量の決定が必要である.

輸液剤は大きく**電解質輸液剤**，**栄養輸液剤**，そして特殊輸液剤である**血漿増量剤**(**膠質輸液剤**)に分けられる.

A 電解質輸液剤 electrolyte fluids

複合電解質輸液剤と**単一電解質輸液剤**(**電解質補正剤**)に大別され，前者はさらに**等張電解質輸液剤**と**低張電解質輸液剤**に分類される(表 8-3).

1) 複合電解質輸液剤

a. 等張電解質輸液剤

細胞外液型の輸液剤で，細胞外液欠乏時の補給，是正に用いられる．**生理食塩液** isotonic sodium chloride solution は，ほぼ細胞外液浸透圧に等しい 0.9％NaCl 液であり，生理食塩液に KCl と $CaCl_2$ を加えて細胞外液の組成に近づけたものが，**リンゲル液** Ringer's solution である．これらは主として，低張性脱水症や出血性ショック時に細胞外液の補充に用いられる．陰イオンとして細胞外液濃度より高い Cl^- を含み緩衝作用をもっていないため，大量に補液すると体液(水分)の増加による**希釈性アシドーシス**を起こす.

リンゲル液の NaCl の一部を乳酸ナトリウムに置き換えたものが**乳酸リンゲル液** lactate Ringer's solution(**ハルトマン液** Hartmann's solution)であり，正常血漿に近い電解質組成をもっている．乳酸ナトリウムは大部分が肝臓で代謝されて等モルの HCO_3^- が生成されるので，希釈性アシドーシスを起こしにくく，外傷，出血，手術前・中・後などで循環血漿量が急激に減少した場合のショック防止や腎障害防止の目的でもっともよく用いられる.

ショックなどによる組織低酸素状態により乳酸血症を起こしている場合や肝不全の場合には，緩衝剤として乳酸ナトリウムの代わりに酢酸ナトリウムを用いた**酢酸リンゲル液** acetate Ringer's solution が用いられる．酢酸ナトリウムは，肝臓以外の筋肉をはじめとする末梢組織で，乳酸とは異なる経路で代謝されて HCO_3^- が生成される.

これらにエネルギーの補給としてブドウ糖，ソルビトール，あるいはマルトースを加えた輸液剤もある.

◆表 8-3 電解質輸液剤

種類			目的，適応
複合電解質輸液剤	等張電解質輸液剤	生理食塩水，リンゲル液，乳酸リンゲル液(ハルトマン液)など	低張性脱水症，出血性ショックなどの細胞外液欠乏時の補給，是正
	低張電解質輸液剤	開始液(1号液)	病態が明らかでない場合にとりあえず水分，電解質を補給
		脱水補給液(2号液)	緊急輸液後の細胞外液の電解質異常，不足，とくに低張性脱水の補給
		維持液(3号液)	高張性脱水，水および電解質の異常が補正された後の維持輸液
		術後回復液(4号液)	小児や高齢者など腎機能が未熟，低下している場合，水欠乏型の高張性脱水，高カリウム血症，腎障害の水分，電解質の補給
単一電解質輸液剤	電解質補正液	ナトリウム剤	低ナトリウム血症，低塩症候群
		カリウム剤	カリウムの補給が経口的にできない場合や緊急を要する低カリウム血症，ジギタリス中毒，不整脈
		カルシウム剤	急性の低カルシウム血症によるテタニーや高カリウム血症
		マグネシウム剤	低マグネシウム血症
		リン酸剤	低リン血症
	pH 補正液	アルカリ化薬	代謝性アシドーシスの補正
		酸性化薬	高度な低クロール性アシドーシスの補正

b. 低張電解質輸液剤

開始液(1 号液)，**脱水補給液(2 号液)**，**維持液(3 号液)**，および**術後回復液(4 号液)**の 4 種類がある．多くは総電解質濃度が正常血漿の 1/3〜1/2 で，3〜5％程度の糖質を含んでいる．

開始液(1 号液)は生理食塩液の 1/4〜1/2 の Na$^+$ と Cl$^-$ 濃度を含んでおり，K$^+$ は含まない．乳酸ナトリウムを含んでいる製剤もある．病態が不明な時にとりあえず水分，電解質を補給する目的で用いられるので，開始液と呼ばれる．

脱水補給液(2 号液)は開始液とほぼ同じ Na$^+$ と Cl$^-$ 濃度を含んでいるが，乳酸塩と高濃度の K$^+$ を含んでいる．Mg^{2+} やリン酸塩を含む製剤もある．緊急輸液後の細胞外液電解質の不足・異常を是正する目的で用いられ，とくに低張性脱水に用いられる．K$^+$ を含むので，高カリウム血症には用いられない．

維持液(3 号液)の Na$^+$ と Cl$^-$ 濃度は脱水補給液の濃度よりもやや低いが，K$^+$ 濃度や乳酸塩，リン酸塩濃度はほぼ同じになっている．高張性脱水時や輸液維持に用いられる．K$^+$ を含むので腎障害や高カリウム血症には注意が必要である．絶食絶水の状態で 1 日に必要な最低限の成分を含む輸液の基礎となるもので，多くの製剤がある．

術後回復液(4 号液)は，持液よりもさらに低い Na$^+$，Cl$^-$，乳酸塩を含んでおり，低濃度の K$^+$ を含むものもある．総電解質濃度は，低張複合型電解質輸液剤の中でもっとも低い．小児や高齢者のような腎機能が未熟あるいは低下している場合や水欠乏型の高張性脱水，高カリウム血症，術後に腎機能が低下している場合などの水分・電解質補給に用いられる．

2）単一電解質輸液剤

Na^+, K^+, Ca^{2+} などの補給のための**電解質補正液**と，**pH 補正液**とがある．

電解質補正液は，単独で個々の電解質の補給を目的とするものである．ナトリウム剤には高張性の塩化ナトリウム液があり，低ナトリウム血症，低塩症候群などに用いられる．高ナトリウム血症やうっ血性心不全，浮腫の発現に注意が必要である．カリウム剤には 1M あるいは 2M の塩化カリウムや L-アスパラギン酸カリウムなどがあり，K^+ が経口的に補給できない場合や，緊急を要する低カリウム血症，ジギタリス中毒，不整脈などの治療に用いられる．急速な投与により，血管痛，心電図変化，心停止を招くことがある．カルシウム剤には 2％塩化カルシウム，8.5％グルコン酸カルシウムなどがあり，低カルシウム血症によるテタニーや高カリウム血症などに用いられる．このほか，リン酸剤やマグネシウム剤がある．

pH 補正液には，代謝性アシドーシスの補正に用いられる**アルカリ化薬**と，アルカローシスに用いられる**酸性化薬**がある．アルカリ化薬の 7％炭酸水素ナトリウムや 1M 乳酸ナトリウムは HCO_3^- を発生させて代謝性アシドーシスを是正する．呼吸性アシドーシスでは，呼吸抑制により逆に症状を悪化させる．酸性化薬には 1M 塩化アンモニウムがあり，高度な低クロール性アルカローシスの是正に用いられる．

B 栄養輸液剤 nutritional fluids

栄養障害の予防や治療には，経静脈的栄養法と経消化管的栄養法があり，前者では**栄養輸液剤**が用いられる．栄養輸液剤を末梢静脈から投与する**末梢静脈栄養法** peripheral parenteral nutrition (PPN) では，高張液や高濃度の栄養輸液剤を使用すると静脈炎などを起こすことがある．このような場合は，中心静脈(上大静脈)までカテーテルを挿入・留置し，そこから栄養輸液剤を点滴注入する**中心静脈栄養法** total parenteral nutrition (TPN) が行われる．これを別名，**経中心静脈高カロリー輸液法** intravenous hyperalimentation (IVH) といい，経口的にも経腸的にも栄養補給が不能または不十分な場合でも，高カロリーの栄養を補給できる．IVH では，高濃度の糖質と各種電解質からなる高カロリー輸液用基本液または高濃度の糖質輸液剤に，アミノ酸輸液剤，脂肪乳剤，総合ビタミン製剤，微量元素製剤を添加・混合して投与する．

1）糖質輸液剤

糖質輸液剤は，水とカロリーの補給を目的として使用され，5〜70％ブドウ糖液，5〜50％キシリトール液，5〜20％フルクトース液，および 10％マルトース液がある．5％の等張ブドウ糖液は水分補給の意味合いが強く，10％以上のものがカロリー補給のために用いられる．しかし，PPN で血管痛，静脈炎を避けるためには 10％液が限度である．50％および 70％液は，高カロリー輸液として IVH に用いられる．

ブドウ糖以外の糖はそれぞれの代謝経路から解糖系に入り，カロリー補給源となる．これら糖の細胞内への取り込みはインスリンに影響されにくく，血糖値にも影響しにくいので，糖尿病患者への糖質補給に適している．

2) アミノ酸輸液剤

アミノ酸輸液剤には，アミノ酸濃度が3〜12％まで，糖質を添加したものと添加しないもの，cation gap（Na^+ と Cl^- の濃度差）のあるものとないものなど，多くの種類がある．低濃度（3〜5％）のものは末梢静脈栄養法（PPN）に用いられ，高濃度（8〜12％）のものは主に高カロリー輸液用基本液と混合して3〜4％の最終濃度でIVHに用いられる．糖質を加えない製剤は，生体のアミノ酸利用効率上，糖質輸液剤と併用される．必須アミノ酸と非必須アミノ酸の比は1前後となっているものが多い．

従来のアミノ酸輸液剤に比較して，**分岐鎖アミノ酸** branched chain amino acid（BCAA）と呼ばれる必須アミノ酸のロイシン，イソロイシン，およびバリンの配合量を約30％に高めた製剤もある．BCAAは，外科的手術，熱傷，低栄養状態などの侵襲時に筋組織においてエネルギー源として利用され，筋タンパク質の分解抑制作用や肝におけるタンパク質合成の促進作用を示す．肝不全用アミノ酸製剤はBCAAを多く含み，芳香族アミノ酸や酸性アミノ酸などを減量したもので，**肝性脳症**に用いられる．必須アミノ酸を多く含む腎不全用アミノ酸製剤もある．

3) 脂肪乳剤

PPNやTPNなどの際に，カロリー補給と必須脂肪酸供給の目的で用いられ，10％と20％の脂肪乳剤がある．必須脂肪酸のリノール酸やリノレン酸を含むダイズ油を主成分とし，乳化剤として卵黄レシチン，浸透圧調整剤としてグリセリンを含んでいる．

4) 高カロリー輸液用基本液

高カロリー輸液用基本液は，高濃度の糖質と各種の電解質からなっている．IVHでは，これにアミノ酸輸液剤，脂肪乳剤，総合ビタミン製剤，微量元素製剤を組み合わせて投与する．糖質はブドウ糖が多く，開始液では12〜15％，維持液では20％程度が用いられる．IVHの副作用として，ビタミンB_1欠乏による**乳酸アシドーシス**を発現しやすいので，必ずビタミンB_1を併用する．

C 血漿増量剤 plasma expanders

デキストラン dextran **製剤**と**ヒドロキシエチルデンプン** hydroxyethylated starch **製剤**がある．これらは血漿増量作用，末梢循環血流改善作用，血圧保持作用などをもっており，出血およびそれによるショックの治療，手術時における輸血量の節減，外傷，熱傷や重症ショック時の末梢血行改善などに用いられる．体外循環における灌流液あるいは希釈液としても用いられる．デキストラン製剤に含まれるデキストラン40は抗血小板作用があり，血栓症

> **コラム　IVHによる乳酸アシドーシス**
>
> IVHの必要な重症患者は，すでにアシドーシスになる可能性が高い．そこに，ピルビン酸代謝に必要なチアミン（ビタミンB_1）が補給されない状態で高濃度の糖質を含むIVHが行われると，ピルビン酸はアセチルCoAへ変換されずに増加し，TCAサイクルが動かないために乳酸の産生・蓄積が起こり，乳酸アシドーシスに陥ると考えられる．

の予防・治療にも用いられる．

循環血液量の増加により心臓に負担をかけ，症状が悪化するおそれがあるので，うっ血性心不全の患者には禁忌である．ヒドロキシエチルデンプンには組織残留性が認められるので，投与は緊急時に短期間の使用にとどめる．

第8章 学習チェックシート

- □ 止血機構における血小板の役割を説明できるか．
- □ 血液凝固系とその制御系の概略を説明できるか．
- □ 線維素溶解系とその制御系の概略を説明できるか．
- □ 各種貧血の発症機序を概説できるか．

止血薬

- □ 代表的な血管強化薬をあげ，薬理作用，機序，適用，主な副作用について説明できるか．
- □ 代表的な血液凝固促進薬をあげ，薬理作用，機序，適用，主な副作用について説明できるか．
- □ 代表的な抗プラスミン薬をあげ，薬理作用，機序，適用，主な副作用について説明できるか．

抗血栓薬

- □ 抗血栓薬を作用機序により大別できるか．
- □ 代表的な抗凝血薬をあげ，薬理作用，作用の特徴，機序，適用，主な副作用について説明できるか．
- □ 抗血小板薬を作用機序により大別できるか．
- □ 代表的な抗血小板薬をあげ，薬理作用，機序，適用，主な副作用について説明できるか．
- □ 代表的な血栓溶解薬をあげ，薬理作用，機序，適用，主な副作用について説明できるか．

造血薬

- □ 各種貧血に用いられる代表的な薬物をあげ，薬理作用，機序，適用，主な副作用について説明できるか．
- □ 血小板減少症に用いられる薬物をあげ，薬理作用，機序，適用，主な副作用について説明できるか．
- □ 白血球減少症に用いられる代表的な薬物をあげ，薬理作用，機序，適用，主な副作用について説明できるか．

輸液剤

- □ 輸液剤を成分により大別できるか．
- □ 代表的な各種輸液剤をあげ，成分，目的，適用について説明できるか．

第9章 呼吸器系に作用する薬物

●呼吸の生理 ●呼吸障害改善薬 ●鎮咳薬 ●去痰薬 ●気管支喘息治療薬
●慢性閉塞性肺疾患（COPD）治療薬 ●間質性肺炎治療薬

1. 呼吸の生理

生命の維持に必要な酸素を取り入れ，物質代謝によって生じた二酸化炭素を排出する働きを呼吸という．肺胞内の空気と血液の間のガス交換(換気)を外呼吸または肺呼吸といい，血液と組織細胞との間のガス交換を組織呼吸という．

換気は，呼吸中枢の自発的かつ周期的な興奮により繰り返される呼吸運動によって行われる．呼吸中枢は特定の神経核ではなく，延髄網様体に散在する呼息ニューロン群と吸息ニューロン群との総称である．両者はきわめて密接に線維連絡し，相反的に働き，吸息ニューロンが興奮しているときは呼息ニューロンは抑制される．呼吸調節中枢は橋に存在し，ペースメーカー的な働きはもたないが，呼吸中枢の興奮性をネガティブフィードバック機構により制御し，周期的な呼吸運動のリズムを生じさせる(**図 9-1**)．

呼吸運動は，肺迷走神経反射，頸動脈洞および大動脈反射などの神経性調節や脳幹，頸動脈小体および大動脈小体の化学受容器 chemoreceptor を介した化学的調節のほか，種々の要因によって影響を受ける．

2. 呼吸障害改善薬 respiratory sitimulants

呼吸障害改善薬は，重症疾患に伴う虚脱や麻酔薬および麻薬などの薬物中毒で呼吸中枢が抑制され，呼吸機能の低下が起こったときに用いられる．延髄の呼吸中枢や末梢の化学受容器を刺激して呼吸運動そのものを促進する呼吸興奮薬，麻薬の過剰投与などによって起こる呼吸抑制を解除する麻薬拮抗薬，および肺の虚脱を予防する肺サーファクタントに大別される．

呼吸興奮薬は，呼吸中枢を刺激することにより呼吸運動を促進する薬物で，さまざまな原因による換気低下に対して用いられる．**ジモルホラミン** dimorphoramine は，延髄興奮薬とも呼ばれ，呼吸中枢を直接刺激して呼吸運動を促進する(**図 9-1**)．**ドキサプラム** doxapram は，主に末梢性化学受容器を介して間接的に呼吸中枢を興奮させる(**図 9-1**)．呼吸促進作用と覚醒作用を併せもつ．麻酔時，中枢神経抑制薬による中毒時の呼吸抑制ならびに覚醒遅延などに使用される．

麻薬の過剰投与によって生じる呼吸抑制の治療には，**ナロキソン** naloxone や**レバロルファン** levallorphan が用いられる．これらの薬物は，モルヒネと類似の構造を有する合成麻薬

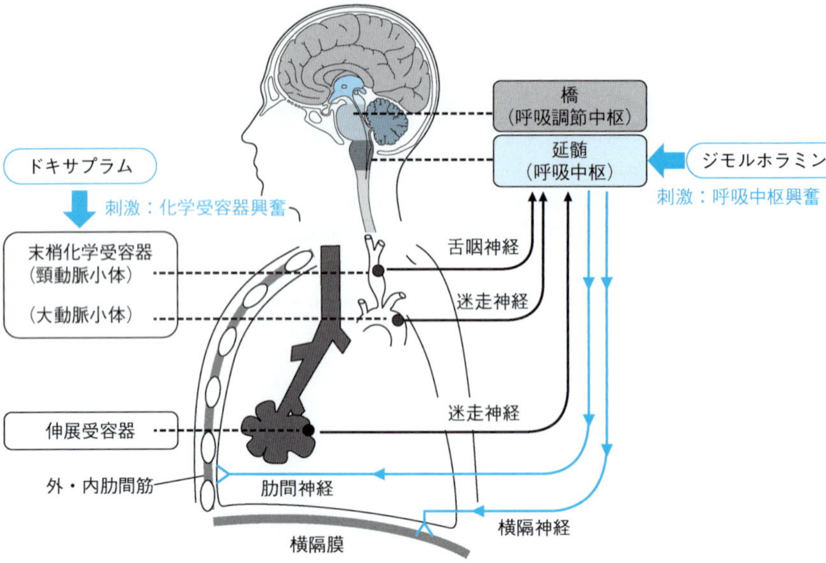

◆図 9-1　呼吸運動の調節機構と呼吸興奮薬の作用

拮抗薬であり，麻薬による呼吸中枢の二酸化炭素に対する感受性の低下を回復させるが，これら自身には鎮痛作用はなく，純粋な麻薬拮抗薬である．バルビツール酸系などの非麻薬性中枢抑制薬による呼吸抑制に対する作用は確実とはいえず，病的原因による呼吸抑制には無効である(禁忌)．

一方，ベンゾジアゼピン系薬は麻酔前投与，抗不安，鎮静催眠，筋弛緩などの目的で広く使用されるが，やはり中毒時の呼吸抑制が問題となる．**フルマゼニル** flumazenil は，$GABA_A$ 受容体のベンゾジアゼピン結合部位で，ベンゾジアゼピン系薬と競合的に拮抗するため，ジアゼパム，フルニトラゼパム，ミダゾラムなどによる呼吸抑制を解除する．同様に，ベンゾジアゼピン系薬による睡眠，抗痙攣，筋弛緩および抗不安作用も抑制する．フルマゼニル自体は中枢神経，呼吸循環器系，自律神経系，消化器系および泌尿器系に対して特に作用を示さない．ベンゾジアゼピン系薬に対する過敏症，ベンゾジアゼピン系薬を長期間投与中のてんかん患者には禁忌である．

新生児の無呼吸発作には**アミノフィリン**，**カフェイン**が用いられるが，これらの薬物の作用はホスホジエステラーゼ(PDE)阻害作用，アデノシン受容体遮断を介した延髄呼吸中枢興奮作用，ヘーリング・ブロイエル Hering–Breuer 反射増強作用，末梢化学受容体増強作用などに基づいていると考えられている．また，未熟児にみられる呼吸窮迫症候群は，肺サーファクタントの産生不足が主な原因であり，肺の虚脱を防止し，安定した換気を維持するために**肺サーファクタント製剤**が用いられる．新生児の気管内に注入して使用する．

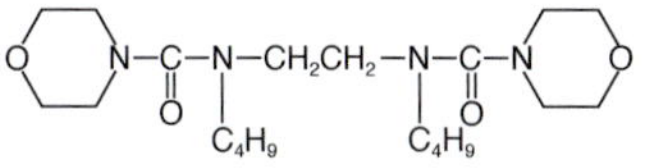

dimorpholamine

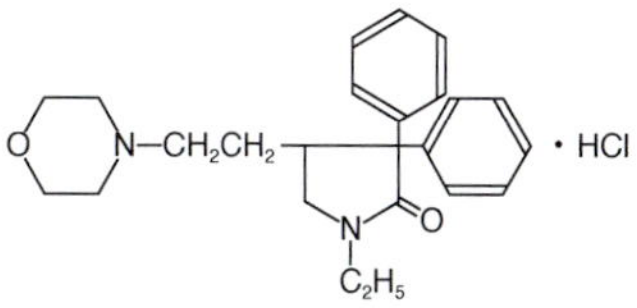

doxapram hydrochloride

▶呼吸障害改善薬

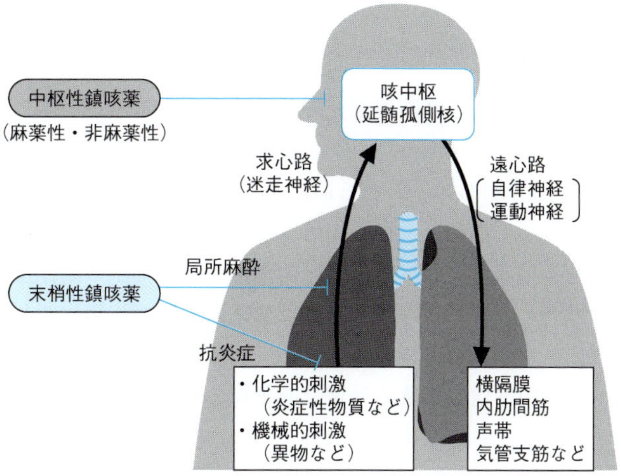

◆図 9–2　咳の発生経路と鎮咳薬の作用

3. 鎮咳薬 antitussives

A 咳反射

咳（咳嗽 cough）は，本来，気道内の異物や痰を排出するために反射的に生じる生体防御反応（咳反射）である．咳は，痰を伴う湿性の咳と，痰を伴わない乾性の咳に分けられる．湿性の咳は痰を排出するために起こる咳で，感染を伴う呼吸器疾患時や慢性閉塞性肺疾患 chronic obstructive pulmonary disease（COPD）などでよく認められる．このような咳は，鎮咳薬で止めると痰の喀出を妨げ，原因疾患の病態を悪化させる可能性がある．一方，上気道炎，胸膜炎，心臓疾患，心因性あるいは薬物の副作用などが原因で生じる乾性の咳は，本来の生体防御反応から逸脱したものであり，睡眠障害，胸痛，あるいは妊娠時には切迫流産などの二次的障害に繋がる可能性があるため，鎮咳薬を用いて抑制する（**図 9–2**）．

B 咳のメカニズム

咳は，気道粘膜の刺激受容部位，神経求心路，咳中枢および神経遠心路を介した神経反射である．主に気管および気管支に分布する求心性神経の終末部に刺激受容の機構が存在する．

2つのタイプがあり，主に粉塵などの機械的・物理的刺激に応答するものと，炎症性物質などの化学的刺激に応答するものである．前者は有髄神経(Aδ–線維)末端に，また後者は無髄神経(C–線維)の末端に刺激受容部位が存在し，ともに迷走神経の上行路を通って延髄の孤側核に存在する咳中枢へと伝えられる．咳中枢は，求心性神経を上行してきた刺激に反応し，肋間神経や横隔神経など，主に呼息筋を支配する神経を伝って実行器官へと信号を伝える．咳は呼吸停止，声門閉塞，気管支筋緊張，爆発的呼息などの一連の反応から成り立っており，咳中枢はこれらの反応を生じさせるための回路網を形成している．

C 中枢性鎮咳薬

中枢性鎮咳薬は，麻薬性と非麻薬性に大別される．いずれも咳中枢を抑制する．麻薬性のものに，**コデイン** codeine，**ジヒドロコデイン** dihydrocodeine および**オキシメテバノール** oxymetebanol がある．これらは，アヘンアルカロイドの誘導体であり，鎮静作用もあり，著効を示すことが多い．鎮咳作用は鎮痛作用よりも低用量で生じるが，連日投与すると耐性や依存を生じる．また，呼吸抑制や消化管運動抑制の副作用があり，気管支喘息の発作時には禁忌である．鎮咳作用に関わる受容体は，鎮痛作用に関わる μ_1，κ などとは別のオピオイド受容体と考えられている．

非麻薬性中枢性鎮咳薬の効果は麻薬性のものには及ばないが，耐性，依存性がなく，副作用も少ない．アヘンアルカロイドの構造をもとに合成された**デキストロメトルファン** dextromethorphan，**ジメモルファン** dimemorphan，**ノスカピン** noscapine は，麻薬性のものと同様に咳中枢の抑制が強い．主な副作用は，眠気，頭痛，食欲不振，口渇などである．ジメモルファンは副作用として下痢があるため，便秘が問題となる患者に用いる．抗ヒスタミン薬から誘導された**クロペラスチン** cloperastine は，気管支拡張作用を併せもつ．また，**チペピジン** tipepidine，**グアイフェネシン** guaifenesin，**エプラジノン** eprazinone は，咳中枢の抑制作用とともに去痰作用を併せもつ．

D 末梢性鎮咳薬

気道への刺激を除去し，刺激受容器の興奮性を低下させることにより咳は鎮まる．たとえば，湿性咳の場合は去痰薬で痰を除くとやむことが多く，気道分泌促進作用を有する薬物は，炎症粘膜面を被覆保護することによって鎮咳効果をもたらす．気管支拡張薬も有用な末梢性鎮咳薬で，とくに β 受容体刺激薬，抗コリン薬，副腎皮質ステロイドの吸入は，ケミカルメディエーターに対する抑制効果なども期待できる．

ベンゾナテート benzonatate は，局所麻酔薬テトラカインの誘導体で，主に肺伸展受容器を選択的に麻酔してコデインと同程度の鎮咳効果をもたらす．一方，咳中枢の抑制作用や気管粘膜の知覚受容器の麻酔作用も有しており，これらの作用も鎮咳効果に貢献する．ただし，現在，わが国では使われていない．

臨床では，漢方製剤も鎮咳を目的によく処方されるが，中でも**麦門冬湯**(ばくもんどうとう)は妊婦や高齢者に繁用される．この方剤は正常な動物では全く鎮咳作用を示さないが，気管支炎モデル動物では著効を示す．中枢性鎮咳薬では抑制されにくい ACE 阻害薬の副作用としておこる空咳にもよく奏効する．ケミカルメディエーターに対する拮抗作用と産生・遊離抑制作用が関与し

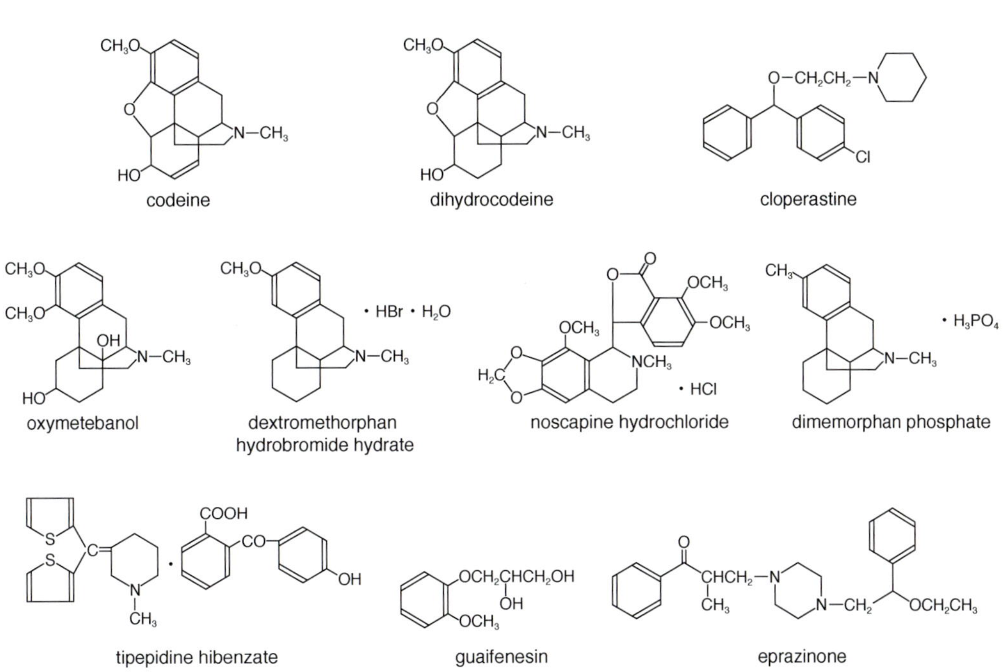

▶鎮咳薬

ており，過敏状態にある侵害受容器およびC線維終末受容器の興奮性を低下させると考えられている．

4. 去痰薬

A 痰

痰は，気道粘膜の炎症等によって引き起こされる気道粘液の過剰産生の結果である．過剰に産生された粘液は，気道の線毛運動によって除去されず，粘稠な痰となって気道内に貯留するので，気道での気流を制限したり，感染した細菌の温床となったりする．したがって，過剰に産生された痰は気道疾患の病態とも密接に関わる．粘液の産生源は，気管支壁の深部に位置している気管支腺 bronchial glands と気道上皮層の中に点在する杯細胞 goblet cells であるが，痰の原因となる病態時の粘液は主に杯細胞に由来する．

痰の主成分は，ムチン(高分子糖タンパク質)である．ムチンのコアタンパク質には糖が高度に付加され，糖鎖はムチン分子量の50％以上を占める．また，分子中のシステイン残基がジスルフィド結合を形成することで多量体となり，さらに高分子化することで高い粘性を示す．去痰障害(気道クリアランス不全)は，多くの原因が複雑に関与しあって起こるが，基本的には痰の粘稠性の亢進による気道壁への膠着と粘液線毛輸送能の破綻である．したがって去痰効果には，① 痰に直接作用して粘稠度を低下させる粘液溶解作用，② 気道液量および構成成分の産生・分泌に影響を与えて粘液の性状を正常化する粘液修復作用，③ 気道を潤滑にし，粘膜に膠着している痰を気道壁から離れやすくして線毛による輸送を促進する作

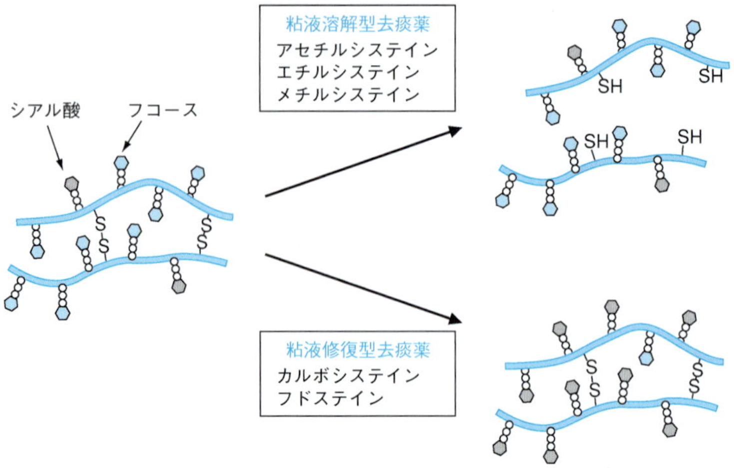

◆図 9-3　粘液溶解型および粘液修復型去痰薬の作用

用，などが関係する．

B 粘液溶解型去痰薬

アセチルシステイン acetylcysteine，**エチルシステイン** ethyl L-cysteine および**メチルシステイン** methyl L-cysteine は，ムチン分子のペプチド鎖を連結して多量体化（高分子化）するジスルフィド（-S-S-）結合を非酵素的に開裂させる．その結果，痰が低分子化して痰の粘度が低下する（**図 9-3**）．気道壁に膠着している粘稠性の高い痰に用いられる．

C 気道潤滑型去痰薬

ブロムヘキシン bromhexine は，直接作用と胃粘膜刺激による反射性分泌亢進作用の双方により，漿液の分泌を増加させる．これにより，漿液と粘液のバランスを正常化し，粘液線毛輸送機能を改善する．また，漿液成分の一つであるリソゾーム酵素の遊離を促進してムチンを低分子化する作用も有するため，気道粘液溶解型に分類されることもある．**アンブロキソール** ambroxol はブロムヘキシンの活性代謝物であり，共通の作用を有するが，肺サーファクタント分泌の促進作用が強い．分泌された肺サーファクタントは，気道粘液の滑りをよくし，線毛運動による痰の排出を促進する．

D 粘液修復型去痰薬

カルボシステイン carbocisteine は，他のシステイン誘導体と異なり，-SH 基が遊離していないため，ジスルフィド結合を直接開裂させる作用はなく，間接的に気道液の粘稠性を低下させる．痰中のムチンの末端糖をフコース型からシアル酸型へ変化させるとともに（**図 9-3**），粘液分泌細胞の大きさと数を減少させる作用など併せもち，それらの結果として気道粘液の性状を正常に近づけ，粘膜に膠着している痰を気道壁から離れやすくする．**フドステ**

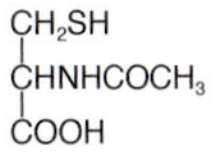
acetylcysteine

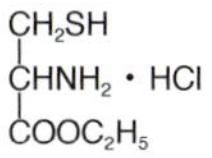
ethylcysteine hydrochloride

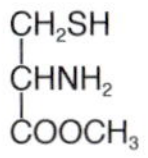
methycysteine

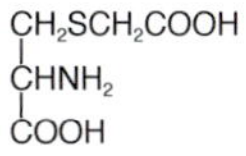
carbocysteine

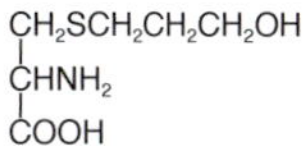
fudosteine

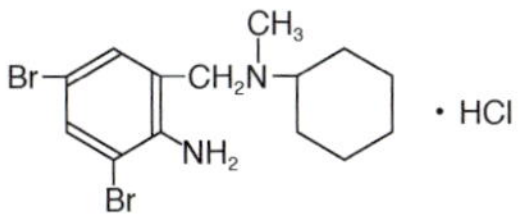
bromhexine hydrochloride

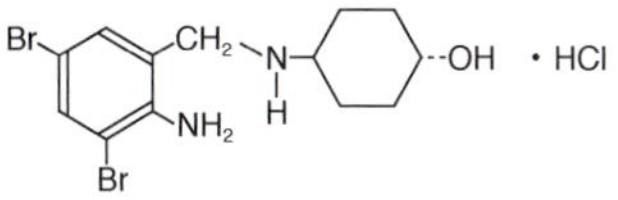
ambroxol hydrochloride

▶去痰薬

イン fudosteine は，カルボシステインのカルボキシル基を修飾してハイドロキシエチル基を導入したもので，粘液を分泌する気道上皮杯細胞の過形成を抑制する作用，漿液性分泌の促進作用，抗炎症作用などにより粘液過分泌を抑制する．

5. 気管支喘息治療薬

A 気管支喘息の病態

気管支喘息 bronchial asthma は，繰り返し起こる咳，喘鳴（ぜんめい），呼吸困難を主症状とし，発作性の気道狭窄と気道過敏症を特徴とする呼吸器疾患である．しかし，病態の本質は気道粘膜への炎症性細胞（好酸球，T 細胞，好塩基球，好中球など）の浸潤，すなわち慢性炎症である．

気管支喘息の原因は，アレルギー性（アトピー型）と非アレルギー性（非アトピー型）に大別される．主に小児に多いアレルギー性の気管支喘息では，B リンパ球によるアレルゲン特異的 IgE の持続的な産生，IL-4，IL-5，IL-13 などの Th2 サイトカインの産生亢進，またアレルゲンの侵入に伴う肥満細胞からの**ヒスタミン**，**プロスタグランジン**，**ロイコトリエン**などのケミカルメディエーターの遊離が重要な役割を果たしている．一方，非アレルギー性喘息の原因はさまざまで，ウイルスなどの感染をきっかけに気道過敏性が亢進するもの，アスピリンや β 遮断薬などの薬物が原因となるもの，さらに大気汚染などが原因となるものなどがある（図 9-4）．

気管支喘息の患者では，① 発作性の気道狭窄，② 気道過敏性の亢進，および③ 気道のリモデリング，といった症状が共通して認められる．

1）発作性の気道狭窄

気管支喘息の特徴的な症状であり，夜間・早朝に出現する場合が多い．呼吸困難，喘鳴および咳嗽を伴うが，この気道狭窄は自然に，あるいは治療により回復する可逆性を示す．発作時には，肺からの努力性最大呼気流量（最大の吐き出す空気量）すなわちピークフロー（PEF）や肺機能検査による 1 秒率（FEV_1）が自己最良値の 80％未満に低下する．

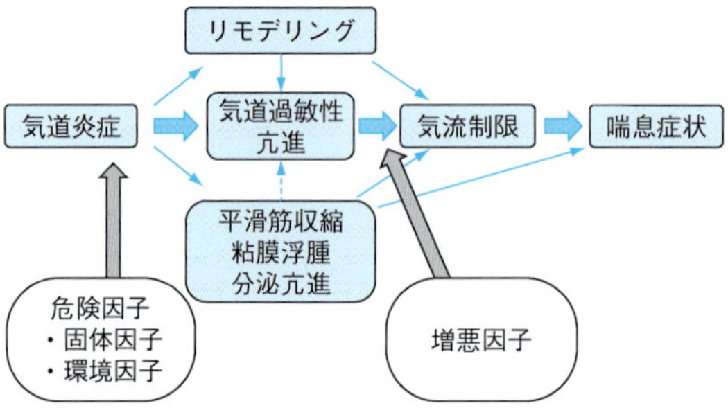

◆図 9–4　気管支喘息発症・増悪のメカニズム
（喘息予防・管理ガイドライン 2012 より転載）

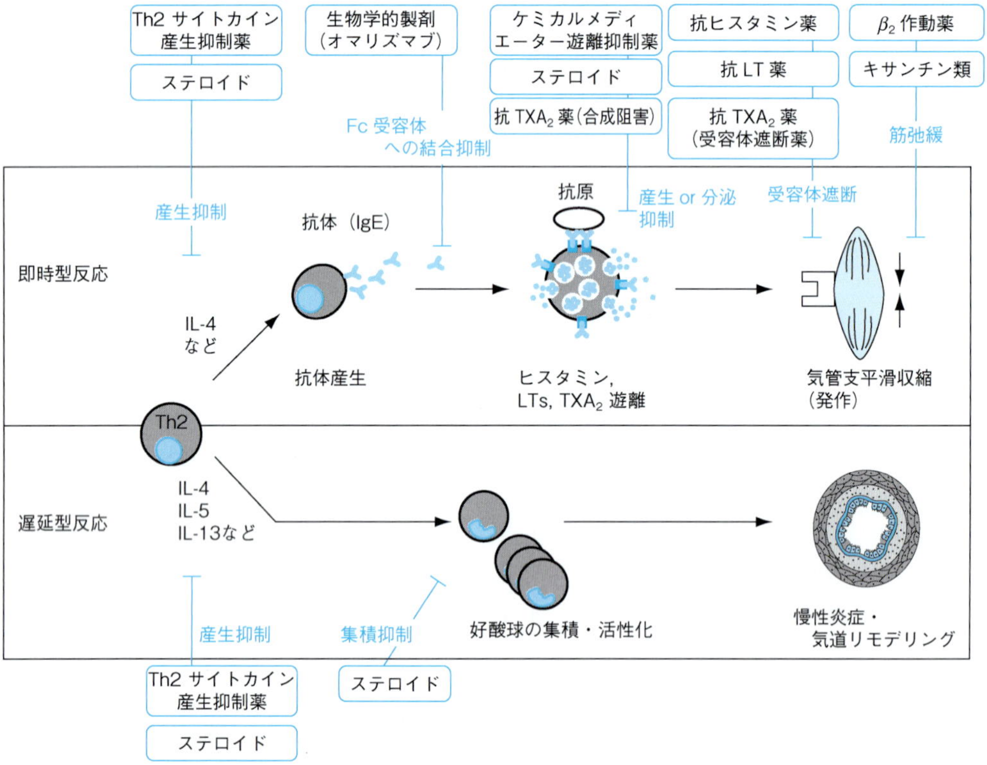

◆図 9–5　気管支喘息治療薬の作用

2）気道過敏性の亢進

アセチルコリンやヒスタミンなど，気道収縮を引き起こす刺激に対する反応性が亢進する．気管支喘息の患者では，呼吸機能検査で正常であっても，気道過敏性が亢進することがある．

3）気道のリモデリング

長期罹患した喘息患者では，慢性的な炎症の結果として，上皮化生，粘膜下腺の過形成，平滑筋層の肥厚，線維化，粘膜浮腫などを伴った気道粘膜構造の変化が生じる．これらの構造変

◆表 9-1 気管支喘息治療薬の分類

使用目的	分類		薬物名	作用機序など
発作治療薬(リリーバー)として用いる主な薬物	短時間型β_2作動薬(SABA)		サルブタモール トリメトキノール フェノテロール テルブタリン プロカテロール	作用発現および作用時間が短く発作時に用いる
長期管理薬(コントローラー)として用いる主な薬物	吸入ステロイド		ベクロメタゾン フルチカゾン ブデソニド モメタゾン シクレソニド	吸入剤として用いる．コントローラーとして用いる基本薬物
	長時間作用型β_2作動薬(LABA)		サルメテロール ホルモテロール インダカテロール クレンブテロール ツロブテロール	作用発現が遅く，長時間作用型．リリーバーとしては用いない
	キサンチン類		テオフィリン アミノフィリン プロキシフィリン	PDE 阻害による cAMP の上昇およびアデノシン受容体遮断により発作を予防
	抗コリン薬		イプラトロピウム オキシトロピウム チオトロピウム	チオトロピウムは M_3 受容体への作用持続が長い
	アレルギー疾患治療薬	ケミカルメディエーター遊離抑制薬	クロモグリク酸 トラニラスト アンレキサノクス ペミロラスト イブジラスト	肥満細胞からの脱顆粒や化学伝達物質の遊離を抑制する
		第二世代ヒスタミンH_1受容体遮断薬	メキタジン エピナスチン ケトチフェン オキサトミド アゼラスチン セチリジン エバスチン フェキソフェナジン	H_1 受容体を遮断し，発作を予防する．また，ケミカルメディエーターの遊離抑制や合成，薬物受容体への結合を抑制する
		抗トロンボキサンA_2薬	オザグレル塩酸塩水和物 セラトロダスト	オザグレル塩酸塩水和物はトロンボキサン合成酵素を阻害する．セラトロダストはプロスタノイド TP 受容体を遮断する
		抗ロイコトリエン薬	プランルカスト モンテルカスト	LT 受容体遮断により気道収縮を抑制．モンテルカストは $CysLT_1$ 受容体選択的
		Th2 サイトカイン産生抑制薬	スプラタスト	IL-4 および IL-5 の産生を抑制する
		生物学的製剤	オマリズマブ メポリズマブ	オマリズマブは抗 IgE，メポリズマブは IL-5 受容体α鎖に対するモノクローナル抗体

化はリモデリングと呼ばれ，非可逆的な気道狭窄と持続的な気道過敏性の亢進の原因となる．

これら病態の特徴を踏まえ，気管支喘息の薬物治療ではさまざまな薬物が用いられ(**図 9-5**)，薬物治療上は気道の炎症を改善し発作を予防する長期管理薬(コントローラー)と，発作が起こったときにすみやかに気道を広げる発作治療薬(リリーバー)に分類されている(**表 9-1**)．

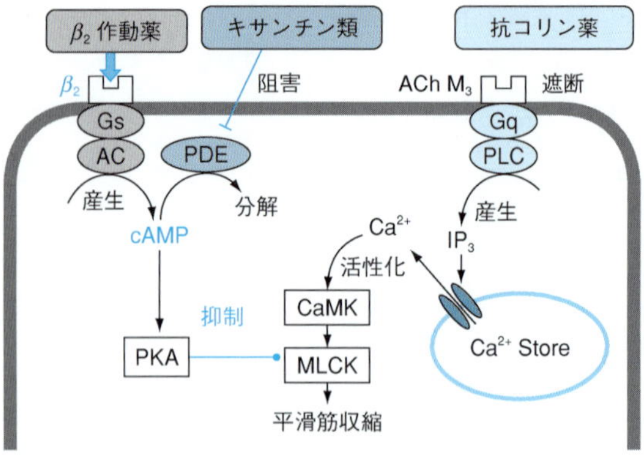

◆図 9–6　気管支拡張薬の作用

B　長期管理薬(コントローラー)と発作治療薬(リリーバー)

1) 吸入ステロイド

吸入ステロイドは，コントローラーとして今日の気管支喘息の薬物療法の中で最も重要な薬物である．**ベクロメタゾン** beclometasone，**フルチカゾン** fluticasone，**ブデソニド** budesonide，**モメタゾン** mometasone および**シクレソニド** ciclesonide など吸入剤として用いられる．これらの薬物はすべて，吸入後の気道粘膜局所での作用は強いが，血中に移行後は速やかに肝代謝を受け全身作用を示しにくいアンテドラッグ型の薬物である(シクレソニドは細胞内でエステラーゼによる代謝を受けるプロドラッグでもある)．

ステロイドの抗喘息作用機序は，主に遺伝子の転写調節によるが，これには転写促進と転写抑制の両面がある．まず，ステロイドでホスホリパーゼ A_2 の阻害作用をもつリポコルチン I の転写が促進され，これによりアラキドン酸代謝物の産生が抑制され，抗炎症作用につながる．また，NF-κB などの転写因子の活性を阻害する作用もあり，これによって種々の炎症性サイトカイン類の転写が抑制される．

吸入ステロイドの副作用は，経口ステロイドに比べてはるかに少ないが，咽喉頭症状，口腔カンジダ症，嗄声，咳などの局所性の副作用は高頻度に起こる．これらを予防するためには，うがいが有効である．

2) アドレナリン β_2 受容体作動薬

β_2 受容体作動薬は，気管支平滑筋の細胞膜上で β_2 受容体に結合後，促進性の GTP 調節タンパク質(Gs)を介して細胞内 cyclic AMP(cAMP)の濃度を上昇させることにより，平滑筋を弛緩させる．また，この気管支拡張作用に加えて，線毛運動の促進作用など，気道クリアランスに関連する種々の作用を現す(**図 9–6**)．アドレナリンやイソプレナリンを基本骨格にした β 受容体作動薬のうち，近年の β_2 作動薬は，β_1 作用がきわめて弱いだけでなく，構造上，モノアミンオキシダーゼ(MAO)やカテコール-*O*-メチルトランスフェラーゼ(COMT)などの酵素的分解を受けにくくなっており，生体内で安定である．経口投与剤だけでなく，吸入剤，経皮吸収剤などの剤形もあり，その使用法は多様化している．従来より，β_2 作動薬は代表的なリリーバーであり，発作治療のための気管支拡張薬であったが，長時

間作用型の β_2 作動薬 long-acting β_2-agonist（LABA）が開発されて以来，コントローラーとして発作予防を目的に用いられるようになった．このような事情から，従来型の薬物は短時間作用型 β_2 作動薬 short-acting β_2-agonist（SABA）と表記されるようになった．**サルブタモール** salbutamol は代表的な SABA で，最もよく用いられるリリーバーである．そのほかに，**トリメトキノール** trimetoquinol，**フェノテロール** fenoterol，**テルブタリン** terbutaline および**プロカテロール** procaterol などもリリーバーとして用いられる．

一方，**サルメテロール** salmeterol は代表的な LABA である．サルブタモールの基本骨格の N 原子に大きな疎水性の置換基を付加させたことにより，その置換基が β_2 受容体の非活性部位に結合した状態を維持するため，β_2 受容体活性部位と結合・解離を繰り返し，作用が長時間持続する．作用の発現が遅いためリリーバーとしては用いない．そのほか，**ホルモテロール** formoterol，**インダカテロール** indacaterol，**クレンブテロール** clenbuterol，および**ツロブテロール** tulobuterol も長時間作用型で，プロカテロールの経口剤もコントローラーとして用いられる．

β_2 作動薬の副作用として，重篤で注意を要するものに血清 K^+ の低下がある．また，心悸亢進，振戦，筋痙攣，頭痛，めまい，過敏症状，口渇等を起こすことがある．

3）キサンチン類

テオフィリン theophylline，**アミノフィリン** aminophylline，**プロキシフィリン** proxyphylline などのキサンチン類は，cAMP の分解酵素であるホスホジエステラーゼ（PDE）を阻害して気管支平滑筋内の cAMP 濃度を上昇させることにより，気管支平滑筋の弛緩を引き起こす（**図 9–6**）．また，平滑筋の収縮を誘発するアデノシン A_1 受容体の遮断作用も薬効発現の機序としてあげられている．さらに，T 細胞や好酸球の気道への浸潤を抑制すること，T 細胞の細胞増殖反応やサイトカイン産生能を抑制することも見出されている．通常の経口剤（顆粒，錠剤，シロップ）のほかに，急激な血中濃度の上昇を防ぐ徐放剤がある．近年，経口ステロイドの追加薬として，気管支喘息の長期管理を目的に用いられている．

副作用に悪心，嘔吐などの消化管症状，けいれん，興奮などの中枢神経症状，動悸，頻脈などの循環器症状がある．

4）吸入抗コリン薬

吸入抗コリン薬も，長期管理薬として用いられている．**イプラトロピウム** ipratropium は，アトロピンの誘導体である．抗コリン薬の気管支拡張作用は，β_2 作動薬やキサンチン類に比べると劣るが，喘息患者でみられるムスカリン性アセチルコリン受容体の機能亢進，すなわち気道過敏性の亢進の抑制には有効である（**図 9–6**）．**チオトロピウム** tiotropium は，アセチルコリン M_1～M_5 受容体への競合親和性はほぼ同程度であるが，M_3 受容体からの解離速度が遅いため M_3 選択的に作用する．これらの薬物の副作用に，上室性頻脈，心房細動，心悸亢進，頭痛およびアナフィラキシー様症状などがある．緑内障および前立腺肥大には禁忌である．

5）アレルギー疾患治療薬

I 型アレルギー反応に関与するケミカルメディエーターの遊離ならびに作用を調節する薬物を，総じてアレルギー疾患治療薬と呼び，主にコントローラーの追加薬として気管支喘息発作の予防と呼吸機能の正常化，およびその維持を図るために用いる．① ケミカルメディエーター遊離抑制薬，② 第二世代ヒスタミン H_1 受容体遮断薬，③ 抗トロンボキサン A_2 薬，④ 抗ロイコトリエン薬，⑤ Th2 サイトカイン産生抑制薬，および，⑥ 生物学的製剤，の6種類に分類される．

a. ケミカルメディエーター遊離抑制薬

クロモグリク酸 cromoglic acid，**トラニラスト** tranilast，**アンレキサノクス** amlexanox，**ペミロラスト** pemirolast および**イブジラスト** ibudilast があり，肥満細胞に IgE 抗体が結合するすることにより生じるヒスタミン，ロイコトリエン類などのケミカルメディエーターの遊離を抑制する．ヒスタミン H_1 受容体遮断作用はもたない．気管支拡張作用はないため，喘息発作時には効果がない．

b. 第二世代ヒスタミン H_1 受容体遮断薬

いわゆる第二世代の選択的ヒスタミン H_1 受容体遮断薬であり，**メキタジン** mequitazine，**エピナスチン** epinastine，**ケトチフェン** ketotifen，**オキサトミド** oxatomide，**アゼラスチン** azelastine，**セチリジン** cetirizine，**エバスチン** ebastine，**フェキソフェナジン** fexofenadine がある．H_1 受容体を遮断するほか，ケミカルメディエーターの遊離抑制作用，受容体遮断作用，合成抑制作用などをもつ．

c. 抗トロンボキサン A_2 薬

オザグレル（**塩酸塩水和物**）ozagrel は，トロンボキサン A_2（TXA_2）の合成に関わる酵素（トロンボキサン合成酵素）の阻害薬である．一方，**セラトロダスト** seratrodast は TXA_2 受容体（プロスタノイド TP 受容体）遮断薬である．

d. 抗ロイコトリエン薬

プランルカスト pranlukast と**モンテルカスト** montelukast は，システイニルロイコトリエン（Cys LT）受容体でロイコトリエンに拮抗する．モンテルカストの作用は Cys LT_1 受容体に選択的である．

e. Th2 サイトカイン抑制薬

スプラタスト suplatast は Th2 サイトカインである IL–4，IL–5 の産生を抑制し，IgE および好酸球を減少させる．

f. 生物学的製剤

ヒト化抗ヒト IgE モノクローン抗体である**オマリズマブ** omalizumab は，IgE と高親和性に結合し，IgE が高親和性 IgE 受容体（$Fc\varepsilon RI$）に結合するのを阻害して肥満細胞や好塩基球等の炎症性細胞の活性化を抑制する．また，ヒト化抗 IL–5 モノクローナル抗体である**メポリズマブ** mepolizumab は，好酸球に存在する IL–5 受容体 α 鎖への IL–5 の結合を阻害し，好酸球の増殖や活性化を抑制する．好酸球性重症喘息に用いる．

6. 慢性閉塞性肺疾患（COPD）治療薬

慢性閉塞性肺疾患 chronic obstructive pulmonary disease（**COPD**）は，主として喫煙により有害物質を長期に吸入曝露することで生じる炎症性肺疾患で，不可逆的な気流閉塞を示す．本疾患における気流閉塞は，末梢気道病変と肺気腫 emphysema がさまざまな割合で複合的

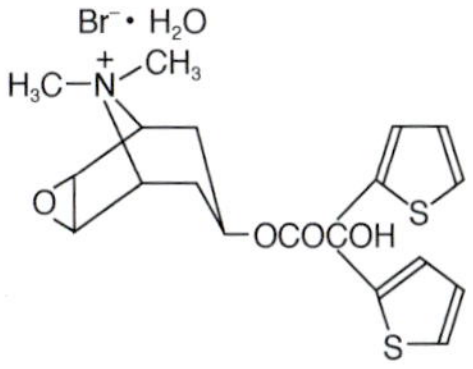

tiotropium bromide hydrate

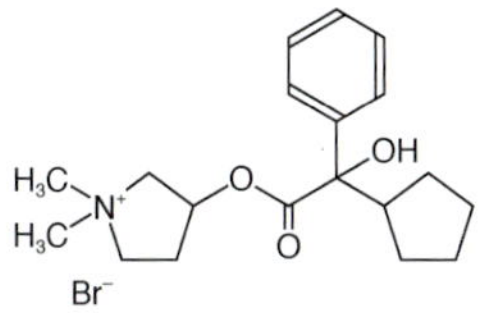

glycopyrronium bromide

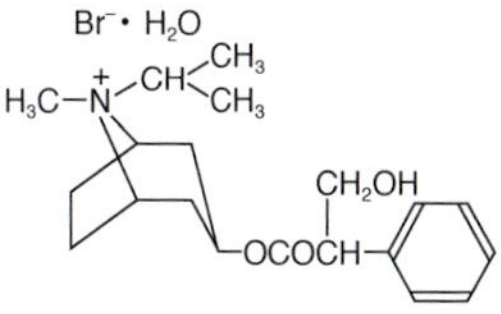

ipratropium bromide hydrate

▶慢性閉塞性肺疾患(COPD)治療薬

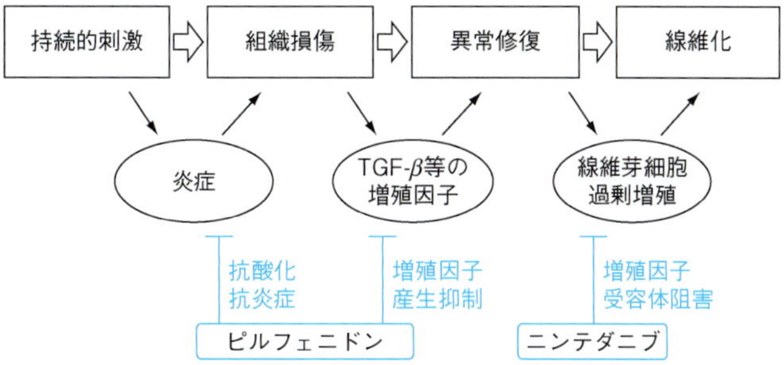

◆図 9-7 間質性肺炎の発症機序と治療薬の作用

に作用することにより起こり，多くの場合，進行性である．気道は，慢性的な炎症により気道壁の線維化や平滑筋層の肥大化などにより肥厚化しており，呼吸のための気流が制限された状態となっている．また気道粘液の産生も過剰となるため，慢性的に痰の貯留を生じるが，これも気道閉塞の原因となる．さらに，肺気腫はマクロファージや好中球に由来するプロテアーゼが肺胞と肺胞を隔てる肺胞壁を破壊し，複数の肺胞が融合して巨大化した状態となる．通常，呼気時には肺胞はその弾性収縮力によって縮み肺胞内の空気を押し出すが，気腫化して巨大化した肺胞では弾性収縮力が低下しているため，空気を押し出しにくくなっている．

COPD の約 8 割の患者では，ステロイドは無効である．したがって，その治療は，閉塞した気道を拡張させて呼吸路を確保することが目標となる．**チオトロピウム** tiotropium，**グリコピロニウム** glycopyrronium，**アクリジニウム** aclidinium，**ウメクリジニウム** umeclidinium といった長時間作用型の抗コリン薬が主に用いられるが，軽症から中等度の患者では**イプラトロピウム** ipratropium といった短時間作用型の抗コリン薬や，長時間作用型のアドレナリン β_2 作動薬のサルメテロールも用いられる．

7. 間質性肺炎治療薬

間質性肺炎 interstitial pneumonia とは，肺間質を炎症や線維化の基本的な場とする疾患の総称で，びまん性肺疾患(胸部 X 線や CT などの画像検査で，両側肺野にびまん性陰影を認める疾患)に分類される．間質性肺炎では，マクロファージや好中球などの炎症性細胞の活性化により，間質を中心に炎症が生じ，この炎症が慢性化すると不可逆的な線維化病変に至る．線維化病変は肺胞上皮細胞の損傷と，それに続いて起こる異常修復(線維芽細胞の異常増殖とコラーゲンの過剰産生)を特徴とし，これにより肺組織の硬化を生じる(**図 9-7**)．そのため，肺胞は膨らみにくくなり肺活量が低下する(拘束性換気障害)とともに，肺胞壁の肥厚化に伴って，肺胞・血管の酸素拡散効率の低下(拡散障害)を引き起こし，息切れや呼吸困難を生じる．

薬剤性間質性肺炎など，原因が明確な場合は，原因となる薬物の投与中止が前提となるが，原因不明の特発性肺線維症では，抗炎症のみならず進行性の線維化を抑制することが治療の目的となる．

ピルフェニドン pirfenidone は抗酸化作用や抗炎症作用などの多彩な作用を有し，線維化に関わる TGF-β などの増殖因子の産生を抑制して，線維芽細胞の増殖を抑制し，病勢の進行を抑制する(**図 9-7**)．副作用として，光過敏症が高頻度に出現するほか，消化器症状(悪心，嘔吐)など知られている．

また，近年用いられるようになった**ニンテダニブ** nintedanib は，線維芽細胞の血小板由来増殖因子受容体(PDGFR)α・β，線維芽細胞増殖因子受容体(FGFR)1・2・3 および血管内皮増殖因子受容体(VEFGR)の ATP 結合部位に作用して，これらの受容体シグナルを阻害する分子標的薬で，肺の線維化を抑制する(**図 9-7**)．そのほか，細胞障害の軽減のために，抗酸化薬のアセチルシステインや，経口ステロイドのプレドニゾロンなどが用いられる．

第 9 章 学習チェックシート

- ☐ 呼吸の仕組みとその調節の機序を概説できるか．
- ☐ 代表的な呼吸興奮薬をあげ，その作用機序と副作用について説明できるか．
- ☐ 咳の生理的意義と咳反射機構について概説できるか．
- ☐ 代表的な麻薬性および非麻薬性中枢性鎮咳薬をあげ，作用機序，主な副作用について説明できるか．
- ☐ 代表的な末梢性鎮咳薬をあげ，作用の特徴と作用機序，主な副作用について説明できるか．
- ☐ 粘膜線毛クリアランスの生理学的意義とクリアランス機序を概説できるか．
- ☐ 代表的な去痰薬をあげ，その作用機序と主な副作用について説明できるか．
- ☐ 気管支喘息の症状と発症機序について概説できるか．
- ☐ 気管支拡張薬を分類し代表的な薬物をあげ，その作用機序と主な副作用について説明できるか．
- ☐ 副腎皮質ステロイド(糖質コルチコイド)の作用の特徴と主な副作用について説明できるか．
- ☐ 慢性閉塞性肺疾患(COPD)の病態の特徴と発症機序について説明できるか．
- ☐ 代表的な COPD 治療薬をあげ，その作用機序と副作用について説明できるか．
- ☐ 間質性肺炎の病態の特徴と発症機序について説明できるか．
- ☐ 代表的な間質性肺炎治療薬をあげ，その作用機序と副作用について説明できるか．

第10章 消化器系に作用する薬物

●消化器系の機能調節　●健胃・消化薬　●消化性潰瘍治療薬　●催吐薬，制吐薬
●腸に作用する薬物　●利胆薬　●肝臓に作用する薬物　●膵臓に作用する薬物　●鎮痙薬

1. 消化器系の機能調節

A 消化器系　digestive system

消化器系(図 10–1)の機能は，摂取した食物中の栄養素を吸収しやすい形に変化させ，必要な成分を吸収し，不要な部分を排泄することである．この目的のため，消化器系は消化酵素とともに大量の消化液を分泌し，栄養素の吸収とともに大量の水を吸収する．成人は1日約2Lの水分を口から摂取し，消化管から排泄される水分量は約0.2Lであるが，これは単純に消化管から1.8Lの水が吸収された結果ではない．唾液1.5L，**胃液**2.5L，膵液1.5L，胆汁0.5Lが分泌されるので，消化管全体(主に小腸と大腸)から吸収される水の量は7.8Lにも及ぶ．したがって，消化管内容物の輸送機能，消化液の分泌機能，栄養素・水分の吸収機能の破綻は，生体の生存に必須の栄養素の不足，水分バランスの破綻をきたし，重大な障害を招くことになる．

また，消化管粘膜表面は生体にとって体外であり，種々の物理的・化学的刺激，毒素を放出する細菌群に加え，自身が分泌した消化酵素による絶え間ない攻撃を受けており，これらに対する防御の破綻が潰瘍という病態として現れる．この章では，これら消化管特有の病態に対する薬物を主に解説する．

B 胃の組織と機能

1) 胃の構造

胃は胃底腺が存在する胃底・胃体部と，幽門腺が存在する幽門部に大別できる．胃粘膜表面は被蓋上皮細胞で覆われている．胃粘膜表面には胃小窩と呼ばれる穴が開いていて，そのまわりを外分泌細胞が取り囲む胃底腺を形成している(図 10–2)．胃底腺には**胃酸**を外分泌する**壁細胞**およびペプシノーゲン pepsinogen を外分泌する主細胞が存在し，幽門腺には**ガストリン** gastrin を内分泌するG細胞が存在する．

消化の始まって間もない食物の物理的刺激は厳しく，胃液の消化力ともあいまって，防御壁の最前線である被蓋上皮細胞は短期間で破壊されて，細胞内部にためこんでいた粘液を放出する．この分泌形式を，全分泌 holocrine という．欠損した部分は，細胞の側方移動ですぐにふさがれる．不足した細胞は，胃底腺峡部に存在する活発な分裂能をもつ増殖細胞帯から補われる．このように被蓋上皮細胞の回転は速く，寿命は数日しかない．

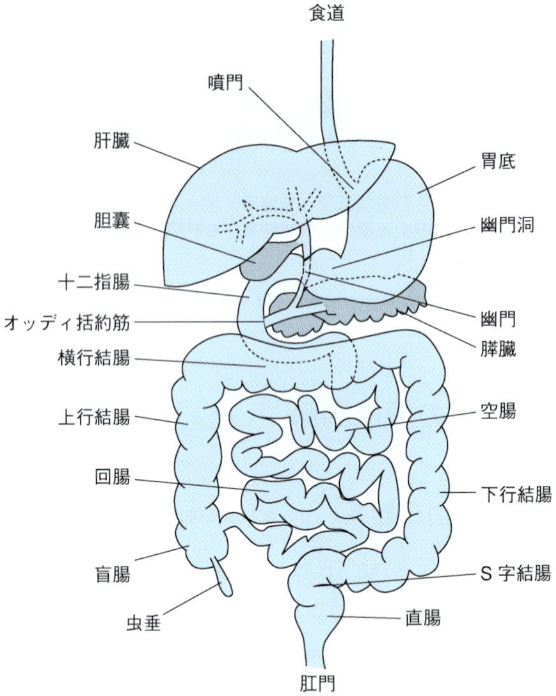

◆図 10–1 消化器系

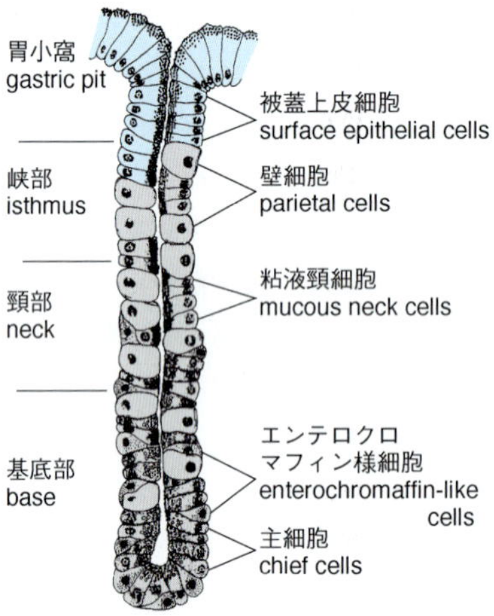

◆図 10–2 胃底腺

2) 胃の機能

胃の機能のうちでもっとも重要なのは，実は消化機能それ自体ではない．胃酸によってペプシノーゲンから活性化された**ペプシン** pepsin は，タンパク質を切断してオリゴペプチドであるペプトンとするが，吸収可能な状態ではなく，タンパク質消化の主体は小腸で行われる．

胃のもっとも重要な機能は，食物の貯蔵である．動物が生存していくためには食物の摂取が必須であるが，小腸での消化吸収が律速段階となるので常に少量ずつの食物を摂取していなければならず，これは生存にとって不利である．動物は胃によって，可能な限り大量の食物を体内にためこみ，安全な場所でゆっくり消化吸収を行うシステムを発達させてきた．このために，胃は，① 貯蔵した食物の腐敗を防ぎ，② 小腸以降で行われる消化吸収のタイミングに合わせて内容物を送り込み，③ 次の食事可能な時間を中枢に伝える，という機能をもつ必要があった．

①の機能のため，胃は強力な酸を分泌して摂取した食物を殺菌する．体外に 37 ℃ で保存した食物は急速に腐敗するが，胃内の食物はそのようなことが起こらず，徐々に消化吸収を進めることができる．動物によっては，このような戦略をとらず，胃の中で消化に有利な細菌類を積極的に繁殖させ，腐敗（有害な微生物繁殖現象）でなく，発酵（有用な微生物繁殖現象）を起こさせる反芻（はんすう）動物のような例がある．

分泌された酸は，②の機能にも利用される．すなわち，十二指腸粘膜には粘膜の酸性化に応じて，胃内容物の排出を抑制すると同時に，膵液や胆汁の分泌を開始させるという機構が備わっており，適切な歩調取りが行われている．この方式は，食物の成分によらず胃から送られた内容物の量をモニターできるという利点をもつ．

③に関しては，従来，食欲の調節は摂食中枢が血中のグルコース濃度をモニターすることで行われていると考えられていた．しかし以後の研究によって，視床下部神経ペプチドや消化管ホルモンによる複雑な食欲調節機構が明らかとなり，近年には，胃から分泌され視床下部に直接作用して食欲を増進させるホルモンであるグレリンが発見された（コラムを参照）．

3）胃液分泌の調節機構

胃液分泌は，他の自律神経支配器官と同様に，交感・副交感神経の二重支配を受けており，交感神経は抑制的，副交感神経は促進的に働く．しかしながら抑制相はアドレナリン作動性神経というより消化管ホルモンによるものが大部分であり，また促進相も，ホルモンであるガストリンの関与が大きい．

胃液分泌の制御機構は従来から，脳相（頭相）・胃相・腸相の 3 相に分けて説明されている（**図 10–3**）．脳相は食物が胃内に入る前の機序であり，咀嚼・味覚・嗅覚などによる刺激で迷走神経が興奮することによる．

胃相は食物が胃内に入ってからの反応で，神経性（胃の拡張刺激が迷走神経を求心路・遠心路とする迷走・迷走反射，および拡張刺激が中枢を介さず壁内神経叢を介して分泌刺激を生ずる壁内反射）の反応と，ガストリンを介した体液性の反応がある．幽門部粘膜の G 細胞に存在するガストリンは，迷走神経刺激によっても分泌されるが，多くは食物が幽門部内腔に接触することによる化学的刺激で血中に遊離される．酸分泌が生じて幽門部が酸性化すると，ガストリンの遊離は抑制される（酸によるフィードバック）．これには，H^+ が直接 G 細

コラム　グレリンと食欲

1999 年になって，わが国において新たな消化管ホルモンが見出された．オーファン受容体 orphan receptor のリガンドをスクリーニングする過程で，胃に大量に存在する 28 個のアミノ酸からなるペプチド，グレリン ghrelin が精製された．このペプチドは N 末端から 3 番目に，活性に必須なオクタン酸が結合しているという，きわめてユニークな構造をしている．グレリンは，強力な成長ホルモン分泌促進活性と，食欲増進活性をもっている．

グレリンそれ自体の臨床応用はいまだ実験段階であるが，がん患者の食欲低下を改善する目的で使用されている漢方薬の六君子湯の作用機序に，グレリンが関与することが判明している．

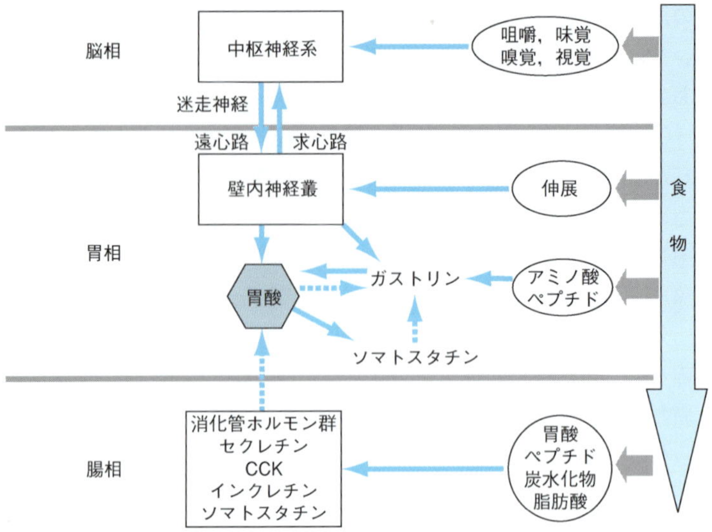

◆**図 10-3　胃液分泌の制御機構**
CCK：コレシストキニン cholecystokinin.
矢印の実線は促進を，破線は抑制を示す.

胞を抑制する機序と，分泌抑制ホルモンである**ソマトスタチン** somatostatin の遊離を介して起こる機序の両者があると考えられている．ソマトスタチンは，ガストリンの内分泌だけでなく，直接胃液分泌を抑制する作用ももつ．

腸相はほぼ抑制相のみからなり，胃内容物が腸管粘膜に触れると種々の消化管ホルモンが遊離され，胃酸分泌を抑制するとともに，胃内容物の移行の抑制，十二指腸以降の消化活動の促進が生じる．粘膜 pH の低下で遊離されるセクレチンは，膵臓の上皮細胞から HCO_3^- に富む大量のアルカリ液を分泌させることによって，十二指腸内に流れ込んだ酸性の食物を弱アルカリ状態に変え，粘膜を保護するとともに，消化酵素群の至適 pH にもっていく．**インクレチン** incretin（15 章-2-Ⓒ-2)-b「血糖依存性インスリン分泌増幅薬」p422 を参照）は，インスリン分泌促進に加え，胃内容物の排出遅延作用がある．

副交感神経節後線維末端からのアセチルコリン，および幽門から遊離されたガストリンは，それぞれ壁細胞上の受容体（M_3 と CCK_2）を介して酸分泌を刺激するが，酸分泌の大部分は，それらによって**エンテロクロマフィン様細胞** enterochromaffin like cell（ECL 細胞）から遊離されるヒスタミンが，壁細胞上の **H_2 受容体**を刺激して生じる（**図 10-4**）．したがって，受容体遮断薬のなかでは **H_2 受容体遮断薬**がもっとも強力な酸分泌抑制作用を示す．以前は ECL 細胞近傍に副交感神経節後線維末端が存在していて，迷走神経刺激は ECL 細胞上のムスカリン受容体を刺激することによってヒスタミン遊離を起こすと考えられていた．しかし最近では，迷走神経刺激は壁内神経叢を介して下垂体アデニル酸シクラーゼ活性化ポリペプチド pituitary adenylate cyclase-activating polypeptide（PACAP）を遊離し，ECL 細胞上の受容体 PAC1 を刺激してヒスタミン遊離を引き起こすという考えが支配的である．

胃酸分泌をつかさどる**プロトンポンプ** proton pump の本体は **H^+, K^+-ATPase** であり，α，β サブユニットからなる．この酵素は Na^+, K^+-ATPase や Ca^{2+}-ATPase が属する P 型 ATPase の一つであり，ATP を加水分解したときに得られるエネルギーを利用して外側の

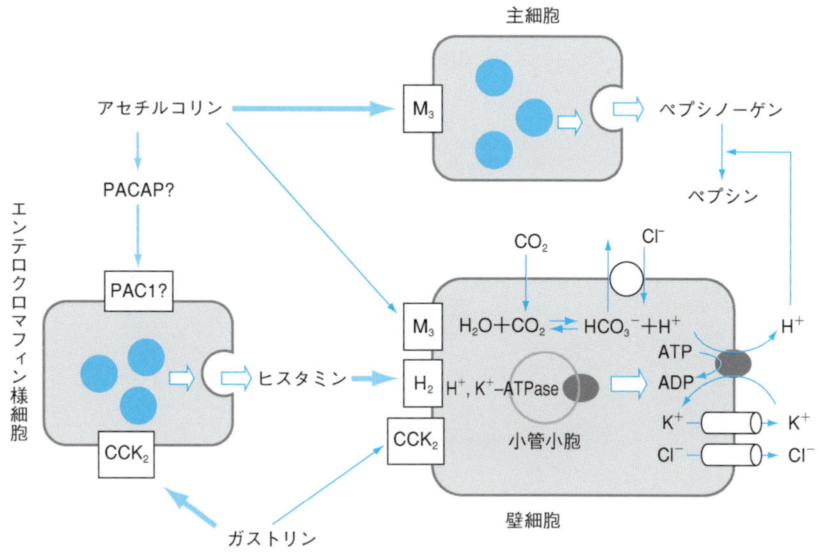

◆図 10-4　**胃酸の分泌**

K^+ を内側の H^+ と交換する．休止状態においてこの酵素は細胞内の小管小胞上に存在し，この膜には K^+ 透過性がないので，たとえ十分量の ATP が存在したとしてもポンプは回転しない．壁細胞膜上の H_2 受容体の刺激による細胞内 cAMP の上昇，あるいは CCK_2 受容体や M_3 受容体の刺激によるイノシトール三リン酸の産生が生じて，壁細胞が分泌刺激状態になると，この小胞は管腔側の膜と融合し，同時に K^+ チャネルと Cl^- チャネルが活性化する．こうして細胞外に K^+ と Cl^- が流出すると，K^+ が外側から酵素を活性化し，ATP の加水分解と共役した K^+/H^+ の交換が起こり，結果として HCl が分泌される．

壁細胞が産生する純粋な塩酸(胃酸)は濃度 0.1 N より高く，pH として 0.8 に近い．これは生理的 pH＝7.4 からみると $10^{6.6}$ の H^+ 濃度勾配となり，生体がつくり得るもっとも大きなイオン濃度勾配である．

胃酸に使われる H^+ は，炭酸脱水酵素 carbonic anhydrase の触媒作用によって二酸化炭素から供給される．

コラム　鉄欠乏性貧血と巨赤芽球性貧血

胃切除を受けた患者において頻発する病態のなかに，まったく異なる機序による貧血がみられる．一つは，鉄欠乏性貧血である．鉄は水溶液中で 2 価または 3 価の状態をとるが，小腸からは 2 価イオントランスポーターを通じて吸収されるので，3 価の鉄は吸収されない．胃酸は鉄の溶解性を高め，かつ 2 価鉄の割合を増やして吸収性を高める．したがって，胃酸低下状態が続くと，十分な鉄を含有する食事をとっていても鉄が欠乏する可能性がある．もう一つは，巨赤芽球性貧血である．造血機能に必須であるビタミン B_{12} は，壁細胞から分泌される内因子という糖タンパク質と結合した状態でないと小腸から吸収されない．したがって，通常の食事をとっていても，胃切除後数年以内にビタミン B_{12} 不足による巨赤芽球性貧血を発症することがある．もちろんこの場合，ビタミン B_{12} は経口投与しても効果は薄く，注射で投与する必要がある．このように，胃の壁細胞機能は貧血の病態に深く関わっている．

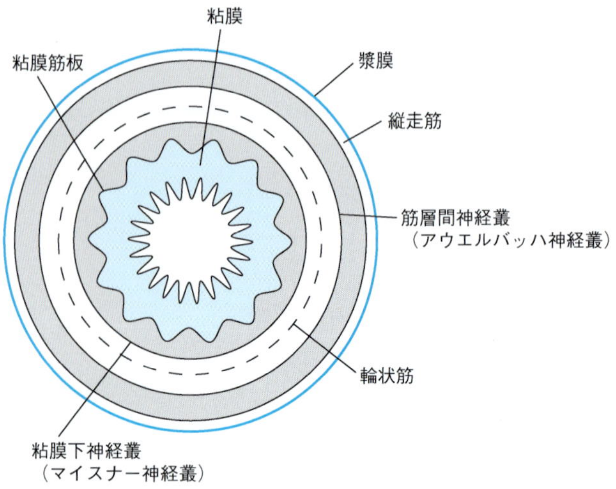

◆図 10-5 腸の構造

$$CO_2 + H_2O \longrightarrow H^+ + HCO_3^-$$

ただし，この酵素の活性は胃酸分泌にとってほとんど律速とならないので，アセタゾラミドのような炭酸脱水酵素の阻害薬を投与して利尿作用が出ている場合でも，胃酸分泌はほとんど抑制されない．

細胞内に生じた HCO_3^- は，基底膜上の Cl^-/HCO_3^- 交換体により血中の Cl^- と交換される．したがって，酸を分泌しているときの胃の静脈血はアルカリに傾き，動脈血よりも CO_2 分圧が低いという特殊な状況になる．

ペプシノーゲンを分泌する主細胞には **CCK 受容体**も存在するが，M_3 受容体による刺激が生理的な分泌のほとんどをつかさどっている．イノシトール三リン酸の産生後，酵素原顆粒が放出される機構は，他の外分泌細胞と同様である．非活性型として分泌されたペプシノーゲンは，酸性環境下で自己消化により活性型のペプシンになる．ペプシン活性の至適 pH は 2〜3 であり，純粋な胃酸の pH は 1 以下であるが，胃内に食物がある状態ではその緩衝作用によって至適 pH に近くなる．

C 腸の組織と機能

1）腸の構造

消化管壁は，胃から直腸まで共通する構造をもつ．外側から漿膜，縦走筋，輪状筋，粘膜筋板，そしてもっとも内側に粘膜がある（**図 10-5**）．また，内在神経系である神経叢が存在しており，縦走筋と輪状筋の間には筋層間神経叢 myenteric plexus（アウエルバッハ神経叢 Auerbach's plexus とも呼ばれる）が，輪状筋と粘膜筋板との間には粘膜下神経叢 submucosal plexus（マイスナー神経叢 Meissner's plexus とも呼ばれる）が存在している．これら神経叢は原始的な脳として働き，単純な情報処理は消化管内部で行い，外来の自律神経はこれを修飾する役割を果たす．実際，脳に存在する神経伝達物質はほとんど消化管にも存在している．また消化管ホルモンに分類されるペプチド群もほとんどすべて脳にも存在しており，脳腸ペプチドと呼ばれている．

小腸粘膜表面にはリーベルキューン Liebekühn の陰窩と呼ばれる穴が開いているが，胃底腺ほど深くなく，絨毛と呼ばれる指状の構造が多数管腔内に突出して表面積を増大させている．絨毛表面は一層の円柱上皮細胞で覆われているが，円柱上皮細胞には粘液を分泌する杯細胞 goblet cell，消化吸収を担う腸細胞 enterocyte の 2 種類がある．円柱上皮細胞の管腔側には微絨毛が存在していて，さらに表面積を増大させている．皺襞（すうへき），絨毛，微絨毛の存在によって，腸管内腔を単純な円筒としたときより表面積は 100 倍以上になる．大腸には絨毛はなく，また，杯細胞の割合が多くなっている．

2）腸の機能

小腸の生理的役割は，胃から少量ずつ送られてきた食物を，膵臓からの消化酵素と攪拌して消化を進行させながら肛門側に送りつつ，水分と栄養分を吸収することにある．十二指腸粘膜にアミノ酸，ペプチド，脂肪酸が触れると，**コレシストキニン** cholecystokinin（CCK）が内分泌される．CCK は，CCK_1 受容体を介して膵臓腺房細胞から各種酵素原顆粒を放出させる．酵素は活性型で放出される場合（アミラーゼ，リパーゼ，リボヌクレアーゼ，デオキシリボヌクレアーゼ）と，不活性型の酵素原（トリプシノーゲン，キモトリプシノーゲン，プロホスホリパーゼ，プロカルボキシペプチダーゼ，プロアミノペプチダーゼ）が管腔内で活性型に変換される場合がある．トリプシノーゲンはエンテロキナーゼによる切断を受けてトリプシンに変換されるが，活性型となったトリプシンは，トリプシノーゲン，キモトリプシノーゲン，プロホスホリパーゼ，プロカルボキシペプチダーゼ，プロアミノペプチダーゼを切断して活性型に変換する．CCK_1 受容体の刺激は膵臓腺房細胞刺激と同時に，胆嚢を収縮させ，総胆管の出口にある**オッディ Oddi 括約筋**を弛緩させることによって十二指腸内に胆汁と膵液を流入させる．胆汁中の胆汁酸は，脂肪をミセル化することによってその消化を助ける．

管腔内でオリゴマーの状態となったペプチドや糖は，腸粘膜細胞の管腔側にある微絨毛の膜上に結合している酵素で切断され，ただちに吸収される．吸収は，Na^+ と共役した能動輸送の形式が多く，これによって生じた浸透圧勾配に従って水分も吸収される．栄養の吸収に必須である Na^+ は，腸細胞が積極的に管腔内に放出している．したがって，適切な栄養物を摂取していないと，Na^+ が回収できず，結果的に水分も回収できないため水分バランスが乱れる原因にもなる．

小腸粘膜を自己消化から守る機構としては，表面を覆うアルカリ性の粘液程度のものしかなく，実際は粘膜表面から細胞が次々に剝離しており，陰窩内で新たに分裂した細胞がこれを補っている．腸粘膜細胞の寿命は生体内でもっとも短いものの一つで，長くて 5 日しかなく，まったく食事をとらなくとも，剝離した粘膜細胞からなる糞便が生成されるほどである．悪性腫瘍の治療などの目的で，高線量の X 線を照射したり，細胞分裂を阻害する型の抗悪性腫瘍薬を投与した場合，腸粘膜細胞の分裂による補給が間に合わなくなり，粘膜剝離型の下痢を起こす．この場合は，通常の止瀉薬が奏効せず，致死的なものとなることがあるので注意を要する．

小腸の運動には，縦走筋が収縮・弛緩を繰り返して内容物を攪拌する振り子運動，輪状筋が収縮・弛緩を繰り返して内容物を攪拌する分節運動，および口側の輪状筋が収縮し，肛門側の輪状筋が弛緩して内容物を肛門側に移送する**蠕動運動**がある．**図 10–6** に，極端に単純

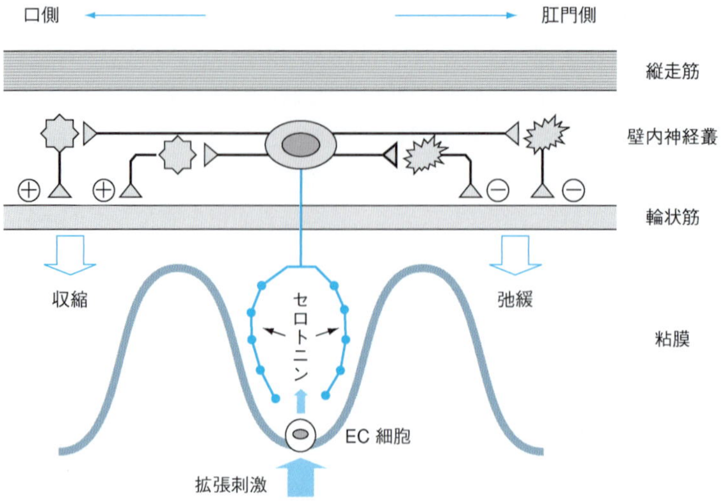

◆**図 10-6　蠕動運動の概略**
EC 細胞：エンテロクロマフィン細胞 enterochromaffin cell.
本模式図はわかりやすさを最優先するために，極端に単純化してある.
実際の蠕動の制御は，はるかに複雑である.

化した蠕動運動の模式図を示す．基本的には，粘膜の拡張刺激に応答した感覚ニューロンが，セロトニンを伝達物質として，口側に平滑筋収縮シグナルを，肛門側に弛緩シグナルを送るメカニズムが壁内神経叢に存在している．すなわち，小腸の蠕動運動は腸固有の性質であり，中枢からの自律神経を経由した指令は，収縮の強さと頻度を調節する役目をもつ.

回腸の末端部には回盲弁括約筋が存在し，通常は回腸と大腸間を閉鎖して，逆流を防いでいる．蠕動が回腸終末まで伝わると，括約筋が開いて内容物が少量ずつ盲腸に移送される．食事をとると，反射的に回腸弁括約筋が弛緩し，回腸の蠕動が増強して腸内容物の回腸への移送が促進される．この現象を胃回腸反射 gastroileal reflex といい，迷走神経に加えて，ガストリンも関与する.

内容物が大腸に移行した後は，分泌された消化酵素による消化はほとんど行われず，消化は腸内細菌による分解が主となる．草食動物のように，消化の大部分を腸内細菌による分解に負っている例もある．人間の場合も，正常な腸内細菌が繁殖していることは重要であり，有害細菌の感染ばかりでなく，抗生物質投与などによる有用細菌の死滅も，消化不良の原因

コラム　カハール Cajal 細胞

本文中にあるように，腸管はその一部が拡張されると口側が収縮して肛門側が拡張し，内容物を肛門側に輸送する（腸管の法則）．外来神経は収縮頻度と強度を調節する．しかしまったく外来神経や伸展刺激がない状態でも消化管は固有の律動収縮を起こしていることから，従来より，心臓と類似のペースメーカー細胞が存在することが予想されていた．現在これは，間質に存在するカハール細胞であると考えられるにいたった．消化管機能障害と連動したカハール細胞の異常も報告されており，将来これをターゲットにした消化管運動機能調節薬が生まれることが期待されている.

となりうる．

大腸内では通常弱い逆蠕動が起こっていて，内容物は停滞し，水分の吸収が行われたのちに横行結腸に入る．これ以降の蠕動が生じる頻度は低いが，いったん生じると強い蠕動が持続して糞便を直腸内に移行させる．これを大蠕動 mass peristalsis と呼ぶが，食物摂取で生じるものを胃大腸反射 gastrocolic reflex と呼ぶ．朝食後の便意はこれによるもので，胃回腸反射と並んで，健康な排便習慣を成立させるための重要な機構である．

2. 健胃・消化薬 stomachics and digestants

健胃薬は，食欲不振時に胃の消化機能を高める薬物であり，**消化薬**は食物の消化を助ける消化酵素類を補充するための薬物である．

A 苦味・芳香健胃薬 bitter and aromatic stomachics

欧米の薬理学の教科書では，このカテゴリーの薬物はほとんど扱われていない．味や匂いの刺激が脳相を介して迷走神経を興奮させ，胃運動や胃液分泌を亢進し，消化機能を促進するとされるが，十分な実験的裏づけがあるわけではない．

漢方薬や民間療法の長年にわたる使用経験に基づき，とくに一般用医薬品として現在でも広く使用されている．また芳香性生薬の多くは食事や嗜好品に香辛料として使われており，その適切な使用が上部消化管機能に好ましい影響を与えることは誰しも認めるところであろう．ただし苦味・芳香成分に，制酸薬やロートエキスという胃液・胃運動に対して逆方向の作用をもつ成分を組み合わせた配合剤が，「総合胃腸薬」として多数処方されており，薬理学的に明瞭な説明は困難である．

苦味健胃薬は苦味配糖体や苦味性アルカロイドを含むもので，**芳香健胃薬**は，生薬のなかで芳香性精油を含むものである．

苦味配糖体を含む生薬：ゲンチアナ，リュウタン，センブリ，ニガキ．

苦味アルカロイドを含む生薬：コロンボ，ホミカ，クジン．

芳香性生薬：ウイキョウ，カミツレ，ケイヒ，ニクズク，コショウ，サンショウ，ショウキョウ，ハッカ油，チョウジ，チンピ，トウヒなど．

B 消化薬 digestants

一般に「消化不良」と呼ばれている病態は，次項の機能性ディスペプシアがほとんどで，実際に消化酵素の絶対的な不足で生じている場合は少ない．消化酵素の補給は，あくまで補助的療法であり，消化しやすい食事を摂取することが望ましい．萎縮性胃炎，慢性膵炎，消化器切除手術後など，消化酵素が定常的に不足している場合に本来用いるべきもので，食べ過ぎ・飲み過ぎの後などには一過性に使用し，常用すべきでない．

消化薬が必須の例として，**乳糖不耐症**や**炎症性腸疾患**などにより腸のラクターゼ活性が低下している場合のラクターゼの補給がある．

含糖ペプシン：ウシまたはブタの胃粘膜から抽出したペプシンに乳糖を混和したもの．萎縮性胃炎による無酸症に伴う食欲不振に用いることが多いので，塩酸リモナーデを併用して食前に服用する．ウシまたはブタタンパク質に過敏症の患者には禁忌である．

パンクレアチン：ウシまたはブタの膵臓から抽出したアミラーゼ，プロテアーゼ，リパーゼの混合体．至適 pH が弱アルカリであり，胃内で分解されるため，腸溶製剤として投与する．ウシまたはブタタンパク質に過敏症の患者には禁忌である．

アミラーゼ（ジアスターゼ diastase）：でんぷんを分解する酵素であるが，植物アミラーゼ，動物アミラーゼの多くは胃内で分解されるため，投与法・剤形に工夫が必要である．

タカジアスターゼ，サナクターゼ：*Aspergillus oryzae* の産生するこれらでんぷん分解酵素は耐酸性で，至適 pH も 3～5 と低く，利用しやすい．

ガラクトシダーゼ：*Aspergillus oryzae* の産生する β ガラクトシダーゼであり，乳糖分解の目的で，乳糖不耐症や炎症性腸疾患などにより腸のラクターゼ活性が低下している患者に用いる．

C　消化管運動機能調整薬　gastroprokinetics

機能性ディスペプシア functional dyspepsia（FD，機能性上部消化管症候群）は，胃部不快感（胃痛，膨満感，悪心，嘔吐，胸やけ），食欲低下などの上部消化管症状を示す症候群である．その症状を説明しうる器質的障害がなく，排便によって症状が著明に改善したり，便の性状や頻度の変化と関連していないことが条件である（→**過敏性腸症候群**との区別）．一般に慢性胃炎といわれるものはほとんどがこれであり，実際に炎症像が認められるわけではない．消化管運動機能調整薬の適用は，このような病態が主である．

1）コリン作動薬　cholinergic drugs

消化管手術後のような，明らかな副交感神経活性低下に基づく消化管運動低下に対して用いられる．FD のような場合には，ほかの自律神経支配器官に対する多彩な効果を必然的に伴うため，治療効果に比べて副作用が無視できない．消化管運動に比較的選択的なコリン作動薬として，**アクラトニウム** aclatonium，**カルニチン** carnitine がこの目的で用いられる．

一般に，コリン作動性神経刺激を期待する場合，コリン作動薬よりもアセチルコリンエステラーゼ阻害薬を用いる場合が多い．FD の場合，2013 年になってはじめての治療薬である**アコチアミド** acotiamide が登場した．アコチアミドの動態は食餌の影響を受けやすいので，食前投与される．

2）ドパミン受容体遮断薬　dopamine receptor blockers

胃運動の生理的な調節において，胃壁内の神経叢における**ドパミン D_2 受容体**は抑制性の役割を果たしている．したがって，D_2 受容体の遮断によって，比較的胃運動特異的な促進作用が期待できる．また，4-Ⓐ「嘔吐の原因・機序」（p329）で述べるように，CTZ の D_2 受容体が嘔吐に関係しているため，FD に伴う悪心・嘔吐に対しての制吐作用も期待できる．FD は精神的要因が大きいので，向精神薬としての作用を期待する向きも多い（4 章-6「向精神薬」p128 を参照）．

D_2 受容体は間脳の内分泌調節系に対して抑制する役割を担っているため，D_2 受容体遮断薬は必然的にプロラクチン分泌促進作用をもち，女性には無月経，持続性乳汁漏出，男性に女性化乳房が現れることがある．またその機序から，錐体外路系症状の発生も避けられない．

メトクロプラミド metoclopramide はドパミン D_2 受容体遮断作用に加え，高用量では 5-HT_3 受容体遮断作用を介した制吐作用も示す．この発見が制吐薬としての 5-HT_3 受容体遮断薬の開発につながった（4-Ⓒ-2）「セロトニン 5-HT_3 受容体遮断薬」p331 を参照）．また 5-HT_4 受容体刺激作用を介した消化管運動促進作用も示し，この発見は次項のセロトニン受容体作動薬の開発につながった．しかし両作用とも，わが国の通常使用量での関与は限定的であり，それらの作用を期待する場合にはそれぞれの特異的薬物が用いられる．

ドンペリドン domperidone は血液脳関門を通過しにくく，中枢性の D_2 受容体遮断作用に基づく副作用の発生は低いが，嘔吐に関係する化学受容器引金帯には血液脳関門がないため，制吐作用に選択性が高い．

イトプリド itopride は D_2 受容体遮断作用に加えてコリンエステラーゼ阻害作用を併せ持つ薬物であり，その結果 D_2 受容体遮断に基づく副作用が相対的に軽減されている．

スルピリド sulpiride も同様の D_2 受容体遮断薬であり，副作用も類似しているが，より中枢選択性が高く，うつ病，統合失調症と消化性潰瘍に用いられる．

3）セロトニン受容体作動薬　serotonin agonists

セロトニンは消化管運動に対して一般に促進的に働くが，その受容体のサブタイプごとの生理的役割は複雑である．**モサプリド** mosapride は，**5-HT_4 受容体**に選択的な部分作動薬であり，胃壁内の迷走神経節後線維からのアセチルコリンの遊離を増大させることによって，胃排出を促進するとされる．D_2 受容体遮断作用がないので，制吐作用が期待できないかわりに，それに基づく副作用が少ないのが特徴である．

4）オピオイド受容体作動薬

異常に低下した消化管運動は亢進し，異常に亢進した運動は抑制する，すなわち正常状態に近づける作用を示すが，これは次のように説明される（**図 10-7**）．消化管運動は交感・副交感神経の二重支配を受けているが，交感神経による抑制は主に副交感神経終末のアドレナリン α_2 受容体を介している．また，両神経終末にはオピオイド受容体が存在し，抑制をかけている．**トリメブチン** trimebutine は末梢性の μ, κ アゴニストであり，副交感神経に存在する μ, κ 受容体，交感神経に存在する μ 受容体を刺激して，これらの神経活動を抑制する．したがって，トリメブチン投与により，副交感神経の抑制による運動抑制と，交感神経を抑制して間接的に副交感神経を亢進することによる運動亢進が，同時に起こることになる．

> **コラム　モチリンとエリスロマイシン**
>
> 生理的な胃排出の促進は，消化管ホルモンであるモチリン motilin がつかさどっていると考えられている．通常，ペプチドホルモン受容体に対して，内因性リガンドの結合を阻止するような低分子化合物を合成して受容体遮断薬を得ることは比較的容易であるが，受容体に結合して活性型への構造変換を起こすような低分子化合物，すなわち刺激薬を得ることは困難である．従来より抗生物質であるエリスロマイシン erythromycin に胃運動促進作用があることは知られていたが，これがモチリン受容体刺激作用に基づくことが判明した．これは，ペプチドホルモン受容体の非ペプチド性刺激薬としては稀有の例である．エリスロマイシンを母核として創製する試みもなされたが，成功にはいたっていない．

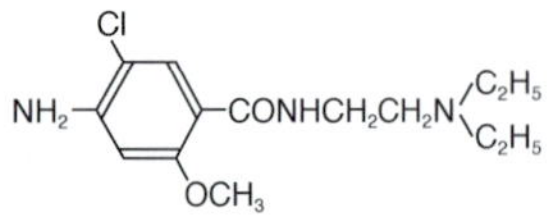

metoclopramide

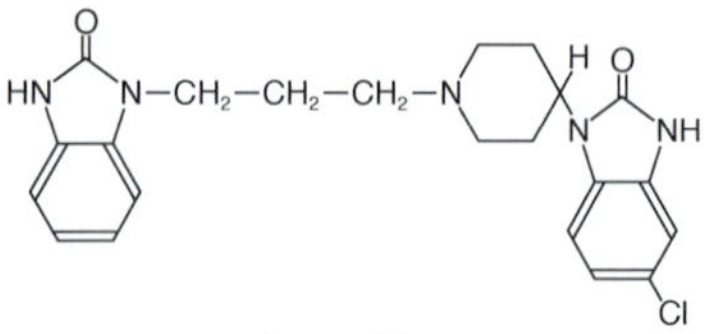

domperidone

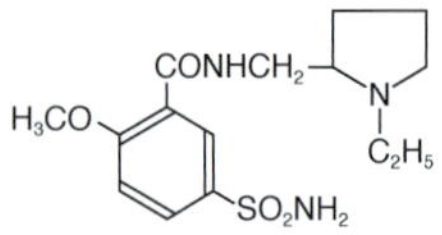

sulpiride

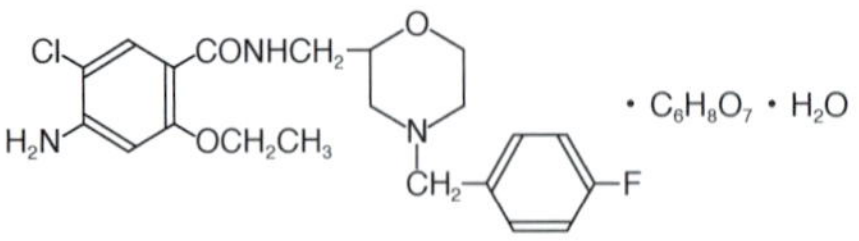

mosapride citrate hydrate

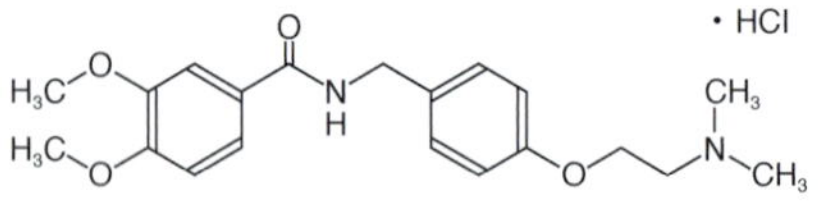

itopride hydrochloride

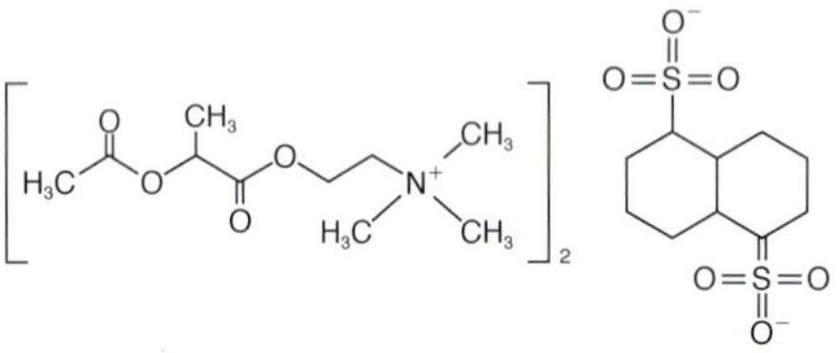

aclatonium napadisilate

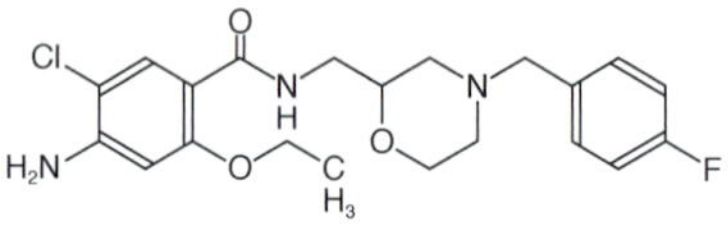

mosapride

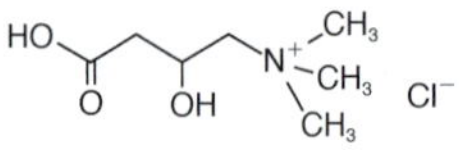

carnitine chloride

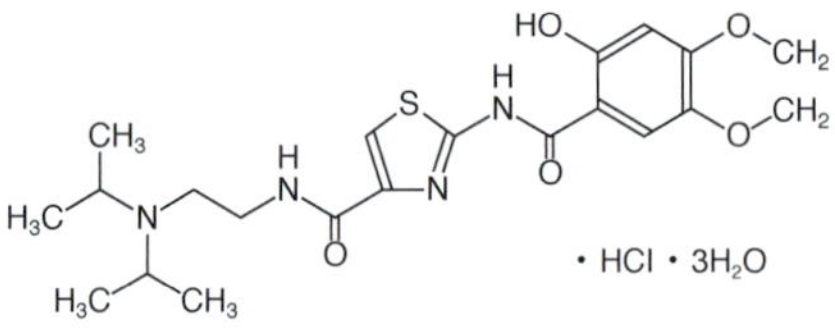

acotiamide hydrochloride hydrate

▶消化管運動機能調整薬

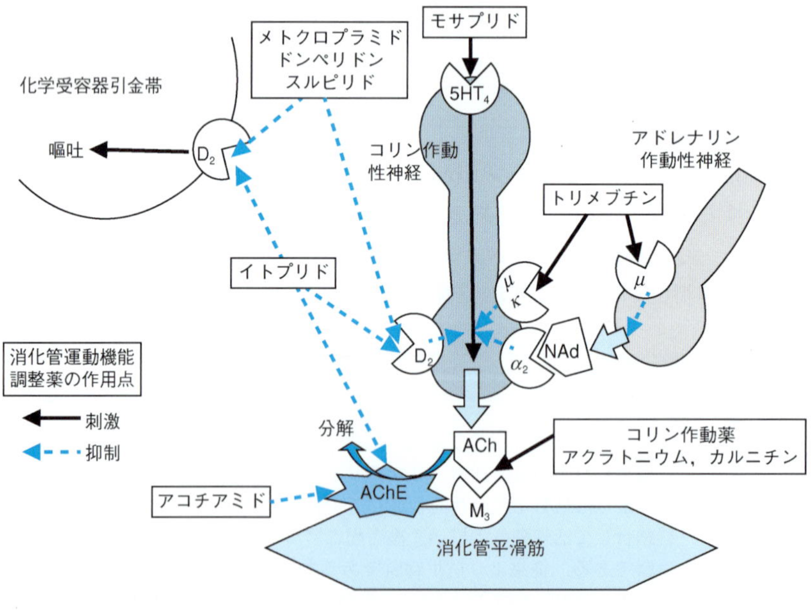

◆図 10–7　消化管運動機能調整薬の作用点

消化管運動に対して抑制と亢進の相反する作用を及ぼすと，一見，作用が打ち消し合うように思われる．しかし実際の生体内では，活動していない神経の抑制効果は反映されず，活動している神経の抑制効果が観察される．すなわち，交感神経優位な運動抑制時には，その抑制解除による亢進作用が，副交感神経優位な運動亢進時には，その抑制作用が発現することになる．通常，低用量では亢進作用が出やすいので，FDには低用量を使用するが，過敏性腸症候群では用量の選択が問題となる(5-Ⓓ「過敏性腸症候群治療薬」p337を参照)．なお，トリメブチンには平滑筋に対する直接作用として，K^+チャネル遮断による収縮促進と，Ca^{2+}チャネル遮断による収縮抑制の，ここでも相反する作用があるとされるが，図では省略した．

3. 消化性潰瘍治療薬 drugs for peptic ulcer

A 消化性潰瘍の成因

胃・十二指腸，すなわち胃酸の影響下にある部分に生ずる潰瘍*1を**消化性潰瘍**と呼ぶ．動物の胃袋を食物として摂取すれば消化できるのであるから，胃がそれ自身を消化しない現象は，古くから生理学者の興味をひいていた．結局，管腔側からの消化力(**攻撃因子**)と消化管粘膜の抵抗性(**防御因子**)のバランスが崩れるというShayのバランス説がもっとも妥当なものとして，現在でも受け入れられている．

攻撃因子としては胃液(酸・ペプシン)が主因と考えられ，従来の治療法はその抑制を主眼にしてきた．実際，胃酸分泌抑制薬の有効性が飛躍的に伸びてきた結果，いかなる範疇の薬物をも凌駕する潰瘍治癒促進作用が得られるようになっている．しかしながら，消化性潰瘍患者のほとんどは正常またはそれ以下の酸分泌能しか示さず，消化性潰瘍の主因は胃酸の過剰分泌ではないことは明らかであり，酸分泌抑制薬投与中止後，いったん治癒した潰瘍が高率で再発することは避けられなかった．そこで，防御因子に関する研究も並行して進められてきた．

防御因子としては，胃粘膜血流維持，粘膜表面を保護する粘液やアルカリ液の分泌，剥離した被蓋上皮細胞を補う機構としての細胞分裂と細胞移動などが重要視されているが，もっとも注目されたのが**プロスタグランジン** prostaglandinである．プロスタグランジンの生合成を抑制する抗炎症薬が実験的にも臨床的にも確実に消化管粘膜障害を起こすこと，プロスタグランジン自体およびプロスタグランジンを上昇させる刺激に，強力な急性胃粘膜障害抑制作用があることから，内因性プロスタグランジン(とくにPGE_1, PGE_2)が胃粘膜の機械的・化学的刺激に応答して生合成され，胃粘膜保護に働いていることは確実である．

しかしながら，抗炎症薬による胃粘膜障害以外の消化性潰瘍に関しては，満足すべき治療効果が得られなかった．プロスタグランジン以外の防御因子に対する増強薬も種々開発されたが，いずれも満足のいく効果にはほど遠かった．

そんな折，1980年代に入ってウォーレン Warrenとマーシャル Marshalにより，

*1 上皮組織の欠損状態をいうが，消化管粘膜の場合，欠損が粘膜内にとどまっている場合をびらん，粘膜筋板を穿通している場合を潰瘍という．

***Helicobacter pylori*（*H. pylori*）**が消化性潰瘍の原因菌であると提唱された．前述のように，強力な胃酸の殺菌作用のために胃内では細菌の繁殖は不可能であるというのが生理学上の常識であり，消化性潰瘍が細菌感染症であるという可能性は，少数の研究報告が出たとしても黙殺される状態が続いていた．ウォーレンとマーシャルは患者からこの菌の分離培養に成功し，以後の研究から *H. pylori* が消化性潰瘍の原因菌であることがほぼ確実視されるにいたった．

H. pylori はグラム陰性桿菌で，高活性のウレアーゼ urease をもち，胃壁から漏れてくる尿素を分解して，生成したアンモニアで胃酸を中和することによって生存を可能としている．アンモニア自体も毒性は強いが，好中球が放出する次亜塩素酸によって，さらに強い毒性をもつモノクロラミンに変化する．これらや，菌体が放出する VacA や CagA などの毒素，細胞壁成分のリポ多糖などにより胃粘膜細胞に障害を与えると考えられているが，実際の病態には不明な点が多い．とくに *H. pylori* は胃粘膜細胞のみに生着可能であるにもかかわらず，十二指腸に潰瘍を生じさせる機構には，明確な説明がされているわけではない．しかしながら，酸分泌抑制薬による完全治癒後の胃・十二指腸潰瘍の累積再発率が 100％近くにも及ぶものが，*H. pylori* の除菌を行うと，再発例がほぼ皆無になるという，あまりにも劇的な臨床データが蓄積されたことから，その機序はどうであれ，消化性潰瘍 *H. pylori* 感染説は事実として認められ，現在では *H. pylori* の除菌が潰瘍治療の第一選択となるにいたった．ただし，胃粘液層の下，胃底腺内部の細胞表面にコロニーを形成している *H. pylori* を除菌するのはなかなか困難で，菌体に確実に抗菌薬を奏効させるためには胃酸を完全に抑制する必要があり，強力な酸分泌抑制薬の需要はかえって増加しているほどである．

もちろん，*H. pylori* の感染のない消化性潰瘍も存在する．一つは，前述の抗炎症薬による薬剤性潰瘍であり，もう一つは，強度のストレス（外傷や火傷）による急性胃粘膜損傷である．いずれの場合も，胃腔内の胃酸の存在が治癒遅延の最大の要因であり，酸分泌抑制が第一選択となる．ただ，通常の消化性潰瘍においてもストレスは明らかな増悪因子であることから，とくにわが国では防御因子増強薬や向精神薬の処方も頻繁に行われている．

H. pylori は，胃炎にも関連していることが明らかであるが，さらに，胃癌の発生リスクを高めている可能性も指摘されている．しかし一方では *H. pylori* 除菌に伴うデメリットも指摘されており，無症状の感染例を必ず除菌すべきかどうかについては議論がある．

B　制酸薬　antacids

分泌された塩酸（胃酸）をアルカリで中和するという単純明快な薬物群である．経口投与された制酸薬は，そのとき胃内に存在する酸を中和するのみで，制酸薬が十二指腸に移行した後に分泌された胃酸を抑制できるはずはなく，投与量を増やしても，一過性の pH 上昇が大きくなるだけで持続性は期待できず，高 pH によって幽門からのガストリン遊離が増強されるために，かえって酸分泌を促進することさえある．潰瘍治療に十分な胃酸の抑制を期待するためには，数百グラムの制酸薬を持続的に経口投与する必要があるが，現実には不可能であり，制酸薬による潰瘍治癒促進効果は臨床的には証明されていない．

しかしながら，消化管疾患において，上腹部不快感は胃酸を抑えることによって消失する場合が多く，症状の消失までの時間が短いことなどから，とくに一般用医薬品の領域において現在でもその有用性はすたれていない．

望ましい制酸薬の条件とは，pH を上げすぎないこと，中和力が高いこと，塩類が吸収さ

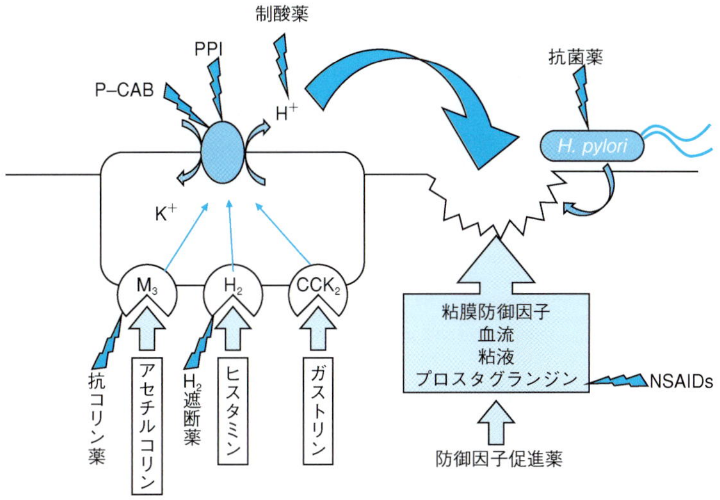

◆図 10–8 抗潰瘍薬の作用点

れにくいこと，味がよく，安価なことである．いくら中和力が高くても，強アルカリを内服するなどはもってのほかで，胃穿孔の危険すらある．

1）炭酸水素ナトリウム sodium bicarbonate, $NaHCO_3$

$$HCl + NaHCO_3 \longrightarrow NaCl + CO_2 + H_2O$$

速効性だが二酸化炭素ガスを発生するため，粘膜を刺激して酸分泌を促進したり，管腔内圧を高めて悪心や腹痛を誘発してしまうことがある．ただし，これに伴うげっぷが，上腹部不快感を解消するとして好む患者も存在する．炭酸水素ナトリウムは吸収され，連用するとアルカローシスとなるので，ミルク・アルカリ症候群の発生を防ぐため，カルシウムや牛乳の大量摂取は控える．また高ナトリウム血症をきたすので，とくに高血圧症など，ナトリウム制限が必要な患者には投与すべきでない．

2）酸化マグネシウム magnesium oxide, MgO

遅効性だが中和能は高い．水に不溶でほとんど吸収されないが，そのために軟便をきたす．このため，便秘気味の患者に投与したり，下記のように便秘作用のある制酸薬と併用したりする工夫がなされる．

3）沈降炭酸カルシウム precipitated calcium carbonate, $CaCO_3$

中和後に生じる $CaCl_2$ の吸収率は低いが，連用すると高カルシウム血症，それに伴う腎結石，尿路結石が生じることがある．そのため，腎障害，甲状腺機能低下症，副甲状腺機能亢進症には禁忌である．また，テトラサイクリン系薬物との相互作用にも注意が必要である．

4）水酸化アルミニウムゲル aluminum hydroxide gel, $Al(OH)_3$,
ケイ酸アルミニウム aluminum silicate, Al_2O_5Si

制酸作用に加えて潰瘍面保護作用もあるといわれる．便秘作用があるので，マグネシウム

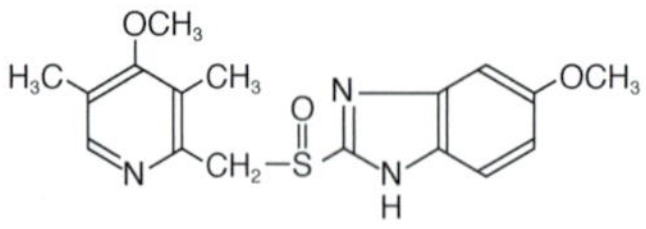

omeprazole

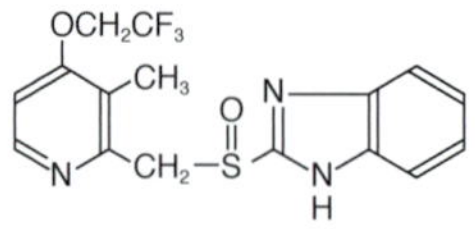

lansoprazole

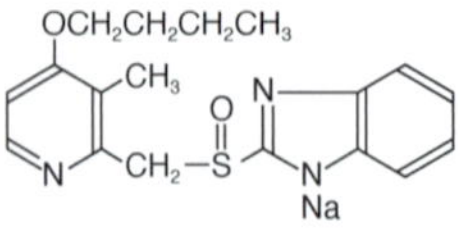

rabeprazole sodium

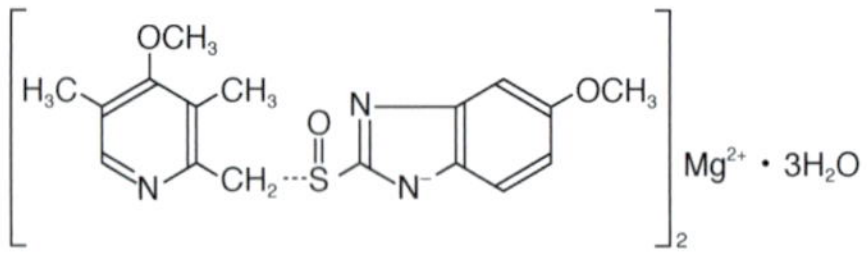

esomeprazole magnesium hydrate

▶プロトンポンプ阻害薬

塩と併用される．吸収率は低いが，長期大量投与によって，アルミニウムの毒性(アルミニウム骨症，アルミニウム脳症)が発現する危険がある．したがって，アルミニウム排泄能の低下している腎障害患者ではその危険が高く，透析患者には禁忌である．

C　H^+, K^+–ATPase 阻害薬

1) プロトンポンプ阻害薬　proton pump inhibitors (PPI)

最初に実用化された H^+, K^+–ATPase の阻害薬であり，すべて機序が類似したベンズイミダゾール誘導体である．**オメプラゾール** omeprazole，**ランソプラゾール** lansoprazole，**ラベプラゾールナトリウム** sodium rabeprazole が現在わが国で使用されており，欧米では**パントプラゾール** pantoprazole も使用されている．

酸を分泌している酵素のみを阻害するために投与後の作用発現は遅いが，1日1回の投与で連続投与開始数日後からほぼ無酸状態を達成することができ，他臓器への毒性は非常に少ない．これは以下の要因の総合的な効果である．

① 阻害薬は弱塩基性であり，酸性状態では解離型で存在するため，生体内の酸性コンパートメントに集積する．壁細胞においては，管腔側，すなわち細胞の外側に集積する．

② 阻害薬は酸によって活性型となり，H^+, K^+–ATPase の α サブユニットの管腔側にある SH 基(主に 813 番目の Cys)と結合して，その活性を阻害する．

③ 薬物と酵素の結合は共有結合であって非可逆的なので，酵素活性の抑制は薬物の血中濃度が低下した後も持続し，活性の回復は新たな酵素の生合成速度に依存する．

すなわち，プロトンポンプ阻害薬は酸分泌が生じている場に集積し，特異的に活性化され，ポンプ活性を非可逆的に抑制するのである(**図 10–9**)．生体内には酸分泌細胞以外にも酸性領域が存在するが，阻害薬が活性型に変化するために必要な pH が低いことから，ほぼ H^+, K^+–ATPase の管腔側 SH 基のみが特異的に阻害される．なお，活性化中間体の寿命は短いので，胃酸の存在下に単純に経口投与しても H^+, K^+–ATPase の管腔側 SH 基に結合することはできない．あくまでも血中の阻害薬が pH 勾配に従って管腔側に移行してから活性化されることが必要である．そのために，プロトンポンプ阻害薬は胃酸による分解から保護するために腸溶錠(カプセル)として投与する．2018 年現在，わが国では保険上連続投与できる期間が最長 8 週間に制限されており，その後はプロトンポンプ阻害薬以外の抗分泌

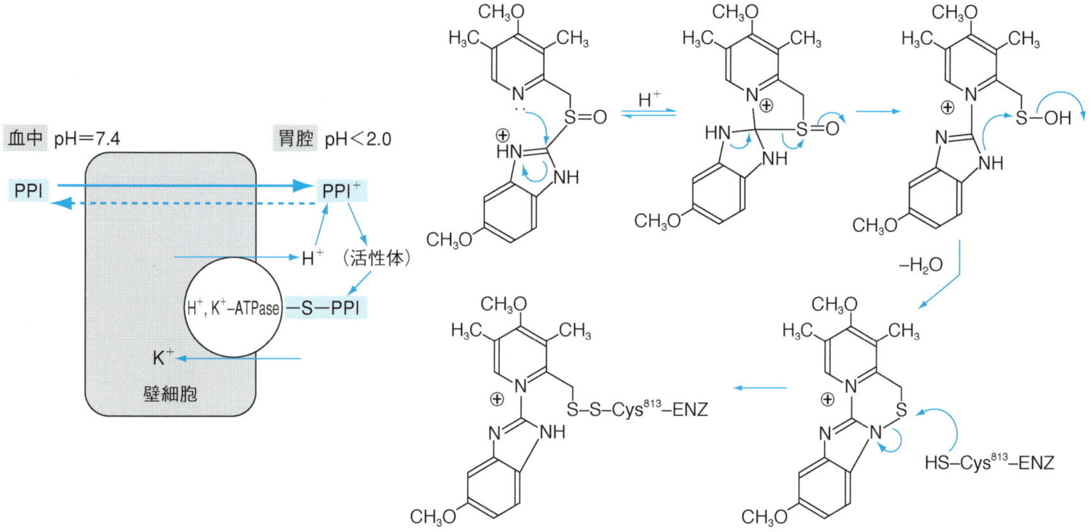

◆図 10-9　プロトンポンプ阻害薬(PPI)の抑制機構
右はオメプラゾールを例としたプロトンポンプ阻害機構の詳細.

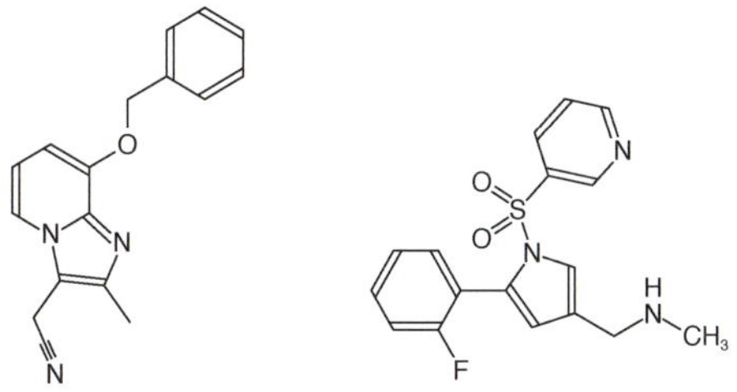

SCH28080　　vonoprazan

▶カリウムイオン競合型アシッドブロッカー(P-CAB)

薬に切り替える必要がある．ただし，再発・再燃を繰り返す逆流性食道炎の場合は，維持療法としての処方が認められている．

現在市販されているすべてのプロトンポンプ阻害薬はスルホキシド基の部分で光学異性体(R, S)が生じるが，通常ラセミ体で使用されている．酵素阻害作用には R, S 間で差がないが，薬物動態に差があるため，CYP2C9 による代謝を受けにくく AUC の高いオメプラゾールの S 体(**エソメプラゾール** esomeprazole)が開発され，用いられるようになった．

2) カリウムイオン競合型アシッドブロッカー

potassium-competitive acid blocker (P-CAB)

プロトンポンプ阻害薬が開発された直後，まったく新しいタイプの阻害薬が見出された．その最初のものが SCH28080 である．酸性環境に集積しやすく，H^+, K^+-ATPase の細胞外の部位で K^+ と競合拮抗することにより阻害作用を示すもので，作用の発現が急速かつ強力であるため，作用発現が遅いという PPI の欠点を補うものとして注目された．しかしながら，SCH28080 および後続のイミダゾピリジン骨格をもつ候補薬は，肝障害をはじめとする副作用のため発売には至らなかった．2015年に発売された**ボノプラザン** vonoprazanは同様の作用機序をもつP–CABであるが，まったく異なる基本骨格をもっており，プロトンポンプ阻害薬よりも急速に酸分泌の抑制を達成できることから，とくに*H. pylori*の除菌に威力を発揮している．なお，適応症，使用期間制限とも，プロトンポンプ阻害薬と同様である．

D *H. pylori* 除菌薬

前述のように，*H. pylori*は胃粘膜層に入り込んだ形で細胞表面にコロニーを形成している．*H. pylori*は極端に弱い菌で，培養することすら難しく，*in vitro*ではほとんどの抗生物質や抗菌薬に対して感受性を示す．ところが，胃粘膜に生息している菌を排除するのは難しい．*H. pylori*は体外(管腔側)に生息しているので，抗菌薬の血中濃度を上げても効果が薄く，管腔側から抗菌薬を接近させなければならないが，菌(*H. pylori*)は粘液層に守られており，また，塩酸酸性の低pH条件下では，ほとんどの抗生物質は安定性・有効性に欠け，効果が極端に低下する．そこで，強力な酸分泌抑制薬と抗菌薬の組み合わせが必須となる．

初期には，**ビスマス** bismuth **製剤**，**メトロニダゾール** metronidazole，**アモキシシリン** amoxicillinの3剤併用を2〜3週間継続する療法が行われたが，副作用が強く，コンプライアンスが上がらずに除菌の失敗例が多かった．その後，プロトンポンプ阻害薬と**クラリスロマイシン** clarithromycinの併用で高い除菌率が得られるようになったが，クラリスロマイシン耐性菌の出現により，徐々に除菌率は低下した．現在，一次除菌として，PPIまたはP–CABにアモキシシリンとクラリスロマイシンを加えた3者を1週間連続投与し，除菌失敗の場合，二次除菌として，上記のクラリスロマイシンをメトロニダゾールに変更して1週間連続投与する方法が標準であり，保険適応である．二次除菌も失敗した場合，キノロン系

コラム　ガストリン受容体遮断薬

ガストリンとコレシストキニン(CCK)はC末端の五つのペプチドが共通であり，類似の受容体を介して作用する．CCK_A(CCK_1)受容体は，末梢において膵臓からの酵素分泌や胆嚢の収縮を促進する作用を媒介し，コレシストキニンの方が強いアゴニストである．CCK_B(CCK_2)受容体は中枢に豊富であるが，末梢においてはガストリンの酸分泌促進作用を媒介する受容体であり，ガストリンの方が強いアゴニストである．

生理的な胃液分泌促進の主役はガストリンであり，理論的にはガストリン受容体遮断薬は抗分泌薬として魅力ある対象のはずである．しかしながら，ガストリンによる酸分泌はヒスタミンH_2受容体遮断薬により強力に抑制され，また酸分泌の最終段階を抑制するプロトンポンプ阻害薬の開発がそれに続いたことから，ガストリン受容体遮断薬に関しては開発の試みはされたものの，既存薬を上回るメリットが見出せず，市販にはいたっていない．現在臨床で使用されているプログルミドには弱いガストリン受容体遮断作用があり，実際この化合物の構造展開からベンゾトリプトなどの強力な受容体遮断薬が合成されているが，プログルミドの臨床用量では，ガストリン受容体遮断効果にはほとんど寄与していないと考えられている．

ただし，CCK_B(CCK_2)受容体は，酸分泌のみでなく，細胞増殖に関与すること，さらに中枢では痛覚やパニック障害に関係することがわかってきており，将来この面での応用がなされるかも知れない．

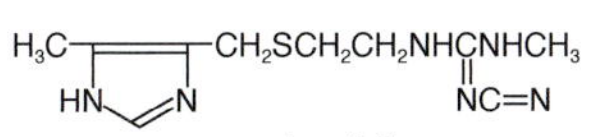

cimetidine

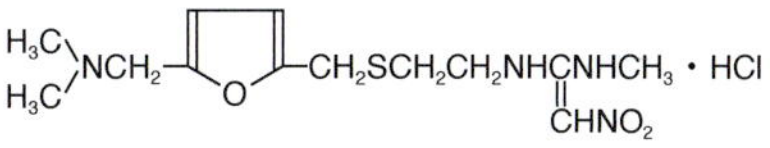

ranitidine hydrochloride

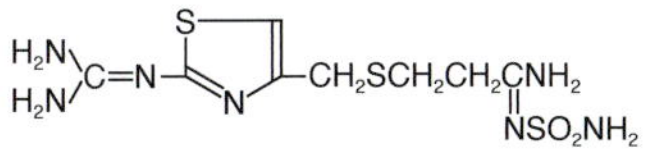

famotidine

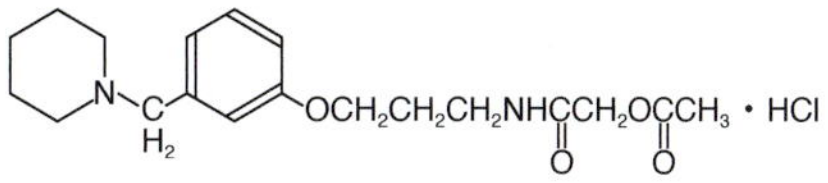

roxatidine acetate hydrochloride

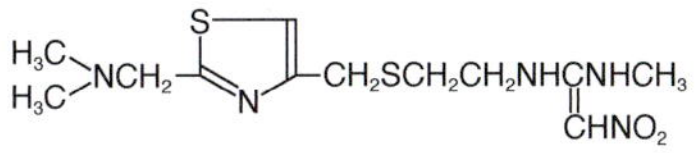

nizatidine

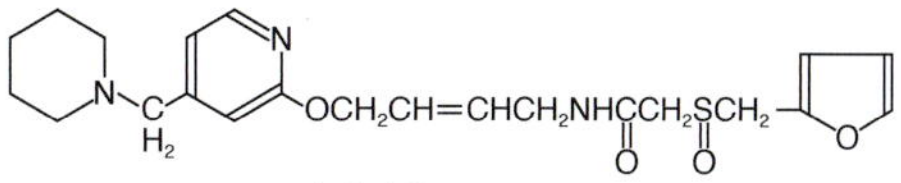

lafutidine

▶ヒスタミン H_2 受容体遮断薬

などが使用されるが，保険適応ではない．

E　ヒスタミン H_2 受容体遮断薬（H_2 遮断薬）　histamine H_2 receptor blockers

最初の H_2 受容体遮断薬シメチジンの登場は，潰瘍治療に画期的な変革をもたらした．実質上，消化性潰瘍領域における外科的処置の必要性を一掃した（それ以前は，薬物による酸分泌抑制が困難な場合，胃の酸分泌領域を切除していた）．現在は一般用医薬品にスイッチされて処方箋なしで入手できるようになっているが，プロトンポンプ阻害薬に比べ作用の発現が速いことなどから，プロトンポンプ阻害薬登場以降もその臨床的重要性は低くない．

ヒスタミン H_2 受容体は，胃酸分泌に中心的な役割を果たしているが，中枢以外に生理的に重要な役割は少ないため，H_2 受容体遮断作用に基づく副作用は少ない．現在臨床で使用されている H_2 受容体遮断薬として，**シメチジン** cimetidine，**ラニチジン** ranitidine，**ファモチジン** famotidine，**ロキサチジン酢酸エステル** roxatidine acetate，**ニザチジン** nizatidine，**ラフチジン** lafutidine がある．

H_2 受容体遮断薬のなかで，副作用に注意すべきなのはシメチジンである．シメチジンは，他の H_2 受容体遮断薬に比べ，ドパミン受容体遮断作用およびアンドロゲン受容体遮断作用が強いために，プロラクチン分泌による乳汁分泌や，女性化乳房が現れる例が多い．また，シメチジンは CYP3A4 と CYP2D6 を強力に阻害するため，これらの CYP で代謝される薬物との併用に注意する必要がある．

F　抗コリン薬

コリン作動性神経が広範な生理作用に関わっているため，ムスカリン性受容体を遮断すると，自律神経支配臓器において種々の副作用が発現するのは理論上避けられない．したがって，胃酸分泌抑制を主目的としてムスカリン性受容体遮断薬を連続投与することは通常は行われない．

ムスカリン性アセチルコリン受容体は現在，M_1～M_5 の 5 種類のサブタイプが知られているが，そのサブタイプが明らかになるきっかけとなったのが**ピレンゼピン** pirenzepine であ

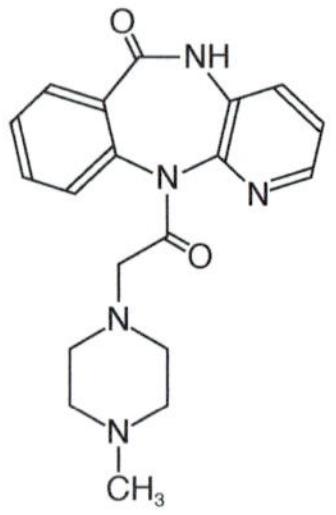

pirenzepine

▶抗コリン薬

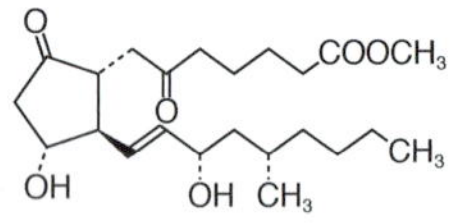

ornoprostil

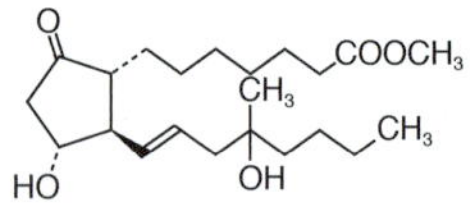

misoprostol

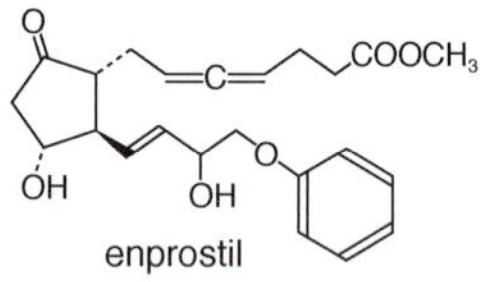

enprostil

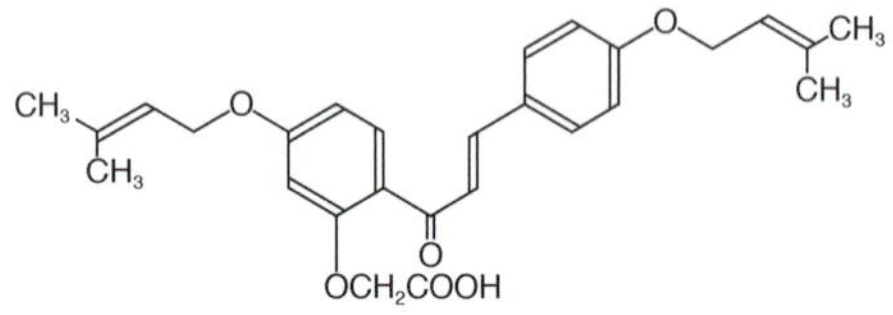

sofalcone

▶プロスタグランジン製剤

る(2 章-5-C「抗コリン薬」p66 を参照)．ムスカリン性受容体遮断による心悸亢進や口渇などの副作用の少ないムスカリン性受容体遮断薬を目指して合成された本薬物は，心拍数減少を媒介する受容体(M_2)に対する作用が弱く，M_1 受容体の選択的遮断薬として登場した．しかしながら，以降の研究によって，壁細胞をはじめとする末梢の分泌腺や平滑筋の受容体は M_3 受容体であって，M_1 受容体は神経細胞にのみ存在することが明らかとなった．一時，壁内神経叢における M_1 受容体の関与も考えられたが，M_1, M_3 受容体ノックアウトマウスを用いた実験から，胃酸分泌およびそのピレンゼピンによる抑制はもっぱら M_3 受容体を介したものであることが明らかとなっている．したがって，ピレンゼピンの臨床的意義は，M_2 受容体遮断作用の弱い M_3 受容体遮断薬として考えるべきであろう．

G　プロスタグランジン製剤　prostaglandins

壁細胞には抑制性のプロスタノイド EP_3 受容体も存在するために，PGE_1, E_2 は胃酸分泌を抑制するが，抗潰瘍薬として用いる場合は，抗分泌作用よりも，その胃粘膜保護作用を期待して投与される．

天然のプロスタグランジンは生物学的半減期が極端に短く，秒単位で分解されて失活するため，そのままでは潰瘍治療に用いることができない．最初の安定型 PGE_1 誘導体としてオルノプロスチル ornoprostil(現在は臨床で使用されていない)，その後**ミソプロストール**

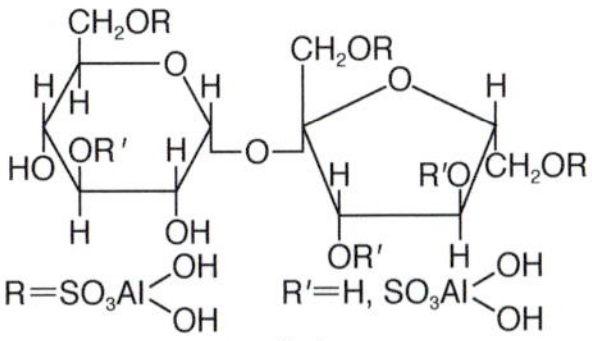

sucralfate

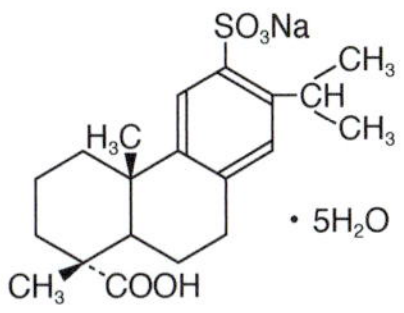

ecabet sodium hydrate

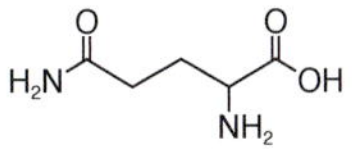

L-glutamine

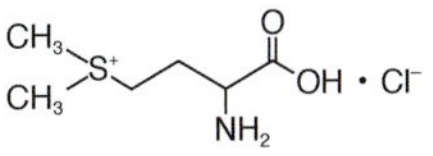

methylmethionine sulfonium chloride

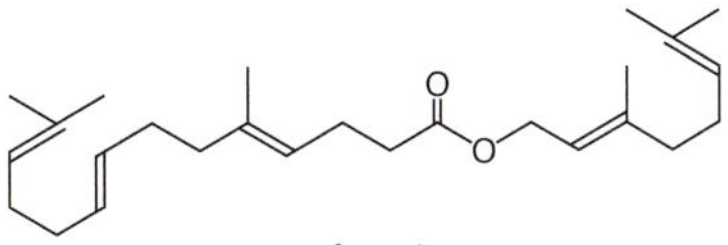

gefarnate

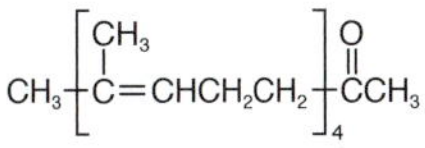

teprenone

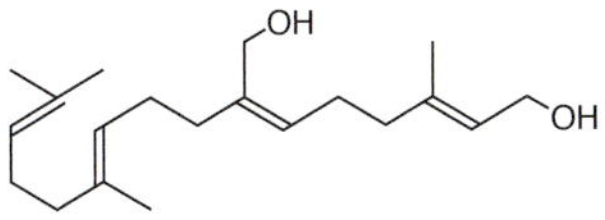

plaunotol

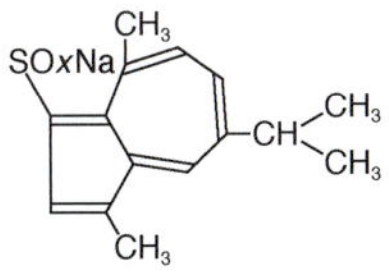

sodium azulene sulfonate

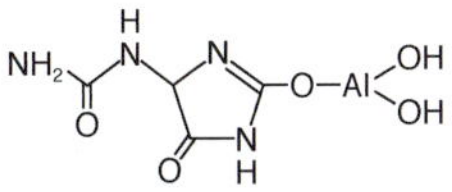

aldioxa

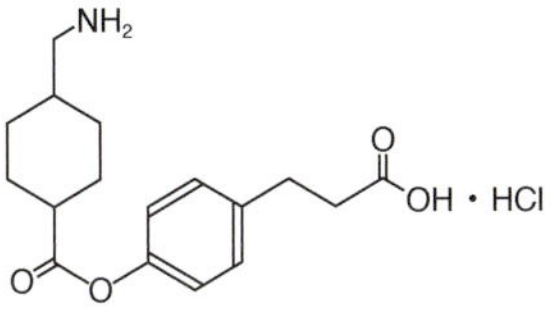

cetraxate hydrochloride

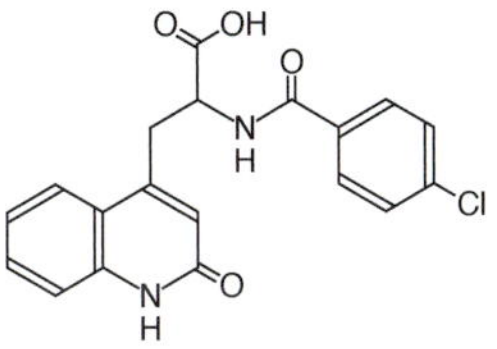

rebamipide

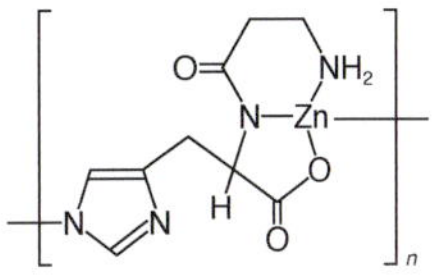

polaprezinc

▶その他の抗潰瘍薬

コラム　プロスタグランジンの粘膜保護作用

ある物質が特異的な受容体への結合を介して毒性を発揮する場合には，受容体特異的な阻害薬がその毒性を阻止する，という現象は理解しやすい．実験動物の胃内に熱湯や強酸，強アルカリといった壊死性物質を投与すると，重篤な胃粘膜傷害が起こるが，これを抑制できる薬物が存在するとは，にわかには信じがたい．ところが，プロスタグランジンはこのような傷害を強く抑制するのである．さらに興味深いことに，これら壊死性物質を，単独では胃傷害性が起こらない程度に弱めたものをあらかじめ投与しておいてから壊死性物質を投与すると，胃粘膜傷害が強く抑制されること，および，このときプロスタグランジン合成酵素を阻害しておくとその抑制効果が消失すること，がわかったのである．したがって，厳しい環境にある胃粘膜は，物理・化学的刺激がくると，プロスタグランジンを合成して，自己を防御していると考えられた．防御の機序については，細胞の生存性自体を高めるという実験結果から，「細胞保護作用」が提唱されたこともあったが，現在ではほぼ否定され，血流や粘液の維持などの組織としての反応で説明されている．

misoprostol が開発された．PGE_2 の安定型誘導体としてはエンプロスチル enprostil が開発されたが販売中止となった．なお，**ソファルコン** sofalcone は，その主作用がプロスタグランジン分解酵素の抑制による内因性プロスタグランジン増加作用であるとされている．

プロスタグランジンには，その不可避な副作用として嘔吐・下痢があるので，もっぱら抗炎症薬誘発性胃腸障害の治療薬として，補助的に用いられる．また，強い子宮筋収縮作用があるので，妊婦には禁忌である．

H　その他の抗潰瘍薬

1）抗ペプシン薬　antipeptics

攻撃因子としてペプシンの消化作用を重視すれば，ペプシン活性を抑制する手段が有効のはずである．しかしペプシンは，その活性に酸を要求するので，胃酸を抑制すればペプシン活性も抑制できること，胃酸自体が攻撃因子としてより重要であることから，ペプシンを特異的に阻害するメリットは大きくない．

酸分泌抑制以外でペプシンの攻撃から胃粘膜を保護する方法として，① ペプシノーゲンの分泌を抑制する，② ペプシンの酵素活性を阻害する，③ 粘膜に結合してペプシンの消化から保護する，の三つの戦略が考えられる．ペプシノーゲンを分泌する主細胞に対する主要な刺激は M_3 受容体を介しているので，抗分泌薬のうちで抗コリン薬がもっともペプシノーゲン分泌抑制作用が強い．しかしながら，ムスカリン性受容体は広範な臓器に分布しているので，その副作用に見合うだけのメリットは見出せない．

酵素の活性部位に結合する型のペプシン活性阻害薬は，試薬としては存在するが（ペプスタチン pepstatin），臨床応用されていない．制酸薬の場合と同様の議論で，ペプシン活性阻害薬が十分な効果を発揮するためには，薬物が常に胃内にとどまっていなければならないが，これは実際上不可能である．

一方，ペプシンの攻撃を受ける基質側に結合してその分解から保護する型の薬物には，持続的な抗ペプシン効果が期待できる．一般に硫酸多糖類は基質結合による抗ペプシン作用をもつが，ヘパリン様作用も発揮するので，潰瘍面から吸収されると血液凝固抑制のために出血傾向が現れてしまう．**スクラルファート** sucralfate は，ショ糖硫酸エステルを不溶性のアルミニウム塩として非吸収性にしたものであり，粘膜が欠損した部分に対して選択的に結合し，長期にわたってペプシン消化から潰瘍面を保護するという効果に優れている．ただし，長期投与ではアルミニウム脳症，アルミニウム骨症の危険があるため，透析を受けている患者には禁忌である．松香に含まれる有効成分として単離された**エカベト** ecabet も，内因性プロスタグランジンを増加させる機序に加えて，酵素と基質の両者に対する結合による抗ペプシン作用を示す．

2）胃粘膜保護・修復促進薬　mucosal protectants

作用機序は必ずしも明確でないが，胃粘膜の代謝，血流，粘液分泌など，いわゆる防御因子を増強して潰瘍治癒を促進するとされる薬物群がある．多くは天然物から実験的胃障害モデルを用いたスクリーニングで選ばれたもの，あるいはその誘導体であり，単独での治癒促進効果は弱いので，酸分泌抑制薬と併用したり，治癒後の維持療法などに用いる．また実際は，解熱鎮痛薬や抗炎症薬による急性胃粘膜障害を予防するために処方される例が多い．

欧州の民間療法でキャベツが胃潰瘍に有効とされていたことに基づいて単離された有効成分として，**L-グルタミン** L-glutamine，**メチルメチオニンスルホニウム** methylmethionine sulfonium（ビタミンU），および**ゲファルナート** gefarnate がある．ゲファルナート，その構造展開から生まれた**テプレノン** teprenone，およびタイ産の植物成分から単離された**プラウノトール** plaunotol は，ともにイソプレン骨格をもつ構造類似体である．最近，テプレノンは熱ショックタンパク質のひとつである HSP70 を細胞に誘導することにより，粘膜保護作用を示すという可能性が提唱されている．

アズレンスルホン酸ナトリウム sodium azulene sulfonate はキク科植物カモミールの精油成分で，消炎・創傷治癒促進効果があり，抗潰瘍薬のみでなく，口内炎や皮膚炎の治療目的で，うがい薬や軟膏に配合される．**アルジオキサ** aldioxa も組織修復作用を期待して投与される．**セトラキサート** cetraxate は，抗プラスミン薬**トラネキサム酸** tranexamic acid の誘導体で，血流増加作用が主である．**レバミピド** rebamipide や**ポラプレジンク** polaprezinc は，抗酸化作用により粘膜を保護するといわれる．

4. 催吐薬，制吐薬

A 嘔吐の原因・機序

消化管内腔には，誤って摂取してしまった毒物や有害細菌など，体内に摂取すべきでないものが存在する危険性が常に存在する．生体にはそのような有害物質を感知して速やかに消化管外に排出する機能が備わっている．動物によっては嘔吐しない種もあるが，ヒトなどの場合は，上部消化管にあるものは嘔吐によって排出し，下部消化管にあるものは下痢によって排出するという戦略をとっている．この両者の生理機構に共通して関与しているのが，**エンテロクロマフィン細胞** enterochromaffin cell（EC 細胞）から遊離されるセロトニンである．

図 10-10 に嘔吐の機序を示す．嘔吐は横隔膜や腹筋といった，運動神経支配器官と，胃・食道の括約筋の開閉，消化管の逆蠕動運動といった，随意・不随意神経が協調して起こる複雑な反射運動であり，嘔吐中枢がつかさどっている．嘔吐中枢は延髄孤束核周辺の神経核群からなっており，内臓性運動線維と運動神経へそれぞれ指令を送る．

嘔吐中枢への入力もさまざまである．延髄最後野には**化学受容器引金帯** chemoreceptor trigger zone（CTZ）と呼ばれる部分があり，嘔吐中枢へ入力している．嘔吐中枢には血液脳関門があるが，CTZ には血液脳関門がなく，豊富な血管支配がある．これは，血液脳関門を通らない血中の毒物をモニターするための機構であると考えられる．**アポモルヒネ**，**ジギタリス**，細菌毒素などに応答する．CTZ や孤束核からの出力には，**ドパミン D_2 受容体**，**セロトニン 5-HT_3 受容体**，および **NK_1 受容体**（サブスタンス P 受容体）が関係している．

消化管内の異物に関しては，消化管粘膜内で遊離されたセロトニンが，迷走神経求心線維末端の 5-HT_3 受容体に作用して，直接あるいは CTZ を介して嘔吐中枢にシグナルが入る．また，これら以外に平衡感覚をつかさどる内耳から，**ヒスタミン H_1 受容体**を介した出力が小脳を経由して嘔吐中枢に入力する．さらに，痛み，悪臭，不快な光景などの感覚刺激が高次中枢を経由して入力する経路，および具体的な刺激がなくても記憶や恐怖感が高次中枢を経由して嘔吐中枢を刺激する経路も存在する．このように，嘔吐の原因になる刺激によ

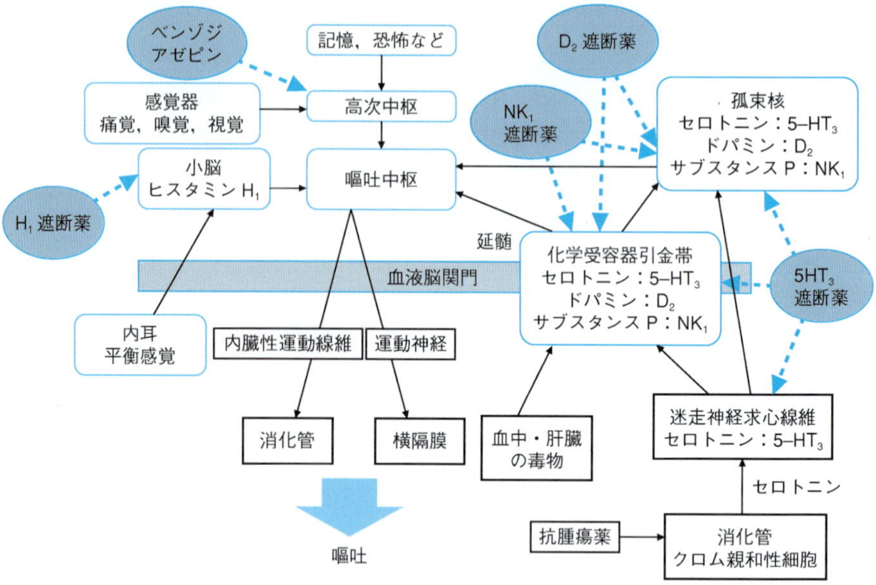

◆図 10–10　嘔吐の機序と制吐薬の作用点

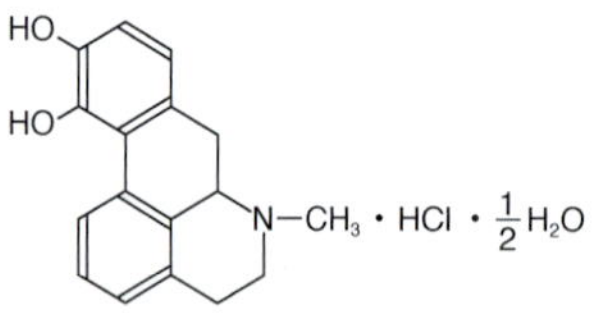

apomorphine hydrochloride hydrate

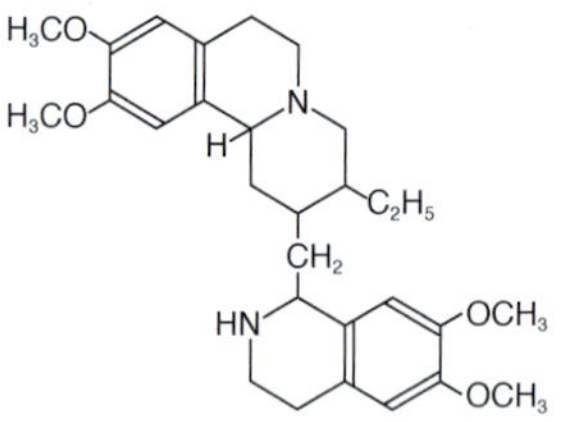

emetine

▶催吐薬

って関与する伝達物質受容体も異なるため，制吐薬も異なる．このことから，たとえば**動揺病**(乗り物酔い)に奏効するヒスタミン H_1 受容体遮断薬が，消化管内の毒物による嘔吐にはほとんど奏効しないことが理解できるであろう．

B 催吐薬 emetics

胃内に毒物があって，これを吐かせる必要があるとき，患者に意識がない場合は，肺に吐瀉物が入る危険性があるため禁忌であり(胃洗浄を行う)，意識がある場合は，咽頭を機械的に刺激して嘔吐させるのが確実である．したがって臨床的には，催吐薬の必要性は少ない．ここでは，実験的試薬，あるいは副作用として嘔吐を起こす薬物をあげる．

1) 消化管粘膜刺激型

胃粘膜を直接刺激して嘔吐を起こす薬物として，**硫酸銅** copper sulfate がある．また，生薬の吐根(とこん)の成分であるアルカロイドの**エメチン** emetine も，末梢性に嘔吐を起こす．エメチンを主成分とするトコンシロップは，タバコなどの誤飲時にかつて催吐薬として用いられていた．

細胞増殖を抑制する型の抗悪性腫瘍薬は，その作用機序から考えて必ず消化管粘膜障害を起こし，強い催吐作用をもつものが多い．固形癌に奏効する数少ない抗悪性腫瘍薬として重要な**シスプラチン** cisplatin は，その強い催吐作用のために使用が制限されがちであった．シスプラチンの催吐作用は，この薬物が消化管粘膜のエンテロクロマフィン細胞内でフリーラジカルを発生してセロトニンを放出させ，これが迷走神経求心線維末端の 5–HT_3 受容体を刺激することによるため，既存の制吐薬では抑えきれなかったのである．強力な 5–HT_3 受容体遮断薬の開発以降，抗悪性腫瘍薬による治療が大きく進展した．

2）CTZ 刺激型

CTZ からの出力はドパミン D_2 受容体を介しているので，D_2 受容体の刺激薬は催吐作用をもつ．アヘンアルカロイドの**アポモルヒネ** apomorphine は D_2 受容体刺激薬であり，アヘン吸引による嘔吐は主にこの作用による．

パーキンソン病治療の目的で，脳内のドパミン量を増加させたり，D_2 受容体刺激薬を投与したりする場合(4 章–8「抗パーキンソン病薬」p146 を参照)，CTZ の D_2 受容体を刺激することは避けられず，副作用としての悪心は不可避である．

C　制吐薬　antiemetics

上記の嘔吐の機序から明らかなように，嘔吐に関与する種々の受容体の遮断薬が制吐薬として使用される．特殊な例としては，胃内視鏡検査などのときに咽頭の機械的刺激による嘔吐反射を抑制するため，局所麻酔薬によって感覚神経を抑制することが行われる．

抗悪性腫瘍薬は，カテゴリーによって発生頻度・強さに違いはあるものの，催吐作用のあるものが多い．コンプライアンスの低下を防ぎ，患者の QOL を向上させるためには，癌治療において制吐薬の使用は必須である．抗悪性腫瘍薬による嘔吐には急性（投与 24 時間以内），遅発性（24 時間以降 120 時間以内），予測性（投与前）の 3 種があり，それぞれ有効な薬物が異なる．なお臨床的には，作用機序は不明であるが，糖質コルチコイドであるデキサメサゾンが第一選択薬となっている．これで制御できない場合に，各種制吐薬を追加する．

1）ドパミン D_2 受容体遮断薬

2–C–2)「ドパミン受容体遮断薬」(p316)にあげたように，ドンペリドンやメトクロプラミドが用いられる．また，向精神薬として用いられるフェノチアジン誘導体の**クロルプロマジン**や**ペルフェナジン**などにも強い制吐作用があるが，これも CTZ の D_2 受容体遮断作用に基づくと考えられる．

2）セロトニン 5–HT_3 受容体遮断薬

本薬物の開発によって，従来，催吐作用のために継続使用が困難であったシスプラチンをはじめとする各種抗悪性腫瘍薬の臨床使用の範囲が広がった．**グラニセトロン** granisetron，**アザセトロン** azasetron，**オンダンセトロン** ondansetron，**インジセトロン** indisetron，**ラモセトロン** ramocetron，**トロピセトロン** tropisetron，**パロノセトロン**

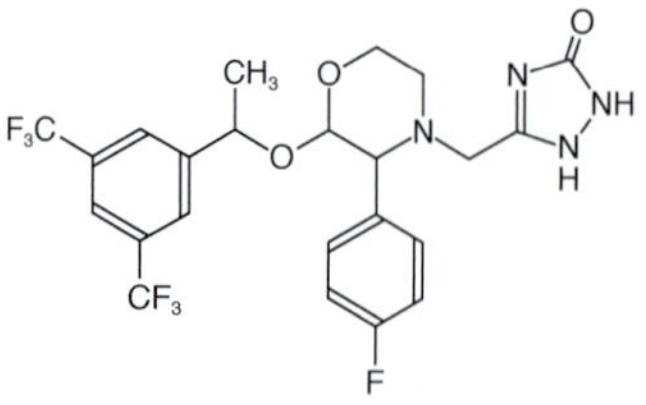

aprepitant

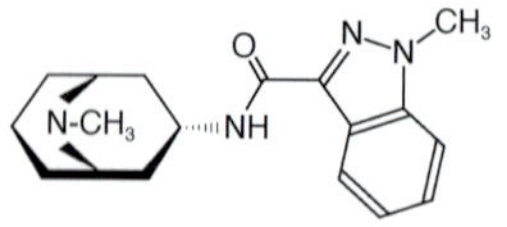

granisetron

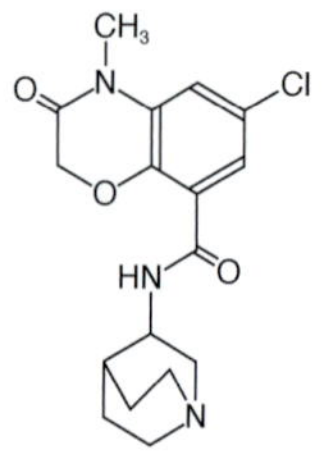

azasetron

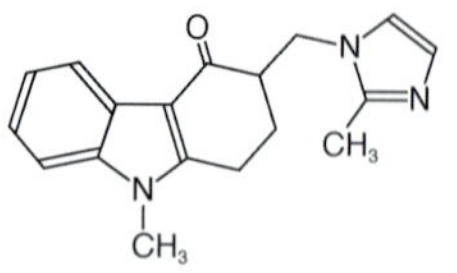

ondansetron

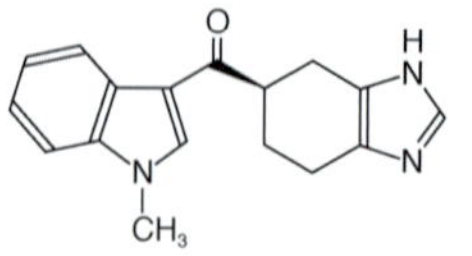

ramosetron

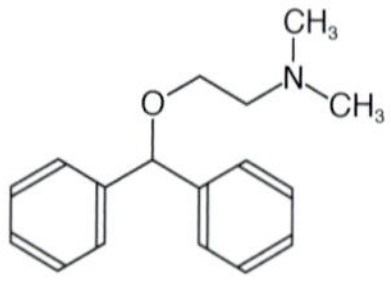

diphenhydramine

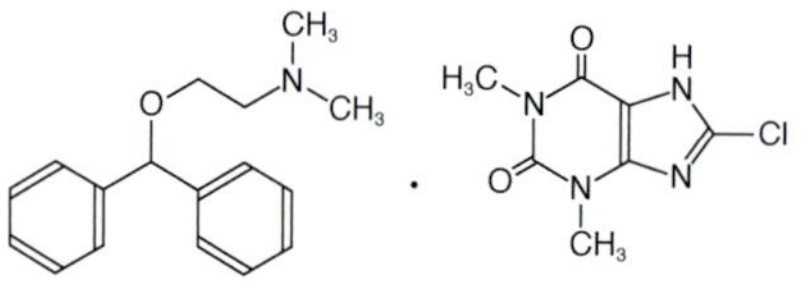

dimenhydrinate

▶制吐薬

palonosetron が使用される.

3）NK_1 受容体遮断薬

5–HT_3 受容体遮断薬は急性嘔吐には著効を示すが，投与後 24 時間以降に生ずる遅発性嘔吐に対する効果は不十分であった。嘔吐研究の進展により，嘔吐中枢におけるサブスタンス P の関与が解明され，その受容体である NK_1 受容体を遮断する**アプレピタント** aprepitant が開発された。アプレピタント（経口用）およびその水溶性プロドラッグである**ホスアプレピタント** fosaprepitant（点滴静注用）は遅発性嘔吐に有効で，急性嘔吐に対しても 5HT_3 受容体遮断薬と相乗効果があるとされるが，単独では効果が弱いので，他の制吐薬との併用が前提となっている。

4）ベンゾジアゼピン系薬

予測性の悪心・嘔吐は，過去の抗悪性腫瘍薬投与による悪心・嘔吐の経験や情動的な感情の変化によって，高次中枢から嘔吐中枢へ刺激が伝達されることにより起こる. したがって上記薬物は効果が乏しく，ベンゾジアゼピン系抗不安薬が奏効する.

5）ヒスタミン H_1 受容体遮断薬（13 章 5–B–2）「抗ヒスタミン薬」p389 を参照）

花粉症などのアレルギー反応に伴い遊離されるヒスタミンの H_1 作用を抑制するためには，中枢性副作用を避けるため，血液脳関門を通過しないような型の薬物が望まれる. 一方，動揺病における制吐を期待するには，当然中枢作用のある H_1 受容体遮断薬が用いられる．H_1 受容体は覚醒にも関わっているため，副作用としての眠気は避けられない．ただし，動揺病患者にとって眠気はむしろ好ましい副作用であり，有害作用ではないという考え方もある．

中枢作用の強い H_1 受容体遮断薬として，**ジメンヒドリナート** dimenhydrinate（ジフェンヒドラミンと 8–クロロテオフィリンの複塩），**ジフェンヒドラミン** diphenhydramine などがある．これらの薬物は，メニエール症候群における眩暈（めまい）にも用いられる．

5. 腸に作用する薬物

A 下痢と便秘 diarrhea and constipation

嘔吐と同様に，下痢も生体防御反応であり，とくに急性下痢症の場合は，原因を特定しないままみだりに抑制しない方がよい．たとえば腸内で有害細菌が繁殖した場合，下痢によってこれを早期に排出するべきで，水分の補給に留意すればよく，**止瀉薬**は必要ないというより，むしろ有害である．

便秘の場合も，通常の習慣性便秘に対しては，食事の内容や排便習慣などの改善が第一で，**下剤**の使用はあくまでも補助的なものにとどめ，安易な常習は避けるべきであろう．

B 下 剤 cathartics

一般に，急性腹症，器質的便秘，腸狭窄・閉塞では下剤の使用は禁忌である．急性虫垂炎，腸閉塞，多量の硬結便のある場合などは，下剤によって腹痛が悪化したり，ひどい場合は腸穿孔を起こすことすらある．あくまで生理的な排便を補助するものと考えるべきである．その方法として，腸内容物を軟化して排便をしやすくする，腸管を機械的に拡張して蠕動を促進する，腸粘膜管腔を化学的に刺激して蠕動を促進する，自律神経系作用薬で蠕動を

コラム　CFTR と下痢

嚢胞性線維症 cystic fibrosis（CF）はわが国ではきわめてまれであるが，欧米では頻発する（約 1/3000，変異遺伝子頻度約 4%）常染色体劣性遺伝病である．原因遺伝子 cystic fibrosis transmembrane regulator（CFTR）は ABC トランスポーターに属する Cl^- チャネルであり，もっとも例の多い 508 番目の Phe の欠損変異では，合成された CFTR がゴルジ装置に留まり細胞膜まで到達しないため，Cl^- 輸送不全を起こす．その結果，汗腺，気道粘膜，膵臓などの分泌に障害をきたし，QOL が悪いばかりか，若くして死亡する例も多い．しかし CF 患者および病態モデル動物は，コレラトキシンやエンテロトキシンによる下痢に耐性であることが判明した．これは，次のように説明される．

コレラトキシンは三量体 G タンパク質 G_s を直接活性化して細胞内 cAMP を上昇させ，cAMP 依存性タンパク質キナーゼが CFTR をリン酸化することにより，その Cl^- チャネル活性を増大する．これによって腸管内へのイオン輸送が増大し，結果的に腸管内への水分輸送が増大して，水様性下痢が生じる．また，エンテロトキシンも CFTR の活性を増大することによって，下痢を起こさせる（次のコラム「エンテロトキシンとグアニリン」参照）．したがって CF 患者は，CFTR が働かないために，下痢に耐性なのである．

制御する，というものが考えられる．また，最近になって，消化管粘膜上皮細胞の Cl^- チャネルの活性化という新しい機序をもつ薬物も登場してきた(ルビプロストン，Ⓓ「過敏性腸症候群」p338 を参照)．

1）機械的下剤

非吸収性の塩類やコロイドなどで腸管内の浸透圧を上昇させ，水分を吸引して便を軟化し，かつ腸内圧を高めて蠕動を促進する薬物群である．その物性によって，以下のように分類される．

塩類下剤 saline cathartics

水溶性で吸収されにくい塩類として，**硫酸マグネシウム**，**硫酸ナトリウム**，**リン酸水素ナトリウム**がある．制酸薬と同様に，長期の連用では吸収が無視できないので，腎機能低下状態には注意する．ナトリウム塩の場合は，ナトリウム塩制限患者には禁忌である．

膨張性下剤 bulk cathartics

親水性コロイドを生成する**メチルセルロース** methylcellulose，**カルボキシメチルセルロース** carboxymethylcellulose，**カンテン** agar などがある．

浸潤性下剤

界面活性作用により便に水分を浸透しやすくして軟化するものである．**ジオクチルソジウムスルホサクシネート** dioctyl sodium sulfosuccinate が使用される．

糖類下剤

吸収されない糖は，大腸内で浸透圧作用により緩下作用を示す(乳糖不耐症，2-Ⓑ「消化薬」p316 を参照)．**ラクツロース** lactulose(ガラクトースとフルクトースの合成二糖類)は，腸内細菌によって分解されると乳酸や酢酸を生じ，管腔内を酸性化し，アンモニア産生菌を抑制してアンモニアの発生を抑えるので，肝不全傾向のある患者の便秘症に好んで用いられる．また，**D-ソルビトール** D-sorbitol も非吸収性の糖で，硫酸バリウムを消化管の X 線造影剤として用いたときの便秘を防ぐ目的で使用される．

2）刺激性下剤 irritant cathartics

かつては小腸刺激性下剤の代表的薬物としてひまし油 castor oil が汎用されたが，現在はほとんど使用されない．以下に示す大腸刺激性下剤は骨盤内充血をきたすので，一般に痔疾患患者，月経・妊娠時には禁忌である．アロエは民間療法として，無批判に大量摂取される傾向があるが，この点を周知する必要があろう．

アントラキノン誘導体 anthraquinone derivatives

センノシド sennoside，**アロイン** aloin(**アロエエモジン** aloe-emodin の配糖体)がこれに属し，これら有効成分を含む生薬として使用される．配糖体自体は不活性であるが，腸内で糖が切れて活性体となる．

ジフェノール誘導体　diphenol derivatives

フェノールフタレインに緩下作用が見出されたことから，その構造展開で**フェノバリン**が合成された．構造類似体として，**ビサコジル** bisacodyl がある．上記の配糖体とは異なり，これ自身が粘膜刺激作用をもつので，服用時の胃部不快感を避けるため，腸溶錠として投与される．**ピコスルファート** picosulfate は，腸内細菌のアリルスルファターゼによる分解を受けて活性体となる．

3）自律神経系作用薬

弛緩性の便秘には副交感神経興奮様薬を，痙攣性便秘には副交感神経系遮断薬を適用するが，術後腸管麻痺などの場合が主である．

4）その他

近年，がん性疼痛の緩和におけるオピオイドの有用性が認知され，使用が増えている．オピオイドの不可避な副作用として眠気，嘔吐・悪心，便秘があるが，便秘には耐性が生じにくく，オピオイド誘発性便秘症の発症が問題となっていた．2017 年に発売された**ナルデメジン** naldemedine はオピオイド μ 受容体の遮断薬であるが，血液脳関門を通過せず，末梢の μ 受容体のみを遮断することによりオピオイド誘発性便秘症を改善する．

また，Cl^- チャネル活性化薬については，過敏性腸症候群の項で述べる．

C　止瀉薬　antidiarrheal

前述のように，下痢はむやみに止めるべきでなく，感染性下痢症の場合は，抗菌薬の投与が先決である．ここでは，その原因を度外視して，止瀉作用の機序という面から薬物を分類する．これには，① 腸運動を停止させる，② 腸粘膜面を保護して炎症，蠕動を抑制する，③ 管腔内有害物を吸着する，④ 腸管内を殺菌する，⑤ 有用細菌を補う，などの方法がある．

なお，消化管粘膜の物理・化学的刺激によりプロスタグランジンが生合成されること，プロスタグランジンには強い瀉下作用があることから，下痢の病態に重要な役割を果たしていることが予想されるが，プロスタグランジン生合成阻害薬，すなわち抗炎症薬は下痢を抑制せず，連用するとかえって粘膜障害性の下痢を起こすという，逆説的な作用がみられる．

コラム　エンテロトキシンとグアニリン

cGMP を産生する酵素グアニル酸シクラーゼ guanylate cyclase には NO で活性化される可溶性酵素と，膜結合受容体型の 2 種類がある．後者は A, B, C の 3 型に分かれるが，そのうち腎臓や腸上皮細胞に存在する C 型の酵素について，その内因性リガンドが同定され，グアニリン guanylin と命名された．グアニリンは腸管において，水分調節に関与すると考えられるホルモンであり，cGMP 依存性キナーゼにより CFTR をリン酸化し，Cl^- 輸送能を促進して腸管内への水分輸送を増大する（前のコラム「CFTR と下痢」参照）．また，耐熱性エンテロトキシンはその構造がグアニリンに類似しており，外因性リガンドとして作用することが明らかとなった．すなわち，細菌性下痢の一部は，膜結合型 guanylate cyclase C/CFTR 経路によって媒介されていると考えられる．

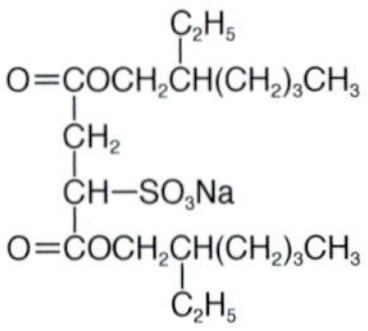

dioctyl sodium sulfosuccinate (DSS)

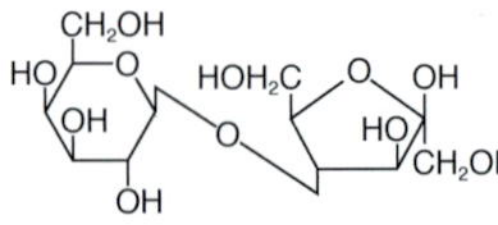

lactulose

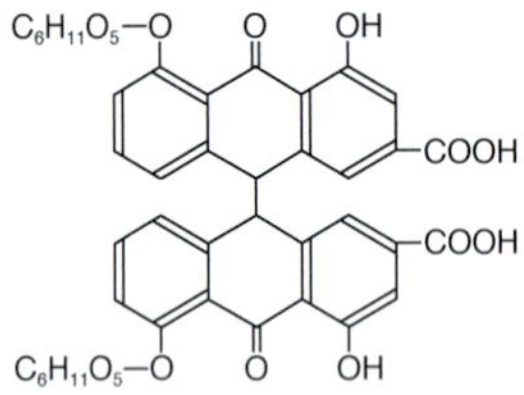

sennoside A

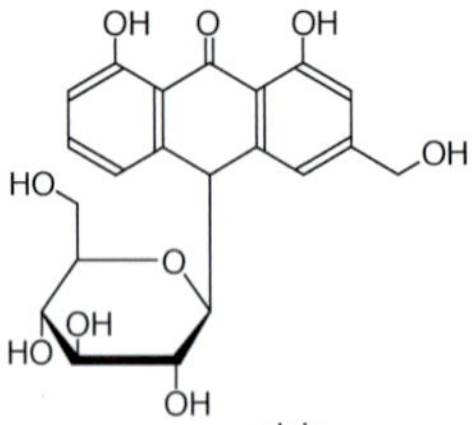

aloin

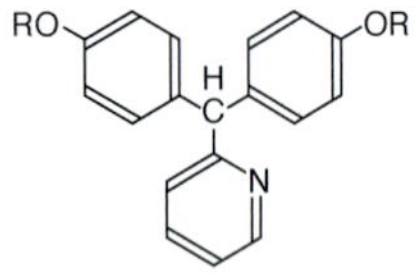

R：$COCH_3$ bisacodyl
R：SO_3Na sodium picosulfate

▶下剤

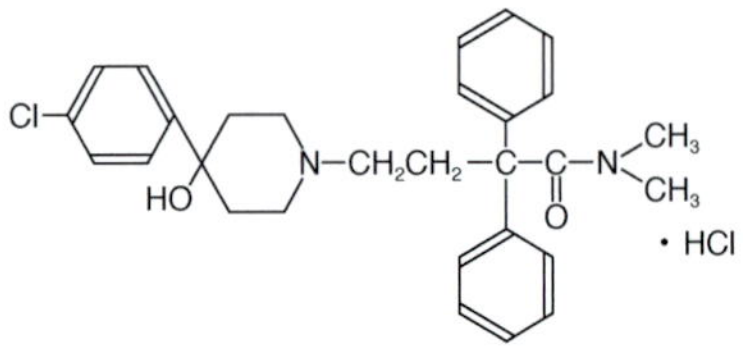

loperamide hydrochloride

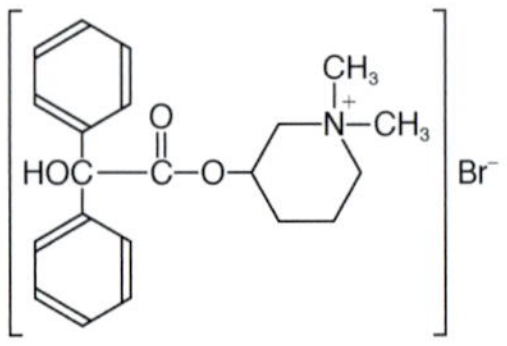

mepenzolate bromide

($BiO \cdot NO_3$
$BiO \cdot NO_3 \cdot BiO \cdot OH$
$Bi(OH)_2 \cdot NO_3$) 混合物

bismuth subnitrate

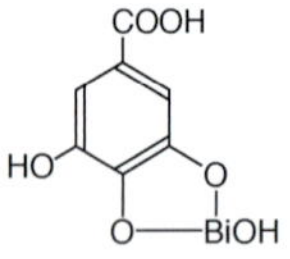

bismuth subgallate

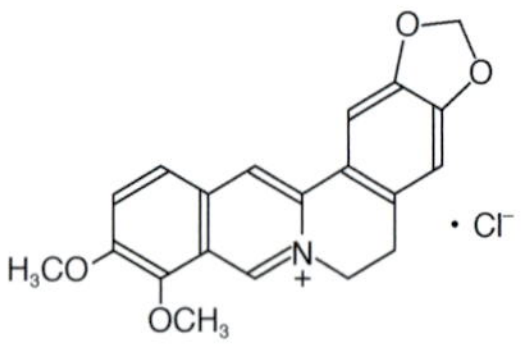

berberine chloride

▶止瀉薬

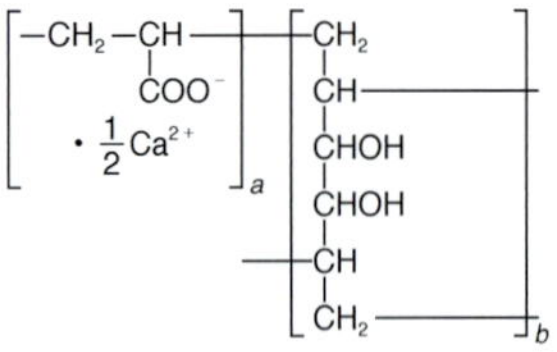

polycarbophil calcium

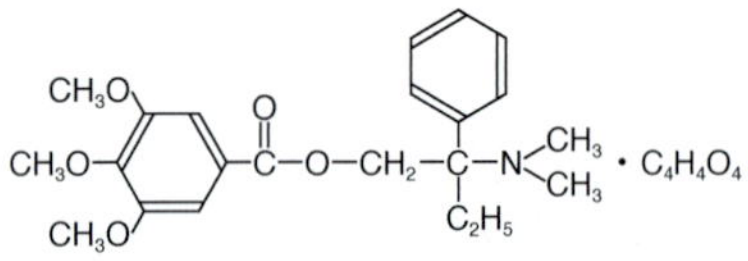

trimebutine maleate

▶過敏性腸症候群治療薬

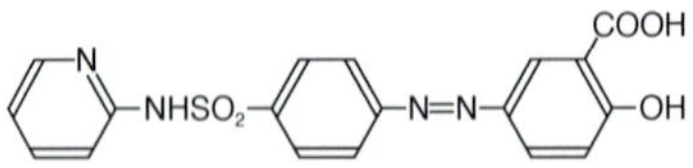

salazosulfapyridine

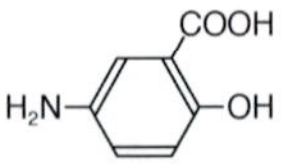

mesalazine
(5-acetylsalicylic acid)

▶炎症性腸疾患治療薬

1）腸運動抑制薬

モルヒネ中毒患者に頑固な便秘が伴うことから，モルヒネに強い止瀉効果があることは古くから知られていた．モルヒネは腸管のオピオイド受容体（主に μ, κ）を介して，腸運動抑制および水分吸収促進作用を示す．現在でも，他薬が無効の，強い痛みを伴う激しい下痢にモルヒネを使用する場合があるが，通常は非麻薬性オピオイド受容体刺激薬として**ロペラミド** loperamide が使用される．抗コリン薬も腸運動を抑制するので，ロートエキスなども用いられるが，止瀉の目的で使用する場合は，比較的下部腸管に選択性のある**メペンゾラート** mepenzolate が用いられる．

2）収斂薬　astringents

タンニン酸アルブミン albumin tannate（**タンナルビン**）は，小腸内の消化液で分解されて放出されるタンニン酸が粘膜組織のタンパク質収斂作用を示す．タンニンと結合する鉄剤とは配合禁忌であり，アルブミンを含むことからまれに過敏症の危険がある．**次硝酸ビスマス** bismuth subnitrate，**次没食子酸ビスマス** bismuth subgallate などのビスマス製剤も，タンパク質結合により粘膜面に被膜を生じる．また，ビスマスは腸内異常発酵により生ずる有毒な硫化水素と結合する作用もある．

ビスマス製剤は通常吸収されないが，消化管粘膜損傷があると血中に入る危険がある．とくに次硝酸ビスマスの場合，次硝酸中毒が重大な副作用である．

3）吸着薬　absorbents

天然ケイ酸アルミニウム natural aluminum silicate，**活性炭** active carbon は，細菌性毒素などを吸着して腸管粘膜を保護する．ただし，栄養素も非特異的に吸着してしまうため，栄養失調の危険がある．食前か食間投与とし，連用は避ける．

4）殺菌薬

オウレンや**オウバク**の有効成分である**ベルベリン** berberine は，腸管内で殺菌作用を発揮する．感染性下痢症の場合は原因菌特定が先決であるが，間に合わない場合が多いので，ニューキノロン系薬物がよく用いられる．大腸への移行がよく，菌から毒素を放出させない**ホスホマイシン** fosfomycin も好んで用いられる．

5）乳酸菌製剤

乳酸菌は，糖を分解して乳酸や酢酸を生産し，病原性大腸菌などの増殖を抑制する．とくに，抗生物質や抗菌薬の連用によって起こる菌交代症などの場合には，抗生物質に耐性な乳酸菌製剤を投与する．

D　過敏性腸症候群治療薬

過敏性腸症候群 irritable bowel syndrome（IBS）は，基質的障害や炎症などが存在しないのに腹痛を伴った便秘や下痢，あるいはその両者の繰り返し（交代性便通異常）が長期に持続するか，あるいは繰り返し生ずる病態をいう．以前大腸炎と称していたものの多くが，実際には炎症を伴っていないことから命名された．とくに下痢型の場合，トイレのない環境で症状が出やすかったり，休日の自宅では症状が出なかったりする場合が多く，精神的な要因が強いと考えられている．したがって，腸管の過敏性反応の抑制に合わせて，抗不安薬，抗うつ薬などを併用する場合がある．

便通を正常にコントロールするために，まず**ポリカルボフィルカルシウム** polycarbophil calcium を投与する．これはアクリルポリマーであって，水分を吸収し膨潤するので，腸内容物を膨潤し，便の水分バランスを調整する．カルシウムを含むので，高カルシウム血症や腎障害には禁忌である．

過敏性腸症候群における消化管運動調整薬として，オピオイド μ 受容体刺激薬であるトリメブチンが用いられる．これは，低下した運動を亢進し，亢進した運動を低下させ，また用量によっても作用が異なるので，臨床症状とその経過に基づいた投与量の調節が必要である(2-Ⓒ-4「オピオイド受容体作動薬」p317 を参照)．

腹痛を伴う下痢型の場合，鎮痙薬(→第 10 章-9，p346 を参照)を用いることもある．

腸管におけるセロトニンの役割の重要性から，その受容体刺激薬や遮断薬を治療に用いるというアイデアは以前からあったが，臨床開発は難航した。近年ようやく $5\text{-}HT_3$ 遮断薬の**ラモセトロン** ramocetron が市販された。元々は制吐薬として承認されていたが，過敏性腸症候群の用量はその約 1/100 に設定されている．下痢型に対してのみ適応があり，有効性と副作用の問題から，女性の用量は男性の半量に制限されている．

一方，便秘型に関しては，粘膜上皮の Cl^- チャネルを活性化するという新規な作用機序をもつものが，近年，相次いで登場した．**ルビプロストン** lubiprostone は，PGE_1 が粘膜上皮の Cl^- チャネルを活性化することに着目して創製された PGE_1 誘導体であるが，その後の研究によって，プロスタグランジン受容体は介さずに，直接 Cl^- チャネル(CLC-2)を特異的に活性化することが示されている．

リナクロチド linaclotide はペプチド性リガンドであり，粘膜上皮管内腔側粘膜に存在する膜結合性グアニル酸シクラーゼ C 受容体に結合して活性化し，G キナーゼ依存性に CFTR をはじめとする Cl^- チャネルを活性化する(コラム「エンテロトキシンとグアニリン」参照)．両薬物とも管腔側から作用して消化管内への水分移動を促進することによって便秘を改善する．ルビプロストンは一般の便秘にも適応があるが，リナクロチドは便秘型の過敏性腸症候群に適応が限られている．

E　炎症性腸疾患治療薬

炎症性腸疾患 inflammatory bowel disease (IBD) には，**クローン病** Crohn's disease と**潰瘍性大腸炎** ulcerative colitis がある．両疾患とも欧米に比べわが国での患者数は少なかったが，食生活の欧米化に伴い，近年患者数は急増している．

クローン病は若年層に多く，口腔から肛門までいかなる部位にも起こりうる肉芽腫性炎症性病変からなり，全身的合併症を伴うことがある．潰瘍性大腸炎も比較的若年層に多く，主に大腸粘膜のびまん性非特異性炎症からなり，慢性に経過する．この二つは，潰瘍発生部位や全身症状に差はあるものの，炎症が持続するなどという共通点も多く，炎症性腸疾患と総称される．原因は不明だが，おそらく細菌感染やアレルギー反応などが引き金となって，自己免疫現象により遷延化した炎症が，ストレスなどの要因で増悪と緩解を繰り返すのであろうと考えられている．両疾患の薬物治療内容もほぼ共通であって，腸管腔の抗原を除くための栄養療法と並行して，大腸粘膜における炎症反応を抑制する手段がとられる．

軽症例に使用されるのは**サラゾスルファピリジン** salazosulfapyridine である．強力な抗炎症薬を長期に連用するのは副作用の面からみて困難であるが，本薬物はプロドラッグであり，大腸内で細菌によって分解され，活性体の病変局所での濃度が高まるように工夫されている．分解されて生じる **5–アミノサリチル酸** 5-aminosalicylic acid が活性本体であるが，残りのスルファピリジンが吸収されて副作用を示すので，これを軽減する目的で，5–アミノサリチル酸そのもの(**メサラジン** mesalazine)を徐放剤として内服，または注腸することも行われる．

5–アミノサリチル酸では炎症がコントロールできなくなった重症例においては，副腎皮質ステロイド薬，あるいはシクロスポリン，アザチオプリン，タクロリムスなどの免疫抑制薬を使用することになる．

炎症性腸疾患や関節リウマチなどの病態は，サイトカインを中心とした免疫学的異常の結果，炎症が長期間持続するのが原因と考えられている．一般にサイトカイン受容体に対する低分子量のアゴニストやアンタゴニストをデザインするのは困難であるため，抗体医薬品が開発されている(14 章「免疫系に作用する薬物」p395 を参照)．これらのうち炎症性腸疾患に適用が認められているのは，2017 年現在，クローン病と潰瘍性大腸炎に対して抗 TNFα 抗体であるインフリキシマブとアダリブマブ，クローン病に対して抗 IL–12/13 抗体であるウステキヌマブである．

F 痔疾患治療薬 hemorrhoids treatment

痔疾患には痔核，裂肛，肛門周囲膿瘍などがあり，保存的治療(生活習慣の改善，薬物療法)および外科的治療がある．補助的薬物療法としては，緩下剤で便を適度な柔らかさに保つことがあるが，ここでは直接の治療薬をあげる．

1) 抗炎症薬

ヒドロコルチゾン，ジフルコルトロンに抗生物質や局所麻酔薬を配合した軟膏が用いられる．この場合，長期に使用すると皮膚粘膜の薄化を招くので注意する．また，局所に感染症がある場合は禁忌である．

パラフレボン paraphlebon は，毛細血管透過性抑制作用を示し，うっ血した静脈瘤部分に血栓を形成して結節を閉塞萎縮させるといわれるが，通常は緩下剤との配合剤で投与される．**トリベノシド** tribenoside は，正確な作用機序は不明であるが，抗炎症・鎮痛作用を示し，創傷治癒を促進する．内服あるいはリドカインとともに局所投与する．

2) 局所収斂薬

タンパク質を収斂させ，創傷面を保護する次没食子酸ビスマス(Ⓒ「止瀉薬」p335 を参照)に，局所麻酔薬であるリドカイン，アミノ安息香酸エステルを配合して坐剤として用いる．

3) 肉芽形成促進薬

大腸菌死菌浮遊液は，肉芽形成を促進し，白血球を遊走させて感染防御能を刺激する作用のあることが知られている．通常は，ヒドロコルチゾンを配合して坐剤として用いる．

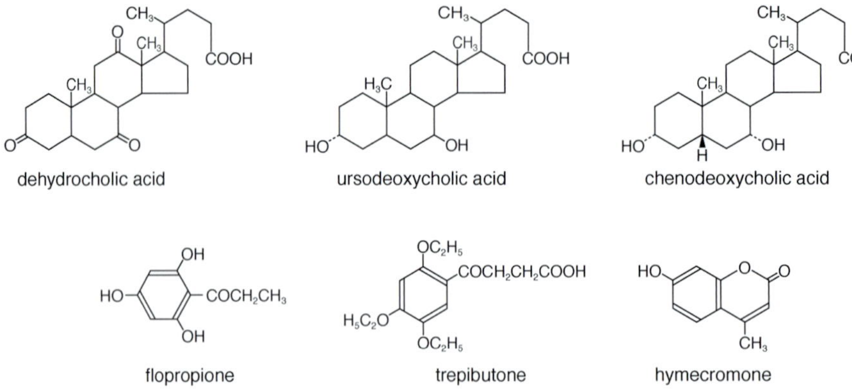

▶利胆薬

4）内痔核治療薬

内痔核が悪化した場合は手術適応となるが，硬化薬を内痔核の基部粘膜下に局所注入することがある．これには，フェノール，または硫酸アルミニウムカリウムが用いられる．

6. 利胆薬　cholagogues

A　胆道疾患

胆道疾患には，胆石症，胆管結石症，胆囊炎，胆管炎，**胆道ジスキネジー**がある．このうち，炎症は腸内細菌の上向性感染がほとんどなので，抗菌薬での治療が主となる．

胆汁 bile は肝臓の肝細胞より分泌され，毛細胆管を通って胆管に入り，胆囊 gall bladder に貯留される．CCK の刺激により，胆囊が収縮し，括約筋は弛緩して，胆汁が十二指腸内に放出される．胆汁中には，胆汁酸，コレステロール，レシチン，胆汁色素が含まれ，これに毛細胆管壁から分泌される HCO_3^- が加わる．胆囊の上皮には Na^+ の能動輸送系があり，その浸透圧を利用して水分を吸収し，胆汁をもとの 5～15 倍に濃縮する．したがって，各成分の割合がわずかに乱れても，不溶成分として析出する場合があり，これを**胆石症**という．

胆石症は石の構成成分によって，**コレステロール胆石**，色素胆石，その他（炭酸カルシウム石，脂肪酸カルシウム石など）に分けられるが，薬物治療の対象になるのはコレステロール胆石の小さいものに限られる．すなわち，胆汁中のコレステロール濃度が，界面活性成分に比べて相対的に上昇したために析出したものを，薬物で正常に戻そうというものである．薬物治療対象外の胆石の場合には，腹腔鏡下胆囊摘出，体外衝撃波結石破砕術が行われる．

B　催胆薬　choleretics

肝細胞からの胆汁分泌を促進し，胆汁量を増加させる薬物である．**デヒドロコール酸** dehydrocholic acid は，肝細胞内で還元され，タウリンまたはグリシンとの抱合体が胆汁中に排出され，その浸透圧勾配により水分を管腔内に移動させる．このため，胆汁成分を増加させずに胆汁を増加させる，水利胆薬と呼ばれる．

一方，クマの胆汁から得られる**ウルソデオキシコール酸** ursodeoxycholic acid，およびその立体異性体の**ケノデオキシコール酸** chenodeoxycholic acid は，胆汁酸成分を増加させる胆汁酸利胆薬である．

催胆薬は胆道内圧を上昇させるため，閉塞性黄疸や胆道に炎症がある場合は禁忌である．

C 排胆薬 cholekinetics

オッディ Oddi 括約筋を弛緩させ，胆汁排出を促進する薬物である．胆石，胆嚢・胆管炎，胆道ジスキネジーに伴う痛みの緩解に用いられる．オッディ括約筋の弛緩は，膵液のうっ滞も解消するので，慢性膵炎にも用いられる．平滑筋弛緩作用のある薬物のうち，アヘンアルカロイドに属する**パパベリン** papaverine の適応症の一つに排胆薬としての利用がある．ただし，平滑筋に対する特異性がないので，広範な副作用が生じる．

胆道系に選択的な薬物として繁用される**フロプロピオン** flopropione は，カテコール *O*-メチルトランスフェラーゼ catechol *O*-methyltransferase (COMT) を阻害することにより交感神経優位とし，胆管平滑筋，オッディ括約筋を弛緩させる．**トレピブトン** trepibutone や**ヒメクロモン** hymecromone は，平滑筋のカルシウム動態に影響を与えて非特異的平滑筋弛緩作用を示すと考えられるが，比較的**オッディ** Oddi **括約筋**に選択制が高いので，胆管内圧を低下させる目的で，胆石症，胆嚢炎，慢性膵炎に対して鎮痙薬として用いられる．

D 胆石治療薬

薬物による胆石溶解は，低コレステロール食のもとで胆汁酸利胆薬，すなわちウルソデオキシコール酸あるいはケノデオキシコール酸を投与して，コレステロールに対する胆汁酸の相対量を上げることによって達成する．

7. 肝臓に作用する薬物

肝臓は体内でもっとも重い臓器であり，化学工場に例えられる．主な生理作用として，エネルギー代謝，解毒，胆汁分泌などがあり，とくに薬物作用を考えるときに考慮するべき点は多い．これらのうち肝臓が薬物作用に与える影響に関しては，1 章-3-Ⓒ「代謝」(p8)，および薬物動態学の専門書を参照されたい．

A 肝疾患

各種疾患に対する薬物の薬理作用を考えるとき，肝臓が直接のターゲットとなっている例は少ない．たとえば脂質異常症の場合，病因はさまざまであり，肝臓でのコレステロール生合成が亢進していることが原因になっている症例はほとんどないが，治療戦略の一つとしてHMG-CoA による肝臓でのコレステロール生合成に対する阻害薬の投与が行われる．この場合，問題となる疾病は虚血性心疾患や脳梗塞，すなわち血管病変である（15章-3「脂質異常症治療薬」p429を参照）．

肝臓自体に生じる病変としては，ウイルスによる急性・慢性肝炎，原発性肝癌，脂肪肝，アルコール性肝障害，肝硬変，薬物性肝障害，自己免疫性肝障害などがある．感染症や癌以外の病態に関しては，肝細胞の再生能力に期待して，原因を除くとともに，肝臓に負担をかけないような食事療法をとるというのが原則であり，有効な薬物はあまり存在しない．「肝機能改善薬」という範疇のものも臨床使用されているが，あくまでも補助的なものに過ぎない．この章では**ウイルス性肝炎**を主に扱い，薬物性肝障害などに関しては，毒性・安全性，薬物代謝の専門書を参照されたい．

B　ウイルス性肝炎治療薬

肝炎 hepatitis は，黄熱病やサイトメガロウイルス感染などでも生じるが，通常問題にされるのは肝炎ウイルス hepatitis virus によるものである．肝炎ウイルスは現在少なくとも8種類が知られているが，わが国で問題となるのはA，B，C，Eの4種類である．A型，B型には有効なワクチンがあるが，現在C型，E型には有効なワクチンがない．

A型肝炎ウイルス hepatitis A virus は便を介して経口感染する．症状が軽く気づかない場合が多いが，急性肝炎の症状が起こると，まれに劇症化することがある．一般に予後は良好で，ウイルスキャリアになったり，慢性化したりすることはない．

B型肝炎ウイルス hepatitis B virus は性感染，母子感染，あるいは血液感染により伝染する．輸血や周産期の管理，医療環境の整備が徹底した現在，新規感染は，性交渉，刺青やピアス時の器具の不適切使用，違法薬物の注射針の使い回しなどに限られている．現在のウイルスキャリアのうち30％程度は，幼児期に受けた集団予防接種において，注射器・注射針

コラム　肝細胞増殖因子 hepatocyte growth factor（HGF）

肝臓はきわめて再生力に富んだ臓器であり，そのかなりの部分が傷害されても再生してくる．ギリシャ神話に，人間に火を与えたプロメテウスがゼウスの怒りに触れ，山頂にはりつけにされて，生きながら毎日肝臓をハゲタカに食べられるという刑を受けた話が出てくる．プロメテウスの肝臓は夜中に再生したので，この責め苦はヘラクレスにより開放されるまで終わることがなかったのだが，そのような昔から肝臓の高い再生能力は知られていたのだろうか．

現代医学で肝臓の再生因子が推定されたのは1960年代であるが，その実体が明らかにされたのは1980年代のわが国においてであった．劇症肝炎患者の血清をラット培養肝細胞を用いてスクリーニングした結果，分子量約100 kDaの肝細胞増殖因子 hepatocyte growth factor（HGF）が単離された．神経成長因子 nerve growth factor（NGF）や血小板由来成長因子 platelet-derived growth factor（PDGF）などの増殖因子に対する受容体の多くがチロシンキナーゼ活性をもち，その構造からⅠ～Ⅴ型の5種類に分類されているが，HGF受容体はⅤ型に属する．最近の研究で，HGFは肝臓ばかりでなく種々の上皮細胞の増殖も促進することがわかってきている．死んでしまった組織に対してはもはや薬物を作用させる余地はなく，移植や幹細胞を用いた再生医療しか手段はない．しかし，わずかに残った正常細胞をHGFのような増殖因子の投与によって回復させることが可能であれば，その利用価値も高いと考えられる．現在は治験段階であり，難病治療に期待が集まっている．

を使い回したことによる感染によるとされている．成人ではほとんどが一過性感染であるが，幼児期の感染では多くが持続感染となり，一部は肝炎を発症し，肝硬変や肝がんに移行する場合がある．

C 型肝炎ウイルス hepatitis C virus の感染状況は B 型に類似するが，性行為による感染はまれであるとされており，母子感染の確率も低い．急性症状は軽度な場合が多いが，多くは慢性化し，高率に肝硬変・肝臓がんへと進行する．わが国の肝がん患者のうち 65％が C 型肝炎ウイルスに感染しているといわれる．また C 型肝炎患者は，少量の飲酒でも肝障害が進展しやすい．

E 型肝炎ウイルス hepatitis E virus の感染は A 型に類似するが，とくに妊婦における感染は重症化しやすい．

A 型および E 型については対症療法のみが行われ，ウイルス排除の薬物治療は B 型と C 型について行われる．

1）B 型肝炎治療薬

インターフェロン interferon は炎症性サイトカイン cytokine の一種で，感染が起こると誘導される抗ウイルス作用をもつ糖タンパク質である（第 14 章「免疫系に作用する薬物」p395 を参照）．肝炎に使用されるのは，タイプ 1 に属するインターフェロン α または β である．当初は患者の約 30％でウイルスが排除されるのみであったが，遺伝子組換え体をポリエチレングリコールに結合させることで（**ペグインターフェロン** PEG-interferon）持続性が増し，効果の増大とともに副作用が軽減された．インターフェロンの投与によりインフルエンザ様の症状が現れるのは，その機序から避けられないことであるが，とくに重大な副作用として，間質性肺炎と抑うつからの自殺企図がある．したがって，治療にあたっては，開始前に十分な副作用の説明が必須である．

B 型肝炎ウイルスは DNA ウイルスであるが，その増殖に逆転写過程を含むことから，抗 HIV ウイルス薬として開発された核酸型逆転写酵素阻害薬**リバビリン** lamivudine が B 型肝炎の治療に応用された．その後，類似薬の**アデホビル** adefovir，**エンテカビル** entecavir，**テノホビル** tenofovir，（第 16 章-9-5）「抗肝炎ウイルス薬」p492 を参照）が開発され，90％以上のウイルス陰性化が得られるようになった．

2）C 型肝炎治療薬

B 型肝炎に遅れて C 型肝炎にもインターフェロン，続いてペグインターフェロンとリバビリンが使用され，一定の治療効果が得られていたが，B 型に比べて無効例が多かったため，新規抗 C 型肝炎ウイルス薬が開発されるに至った．

C 型肝炎ウイルスの一本鎖 RNA ゲノムのうち非構造領域は NS2〜NS5B 領域に分けられており，このうち NS3/4A（プロテアーゼ），NS5A（ウイルスゲノム複合体形成），NS5B（RNA 依存性 RNA ポリメラーゼ）領域に対する阻害薬が開発された．プロテアーゼ阻害薬として**テラプレビル** telaprevir，**シメプレビル** simeprevir，**アスナプレビル** asunaprevir，**パリタプレビル** paritaprevir，**グラゾプレビル** grazoprevir の 5 種が，NS5A 阻害薬として**ダクラタスビル** daclatasvir，**レジパスビル** ledipasvir，**エルバスビル** elbasvir の 4 種が，NS5B 阻害薬として核酸型の**ソホスブビル** sofosbuvir，非核酸型の**ベクラブビル** beclabuvir が使用されている（第 16 章-9-5）「抗肝炎ウイルス薬」p492 を参照）．特に，インターフェロン

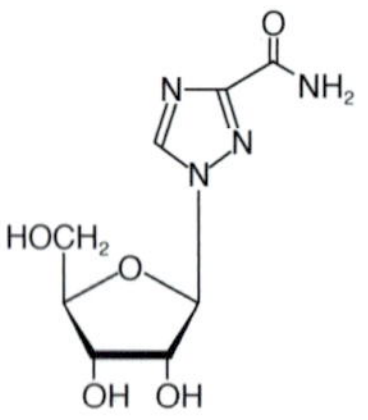

ribavirin

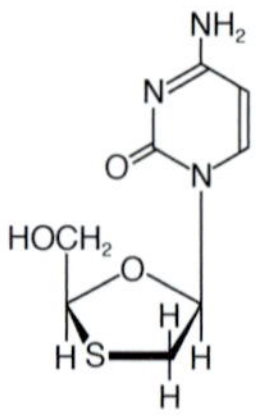

lamivudine

▶ウイルス性肝炎治療薬

を含まない抗ウイルス薬の併用療法は，経口で投与が可能であり，また副作用もほとんどなく，かつ100％近い有効性を示すという，画期的なものであるが，高額な医療費が問題となっている．

3) 肝機能改善薬

グリチルリチン酸 glycyrrhizinate（**グリチルリチン** glycyrrhizin）は弱いながらもインターフェロン誘導作用や免疫調節作用があり，アミノ酸（L-システイン，グリシンなど）との合剤，あるいはグリチルリチンを含有する甘草を配合した小柴胡湯として使用されている．漢方薬には副作用（有害作用）がないなどといった誤った考え方を持つ患者が多いので，注意を要する．副作用として，グリチルリチンによる偽アルドステロン症に注意する必要がある．また，小柴胡湯は，間質性肺炎の副作用のため，インターフェロンとの併用は禁忌である．

ウルソデオキシコール酸（6-B「催胆薬」p340を参照）は，細胞毒性のある他の胆汁酸に置き換わって胆汁酸組成をウルソデオキシコール酸優位にすることにより肝保護作用を発揮する．肝機能低下患者に繁用される．

4) その他

肝障害が肝硬変まで進行すると，全身性の障害が多く現れてくる．門脈圧上昇，血液凝固系タンパク質合成不全などによって，以前は消化管出血による死亡例が多かった．現在では，H_2受容体遮断薬やプロトンポンプ阻害薬の使用により，そのような例は激減した（3「消化性潰瘍治療薬」p319を参照）．

肝硬変に伴う**肝性脳症**に対しては，消化管内で産生されるアンモニアを減少させることが急務である．この目的にはラクツロースを用いる（5-B-1）「機械的下剤」p334を参照）．

8. 膵臓に作用する薬物

A 膵臓の構造と機能

膵臓 pancreas は多数の小葉からなり，導管 duct のまわりに酵素分泌細胞がブドウの房状に取り巻いた腺房 acinus と呼ばれる構造の集まりである．導管は次第に合流して太くなり，最後は太い2本の導管（主導管と副導管）となる．副導管は直接十二指腸に開口するが，主導管は総胆管と合流した後に共通の導管として十二指腸に開口する．したがって，胆

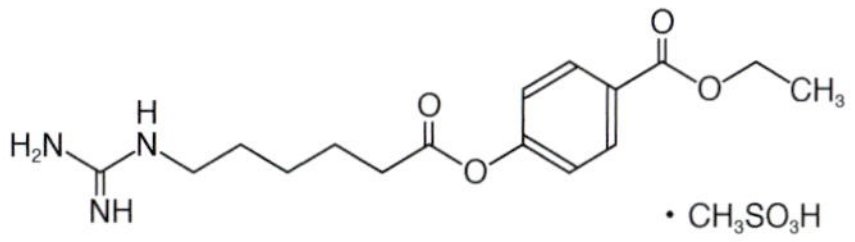

gabexate

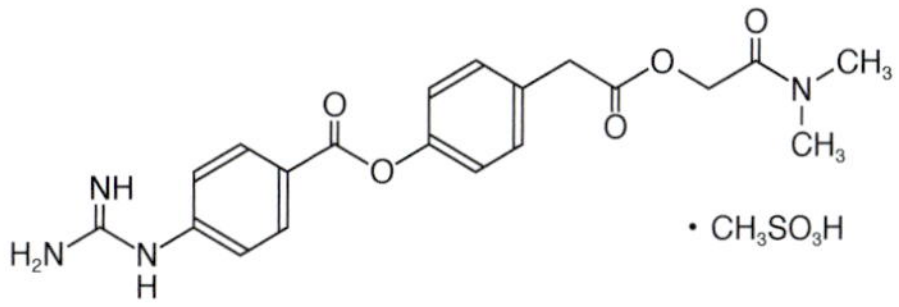

camostat

▶膵消化酵素阻害薬

石などによって合流部より十二指腸側に閉塞が起こると，膵液や胆汁が膵臓に逆流して膵炎を起こす場合がある．また，これらの外分泌腺のところどころにランゲルハンス島 islets of Langerhans と呼ばれる内分泌腺が存在する（15 章–1–D「ホルモン分泌の調節」p415 および 15 章–2「糖尿病治療薬」p417 を参照）．この章では外分泌機能だけをとりあげる．

1–B「胃の組織と機能」，C「腸の組織と機能」で述べたように，十二指腸内における胃内容物による化学刺激によって分泌されるコレシストキニン（CCK）とセクレチンが，それぞれ腺房細胞からの酵素分泌と導管上皮細胞からの HCO_3^- 分泌を刺激する．

B 膵炎治療薬

膵炎 pancreatitis には，急性膵炎と慢性膵炎がある．急性膵炎は，膵臓内では不活性であるべき消化酵素が活性化して，臓器が急速に自己消化を起こす状態であり，激しい腹痛を伴い，進行すると多臓器不全を起こし，死亡率は 30％にものぼる．慢性膵炎は，急性増悪期と間欠期を繰り返しながら膵臓に炎症が持続することによって，膵臓細胞が次第に結合組織に置き換わっていき，膵外分泌のみでなく，内分泌細胞障害に基づく糖尿病も併発するなど，全身状態の悪化をきたす病態である．両者とも，その多くは，総胆管結石や多量の飲酒（膵管の浮腫をきたすと考えられている）によって，膵管内に膵液がうっ滞することが原因と考えられている．

いずれの場合も，原因の除去（膵管閉塞の解消）が第一であり，その後血中の消化酵素活性の阻害，消化活動の抑制（新たな酵素分泌の阻止），疼痛の緩和，感染の予防が治療戦略である．膵液分泌は十二指腸内への胃酸の流入を重要な引き金としているので，プロトンポンプ阻害薬や H_2 受容体遮断薬の投与は結果的に膵液分泌を抑制することが期待され，実際にも使用されているが，臨床上有効性の確たる証拠はない．また，理論的に CCK 遮断薬の治療効果が期待できるが，いまだ臨床応用にいたっていない．

1）膵消化酵素阻害薬

タンパク質性酵素阻害薬として，ウシ肺由来のアプロチニンや尿中に見出される糖タンパク質のウリナスタチンなどの静脈内注射が行われるが，タンパク質製剤であるためにショックの危険が大きく，高度な医療機関での慎重投与が必要である．非ペプチド性阻害薬としては，**ガベキサート** gabexate や**カモスタット** camostat がある．これらはプロテアーゼであるプラスミンも抑制するので，抗線溶薬としても用いられる(8章-3-Ⓐ「抗凝血薬」(p228)を参照)．

2) 疼痛抑制

副交感神経遮断薬を用いるが，とくに急性膵炎などの場合，痛みは激しく，麻薬性鎮痛薬を用いる必要のあることが多い．

9. 鎮痙薬 antispasmodics

鎮痙薬とは，内臓平滑筋の異常な収縮(痙攣)を寛解する薬物である．消化管のような内臓には痛覚受容器が密に分布しておらず，機械的刺激ではほとんど痛みを感じないが，閉塞などに伴った強い攣縮が起こるとこれを痛みとして感じる．鎮痙薬はこの異常収縮を抑制することによって結果的に鎮痛効果を示す．したがって，外傷，炎症や虚血性心疾患による痛みなどには効果がない．治療対象は消化管や胆嚢以外にも尿管や子宮筋などがあるが，便宜上この章で解説する．

鎮痙薬は，向神経性鎮痙薬 neurotropic antispasmodics と，向筋肉性鎮痙薬 musculotropic antispasmodics に分類される．前者はムスカリン性受容体遮断薬(抗コリン薬)であり，後者はそれ以外の平滑筋弛緩薬をいう．この分類は，平滑筋の収縮弛緩機構の解明が未発達であった時代のものであり，次第に使われなくなっている．

A 向神経性鎮痙薬 neurotropic antispasmodics

自律神経支配を受けている内臓平滑筋のほとんどは，副交感神経末端から遊離されるアセチルコリンにより M_3 受容体を介して収縮するので，M_3 受容体遮断作用のある抗コリン薬の投与により平滑筋は弛緩し，痙攣性疼痛が治まる．抗コリン薬の中枢作用を回避するため，血液脳関門を通過しづらい第四級アンモニウム塩とした誘導体を用いる(2章-5-Ⓒ-2)「合成アトロピン様薬」p68を参照)．具体的には，スコポラミンの *N*-ブチル化体である**ブチルスコポラミン** butylscopolamine，アトロピンの *N*-メチル化体である**メチルアトロピン** methylatropine がある．また，合成抗コリン薬として**プロパンテリン** propantheline，**メチルベナクチジウム** methylbenactyzium，**オキサピウム** oxapium，**ブトロピウム** butropium，**チメピジウム** timepidium などが用いられる．腹痛を伴う下痢型の過敏性腸症候群には，**メペンゾラート** mepenzolate や**ピペタナート** pipethanate が用いられる．

ムスカリン性受容体には M_1～M_5 のサブタイプが存在するが，上記薬物はすべてサブタイプ選択性をもたない．第四級アンモニウム塩型の抗コリン薬で問題となる副作用は，M_2 受容体遮断を介したもの(標的臓器以外の M_3 受容体遮断効果は回避できない)，すなわち心悸亢進である．したがって，M_3 受容体選択的抗コリン薬が望ましいと考えられるが，開発はあまり進んでおらず，上記薬物に取って代わるまでにはいたっていない．過活動膀胱治療薬の**イミダフェナシン** imidafenacin は，M_1 と M_3 の両受容体に作用する遮断薬であり，アセチルコリン遊離促進作用を示す M_1 受容体作用も遮断するため，効力が高いとされる.

B 向筋肉性鎮痙薬

1) パパベリン　papaverine

パパベリン papaverine は，このカテゴリーの代表的薬物であり，非特異的な平滑筋弛緩作用を「パパベリン様作用」と称することもある．ただしこの用語は，平滑筋弛緩薬の機序解明が遅れていた時代の名残であり，異なる作用機序の薬物を同じカテゴリーに分類することには批判もある.

パパベリンはベンジルイソキノリン誘導体のアヘンアルカロイドであるが，オピオイド受容体には作用せず，麻薬ではない．パパベリンは筋収縮を起こす受容体や刺激の種類(脱分極刺激や静止張力なども含む)を問わずほとんどすべての平滑筋を弛緩させる．その機序は完全には明らかにされていないが，① ホスホジエステラーゼ阻害作用による細胞内 cAMP の増加，② 細胞外 Ca^{2+} の流入阻害，③ 酸化的リン酸化阻害作用による ATP 産生の抑制，の複合的作用と考えられる.

内臓平滑筋のみならず，血管平滑筋も弛緩させるため，急性動脈塞栓，末梢循環障害，冠循環障害に対しても適応がある．パパベリンには抗コリン作用はないが，眼圧を上昇させることが知られており，緑内障患者には注意を要する.

2) Ca^{2+} チャネル遮断薬

Ca^{2+} チャネル遮断薬は「パパベリン様作用」を示すのでここに分類してもよいはずであるが，L 型 Ca^{2+} チャネル遮断薬(5 章-3-B-4)「Ⅳ群抗不整脈薬」p196 を参照)は血管選択性が高いため，これを鎮痙薬として用いることはほとんどない．例外的に，軽症の食道アカラシア(食道のアウエルバッハ神経叢の変性により平滑筋が弛緩せず，嚥下困難になる病態)に対して，亜硝酸化合物や L 型 Ca^{2+} チャネル遮断薬が用いられる.

マグネシウムイオンは Ca^{2+} チャネルを遮断するので，硫酸マグネシウムを平滑筋弛緩薬として用いることがある．胆汁や胆石を排出させる目的で，オッディ Oddi 括約筋の弛緩作用を期待して(十二指腸内注入)，また，β_2 作動薬が使用できない場合の切迫流産や子癇における子宮筋弛緩作用を期待して投与される.

第10章 学習チェックシート

- □ 食道から小腸までの消化管と，肝臓，胆嚢，膵臓，胆管，膵管の概略図を描き，噴門，幽門洞，幽門，十二指腸，オッディ括約筋の位置を記入できるか.
- □ 胃酸分泌機構を図説し，現在利用可能な胃酸抑制手段を説明できるか.
- □ 消化管の蠕動運動の機序の概略を説明できるか.
- □ 胃内の食物が十二指腸を送出されてから便となって排泄されるまでに生ずる生理的現象の概略を順を追って説明できるか.
- □ 消化管運動機能調整薬の概念を説明し，作用機序別に代表的な薬物を列挙できるか.
- □ 代表的な胃酸分泌抑制薬をあげ，薬理作用から分類し，主な副作用について説明できるか.
- □ 消化性潰瘍の治療戦略を概説し，作用機序別に代表的な薬物を列挙できるか.
- □ 代表的な制酸薬をあげ，その作用と副作用の特徴について説明できるか.
- □ 代表的な制吐薬をあげ，その作用機序で分類し，主な副作用について説明できるか.
- □ 代表的な下剤をあげ，その作用機序で分類し，主な副作用について説明できるか.
- □ 代表的な止瀉薬をあげ，その作用機序で分類し，主な副作用について説明できるか.
- □ 下痢・便秘・過敏性腸症候群・炎症性腸疾患の病態の違いと，それに基づく治療戦略の違いを説明できるか.
- □ 胆石の治療戦略を概説し，治療薬とその作用機序を説明できるか.
- □ ウイルス性肝炎を分類し，その感染経路と病態生理について説明できるか.
- □ ウイルス性肝炎の治療戦略を，ウイルスのタイプ別に説明できるか.
- □ 膵炎の病態生理とその治療戦略について説明できるか.
- □ 代表的な鎮痙薬をあげ，その作 用機序を説明できるか.

第11章 感覚器に作用する薬物

●眼科用薬　●抗めまい薬

1. 眼科用薬

A 緑内障治療薬

【眼房水循環と眼圧】 外界からの光は，角膜を通って眼球内に入り，前眼房，水晶体および硝子体を通過して網膜上に焦点を結ぶ．眼球内の光が通過する部分には血管が存在せず，高い透明度が保たれており，それらの組織には眼房水（または房水）が栄養を供給している．

眼房水は毛様体で産生されて，後眼房（後房）へ分泌される．その後，後眼房から移動して前眼房を満たした後，隅角部から線維柱帯を経てシュレム Schlemm 管へと流出する（主流出経路）（図 11-1，②）．また，眼房水の副流出経路として，毛様体筋に沿ってぶどう膜・強膜間へと流出するぶどう膜強膜流出経路がある（図 11-1，③）．正常では，眼房水の流出の 85～95％が主流出経路を，5～15％が副流出経路を介したものである．この眼房水の循環を維持しているのが眼圧であり，10～21 mmHg を正常眼圧とする．

【緑内障】 **緑内障** glaucoma は，わが国における中途失明原因第 1 位の疾患であり，「視神経と視野に特徴的変化を有し，通常，眼圧を十分に下降させることにより視神経障害を改善もしくは抑制しうる眼の機能的構造的異常を特徴とする疾患」と定義されている（緑内障診療ガイドライン，第 3 版）．従来，緑内障は，高眼圧（>21 mmHg）による圧迫で視神経が萎縮し，視野狭窄や視力低下などの視覚異常を経て失明に至る疾患と捉えられてきた．しかし実際には，眼圧が正常値を示すにもかかわらず視覚障害を呈する正常眼圧緑内障が全緑内障患者の約 7 割を占めることから，眼圧に対する視神経の脆弱性には個人差があり，遺伝的素因が関与していると考えられるようになった．また，眼圧以外の因子（たとえば，視神経乳頭部の循環障害）も関与していると考えられている．

緑内障は，発症原因に基づいて先天性，原発性および続発性に，また隅角部の状態により開放隅角緑内障と閉塞隅角緑内障に分類される．

発症数は，原発開放隅角緑内障が最も多い．通常，眼圧の上昇は緩慢かつ軽微であり，無症候性に病状が進行する．そのため，視野異常や視神経乳頭部の陥凹（かんおう）・蒼白などにより定期健診で見出されることが多い．放置すると，徐々に視野が失われていく．

原発閉塞隅角緑内障の場合，眼圧の上昇は突発的で著しい高値（～80 mmHg）を示すことが多い．眼球と顔面に突然の激しい疼痛を感じるほか，悪心や嘔吐を伴うことがある．迅速に適切な処置をとらないと失明する．女性に多い．

ぶどう膜炎，糖尿病網膜症，高血圧症などの疾患や，副腎皮質ステロイドなどの薬物の作

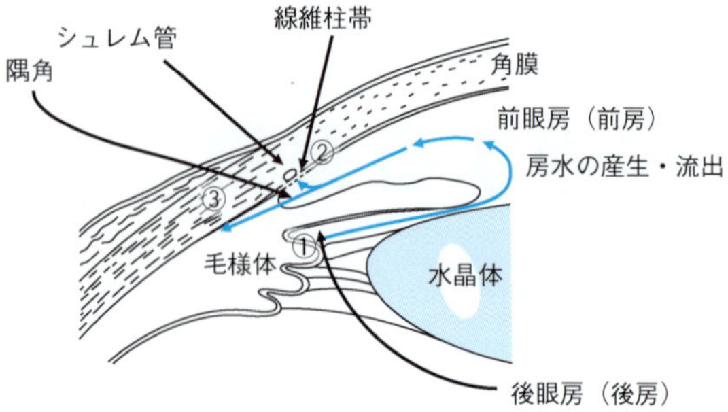

◆**図 11-1　主な緑内障治療薬の作用機序**
①眼房水産生抑制：α_2 受容体作動薬，β 受容体遮断薬，炭酸脱水酵素阻害薬．
②線維柱帯―シュレム管流出経路を介する眼房水流出促進：Rho キナーゼ阻害薬，副交感神経興奮様薬．
③ぶどう膜強膜流出経路を介する眼房水流出促進：プロスタグランジン関連薬，α_2 受容体作動薬，α_1 受容体遮断薬．

用が原因で発症することもあり，それらは続発緑内障と呼ばれる．

牛眼は，新生児にみられる先天性の緑内障である．

原発開放隅角緑内障および正常眼圧緑内障では薬物療法が主体となるが，原発閉塞隅角緑内障や先天性緑内障では手術が行われる．続発緑内障では原疾患の治療とともに，眼圧のコントロールを目的とした薬物療法を行うことが重要である．緑内障治療薬の眼圧下降機序は，眼房水の産生抑制と流出促進に大別される(**図 11-1**)．

1）プロスタグランジン(PG)関連薬

プロスタグランジン $F_{2\alpha}$ 誘導体の**ラタノプロスト** latanoprost，**トラボプロスト** travoprost および**タフルプロスト** tafluprost，プロスタマイド $F_{2\alpha}$ 誘導体の**ビマトプロスト** bimatoprost，また代謝型プロスタグランジン系の**イソプロピルウノプロストン** isopropyl unoprostone がある．ラタノプロスト，トラボプロストおよびタフルプロストはプロスタノイド FP 受容体を，ビマトプロストはプロスタマイド受容体を刺激して薬効を現す．強力な眼圧下降作用を有し，緑内障の第一選択薬として使用されている．眼圧下降作用は，主にぶどう膜強膜流出経路(副流出経路)を介した眼房水流出の促進によるが，イソプロピルウノプ

コラム　プロスタマイド

プロスタグランジンのカルボキシル基の部分にアミノ基を有する化合物をプロスタマイドという．ビマトプロストはプロスタグランジン $F_{2\alpha}$ 類似の構造を有するプロスタマイド $F_{2\alpha}$ 誘導体である．

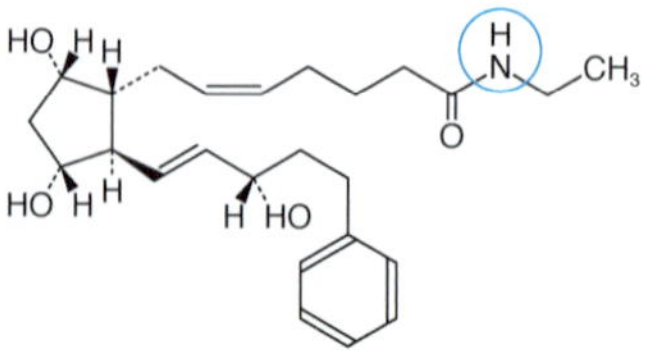

bimatoprost

ロストンの作用には，シュレム管を通る主流出経路も関与すると考えられている．全身的な副作用は少ないが，虹彩および眼瞼への色素沈着や睫毛(しょうもう)伸長という，美容上問題となる副作用が現れることがある．ただし，ビマトプロストは，後者の副作用を利用して睫毛貧毛症の治療に用いられている．いずれの薬物も視覚調節機能に影響を及ぼさない．

2）アドレナリン β 受容体遮断薬

毛様体上皮による眼房水の産生を減少させることにより眼圧を下降させる．**チモロール** timolol，**カルテオロール** carteolol，**ベタキソロール** betaxolol が用いられる．**レボブノロール** levobunolol や**ニプラジロール** nipradilol は，β 受容体遮断作用に加えて α_1 受容体遮断作用も有し，ぶどう膜強膜流出経路からの眼房水流出を促進する作用も併せもつ．また，ニプラジロールは NO による血管拡張作用も有し，網膜や視神経乳頭部などの血流量を増加させる．瞳孔および毛様体の筋緊張を変化させないため，PG 関連薬同様，視覚調節機能に影響がなく使いやすいが，気管支喘息や心不全のある患者などでは禁忌である．

3）炭酸脱水酵素阻害薬

毛様体上皮の炭酸脱水酵素を阻害することにより，眼房水の産生を減少させる．**ドルゾラミド** dorzolamide と**ブリンゾラミド** brinsolamide は点眼で，**アセタゾラミド** acetazolamide は内服または注射（静注または筋注）で用いられる．

ドルゾラミドまたはブリンゾラミド点眼薬の場合は，眼局所における副作用が主となるが，頭痛，悪心などの全身性副作用が現れることもある．アセタゾラミドの副作用として，四肢の知覚異常や多尿が比較的多くみられる．

コラム　代謝型プロスタグランジン系薬

代謝型プロスタグランジン（PG）系薬（プロストン）とは，$PGF_{2\alpha}$ の 15 位の－OH が生体内で＝O に変換された代謝物，およびその誘導体のことである．プロストンの FP 受容体刺激活性はきわめて弱く，したがって有用な薬理作用はないと考えられていたが，眼圧下降作用が見出されたことから，構造の最適化によりイソプロピルウノプロストンが開発された．作用機序として，細胞膜にある Ca^{2+} 活性化 Maxi-K^+ チャネル（BK チャネル）の開口が想定されている．BK チャネルの開口により細胞膜は過分極するため，主流出経路を構成する平滑筋の緊張が低下し，眼房水流出抵抗が減少して，眼圧が下がると考えられている．眼房水産生に対する影響はない．眼局所刺激作用は弱い．

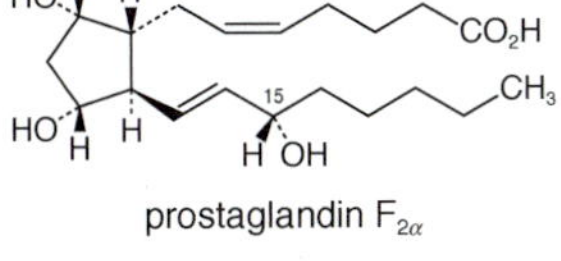

prostaglandin $F_{2\alpha}$

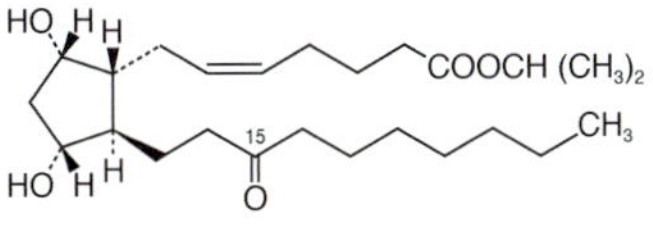

isopropyl unoprostone

4）アドレナリン α_2 受容体作動薬

α_2 受容体作動薬の**ブリモニジン** brimonidine が用いられる．α_2 受容体に結合して刺激し，眼房水産生を抑制するとともに，ぶどう膜強膜流出路からの眼房水流出を促進することにより眼圧を下降させると考えられている．ブリモニジンには網膜神経保護作用も報告されている．レーザー治療後に生じる一過性の眼圧上昇を予防するためには**アプラクロニジン** apraclonidine が用いられる．

5）Rho キナーゼ阻害薬

Rho キナーゼ Rho-associated protein kinase（ROCK）は，低分子量 G タンパク質である Rho と結合するセリン・スレオニンキナーゼであり，眼においては毛様体筋，線維柱帯などに発現している．**リパスジル** ripasudil は，Rho キナーゼを阻害し，アクチンの脱重合による線維柱帯細胞の形態変化と線維柱帯における細胞外マトリックス沈着を抑制する．その結果，線維柱帯―シュレム管経路（主流出経路）からの眼房水流出が促進されて眼圧が下降する．

6）アドレナリン α_1 受容体遮断薬

選択的 α_1 受容体遮断薬の**ブナゾシン** bunazosin がある．ぶどう膜強膜流出経路からの眼房水流出を促進することにより眼圧を下降させる．

7）交感神経興奮様薬

α 作用による血管収縮のため，毛様体動脈血流が減少して眼房水産生が低下する．また β 作用によりシュレム管が拡張して眼房水の流出が促進される．α_1 作用は，瞳孔散大筋を収縮させ，急性閉塞隅角緑内障発作を起こす可能性があるので，隅角が狭い患者や前房が浅い患者には禁忌となる．アドレナリンのプロドラッグである**ジピベフリン** dipivefrin が用いられる．

8）副交感神経興奮様薬

ムスカリン性アセチルコリン受容体の刺激により，毛様体筋が収縮し，線維柱帯部が伸展することで，シュレム管への眼房水の流出抵抗が減少する．同時に瞳孔括約筋も収縮するため，隅角部の虹彩容積の減少，虹彩緊張度の上昇，虹彩厚の減少が起こり，隅角が開大する．これらの結果，眼房水の流出が促進され眼圧が下降する．コリン作動薬の**ピロカルピン** pilocarpine とコリンエステラーゼ阻害薬の**ジスチグミン** distigmine がある．視覚調節機能への影響が大きいので，十分な回復がみられるまで，危険を伴う作業には従事させないよう注意する．

9）高浸透圧薬

血漿浸透圧を上昇させることで，血漿と眼房水との間に浸透圧勾配を形成し，それにより眼房水の産生を抑制する．**イソソルビド** isosorbide の液剤またはゼリーが内服で使用される．

10）その他

病態に応じて，外科的な手術による線維柱帯切除・切開術，隅角切開・癒着解離術などの

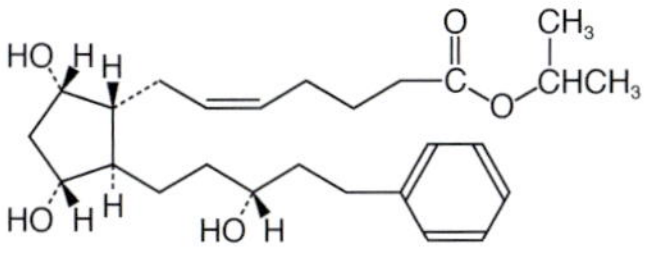

latanoprost

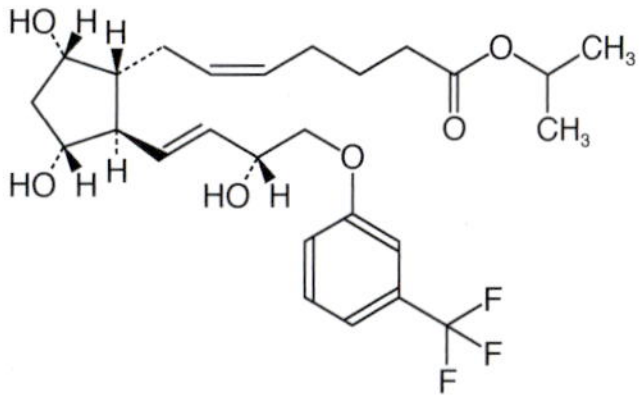

travoprost

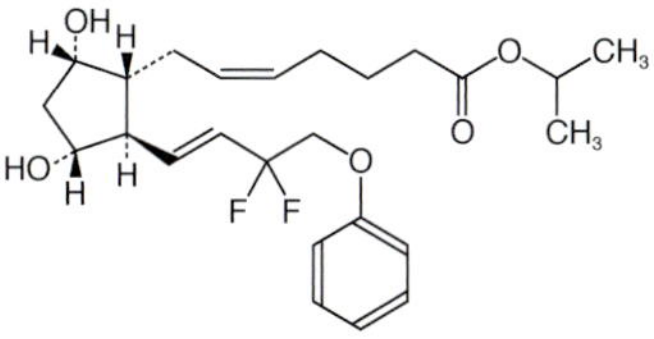

tafluprost

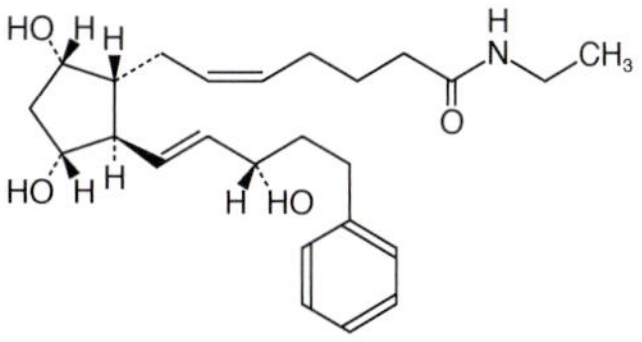

bimatoprost

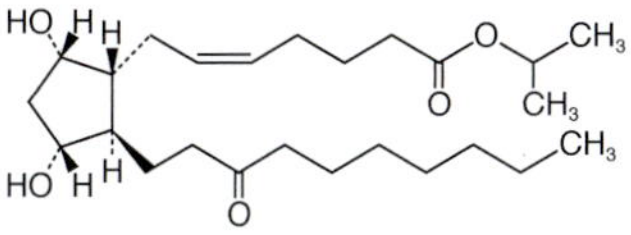

isopropyl unoprostone

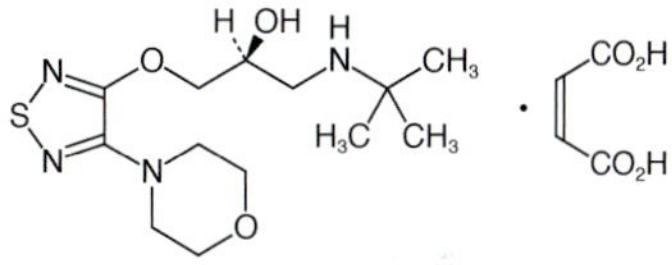

timolol maleate

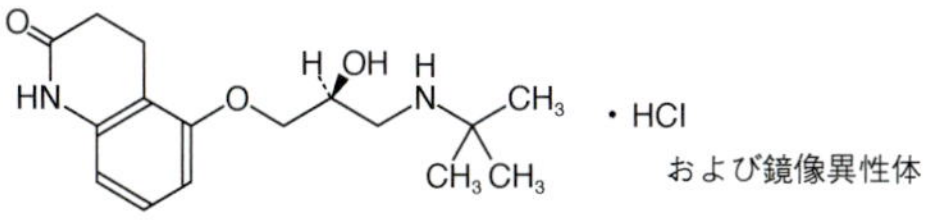

carteolol hydrochloride

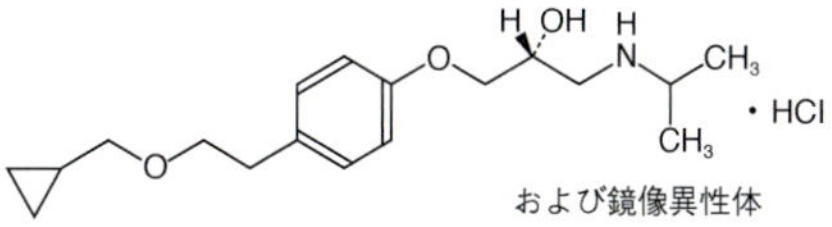

betaxolol hydrochloride

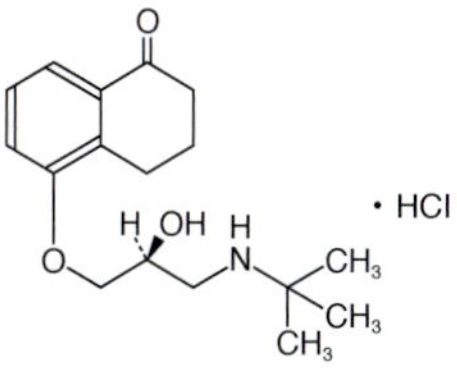

levobunolol hydrochloride

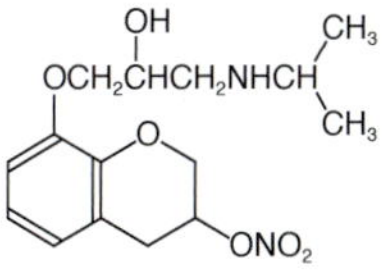

nipradilol

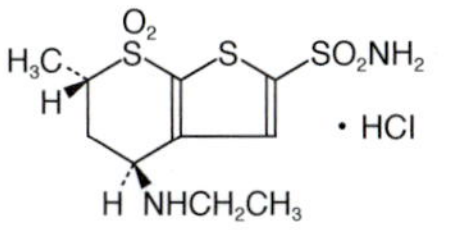

dorzolamide hydrochloride

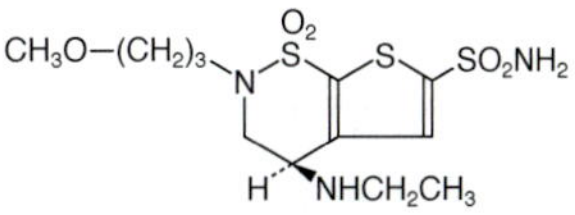

brinzolamide

▶緑内障治療薬

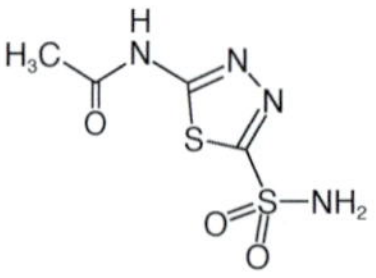

acetazolamide

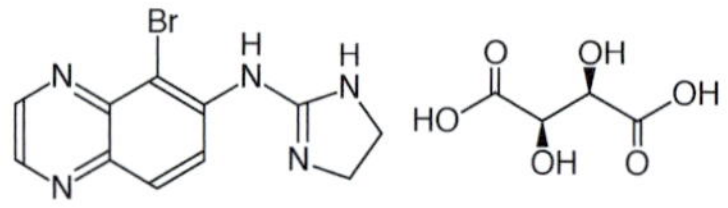

brimonidine tartrate

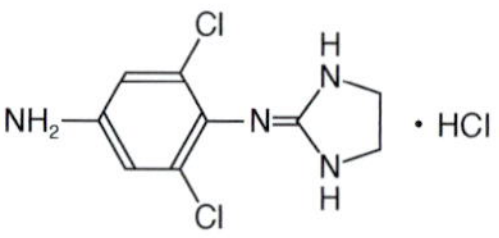

apraclonidine hydrochloride

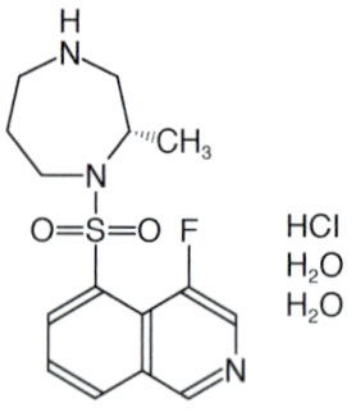

ripasudil hydrochloride hydrate

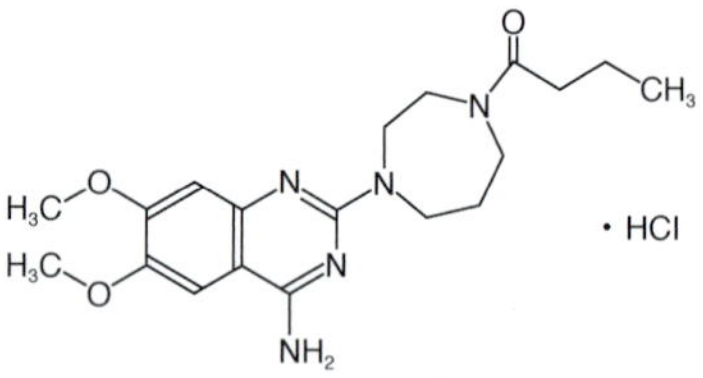

bunazosin hydrochloride

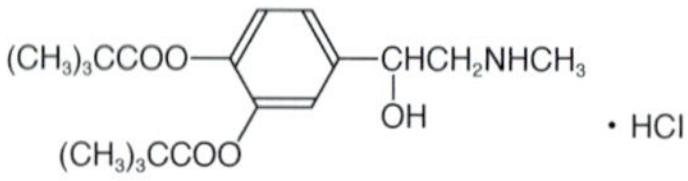

dipivefrin hydrochloride

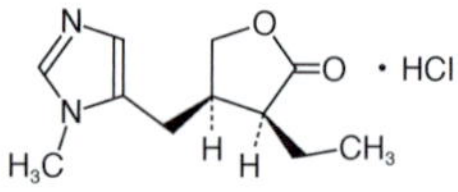

pilocarpine hydrochloride

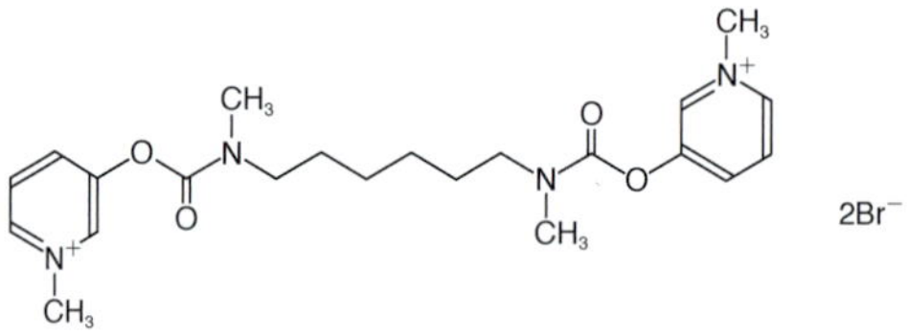

distigmine bromide

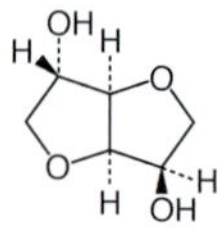

isosorbide

▶緑内障治療薬（つづき）

ほか，レーザー光線を利用したレーザー虹彩切開術やレーザー線維柱帯形成術などが行われる．

B　白内障治療薬

【白内障】　白内障 cataract は，水晶体の混濁により視力が障害される疾患である．原因として，遺伝，外傷，電磁波（紫外線・赤外線・放射線），副腎皮質ステロイドなどの薬物，アトピー・糖尿病・眼部炎症を含む疾患などが知られている．発症機序の詳細は不明であるが，紫外線照射，酸化ストレス，加齢などによって水晶体構成タンパク質に構造変化が生じ，凝集，不溶化が起こることが一因と考えられている．

臨床的にもっとも多いのは，加齢に基づく老人性白内障である．70 歳以上の人の約 90％にみられる．白内障治療薬は，主として老人性白内障の進行を抑制する目的で使用される．現時点では，混濁した水晶体をもとの透明な状態に戻す薬物は存在しないため，視力障害が生じた場合は手術をする以外に視力を回復する方法はない．

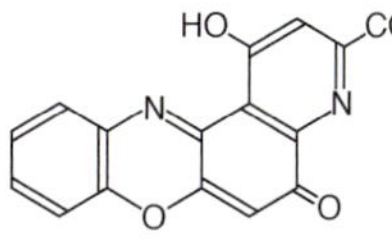
pirenoxine

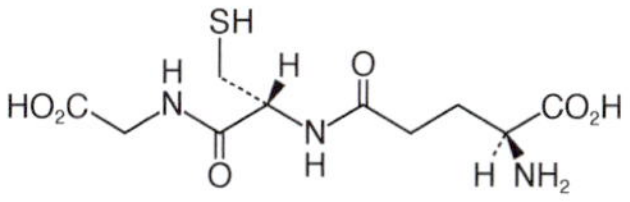
glutathione

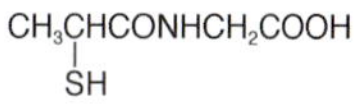
tiopronin

▶白内障治療薬

ピレノキシン pirenoxine：トリプトファンなどの有核アミノ酸の代謝異常により生成するキノイド物質（キノン体）の水晶体タンパク質への結合を競合的に阻害することで凝集を抑制し，水晶体の透明性を維持するといわれている．抗酸化作用やアルドース還元酵素阻害作用もあり，これらの作用も白内障の進行抑制に関与する可能性がある．点眼薬として使用される．

グルタチオン glutathione：各種動物実験モデルにおいて，白内障の発症に先行する水晶体中のグルタチオン含量の減少とグルタチオン合成酵素の活性低下が示されていることから，水晶体中グルタチオン含量の減少は白内障の発症に大きく関与すると考えられている．水晶体タンパク質分子内にあるSH基の酸化を防止し，タンパク質の凝集を阻止することにより，水晶体を透明に保つと考えられる．点眼で用いられる．

その他：内服で用いられるものに，**チオプロニン** tiopronin と**パロチン** parotin がある．前者は分子内にSH基を有するため，グルタチオンと同様の作用が期待される．後者は唾液腺ホルモンで17種のアミノ酸からなるグロブリン性タンパク質である．体内の種々の組織で老化防止作用を示す．血清カルシウム濃度の調節や水晶体タンパク質の合成促進を介して白内障における視力障害の進行を抑制する可能性が示されている．

C 加齢黄斑変性治療薬

【加齢黄斑変性】 網膜の中心部直径1.5 mm～2 mmの範囲を黄斑と呼び，その中央には，視覚の最も鋭敏な中心窩（ちゅうしんか）が存在する．加齢黄斑変性 age-related macular degeneration（AMD）は加齢に伴って発症する黄斑変性で，黄斑部のドルーゼンや網膜色素上皮異常が前駆病変となる．黄斑下に脈絡膜由来の新生血管を伴う滲出型と，血管新生を伴わないで黄斑の萎縮のみを呈する萎縮型とに分類される．変視症，中心暗点などの症状が徐々に進行し，高度な視力低下をきたす．欧米では成人の失明原因の第1位である．わが国においては，社会の高齢化と食生活の欧米化により近年著しく増加しており，失明原因の第4位となっている．

萎縮型の進行はゆるやかであり，中心窩に萎縮が生じない限りは，高度に視力は障害されない．

滲出型は，発症後，数ヵ月～2年で視野中心の視力が急速に悪化し，最悪の場合，失明に至る．異常な血管（脈絡膜新生血管）が脈絡膜から網膜色素上皮の下あるいは網膜と網膜色素上皮の間に侵入して網膜が障害される．異常な血管は，血漿成分の漏出や出血を起こしやすい．血漿成分が漏出すると，網膜浮腫や網膜下液をきたし，網膜が正常に機能しなくなり視力低下につながる．

現時点では，萎縮型加齢黄斑変性に対する治療薬はない．滲出型加齢黄斑変性では，脈絡

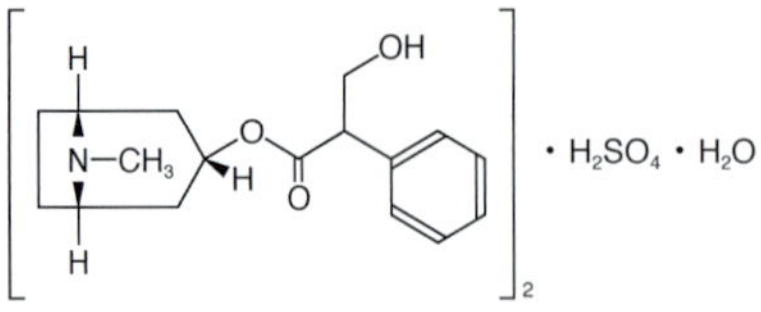

atropine sulfate hydrate

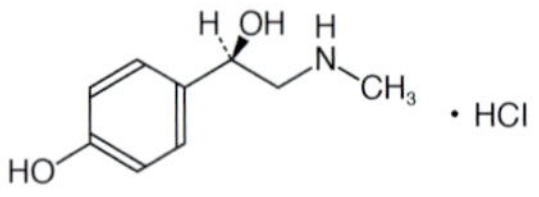

phenylephrine hydrochloride

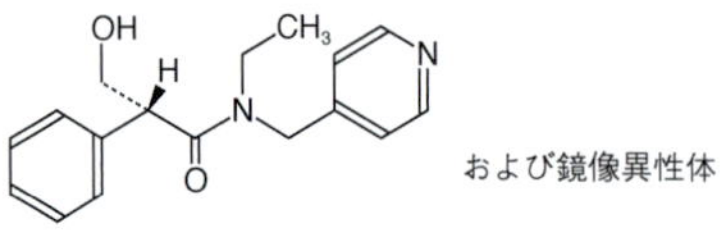

tropicamide

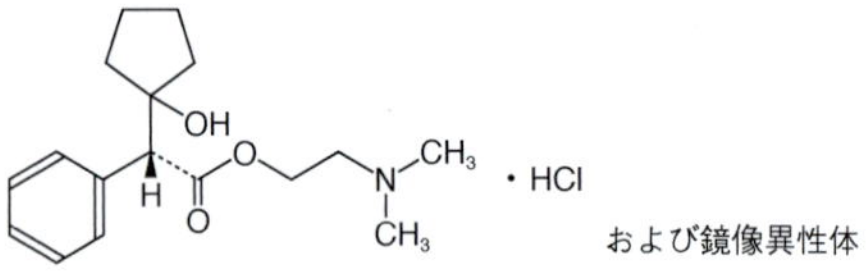

cyclopentolate hydrochloride

▶散瞳薬

膜新生血管の拡大を抑えて退縮させ，視力を維持あるいは改善することが治療の目標となる．脈絡膜新生血管を伴う滲出型加齢黄斑変性症の進行に，血管内皮増殖因子 vascular endothelial growth factor (VEGF) が関与することが明らかにされ，VEGF をターゲットとした抗 VEGF 薬が用いられている．VEGF のアイソフォームのうち VEGF165 に対して選択的かつ高い親和性で結合し，その活性を阻害する PEG 化オリゴヌクレオチドである**ペガプタニブ(ナトリウム)** pegaptanib (sodium)，VEGF に対するヒト化モノクローナル抗体の Fab 断片である**ラニビズマブ** ranibizumab，そして 1 型および 2 型 VEGF 受容体の細胞外領域とヒト IgG1 の Fc 領域からなる**アフリベルセプト** aflibercept がある．中心窩下脈絡膜新生血管を伴う加齢黄斑変性に硝子体内投与で適用される．

光線力学療法において，光感受性物質である**ベルテポルフィン** verteporfin が用いられる．

脈絡膜新生血管が黄斑の中心から離れた場所にある場合には，高出力のレーザー光線で病変を凝固し，破壊することもある．

D　その他の眼科用薬

1）散瞳薬

眼底検査を行う場合，瞳孔を散大させる必要がある．そのような目的で用いられる薬物を散瞳薬というが，瞳孔括約筋の収縮を抑制する抗コリン薬(**アトロピン** atropine，**トロピカミド** tropicamide，**シクロペントラート** cyclopentolate)と，瞳孔散大筋を収縮させる α(α_1)受容体作動薬(**フェニレフリン** phenylephrine)がある．いずれも点眼で使用される．

2）縮瞳薬

診断や治療を目的とした縮瞳に用いられる薬物を縮瞳薬という．ムスカリン性受容体作動薬の**ピロカルピン** pilocarpine が，点眼薬または眼軟膏の形で用いられる．

3）角膜治療薬

シェーグレン Sjögren 症候群，眼球乾燥症候群(ドライアイ)などの内因性疾患や術後，外傷，コンタクトレンズ装用などによる外因性疾患に伴う角膜障害の治療，また角膜表層の保

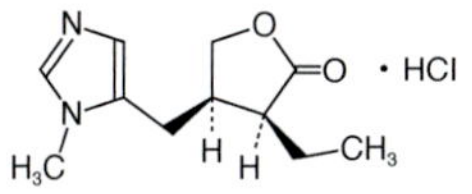

pilocarpine hydrochloride

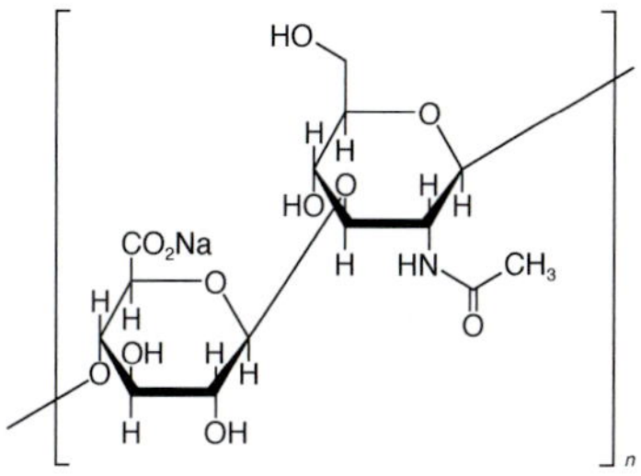

sodium hyaluronate

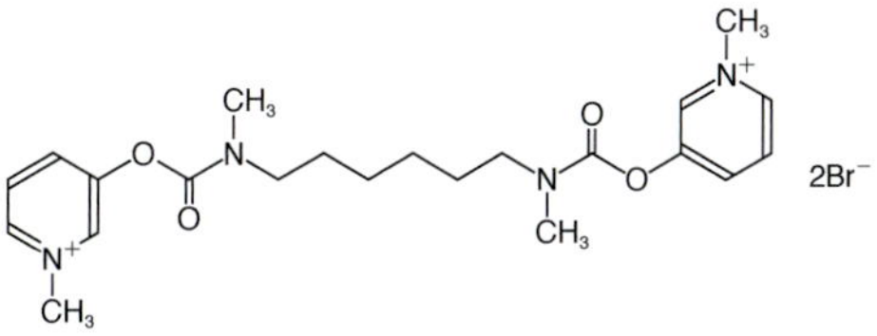

distigmine bromide

▶縮瞳薬

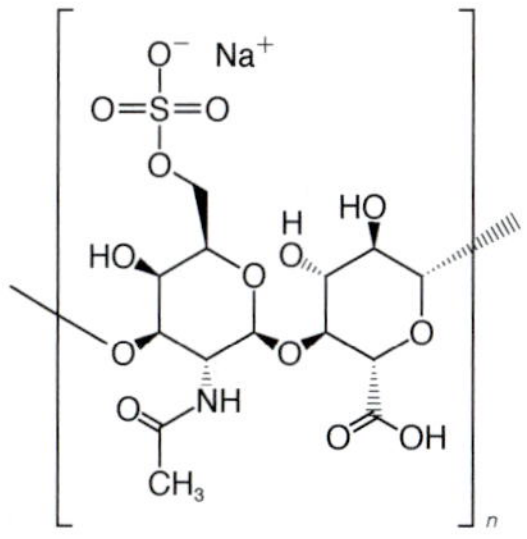

chondroitin sulfate sodium

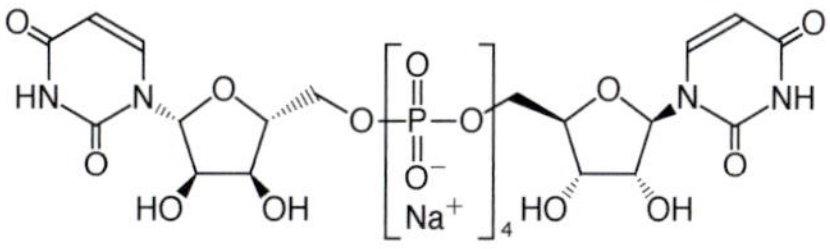

diquafosol sodium

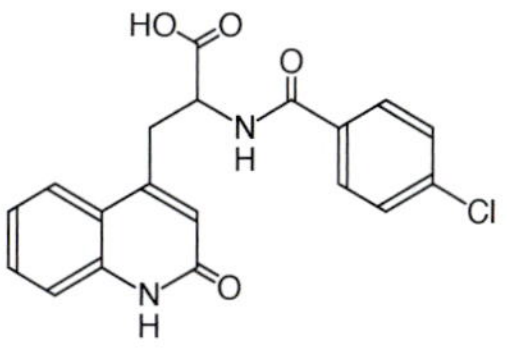

rebamipide

▶角膜治療薬

護に用いられる．角膜保護には，**コンドロイチン** chondroitin が，ドライアイには，**ヒアルロン酸ナトリウム** sodium hyaluronate，ムチンの産生・分泌促進作用のある**ジクアホソルナトリウム** diquafosol sodium や**レバミピド** rebamipide が用いられる．

2. 抗めまい薬

めまいは，空間識の異常に起因する疾患である．空間識の情報を発生する内耳から脳幹・小脳・大脳基底核・大脳皮質などの平衡の中枢にいたるどの部分の機能が障害されても起こりうる．発症の原因と患者の感じ方により分類される．

原因が内耳から脳幹前庭神経核までにあるものを末梢性(内耳性)めまい，脳幹前庭神経核から小脳の経路にあるものを中枢性めまいという．中枢性めまいには，大脳病変により生じるものもある．

末梢性めまいには，内耳の炎症，血流障害，外傷，腫瘍や薬物(アミノグリコシド系構成物質)の副作用など，原因が明らかなものと原因が不明のものがある．患者数は，原因不明のメニエール Ménière 病と良性発作性頭位眩暈(げんうん)症が多い．メニエール病の発症頻度は壮年期に高く，男女差はみられない．主な症状は発作性の回転性めまいであり，はじめは耳鳴を伴う低音性難聴をきたすが，やがて難聴は高音部にも及ぶようになる．

中枢性めまいの原因には，小脳や脳幹などの平衡の中枢の炎症，血流障害，外傷，腫瘍に加えて，先天性のものもある．フェニトインで起こるめまいは中枢性である．

そのほかの原因に，頸椎異常，尿毒症・糖尿病・ペラグラなどの代謝障害，高血圧・低血圧・起立性失調症などの循環障害，過換気症候群やストレスなどがある．

患者の感じ方により，① 失神性めまい，② 回転性めまい，③ 浮動性(動揺性)めまい，の三つに分けられる．

① 失神性めまい：失神感や眼前暗黒感を伴う．視覚領野と脳幹網様体の虚血によって起こる．若年者では起立性低血圧，高齢者では脳底動脈硬化症などの脳循環不全でしばしばみられる．心機能異常，過換気症候群，消化管大量出血などに伴っておこることもある．

② 回転性めまい：自分や周囲がグルグル回っている感じがするめまいのことで，真性めまいともいう．一側性の急性平衡障害によって起こり，内耳性の場合が多い．

③ 浮動性(動揺性)めまい：ふわふわする，フラフラするという浮遊感を伴う．両側性障害や心身症などの非前庭性障害で生じる．フラフラと酔ったように歩き，転倒しやすい．

めまいの治療には，次にあげる二つの方向からのアプローチが必要である．

A めまいの症状を軽快するための対症療法

眩暈薬や制吐薬が適応となる．**ジフェンヒドラミン・ジプロフィリン** diphenhydramine・diprophylline，**ドンペリドン** domperidone，**メトクロプラミド** metoclopramide，**プロメタジン** promethazine，**ジフェニドール** difenidol，**炭酸水素ナトリウム** sodium bicarbonate，**ベタヒスチン** betahistine，**ジメンヒドリナート** dimenhydrinate などが用いられる．

不安感が強い場合は**クロチアゼパム** clotiazepam，**ジアゼパム** diazepam などのベンゾジアゼピン系抗不安薬が，また抑うつが原因と考えられる場合は**アミトリプチリン** amitriptyline や**フルボキサミン** fluvoxamine などの抗うつ薬が用いられることもある．

B 原因疾患の除去

メニエール病では，内耳における内リンパ水腫の存在が明らかにされており，その改善のために**イソソルビド** isosorbide，**アセタゾラミド** acetazolamide などの利尿薬が使用される．

また**イソプレナリン** isoprenaline，**メクロフェノキサート** meclofenoxate，**アデノシン三リン酸二ナトリウム** adenosine triphosphate disodium，**イフェンプロジル** ifenprodil，**イブジラスト** ibudilast，**ミドドリン** midodrine，**アメジニウム** amezinium，**カリジノゲナーゼ** kallidinogenase，**ニコチン酸** nicotinic acid，**ニコチン酸アミド** nicotinamide などで，内耳

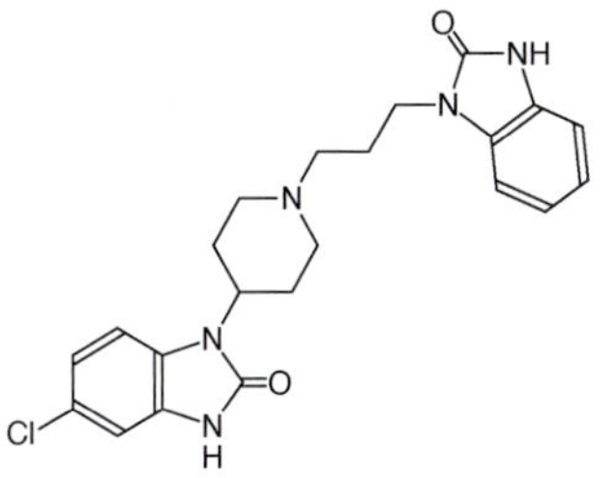

domperidone

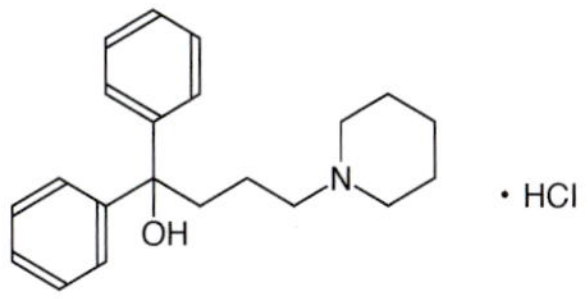

difenidol hydrochloride

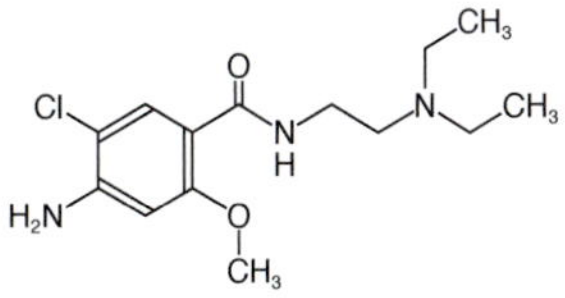

metoclopramide

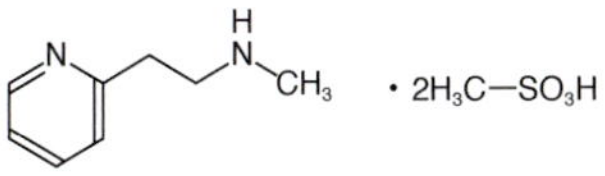

betahistine mesilate

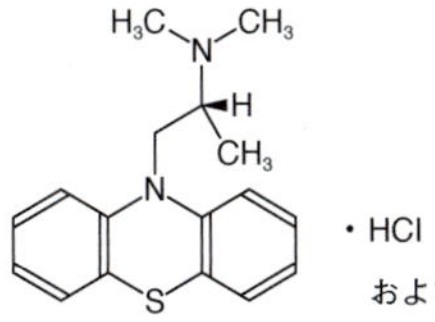

および鏡像異性体

promethazine hydrochloride

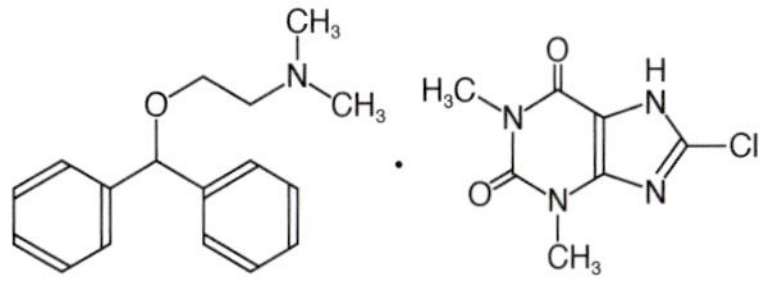

dimenhydrinate

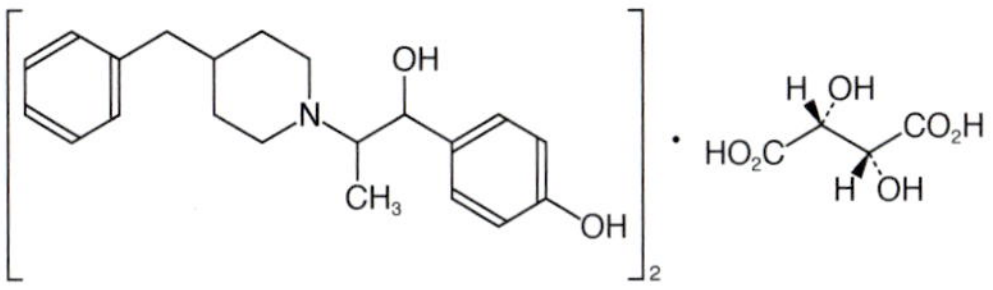

difenhydramine・diprophylline

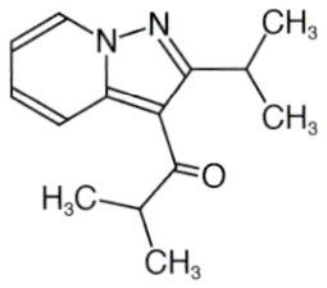

ibudilast

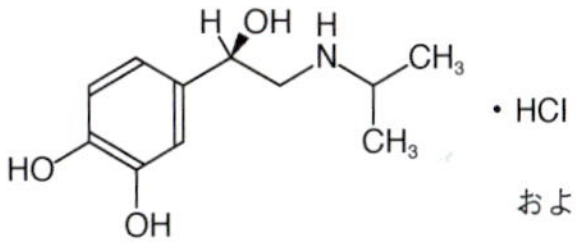

および鏡像異性体

dl-isoprenaline hydrochloride

▶めまい治療薬

および中枢神経系の循環改善が図られる．

そのほか，**ベタメタゾン** betamethasone，**ヒドロコルチゾン** hydrocortisone，**プレドニゾロン** prednisolone などの副腎皮質ステロイドや，黄連解毒湯（おうれんげどくとう），桂枝茯苓丸（けいしぶくりょうがん），香蘇散（こうそさん）などの漢方薬が用いられることがある．

第 11 章　学習チェックシート

- □ 緑内障の発症機序，病態，予後について説明できるか．
- □ 代表的な緑内障治療薬をあげ，薬理作用，機序，主な副作用について説明できるか．
- □ 白内障の発症機序，病態，予後について説明できるか．
- □ 代表的な白内障治療薬をあげ，薬理作用，機序，主な副作用について説明できるか．
- □ 加齢黄斑変性の発症機序，病態，予後について説明できるか．
- □ 代表的な加齢黄斑変性治療薬をあげ，薬理作用，機序，主な副作用について説明できるか．
- □ めまいの発症機序，病態，予後について説明できるか．
- □ めまいの治療に用いられる代表的な薬物をあげ，薬理作用，機序，主な副作用について説明できるか．

第12章 皮膚に作用する薬物

●収斂薬 ●褥瘡治療薬 ●尋常性痤瘡治療薬 ●角化症・乾癬治療薬 ●その他

皮膚の疾患を大別すると，① 体質的原因によるもの，② 感染症によるもの，③ 物理的原因によるもの，に分類することができる．①の例としては，湿疹，接触性皮膚炎，アトピー性皮膚炎，じん麻疹，尋常性　瘡(にきび)，薬疹などがあげられ，②には，白癬や皮膚カンジダ症が含まれる．③に属するものとしては，熱傷や凍傷に加えて，褥瘡(いわゆる床擦れ)がある．

これらの皮膚疾患に対する治療薬は，次のように分類することができる．

1) 寄生性の皮膚疾患に用いるもの：抗真菌薬(抗白癬菌薬を含む)．
2) 化膿性の皮膚疾患に用いるもの：抗生物質，サルファ薬．
3) 消炎，鎮痛，鎮痒を目的としたもの：副腎皮質ステロイド，非ステロイド性抗炎症薬，抗ヒスタミン薬，収斂薬など．
4) その他：褥瘡治療薬，尋常性　瘡治療薬，角化症・乾癬治療薬，尋常性白斑治療薬(メラニン合成促進薬)，皮膚刺激薬など．

疾患の原因や状態に応じて，これらの薬物が軟膏やクリームなどの外用薬として用いられる．1)，2)および3) の大部分はそれぞれの項で述べられているので，ここではそれら以外の薬物に関して記述する．

1. 収斂薬 astringents

皮膚または粘膜のタンパク質に結合または吸着して不溶性の沈殿物や被膜をつくり，外来の刺激から局所を保護する薬物である．

酸化亜鉛(**亜鉛華**)，硫酸亜鉛，硫酸アルミニウムカリウム(ミョウバン)，次没食子酸ビスマスなどの金属化合物と，タンニン酸が収斂薬に属する．これらのうち，外用薬として皮膚のびらん・潰瘍の治療に用いられるのは，酸化亜鉛，硫酸アルミニウムカリウム，次没食子酸ビスマスである．一方，硫酸亜鉛は点眼薬として眼瞼炎や角膜潰瘍の治療に，次没食子酸ビスマスとタンニン酸アルブミンは内服薬として下痢症の治療に用いられている．

2. 褥瘡治療薬

褥瘡(いわゆる床擦れ)は，ベッド等との接触部位で圧迫による血流障害が持続した結果，皮膚や皮下組織が壊死した病態である．その創傷の治癒を促進するために，以下の外用薬の

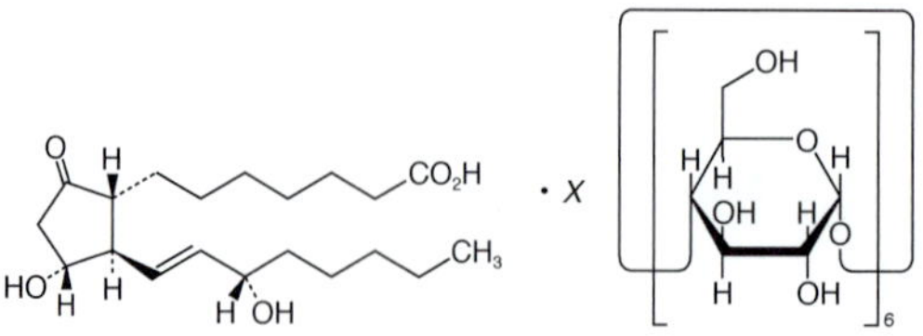

alprostadil alfadex

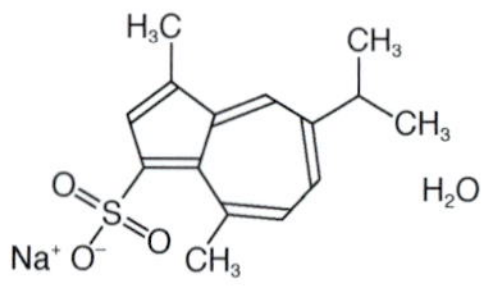

azulene

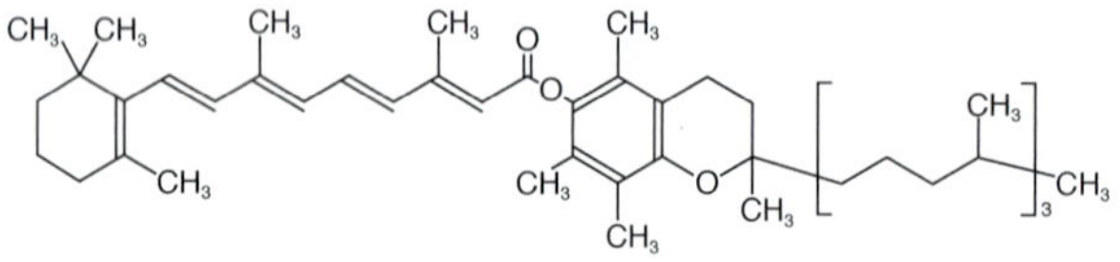

tretinoin tocoferil

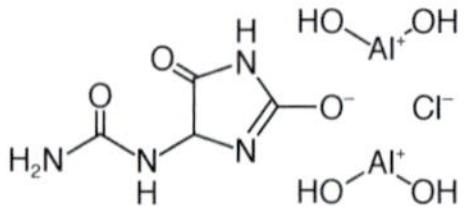

alcloxa

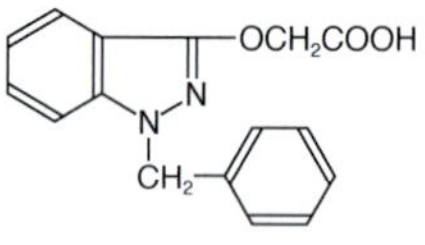

bendazac

▶褥瘡治療薬

ほかに，創傷部位の滲出液を吸収・保持して湿潤環境を適度に保つ被覆剤(ドレッシング剤)が用いられる.

プロスタグランジン E_1 製剤のアルプロスタジル alprostadil の包接化合物である**アルプロスタジル アルファデクス** alprostadil alfadex は，病変部の血流を改善し，血管新生作用や表皮角化細胞増殖作用により肉芽形成や表皮形成を促進する.

消炎酵素薬の**リゾチーム** lysozyme は線維芽細胞の増殖促進や結合組織線維の形成促進により，また，**アズレン** azulene(ジメチルイソプロピルアズレン dimethyl isopropylazulen)は抗炎症作用やヒスタミン遊離抑制作用などにより，奏効すると考えられている. レチノイン酸とビタミン E のエステル結合体である**トレチノイントコフェリル** tretinoin tocoferil は，マクロファージ遊走促進，線維芽細胞増殖促進，肉芽形成促進，血管新生促進などの作用を示す. ジブチリル cAMP 製剤である**ブクラデシンナトリウム** bucladesine sodium は，細胞膜を通過して細胞内で cAMP となって血管拡張作用を示すので，局所の循環を改善する.

アルクロキサ alcloxa(アルミニウムクロロヒドロキシアラントイネート aluminum chlorohydroxy allantoinate)は，構造中のアラントインが線維芽細胞増殖，結合組織代謝促進，血管新生促進などを通じて肉芽形成や表皮再生を促進し，損傷皮膚組織を修復する. また，基剤が滲出液を吸着して患部を乾燥化し，褥瘡の治癒を促進すると考えられている.

トラフェルミン trafermin は，ヒト由来塩基性線維芽細胞成長因子 basic fibroblast growth factor (bFGF) の遺伝子組換え製剤で，スプレー剤として用いられる. 血管内皮細胞や線維芽細胞に発現する FGF 受容体に結合し，血管新生作用や肉芽形成促進作用により褥瘡の治癒を促進する.

その他，**ベンダザック** bendazac は，抗炎症，抗浮腫，抗壊死，タンパク質変性抑制，表

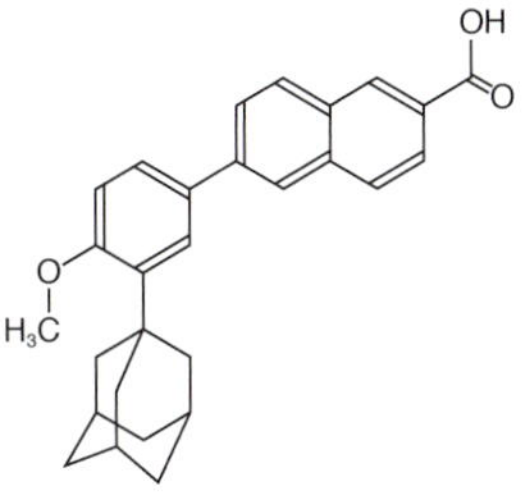

adapalene

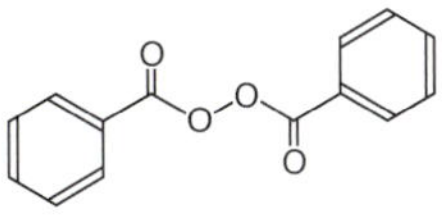

benzoyl peroxide

▶尋常性　瘡治療薬

皮形成の促進などの作用をもつ．**ブロメライン** bromelain はパイナップル由来の酵素で，フィブリン様物質を除去して炎症性滲出物の吸収を促進し，ブラジキニンなどの起炎性ポリペプチドを分解することにより抗炎症作用を示す．**ソルコセリル** solcoseryl は幼牛血液抽出物で，ミトコンドリアの呼吸を促進して ATP 産生を高め，組織機能を賦活化するとともに，線維芽細胞の増殖を促進すると考えられている．また，**ヨウ素** iodine や**ポビドンヨード** povidone–iodine，**スルファジアジン銀** sulfadiazine silver は，それらの殺菌作用が褥瘡の治療に利用されている．

3. 尋常性　瘡治療薬

尋常性　瘡(にきび)は，思春期以降に発症し，顔面や胸背部の皮脂分泌の増加，皮脂の毛包内貯留，細菌増殖などが原因となる炎症性疾患である．

洗顔により皮脂の除去や毛孔の閉塞予防を図るほか，クリンダマイシン，ミノサイクリン，**過酸化ベンゾイル** benzoyl peroxide などの抗菌薬，**アダパレン** adapalene，イオウ製剤(イオウ・カンフルローション)などを治療薬として用いる．アダパレンは，レチノイン酸受容体に親和性を有し，表皮の角化細胞の分化を抑制する．外用薬であるが，妊婦または妊娠している可能性のある婦人には禁忌である．イオウ製剤には，皮膚軟化作用がある．

なお，過酸化ベンゾイルは，尋常性　瘡の原因菌であるアクネ菌の薬剤耐性化の問題を未然に回避する目的で導入された．2017 年に日本皮膚科学会が発表した尋常性　瘡治療ガイドラインでは，アダパレンと過酸化ベンゾイルの配合剤の使用が強く推奨されている．

4. 角化症・乾癬治療薬

角化症には遺伝性角化症と後天性角化症があり，後者のうち炎症性角化症の代表が乾癬である．

活性型ビタミン D_3 は，表皮細胞の増殖抑制作用や分解誘導作用を通じて，乾癬をはじめとする表皮の角化異常を正常化させると考えられ，**タカルシトール** tacalcitol，**カルシポトリオール** calcipotriol，**マキサカルシトール** maxacalcitol などが用いられている．

ビタミン A vitamin A は，表皮の新陳代謝を高め，ケラチン形成を抑制して皮膚および粘

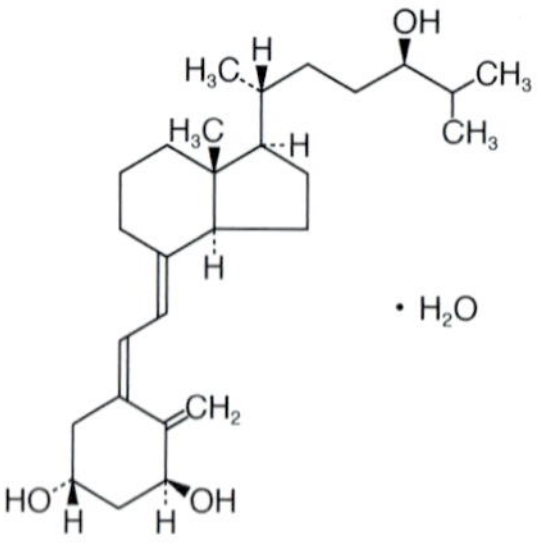

tacalcitol hydrate

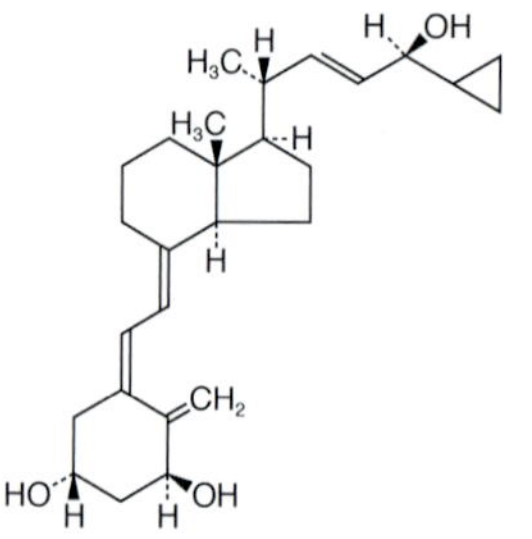

calcipotriol

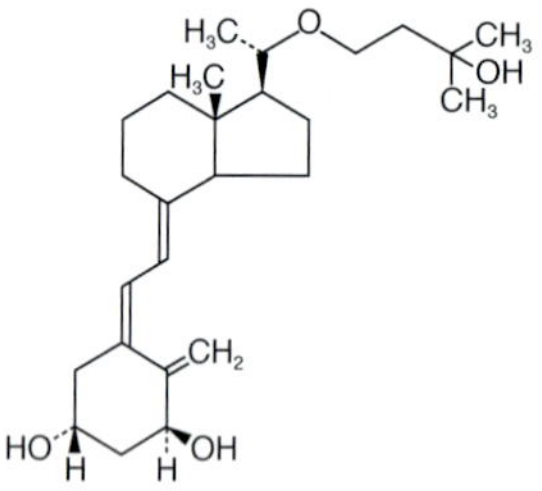

maxacalcitol

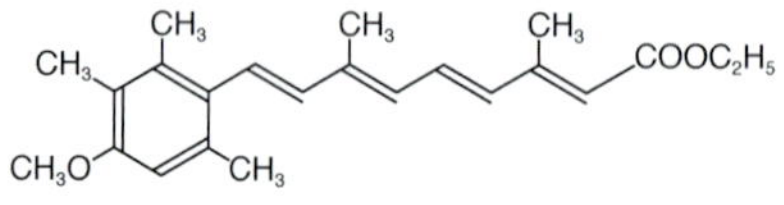

etretinate

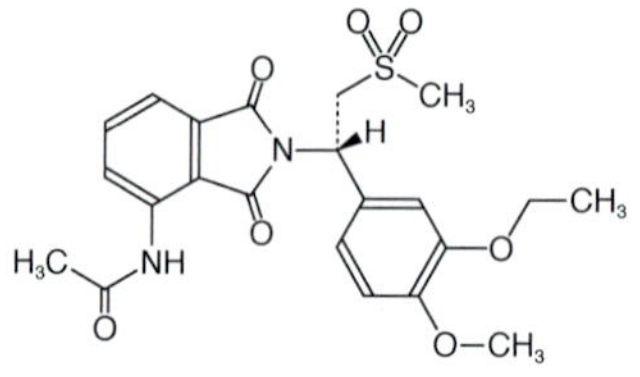

apremilast

▶角化症・乾癬治療薬

膜の異常乾燥と角化を改善すると考えられる．また，**尿素** urea は，角質の水分保持増加作用や角質の溶解剝離作用により，乾皮や角化皮膚を正常化すると考えられている．**サリチル酸** salicylic acid などのフェノール誘導体やコールタールにも，角質軟化作用がある．サリチル酸は，イボ，ウオノメの除去にも用いられる．

重症の乾癬や角化症には，**エトレチナート** etretinate が対症療法薬として用いられるが，詳細な作用機序は明らかではない．催奇形性が知られているので，妊婦または妊娠している可能性のある婦人には禁忌である．

また，既存の治療法で効果不十分な尋常性乾癬，関節症性乾癬に対しては，以下のヒト型モノクローナル抗体製剤が用いられている．**ウステキヌマブ** ustekinumab はヒト IL–12 と IL23 に共通のサブユニット(IL–12/23p40)に対する抗体で，IL–12 と IL–23 によるヘルパー T(Th)細胞の活性化を抑制する．ウステキヌマブは，中等症から重症の活動期クローン病の維持療法にも適応がある．**セクキヌマブ** secukinumab と**イキセキズマブ** ixekizumab は，主に Th17 細胞から産生される IL–17A に対する抗体で，IL–17A による角化細胞(ケラチノサイト)や炎症性サイトカイン産生細胞の活性化を抑制する．一方，**ブロダルマブ** brodalumab は IL–17 ファミリーサイトカイン(IL–17A，IL–17F，IL–17A/F，IL–17C など)の受容体である IL–17 受容体 A に対する抗体である．これらのほか，抗リウマチ薬のインフリキシマブとアダリムマブにも乾癬に対する保険適用が認められている．これらの抗体製剤は，いずれも免疫系を抑制するため，感染リスクの増大や結核活動化の可能性があり，定

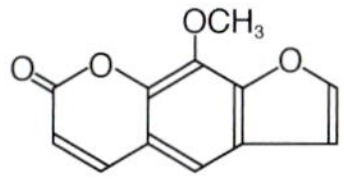

methoxsalen

▶尋常性白斑治療薬（メラニン合成促進薬）

期的な胸部 X 線検査が必要である．

さらに最近，ホスホジエステラーゼ 4（PDE4）阻害薬の**アプレミラスト** apremilast が，局所療法で効果不十分な尋常性乾癬，関節症性乾癬に内服薬として用いられるようになった．サイクリック AMP（cAMP）を特異的に分解する PDE4 は炎症性細胞に分布しており，PDE4 の阻害により細胞内 cAMP 濃度が上昇すると TNF-α, IL-17, IL-23 などの炎症性サイトカインの産生が抑制される．

5. その他

尋常性白斑は，皮膚色素が消失する後天性の白斑・白皮症で，外用の副腎皮質ステロイドによる治療が広く行われている．また，メラニン合成促進薬の**メトキサレン** methoxsalen と紫外線照射を組み合わせた psoralen and ultraviolet A（PUVA）療法の有効性も認められている．

メトキサレンは，とくに長波長側（320～400 nm）の紫外線に対する皮膚の感受性を増大させる．その結果，メトキサレン投与後に紫外線を照射すると露光部の皮膚に角質層肥厚と炎症反応が起こり，メラニンが沈着する．ただし，PUVA 療法では皮膚癌の発生リスク増大に注意が必要である．最近では，波長域の狭い紫外線光源（311±2 nm）を用いたナローバンド UVB（Nb-UVB）療法も行われている．

皮膚刺激薬は健康な皮膚に無菌的に軽い炎症を起こさせる薬で，反射的に局所の血管を拡張させるので，栄養状態の悪い皮膚局所の疾患の治癒を促進する目的で用いられる．トウガラシエキス（有効成分はカプサイシン capsaicin），カンフル，メントール，サリチル酸メチルなどの揮発性物質がある．また，カンタリスはマメハンミョウという昆虫の虫体を乾燥したもので，カンタリジン cantharidin という不揮発性の物質を含み，皮膚に浸透して刺激作用を示す．

ヘパリンナトリウム，ヘパリン類似物質の外用薬は，血行促進薬として，外傷（打撲，捻挫，挫傷）後の腫脹，血腫，炎症などの治療に用いられる．

第 12 章 学習チェックシート

- ☐ 収斂薬の作用機序を説明できるか.
- ☐ 褥瘡治療薬について，代表的な薬物をあげ，その薬理作用を説明できるか.
- ☐ 尋常性　瘡治療薬について概説できるか.
- ☐ 角化症・乾癬治療薬について概説できるか.
- ☐ 尋常性白斑治療薬(メラニン合成促進薬)について概説できるか.

第13章 炎症およびアレルギーに作用する薬物

●炎症反応　●オータコイド　●抗炎症薬　●抗リウマチ薬　●アレルギー疾患治療薬

1. 炎症反応

炎症 inflammation は，有害刺激によって起こる生体反応の一つである．本質的には，外来刺激や異物に対する生体防御反応であるが，過剰な反応により自身の組織への傷害が大きくなる場合には，機能障害を生じる．炎症の主徴は，**発赤**，**腫脹**，**局所熱感**，**疼痛**である．外来刺激としては，放射線，紫外線，熱などの物理的刺激や他の生物由来の物質のほか，微生物などがあげられる．炎症反応は，その時間経過から急性炎症と慢性炎症に分類される．急性炎症の持続時間は数時間から数日程度であるが，慢性炎症の持続時間は数週間から数年にもわたる場合がある．

炎症部位では，組織の損傷と修復が同時に生じ，血管新生や組織の線維化が認められる．T 細胞やマクロファージの役割が重要であり，リンパ球をはじめとする白血球で産生される各種サイトカインが複雑に関与している．炎症反応は，一般に次のような経過をたどる（**図 13-1**）．反応初期には，血管拡張や血管透過性亢進が起こる．血管透過性亢進は，まずヒスタミン histamine やセロトニン serotonin によって即時的に開始される．そして，肥満細胞や好中球などの炎症細胞から遊離されるプロスタグランジン類 prostaglandins (PGs) やロイコトリエン類 leukotrienes (LTs) によって持続的な反応へと移行する．さらに，好中球，単球，リンパ球などが組織に浸潤して異物を除去すると共に，血漿やこれら細胞に由来する各種成長因子により組織の修復が促進される．なお，炎症に関与する上記細胞から分泌される物質や血漿由来のプロテアーゼなどであるキニン類 kinins，ヒスタミン，PGs は，総称してケミカルメディエーター chemical mediators と呼ばれる．炎症におけるケミカルメディエーターの役割については，**表 13-1** にまとめて示す．

2. オータコイド　autacoids

オータコイドとは，生体内で産生される生理活性物質のうち，ホルモンと神経伝達物質以外の物質を指す．これらは，近傍の標的細胞に作用する場合（パラクリン paracrine）や，自身の細胞に作用する場合（オートクリン autocrine）がある．オータコイドの特徴は，① 生理的あるいは病態時に細胞内貯蔵部位から遊離される．または生合成されると同時に遊離される，② 微量で強力な作用をもつ，③ 限局された場所に遊離され，作用も局所的である，④ 分解酵素によりすみやかに不活性化される，などである．

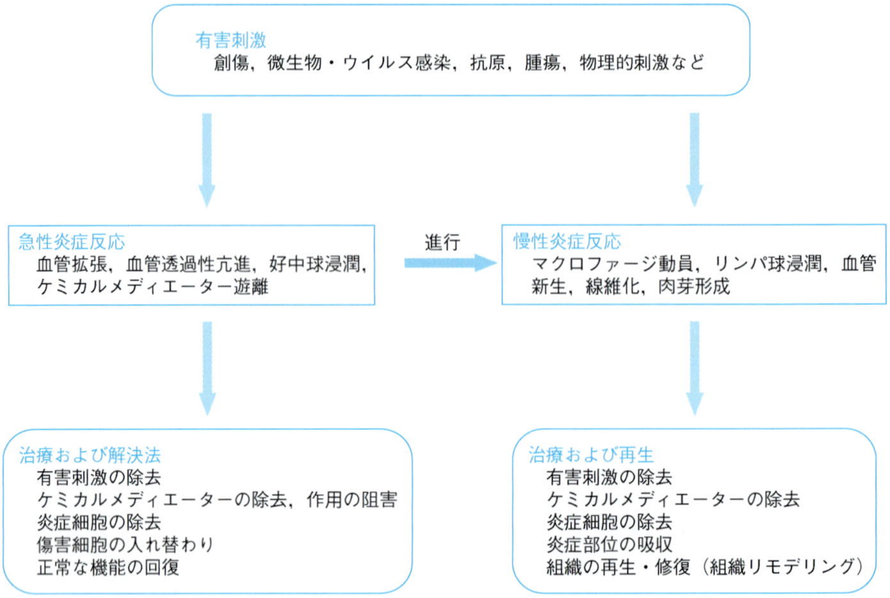

◆図 13-1　炎症の経過

主なオータコイドには，アミン類として**ヒスタミン** histamine，**セロトニン** serotonin，ペプチドとして**アンジオテンシンⅡ** angiotensin Ⅱ，**ブラジキニン** bradykinin，**サブスタンスP** substance P，脂質として**プロスタグランジン類** prostaglandins，**ロイコトリエン類** leukotrienes がある．

A　ヒスタミン　histamine

1）分　布

主な貯蔵部位は**肥満細胞**（マスト細胞 mast cell）であり，好塩基球 basophil，胃粘膜のマスト細胞様細胞，中枢神経系の神経細胞などにも分布する．

2）合成・代謝

L-ヒスチジンから，L-ヒスチジン脱炭酸酵素（HDC）の触媒で生成され，*N*-メチルトランスフェラーゼまたはジアミンオキシダーゼ（DAO）により代謝される（**図 13-2**）．

3）遊　離

IgE 受容体（FcεRI）に結合した抗原特異的 IgE を介する刺激，薬物（モルヒネ，ペニシリン G，血管造影剤など），化学物質（ハチ毒，タンパク質分解酵素など），物理的刺激（紫外線，放射線，摩擦など），神経伝達物質などにより遊離する．

4）生理作用

ヒスタミン受容体には H_1～H_4 の 4 種類のサブタイプが知られているが，現在分かっている種々の生理作用は，主に H_1 または H_2 受容体刺激によるものである．

◆表 13-1 炎症に関わるケミカルメディエーターとその作用

1. 炎症細胞に由来するケミカルメディエーター

物 質	主な由来細胞	炎症関連作用
あらかじめ細胞の分泌顆粒やリソソームに貯蔵されている物質		
ヒスタミン	肥満細胞，好塩基球	瘙痒，血管拡張，血管透過性亢進
セロトニン	血小板	血管透過性亢進
リソソーム酵素	好中球，マクロファージ	組織損傷
サブスタンスP	知覚神経	血管拡張，血管透過性亢進
刺激により新規に合成されて遊離される物質		
プロスタグランジン類(PGs)	白血球，血小板，肥満細胞，内皮細胞	血管拡張：PGD_2，PGE_2，PGI_2 発熱：PGE_2 疼痛閾値低下：PGE_2，PGI_2 血小板凝集促進：TXA_2 血小板凝集抑制：PGI_2
ロイコトリエン類(LTs)	白血球，肥満細胞	血管透過性亢進：LTC_4，LTD_4，LTE_4 白血球走化性亢進：LTB_4
血小板活性化因子(PAF)	白血球，血小板	血管透過性亢進
活性酸素種(ROS)	白血球	組織損傷
一酸化窒素(NO)	内皮細胞，マクロファージ	血管拡張，組織損傷

2. 血漿由来プロテアーゼカスケードに由来する物質

物 質	炎症関連作用
ブラジキニン	疼痛，血管透過性亢進，IL-1および腫瘍壊死因子(TNF-α)の生成
血液凝固系，線溶系	組織損傷
補体成分(C3a，C5a)	血管透過性亢進，白血球活性化・走化性亢進(C5a)

3. 炎症に関与するサイトカイン類

サイトカイン	主な産生細胞	炎症関連作用
IL-1α，IL-1β	マクロファージ，内皮細胞	発熱(視床下部，PGE_2を介して)，急性期タンパク質合成促進(肝臓)，TおよびB細胞活性化，NK細胞活性化
IL-3	活性化T細胞，肥満細胞，好塩基球	幹細胞分化誘導(マクロファージ，好中球，好酸球，肥満細胞などへの分化誘導)
IL-4	肥満細胞，T細胞	IgE，IgG_1産生誘導，肥満細胞増殖誘導，NK細胞活性誘導
IL-5	T細胞，肥満細胞，好酸球	好酸球増殖分化作用，好酸球生存延長
IL-6	マクロファージ，リンパ系細胞，ケラチノサイト，線維芽細胞，内皮細胞	B細胞を抗体産生細胞に分化，キラーT細胞の誘導，急性期タンパク質合成促進
IL-8	単球，リンパ球，顆粒球，線維芽細胞，ケラチノサイト，気管支上皮細胞	好中球活性化，好中球遊走能亢進，T細胞遊走の亢進，血管新生
IL-10	マクロファージ，T細胞，ケラチノサイト	T細胞からのIFN-γ産生抑制，マクロファージや樹状細胞からのIL-12産生抑制
IL-12	マクロファージ，樹状細胞	TおよびNK細胞からのINF-γとTNF-αの産生誘導，NK細胞の細胞傷害活性増強
TNF-α	マクロファージ，顆粒球，肥満細胞，ケラチノサイト，T細胞，B細胞，NK細胞，線維芽細胞	発熱，サイトカイン(IL-1，IL-6，IL-8など)の産生誘導，接着分子発現増加，急性期タンパク質合成(肝臓)

a. 心血管系

皮内注射すると，注射部位の局所発赤，軸索反射を介した紅斑，浮腫からなる三重反応がみられる．ヒスタミンは細動脈および細静脈を拡張させるため，大量に遊離すると，全身血圧が著しく低下するアナフィラキシーを惹起する．血管拡張反応には，血管内皮細胞に存在するH_1受容体の刺激を介した一酸化窒素(NO)の産生が関与している．毛細血管においては，細胞間隙を広げて水分や血漿タンパク質の漏出を促進し，浮腫を誘発する．

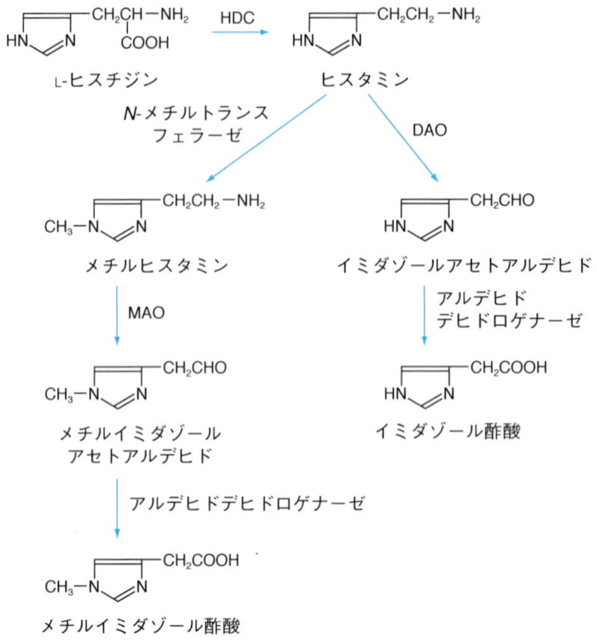

◆**図 13-2　ヒスタミンの生合成と代謝**
DAO：ジアミンオキシダーゼ diamine oxidase．HDC：L-ヒスチジン脱炭酸酵素 L-histidine decarboxylase．
MAO：モノアミンオキシダーゼ monoamine oxidase．

b. 血管以外の平滑筋

H_1 受容体を介して，ヒトやモルモットの気管支平滑筋や腸管平滑筋を収縮させる．

c. 外分泌腺

胃の壁(傍)細胞上の H_2 受容体を介して，胃酸分泌を亢進させる．その他，唾液腺，気管支，小腸などの外分泌も亢進させる．

d. 末梢神経系

H_1 受容体を介して種々の知覚神経終末を刺激し，かゆみなどを誘発する．

e. 中枢神経系

視床下部に存在するヒスタミン作動性神経は，H_1 受容体を介して覚醒レベルの維持に寄与していると考えられている．

B　セロトニン　serotonin(5-ヒドロキシトリプタミン 5-hydroxytryptamine : 5-HT)

1) 分　布

約90%が，**腸クロム親和性細胞** enterochromaffin cell に，残りは血小板や中枢神経系(視床下部，松果体など)に分布している．

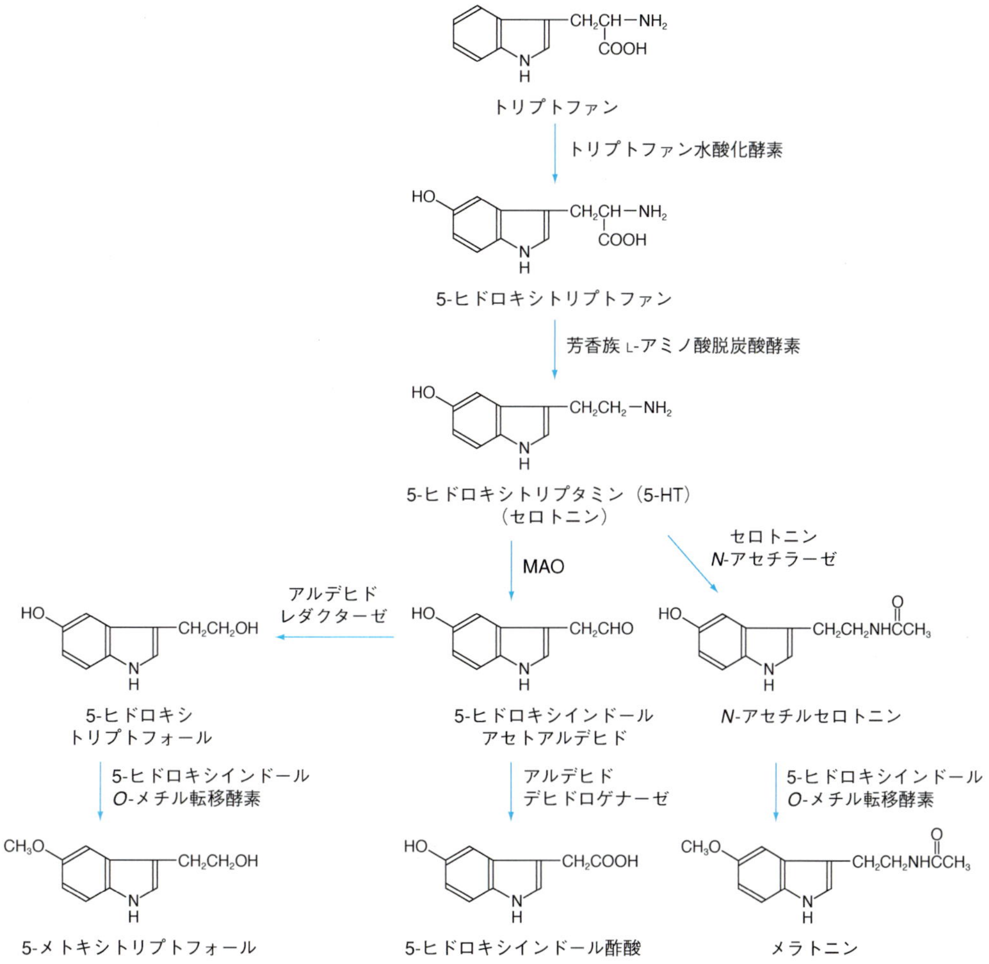

◆**図 13–3　セロトニンの生合成と代謝**

2）生合成と代謝

トリプトファンから，5–ヒドロキシトリプトファンを介して芳香族L–アミノ酸脱炭酸酵素により **5–ヒドロキシトリプタミン**（セロトニン）に代謝された後，モノアミンオキシダーゼ A（MAO_A）により代謝される．松果体では，サーカディアンリズム circadian rhythm（概日周期）に関与している．セロトニンは，*N*–アセチルセロトニンを経て**メラトニン**に変換される（**図 13–3**）．

3）生理作用

セロトニン受容体は $5\text{–}HT_1$〜$5\text{–}HT_7$ に分類されており，さらにそれぞれのサブタイプも確認されている．

a. 平滑筋

$5\text{–}HT_{2A}$ 受容体を介して，腸管，気管支，血管，膀胱，子宮などの平滑筋を収縮させる．

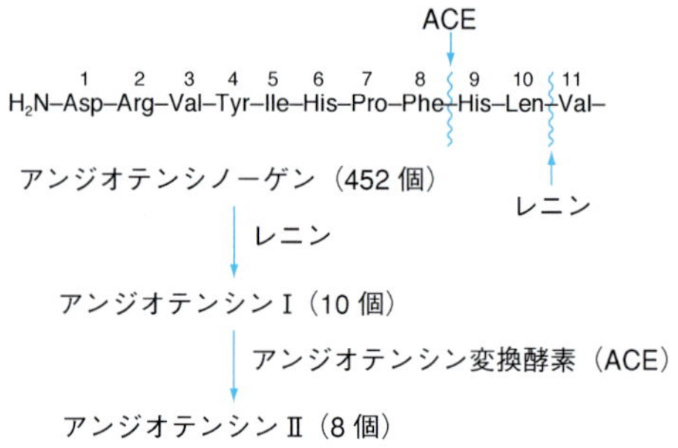

◆**図 13-4　アンジオテンシンⅡの生合成**
（　）内の個数は，構成アミノ酸の数を表す．

腸神経叢刺激によるアセチルコリン遊離を介した腸管運動の促進には，5-HT$_4$受容体が関与している（10章-2-[C]-3）「セロトニン受容体作動薬」p317を参照）．

b.　心血管系

血管が傷害されると血小板からセロトニンが遊離され，血管収縮作用と血小板凝集促進作用（5-HT$_{2A}$）により，止血を促進する．

c.　中枢神経系

セロトニン作動性神経は，脳幹の縫線核から脳幹網様体，視床下部，大脳皮質，大脳辺縁系などに投射しており，5-HT$_{1A}$および5-HT$_{2A}$受容体を介して種々の精神活動や情動行動などに関与している（セロトニン作動性神経系，4章-6-[A]「統合失調症治療薬」p132を参照）．延髄の化学受容器引金帯 chemoreceptor trigger zone（CTZ）の5-HT$_3$受容体が刺激されると，悪心・嘔吐が誘発される（10章-4-[A]「嘔吐の原因・機序」p329を参照）．

d.　末梢神経系

腸神経系に5-HT$_3$受容体が分布し，抗悪性腫瘍薬による悪心・嘔吐に関係している（10章-4-[C]-2）「セロトニン5-HT$_3$受容体遮断薬」p331を参照）．

C　生理活性ペプチド

1）アンジオテンシン　angiotensin

a.　生合成

アンジオテンシンには，アンジオテンシンⅠ～Ⅳが存在するが，生理活性が最も強いのは**アンジオテンシンⅡ**である．アンジオテンシンⅠは，腎血流量の低下などにより傍糸球体細胞から分泌された**レニン** reninが，血漿中のアンジオテンシノーゲンを切断することで生成する．生成されたアンジオテンシンⅠは，血中あるいは血管内皮細胞膜表面上のアンジオテンシン変換酵素 angiotensin converting enzyme（ACE），または肥満細胞のキマーゼ chymaseにより，アミノ酸8個のアンジオテンシンⅡに変換される（**図 13-4**）．

b. 生理作用

アンジオテンシンⅡは，AT_1 および AT_2 受容体を介して作用する.

ⅰ）心血管系：AT_1 受容体を介して血管平滑筋を収縮させ，血圧を上昇させる．その他，心リモデリングを引き起こすほか，動脈硬化を誘発する作用などがある.

ⅱ）副腎に対する作用：副腎皮質球状層の AT_1 受容体を介して，鉱質コルチコイドのアルドステロン aldosterone の産生・分泌を亢進する.

2）血漿キニン

a. 生合成および代謝

血漿キニン kinin の代表は，ブラジキニン bradykinin である．前駆タンパク質であるキニノーゲンにタンパク質分解酵素であるカリクレインが作用し，ブラジキニンやカリジンなどが生成する．血漿キニンは，血漿中のキニナーゼⅠおよびキニナーゼⅡ(ACE と同一の酵素)により代謝される.

b. 生理作用

ブラジキニンは，B_1 と B_2 受容体を介して作用を発現する.

ⅰ）発痛作用：生体への侵害刺激による組織損傷により生成され，既知の物質のなかで最も強い発痛作用を示す．急性の痛みは B_2 受容体を介し，慢性の痛みは B_1 受容体を介すると考えられている．B_2 受容体の感受性はプロスタグランジン E_2 により亢進する(4 章-4-Ⓐ「痛みの生理」p107 を参照).

ⅱ）心血管系：血管内皮細胞の B_2 受容体に作用して一酸化窒素(NO)の生成を促進し，血管拡張作用を示す.

D エイコサノイド eicosanoids

エイコサノイドとは，プロスタグランジン類やロイコトリエン類など，炭素数 20 の不飽和脂肪酸から生成される生理活性物質の総称である．**アラキドン酸**を原料として，プロスタグランジン類やロイコトリエン類の生合成が行われる一連の経路を，アラキドン酸カスケードと呼ぶ(図 13-5).

1）プロスタグランジン(PG)類 prostaglandins

a. 生合成

細胞膜リン脂質からホスホリパーゼ A_2 により切り出されたアラキドン酸が，**シクロオキシゲナーゼ** cyclooxygenase(COX)により中間体の PGG_2，PGH_2 に変換され，さらに各種酵素により種々の PG が生成する(図 13-5).

b. 生理作用

ⅰ）血小板および血管：プロスタサイクリン(PGI_2)は IP 受容体を介して血小板凝集を抑制する．$PGF_{2\alpha}$ は FP 受容体を介して血管を強力に収縮させるが，PGI_2 と PGE_2 はそれぞれ IP 受容体および EP 受容体を介して血管を拡張させる.

ⅱ）平滑筋：$PGF_{2\alpha}$ は FP 受容体を介して気管支平滑筋を収縮させる．また，$PGF_{2\alpha}$ と

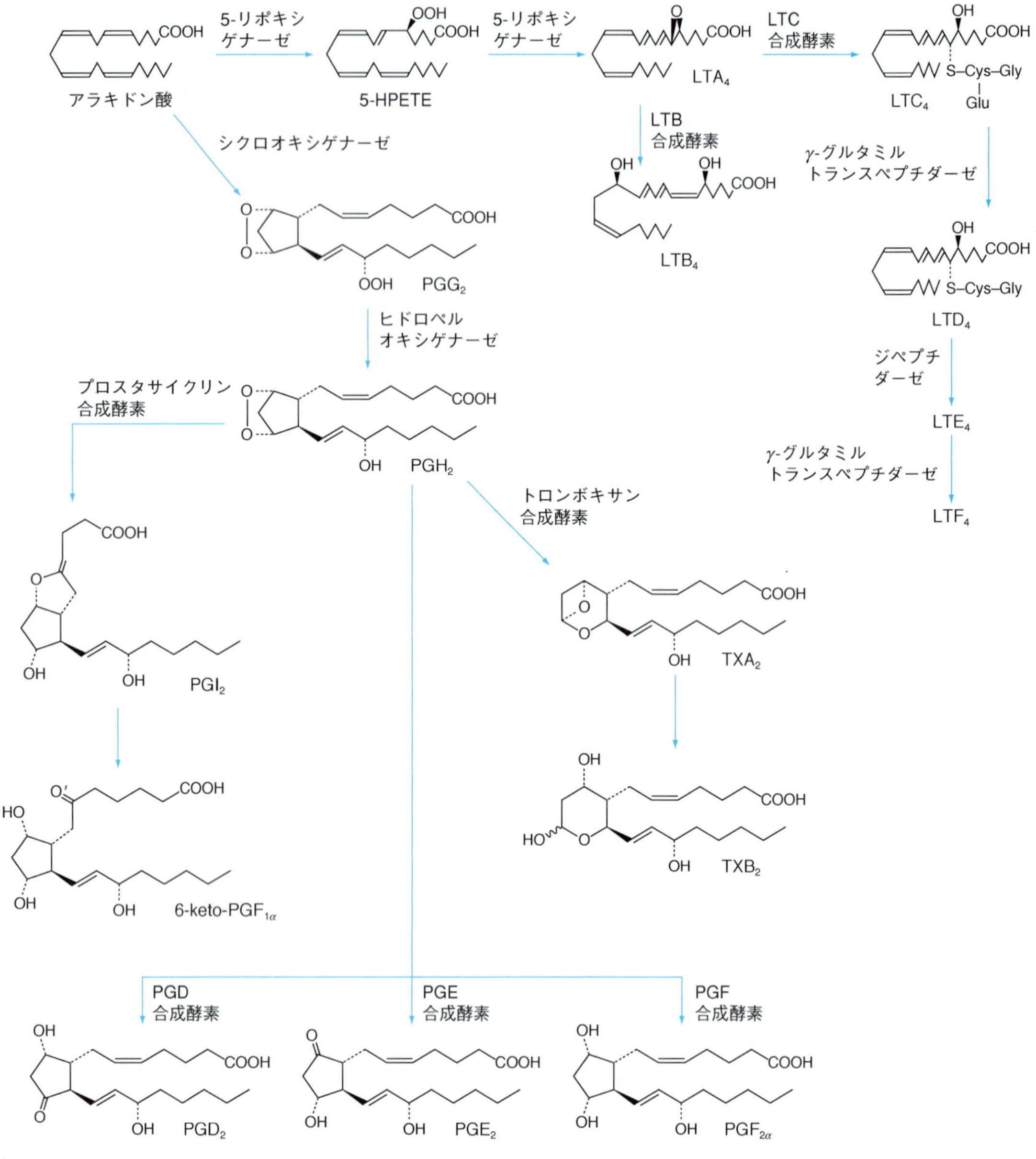

◆図 13-5 プロスタグランジン類およびロイコトリエン類の合成(アラキドン酸カスケード)

PGE_2 はそれぞれ FP 受容体および EP 受容体を介して子宮平滑筋を収縮させる．

iii）胃・十二指腸粘膜：PGE_2 と PGI_2 はそれぞれ EP 受容体および IP 受容体を介して胃酸分泌を抑制し，粘膜上皮細胞の増殖を刺激して，胃・十二指腸の防御因子として働いている．

iv）中枢・末梢神経系：外来性および内因性の発熱物質により生成された PGE_2 が，視床下部の体温調節中枢に存在する EP 受容体に作用して体温の設定温度を上げることにより発熱する(4 章-4-Ⓓ「解熱鎮痛薬」p118 を参照)．PGE_2 と PGI_2 はそれぞれ EP 受容体および IP 受容体を介して末梢知覚神経の感受性を高め，炎症時の疼痛を増大させる．

2) ロイコトリエン(LT)類

a. 生合成

アラキドン酸から 5-リポキシゲナーゼにより中間体の LTA_4 が生成し，さらに LTB_4, LTC_4, LTD_4 などが生成される.

b. 生理作用

i）平滑筋：LTC_4 と LTD_4 は，$CysLT_1$ 受容体または $CysLT_2$ 受容体を介して気管支平滑筋を強力に収縮させる.

ii）血管：LTC_4 と LTD_4 は，主に $CysLT_1$ 受容体を介して強い血管透過性亢進作用を示す.

iii）白血球：LTB_4 は，主に BLT_1 受容体を介して白血球(特に好中球)に対する強力な遊走作用および活性化作用を示す.

3) トロンボキサン(TX)類

a. 生合成

PGH_2 から，トロンボキサン合成酵素により TXA_2 および TXB_2 が産生される(**図 13-5**).

b. 生理作用

i）血小板および血管：TXA_2 は，TP 受容体を介して血小板凝集を促進するとともに，血管平滑筋を強力に収縮させる.

ii）平滑筋：TXA_2 は，TP 受容体を介して気管支平滑筋を収縮させる.

3. 抗炎症薬

抗炎症薬は，炎症本来の目的である生体防御反応としての役割をできるだけ損なわないようにしながら，炎症反応に伴う不快感や自己破壊的な反応を抑制するために使用される. したがって，抗炎症薬はあくまで対症療法薬であり，炎症の原因を取り除かないと根本的な治療にはならないことに留意する必要がある.

現在，化学構造および作用様式の違いから，ステロイド性抗炎症薬 steroidal anti-inflammatory drugs と非ステロイド性抗炎症薬 non-steroidal anti-inflammatory drugs (NSAIDs) に大別される(**図 13-6**).

A ステロイド性抗炎症薬(副腎皮質ステロイド)

副腎皮質ステロイドは，血糖上昇作用などの代謝作用の比較的強い**糖質コルチコイド** glucocorticoids と，ナトリウム貯留作用の強い**鉱質コルチコイド** mineralocorticoids に大別できる. 天然の糖質コルチコイドは，強い抗炎症作用だけでなく，骨や骨格筋などの末梢組織でタンパク質や脂肪の異化を引き起こすホルモンである. 天然の糖質コルチコイドである**ヒドロコルチゾン**(**コルチゾール**) hydrocortisone は，強い鉱質コルチコイド作用も有しているために，臨床で使用すると電解質貯留や水分貯留により全身性浮腫を生じることがある.

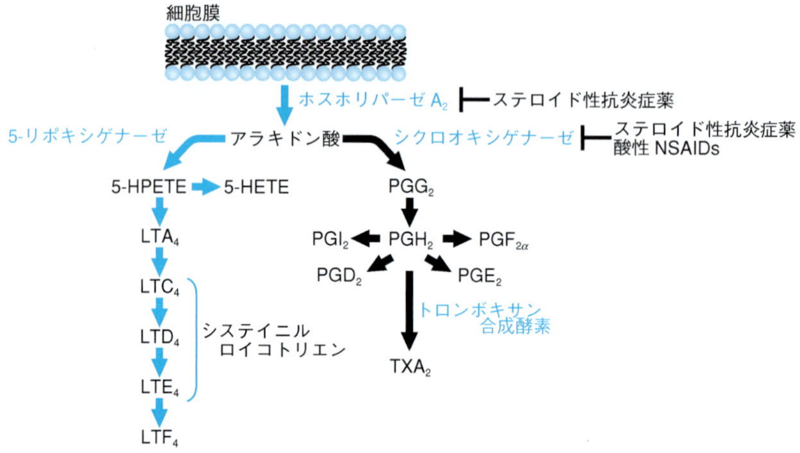

◆図 13-6　アラキドン酸カスケードと抗炎症薬の作用点

◆表 13-2　代表的なステロイド性抗炎症薬の作用強度

化合物	相対的な作用強度		作用持続時間
	抗炎症作用	Na 貯留	
ヒドロコルチゾン	1	1	短
コルチコステロン	0.3	15	短
プレドニゾロン	4	0.8	中
6α-メチルプレドニゾロン	5	0.5	中
フルドロコルチゾン	10	125	中
トリアムシノロン	5	0	中
パラメタゾン	10	0	長
ベタメタゾン	25	0	長
デキサメタゾン	25	0	長

ヒドロコルチゾンの作用を1とする．

そこで，鉱質コルチコイド作用を減少させ，糖質コルチコイド作用（とくに抗炎症作用）を増強するように改良された合成糖質コルチコイドが開発された．主なステロイド性抗炎症薬の相対的な作用強度を**表 13-2** に示す．

糖質コルチコイドは，多くの種類の細胞（骨髄細胞，免疫系細胞，結合組織細胞など）の細胞質あるいは核内に存在している受容体に結合して作用を発揮する．糖質コルチコイドが受容体に結合すると，受容体に結合していた熱ショックタンパク質 heat shock protein（HSP）がはずれ，核内に移行して DNA の糖質コルチコイド応答配列 glucocorticoid responsive element（GRE）に結合して，特定の遺伝子の転写を開始させるか，あるいは転写を阻害するかの 2 通りの経路で抗炎症作用を現す．発現が誘導される炎症関連遺伝子としては，キニン分解酵素（キニナーゼⅡ kininase II＝アンジオテンシン変換酵素 angiotensin converting enzyme）の遺伝子があげられる．一方，発現が抑制される遺伝子としては，ホスホリパーゼ A_2（PLA_2），COX-2 などのプロスタグランジン生合成系に関連する酵素の遺伝子がある（**図 13-7**）．

IL-1 や腫瘍壊死因子-α tumor necrosis factor（TNF）-α などのサイトカインの転写は，これら遺伝子のプロモーター領域に転写制御因子である NF-κB が結合することにより亢進す

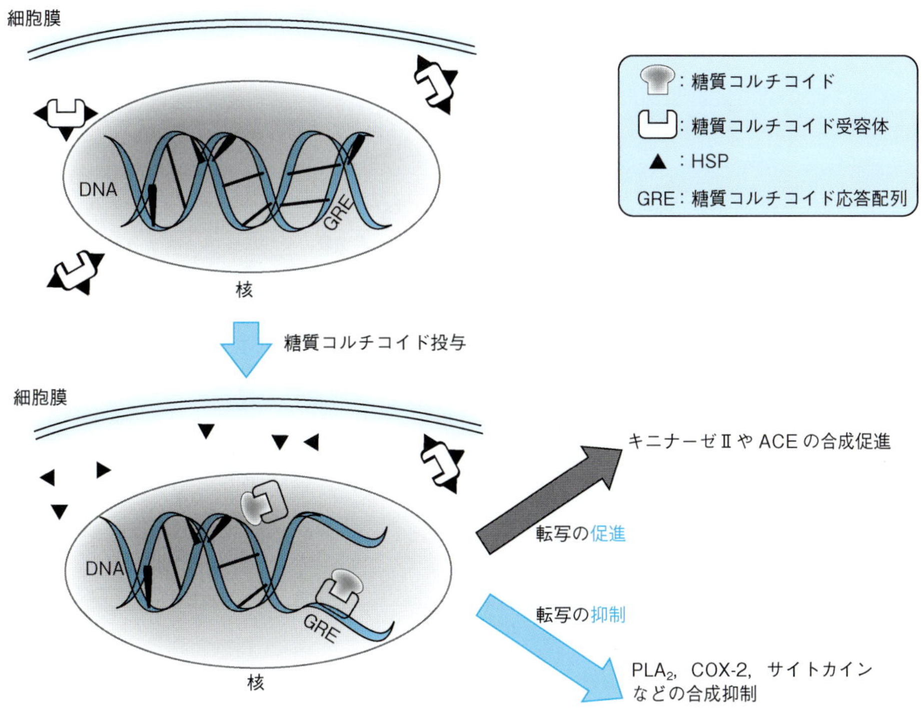

◆図 13-7　糖質コルチコイドの作用点

る．糖質コルチコイドは，NF-κB が核内に移行するのを阻害するとともに IκB の転写を促進することにより，NF-κB によるサイトカインの転写亢進を抑制する．さらに，糖質コルチコイドは，サイトカインの転写を亢進させる転写制御因子 AP-1 の転写を抑制することによっても，サイトカインの転写を抑制する．

ステロイド性抗炎症薬は，臨床では強い抗炎症効果を期待して広い範囲で応用されている．経口，注射，噴霧，吸入，塗布，坐薬などとして適用されるが，一般には，全身性の有害作用を避ける目的で，まず比較的作用の穏やかな局所適用が選択される．十分な有効性が得られない場合には，全身投与が考慮される．全身投与の場合は，1 日投与量のうちの大半を午前中に投与することで，副作用を軽減することが可能である．

炎症性皮膚疾患（とくに湿疹や乾癬）には，外用薬として**デキサメタゾン** dexamethasone，**ベタメタゾン** betamethasone，**ヒドロコルチゾン** hydrocortisone，**ベクロメタゾン** beclometasone が，鼻粘膜の炎症疾患には，点鼻薬としてベクロメタゾン，デキサメタゾン，**フルチカゾン**（プロピオン酸エステル）fluticasone (propionate)，**トリアムシノロン** triamcinolone が，気管支喘息の予防には，吸入薬としてベクロメタゾン，フルチカゾンが，アレルギー性結膜炎など外眼部・前眼部の炎症には，点眼薬や眼軟膏としてデキサメタゾン，**プレドニゾロン** prednisolone，ベタメタゾン，メチルプレドニゾロン methylprednisolone，ヒドロコルチゾンが，全身性には，錠剤やシロップ剤，注射剤などとしてデキサメタゾン，ヒドロコルチゾン，メチルプレドニゾロン，プレドニゾロン，トリアムシノロンなどが用いられる（**表 13-3**）．

ステロイド性抗炎症薬の多くは，ヒドロコルチゾンに化学的修飾を加えて合成されたもの

◆表 13-3 糖質コルチコイドの用途

糖質コルチコイド	用 途	剤 形
デキサメタゾン ベタメタゾン ヒドロコルチゾン ベクロメタゾン	炎症性皮膚疾患など	軟膏 クリーム
ベクロメタゾン デキサメタゾン フルチカゾン トリアムシノロン	鼻粘膜の炎症など	点鼻薬
ベクロメタゾン フルチカゾン	気管支喘息など	吸入薬
デキサメタゾン プレドニゾロン ベタメタゾン メチルプレドニゾロン ヒドロコルチゾン	アレルギー性結膜炎など	点眼薬 眼軟膏
デキサメタゾン ヒドロコルチゾン メチルプレドニゾロン プレドニゾロン トリアムシノロン	全身性疾患	注射剤 シロップ 錠剤

◆表 13-4 ステロイド性抗炎症薬の注意すべき副作用

1. 高血糖症，ステロイド性糖尿病（糖尿病患者は増悪）（インスリン分泌抑制）
2. 易感染性または感染の増悪（局所投与でも局所感染症を生じる）
3. 消化性潰瘍
4. 骨粗鬆症（骨形成抑制と骨吸収増大，腎からのカルシウム排泄増加）
5. 多幸感，神経過敏，不眠，精神・感情変化，精神異常
6. 副腎不全，離脱症候群
7. ステロイドミオパチー（上腕，下肢，肩，骨盤の筋肉が弱くなる）
8. 白内障，緑内障，視力障害
9. 電解質代謝異常（全身浮腫，低カリウム血症）
10. クッシング症候群（満月様顔貌，野牛肩，中心部肥満）
11. 月経異常，多毛症
12. 皮膚萎縮，創傷治癒の遅延，皮下出血
13. 成長停止（DNA 合成および細胞分裂抑制）

である．作用増強の目的には，二重結合を加える，フッ素を導入する，などの修飾が加えられている．また，R5 や R6 のどちらか，または両方のエステル化がなされているが，脂肪性エステルにすることで局所効果の増強が期待でき，皮膚用剤，関節注射剤などとして使用可能となる．一方，水溶性エステルにすることで注射剤，点眼剤などとして使用可能となる．

臨床的には，関節リウマチ，気管支喘息，各種膠原病および自己免疫疾患，種々の炎症性疾患，アレルギー性疾患などに用いられる．ステロイド性抗炎症薬のとくに注意すべき副作用は，糖尿病，易感染性，消化性潰瘍，骨粗鬆症，全身浮腫などであるが，これらを**表 13-4** にまとめて示す．

B 非ステロイド性抗炎症薬（NSAIDs）

非ステロイド性抗炎症薬 non-steroidal anti-inflammatory drugs（**NSAIDs**）は，麻薬性鎮痛

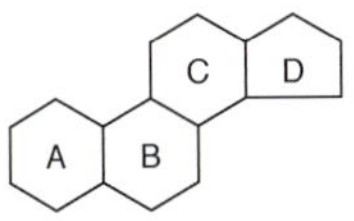

ステロイド骨格

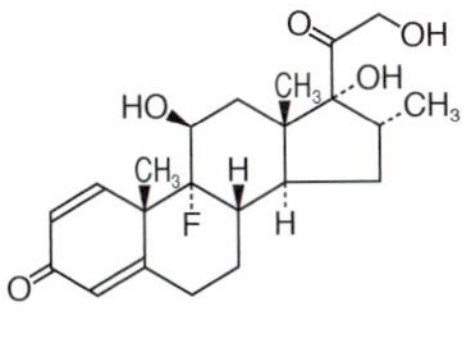

dexamethasone

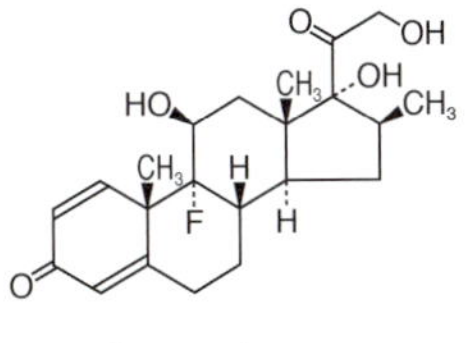

betamethasone

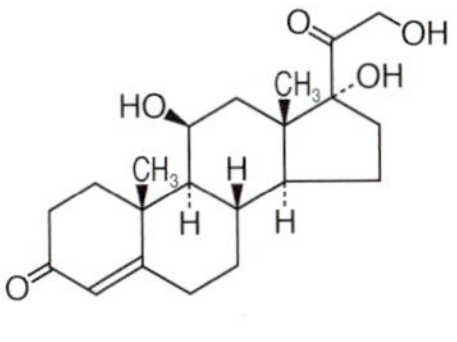

hydrocortisone

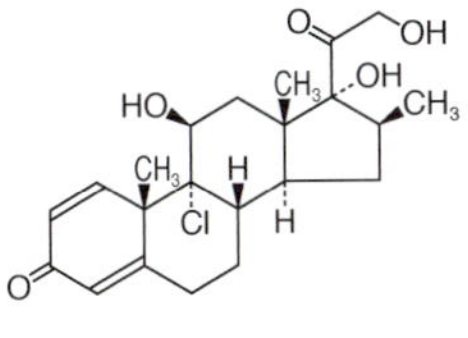

beclometasone

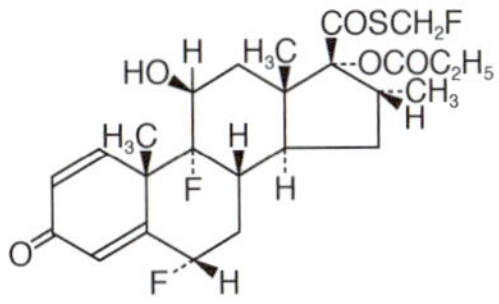

fluticasone propionate

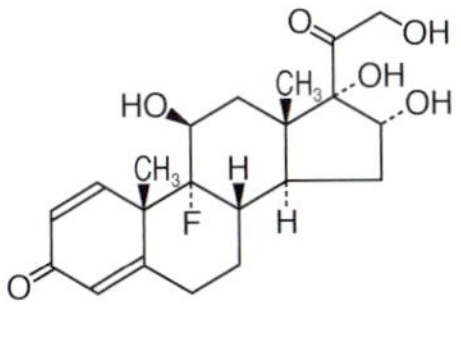

triamcinolone

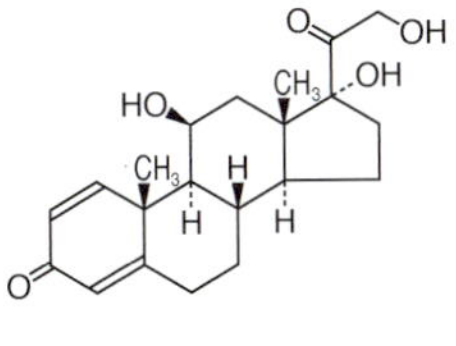

prednisolone

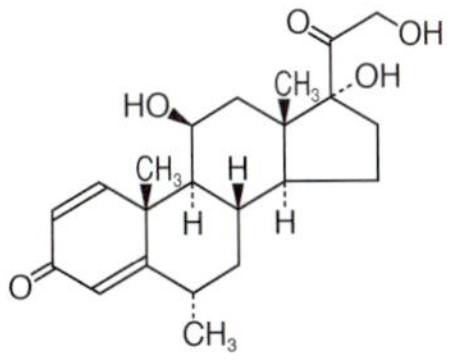

methylprednisolone

▶ステロイド性抗炎症薬

薬よりは弱いものの，薬物によってはかなり強い鎮痛作用を有するが，依存性がないことから非麻薬性鎮痛薬と呼ばれることもある．酸性 NSAIDs と塩基性 NSAIDs に大別され，酸性 NSAIDs の作用は，炎症反応で活性化されるシクロオキシゲナーゼ cyclooxygenase (COX) の阻害によりプロスタグランジン類 (PGs) の産生を阻止することによる．塩基性 NSAIDs の作用機序の詳細は，明らかではない．

酸性 NSAIDs は，抗炎症作用，解熱作用，鎮痛作用を有しており，化学構造に基づいて，サリチル酸系，インドール酢酸誘導体，フェニル酢酸誘導体，プロピオン酸誘導体，オキシカム誘導体，フェナム酸誘導体などに分類される．投与後は血中に移行し，大部分が血漿タンパク質（主にアルブミン）と結合して存在する．したがって，他の血漿タンパク質結合率の高い抗凝血薬（ワルファリン），経口糖尿病薬（グリベンクラミド），サルファ薬などとの併用により，相互に薬物の作用や副作用を強める可能性がある．また，多くの酸性 NSAIDs は，生理的な役割を果たす構成型のシクロオキシゲナーゼ (COX–1) を阻害するため，主に胃における粘膜再生能の低下や粘液の分泌低下による消化管障害が生じることがある．

臨床的には，比較的低用量で穏和な痛みや発熱の治療に使用されるほか，高用量で関節リウマチや変形性関節炎に使用されるなど，非常に広い範囲の疾患に内服薬，注射薬，坐薬，外用薬として用いられる．

NSAIDs の副作用は，**表 13–5** にまとめて示した．

◆表 13-5 非ステロイド性抗炎症薬(NSAIDs)の副作用

胃腸障害	胃痛，胃腸管刺激，胃出血，消化性潰瘍など
腎障害	腎血流量や糸球体沪過量低下による急性腎不全(とくに，うっ血性心不全，慢性腎不全，腹水を伴う肝硬変など循環血液量が低下した患者) 浮腫や高血圧(PG 産生抑制による水分貯留のため)
肝障害	肝炎
血液・造血器障害	出血傾向(トロンボキサン産生抑制のため) まれに好中球減少症や再生不良性貧血
皮膚アレルギー	まれに発疹や光線過敏症
不耐性	まれに鼻炎，じん麻疹，喘息誘発やショックなど
その他	頭痛やめまいなどの中枢神経症状や分娩時の子宮収縮など

1) サリチル酸系薬

1899年に低刺激性のサリチル酸誘導体としてアスピリン aspirin が開発され，現在でも繁用されている．アスピリンは，COX の活性部位にある**セリン残基をアセチル化**することにより不可逆的に酵素活性を阻害する．これは他の酸性 NSAIDs と異なる点であり，血小板凝集抑制作用による出血傾向を生じることがあるので，肝障害，ビタミン K 欠乏症，血友病患者への使用は禁忌であり，また，手術1週間前には投与を中止すべきである．ウイルス性疾患に罹患した小児に投与すると，ライ Reye 症候群を発症することがあり，これらの症例には使用禁忌である．

解熱(風邪など)や鎮痛(頭痛，片頭痛，神経痛，生理痛など)の臨床効果は 60 μg/mL 以下の血漿中濃度で発現する．種々の関節炎，関節リウマチ，リウマチ熱や変形性関節炎などにも用いられるが，その場合は 150〜200 μg/mL の血漿中濃度が必要とされる．

サラゾスルファピリジン salazosulfapyridine(スルファサラジン sulfasalazine，5-アミノサリチル酸にスルファピリジンを結合させたもの)は，潰瘍性大腸炎など消化管の炎症性疾患の治療に用いられる．

2) インドメタシン，スリンダク，アセメタシン

インドメタシン indometacin は強力な COX 阻害作用を有し，解熱・鎮痛作用，抗炎症作用はアスピリンの 20〜30 倍強い．内服，坐剤，軟膏，パップ剤として，関節リウマチ，変形性脊椎症，変形性関節症，腰痛，上気道炎，手術・外傷後の炎症・疼痛などに用いられる．インドメタシンは副作用の発現頻度が高いため，体内でインドメタシンに変換されるプロドラッグである**インドメタシンファルネシル** indometacin farnesil や**アセメタシン** acemetacin が開発されている．**スリンダク** sulindac はインドメタシン類似の構造を有するが，それ自身には活性がなく，体内でスルフィド体へと還元されて効果を発揮するプロドラッグである．

3) フェニル酢酸誘導体，プロピオン酸誘導体，オキシカム誘導体，フェナム酸誘導体

ジクロフェナク diclofenac はフェニル酢酸誘導体で，インドメタシンとほぼ同等の強さの抗炎症作用を示す．COX 阻害作用だけでなく，5-リポキシゲナーゼ代謝産物の産生も抑制する．酸性 NSAIDs 共通の副作用を示すが，頻度はアスピリンやインドメタシンより少なく，とくに中枢神経症状はきわめて少ない．死亡率を 10 倍以上上昇させるという理由から，インフルエンザ罹患中の脳炎・脳症への使用は禁止されている．

イブプロフェン ibuprofen，**ナプロキセン** naproxen，**ケトプロフェン** ketoprofen，**ロキソプロフェン** loxoprofen などはプロピオン酸誘導体で，抗炎症作用の強さはインドメタシンとアスピリンの中間である．一般に，インドメタシンやアスピリンに比較して副作用が少ない．とくにロキソプロフェンは体内で還元されて活性代謝物となるプロドラッグであるため，消化管障害が比較的少ない．

ピロキシカム piroxicam はオキシカム誘導体で，強力な解熱・鎮痛・抗炎症作用があり，インドメタシンとほぼ同等の COX 阻害作用を示す．COX 阻害作用以外に白血球活性化抑制作用がある．臨床適用はインドメタシンと同様であるが，作用持続時間が長く，1 日 1 回の投与で有効である．

フェナム酸誘導体の**メフェナム酸** mefenamic acid は，鎮痛作用が強いが，抗炎症作用は弱い．消化管に対する副作用が強く，1 週間以上の連用には十分な注意が必要である．

4）COX–2 選択的阻害薬

COX には，ほぼすべての組織に恒常的に発現している **COX–1** と，炎症局所で刺激依存性に誘導される **COX–2** の二つのアイソザイムが存在する．COX–2 は，炎症性サイトカインによる刺激発がんプロモーター，がん，ウイルス感染，細菌の内毒素 endotoxin などにより誘導される．COX–1 は止血，胃粘膜保護，腎の機能調節など生理的な働きを行う PGs の産生に関与し，COX–2 は炎症などの病的状態に関わる PGs の産生に関与すると考えられている．

セレコキシブ celecoxib は，COX–1 よりも COX–2 に数十倍から数百倍高い選択性を示す COX 阻害薬である．COX–2 選択性のない NSAIDs に比べて副作用が少ないことが期待される一方，心筋梗塞，脳卒中などの心血管系血栓塞栓性事象のリスクを増大させる可能性が警告されている．**エトドラク** etodolac，**メロキシカム** meloxicam，**ザルトプロフェン** zaltoprofen も，COX–2 選択性が比較的高い抗炎症薬である．

5）塩基性 NSAIDs

チアラミド tiaramide や**エピリゾール** epirizol などがあるが，COX 阻害作用はきわめて弱いか，ほとんど認められない．手術ならびに外傷後の鎮痛，関節炎や急性上気道炎の際の鎮痛などに使用されるが，消炎作用はほとんどない．酸性 NSAIDs のような副作用はほとんどみられない．

6）その他の抗炎症薬

線溶系阻害薬である**トラネキサム酸**が，主に消炎作用を期待して上気道炎などの際に用いられる．

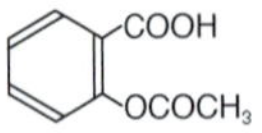
aspirin

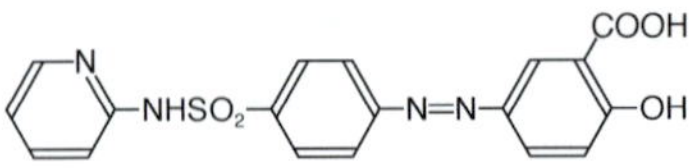
salazosulfapyridine

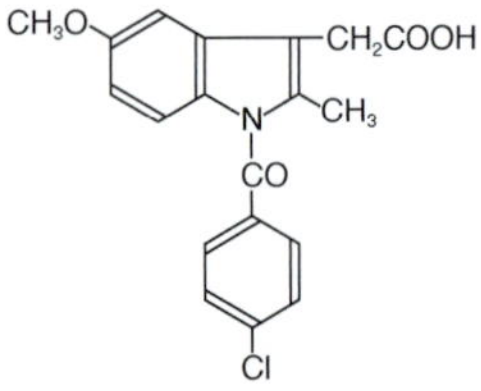
indometacin

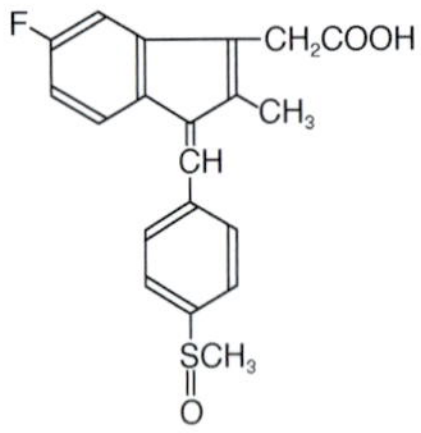
sulindac

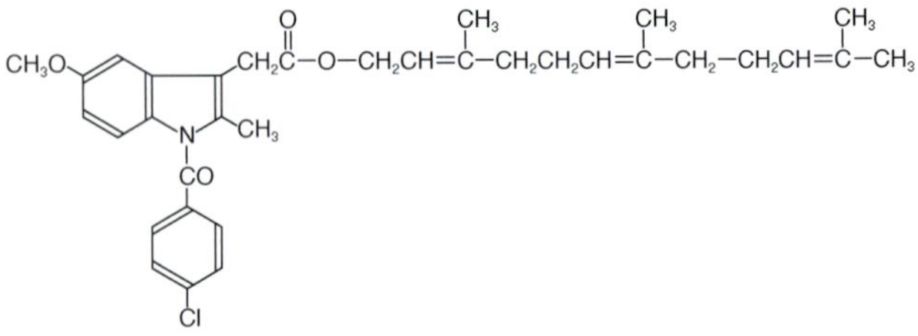
indometacin farnesil

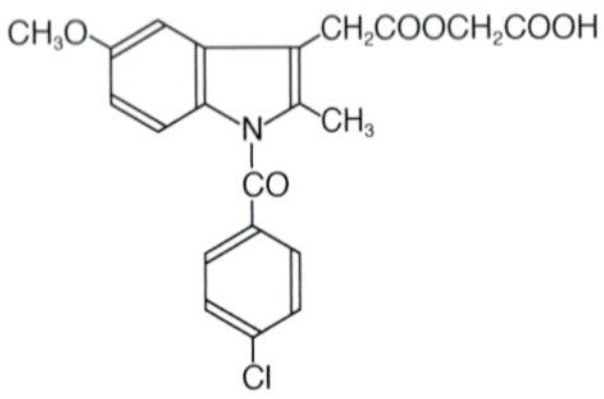
acemetacin

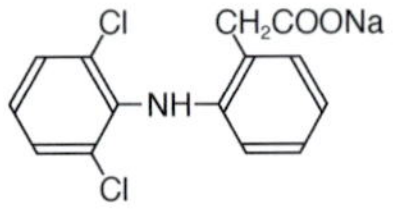
diclofenac sodium

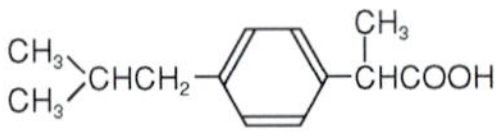
ibuprofen

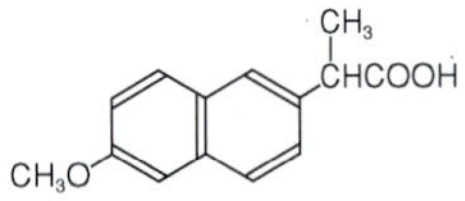
naproxen

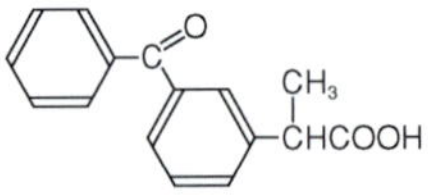
ketoprofen

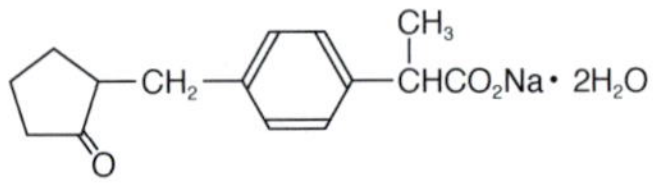
loxoprofen sodium hydrate

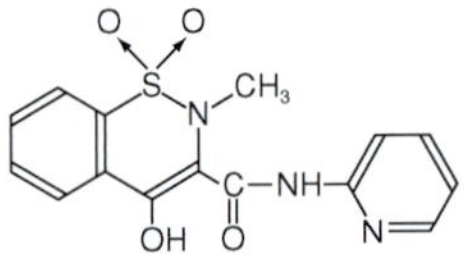
piroxicam

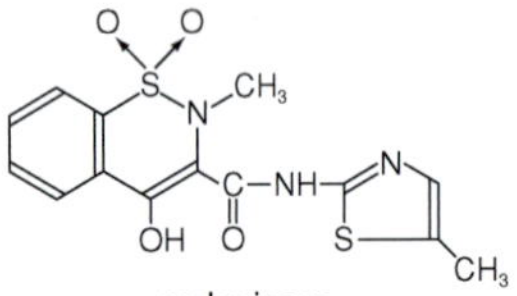
meloxicam

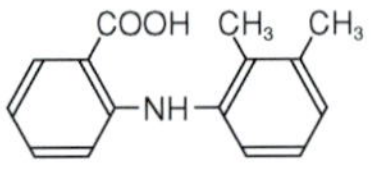
mefenamic acid

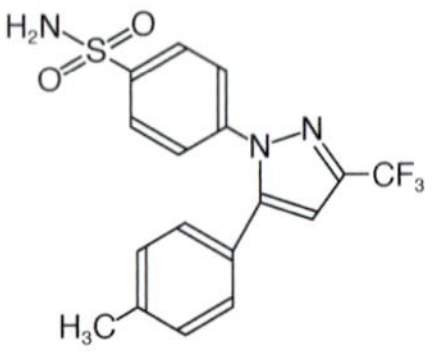
celecoxib

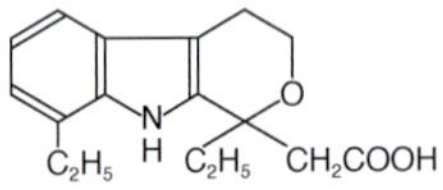
etodolac

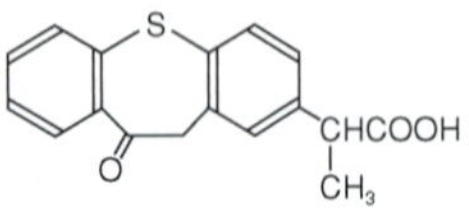
zaltoprofen

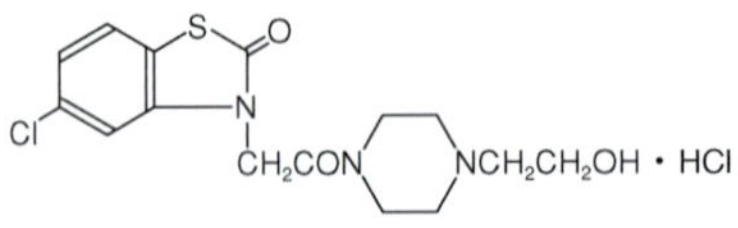
tiaramide hydrochloride

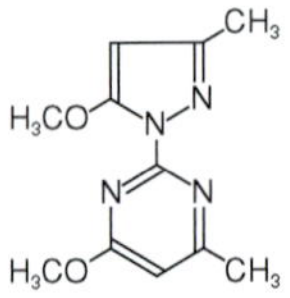
epirizol

▶非ステロイド性抗炎症薬(NSAIDs)

4. 抗リウマチ薬

A 関節リウマチ rheumatoid arthritis (RA)

関節リウマチ(**RA**)は，関節の炎症性病変だけでなく，全身の諸臓器においても炎症性病変を示す慢性増殖性炎症を主徴とする炎症性疾患である．遺伝素因に環境因子が加わり，さらに免疫異常を含めた複合的な要因によりRAの病態が形成される．

遺伝素因のある人になんらかの環境因子が作用して関節滑膜微小循環の障害が起こると，滑膜組織中に好中球，マクロファージ，T細胞，B細胞が浸潤し，血管新生が起こる．これらの細胞はIL-1，IL-6，TNF-αなどのサイトカインを産生し，炎症を惹起する．また，放出されたサイトカインは滑膜細胞の増殖と破骨細胞や軟骨細胞の活性化を引き起こし，滑膜組織の肉芽組織であるパンヌス塊を形成して関節を破壊する．

B 抗リウマチ薬 anti-rheumatic drugs

RAの治療は，以前はNSAIDsを基本薬物とし，重症度に応じてRA炎症をもたらす基礎的病態を改善する**疾患修飾性抗リウマチ薬** disease-modifying anti-rheumatic drugs (**DMARDs**)，ステロイド性抗炎症薬などを順次追加することで行われた．しかし，近年では多剤併用療法が広く行われている．すなわち，比較的早期からNSAIDs，DMARDs，ステロイド性抗炎症薬を併用して早い時期に寛解を目指し，一定の効果が得られた場合には，順次薬物を減量・中止していく療法である．近年は，生物学的製剤であるTNF-αやIL-6の受容体に対するモノクローナル抗体も使用されている．

ステロイド性抗炎症薬とNSAIDsについては前項の「3. 抗炎症薬」で詳述したので，ここではそれ以外の薬物について述べる．これらの薬物投与により，血沈促進やC反応性タンパク質 C-reactive protein (CRP) 値などの炎症所見の改善，リウマチ因子の低下などがみられるだけでなく，組織学的にもかなりの改善が認められることがある．長期投与によりリウマチ症状の多くは改善されるが，投与中止により症状は徐々に再燃する．有用ではあるが，副作用は重篤なものを含めて少なくないので，投与中は頻回の血液検査や，肺炎，肺線維症の早期発見のため胸部X線検査によるモニターが必要である．

1) 免疫抑制薬

a. メトトレキサート

メトトレキサート methotrexate (MTX) は葉酸の構造類似体であり，葉酸代謝に拮抗することにより細胞増殖を抑制する．抗悪性腫瘍薬あるいは細胞毒性免疫抑制薬に分類されるが，RA治療においてはDMARDsとして位置づけられている．作用機序としては，アデノシン産生の亢進によるアデノシン A_{2A} 受容体刺激作用が重要と考えられている．

抗炎症作用は比較的低用量(<25 mg/週)から認められ，効果の発現に要する期間は2〜3週間と他のDMARDsより短く，作用が強力であるので，DMARDsの第一選択薬となりつつある．他の抗リウマチ薬と併用して，あるいは単独で週1回の少量間欠投与が行われる．

呼吸器系の副作用は投与量とは関係なく起こり，ときに致命的となる．間質性肺炎を合併している場合には禁忌である．腎機能低下，骨髄抑制，慢性肝疾患，授乳婦にも禁忌である．この薬物の体内からの主要排泄経路は，腎尿細管の有機アニオントランスポーターを介する能動的排泄機構である．したがって，高用量のアスピリン aspirin やプロベネシド probenecid との併用には注意が必要である．

b. レフルノミド

レフルノミド leflunomide は，活性代謝物がピリミジン合成阻害による細胞増殖抑制作用を示す代謝拮抗薬である．はじめから 10〜20 mg/日の維持量にすると副作用は少ない．重篤な副作用出現時には投与を中止し，コレスチラミンにより腸肝循環を阻害する．間質性肺炎を有している患者には禁忌である．

c. タクロリムス

タクロリムス tacrolimus は，臓器移植での使用量の約 1/2 量(3 mg/日)で有効である．骨髄抑制の副作用は少ないが，腎障害に注意が必要である．高齢者には腎機能を考えて，1.5 mg/日より開始する．

d. トファシチニブ

トファシチニブ tofacitinib は，チロシンキナーゼの一種であるヤヌスキナーゼ(JAK)の阻害薬である．とくに，JAK1 および JAK3 によりシグナルが伝達される IL–2，IL–4，IL–7，IL–9，IL–15 および IL–21 の作用を阻害するため，リンパ球の活性化や機能発現を抑制する．同様の作用機序をもつものとしてバリシチニブ baricitinib があり，JAK1 および JAK2 を阻害して奏効する．

2) 免疫調節薬

a. 金製剤

RA の金療法には，筋肉注射用の**金チオリンゴ酸ナトリウム** sodium aurothiomalate と経口投与用の脂溶性**オーラノフィン** auranofin が使用されている．どちらも一価の金が硫黄と結合した構造を有し，SH 基との高い親和性により種々の酵素を阻害することで治療効果を現す．作用機序には不明な点が多いが，マクロファージの構造と機能の変化，リソソーム酵素の阻害，多形核白血球の食作用能抑制などが知られている．

注射用金製剤は，成人および若年性 RA や乾癬性関節炎の患者に使用される．オーラノフィンの臨床効果は注射用金製剤に比べると劣る．副作用の出現頻度は比較的高い．もっとも頻度の高いのは皮膚粘膜症状で，瘙痒感，単純性紅斑，剥脱性皮膚炎が認められる．タンパク尿や白血球減少症などが見られることもある．

b. ペニシラミン

ペニシラミン penicillamine は，ペニシリンの代謝物であり，重金属をキレートする作用を有する．化学構造的には SH 基をもつジメチルシステインであり，ウィルソン Wilson 病や鉛，水銀などの重金属中毒などにも応用される．作用機序の詳細は不明であるが，膠原線維の交差結合の阻害，マクログロブリンの分解，活性酸素の除去，コラゲナーゼの阻害，lgM 型リウマチ因子の分解促進，IL–1β の分解促進などの作用を示す．

◆表 13-6 関節リウマチに使用する生物学的製剤とその作用点

製剤名	作用機序
インフリキシマブ	マウス・ヒトキメラ型抗 TNF-α モノクローナル抗体 血中の TNF-α と結合して TNF-α の炎症惹起作用を抑制
エタネルセプト	TNF-α 受容体の一部と免疫グロブリンの一部の融合タンパク質 TNF-α と結合して TNF-α の炎症惹起作用を抑制
アダリムマブ	完全ヒト化抗 TNF-α モノクローナル抗体 TNF-α と結合して TNF-α の炎症惹起作用を抑制
トシリズマブ	滑液や滑膜中の IL-6 受容体と結合することで，IL-6 による破骨細胞の活性化，T 細胞の活性化，B 細胞の活性化を抑制
アバタセプト	抗原提示細胞上の CD80/86 に結合することで，T 細胞上の CD28 と抗原提示細胞上の CD80/86 との結合を阻害し，T 細胞の活性化を抑制

ペニシラミン誘導体の**ブシラミン** bucillamine は，ほぼ同様の薬理作用を示し，わが国では金製剤やペニシラミンよりも広く用いられている．

c. サラゾスルファピリジン

サラゾスルファピリジン salazosulfapyridine はサルファ薬の一種であり，潰瘍性大腸炎の治療薬として用いられるが，RA に対しても有効である．現在は，吸収のよい腸溶性製剤が用いられている．他の DMARDs に比べると腎や肺に対する重篤な副作用は少ないが，消化器症状や過敏症などが副作用として知られている．

d. ロベンザリット

ロベンザリット lobenzarit はアントラニル酸誘導体であり，免疫調節作用を有している．末梢血 T 細胞サブセットの異常の是正，制御性 T 細胞の活性化などの作用が示唆されている．**アクタリット** actarit も同様な抗リウマチ作用をもつが，加えて制御性 T 細胞を賦活化するため，Ⅲ型およびⅣ型アレルギー反応にも抑制効果を発揮する．これらの薬物の抗リウマチ作用はそれほど強くはないが，他の薬との併用で一定の有用性が示されている．

e. ミゾリビン

ミゾリビン mizoribine は，イノシン酸からグアニル酸にいたるプリン合成系の経路を阻害することにより核酸合成を抑制する免疫抑制薬である．高分子核酸中に取り込まれないので，骨髄抑制などの副作用は比較的軽度である．わが国のみで使用され，効果は弱い．腎移植における拒絶反応の抑制，ループス Lupus 腎炎にも使用される．

3) 生物学的製剤（表 13-6）

a. インフリキシマブ infliximab

マウス・ヒトキメラ型抗 TNF-α モノクローナル抗体である．効果の増強と中和抗体産生を抑えるために，MTX の併用が必須である．

b. エタネルセプト etanercept

TNF-α 受容体の一部と免疫グロブリンの一部を融合させたタンパク質である．MTX の併用は必ずしも必要ではないが，効果を増強する．

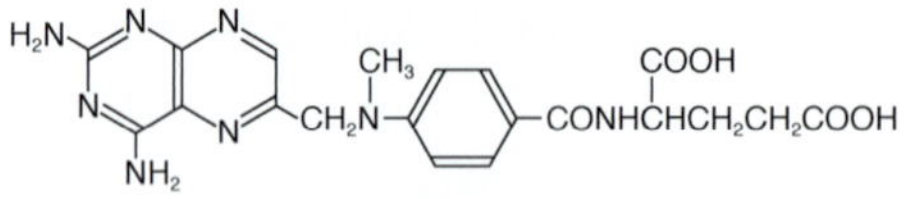

methotrexate
(MTX)

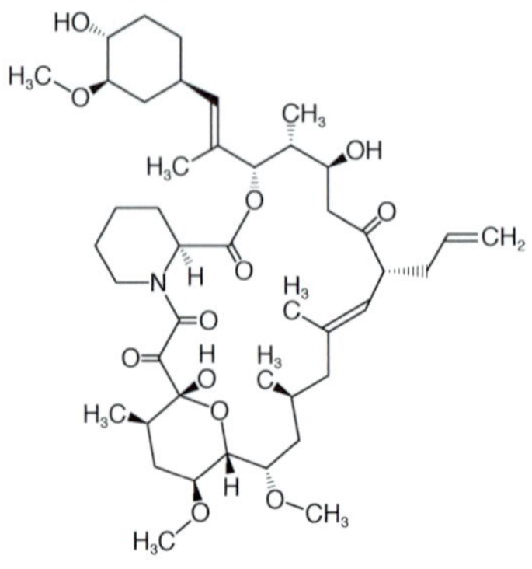

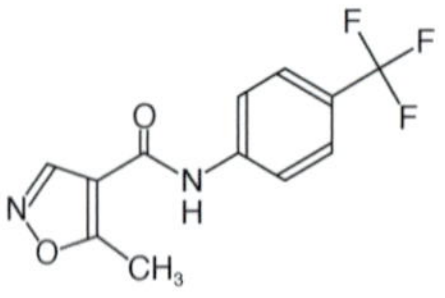

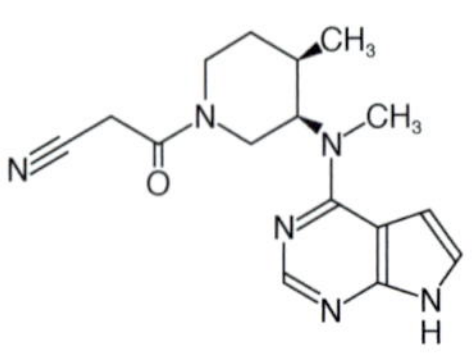

leflunomide tacrolimus tofacitinib

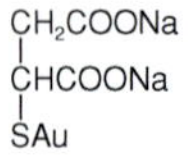

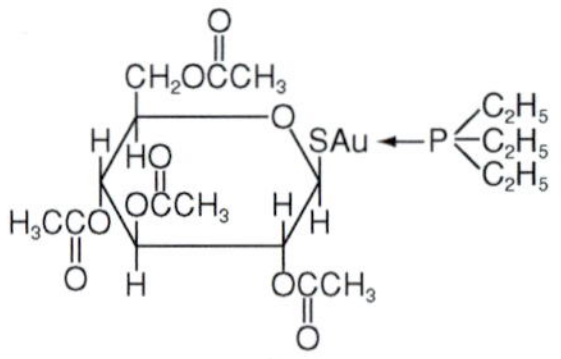

sodium aurothiomalate auranofin

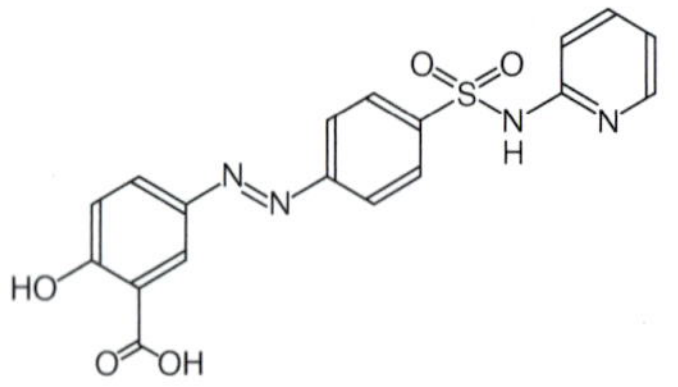

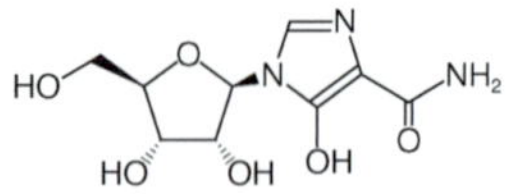

salazosulfapyridine mizoribine

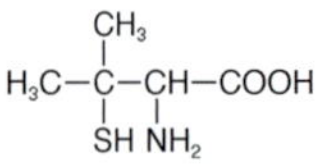

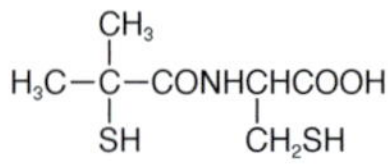

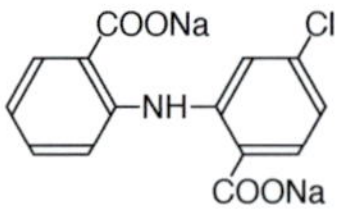

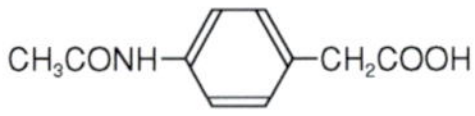

penicillamine bucillamine lobenzarit disodium actarit

▶抗リウマチ薬

c. アダリムマブ adalimumab

完全ヒト化抗 TNF-α モノクローナル抗体である．中和抗体の出現を抑えるため MTX の併用が推奨されているが，必須ではない．

d. トシリズマブ tocilizumab

ヒト化抗ヒト IL-6 受容体抗体である．滑液や滑膜中の IL-6 受容体と結合することで，

◆表 13-7　アレルギー反応の分類(クームスとゲル)

		抗　体	抗　原	メディエーター	代表的疾患
I型	即時型 アナフィラキシー型	IgE IgG_4	外来性抗原 ハウスダスト，ダニ，花粉，真菌，薬剤	ヒスタミン ロイコトリエン PAF など	アナフィラキシーショック アレルギー性鼻炎 アレルギー性結膜炎 気管支喘息 じん麻疹 アトピー性皮膚炎
II型	細胞傷害型 細胞融解型	IgG IgM	外来性抗原 ペニシリンなど 自己抗原 細胞膜・基底膜抗原	補体系	不適合輸血による溶血性貧血 自己免疫性溶血性貧血 特発性血小板減少性紫斑病 薬剤性溶血性貧血 顆粒球減少症 血小板減少症
III型	免疫複合型 Arthus 型	IgG IgM	外来性抗原 細菌，薬剤，異種タンパク質 自己抗原 変性 IgG，DNA	補体系 リソソーム酵素	血清病 全身性エリテマトーデス(SLE) 関節リウマチ(RA) 糸球体腎炎 過敏性肺炎
IV型	遅延型 細胞性免疫 ツベルクリン型	感作 T 細胞	外来性抗原 細菌，真菌 自己抗原	リンホカイン サイトカイン IL-2，IFN-γ	接触性皮膚炎 移植片拒絶反応 類上皮細胞性肉芽腫

PAF：血小板活性化因子 platelet-activating factor.

IL-6 による破骨細胞の活性化，T 細胞の活性化，B 細胞の活性化を抑制する．また，肝における IL-6 受容体と結合することで，IL-6 による CRP や血清アミロイド A の産生低下などを引き起こし，CRP 値を低値にするとともに，アミロイドーシスを軽減する．

e. アバタセプト　abatacept

抗原提示細胞上の CD80/86 に結合することで，T 細胞上の CD28 と抗原提示細胞上の CD80/86 との結合を阻害し，T 細胞の活性化を抑制する．

RA の治療に用いられる生物学的製剤としては，このほかに抗ヒト TNF-α モノクローナル抗体の**ゴリムマブ** golimumab と**セルトリズマブ ペゴル** certolizumab pegol，ヒト型抗ヒト IL-6 受容体モノクローナル抗体のサリルマブ sarilumab，ヒト型抗ヒト IL-1β モノクローナル抗体のカナキヌマブ canakinumab がある．

5. アレルギー疾患治療薬　drugs for allergic diseases

A　アレルギー反応

アレルギーは，感染防御のように生体に有利に働く免疫反応と，生体を傷害する過敏反応とを包括する概念として提唱されたが，現在では後者のみを意味するようになっている．アレルギー反応の定義は「免疫反応に基づく生体の全身または局所への傷害反応」であり，クームス Coombs とゲル Gell により四つの型に分類されている(**表 13-7**)．

1）Ⅰ型アレルギー

アナフィラキシー反応とも呼ばれる．まず抗原刺激，すなわちアレルゲンによる刺激によってアレルゲン特異的免疫グロブリンE（IgE）が産生され，肥満細胞（マスト細胞 mast cell）や好塩基球表面のFcε受容体にIgEが結合する．アレルゲンが再度体内に侵入すると，Fcε受容体に結合したIgEとの間で抗原抗体反応が生じるが，それが引き金となって遊離されたヒスタミンにより，数分以内に血管透過性の亢進，血管拡張，平滑筋収縮，腺分泌亢進などが起こる．そして数時間以内に，ロイコトリエン leukotriene（LT）や種々のサイトカインやケモカインなどが組織に炎症を引き起こす．これらを即時相反応という．その後，好酸球浸潤を伴う遅発相反応が起こる（図 13-8）．体質的にIgE抗体を産生しやすい人，つまりアトピー素因をもった人は，気管支喘息，アレルギー性鼻炎，アトピー性皮膚炎や食物アレルギーなどを発症しやすい．

2）Ⅱ型アレルギー

抗体依存性細胞媒介性細胞傷害反応とも呼ばれ，IgM抗体，IgG抗体と補体が関与する．細胞膜成分や細胞膜に結合した異物，あるいは薬物に対する抗体が細胞と反応して，細胞融解を起こす反応である．自己免疫や薬物による溶血，血球減少症や粘液水腫などの発症機序と考えられている．

3）Ⅲ型アレルギー

免疫複合体反応とも呼ばれ，IgM抗体，IgG抗体と補体が関与する血液中の免疫複合体が血液の流れの速い組織に沈着し，補体の活性化や好中球の浸潤を介して組織傷害を起こす反応である．血清病，糸球体腎炎，全身性エリテマトーデス systemic lupus erythematosus（SLE），関節リウマチなどの発症機序と考えられている．

4）Ⅳ型アレルギー

細胞性免疫反応（遅延型過敏反応）とも呼ばれ，T細胞が関与する．感作T細胞（抗体と類似の構造が埋め込まれたT細胞）に抗原が作用すると，インターフェロンやマクロファージ遊走阻止因子 macrophage migration inhibitory factor（MIF）などが遊離して反応局所にマクロファージを集積させ，反応開始後18〜48時間で組織に炎症を起こす．ツベルクリン反応，接触性皮膚炎，同種皮膚移植片拒絶反応などの発症機序と考えられている．

B　アレルギー疾患治療薬

狭義のアレルギー反応は，Ⅰ型アレルギー反応を指すので，一般的に，アレルギー疾患治療薬と呼ばれる薬物は，一般にⅠ型アレルギー反応を抑制する薬物のことを指す場合が多い．

Ⅰ型アレルギー反応は，生体への抗原侵入による抗体産生の過程，肥満細胞を中心とした細胞レベルでの反応，そして組織レベルでの炎症反応に分けられる．

アレルギー疾患治療薬は，① 肥満細胞などの表面に結合したIgE抗体を介したケミカルメディエーター遊離を抑制する薬物，② ケミカルメディエーターの作用に拮抗または産生を抑制することにより炎症反応を抑制する薬物，そして，③ 抗体産生を抑制する薬物，などに分類することができる（図 13-8）．

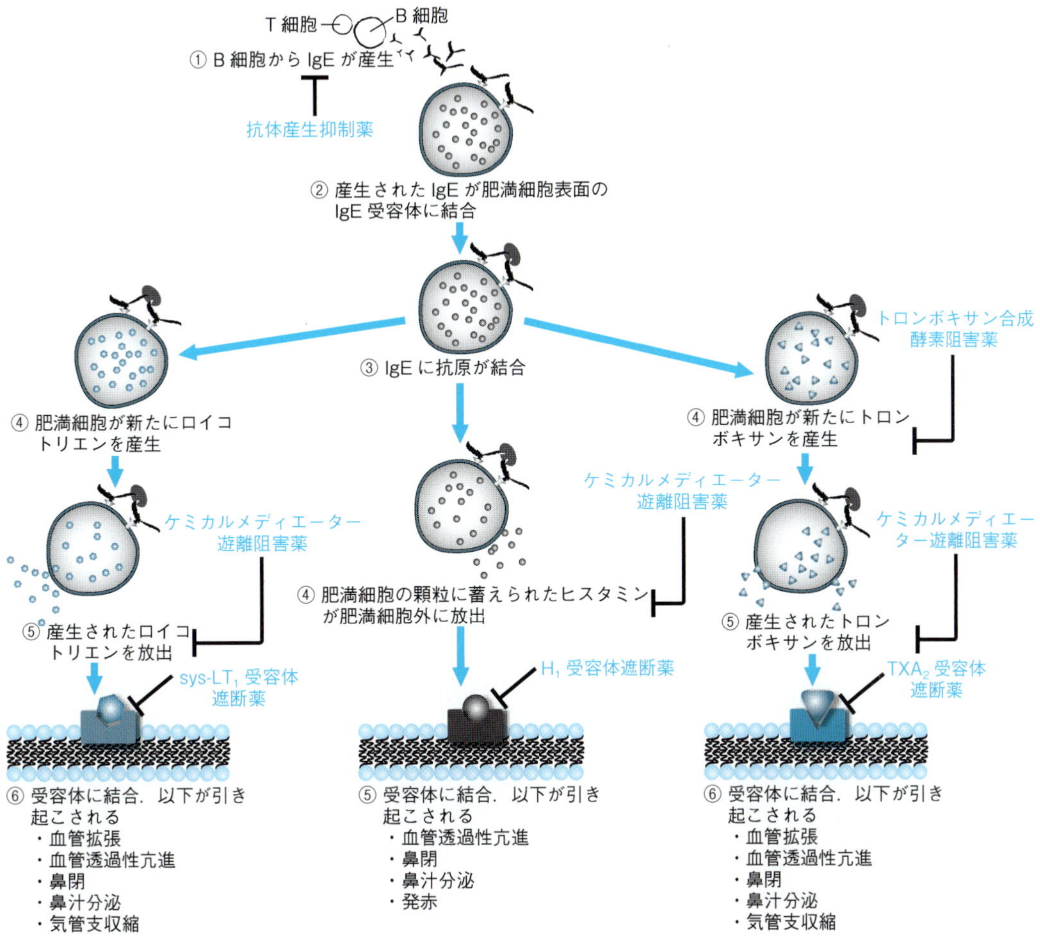

◆図 13-8　アレルギー疾患治療薬の作用点

1）ケミカルメディエーター遊離阻害薬

肥満細胞からの IgE 抗体依存的なヒスタミン，LT 類，TXA_2，PGD_2 などの遊離を阻止する薬物である．肥満細胞安定化薬とも呼ばれる**クロモグリク酸** cromoglicate，**トラニラスト** tranilast，**アンレキサノクス** amlexanox，**イブジラスト** ibudilast，**ペミロラスト** pemirolast が用いられており，これらには抗ヒスタミン作用はない．クロモグリク酸は消化管から吸収されにくいので，スピンヘラー（気管用吸入補助具）かインサフレーター（鼻孔用補助機械）を用いて下気道もしくは上気道に適用する．重篤な副作用はないが，局所刺激感が現れることがある．眼科領域では点眼で用いられる．トラニラスト以外の薬物は，気管支喘息，アレルギー性鼻炎，アトピー性皮膚炎の予防に経口投与される．アンレキサノクスは，LT 生成抑制作用と LT 拮抗作用を有する．

2）抗ヒスタミン薬（H_1 受容体遮断薬）

抗ヒスタミン薬は，第一世代薬と第二世代薬に分類されている．第一世代薬にはエタノールアミン系の**ジフェンヒドラミン** diphenhydramine，**ジフェニルピラリン**

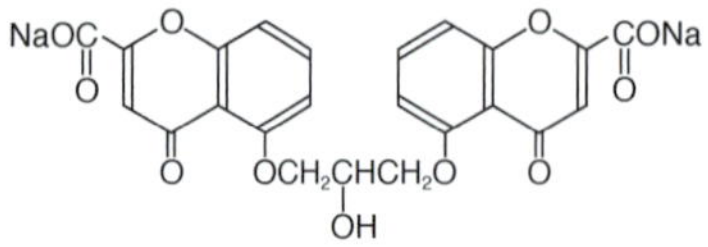
sodium cromoglicate

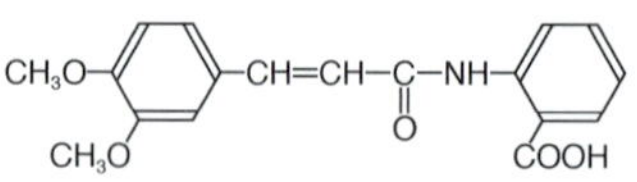
tranilast

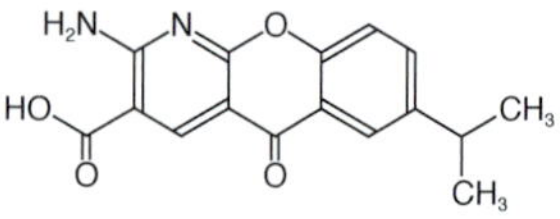
amlexanox

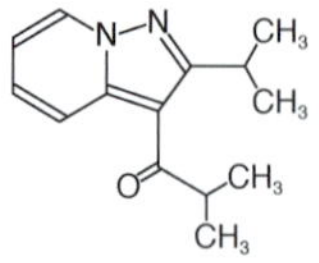
ibudilast

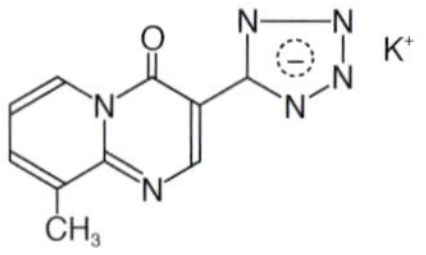
pemirolast potassium

▶アレルギー疾患治療薬

diphenylpyraline, **クレマスチン** clemastine, プロピルアミン系の**クロルフェニラミン** chlorpheniramine, フェノチアジン系の**プロメタジン** promethazine, **アリメマジン** alimemazine, ピペラジン系の**ヒドロキシジン** hydroxyzine, **ホモクロルシクリジン** homochlorcyclizine, **シプロヘプタジン** cyproheptadine がある. これらは中枢抑制作用や抗コリン作用などの副作用をもつ. また, 高濃度(用量)で肥満細胞からのケミカルメディエーター遊離抑制作用を示すが, この作用と臨床効果との関連は明らかではない.

第二世代薬は, 鎮静性の薬物と非鎮静性の薬物に分類される. 鎮静性の薬物は中枢への移行性が強い薬物で, **ケトチフェン** ketotifen および**オキサトミド** oxatomide が含まれる. 一方, 非鎮静性の薬物には, **メキタジン** mequitazine, **アゼラスチン** azelastine, **ベポタスチン** bepotastine, **オロパタジン** olopatadine, **セチリジン** cetirizine, **レボセチリジン** levocetirizine, **ロラタジン** loratadine, **エバスチン** ebastine, **エピナスチン** epinastine, **エメダスチン** emedastine, **ルパタジン** rupatadine, **デスロラタジン** desloratadine, **フェキソフェナジン** fexofenadine, **ビラスチン** bilastine などが含まれるが, 特にデスロラタジン, フェキソフェナジンおよびビラスチンは眠気やインペアードパフォーマンスがほとんどない.

これら第二世代薬は, 第一世代薬と同様な H_1 受容体遮断作用に加えて, ロイコトリエン拮抗作用, 血小板活性化因子 platelet-activating factor (PAF) 拮抗作用, 肥満細胞からのヒスタミンならびにロイトコトリエン遊離抑制作用などを持つ. 軽症もしくは中等症の鼻アレルギーの治療では, これら第二世代の抗ヒスタミン薬が第一選択薬として推奨されている.

3) TX 合成酵素阻害薬および脂質メディエーター受容体遮断薬

オザグレル[*1] (塩酸塩水和物) ozagrel は, TX 合成酵素阻害作用を示す. TXA_2 は気管支平滑筋収縮作用や血小板凝集作用を示し, 気管支喘息の発症に大きく関わっている. オザグレルは, アレルギー性気道炎症に関与している TXA_2 の産生を抑制し, 気道過敏性を抑制することから, 気管支喘息の治療に使用される. ただし, 小児には使用しない.

脂質メディエーター受容体遮断薬には, 抗 LT 薬と抗 TX 薬がある. LT 受容体には,

＊1 オザグレル(ナトリウム) ozagrel sodium は, 脳梗塞治療薬(抗血栓薬)として使用される.

＜鎮静性 H_1 受容体遮断薬＞

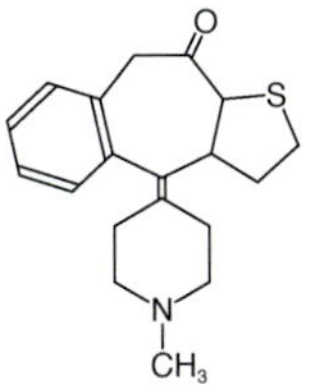

ketotifen fumarate

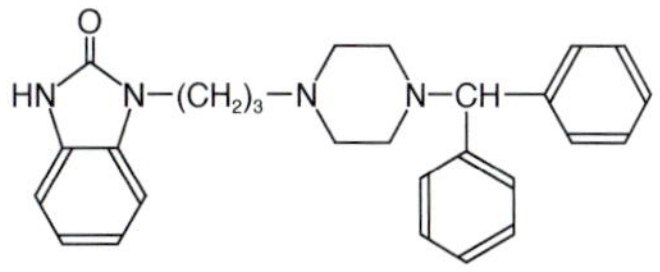

oxatomide

＜非鎮静性 H_1 受容体遮断薬＞

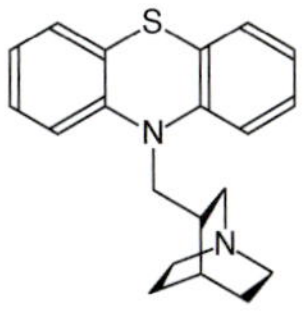

mequitazine

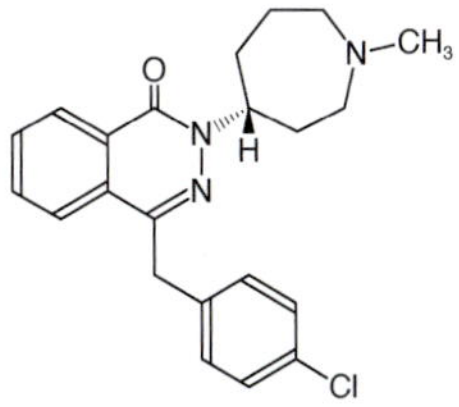

azelastine hydrochloride

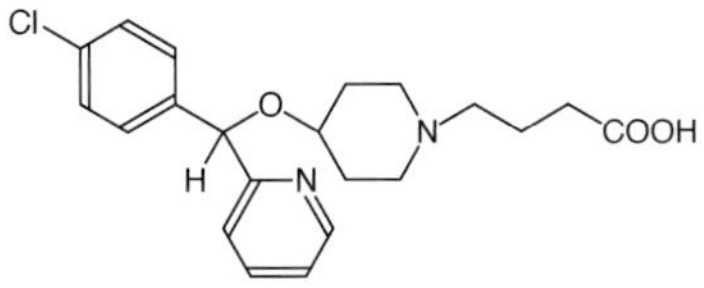

bepotastine besilate

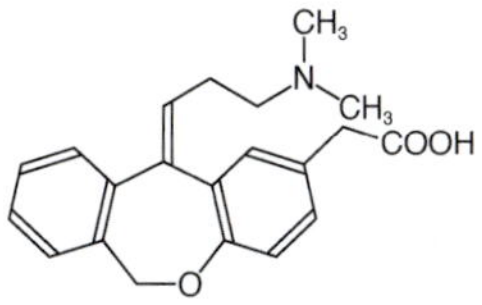

olopatadine hydrochloride

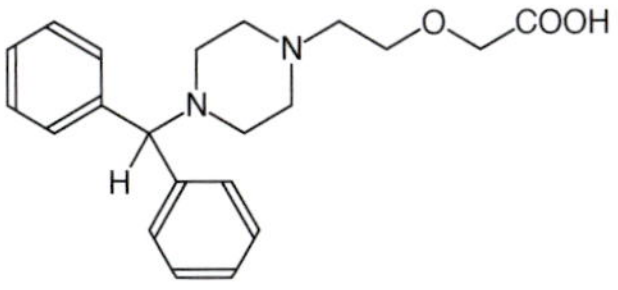

cetirizine hydrochloride

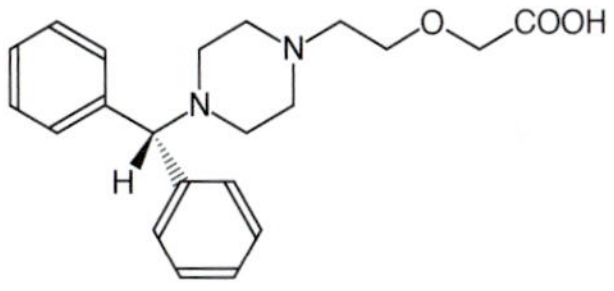

levocetirizine hydrochloride

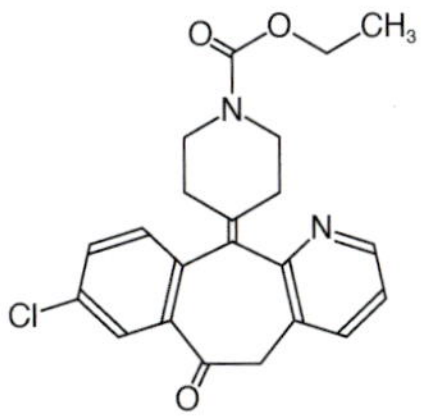

loratadine

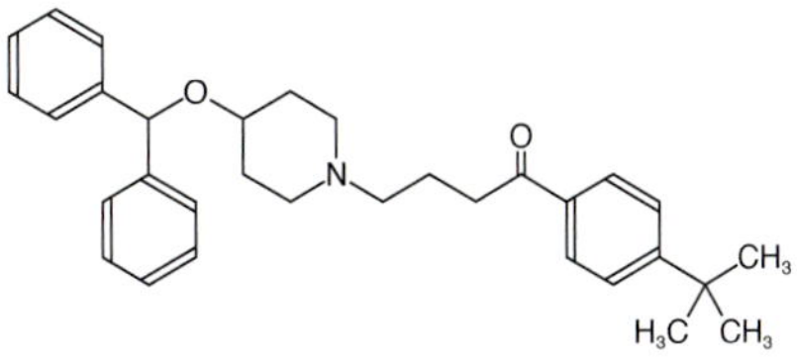

ebastine

▶抗ヒスタミン薬

LTC_4，LTD_4，LTE_4 に対する cys-LT_1 受容体および cys-LT_2 受容体と，LTB_4 に対する BLT 受容体が存在する．現在，臨床的に用いられている**プランルカスト** pranlukast および**モンテルカスト** montelukast は，cys-LT_1 受容体遮断薬である．気管支喘息に汎用されるが，プランルカストとモンテルカストはアレルギー性鼻炎にも使用される．TXA_2 受容体

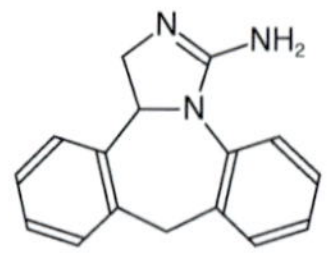

epinastine hydrochloride

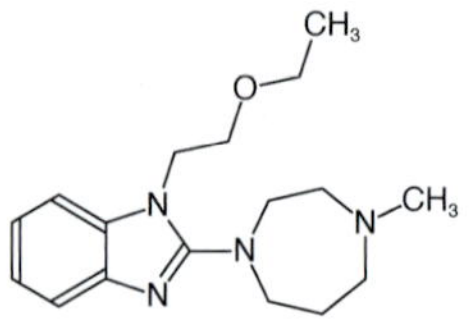

emedastine fumarate

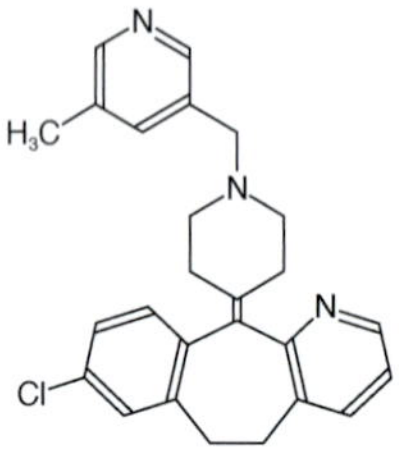

rupatadine fumarate

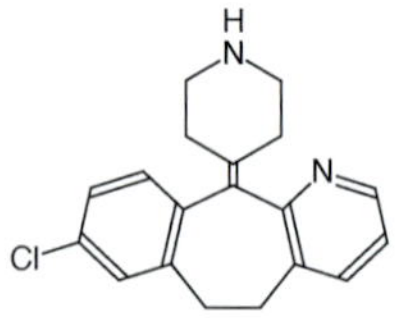

desloratadine

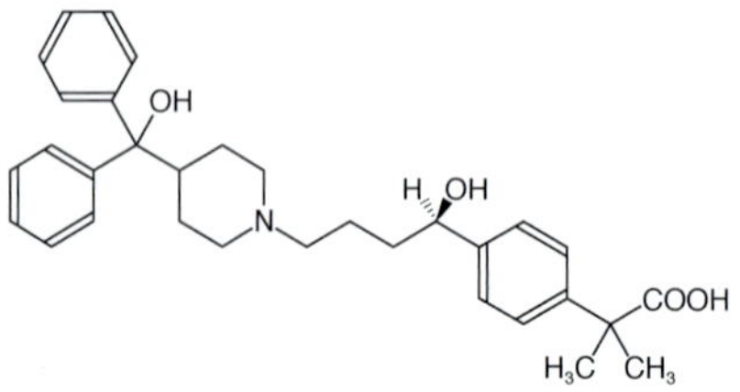

fexofenadine hydrochloride

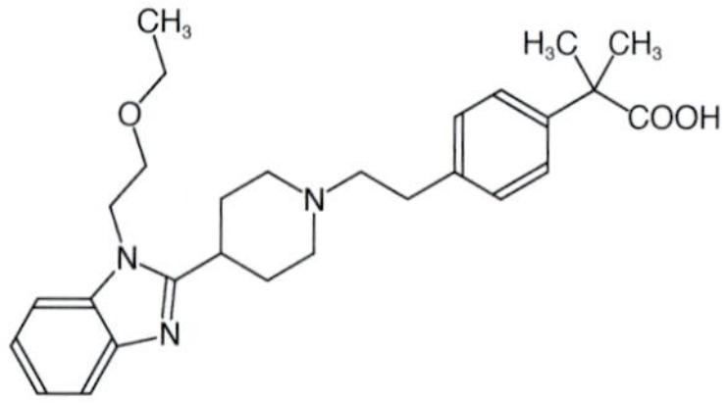

bilastine

▶抗ヒスタミン薬(つづき)

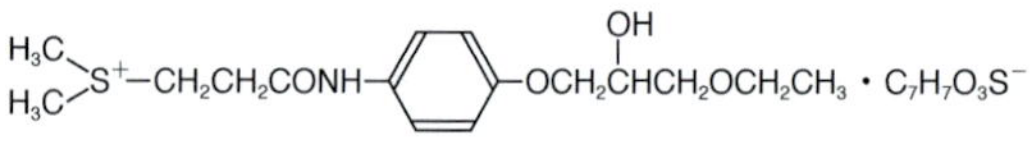

suplatast tosilate

▶抗体産生抑制薬

(プロスタノイドTP受容体)遮断薬(抗TX薬)には，**セラトロダスト** seratrodast と**ラマトロバン** ramatroban がある．セラトロダストは，即時型および遅発型喘息反応や気道過敏性の亢進を抑制する．ラマトロバンは，アレルギー性鼻炎における血管透過性の亢進や鼻腔抵抗の上昇を抑える．鼻閉(鼻づまり)に有効である．

4) 抗体産生抑制薬

スプラタスト suplatast はわが国で開発された薬物であり，サイトカイン産生抑制薬として唯一臨床で使用されている．Th2 サイトカインの IL–4 や IL–5 の産生を抑制して IgE 産生を低下させる．気管支喘息，アレルギー性鼻炎やアトピー性皮膚炎に使用される．

5) その他

非特異的変調療法として，金製剤やγグロブリン製剤が使用されることがある．作用機序が明らかではなく効果も一定しないが，患者によっては高い有効性を発揮することがある．

アレルギーを発症する抗原には，経口抗原，吸入抗原，接触抗原があるが，抗原を回避することができればアレルギー治療は成功する．ハウスダストのように回避困難な場合には，抗原エキスによる減感作療法が行われることもある．減感作療法には皮下免疫療法と舌下免疫療法があるが，現在では，主に舌下免疫療法が行われる．

第 13 章 学習チェックシート

- □ 炎症反応の基本的経過について説明できるか．
- □ オータコイドの特徴について説明できるか．
- □ 代表的なオータコイドをあげ，分布，生合成・代謝，生理作用について説明できるか．
- □ 代表的なステロイド性抗炎症薬をあげ，薬理作用，機序，主な副作用について説明できるか．
- □ 代表的な非ステロイド性抗炎症薬をあげ，薬理作用，機序，主な副作用について説明できるか．
- □ 代表的な抗リウマチ薬をあげ，薬理作用，機序，主な副作用について説明できるか．
- □ 代表的なアレルギー疾患治療薬をあげ，薬理作用，機序，主な副作用について説明できるか．

第14章 免疫系に作用する薬物

●免疫系の概観 ●免疫抑制薬 ●免疫チェックポイント阻害薬 ●免疫強化薬
●ワクチンおよびトキソイド

1. 免疫系の概観

免疫系は，自己と非自己を識別し，非自己すなわち異物を排除する生体防御システムである．この場合の異物とは，細菌，ウイルスなどの病原微生物，異種タンパク質などの化学物質，他人の組織片や移植臓器，悪性腫瘍細胞のような自己に由来する変異細胞などが含まれる．このようなシステムが正常に作動しないと免疫不全症，アレルギー(過敏症)，自己免疫疾患などの発症につながる．また，悪性腫瘍の患者では免疫応答能が低下していることが多い．

免疫抑制薬は免疫機能が亢進している場合に，また免疫強化薬は免疫機能が低下している場合に，それぞれ用いられる．一方，臓器移植の際には，正常な免疫応答能を抑制するための治療が必要な場合もある．さらに，特定の病原微生物に対する免疫能をあらかじめ増強させるための予防接種には，ワクチンやトキソイドが用いられる．これらの薬物の作用を考えるのに先立って，まず免疫系の概略をみてみたい．

免疫担当細胞は，すべて骨髄の多能性幹細胞に由来する白血球系の細胞である．幹細胞から，赤血球や血小板とともに**リンパ球**(T 細胞，B 細胞，NK 細胞)，**単球**(マクロファージの前駆細胞)，**顆粒球**(好中球，好酸球，好塩基球)などの免疫担当細胞が分化する(**表 14–1**)．血液中に存在する白血球に加え，食細胞であるマクロファージ，抗原提示機能を有する樹状細胞，アレルギーに関わる肥満細胞(マスト細胞)(13 章–2–A「ヒスタミン」p368 を参照)などの組織の細胞も免疫応答に関わる．これらの細胞が協働して，効率的な免疫応答を行っている．免疫担当細胞間の協働作用には，**インターロイキン** interleukin(**IL**)を中心とする**サイトカイン**などの可溶性因子による情報伝達と，リンパ球抗原受容体や細胞接着分子が仲介する細胞間の直接的な接着反応によるものとがある．

免疫応答を大きく分けると，**B 細胞**が分化した形質細胞(抗体産生細胞)によって産生される抗体が主役となる**体液性免疫**と，**T 細胞**を中心とした免疫担当細胞がエフェクターとなる**細胞性免疫**とからなる(**図 14–1**)．体液性免疫では，ヘルパー T 細胞が**マクロファージ**や**樹状細胞**などの抗原提示細胞の表面に提示された抗原を認識し，IL などのサイトカインを放出する．これらのサイトカインの作用により抗原特異的な B 細胞が増殖・分化し，抗体を産生するようになる．一方，細胞性免疫の主要なエフェクター細胞である**細胞傷害性 T 細胞**(キラー T 細胞)の誘導にも，ヘルパー T 細胞の産生するサイトカインが必要である．また，マクロファージやナチュラルキラー細胞(**NK 細胞**)の機能も，**インターフェロン** interferon(**IFN**)などのサイトカインによって活性化される．

◆表 14-1　免疫担当細胞と主要機能

免疫担当細胞	主要機能
リンパ球	
T 細胞	
ヘルパー T 細胞	サイトカイン産生，エフェクター細胞の増殖，B 細胞の増殖・分化の介助
細胞傷害性 T 細胞	標的細胞(ウイルス感染細胞，悪性腫瘍細胞，非自己細胞)破壊
遅延型反応性 T 細胞	マクロファージの活性化などを介する遅延型過敏症の形成
B 細胞	抗体産生細胞(形質細胞)へ分化
NK(ナチュラル・キラー)細胞	腫瘍細胞，ウイルス感染細胞に対する非特異的細胞破壊
単球・マクロファージ	異物の貪食，T 細胞への抗原提示機能
顆粒球	
好中球	貪食，殺菌，抗原抗体複合体の取り込み
好酸球	貪食，寄生虫の感染防御，アレルギー病変への集積
好塩基球	即時型過敏症への関与，アレルギー反応のメディエーター放出，組織中の肥満細胞(マスト細胞)と類似の機能
樹状細胞	抗原提示機能
肥満細胞(マスト細胞)	即時型過敏症(アレルギー)に関与

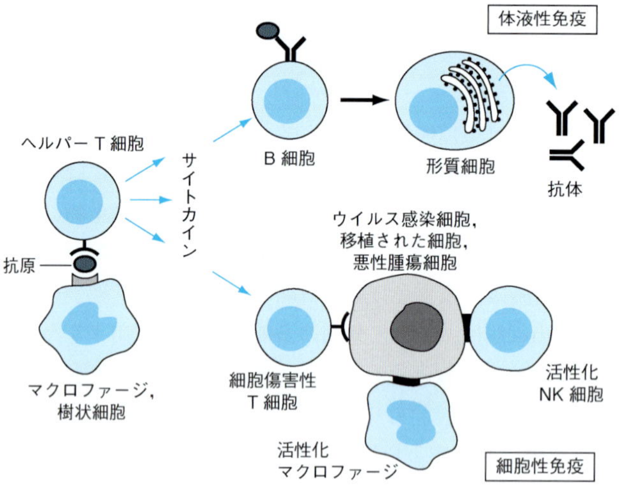

◆図 14-1　免疫応答における免疫担当細胞の働き

ヘルパー T 細胞(Th)は，産生するサイトカインの種類により Th1 と Th2 とに分類されている．両ヘルパー T 細胞は，共通の前駆細胞である Th0 細胞から分化する．Th1 は，主に T 細胞やマクロファージの活性化を促し細胞性免疫を増強する IL-2 や IFN-γ などのサイトカインを，また Th2 は，主に B 細胞の抗体産生細胞(形質細胞)への分化を促し体液性免疫を増強する IL-4, IL-5, IL-6, IL-10 などのサイトカインを，それぞれ産生・分泌する(図 14-2)．どちらのタイプのヘルパー T 細胞が優位になるかによって，異なった免疫応答が誘導される．Th1 と Th2 のバランスの乱れが，免疫異常やアレルギー疾患の発症・進行に関係することが明らかになっている．また最近では，IL-17 を産生する能力をもつ Th17 細胞と呼ばれるヘルパー T 細胞の亜集団の存在が認められ，自己免疫疾患との関連で注目されている．

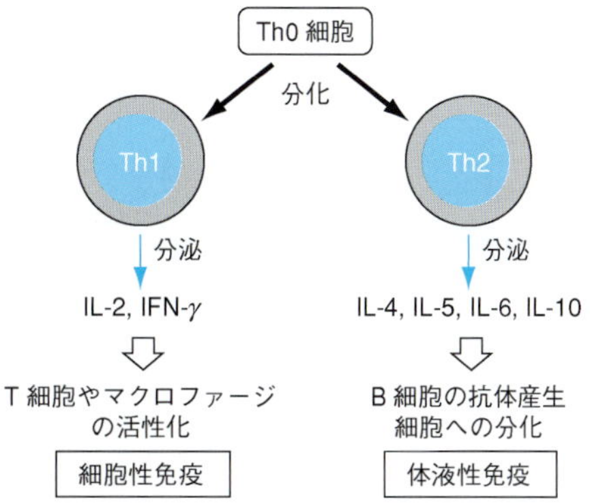

◆図 14-2 ヘルパー T 細胞の分類と特徴

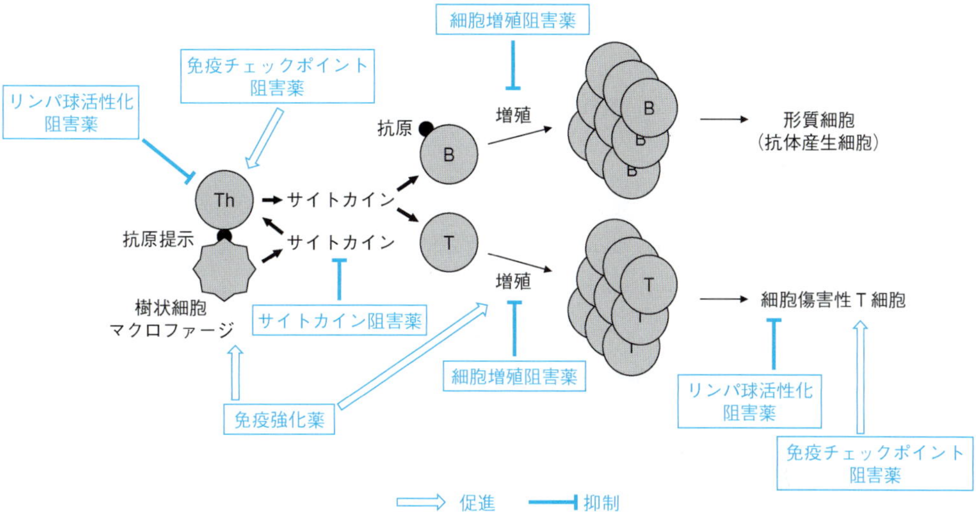

◆図 14-3 免疫担当細胞と薬物の作用点

免疫機能を調節する薬物にはさまざまな機序をもつものが知られているが，本章で記述する薬物の作用点の概略を，**図 14-3** に示す．

2. 免疫抑制薬

免疫抑制薬には，免疫担当細胞に対して非選択的に作用するものと，比較的選択的に作用するものとがある．非選択的な薬物の多くは，細胞分裂の盛んな細胞に対して傷害効果を示す細胞増殖阻害薬(細胞毒性薬)であり，抗悪性腫瘍薬として用いられている薬物が多い．アルキル化薬や代謝拮抗薬などがこれに分類される．比較的選択性のある薬物としては，副腎皮質ステロイド(糖質コルチコイド)や抗リンパ球抗体などがある．シクロスポリンやタクロリムスは，T 細胞に選択的に作用する薬物である．また，免疫担当細胞が産生するサイト

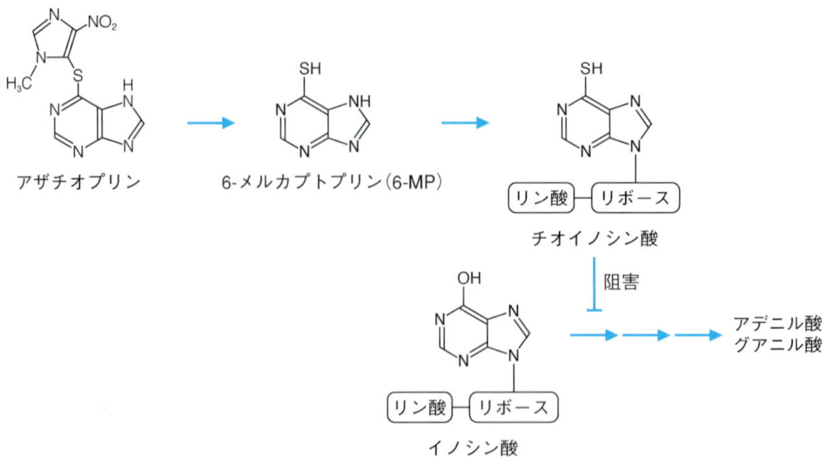

◆図 14-4　アザチオプリンの代謝と作用

カインの作用を特異的に抑制するモノクローナル抗体などの生物学的製剤も，次々と開発されている．

免疫抑制薬は，免疫応答の抑制が必要な，臓器移植時の拒絶反応の抑制や自己免疫疾患の治療などに適用される．一般に免疫抑制薬は，免疫反応全般を抑制することから，日和見感染の危険性を高めるので注意が必要である．

A　細胞増殖阻害薬

アザチオプリン azathioprine：6–メルカプトプリン 6–mercaptopurine (6–MP) の誘導体である．生体内でチオイノシン酸となり，イノシン酸と拮抗してアデニル酸およびグアニル酸などプリンヌクレオチドの生合成を阻害することにより，核酸合成を阻害する (**図 14–4**)．リンパ球の増殖抑制，抗体産生の抑制，マクロファージ機能の抑制などを通して免疫抑制作用を示す．臓器移植における拒絶反応の抑制のために用いられる．その他，クローン病，潰瘍性大腸炎，全身性血管炎，全身性エリテマトーデス (SLE) などにも用いられる．

ミゾリビン mizoribine：ヌクレオシド類似の構造をもつプリン代謝拮抗薬である．核酸合成阻害により，細胞増殖抑制作用を示す．リンパ球増殖抑制作用および抗体産生抑制作用を示す．腎移植における拒絶反応の抑制，一部のネフローゼ症候群・ループス腎炎および関節リウマチに用いられる．

ミコフェノール酸モフェチル mycophenolate mofetil：生体内でミコフェノール酸となり，核酸合成系のうち，*de novo* 合成系の律速酵素であるイノシン酸脱水素酵素を阻害することにより，DNA 合成を抑制する．その結果，リンパ球の増殖が抑えられ，臓器移植後の拒絶反応が抑制される．ループス腎炎にも用いられる．

シクロホスファミド cyclophosphamide：ナイトロジェンマスタード系に属するアルキル

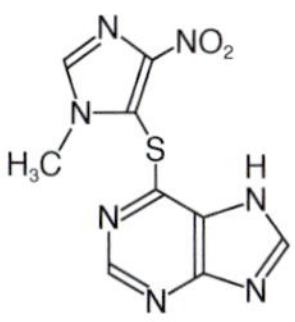

azathioprine

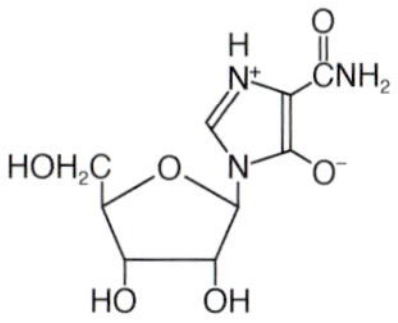

mizoribine

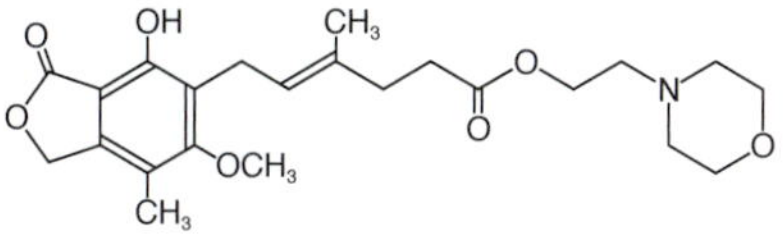

mycophenolate mofetil

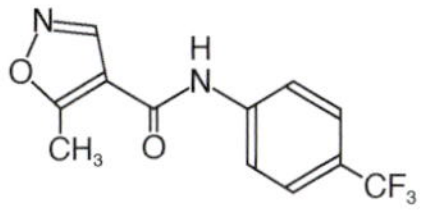

leflunomide

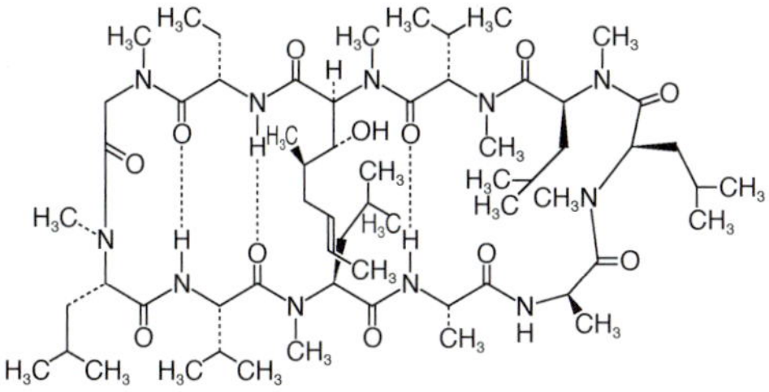

ciclosporin

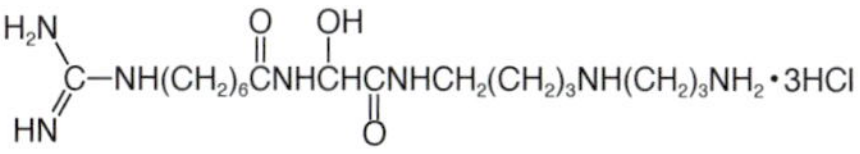

gusperimus hydrochloride

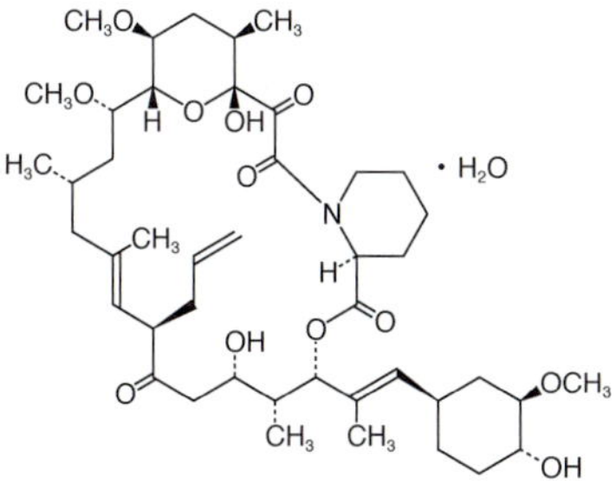

tacrolimus hydrate

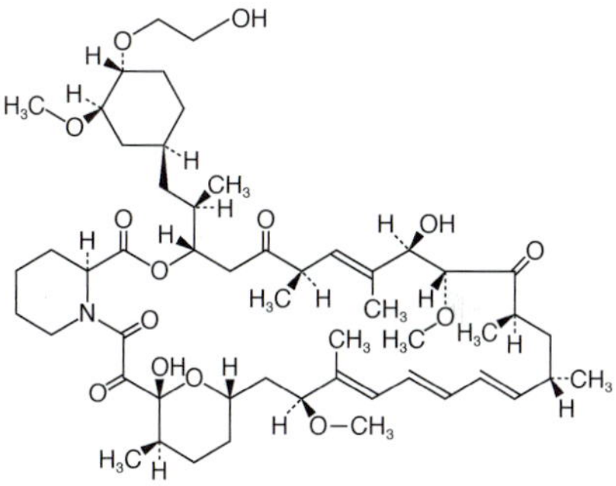

everolimus

▶免疫抑制薬

化薬であり，生体内で活性化され核酸やタンパク質のアルキル化修飾を起こす．とくにDNA 中のグアニン残基と反応しやすく，DNA 合成を阻害する．リンパ球増殖抑制作用，抗炎症作用，細胞性免疫応答に対する抑制作用を示す．主に抗悪性腫瘍薬として適用されるが，骨髄移植における免疫抑制の目的のほか，関節リウマチやベーチェット Behçet 病などの一部の自己免疫疾患にも用いられる．

メトトレキサート methotrexate：葉酸代謝拮抗薬であり，ジヒドロ葉酸レダクターゼを強力に阻害して，テトラヒドロ葉酸の生成を抑制する．活性型葉酸であるテトラヒドロ葉酸は核酸塩基の合成に必須であり，これが利用できなくなるため DNA 合成が阻害され，細胞増殖が抑制される．白血病などに対する抗悪性腫瘍薬として，また，関節リウマチ（13 章-4

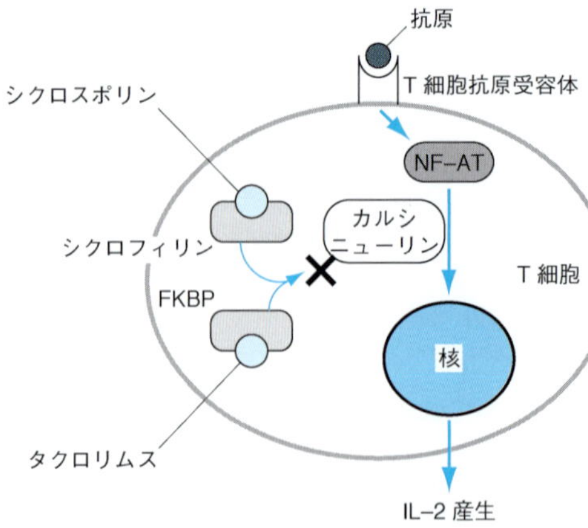

◆図 14–5 シクロスポリンとタクロリムス(FK506)の作用機序
両薬物ともT細胞に選択的に作用する．それぞれの薬物に対する結合タンパク質(シクロフィリンおよびFKBP)との複合体がカルシニューリンの活性を抑制することで，IL–2などのサイトカインの遺伝子の発現に関わる転写因子NF–ATの核への移行を阻害し，IL–2産生が抑制される．

「抗リウマチ薬」p383を参照)や骨髄移植後の移植片対宿主疾患 graft–versus–host disease (GVHD)の予防に用いられる．

レフルノミド leflunomide：イソキサゾール誘導体のレフルノミドは，消化管粘膜や肝で代謝されて開環して活性型に変換される．細胞内の *de novo* ピリミジン生合成に関わるジヒドロオロト酸脱水素酵素 dihydroorotate dehydrogenase (DHODH)の活性を阻害する．リンパ系細胞は，比較的DHODHの活性が低いこととサルベージ経路(再利用経路)の利用が限られていることから，核酸合成の阻害を受けやすく，レフルノミドに対する感受性が高いとされている．関節リウマチの原因となる自己反応性のリンパ球の増殖を抑制することにより，症状を改善する(13章–4–B–1)–b「レフルノミド」p384を参照)．

B リンパ球活性化阻害薬

1) 特異的シグナル伝達阻害薬

シクロスポリンとタクロリムスは，T細胞に対して選択的に抑制作用を示す強力な免疫抑制薬である．これら薬物の開発により，移植臓器の生着率と患者生存率が著しく改善された．主な作用機序は，ヘルパーT細胞によるインターロイキン2(IL–2)の産生抑制である．細胞内にイムノフィリンと総称される結合タンパク質が存在するが，いずれの薬物も細胞内でイムノフィリンと薬物–タンパク質複合体を形成して(シクロスポリンはシクロフィリンとの複合体を，タクロリムスはFKBPとの複合体を形成する)，カルシニューリンと呼ばれるSer/Thrホスファターゼの活性を阻害する(**カルシニューリン阻害薬**)．カルシニューリンは，IL–2をはじめとするサイトカインの発現に関わる転写因子である活性化T細胞核内因子 nuclear factor of activated T cells (NF–AT)の核への移行を制御しているため，結果としてIL–2遺伝子の発現が抑制される(**図 14–5**)．また，IL–4やIL–5など他のサイトカインの産生も抑えられ，これらのサイトカインが関係する免疫応答が抑制される．

主に，臓器移植後の拒絶反応の抑制や，骨髄移植の際にしばしばみられるGVHDの抑制の目的で使用される．糖質コルチコイドと併用することが多い．関節リウマチ，ループス腎炎，重症筋無力症，アトピー性皮膚炎などへの適用も図られている．

最近，カルシニューリン阻害薬とは異なる機序をもつT細胞増殖抑制薬であるエベロリムスが開発され，免疫抑制薬として使用されている．

シクロスポリン ciclosporin, cyclosporin A：真菌の一種である *Tolypocladium inflatum* の代謝産物で，11個のアミノ酸残基からなる環状ポリペプチドである．T細胞内イムノフィリンの一つである**シクロフィリン** cyclophilin (Cyp) と結合し，カルシニューリン/NF-AT系の阻害を介してIL-2産生を抑制する．臓器移植における拒絶反応の抑制や骨髄移植における拒絶反応およびGVHDの抑制に用いられる．ベーチェット病，乾癬，重症筋無力症，再生不良性貧血，ネフローゼ症候群およびアトピー性皮膚炎の一部にも適用される．

タクロリムス(FK-506) tacrolimus：放線菌の一種である *Streptomyces tukubaensis* の培養液から得られるマクロライド系化合物であり，シクロスポリンと類似の免疫抑制作用を有する．イムノフィリンの一つである **FK506-binding protein (FKBP)** と結合し，カルシニューリン/NF-AT系の阻害を介してT細胞の活性化を抑制する．IL-2，インターフェロンなどのサイトカインの産生や細胞傷害性T細胞の誘導を抑制する．臓器移植における拒絶反応の抑制，骨髄移植における拒絶反応およびGVHDの抑制に用いられる．シクロスポリンに比べ，低用量で効果を示す．アトピー性皮膚炎治療用の軟膏も開発されているほか，重症筋無力症，ループス腎炎，関節リウマチ，潰瘍性大腸炎にも適用されている．

エベロリムス everolimus：放線菌から単離された免疫抑制薬ラパマイシンの誘導体である．エベロリムスは，シクロスポリンやタクロリムスと類似したIL-2依存的T細胞増殖抑制作用を有する．標的分子は，細胞増殖に関わるシグナル伝達分子であるラパマイシン標的タンパク質 mammalian target of rapamycin (mTOR) であり，カルシニューリンとは異なる．mTORの機能を阻害することによって，免疫抑制作用を示す(**mTOR阻害薬**)．心移植，腎移植における拒絶反応の抑制に用いられる．

2) T細胞選択的共刺激調節薬

図14-1に示したように，T細胞の活性化にはマクロファージや樹状細胞などの抗原提示細胞との相互作用が重要である．T細胞の抗原受容体(T細胞受容体 T cell receptor：TCR)からのシグナル(主シグナル)に加え，抗原提示細胞表面のCD80/CD86分子とT細胞表面のCD28の相互作用を介した**共刺激シグナル**(副シグナル)が必要となる(**図14-6**)．

アバタセプト abatacept：T細胞活性化シグナルに関連する細胞膜タンパク質であるCTLA-4分子の細胞外ドメインと，免疫グロブリン IgG_1 のFc領域を，遺伝子組換え技術により融合させたキメラタンパク質(CTLA4-Ig)である．CD80/CD86分子に結合することにより，CD28を介したT細胞活性化のための共刺激シグナルを阻害する．その結果，関節リウマチの発症に関与するサイトカイン産生を抑制し，さらに関節の結合組織の細胞の活性化によるマトリックスメタロプロテイナーゼや炎症性メディエーターの産生を抑制すると

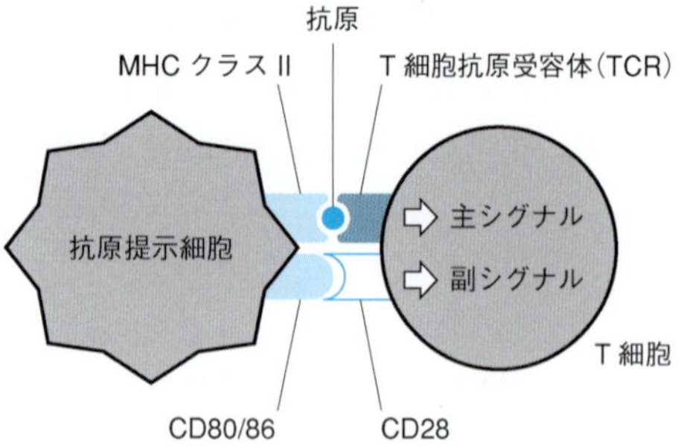

◆図 14-6　T 細胞の活性化シグナル

考えられている.

3) リンパ球増殖・分化阻害薬

グスペリムス gusperimus：抗悪性腫瘍性の抗生物質スパガリンの合成誘導体(デオキシスパガリン)である．モデル動物における皮膚移植拒絶反応や自己免疫疾患の改善が認められ，免疫抑制薬として開発された．活性化 B 細胞の増殖・分化を抑制することにより抗体産生を低下させ，また，細胞傷害性 T 細胞の増殖と成熟を抑制し，標的細胞に対する傷害作用を減弱させる．腎移植後の拒絶反応(促進型および急性)の抑制に用いられる．リンパ球の増殖阻害という点では A「細胞増殖阻害薬」と類似するが，核酸合成阻害作用や細胞傷害作用をもたない.

4) Th2 サイトカイン阻害薬

スプラタスト suplatast：2 型ヘルパー T 細胞(Th2 細胞)(図 14-2)の IL-4 および IL-5 産生に対して抑制作用を有し，抗体産生細胞の IgE 抗体の産生抑制や好酸球の組織浸潤抑制により抗アレルギー作用を表す(13 章-5-B-4)「抗体産生抑制薬」p391 を参照).

C　抗リンパ球抗体

T 細胞は，細胞性免疫および体液性免疫のいずれにおいても重要な役割を果たしている．T 細胞の表面抗原に対する抗体は，T 細胞数の減少や機能不全の誘導を介して免疫抑制効果を示す.

ムロモナブ-CD3 muromonab-CD3：ヒト T 細胞の細胞膜に存在する CD3 抗原に対するマウスモノクローナル抗体である．CD3 抗原タンパク質は，T 細胞の抗原受容体である T 細胞受容体(TCR)と複合体を形成しており，抗原刺激による T 細胞活性化シグナルの細胞内伝達に関わっている．抗 CD3 抗体は T 細胞による細胞傷害性を特異的に遮断するため，腎移植後の急性拒絶反応の治療に用いられていたが，現在は販売終了となっている.

バシリキシマブ basiliximab：ヒト IL-2 受容体 α 鎖(CD25)に対する遺伝子組換えヒト/マウスキメラ型モノクローナル抗体である．活性化 T 細胞表面の IL-2 受容体 α 鎖に特異的に

◆表 14-2 サイトカインを標的とした抗炎症・免疫抑制作用をもつ生物学的製剤

薬物名	標的分子	形 状	適 応
インフリキシマブ infliximab	TNF-α	キメラ型モノクローナル抗体	関節リウマチ，乾癬，ベーチェット病，クローン病，潰瘍性大腸炎，強直性脊椎炎，川崎病の急性期
アダリムマブ adalimumab	TNF-α	ヒト型モノクローナル抗体	関節リウマチ，乾癬，強直性脊椎炎，クローン病，潰瘍性大腸炎，若年性特発性関節炎，腸管型ベーチェット病
エタネルセプト etanercept	TNF-α/LT	ヒト型可溶性受容体	関節リウマチ，若年性特発性関節炎
カナキヌマブ canakinumab	IL-1β	ヒト型モノクローナル抗体	クリオピリン関連周期性症候群(CAPS)
アナキンラ anakinra	IL-1 受容体	ヒト型 IL-1 受容体アンタゴニスト	関節リウマチ(日本では未承認)
トシリズマブ tocilizumab	IL-6 受容体	ヒト化モノクローナル抗体	関節リウマチ，若年性特発性関節炎，キャッスルマン病
バシリキシマブ basiliximab	IL-2 受容体(CD25)	キメラ型モノクローナル抗体	腎移植後の急性拒絶反応の抑制

LT：リンホトキシン lymphotoxin (TNF-β とも呼ばれる).

結合し，IL-2 の受容体への結合を阻害することにより，IL-2 依存性の T 細胞の増殖・分化を抑制し，免疫抑制作用を示す．腎移植後の急性拒絶反応の抑制に適用される．

D サイトカインを標的とした生物学的製剤(サイトカイン阻害薬)

免疫担当細胞の機能を調節するサイトカインに対する抗体や，サイトカイン受容体に対する抗体によってサイトカインの作用を阻害し，炎症・免疫反応を制御する生物学的製剤の開発が盛んになっている．その中で，腫瘍壊死因子-α tumor necrosis factor-α(TNF-α)，IL-1，IL-6 などの炎症性サイトカインを標的とした治療薬，とくに関節リウマチ治療薬(抗リウマチ薬)が開発されている(**表 14-2**)．

関節リウマチでは，関節の滑膜組織に好中球，マクロファージ，T 細胞，B 細胞などの免疫担当細胞が集積し，これらの細胞から多種類のサイトカインが産生され，炎症性に増殖した滑膜組織(パンヌス)を形成し，関節破壊へと病態が進行する(13 章-4-Ⓐ「関節リウマチ」p383 を参照)．

1) TNF-α を標的とするもの

インフリキシマブ infliximab および**アダリムマブ** adalimumab は，いずれも TNF-α に対するモノクローナル抗体である．前者はヒト抗体とマウス抗体を遺伝子工学的に融合させたキメラ抗体であり，後者は完全なヒト型抗体である(コラム『モノクローナル抗体①』p404 を参照)．これらの抗体は，TNF-α の受容体への結合を阻止することに加え，膜結合型の TNF-α に結合し，補体の活性化を通じて，あるいは抗体依存性細胞傷害 antibody-dependent cellular cytotoxicity (ADCC) により，TNF-α 産生細胞を傷害する(**図 14-7**)．

エタネルセプト etanercept は，可溶性 TNF 受容体とヒト免疫グロブリン(IgG)の一部(Fc 領域)を遺伝子工学的手法により融合させたタンパク質である．抗体ではないが，TNF-α および TNF-β(リンホトキシン(LT)とも呼ばれる)を捕捉することにより，TNF の

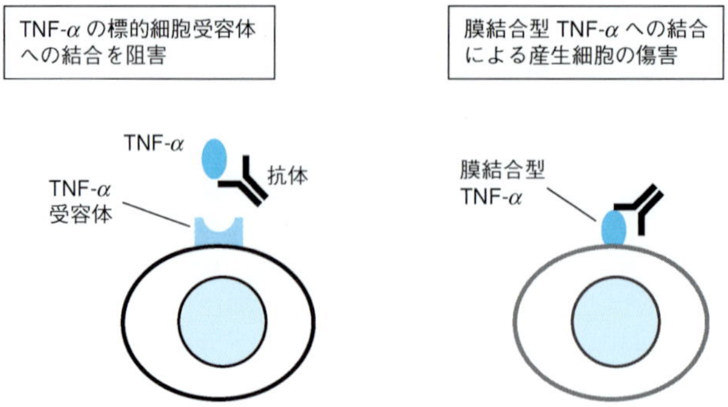

◆図 14-7 抗 TNF-α 抗体の作用

作用を減弱させて炎症の進行を抑える.

2) IL-1 を標的とするもの

T 細胞活性化作用をもつ IL-1 は，他のサイトカインと同様に，細胞膜受容体に結合することにより作用を示す．IL-1 の作用は，IL-1 受容体アンタゴニスト IL-1 receptor antagonist (IL-1Ra) と呼ばれるタンパク質により調節されている．IL-1Ra は，IL-1 と拮抗して IL-1 受容体に結合するが，結合しても細胞内への活性化シグナルが伝達されないアンタ

コラム　モノクローナル抗体

モノクローナル抗体は，特定の抗原に対して特異的に結合する能力をもつことから分子標的薬としての利用が期待され，急速に開発が進んでいる．しかし，ヒト以外の動物（たとえばマウス）の抗体は，ヒトにとって異物であるため体内に投与すると，モノクローナル抗体に対する抗体が産生され，長期投与を困難にしている．そこで，遺伝子工学的手法を駆使し，できるだけヒトの抗体に近づけるための努力が行われている．名称の語尾により，どのような抗体か判別できる．なお最後の "mab" は，モノクローナル抗体 monoclonal antibody を意味する．

- マウス抗体 (-omab)：マウス由来の抗体なのでヒトにとっては異物であり，免疫応答の対象となる．
- キメラ抗体 (-ximab)：マウス抗体の可変部とヒト抗体の定常部を融合させた抗体である．マウスに由来する領域は約 30%．
- ヒト化抗体 (-zumab)：マウス抗体の可変部のうち，抗原と直接結合する部分である相補性決定領域 (CDR) をヒト抗体に導入した抗体である．マウスに由来する領域は約 10%．
- ヒト型抗体 (-umab)：ヒト由来の細胞あるいは遺伝子改変マウスを用いて得られる完全なヒト抗体である．

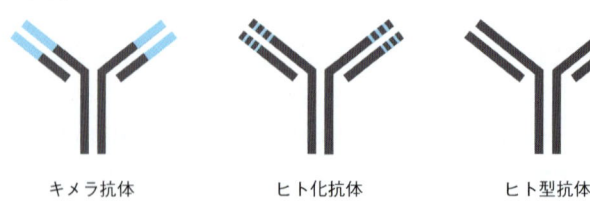

マウス由来の領域を青色で示している

ゴニストであり，生体内での IL–1 の作用を制御していると考えられている．**アナキンラ** anakinra は遺伝子組換え技術により製造されたヒト IL–1Ra で，IL–1 の作用を抑えることにより関節リウマチを改善する．ただし，2018 年現在，わが国では未承認である．

クリオピリン関連周期性症候群 cryopyrin–associated periodic syndrome (CAPS) は IL–1 の過剰産生を伴うまれな遺伝性炎症性疾患であるが，その治療薬として，抗 IL–1β モノクローナル抗体である**カナキヌマブ** canakinumab が用いられている．

3) IL–6 を標的とするもの

トシリズマブ tocilizumab は，代表的な炎症性サイトカインである IL–6 の受容体に対するヒト化モノクローナル抗体であり，IL–6 の受容体への結合を阻止することによりその作用を抑制して炎症の進行を防ぐ．

関節リウマチにおいては，IL–6 のもつ破骨細胞活性化作用も抑制し，パンヌスの形成や関節破壊を防ぐ．また，関節リウマチに伴う全身症状(倦怠感，微熱，骨粗鬆症，食欲低下，体重減少など)を緩和する．

トシリズマブは，リンパ節の腫脹を伴うリンパ増殖性疾患であるキャッスルマン病の症状に対する改善効果も示す．

E 糖質コルチコイド

副腎皮質ステロイドのうち，糖質コルチコイドは，強力な抗炎症・抗アレルギー作用および免疫抑制作用を有する．作用の強弱や作用持続時間などが異なる，種々の合成ステロイドが開発されている(13 章–3–Ⓐ「ステロイド性抗炎症薬」p375 を参照)．**ヒドロコルチゾン** hydrocortisone，**プレドニゾロン** prednisolone，**メチルプレドニゾロン** methylprednisolone，**デキサメタゾン** dexamethasone，**ベタメタゾン** betamethasone，**ベクロメタゾン** beclometasone などが代表的なものである．

作用は，リンパ球，単球・マクロファージ，顆粒球など白血球機能全般にわたっており，体液性免疫応答および細胞性免疫応答の抑制作用，およびこれに密接に関係する抗炎症作用を有する．そのうちの主なものを以下にあげる．

① T 細胞の活性化抑制とサイトカインの産生抑制．IL–2 および IL–2 受容体の発現抑制の結果，ヘルパー T 細胞クローンの拡大や細胞傷害性 T 細胞の誘導を抑制する．

② マクロファージや NK 細胞の活性化の抑制．主に IFN–γ の産生抑制の結果，これらの細胞の抗原処理能力や細胞傷害性を低下させる．

③ 単球・マクロファージからの IL–1 や腫瘍壊死因子(TNF–α)などの炎症性サイトカインの産生抑制．その結果，T 細胞活性化や炎症カスケードを抑制する．

④ 好中球や単球に対する走化性因子の産生抑制．その結果，これら白血球の炎症組織への遊走を阻害する．

⑤ アラキドン酸代謝物(プロスタグランジン類，ロイコトリエン類)や血小板活性化因子(PAF)などの炎症性メディエーターの産生を抑制する．

糖質コルチコイドの免疫抑制作用は，きわめて多岐にわたる．臓器移植後の拒絶反応の予防，骨髄移植後の急性の GVHD の抑制にシクロスポリンやタクロリムスと併用される．また，抗炎症薬・抗アレルギー薬として頻用される．

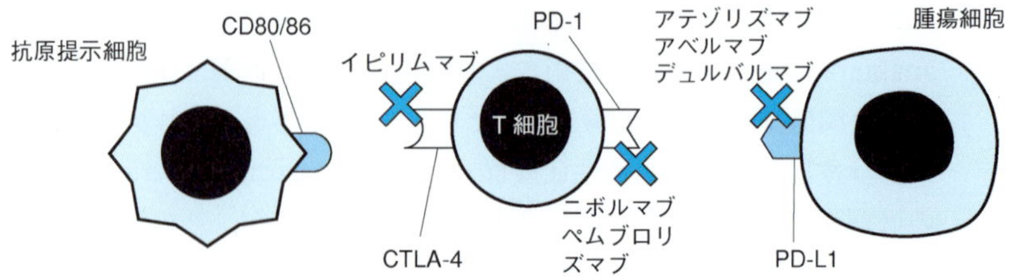

◆図 14-8　免疫チェックポイント阻害薬

◆表 14-3　主な免疫チェックポイント阻害薬

標的分子	一般名	性　状	適　応
CTLA-4	イピリムマブ ipilimumab	ヒト型抗ヒトCTLA-4モノクローナル抗体	悪性黒色腫
PD-1	ニボルマブ nivolumab	ヒト型抗ヒトPD-1モノクローナル抗体	悪性黒色腫，非小細胞肺がん，腎細胞がん，頭頸部がん，ホジキンリンパ腫，胃がん
	ペムブロリズマブ pembrolizumab	ヒト化抗ヒトPD-1モノクローナル抗体	悪性黒色腫，非小細胞肺がん，ホジキンリンパ腫，尿路上皮がん
PD-L1	アテゾリズマブ atezolizumab	ヒト化抗PD-L1モノクローナル抗体	非小細胞肺がん
	アベルマブ avelumab	ヒト型抗PD-L1モノクローナル抗体	メルケル細胞がん
	デュルバルマブ durvalumab	ヒト型抗PD-L1モノクローナル抗体	非小細胞肺がん

3. 免疫チェックポイント阻害薬

免疫反応の調節には，免疫細胞の表面に存在するさまざまな受容体から細胞内へのシグナルが重要な役割を担っている．たとえば，細胞の活性化を制御する受容体(免疫チェックポイントタンパク質)の存在が明らかにされており，自己免疫疾患に繋がる過剰な免疫反応を抑える役割をもつと考えられている．このようなタンパク質として，T細胞に発現する細胞傷害性Tリンパ球抗原4 cytotoxic T-lymphocyte-associated antigen-4 (**CTLA-4**)およびプログラム細胞死タンパク質1 programmed cell death protein-1 (**PD-1**)が知られている(**図 14-8**)．CTLA-4は，樹状細胞やマクロファージなどの抗原提示細胞(**図 14-1，14-6**)表面の**CD80/86**に結合する．またPD-1は，腫瘍細胞に発現するリガンド**PD-L1**に結合する．CTLA-4およびPD-1は，それぞれ特異的なリガンドとの結合により，免疫反応を抑制的に調節するシグナルをT細胞内に伝達する．CTLA-4，PD-1あるいはPD-L1に対するモノクローナル抗体は，このような抑制シグナルを遮断することから**免疫チェックポイント阻害薬**と呼ばれ，T細胞の関わる免疫応答を促進させる．免疫チェックポイント阻害薬は，最近になって開発されたものが多く，現在のところ，悪性腫瘍に対する免疫応答を増強させる目的で使用されている(**表 14-3**)(17章-3-Ⓒ-4)「免疫チェックポイント阻害薬」p514を参照)．

1）抗 CTLA-4 抗体

抗 CTLA-4 抗体である**イピリムマブ** ipilimumab は，CTLA-4 とそのリガンドである抗原提示細胞表面の CD80 および CD86 分子との結合を阻害する(**図 14-8**)．その結果，T 細胞活性化における抑制性の調節が解除され，腫瘍特異的な T 細胞の増殖・活性化が促進され，腫瘍細胞に対する傷害作用が増強する．また，制御性 T 細胞(Treg)の抑制を介した抗腫瘍効果も考えられている．

2）抗 PD-1 抗体

抗 PD-1 モノクローナル抗体である**ニボルマブ** nivolumab および**ペムブロリズマブ** pembrolizumab は，T 細胞に発現する PD-1 に結合し，腫瘍細胞に発現する PD-L1 が PD-1 に結合するのを阻害する(**図 14-8**)．がん患者では，がん細胞に発現する PD-L1 が T 細胞表面の PD-1 に結合することにより，T 細胞の免疫応答を抑制していると考えられている．抗 PD-1 抗体が PD-1 を覆い隠すことによって PD-L1 との結合を阻害し，細胞傷害性 T 細胞を活性化させ，がんの増殖を抑制すると考えられている．抗 PD-1 抗体は，PD-1 に対するもう一つのリガンドである PD-L2 との結合も阻害する．

3）抗 PD-L1 抗体

PD-L1 に対する抗体により PD-1/PD-L1 相互作用を遮断することを作用機序とする**アテゾリズマブ** atezolizumab，**アベルマブ** avelumab および**デュルバルマブ** durvalumab が開発されている．抗 PD-1 抗体と同様に，T 細胞の細胞傷害作用に対するブレーキを解除する作用によるものとされている．また，これらの抗体は，腫瘍細胞表面の PD-L1 に結合するため，抗体依存性細胞傷害 antibody-dependent cellular（または cell-mediated）cytotoxicity (ADCC)を介した抗腫瘍作用も考えられている．

4. 免疫強化薬

免疫賦活薬あるいは**免疫増強薬**とも呼ばれ，免疫応答を増強する作用，あるいは低下した免疫能を回復させる作用をもつ．悪性腫瘍やウイルス感染の治療を目的とするものが多い．**生体応答調節薬** biological response modifier (BRM) と呼ばれることもある．

A 菌体成分および多糖類

ウシ型結核菌である BCG の免疫賦活作用（アジュバント作用）は古くから知られていた．その後，結核菌の細胞壁成分であるムラミルジペプチド muramyl dipeptide (MDP) に，マクロファージを活性化し，IL-1，コロニー刺激因子 colony-stimulating factor (CSF)，腫瘍壊死因子-α(TNF-α)などの産生を促進する作用のあることが明らかにされた．また，グラム陰性菌の菌体内毒素であるリポ多糖 lipopolysaccharide (LPS) も，B 細胞やマクロファージの活性化作用を有することが知られるようになった．

そのような背景から，細菌細胞壁や真菌由来の成分に免疫賦活作用を求めて探索研究が行われた．その結果，溶血性連鎖球菌の菌体製剤 OK-432（ピシバニール），カワラタケの菌糸

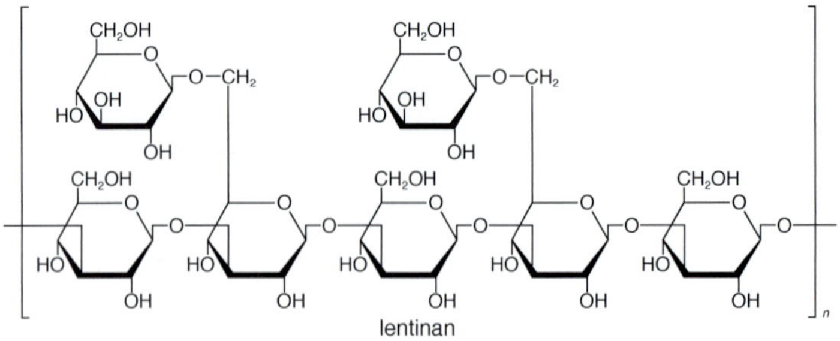
lentinan

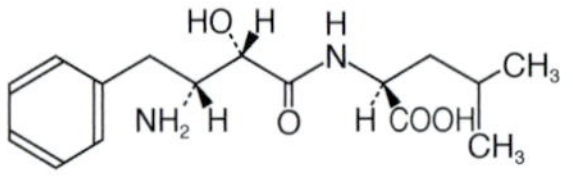
ubenimex

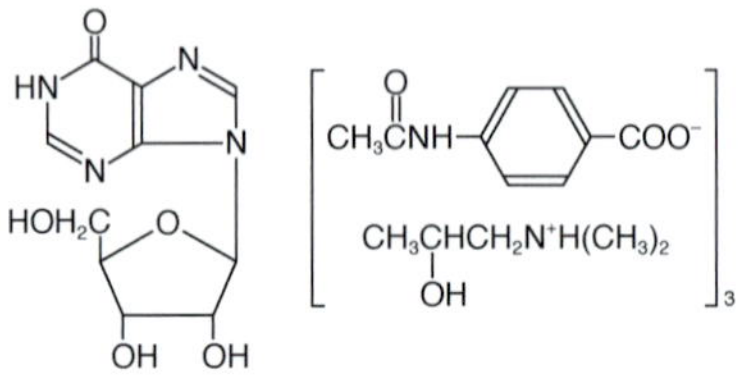
inosine pranobex

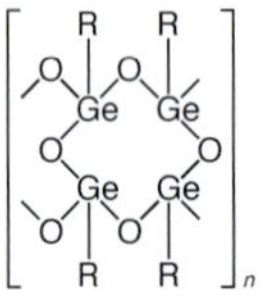
R：CH_2CH_2COOH
propagermanium

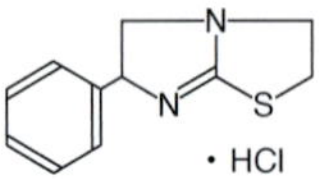
levamisole hydrochloride

▶免疫強化薬

体タンパク質と多糖体からなるPSK（クレスチン），シイタケから精製された多糖体レンチナン，スエヒロタケから精製された多糖体シゾフィランが開発された．いずれも抗悪性腫瘍薬として，他の化学療法薬あるいは放射線療法と併用される（シゾフィランは，現在，販売終了となっている）．

OK-432：連鎖球菌（*Streptococcus pyogenes*）をペニシリンで処理後，凍結乾燥して調製されたもの．好中球，マクロファージおよびリンパ球の増加作用を示す．マクロファージおよびNK細胞の抗腫瘍活性を増強し，細胞傷害性T細胞の誘導を促進する．また，コロニー刺激因子，IL-1，IL-2，IFN-γなどの産生を増強する．これらを介して宿主の免疫系を賦活化し，腫瘍抵抗性を増強する．

PSK：カワラタケの菌糸体から抽出された多糖体で，約20％のタンパク質を含む．*in vitro*で種々の悪性腫瘍細胞株に対して増殖抑制効果を示すとともに，免疫賦活作用により抗腫瘍活性を示す．胃がん，大腸がん，肺がんなどに，化学療法薬との併用で用いられる．

レンチナン lentinan：シイタケから精製された抗腫瘍多糖体である．$\beta(1\rightarrow3)$グルカンを主鎖とし，$\beta(1\rightarrow6)$の分岐をもつ分子量約40万の高分子グルカンである．T細胞およびマクロファージに対する活性化作用と補体活性化作用が知られる．宿主介在性の抗腫瘍活性を示し，化学療法薬と併用される．

B サイトカイン製剤関連医薬品

サイトカインは免疫担当細胞間の相互作用に関わる液性因子であり，免疫系の調節分子である．生体内にはごく微量しか存在しないが，近年の遺伝子工学技術の進展で大量に得られるようになり，製剤化にいたっている．インターロイキン-2 とインターフェロン-α, β, γ が悪性腫瘍の治療に用いられている．また，顆粒球コロニー刺激因子 granulocyte colony-stimulating factor (G-CSF) が骨髄移植や悪性腫瘍化学療法時の好中球の増加促進に，エリスロポエチン erythropoietin (EPO) が腎性貧血の治療に，それぞれ使用されている．

インターロイキン 2 (IL-2)：IL-2 は，主に抗原特異的細胞傷害性 T 細胞の誘導および抗原非特異的 NK 細胞の活性化を介して，抗腫瘍活性を示すと考えられている．遺伝子組換え型ヒト IL-2 の**セルモロイキン** celmoleukin および**テセロイキン** teceleukin があり，血管肉腫や腎癌の治療に用いられている．

インターフェロン α, β, γ (IFN-α, β, γ)：IFN は，抗ウイルス作用をもつ細胞因子として発見されたもので，分子量約 2 万の糖タンパク質である．産生する細胞によって α 型（白血球型），β 型（線維芽細胞型），および γ 型（活性化リンパ球型）の 3 種類が知られる．ウイルスの増殖抑制作用のみならず，悪性腫瘍細胞に対する直接的な増殖抑制作用やマクロファージや NK 細胞に対する活性化を介して，抗腫瘍活性を発揮する．腎癌，多発性骨髄腫，慢性骨髄性白血病，悪性黒色腫などの治療に用いられる．IFN-α および β は，B 型および C 型肝炎ウイルスの感染による肝炎の治療にも適用される．また，IFN-β は多発性硬化症の再発予防および進行抑制にも用いられる．

C その他の免疫強化薬

ウベニメクス ubenimex：放線菌の産生するアミノペプチダーゼ阻害物質として発見された．その後，IL-1 および IL-2 の産生促進，リンパ球増殖促進，マクロファージ機能の増強，抗体産生の増強などの免疫賦活作用が認められた．免疫応答反応を活性化することで，抗腫瘍活性を示すと考えられている．成人非リンパ性白血病に化学療法薬と併用される．

イノシンプラノベクス inosine pranobex：T 細胞の増殖の促進，抗体産生の増強，マクロファージの活性化の増強などの免疫賦活作用を有する．また，単純ヘルペスウイルスやインフルエンザウイルスに対する増殖抑制作用も認められている．悪性腫瘍やウイルス感染によって低下した細胞性免疫反応を高める作用がある．亜急性硬化性全脳炎の治療に用いられる．

プロパゲルマニウム propagermanium：IL-1, IL-2，および IFN-γ の産生増強作用によって細胞傷害性 T 細胞，および NK 細胞を賦活化し，ウイルス感染細胞を破壊する．また，抗体産生能増強作用により，ウイルス関連抗原の排除を促進する．また，IFN-α および β の産生増強により，ウイルスの増殖を抑制する．hepatitis Be (HBe) 抗原陽性 B 型慢性肝炎におけるウイルスマーカーの改善にも用いられる．

レバミゾール levamisole：合成駆虫薬として使用されていたが，細菌ワクチンの効果を増強するアジュバント作用が認められ，免疫賦活薬とみなされるようになった．ヘルパーT細胞の活性化を促進するが，B細胞にはあまり影響を与えないことから，主に細胞性免疫を賦活化すると考えられる．マクロファージや顆粒球の食作用を促進する作用や，インターフェロンの産生を促進させる作用がある．免疫強化あるいは改善による悪性腫瘍治療に効果が認められている．消化器系悪性腫瘍への化学療法薬との併用による延命効果が報告されているが，わが国では医薬品として使用されていない．

5. ワクチンおよびトキソイド

予防接種に用いるワクチンには，弱毒化した細菌やウイルスを用いる**生ワクチン**と，病原性のある細菌の死菌や化学処理によって不活性化したウイルスを用いる**不活化ワクチン**とがある．菌体そのものを接種するとアレルギーなどの有害反応が発生することがあるので，最近では，微生物から抗原成分を精製することにより副作用を軽減させたコンポーネントワクチンも用いられる．生ワクチンでは，弱毒化された菌株の毒力が回復する危険性があるので注意が必要である．

外毒素産生菌に対しては，菌体よりも毒素で宿主を免疫する方が感染症に対して高い予防効果をもたらす場合も多い．毒素を化学処理すると毒性は減弱するが抗原性は残ることが多いので，これを**トキソイド**として用いる．トキソイドによる免疫効果を高めるために，アジュバント作用のある水酸化アルミニウムやリン酸アルミニウムのゲルに吸着させて不溶化した沈降トキソイドが使われている．また，アジュバント作用を期待して，複数種のワクチンを混合した混合ワクチンも使用される．ジフテリア，百日咳および破傷風の3種混合ワクチンが代表的なものである．

破傷風，ガス壊疽，ボツリヌスなどの細菌の外毒素や，ハブやマムシなどのヘビ毒に対する**抗毒素**が製剤化されている．ワクチン接種による免疫を待つ余裕のない緊急時に使用する．抗血清ばかりではなく，抗破傷風免疫グロブリンのようにγグロブリン分画を精製した製剤も使われる．

現在使用されているワクチン，トキソイドおよび抗毒素血清の代表的なものを，以下にあげる．

弱毒生ワクチン（病原性を弱めた細菌やウイルスを接種し，軽症感染を起こして免疫賦活効果を期待するもの）：乾燥BCGワクチン，経口生ポリオワクチン，乾燥弱毒生麻疹ワクチン，乾燥弱毒生風疹ワクチン，乾燥弱毒生おたふくかぜワクチン，乾燥弱毒生水痘ワクチン，経口弱毒生ヒトロタウイルスワクチン，弱毒生黄熱ウイルスワクチン．

不活化ワクチン（病原性をもった細菌の死菌や，化学処理により病原性ウイルスを不活性化したもの）：日本脳炎ワクチン，インフルエンザHAワクチン，乾燥組織培養不活化A型肝炎ワクチン，組換え沈降B型肝炎ワクチン，乾燥組織培養不活化狂犬病ワクチン，肺炎球菌ワクチン，コレラワクチン，ヒトパピローマウイルス(HPV)ワクチン，b型インフルエンザ菌(Hib)ワクチン．

トキソイド(毒素をホルマリン処理して，抗原性を保持したまま無毒化したもの)：沈降ジフテリアトキソイド，沈降破傷風トキソイド，沈降はぶトキソイド，ジフテリア破傷風混合トキソイド．

混合ワクチン(複数のワクチンまたはトキソイドを混合したもの)：沈降精製百日咳ジフテリア破傷風(DPT)混合ワクチン，ワイル病秋やみ混合ワクチン．

抗毒素血清(毒素またはトキソイドをウマに投与して作成した抗毒素ウマ血清)：乾燥ガス壊疽ウマ抗毒素，乾燥破傷風ウマ抗毒素，乾燥ボツリヌスウマ抗毒素，乾燥まむしウマ抗毒素，乾燥はぶウマ抗毒素．

γグロブリン製剤：ヒト免疫グロブリン，抗破傷風ヒト免疫グロブリン，抗D(Rho)ヒト免疫グロブリン，抗B型肝炎ウイルス抗体含有免疫グロブリン．

第14章 学習チェックシート

- □ 免疫担当細胞の種類と特徴について説明できるか．
- □ 体液性免疫と細胞性免疫について概説できるか．
- □ B細胞とT細胞の役割について説明できるか．
- □ 免疫応答を調節する主なサイトカインについて説明できるか．

免疫抑制薬

- □ 免疫抑制薬を作用機序の観点から分類できるか．
- □ 細胞増殖阻害作用をもつ免疫抑制薬をあげ，その特徴を説明できるか．
- □ T細胞に選択的に作用する免疫抑制薬をあげ，その作用機序を概説できるか．
- □ 抗体を応用した免疫抑制薬をあげ，その作用を説明できるか．

免疫チェックポイント阻害薬

- □ 免疫チェックポイント阻害薬の標的となる分子の種類と特徴について説明できるか．
- □ 免疫チェックポイント阻害薬の作用機序と適応症について概説できるか．

免疫強化薬

- □ 細菌や真菌由来の免疫強化薬の種類と特徴について説明できるか．
- □ 免疫強化薬としてのサイトカインの例をあげ，その薬理作用について説明できるか．

ワクチンおよびトキソイド

- □ 予防接種の原理とワクチンについて説明できるか．
- □ 主なワクチンについて基本的な特徴を説明できるか．

第15章
代謝系に作用する薬物

●ホルモン概論　●糖尿病治療薬　●脂質異常症（高脂血症）治療薬　●痛風・高尿酸血症治療薬
●カルシウム代謝調節・骨代謝関連薬　●その他のホルモン関連薬

1. ホルモン概論

A 生体の恒常性維持機構

生体の恒常性(**ホメオスタシス** homeostasis)は，免疫系，神経系，内分泌系の 3 種類の異なった機構により維持されている．免疫系は感染症や腫瘍などに対する防御機構として，その原因を取り除くように働く．神経系は体内に張り巡らせた神経線維を通して，外部からの刺激を電気的刺激に変えて瞬時に反応するシステムとして，生体の恒常性の維持に寄与している．

内分泌系は体の中の変化に対応し，内分泌腺や臓器が産生したホルモンが血流に乗って遠く離れた標的組織や器官に作用し，主に生体の内部環境を調節する(**図 15-1**)．ホルモンは神経伝達物質などと比べて作用発現までに時間が長くかかり，作用の持続は長い．生体の三つの恒常性維持機構は，互いに密接な関連をもっている．たとえば，精神的なストレスが内分泌系を動かし，副腎皮質ホルモンの産生を促進し，これが免疫系の機能を抑制することが知られている．

ホルモンならびにその関連薬は，内分泌系疾患の治療に広く使われている．

B ホルモンの構造

ホルモンは化学的性質の違いにより，**アミン・アミノ酸系ホルモン**，**ペプチド・タンパク質系ホルモン**，**ステロイドホルモン**に分類される(**表 15-1**)．アミン・アミノ酸系ホルモンには，1 分子のチロシンから生合成されるカテコールアミンと，2 分子のチロシンが縮合してできる甲状腺ホルモンが含まれる．ペプチド・タンパク質系ホルモンには，アミノ酸 3 個のトリペプチドから分子量数百万のものまである．

遺伝子によりアミノ酸配列が決定されているが，ホルモンによってはまず巨大な前駆体が読み出された後，切断や糖鎖付加などの修飾を受けることもある．ステロイドホルモンは精巣，卵巣，胎盤および副腎皮質で産生される脂溶性ホルモンである．

C ホルモン受容体

ホルモンが作用を発揮するためには標的細胞の**受容体**に結合しなければならないが，受容

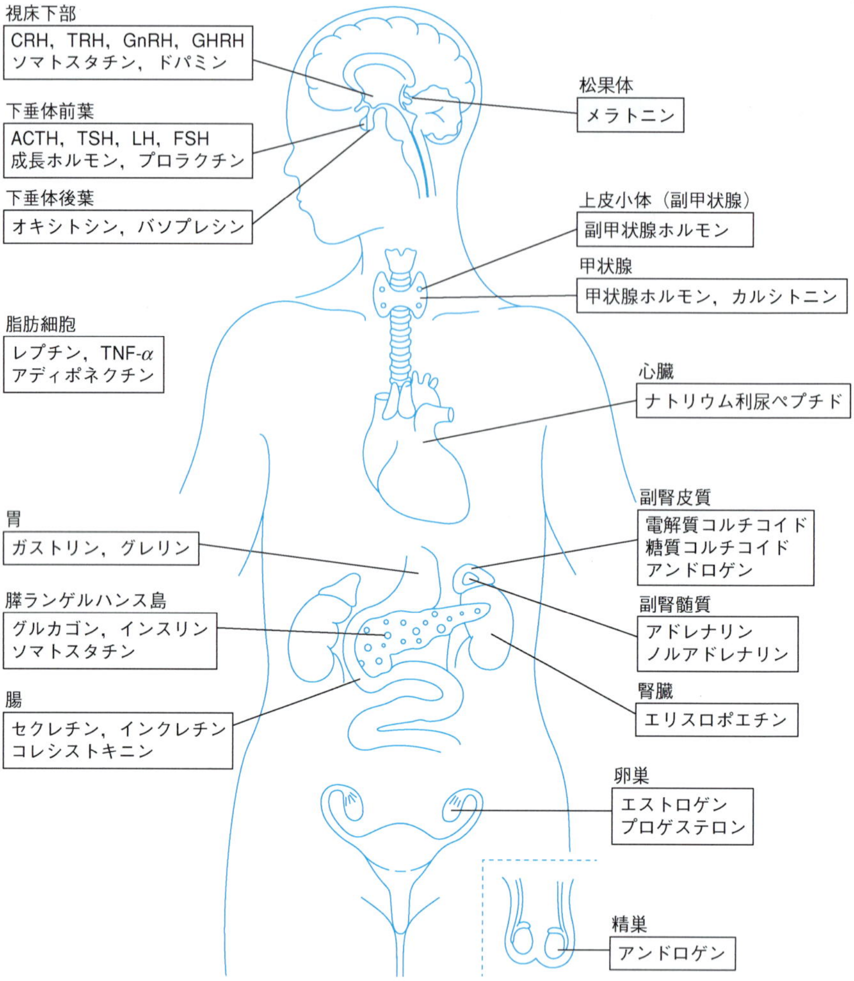

◆図 15-1　主な内分泌腺（臓器とホルモン）

体には，存在する場所や機能する仕組みの異なるいくつかの種類がある．ペプチド・タンパク質系ホルモンやカテコールアミンの受容体は細胞膜上にあり，甲状腺ホルモン，ステロイドホルモンの受容体は細胞内にある(**表 15-1**)．

細胞膜上の受容体には **G タンパク質共役型**，**酵素共役型**などがある．G タンパク質共役型の受容体には各種ペプチドホルモンやカテコールアミンに特異性のある多くの種類があるが，いずれも細胞膜を 7 回貫通する共通の構造をもっている．これらが G タンパク質を介してアデニル酸シクラーゼやホスホリパーゼ C などの酵素の活性やイオンチャネルの開口を調節する．インスリン受容体に代表される酵素共役型受容体は細胞膜を 1 回貫通する構造を有し，細胞質内ドメインに酵素活性を内蔵している(タンパク質のチロシン残基をリン酸化するチロシンキナーゼを内蔵するものが多い)．

細胞内受容体は，細胞質内(ステロイドホルモン受容体)，または核内(甲状腺ホルモン受容体)に存在する．ホルモンと受容体の複合体は 2 個組み合わさって二量体を形成し，核内において標的 DNA の**ホルモン応答エレメント** hormone responsive element (HRE) に結合

◆表 15-1 主なホルモンの化学構造，性質と受容体

化学構造による分類	性 質	受容体	ホルモン	主な内分泌腺
ペプチド・タンパク質系	水溶性	細胞膜	インスリン，グルカゴン	膵臓
			カルシトニン	甲状腺
アミン・アミノ酸系			アドレナリン，ノルアドレナリン	副腎髄質
	脂溶性	細胞内	チロキシン	甲状腺
ステロイド			コルチゾール，アルドステロン	副腎皮質
			テストステロン	精巣
			エストラジオール	卵巣
			プロゲステロン	黄体

する．これにより特定の遺伝子発現が促進され，ホルモン作用が発揮される．

細胞に存在するホルモン受容体の数は受容体タンパク質の生合成と分解のバランスにより決定され，ホルモンに対する標的細胞の反応性と関連している．受容体数が増加して反応性が増大することをアップレギュレーション up regulation，逆に受容体数が減少して反応性が低下することをダウンレギュレーション down regulation と呼ぶ．ホルモンによる受容体に対する強い刺激が長時間続いた場合に，受容体の down regulation が起こることがある．この現象は**脱感作** desensitization とも呼ばれ，生体の恒常性維持機構の一端であるとも解釈できる．脱感作現象はホルモンによる治療の際に障害となることがあるが，逆にこれを利用した薬物治療もある．

D ホルモン分泌の調節

ホルモン分泌の調節は，一部の例外(6-D-4)「性腺刺激ホルモンと排卵周期」p455 を参照)を除いて，**ネガティブフィードバック**(負の調節)によって行われている．その様式には目的とする生理的反応による制御と，上位の内分泌腺からのホルモンによる制御の 2 種類がある．

生理的反応による調節とは，そのホルモンの目的としている生理的反応によって分泌が抑制される様式を指す(**図 15-2**)．血漿カルシウム濃度を上昇させる副甲状腺ホルモン parathyroid hormone (PTH) の場合，血中カルシウム濃度が上昇すると副甲状腺での PTH の産生・分泌が抑制される．血糖値を低下させるインスリンは，血糖値の上昇により膵臓ランゲルハンス島 islets of Langerhans の β 細胞からの分泌が促進され，血糖値低下により分泌が減少する．

ホルモンによる調節とは，分泌されたホルモンが他の内分泌腺に働き，そこでのホルモンの分泌を調節し，そのホルモンにより自分自身の合成が調節される様式を指す(**図 15-3**)．例えば，副腎皮質からのコルチゾールの分泌は，**脳下垂体**やさらに上位の**視床下部**による制御を受けている．**副腎皮質刺激ホルモン放出ホルモン** corticotropin-releasing hormone (CRH) は視床下部で産生され，脳下垂体前葉に働き**副腎皮質刺激ホルモン** adrenocorticotropic hormone (ACTH，別名コルチコトロピン corticotropin) の産生を促進する．この ACTH は副腎皮質に働き，副腎皮質ホルモン(コルチゾール)の産生を促進する．

この系により，コルチゾールの産生が過剰になるとその情報が視床下部あるいは脳下垂体

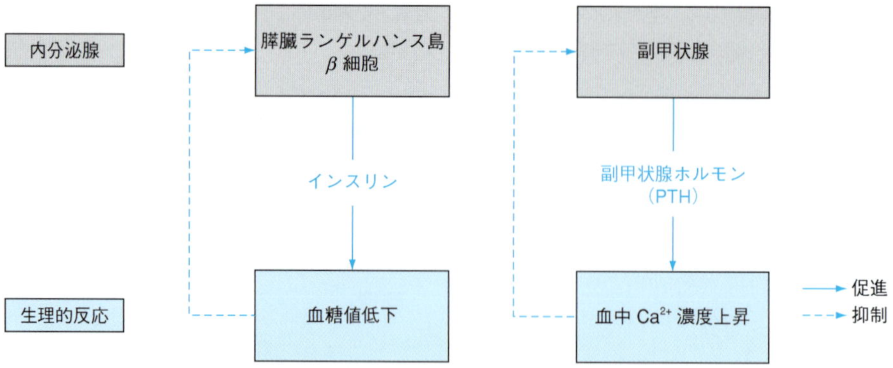

◆図 15-2 ホルモン分泌の調節① 生理的反応による制御

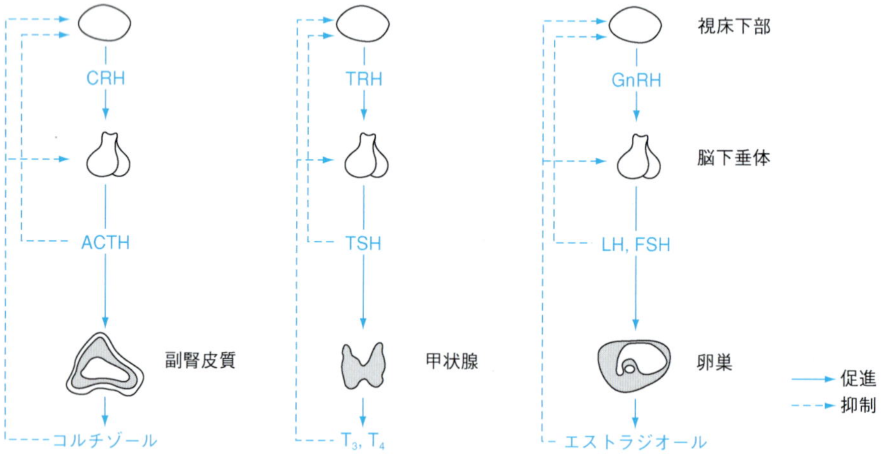

◆図 15-3 ホルモン分泌の調節② ホルモンによる制御

前葉に伝えられ，CRH および ACTH の分泌が抑えられる．その結果，コルチゾールの分泌が抑えられる．逆にコルチゾールの分泌が正常よりも低くなるとその情報が上位の内分泌腺に伝えられ，CRH, ACTH の分泌が高まり，結果としてコルチゾールの産生が促進される．なお，CRH の分泌が ACTH の濃度により調節される近位のネガティブフィードバックもある(**図 15-3**)．

甲状腺ホルモンと**甲状腺刺激ホルモン** thyroid-stimulating hormone (TSH) や**甲状腺刺激ホルモン放出ホルモン** thyrotropin-releasing hormone (TRH)，エストロゲン/アンドロゲンと**黄体形成ホルモン** luteinizing hormone (LH) /**沪胞刺激ホルモン** follicle stimulating hormone (FSH) や**ゴナドトロピン放出ホルモン** gonadotropin-releasing hormone (GnRH，別名黄体形成ホルモン放出ホルモン：LHRH) の間にも同様のネガティブフィードバックの関係がある(**図 15-3**)．

ホルモン作用に異常がみられる場合，さまざまな原因が考えられる．すなわち，内分泌腺の腫瘍化や破壊によるホルモンの過剰または欠乏，抗体などによるホルモンの不活性化，ホルモン作用を有する抗体などの産生，標的臓器の反応性の亢進または低下，フィードバック制御の異常などである．あるホルモンの作用に異常が生じる仕組みは複数あり，それぞれ治療法も異なっている．内分泌異常の原因を解明し，正しい治療法を選ぶためにはホルモン分泌の制御の理解が不可欠となる．

2. 糖尿病治療薬 antidiabetic drugs

A 糖尿病とその分類

糖尿病 diabetes mellitus は，自己免疫疾患や遺伝的素因，環境要因が成因となり，膵臓からの**インスリン分泌の障害**や組織での**インスリン抵抗性**（インスリン感受性の低下）が起こる結果，慢性的な高血糖状態とこれによる血管障害や神経障害をきたす代謝疾患である．

糖尿病は，その成因により，① 1 型糖尿病，② 2 型糖尿病，③ その他の特定の機序，疾患による糖尿病，④ 妊娠糖尿病，の 4 種類に分類される．

1） 1 型糖尿病

自己免疫疾患などが原因で，インスリン産生細胞である膵臓ランゲルハンス島 β 細胞が破壊されて絶対的なインスリン欠乏になるもの．著明な高血糖とケトアシドーシスが生じる．治療にはインスリンの補給が必須であるため，以前は，インスリン依存型糖尿病（insulin dependent diabetes mellitus）と呼ばれていた．

2） 2 型糖尿病

インスリン分泌の相対的な不足によるものと，インスリン分泌が不足していないにも関わらず，肝細胞や筋細胞のインスリン受容体以降の情報伝達の障害によるインスリン抵抗性が原因で発症するものなどがある．インスリン抵抗性の原因としては，運動不足やカロリー過多により肥大化した脂肪細胞からの**遊離脂肪酸・腫瘍壊死因子 tumor necrosis factor (TNF)-α・レジスチン**などの分泌亢進と，**アディポネクチン**の分泌低下が挙げられる．

3） その他の特定の機序，疾患による糖尿病

遺伝因子として遺伝子異常が同定されたものと，他の疾患条件に伴うものがある．前者には，膵 β 細胞機能に関わる遺伝子異常，インスリン作用の伝達機構に関わる遺伝子異常によるものがあり，後者には，膵外分泌疾患，内分泌疾患，肝疾患，薬剤や化学物質によるもの，感染症，免疫機序によるまれな病態，その他の遺伝的症候群で糖尿病を伴うことが多いものがある．

4） 妊娠糖尿病

「妊娠中にはじめて発見または発症した糖尿病にいたっていない糖代謝異常」と定義され，妊娠時に診断された明らかな糖尿病は含めない．原則として，経口血糖降下薬は使用せず，食餌療法による血糖制御が不可能な場合にはインスリン（療法）で治療する．

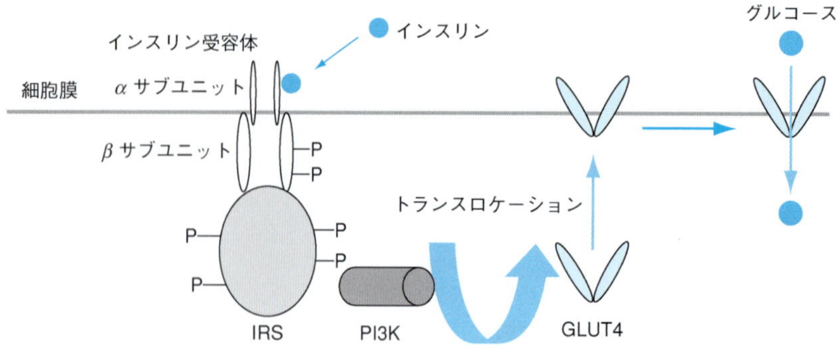

◆**図 15-4　インスリン受容体とシグナル伝達**
IRS: insulin receptor substrate. PI3K: phosphatidylinositol 3-kinase. GLUT4: glucose transporter 4.

B　インスリンのグルコース取込み作用とインスリン抵抗性

インスリンにより細胞内にグルコースが取り込まれる機序は，次のように説明される．まず，インスリンが，細胞膜表面にある**インスリン受容体**の α サブユニットに結合すると，β サブユニットに内臓されたチロシンキナーゼが活性化される．このチロシンキナーゼは，β サブユニットを自己リン酸化し，次いで，**インスリン受容体基質 insulin receptor substrate**（**IRS**）をチロシンリン酸化する．IRS がリン酸化されると，**PI3-キナーゼ phosphoinositide 3-kinase**（**PI3K**）の活性化（リン酸化）を介して，**糖輸送担体 glucose transporter**（**GLUT**）**4** が細胞内小胞から細胞膜上へ移動（トランスロケート）し，これによりグルコースが細胞内へ取り込まれる（**図 15-4**）．

脂肪細胞とインスリン抵抗性の関連性は，次のとおりである．脂肪細胞からは，**アディポサイトカイン adipocytokine**（**アディポカイン adipokine**）と総称される様々な生理活性タンパク質が分泌されている．レプチンは白色脂肪細胞から，**アディポネクチン**は小型化した脂肪細胞から分泌されるアディポサイトカインで，インスリン感受性（インスリン受容体の感受性）を亢進させる．レプチンやアディポネクチンの作用には，**AMP 活性化プロテインキナーゼ**[*1] **AMP-activated protein kinase**（**AMPK**, **AMP キナーゼ**）の活性化を介した細胞内の遊離脂肪酸濃度の低下や，インスリンとは別経路による GLUT4 を介した細胞内へのグルコースの取り込みが関与する．一方，運動不足やカロリー過多が原因で肥大化した脂肪細胞（大型脂肪細胞）からは，**TNF-α** やレジスチンが分泌され，インスリン抵抗性をもたらす．たとえば，TNF-α は，① IRS のリン酸化，② GLUT4 の転写阻害，③ アディポネクチンの転写阻害，などを介してインスリン抵抗性をきたす．さらに，肥大化した脂肪細胞由来の遊離脂肪酸 free fatty acid（FFA）は，肝細胞や骨格筋細胞での中性脂肪合成の基質増加，IRS（骨格筋では IRS-1，肝臓では IRS-2）のリン酸化を介した機能障害をもたらしてインスリン抵抗性を惹起する．

＊1 AMPK は ATP の分解により増加するアデノシン-1-リン酸 AMP（adenosine monophosphate）によって活性化されるタンパク質リン酸化酵素．細胞内 ATP が枯渇して AMP が増加するような状況（低グルコース，低酸素，虚血など）で活性化され，糖や脂肪の合成抑制と分解亢進をもたらし，ATP 量を回復させる．

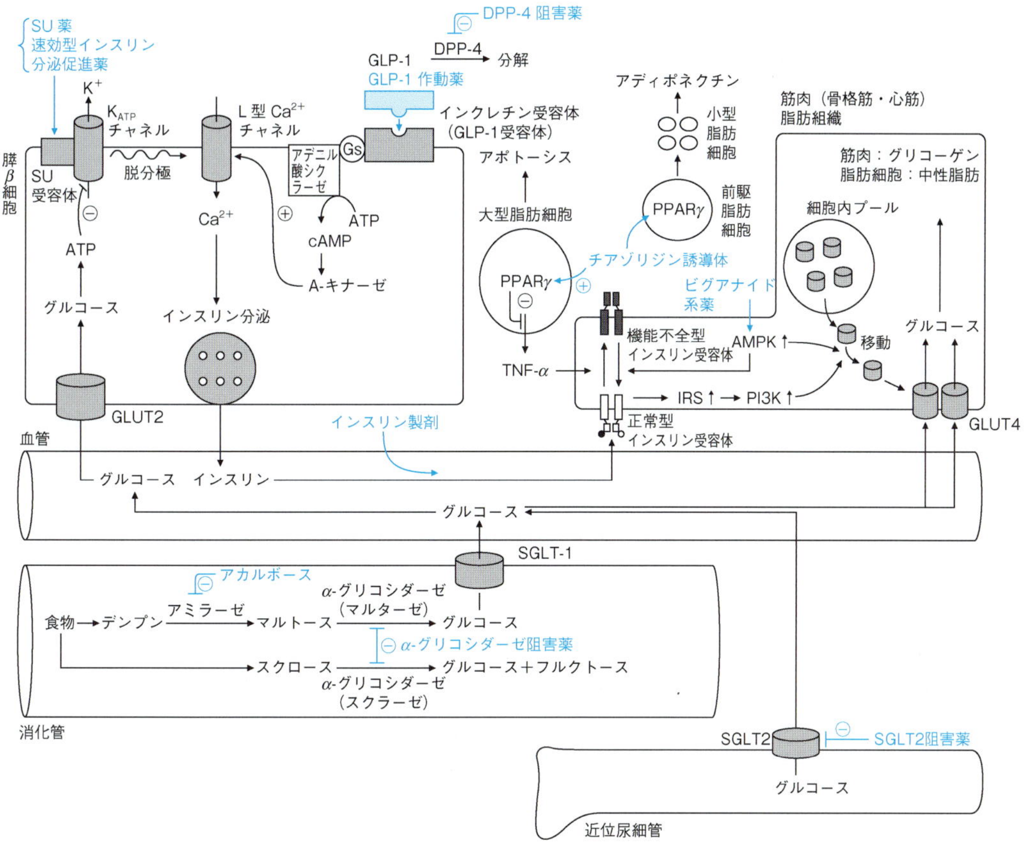

◆図 15–5 糖尿病治療薬の作用機序

C 糖尿病治療薬

① インスリン製剤，② インスリン分泌促進薬，③ インスリン非分泌系薬，④ 糖尿病合併症治療薬，に分類される．これらのうち，インスリン分泌促進薬には，血糖非依存性インスリン分泌促進薬であるスルホニル尿素(SU)薬と速効型インスリン分泌促進薬，血糖依存性インスリン分泌増幅薬でインクレチン関連薬であるGLP–1アナログとDPP–4阻害薬がある．また，インスリン非分泌系薬には，ビグアナイド(BG)薬，チアゾリジン誘導体，α–グルコシダーゼ阻害薬(α–GI)，SGLT2阻害薬がある(**図 15–5**)．

1) インスリン製剤 insulin preparation

1型糖尿病，インスリン分泌機能に障害がある2型糖尿病，糖尿病昏睡，妊娠糖尿病などに用いられる．ヒトインスリン製剤とインスリンアナログ製剤があるが，ペプチドであるため，皮下注射や点滴静脈注射により非経口的に投与される．また，作用発現時間と作用持続時間などから，6種類(超速効型・速効型・中間型・混合型・持続型溶解・配合溶解)に分類される(**表 15–2**)．副作用として，低血糖，浮腫(腎臓におけるナトリウムの再吸収促進による)，皮下脂肪肥大，肝機能障害などがある．

◆表 15-2　インスリン製剤の分類と特性

分　類	薬剤名	作用発現時間	最大作用発現時間	作用持続時間	特記事項
超速効型	インスリンアスパルト	10〜20 分	1〜3 時間	3〜5 時間	B 鎖 28 番目プロリン→アスパラギン酸
	インスリンリスプロ	15 分未満	0.5〜1.5 時間	3〜5 時間	B 鎖 28 番目プロリン→リシン，29 番目リシン→プロリン
	インスリングルリシン	15 分未満	0.5〜1.5 時間	3〜5 時間	B 鎖 3 番目アスパラギン→リシン，29 番目リシン→グルタミン酸
速効型	インスリンヒト	0.5〜1 時間	1〜3 時間	5〜8 時間	
中間型	ヒトイソフェンインスリン水性懸濁	1〜3 時間	4〜12 時間	18〜24 時間	イソフェンインスリン(NPH インスリン)の白色懸濁液
混合型	ヒト二相性イソフェンインスリン	0.5〜1 時間	2〜12 時間	18〜24 時間	速効型 30：中間型 70
	インスリンアスパルト二相性製剤	10〜20 分	1〜4 時間	約 24 時間	ヒト二相性イソフェンインスリン水性懸濁よりも作用発現が速い
	インスリンリスプロ混合製剤	15 分未満	0.5〜6 時間	18〜24 時間	超速効型 25：中間型 75，超速効型 50：中間型 50
持続型溶解	インスリングラルギン	1〜2 時間	明らかなピークなし	約 24 時間 〜24 時間超	A 鎖 21 番目アスパラギン→グリシン B 鎖 C 末端→2 個のアルギニン付加，等電点＝6.7，生理的 pH7.4 で不溶化して作用持続が延長する．
	インスリンデテミル	約 1 時間	3〜14 時間	約 24 時間	B 鎖 30 番目トレオニン→欠損 B 鎖 29 番目リシン→脂肪酸ミリスチン酸(C14)付加 投与部位での単量体の解離の遅延及びアルブミンとの結合の促進により作用持続時間が延長する．
	インスリンデグルデク	—	明らかなピークなし	42 時間超	B 鎖 30 番目トレオニン→欠損 B 鎖 29 番目リシン→グルタミン(スペーサーとしてヘキサデカン二酸)付加 皮下組織に可溶性で安定したマルチヘキサマーとして留まり，モノマーが徐々に解離して血中に移行する．
配合溶解	インスリンデグルデク・インスリンアスパルト配合	10〜20 分	1〜3 時間	42 時間超	インスリンアスパルト(超速効型アナログ)とインスリンデグルデク(持続型溶解)の配合製剤(30：70)

超速効型：**インスリンリスプロ** insulin lispro，**インスリンアスパルト** insulin aspart，**インスリングルリシン** insulin glulisin がある．いずれも，インスリンのアミノ酸配列の一部を改変して 6 量体形成を抑制したインスリンアナログである．皮下注射後血中に速やかに吸収されるため，食事直前の注射でよい．

速効型：レギュラーインスリンとよばれ内因性インスリンと同一構造である．安定性を確保するために亜鉛が添加されている．皮下注射以外に，筋肉注射，静脈注射も可能である．皮下注射時には 6 量体であるが，その後は 2 量体あるいは単量体になって血中に移行する．作用発現は投与約 30 分後，最大効果発現は 1〜3 時間後，持続時間は 5〜8 時間である．

中間型：**ヒトイソフェンインスリン水性懸濁**はハーゲドンらにより開発されたイソフェンインスリン〔NPH(neutral protamine hagedorn)インスリン：インスリンにプロタミン(塩

酸塩）を付加して結晶性としたもの〕製剤で，白色懸濁液である．インスリン基礎分泌を代替する．

混合型：単独で食後の追加分泌と基礎分泌の両方を補充できる．**ヒト二相性イソフェンインスリン製剤**は速効型と中間型の 3：7 の混合製剤で，**二相性インスリンアナログ製剤**（インスリンアスパルト二相性製剤，インスリンリスプロ混合製剤）はインスリンアナログの超速効性画分と中間型画分の組合せ製剤である．

持続型溶解：インスリンの基礎分泌を補充できる作用持続時間の長いインスリンアナログ製剤で，使用時に混和が不要な無色透明製剤である．**インスリングラルギン**，**インスリンデテミル**，**インスリンデグルデク**がある．

配合溶解：**インスリンアスパルト**（超速効型アナログ）と**インスリンデグルデク**（持続型溶解アナログ）を 3：7 の配合比で含有する溶解製剤である．

2）インスリン分泌促進薬

a. 血糖非依存性インスリン分泌促進薬

i）**スルホニル尿素 sulfonylurea（SU）薬**：**SU 薬**は，膵 β 細胞の **ATP 感受性 K^+ チャネル**（**K_{ATP} チャネル**）を構成する **SU 受容体**に結合して，チャネルの閉鎖と細胞膜の**脱分極**をもたらし，**電位依存性 Ca^{2+} チャネル**を介した細胞内への Ca^{2+} イオンの流入を増大させることによって血糖非依存性にインスリンの開口分泌を促進する（**図 15-6**）．内因性インスリン分泌機能が残存している症例には有効性を示すが，1 型糖尿病では無効である．副作用には，**低血糖**，血液障害（再生不良性貧血，溶血性貧血，無顆粒球症，血小板減少），肝機能障害，腎機能障害などがある．SU 薬は血清タンパク質（アルブミン）と結合して存在するものが多いので，非ステロイド性抗炎症薬などとの相互作用に十分に注意する必要がある．

第一世代（**グリクロピラミド** glyclopyramide，**アセトヘキサミド** acetohexamide，**クロルプロパミド** chlorpropamide），第二世代（**グリクラジド** gliclazide，**グリベンクラミド** glibenclamide），第三世代（**グリメピリド** glimepiride）があるが，現在は，第二世代と第三世代が汎用されている．血糖降下作用は，グリベンクラミドが最も強い．グリクラジドは，血糖降下作用がグリベンクラミドの半分程度であるが，血小板機能改善作用や抗酸化作用をもつ．第三世代のグリメピリドは，インスリン分泌作用は弱いながらもグリベンクラミドと同程度の血糖降下作用を示すため，インスリン抵抗性を改善する作用も有すると考えられている．

ii）**速効型インスリン分泌促進薬**：**ナテグリニド** nateglinide，**ミチグリニド** mitiglinide，**レパグリニド** repaglinide は，スルホニル尿素構造をもたないが，SU 薬と同様に SU 受容体に作用して ATP 感受性 K^+ チャネルを抑制し，インスリン分泌を促進する．SU 薬よりも吸収が速く服用後短時間で効果が出現するが，消失も速く作用持続時間は短い．空腹時血糖はそれほどでもないが，食後の高血糖が顕著な症例に適している．低血糖発作を回避するため，必ず**食直前に服用**する．

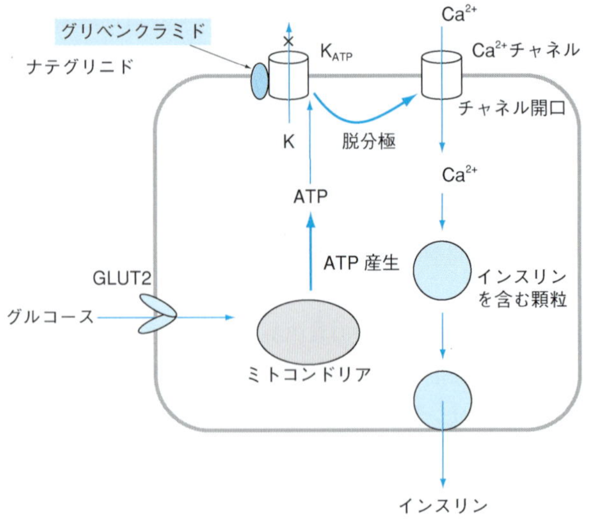

◆図 15-6　SU 薬・速効型インスリン分泌促進薬の作用機序

グリベンクラミドなどのスルホニル尿素(SU)薬とナテグリニドなどの速効型インスリン分泌促進薬は，膵 β 細胞の ATP 感受性 K^+ チャネル(K_{ATP} チャネル)を構成する SU 受容体に結合して，チャネルの閉鎖と細胞膜の脱分極をもたらす．その結果，電位依存性 Ca^{2+} チャネルを介した細胞内への Ca^{2+} の流入が増大し，インスリンの開口分泌が促進される．

b. 血糖依存性インスリン分泌増幅薬(インクレチン関連薬)

グルカゴン様ペプチド glucagon-like peptide(GLP)-1 は，**インクレチン** incretin と称される消化管ホルモンのひとつである．小腸下部の L 細胞から分泌され，血糖依存性インスリン分泌促進作用，グルカゴン分泌抑制作用，胃内容部の排出遅延作用，食欲抑制作用，膵 β 細胞の分化・増殖作用などを示す．GLP-1 は血糖依存性にインスリン分泌を促進するため，低血糖を引き起こすことはないという利点はあるが，血液中などに存在するジペプチジルペプチダーゼ **dipeptidyl peptidase Ⅳ(DPP-4)** により分解されて不活化されてしまうため，持続性が期待できない(半減期は約 3 分)．そこで，構造の一部を修飾して DPP-4 の影響を受けにくくして血中半減期を延長させた **GLP-1 受容体作動薬(GLP-1 アナログ)** と **DPP-4 阻害薬**の二つのタイプの糖尿病治療薬が開発された．

ｉ) **GLP-1 アナログ**：**リラグルチド** liraglutide，**エキセナチド** exenatide，**リキシセナチド** lixisenatide，**デュラグルチド** dulaglutide があり，いずれも皮下注射により投与される．インスリンの代替薬ではないので，インスリン依存状態である患者ではインスリン製剤からの切り替えはできない．単独使用した場合は重大な低血糖を起こすリスクが少なく，体重減少も期待される．副作用としては，軽度の低血糖や胃腸障害がある．

ii) **DPP-4 阻害薬**：**シタグリプチン** sitagliptin，**ビルダグリプチン** vildagliptin，**アログリプチン** alogliptin，**リナグリプチン** linagliptin，**テネリグリプチン** teneligliptin，**アナグリプチン** anagliptin，**サキサグリプチン** saxagliptin，**トレラグリプチン** trelagliptin，**オマリグリプチン** omarigliptin があり，いずれも経口薬として用いられる．低血糖が生じる頻度は低いが，体重減少効果は期待できない．消化器系に対する副作用は少ないが，SU 薬と併用する場合は低血糖に注意し，SU 薬の減量を検討する．糖尿病性ケトアシドーシス，糖尿病性

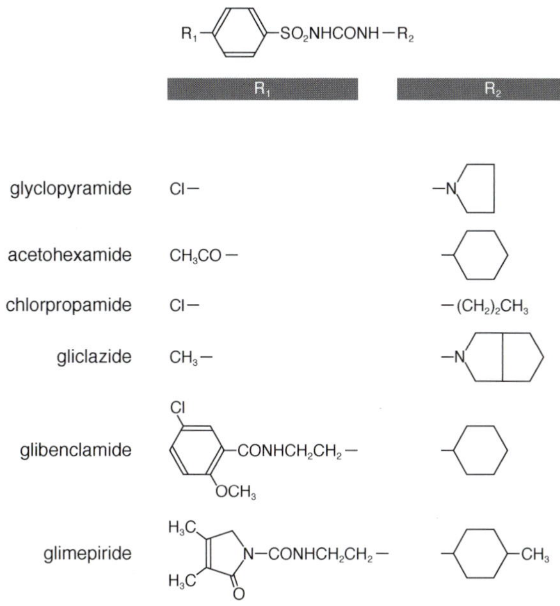

▶スルホニル尿素薬

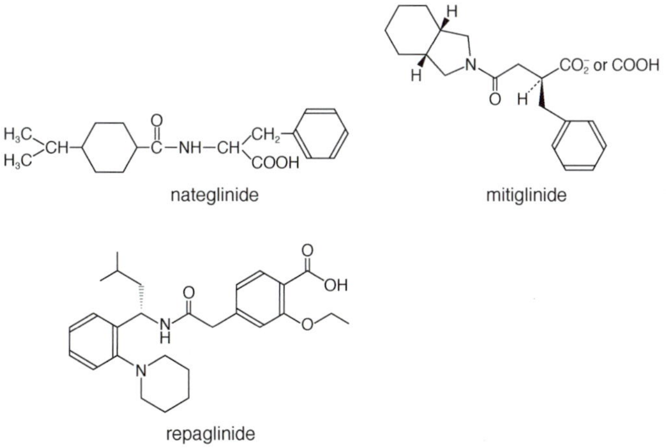

▶速効型インスリン分泌促進薬

昏睡又は前昏睡，1 型糖尿病，重症感染症などでは禁忌である．

3) インスリン非分泌系薬

a. ビグアナイド*2 (BG) 薬　biguanides

メトホルミン metformin，**ブホルミン** buformin がある．米国・欧州では，2 型糖尿病の診断時または早期からのメトホルミンの使用が推奨されていて，肥満のある場合の第一選択薬となっている．日本でもメトホルミンがインスリン抵抗性の肥満型の糖尿病に使用されるようになり，今後はその頻度が増加すると考えられている．

ビグアナイド薬はインスリン分泌促進作用を示さずに血糖降下作用を示すが，これには，

1　20
His–Gys–Glu–Gly–Thr–Phe–Thr–Ser–Asp–Leu–Ser–Lys–Gln–Met–Glu–Glu–Glu–Ala–Val–Arg–
21　40
Leu–Phe–Ile–Glu–Trp–Leu–Lys–Asn–Gly–Gly–Pro–Ser–Ser–Gly–Ala–Pro–Pro–Ser–Lys–Lys–
41　44　20
Lys–Lys–Lys–Lys–NH_2

lixisenatide

構造式：二本鎖がジスルフィド結合した構造（ホモダイマー）を有する.

```
[HGEGTFTSDV SSYLEEQAAK EFIAWLVKGG GGGGGSGGGG SGGGGSAESK
 YGPPCPPCPA PEAAGGPSVF LFPPKPKDTL MISRTPEVTC VVVDVSQEDP
 EVQFNWYVDG VEVHNAKTKP REEQFNSTYR VVSVLTVLHQ DWLNGKEYKC
 KVSNKGLPSS IEKTISKAKG QPREPQVYTL PPSQEEMTKN QVSLTCLVKG
 FYPSDIAVEW ESNGQPENNY KTTPPVLDSD GSFFLYSRLT VDKSRWQEGN
 VFSCSVMHEA LHNHYTQKSL SLSLG]2
```

アミノ酸配列

dulaglutide

▶ GLP–1 アナログ

肝臓での糖新生抑制，末梢(骨格筋)での糖取込み促進，消化管からの糖吸収抑制などが関与すると考えられている．メトホルミンの主要細胞内標的分子は，レプチンやアディポネクチンによっても活性化される **AMPK** である．すなわち，AMPK は骨格筋で GLUT4 の細胞膜への移行の促進によりグルコースの取込みを増加させ(**図 15–5**)，糖新生関連遺伝子の転写調節に関与する転写補助因子 transducer of regulated CREB protein 2(TORC2)（制御 CREB 活性トランスデューサー 2)の核内移行を抑制することにより糖新生を抑制する．また，AMPK は脂質合成酵素遺伝子発現の重要な転写因子である sterol regulatory element–binding protein(SREBP)–1 の発現抑制を介した肝脂質含量低下により，インスリン抵抗性や血清脂質を改善する．重大な副作用として**乳酸アシドーシス**があり，肝・腎機能，心肺機能に障害のある患者，アルコール多飲者では禁忌となっている．

b. チアゾリジン誘導体(インスリン抵抗性改善薬)

トログリタゾンは重篤な肝障害の副作用のため発売中止となり，現在日本では，**ピオグリタゾン** pioglitazone のみが用いられている．

チアゾリジン誘導体の主たる標的部位は脂肪細胞で，脂肪細胞の核内受容体で転写因子としても機能する**ペルオキシソーム増殖因子活性化受容体**(ペルオキシソーム増殖剤応答性受容体) peroxisome proliferator–activated receptor(**PPAR**) γ のアゴニストとして作用し，脂肪細胞の分化を促進する．PPARγ を刺激することにより，前駆脂肪細胞を小型脂肪細胞に分化させる．また，インスリン抵抗性をもたらす TNF–α や遊離脂肪酸を分泌する大型(肥大化)脂肪細胞をアポトーシスへ導いて消失させる(**図 15–7**)．

脂肪細胞とインスリン抵抗性の関連性のところで説明したように，小型脂肪細胞から分泌

＊2　グアニジンが窒素原子を一つ共有するようにして 2 分子つながった構造をもつ化合物は，ビグアニド biguanide(もしくはビグアナイド)と称される．ビグアニド骨格を有する経口血糖降下薬は，ビグアナイド類，ビグアナイド系薬などと表記されることが多い．

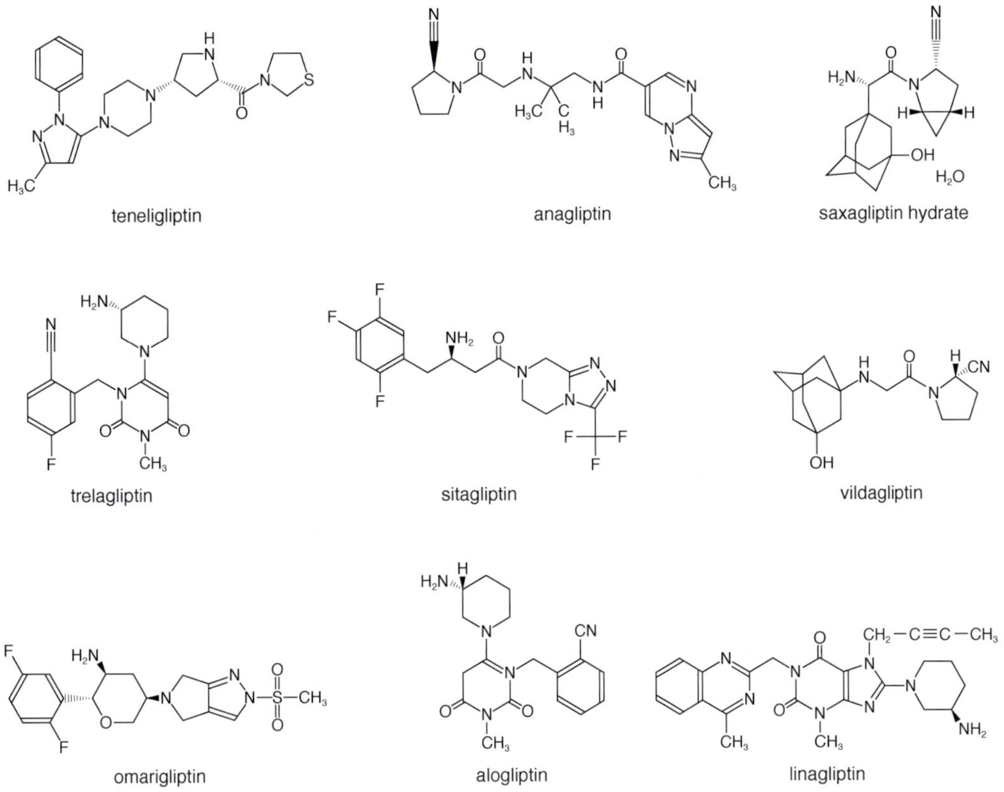

▶ DPP-4 阻害薬

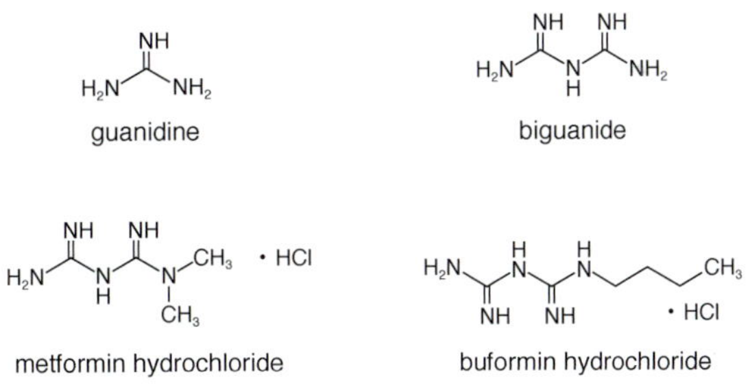

▶ビグアナイド薬

されインスリン感受性を亢進させるアディポネクチンの発現は，大型脂肪細胞から分泌されるTNF-αにより抑制される．ピオグリタゾンはアディポネクチンの発現を促進する作用を示すが，その一部には，アディポネクチンの発現に抑制をかけるTNF-αの産生抑制を介した経路も関与する(**図 15-8**)．

ピオグリタゾンは，インスリン抵抗性が推定される患者に適応されるが，インスリン抵抗性の改善は，以上のような機序によりもたらされると考えられている．水・Na^+ の貯留作用を有するため，**体重増加**が認められ，特に女性でその傾向が顕著である．体重増加以外の副作用として，骨折，肝機能障害，浮腫，心不全などがある．

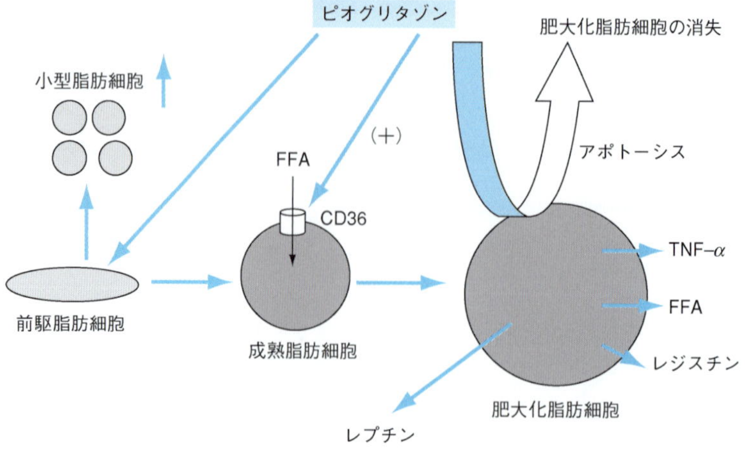

◆図 15-7　ピオグリタゾンの脂肪細胞に対する作用
FFA：free fatty acid. CD36：酸化 LDL のタイプ B スカベンジャー受容体.

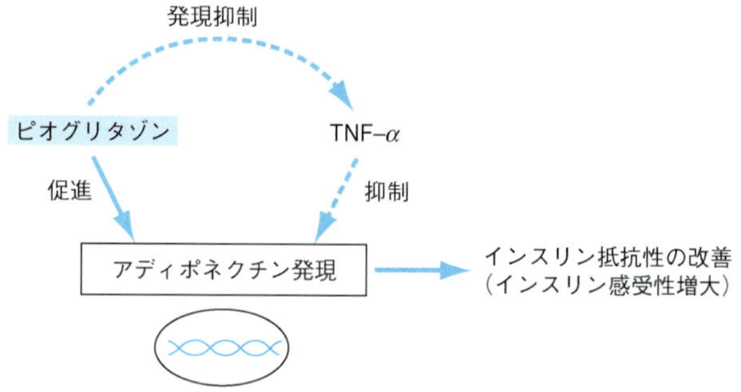

◆図 15-8　脂肪細胞のアディポネクチン発現に対するピオグリタゾンと TNF-α の作用

c. α-グルコシダーゼ阻害薬(αGI)　α-glucosidase inhibitors

アカルボース acarbose，**ボグリボース** voglibose，**ミグリトール** miglitol がある．アカルボースは α-アミラーゼも阻害する．でんぷんは，**膵 α-アミラーゼ**によって**二糖類**(α-デキストリン，マルトトリオース，トリオース)まで分解された後，小腸粘膜の絨毛膜刷子縁に存在する **α-グルコシダーゼ**(α-デキストナーゼ，マルターゼ，スクラーゼ)によって単糖類(グルコース，フルクトース)に加水分解されて吸収される．αGI は α-グルコシダーゼを競合的に阻害して二糖類の単糖類への分解を抑制し，糖の消化管での消化・吸収を遅延させ，食後の過血糖を抑制する．食後の高血糖が出現する軽症の 2 型糖尿病に単独使用されるほか，インスリン，SU 薬，速効型インスリン分泌促進薬，ピオグリタゾンとも併用される．作用機序が競合阻害であることを考えると，小腸内で糖類と同時に存在するようにするために食直前の服用が必須となる．服用開始時に，腹痛，鼓腸，便秘，下痢などの**腹部症状**が出現しやすい．インスリン製剤などの他薬と併用した場合には低血糖に注意し，低血糖が生じたら，グルコースもしくはグルコース入りの飲料を服用する．

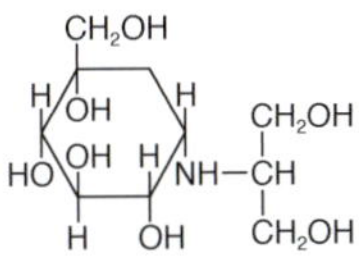

voglibose

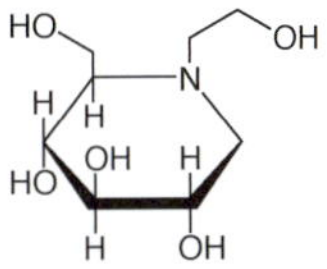

miglitol

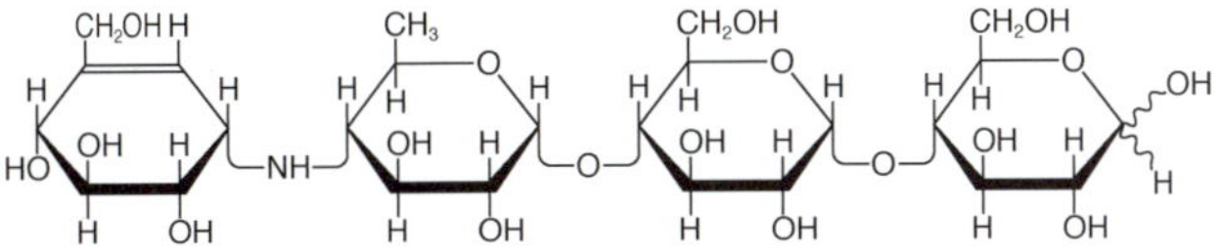

acarbose

▶ α–グルコシダーゼ阻害薬

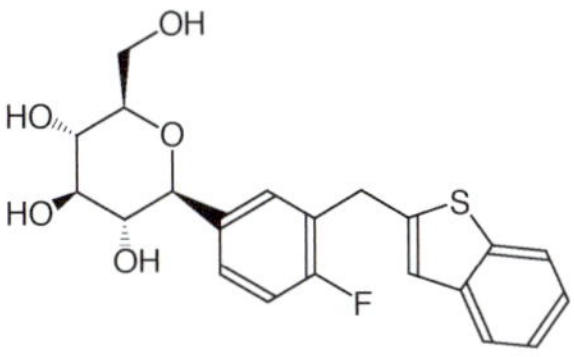

ipragliflozin

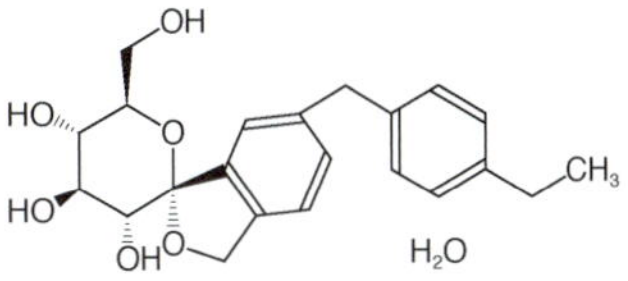

tofogliflozin hydrate

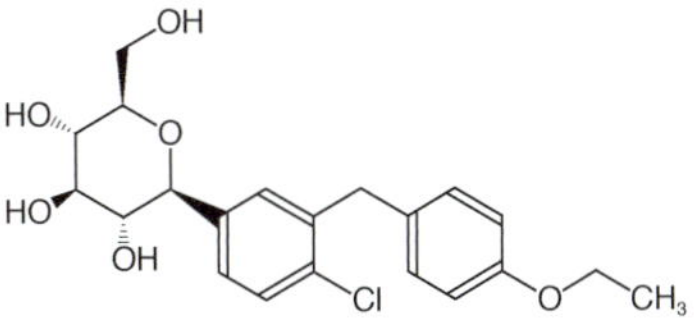

dapagliflozin

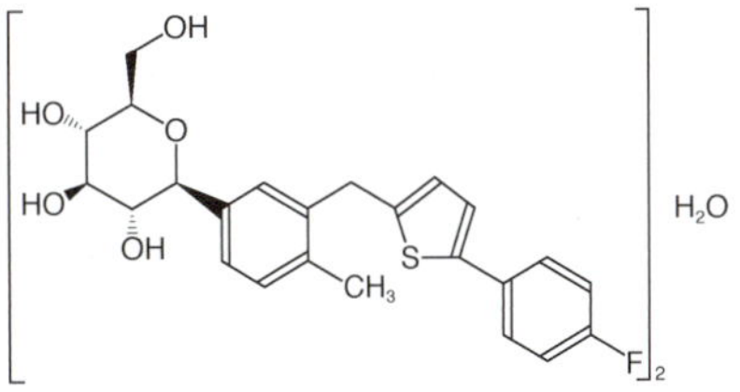

canagliflozin hydrate

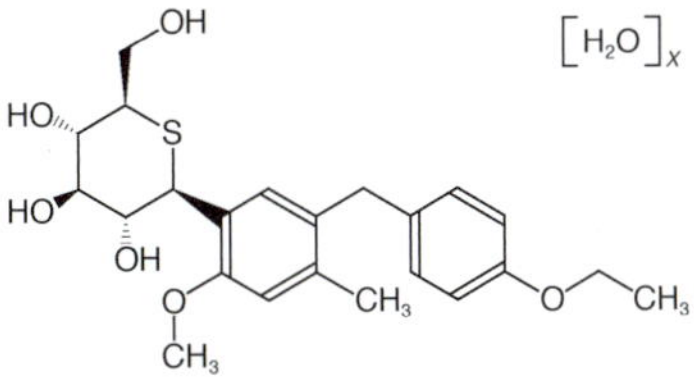

luseogliflozin hydrate

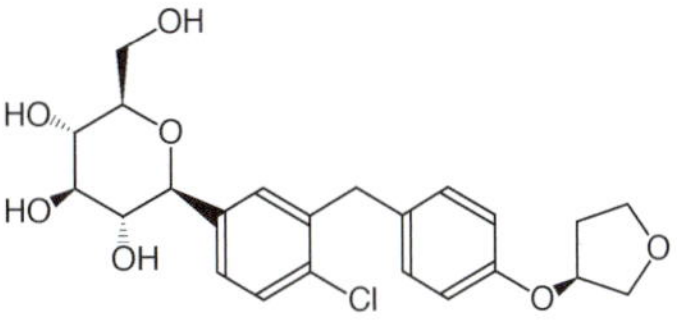

empagliflozin

▶ SGLT2 阻害薬

d. SGLT2 阻害薬

イプラグリフロジン ipragliflozin，**ダパグリフロジン** dapagliflozin，**ルセオグリフロジン** luseogliflozin，**トホグリフロジン** tofogliflozin，**カナグリフロジン** canagliflozin，**エンパグリフロジン** empagliflozin は，腎臓の近位尿細管の S1 領域に存在する**ナトリウム–グルコース共輸送体 sodium–glucose co–transporter**（**SGLT**）2 の阻害薬（**SGLT2 阻害薬**）で，腎臓でのグルコースの再吸収を抑制して尿中への排泄を促進する．これにより，インスリン非依存性の血糖値の低下と体重減少が期待できる．SGLT は Na^+ の濃度勾配を利用して Na^+ 依存

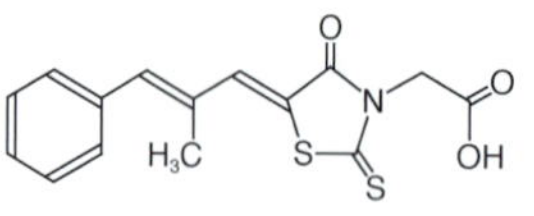

epalrestat

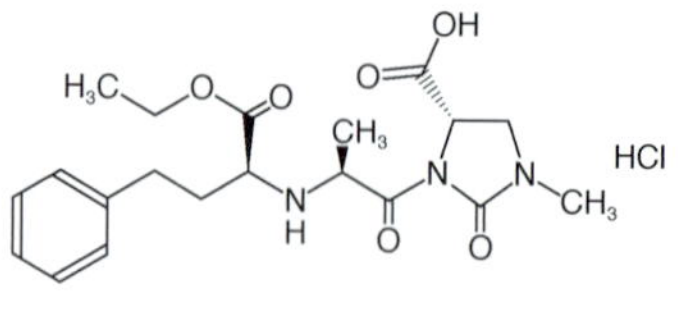

imidapril hydrochloride

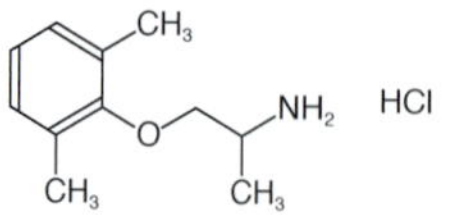

mexiletine hydrochloride

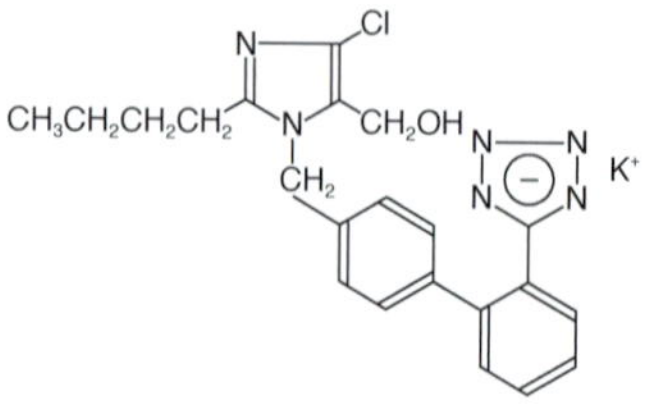

losartan potassium

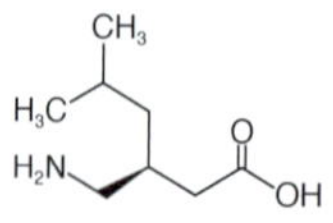

pregabalin

▶糖尿病合併症治療薬

性にグルコースを輸送する共輸送体で，7種類のサブタイプの存在が知られている．このうち，SGLT2は腎臓でのグルコースの再吸収の90%を担っているが小腸には存在しない．これに対して，近位尿細管S3領域に存在してグルコースの再吸収の10%を担うSGLT1は小腸にも存在する．従って，SGLT2の選択的阻害薬は小腸でのグルコースの再吸収に影響せずに尿中への排泄を促進する．インスリン分泌を促進しないことから単独で用いた場合の低血糖リスクは低いが，尿中へのグルコースの排泄を促進して浸透圧利尿をきたすため，特に高齢者や利尿薬使用者では脱水について十分に注意する必要がある．低体重の患者ではグルコースの低下から脂肪分解が亢進するため，血中ケトン体の増加による糖尿病ケトアシドーシスをきたす可能性がある．尿路及び性器感染症にも注意する．

4）糖尿病合併症治療薬

エパルレスタット epalrestat は**アルドース還元酵素阻害薬 aldose reductase inhibitor**（**ARI**）で，高血糖状態でグルコースから生じるソルビトールの神経内への蓄積を抑制して，糖尿病の合併症である末梢神経障害に伴う自覚症状（疼痛，しびれ感）を改善する．血中の糖化ヘモグロビン（HbA_{1C}）値が高値（7.5%以上）を示す患者に対して使用されるが，血小板減少や肝機能障害が出現したら，投与を中止する．尿が黄褐色，赤色に着色することがある．電位依存性Na^{+}チャネル遮断薬である**メキシレチン** mexiletine，γ-アミノ酪酸（GABA）の誘導体で興奮性神経伝達物質の遊離を抑制することで鎮痛作用を発揮する**プレガバリン** pregabalin も同様の目的で用いられる．

アンジオテンシン変換酵素（ACE）阻害薬である**イミダプリル** imidapril，アンジオテンシンII AT_1受容体遮断薬である**ロサルタン** losartan は，アンジオテンシンIIによる糸球体輸出細動脈の収縮及び糸球体内圧の上昇を抑制することにより，糖尿病腎症の発症や進展を予防する．

3. 脂質異常症(高脂血症)治療薬　antihyperlipidemic drugs

A 脂質異常症

血清脂質は，血液中では**アポタンパク質** apoprotein と複合体を形成して，粒子として存在している．血清脂質とアポタンパク質の複合体は**リポタンパク質** lipoprotein と称され，密度により，カイロミクロン chylomicron，超低密度リポタンパク質(very low density lipoprotein：VLDL)，中間密度リポタンパク質(intermediate density lipoprotein：IDL)，低密度リポタンパク質(low density lipoprotein：**LDL**)，高密度リポタンパク質(high density lipoprotein：**HDL**)の 5 種類に分類される．このうち，カイロミクロンと VLDL はトリグリセリド(TG)を多く含有する．一方，LDL と HDL はコレステロールを多く含有する．しかし，LDL と HDL の役割は対照的で，**LDL がコレステロールを肝臓から末梢に運搬して供給するのに対して，HDL は末梢の余分なコレステロールを除去して肝臓に運ぶ**．なお，LDL と HDL に含有されるコレステロールは，それぞれ，LDL コレステロール*3，HDL コレステロールとよばれる．

血清 LDL コレステロール値が高値になると狭心症・心筋梗塞などの冠動脈疾患の発生の重要な危険因子になり，血清トリグリセリド値が高値になるあるいは血清 HDL コレステロール値が低値になると，動脈硬化に促進的に作用することが示されている．このことから，血清の **LDL コレステロール値が 140 mg/dL 以上**の場合は**高 LDL コレステロール血症**，**トリグリセリド値が 150 mg/dL 以上**の場合は**高グリセリド血症**，**HDL コレステロール値が 40 mg/dL 未満**の場合は**低 HDL コレステロール血症**と呼ばれ，**脂質異常症**に分類されている．なお，「動脈硬化症疾患予防ガイドライン 2017 年版」(日本動脈硬化学会)では，脂質異常症の新しい指標として non-HDL コレステロール値(総コレステロール値から HDL コレステロール値を引いた値)が加わり，これが 170 mg/dL 以上のものは高 non-HDL コレステロール血症と呼ばれるようになった．

B 脂質異常症治療薬

脂質異常症治療薬とは，血清コレステロールやトリグリセリドを低下させることにより動脈硬化の進行とその結果発症する心筋梗塞や脳梗塞を予防する目的で投与される薬物で，スタチン系薬，PCSK9 阻害薬，MTP 阻害薬，レジン，小腸コレステロールトランスポーター阻害薬，プロブコール，フィブラート系薬，ニコチン酸系薬，多価不飽和脂肪酸など，多くの種類がある(**図 15-9**)．

1) スタチン系薬(HMG-CoA 還元酵素阻害薬)

プラバスタチン pravastatin，**シンバスタチン** simvastatin，**フルバスタチン** fluvastatin，

*3 LDL コレステロールは悪玉コレステロール，HDL コレステロールは善玉コレステロールとよばれることもある．前者は動脈硬化の進展に，後者は動脈硬化の防止に関係していると考えられているからである．

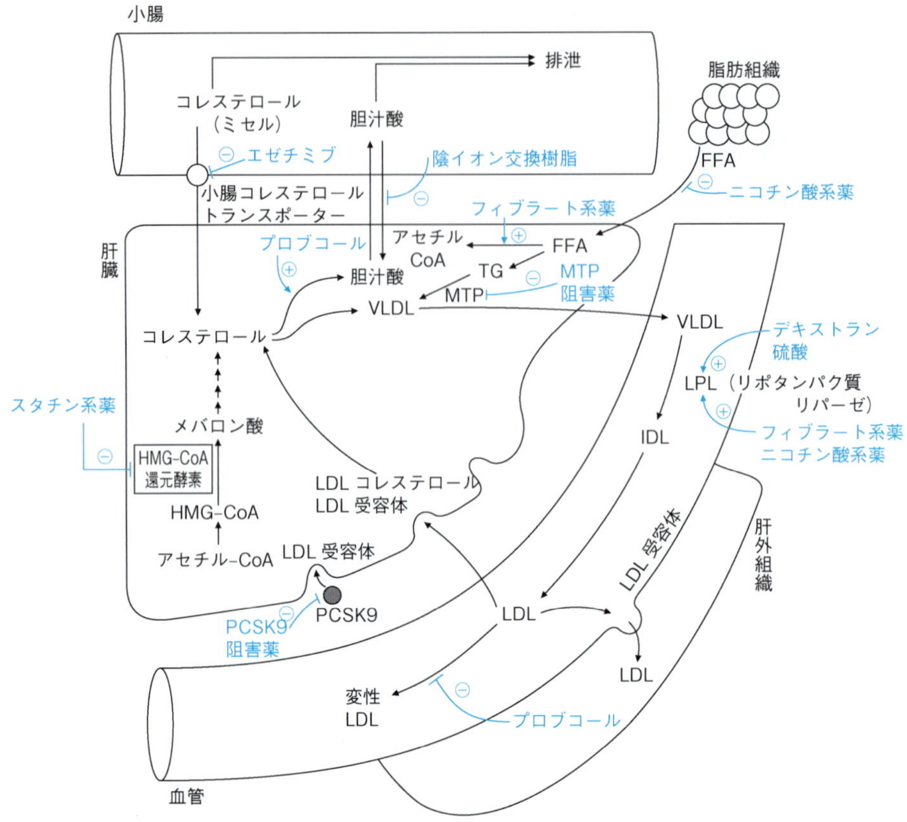

◆図 15-9　脂質異常症治療薬の作用機序

アトルバスタチン atorvastatin，**ピタバスタチン** pitavastatin，**ロスバスタチン** rosuvastatin がある．これらのうちシンバスタチンはプロドラッグで，体内で活性型のオープンアシド体に変換される．スタチン系薬は，アセチル CoA とアセトアセチル CoA から合成される **3-ヒドロキシ-3-メチルグルタリル補酵素 A** 3-hydroxy-3-methylglutaryl-coenzyme A（**HMG-CoA**）を還元してメバロン酸の生成を触媒する **HMG-CoA 還元酵素**を特異的に競合阻害する．HMG-CoA からメバロン酸が生成する反応は**コレステロール生合成経路の律速反応**であるので，スタチン系薬はこの反応を触媒する HMG-CoA 還元酵素を阻害することにより，肝細胞内のコレステロール含量を減少させる（**図 15-10**）．これを補うため，肝細胞の LDL 受容体数が増加して血中から肝へのコレステロール取り込みが促進されるので，血清 LDL コレステロール値の低下がもたらされる．スタチン系薬物は，このほか，トリグリセリド減少作用，LDL に対する抗酸化作用，HDL 増加作用も示し，動脈硬化病変の発生とその進展の抑制，黄色腫の退縮・消失をもたらす．

適応に差はないが，体内動態，副作用および薬物相互作用に若干の相違がみられるので，患者の状態と併用薬によって使い分ける．重大な副作用として**横紋筋融解症**やミオパシーがあり，フィブラート系薬物，ニコチン酸誘導体，シクロスポリンなどとの併用で横紋筋融解症の発現が増加する．

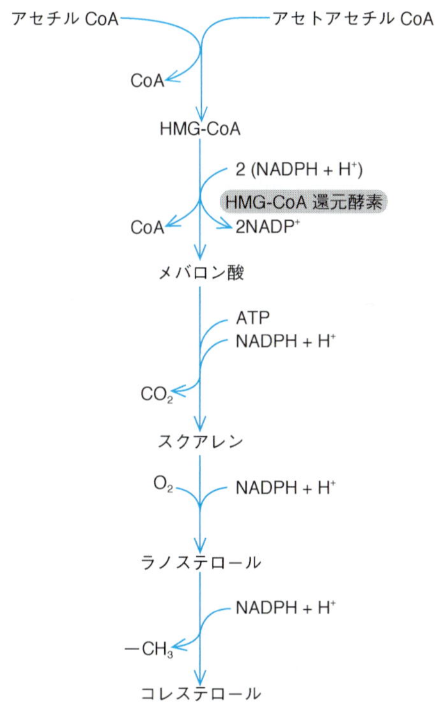

◆図 15-10　コレステロールの生合成経路
スタチン系薬は，この経路の律速酵素である HMG-CoA 還元酵素を阻害する．

2）前駆体タンパク質転換酵素サブチリシン/ケキシン 9 型(PCSK9)阻害薬

エボロクマブ evolocumab と**アリロクマブ** alirocumab がある．LDL 受容体分解に関わるタンパク質である**前駆体タンパク質転換酵素サブチリシン/ケキシン 9 型 proprotein convertase subtilisin/kexin type 9**(**PCSK9**)に対するモノクローナル抗体である．PCSK9 は肝臓で合成されて分泌されるタンパク質で，分泌後に LDL 受容体に結合してそのリソソームでの分解を促進する．エボロクマブとアリロクマブは LDL 受容体に対する PCSK9 の結合を阻止するので，LDL 受容体の分解抑制と肝細胞内への LDL コレステロールの取込み増加をもたらす．PCSK9 の働きが活発な家族性高コレステロール血症に適応をもち，HMG-CoA 還元酵素阻害薬との併用により，LDL コレステロールを約 70%減少させるという．副作用としては，注射部位反応，肝酵素異常，CK(CPK)上昇などが報告されている．

3）ミクロソームトリグリセリド転送タンパク質(MTP)阻害薬

ロミタピド lomitapide がある．**ミクロソームトリグリセリド転送タンパク質 microsomaltriglyceride transfer protein**(**MTP**)は肝細胞と小腸上皮細胞に多く発現し，トリグリセリドをアポタンパク質 B へ転送することにより VLDL(肝臓)やカイロミクロン(小腸)の形成に関与している．ロミタピドは MTP に直接結合して脂質転送を抑制して，肝細胞および小腸上皮細胞内でトリグリセリドとアポタンパク質 B を含むリポタンパク質の会合を阻止し，VLDL やカイロミクロンの形成を阻害する．この結果，肝臓からの VLDL の分泌が低下するため，血漿中 LDL コレステロールが減少する．家族性高コレステロール血症のうち，より重篤な症状を伴うホモ接合体患者に適応をもつ．重大な副作用に，肝炎，肝機能障害，胃腸障害が報告されていることから，投与前・投与中に肝機能検査を行う．

4）レジン（陰イオン交換樹脂）

コレスチラミン colestyramine と**コレスチミド** colestimide がある．これらは塩基性陰イオン交換樹脂で，腸管から吸収されず胆汁酸を吸着して排泄されるため，胆汁酸の小腸での再吸収を阻害する．その結果，コレステロールの胆汁酸への異化が促進され，肝細胞内のコレステロール含量が減少する．さらに，肝細胞の LDL 受容体数の増加と血中から肝へのコレステロールの取り込みが促進され，血中 LDL 濃度が低下する．血中 LDL 濃度の低下を補償するために，HMG-CoA 還元酵素が活性化されてコレステロール合成は促進されるので，HMG-CoA 還元酵素阻害薬を併用するとより効果的である．

1回の服用量が多量（コレスチラミン：9 g，コレスチミド：1.5 g）で，味・においがよくないので，服薬コンプライアンスは低下しがちである．副作用として便秘があるが，比較的安全で，重症の家族性高コレステロール血症の治療に欠かせない．

5）小腸コレステロールトランスポーター阻害薬

エゼチミブ ezetimibe がある．小腸粘膜細胞内へのコレステロール吸収に関与する Niemann-Pick C1-like 1 protein（**NPC1L1**）とよばれるトランスポーターを阻害して，小腸でのコレステロール吸収を選択的に抑制する．腸肝循環して長時間作用する．コレステロール値を低下させるほか，トリグリセリドも減少させる．副作用として，便秘，下痢などの胃腸症状がある．

6）プロブコール probucol

LDL コレステロールを強力に低下させる．その機序としては，コレステロールの胆汁への異化排泄促進，リポタンパク質の合成抑制などが考えられている．また，強力な**抗酸化作用**により動脈内膜下での LDL の酸化を抑制し，マクロファージによる LDL の取り込みを減少させて泡沫化を阻止することで**抗動脈硬化作用**を示す．すなわち，血管壁へのコレステロール沈着を抑制して，血管内腔の狭窄化を防ぐ．プロブコールは HDL コレステロールも低下させることが多いが，これは本薬の欠点とはならないとされている．

副作用には下痢がある．重大なものとして QT 延長に伴う心室性不整脈があるため，重篤な心室性不整脈には禁忌である．また，フィブラート系薬との併用により，HDL コレステロールが過剰に低下することがある．

7）フィブラート系薬

ベザフィブラート bezafibrate，**フェノフィブラート** fenofibrate，**クロフィブラート** clofibrate，**クリノフィブラート** clinofibrate がある．核内受容体である**ペルオキシソーム増殖因子活性化受容体**（ペルオキシソーム増殖剤応答性受容体）α peroxisome proliferator-activated receptor α（**PPARα**）のアゴニストとして作用し，**PPARα を活性化**する．この結果，**リポタンパク質リパーゼ**（**LPL**）の活性化や LPL の活性阻害作用を示すアポタンパク質 C-Ⅲ（apoC-Ⅲ）の発現抑制を介した**血漿トリグリセリドの減少**作用や**脂肪酸の β 酸化促進**によるトリグリセリドの合成低下など，脂質合成制御に関わる多彩な薬理作用を示す．また，アポタンパク質 A-Ⅰ(apoA-Ⅰ)の産生亢進を介した**HDL コレステロール増加作用**も示す. HMG-CoA 還元酵素阻害作用とコレステロールの胆汁への排泄促進作用も軽度にもつため, LDL コレステロールも減少させることができる. なお, フェノフィブラートは尿酸排泄作用をもつことから, 高尿酸血症を伴う高トリグリセリド血症に適している.

副作用は少ないが, 重大なものとして, 横紋筋融解症, 無顆粒球症がある. 特に, 横紋筋融解症が出現しやすくなるため, スタチン系薬物との併用はしない. **ワルファリン**, **SU 薬の作用を増強**するので, 相互作用に注意する.

8) ニコチン酸系薬

トコフェロールニコチン酸エステル tocopherol nicotinate, **ニセリトロール** niceritrol, **ニコモール** nicomol がある. ニコチン酸 nicotinic acid の誘導体で, **トリグリセリドと LDL の減少作用**, **HDL の増加作用**を示す. ニコチン酸系薬は, Gi タンパク質共役型のニコチン酸受容体(GRP109A)に結合して, 脂肪細胞でのアデニル酸シクラーゼの阻害と cAMP の産生抑制をもたらし, トリグリセリドの分解を抑制する結果, 脂肪細胞からの遊離脂肪酸の放出を抑制する. これにより, 肝臓への遊離脂肪酸の供給を低下させ, トリグリセリドとこれを多く含有する VLDL の生成と分泌を抑制する. さらに, 末梢毛細血管の **LPL の活性を上昇**させる. この結果, VLDL 中のトリグリセリドの分解(異化)が促進され, 血清トリグリセリドの減少をもたらす. ニコチン酸系薬の HDL 増加作用の機序の詳細は解明されていない.

このほか, 動脈硬化性疾患の危険因子とみなされているリポタンパク質(a) (Lp(a))を低下させる作用が注目されている.

副作用には, 血管拡張に基づく顔面潮紅やほてりがある. これは, NSAIDs によって抑制されるため, PGI_2 や PGE_2 の関与が考えられており, 脂質低下作用とは別な機序によるものと推定されている.

9) 多価不飽和脂肪酸

イコサペント酸エチル ethyl icosapentate(**EPA**)は, 脂質異常症患者の血清トリグリセリドとコレステロール(総コレステロール)を有意に減少させる. トリグリセリドの合成に関与する酵素の遺伝子転写を促進する SREBP-1c を抑制するほか, PPARα 活性化を介して, LPL 活性と VLDL 代謝を促進させる. 同様の薬物に, EPA と DHA の両者を含有する**オメガ-3 脂肪酸エチル**がある.

10) その他の薬物

a. 植物ステロール

ガンマオリザノール γ-oryzanol などの植物ステロール類は, 外因性または内因性コレステロールの腸管吸収を抑制し, VLDL と LDL の減少, HDL コレステロールの増加をもたらす.

b. その他

デキストラン硫酸 dextran sulfate は, LPL と肝トリグリセリドリパーゼを活性化して, 中性脂肪を減少させる. HDL を増加させる作用ももつ.

エラスターゼ ES elastase ES は, ブタ膵臓から精製した酵素製剤で, 肝のコレステロー

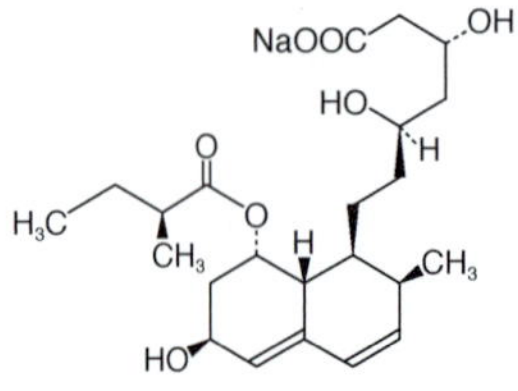

pravastatin sodium

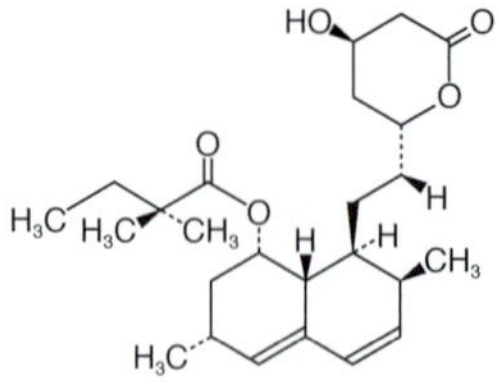

simvastatin

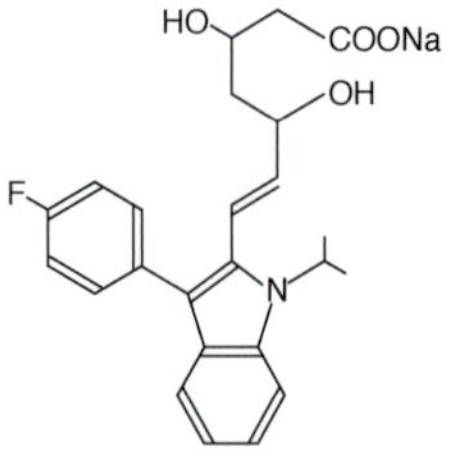

fluvastatin sodium

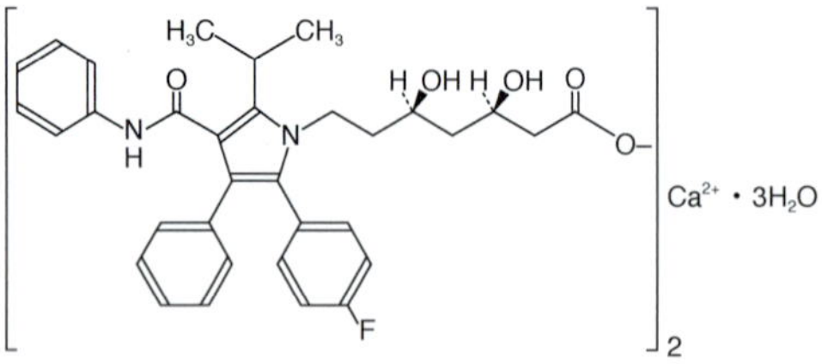

atorvastatin calcium hydrate

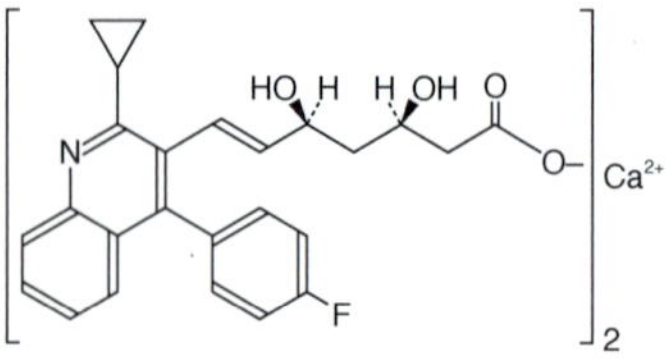

pitavastatin calcium

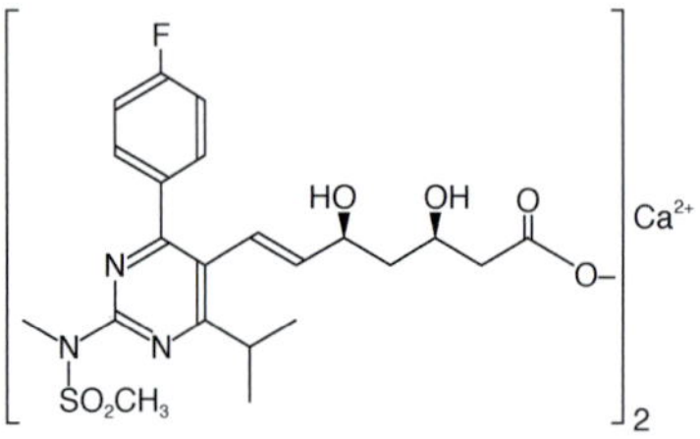

rosuvastatin calcium

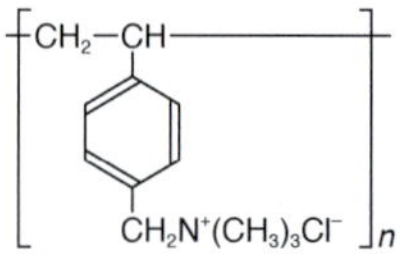

colestyramine

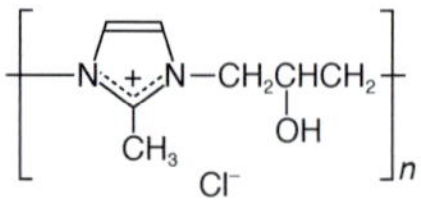

colestimide

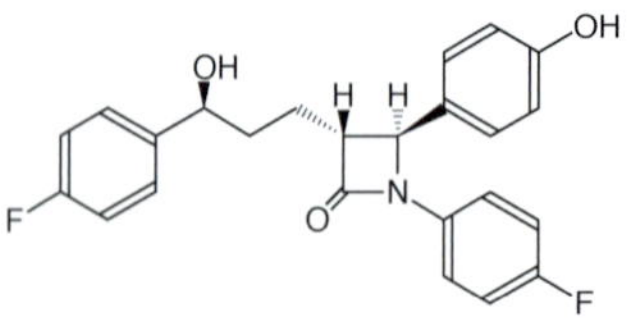

ezetimibe

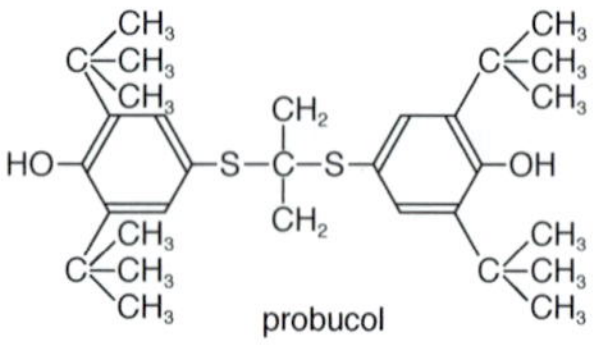

probucol

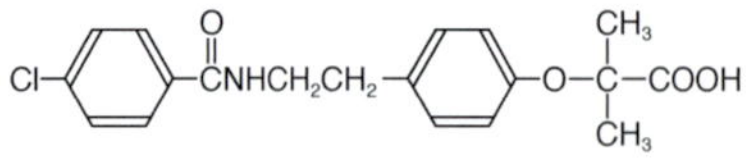

bezafibrate

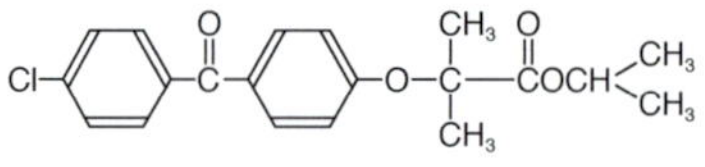

fenofibrate

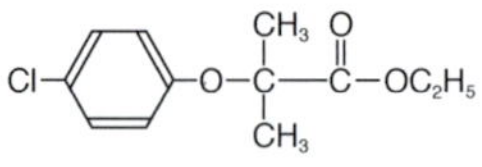

clofibrate

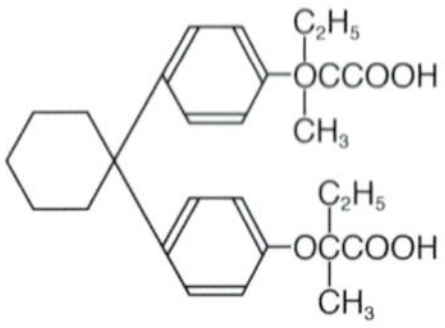

clinofibrate

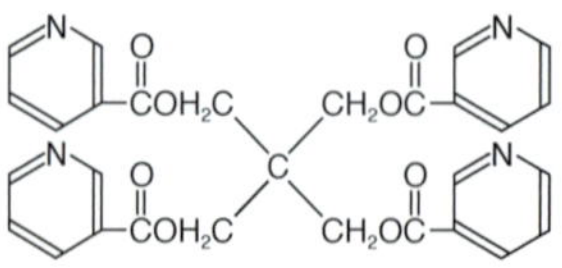

niceritrol

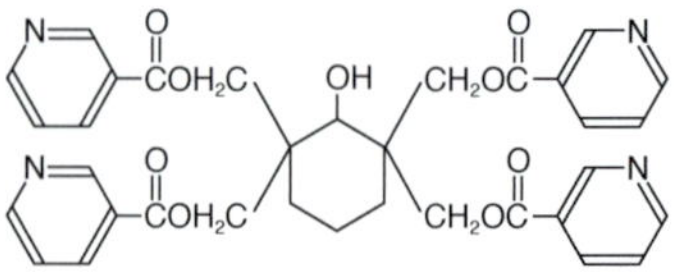

nicomol

▶脂質異常症治療薬

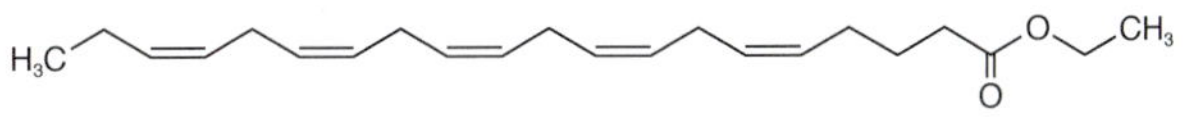

ethyl icosapentate

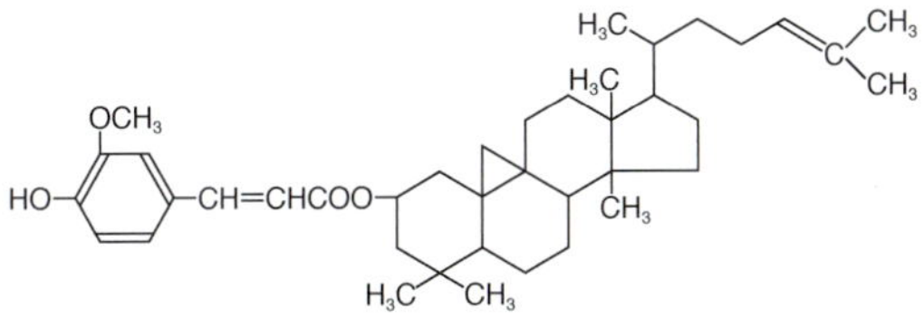

γ-oryzanol

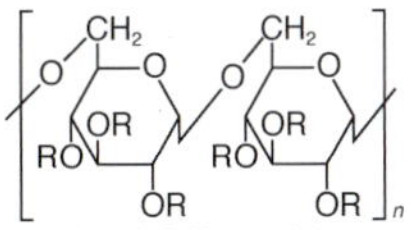

R : $-SO_3Na$ or –H

dextran sulfate sodium sulfur

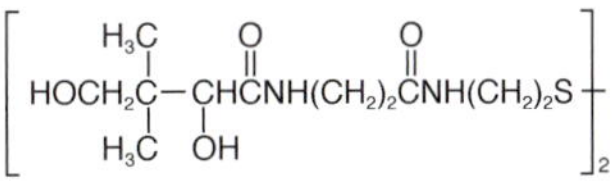

pantethine

▶**脂質異常症治療薬**(つづき)

ルの異化と排泄を促進し，さらにLPLとレシチン-コレステロールアシルトランスフェラーゼ lecitin-cholesterol　acyltransferase(LCAT)活性を高めて，リポタンパク質代謝を改善する．また，動脈壁へのコレステロールの沈着を抑制するとともに，除去を促進することが認められており，アテローム性動脈硬化の進展を抑制して退縮を促進する．

パンテチン pantethine は，VLDLとLDLの異化排泄を促進し，組織LPL活性と血中LCAT活性を上昇させて，VLDLからのHDL生成を高める．脂肪酸酸化促進作用や血管壁コレステロール代謝促進作用も有し，腸管運動促進作用も示す．副作用として，消化器症状がある．

4. 痛風・高尿酸血症治療薬　antigout drugs・antihyperuricemic drugs

A 痛風・高尿酸血症

尿酸は，**キサンチンオキシダーゼ** xanthine oxidase によってキサンチンから生成する，プリン代謝の最終産物である．尿酸は血中から糸球体沪過によって原尿中に排泄されるが，その後，尿細管において再吸収される．血液中の尿酸を尿細管腔へ分泌させる系も存在しているが，量的には尿酸再吸収が尿酸分泌を上回る(**図 15-11**)．

高プリン食の摂取やプリン体の代謝異常による尿酸の産生過剰・排泄不全などが原因となり，**高尿酸血症** hyperuricemia が生じる．高尿酸血症は，腎不全や心筋梗塞の危険因子ととらえられている．**痛風** gout は，高尿酸血症を基盤として，血中に溶解できずに組織で析出した尿酸ナトリウムの微細な結晶を関節腔内の好中球などが貪食して生じる炎症反応である．初回の急性発作は突発的に現れ，極度の痛みを伴う．とくに，足の母趾の付け根の関節に多く発症する．2回目以降は，発作の前にある種の前兆を感じることが多い．高尿酸状態

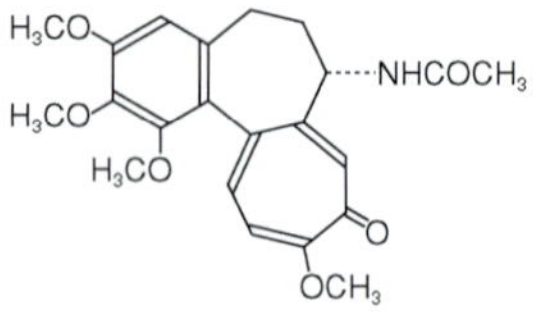

colchicine

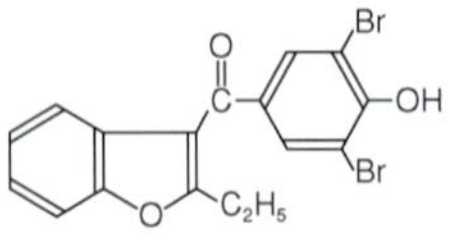

benzbromarone

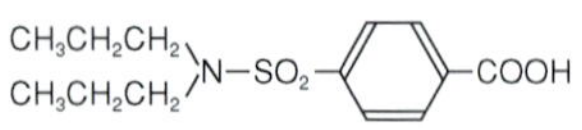

probenecid

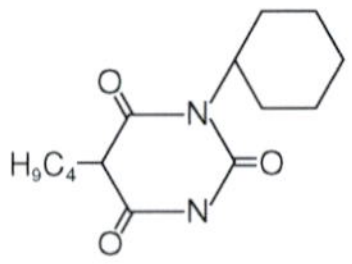

bucolome

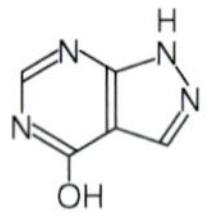

allopurinol

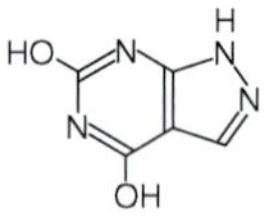

alloxanthine

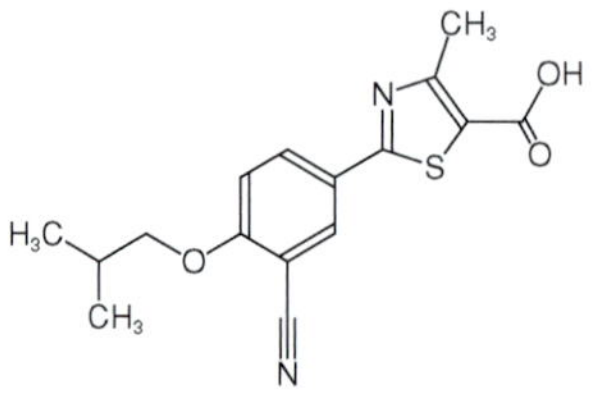

febuxostat

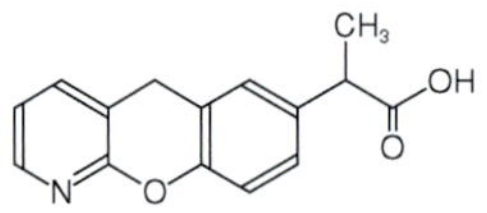

pranoprofen

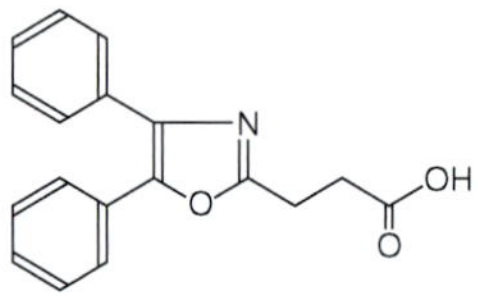

oxaprozin

▶痛風・高尿酸血症治療薬

が持続して急性発作が反復されると，慢性関節炎に移行する．滑膜や白血球の乳酸産生が高まると，その部位の pH が低下し，尿酸結晶の析出・沈着を助長する．

痛風の治療は，急性発作(とくに痛み)に対する治療と，慢性的な高尿酸血症に対する治療とに大別できる．1 回の急性痛風発作は必ずしも薬物治療の適応とはならず，まず食餌療法，飲水励行，アルコール制限などによって血漿中尿酸濃度を溶解度(7 mg/dL)以下に維持することを試みる．それでも発作が再発したり尿酸値が下がらない場合には，薬物療法を開始する．いったん薬物治療を始めると，原則として一生継続することになるが，生活習慣の改善などにより服薬しなくても正常な尿酸値が保たれるようになれば，薬物の使用を中止することもありうる．

B　痛風・高尿酸血症治療薬

1）急性発作に用いられる薬物

コルヒチン colchicine：イヌサフラン *Colchicum autumnale* 由来のアルカロイドで，痛風性関節炎急性発作に対する予防・緩解の特効薬である．発症前兆期(発作が始まりそうなとき)における少量の使用が著効を示すが，発作後でも，短時間内であれば効果が期待できる．

好中球内の**チューブリン** tublin に結合して微小管の脱重合を誘導し，有糸分裂を中期で

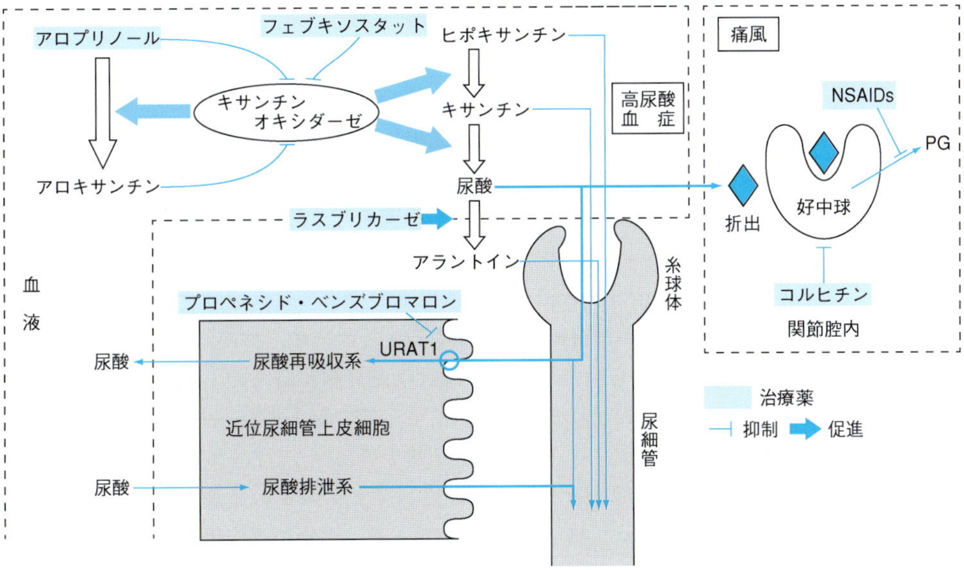

◆図 15-11 尿酸生成・排泄とキサンチンオキシダーゼ

阻止するとともに，リソソームを安定化(放出抑制)する．**好中球の活性を抑制**することによって，遊走や尿酸結晶の貪食，およびそれに伴う起炎物質の遊離を抑制することが主な作用機序と考えられている．尿酸代謝には影響せず，鎮痛・抗炎症作用はない．

副作用として，脱毛，悪心・嘔吐，下痢，発疹がある．連用により血液障害，生殖器障害，肝・腎障害，骨髄障害(再生不良性貧血)などの重篤な副作用が現れる可能性が高まるので，長期の予防的投与は行わない．

非ステロイド性抗炎症薬(NSAIDs)およびステロイド性抗炎症薬

非ステロイド性抗炎症薬 non-steroidal anti-inflammatory drugs (NSAIDs) は，シクロオキシゲナーゼを阻害してプロスタグランジンの産生を抑制することにより，関節腔内で生じている炎症反応を抑制する．わが国で痛風発作の治療に用いられている NSAIDs は，**インドメタシン** indometacin，**オキサプロジン** oxaprozin，**ケトプロフェン** ketoprofen，**ナプロキセン** naproxen および**プラノプロフェン** pranoprofen である．NSAIDs は，初期から発作極期までの第一選択薬であり，原則として，短期間に比較的大量に投与する (NSAIDs パルス療法)．

ステロイド性抗炎症薬は，コルヒチンまたは NSAIDs が使用できない場合やこれら薬物と併用して経口投与される．とくに，高齢者および腎機能低下や胃腸障害のある患者の場合はステロイド性抗炎症薬が用いられることが多い．

2) 高尿酸血症治療薬

高尿酸血症の型によって使用する薬物は異なる．尿酸排泄低下型では尿酸排泄促進薬を，尿酸産生過剰型では尿酸産生阻害薬を用いる．

a. 尿酸排泄促進薬 uricosuric drugs

ベンズブロマロン benzbromarone：尿細管に存在する尿酸トランスポーター urate transporter 1（URAT1）を阻害し，尿酸再吸収を抑制することにより，血漿中尿酸濃度を低下させる．尿酸の分泌には影響しない．尿酸排泄作用は強力で，他薬との相互作用も少ない．投与開始6ヵ月以内に劇症肝炎などの重篤な肝障害が発現したとの報告があるため，少なくとも初めの6ヵ月間は定期的に肝機能検査を行うなど，観察を十分に行う必要がある．

プロベネシド probenecid：治療量以下の少量では，尿細管からの尿酸の再吸収を抑制せず，尿細管からの尿酸分泌系を抑制する．そのため，体内に尿酸貯留が起こる．しかし，治療量ではURAT1を阻害し尿酸の再吸収を抑制するため，尿酸排泄は促進される．この排泄促進作用は少量のサリチル酸系薬によって抑制される．また，尿酸の分泌に関与する有機アニオントランスポーター部位でSU薬やペニシリンなどの酸性薬物と競合的に拮抗するため，それら薬物の尿細管分泌が抑制されて，半減期の延長や薬物血中濃度時間曲線下面積 area under the curve（AUC）の増加が起こる．薬物相互作用の例として有名である．

悪心・嘔吐などの胃腸症状，血小板減少，白血球減少などが起こることがある．

ブコローム bucolome：尿酸排泄作用と非ステロイド性抗炎症作用を併せもつ．高尿酸血症のほか，関節リウマチ・変形性関節症・急性副鼻腔炎・急性中耳炎などの疾患や手術後，外傷などの消炎，鎮痛，解熱に適応がある．

食欲不振，悪心，胃部不快感などの消化器症状や，眠気などの精神神経系症状が現れることがある．

酸性尿改善薬

尿酸排泄促進薬の使用に際しては，尿路結石を予防するために，**炭酸水素ナトリウム**を用いて尿のpH低下を抑制する．また，尿が酸性であると尿酸が析出しやすく，腎結石や尿路結石の原因となるので，それを防ぐために**クエン酸カリウム** potassium citrate・**クエン酸ナトリウム** sodium citrate の配合剤が用いられる．代謝物の炭酸水素塩が塩基として作用するため，尿の酸性化が抑制される．尿のpHが6.2～6.8となるように調節しながら投与する．

尿酸分解酵素薬

ラスブリカーゼ rasburicase：遺伝子組換え型尿酸オキシダーゼ製剤であり，尿酸を酸化し，水溶性のアラントインと過酸化水素に分解する．アラントインは尿酸に比べて尿への可溶性が高く，容易に尿中に排泄される．アラントインは大多数の哺乳動物ではプリン代謝の最終産物であるが，ヒトおよび類人猿では，進化の過程で尿酸オキシダーゼが欠損したため，尿酸がプリン代謝の最終産物となっている．ラスブリカーゼは，がん化学療法に伴う高尿酸血症に対して点滴静注され，すみやかな尿酸減少効果を示す．重大な副作用に，ショック，アナフィラキシー，溶血性貧血，メトヘモグロビン血症がある．

b. 尿酸産生阻害薬

アロプリノール allopurinol：キサンチンオキシダーゼの基質であるキサンチンと同様のプリン骨格を有し，キサンチンオキシダーゼを阻害する．アロプリノールは，キサンチンオキシダーゼによって大部分が**アロキサンチン** alloxanthine(別名オキシプリノール oxypurinol)に代謝されて排泄される．アロプリノールはキサンチンオキシダーゼによる尿酸産生を競合的に阻害し，一方，アロキサンチンは非競合的に阻害する．その結果，血漿中の尿酸濃度が低下し，高尿酸血症が改善される．この際，ヒポキサンチンやキサンチンの濃度が上昇するが，その溶解度や排泄の速さなどから，結晶化の可能性はない．

アロプリノールは，抗悪性腫瘍薬や放射線による治療を開始した悪性腫瘍患者の高尿酸血症の改善にも用いられるが，アザチオプリンの代謝酵素であるキサンチンオキシダーゼを阻害するので，アザチオプリンの骨髄抑制などの副作用を増強することが知られている．したがって，アロプリノール投与中の患者では，アザチオプリンの用量を1/3～1/4に減量する必要がある．

重大な副作用に，皮膚粘膜眼症候群(Stevens–Johnson 症候群)，再生不良性貧血，肝障害，腎不全，間質性肺炎，横紋筋融解症などがある．

フェブキソスタット febuxostat：非プリン型の選択的キサンチンオキシダーゼ阻害薬である．プリン骨格を有するアロプリノールに比べ，フェブキソスタットは他の主要なプリン・ピリミジン代謝酵素の活性に影響を及ぼさず，キサンチンオキシダーゼを選択的に阻害する．また，アロプリノールより強い尿酸値低下作用を示し，副作用や薬物相互作用なども少ない．フェブキソスタットはがん化学療法に伴う高尿酸血症にも適用されるが，アロプリノールと同様の作用を有するため，メルカプトプリンやアザチオプリンとの併用は禁忌である．非プリン型の選択的キサンチンオキシダーゼ阻害薬としては，このほかに**トピロキソスタット** topiroxostat がある．

5. カルシウム代謝調節・骨代謝関連薬

血漿カルシウムイオン濃度は，腸からの吸収，腎臓での排泄，骨での骨吸収と骨形成などの要因のバランスによって決定される．カルシウム代謝は，さまざまなホルモンやビタミンによって制御されている(**図 15–12**)．

骨は，常に破骨細胞による骨吸収と骨芽細胞による骨形成を繰り返して，組織のリモデリングを行っている．**骨粗鬆症** osteoporosis は，なんらかの原因で骨吸収量が骨形成量を上回り，骨微細構造の劣化により骨強度が低下して，骨折を起こしやすくなった全身的疾患である．女性の場合は，閉経によるエストロゲン不足が骨粗鬆症(閉経後骨粗鬆症)の主な原因となっている．

一方，男女を問わず，骨芽細胞の機能は加齢に伴って低下する．さらに，腎機能の低下により活性型ビタミンDの生成量が減少すると，カルシウム吸収の減少により血中カルシウム濃度が低下し，これを補うために副甲状腺ホルモンを介した骨吸収が促進されて，老人性骨粗鬆症が発症する．このほかに，副甲状腺機能亢進症，バセドウ Basedow 病，クッシング Cushing 症候群，糖尿病，副腎皮質ステロイドの投与などによる続発性骨粗鬆症や，原因不明の若年性骨粗鬆症なども知られている．

社会の高齢化の流れの中で，骨折による寝たきり老人を増やさないためにも，骨粗鬆症の予防と治療は重要な問題である．その基本は，バランスのよい食事による適量のカルシウムとビタミンDの摂取，適度の運動負荷，日光浴など，良質な生活習慣の維持であり，その

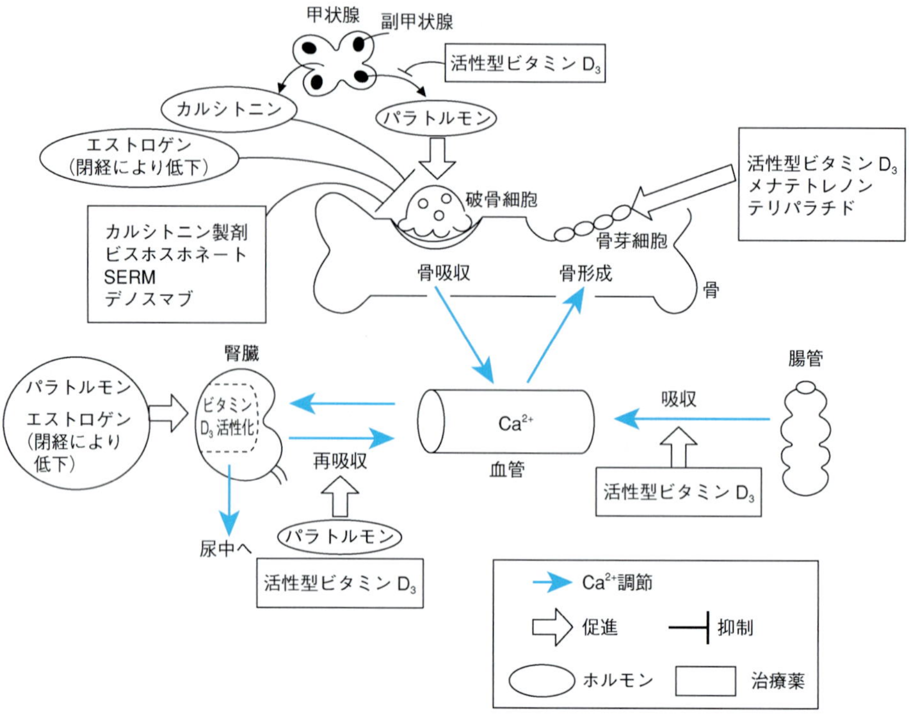

◆図 15-12　カルシウム代謝と骨粗鬆症治療薬の主な作用点

上でなおも骨量減少が著しい場合には，骨吸収抑制作用や骨形成促進作用のある薬物を使用することになる．

A　ビタミン製剤

1）活性型ビタミン D_3 製剤

ビタミン D_3 の前駆体である 7–デヒドロコレステロールが，皮膚で紫外線照射を受けるとコレカルシフェロール(ビタミン D_3)になる．またビタミン D_3 は食物からも摂取される．活性型ビタミン D_3 は，ビタミン D_3 は肝臓で 25 位が水酸化され，さらに腎臓で 1α 位が水酸化されて活性型となる．腎臓での 1α 水酸化は，副甲状腺ホルモンにより促進される(**図 15–13**)．活性型ビタミン D_3 はカルシウムとリンの腸管からの吸収や腎臓での再吸収を促進するほか，副甲状腺ホルモンの合成・分泌を抑制する．また，骨芽細胞や破骨細胞を活性化して骨代謝を改善する．

この活性型ビタミン D_3 を製剤化したものが**カルシトリオール** calcitriol である．また，ビタミン D_3 誘導体の**アルファカルシドール** alfacalcidol は，1α 位が水酸化されているので，肝臓での 25 位の水酸化のみで活性型となる．いずれも，骨粗鬆症のほか，慢性腎不全，副甲状腺機能低下症，くる病・骨軟化症にも用いられる．**エルデカルシトール** eldecalcitol は，骨への作用を強化した活性型ビタミン D_3 製剤で，骨粗鬆症に伴う骨折の発生頻度を低下させる．

なお，活性型ビタミン D_3 製剤のうち，マキサカルシトール maxacalcitol とファレカルシ

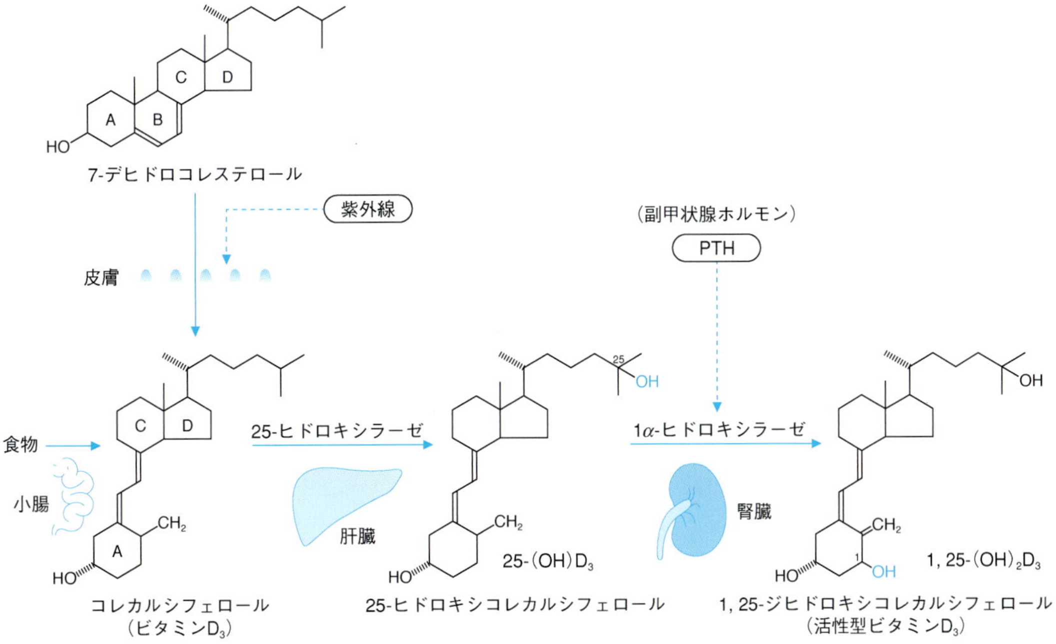

◆図 15-13　活性型ビタミン D_3 の生成過程

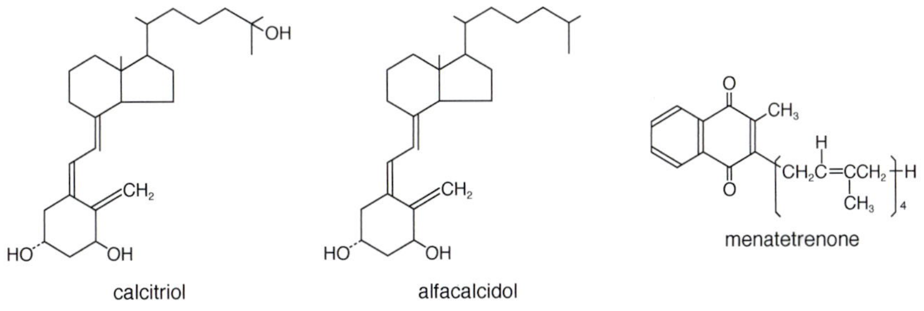

▶ビタミン製剤

トリオール falecalcitriol には骨粗鬆症の適応がなく，維持透析下の二次性副甲状腺機能亢進の治療などに用いられる.

2) ビタミン K_2 製剤

ビタミン K_2 は，骨芽細胞により合成・分泌される骨基質タンパク質オステオカルシンの構成アミノ酸である γ-カルボキシグルタミン酸の生成に補酵素として働いており，骨形成を促進する．また，IL-1α を介する骨吸収の抑制，破骨細胞の分化誘導抑制，破骨細胞のアポトーシス誘導などにより骨吸収抑制作用も示す.

メナテトレノン menatetrenone は 14 種類確認されているビタミン K_2 の一つ(menaquinone-4)で，原発性骨粗鬆症のみならず，グルココルチコイド誘発骨粗鬆症のような続発性骨粗鬆症に対する有効性も確認されている．空腹時投与で吸収が低下するので，必ず食後に服用させるが，食事に含まれる脂肪量が少ないと吸収が低下する．また，ワルファリンカリ

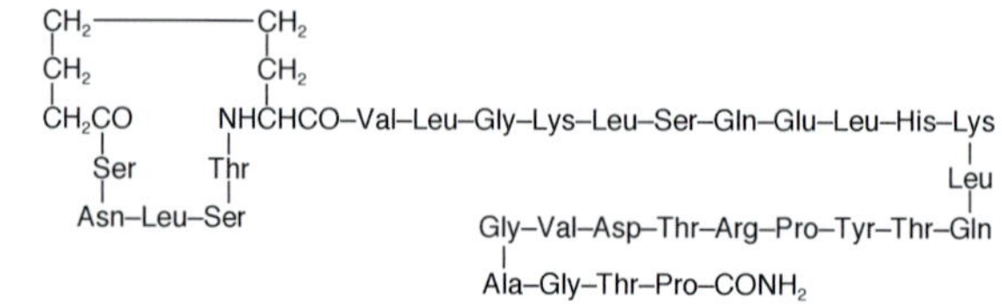

elcatonin

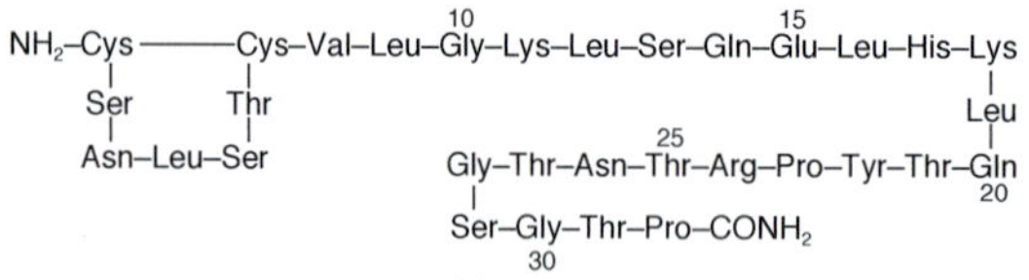

calcitonin salmon

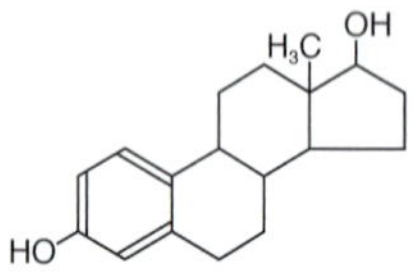

estradiol

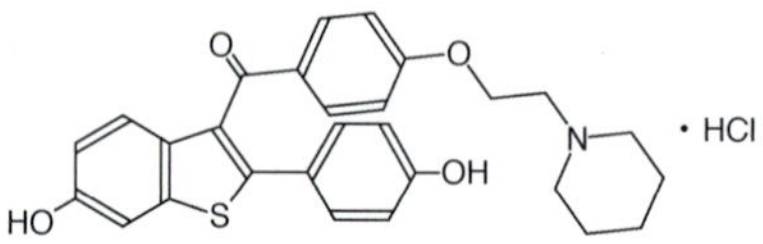

raloxifene hydrochloride

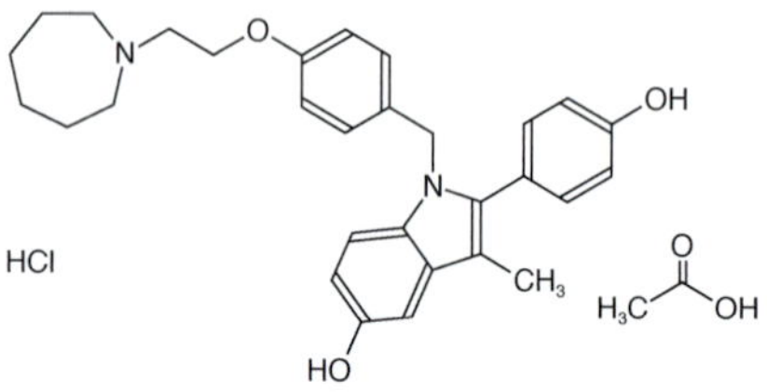

bazedoxifene

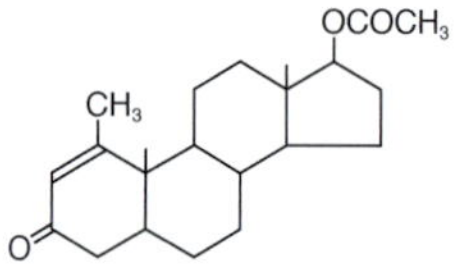

metenolone acetate

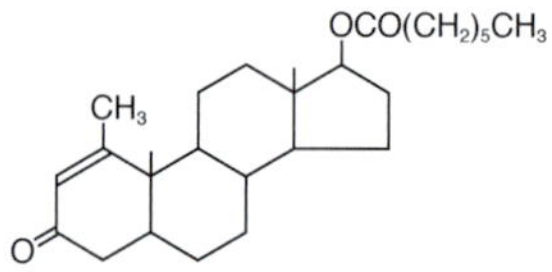

metenolone enanthate

Ser–Val–Ser–Glu–Ile–Gln–Leu–Met–His–

Asn–Leu–Gly–Lys–His–Leu–Asn–Ser–Met–

Glu–Arg–Val–Glu–Trp–Leu–Arg–Lys–Lys–

Leu–Gln–Asp–Val–His–Asn–Phe ・$5CH_3COOH$

teriparatide

▶ホルモン製剤

ウムの作用を減弱させるので，併用禁忌である．

B ホルモン製剤

1）カルシトニン製剤

カルシトニンは，甲状腺の傍沪胞細胞から分泌される 32 個のアミノ酸からなるペプチドホルモンで，破骨細胞の抑制により骨吸収を抑制し，血清カルシウム濃度を低下させる．また，これに加えて鎮痛作用も有することが特徴であり，カルシトニン製剤は骨粗鬆症における疼痛抑制に使用される．この鎮痛の作用機序の一つとして，疼痛抑制系のセロトニン神経系を介して作用を発現することが示唆されている．

医薬品としては，哺乳類のカルシトニンより比活性の高い魚類由来のカルシトニンである**エルカトニン** elcatonin と**サケカルシトニン** calcitonin salmon が用いられている．エルカトニンは，ウナギカルシトニンのジスルフィド結合をエチレン結合に置換した誘導体で，ウナギカルシトニンやサケカルシトニンに比べて温度や pH に対して安定である．骨粗鬆症には，いずれも筋肉内注射で用いられている．

重大な副作用として，ショック，アナフィラキシー様症状，低カルシウム血症性テタニー，喘息発作などが報告されている．なお，エルカトニンには，高カルシウム血症と骨ページェット病の適応もある．

2) 卵胞ホルモン（エストロゲン）製剤

エストロゲンは，破骨細胞を活性化するサイトカインの分泌を抑制して骨吸収を抑制する．閉経などによりエストロゲンが欠乏すると，骨代謝回転が亢進して骨吸収と骨形成がともに促進されるが，骨吸収が骨形成を上回るために骨量が減少する．このようなタイプの骨粗鬆症に対してはエストロゲン補充療法が有効と考えられ，わが国では，天然型エストロゲンである**エストラジオール** estradiol の錠剤と貼付剤，エストラジオールとレボノルゲストレルの配合錠に適応がある．

エストロゲン製剤は，骨粗鬆症の治療と同時に更年期症状や脂質代謝の改善も期待できるが，一方では，性器からの不正出血，乳癌や子宮内膜癌の発生頻度増加，血液凝固系の亢進による血栓症などの問題が指摘されている．

3) 選択的エストロゲン受容体モジュレーター
selective estrogen receptor modulator (SERM)

ラロキシフェン raloxifene と**バゼドキシフェン** bazedoxifene のように，組織選択的にエストロゲン様作用と抗エストロゲン作用を示す薬物が SERM と呼ばれている．これらは骨組織においてエストロゲン様作用を示し，閉経後の骨代謝回転を改善して骨強度を上昇させることから，骨粗鬆症のうち閉経後骨粗鬆症のみが適応となっている．

一方，乳腺や子宮においては抗エストロゲン作用を示すため，エストロゲン製剤で問題となる子宮内膜の肥厚や子宮内膜癌，乳癌のリスクを上昇させないとされている．なお，エストロゲン製剤同様，重大な副作用に，静脈血栓塞栓症がある．

4) タンパク質同化ホルモン製剤

男性ホルモンの男性化作用を弱めたステロイド性抗炎症薬（副腎皮質ステロイド薬）で，皮膚，筋肉，骨，結合組織，造血組織などに対してタンパク質同化作用を示す．骨粗鬆症に適応があるのは，**メテノロン（酢酸エステル）** metenolone (acetate)，**メテノロン（エナント酸エステル）** metenolone (enanthate) である．これらの骨形成促進作用には，骨芽細胞に対する直接作用に加えて，筋力増強による間接的な作用も関与すると考えられている．

5) 副甲状腺ホルモン関連薬

副甲状腺ホルモン parathyroid hormone (PTH) は，アミノ酸 84 個からなるペプチドホルモンで，ビタミン D と協調して体内におけるカルシウム代謝の調節に関わっている．PTH の分泌は，副甲状腺細胞膜上のカルシウム受容体によって制御されている．副甲状腺機能亢

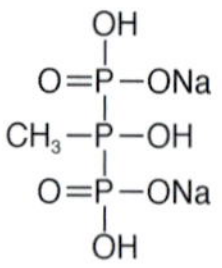

etidronate disodium

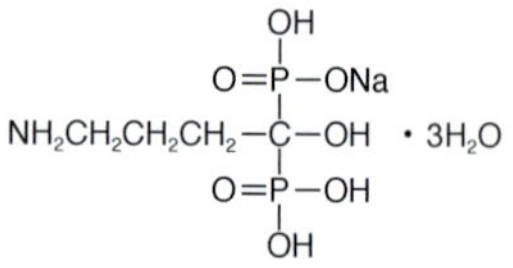

alendronate sodium hydrate

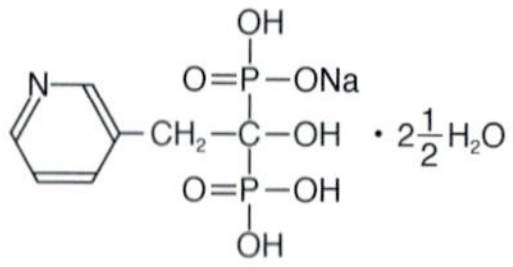

sodium risedronate hydrate

▶ビスホスホネート製剤

進症のように PTH 分泌の過剰状態が持続した場合には，骨吸収が優位な状態で骨代謝回転が亢進するため骨量が減少する．一方，PTH を間欠的に投与した場合には，逆に骨形成が促進されて骨強度が増加することが知られており，骨粗鬆症の治療に応用されている．この骨形成促進には，前駆細胞から骨芽細胞への分化の促進，骨芽細胞のアポトーシスの抑制が関与していると考えられている．

テリパラチド teriparatide は，ヒト PTH の活性部分である N 末端断片（アミノ酸 34 個）の遺伝子組換え製剤であり，1 日 1 回皮下に自己注射する．骨折の危険性の高い骨粗鬆症が適応となっているが，骨肉腫発生の可能性に配慮し，投与期間は 24 ヵ月までに限定されている．

シナカルセト cinacalcet は，副甲状腺細胞膜上のカルシウム受容体*4を刺激し，PTH 分泌を抑制する．維持透析下の二次性副甲状腺機能亢進症や，副甲状腺ガンにおける高カルシウム血症などに用いる．

C ビスホスホネート（ビスホスホン酸）製剤

ビスホスホネート bisphosphonate は，ピロリン酸の P–O–P 構造中の酸素原子を炭素原子に置換した安定な物質である．ヒドロキシアパタイトに親和性が高く，体内に吸収されると，大部分が骨や歯に分布する．その後，破骨細胞による骨吸収の過程でビスホスホネートが溶出して破骨細胞に取り込まれ，骨吸収が抑制されるため，骨量の増加とともに血中カルシウム濃度の低下が起こる．第一世代の**エチドロン酸** etidronate，第二世代の**アレンドロン酸** alendronate，**イバンドロン酸** ibandronate，そして第三世代の**リセドロン酸** risedronate，**ミノドロン酸** minodronate，**ゾレドロン酸** zoledronate がある．側鎖に窒素原子を有する第二世代以降のビスホスホネート製剤の骨吸収抑制には，メバロン酸経路のファルネシルピロリン酸合成酵素阻害作用が関与している．ファルネシルピロリン酸の合成が阻害されることにより，破骨細胞の小胞輸送や細胞生存に重要な役割をもつ低分子量 GTP 結合タンパク質のゲラニルゲラニル化が阻害される．その結果，破骨細胞の機能不全やアポトーシスが起こり，骨吸収が低下すると考えられている．

ビスホスホネート製剤は，内服薬が骨粗鬆症や骨ページェット病の治療に用いられるほか，注射薬が悪性腫瘍による高カルシウム血症の治療に用いられる．悪性腫瘍による高カルシウム血症の治療には，アレンドロン酸，パミドロン酸，ゾレドロン酸が用いられている（6

*4 GTP 結合タンパク質共役型受容体 GTP–binding protein–coupled receptor（GPCR）の一種であり，PTH 分泌の中心的役割を担う．細胞外 Ca^{2+} 濃度が上昇し，副甲状腺細胞膜上のカルシウム受容体が刺激されると，PTH 分泌が抑制される．

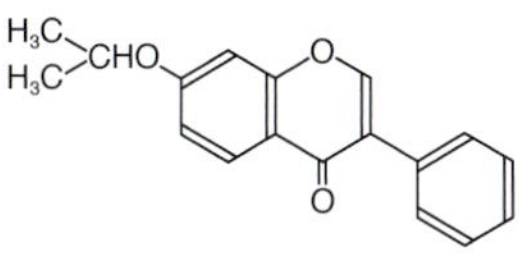

ipriflavone

▶その他

章-4-C「高カルシウム血症治療薬」p241 を参照）．いずれの場合も，重大な副作用として顎骨壊死・顎骨骨髄炎に注意が必要である．

また，内服薬の場合には，重大な副作用として食道障害や胃・十二指腸潰瘍が報告されており，食道通過を遅延させる障害のある患者や，服用時に上体を 30 分以上起こしていることのできない患者，あるいは低カルシウム血症の患者には禁忌である．また，ビスホスホネート製剤は経口吸収率がきわめて低いが，カルシウムやマグネシウムなどの 2 価の陽イオンと錯体を形成すると吸収がさらに低下するので，内服前後は食物やミネラル飲料などの摂取を避ける必要がある．

D その他

イプリフラボン ipriflavone：ムラサキツユクサ由来のイソフラボン誘導体で，破骨細胞による骨吸収を直接および間接的に抑制する．間接作用は，エストロゲンのカルシトニン分泌促進作用の増強によるものである．また，実験的には骨芽細胞の分化促進作用も確認されている．

カルシウム製剤

カルシウム補給を目的として，**リン酸水素カルシウム** dibasic calcium phosphate と **L-アスパラギン酸カルシウム** calcium L-aspartate が骨粗鬆症に適応される．これらは高カルシウム血症，腎結石，重篤な腎不全には禁忌である．また，副甲状腺機能低下症患者や活性型ビタミン D_3 製剤を投与中の患者では，高カルシウム血症が現れやすいので注意が必要である．

ヒト型抗 RANKL モノクローナル抗体製剤

receptor activator of nuclear factor-κB ligand (RANKL) は骨芽細胞などが PTH やビタミ

コラム　骨粗鬆症治療薬 SERM の組織選択的作用のメカニズム

SERM は，核内エストロゲン受容体に結合して薬理作用を現すが，この際，エストロゲンが結合した場合とは異なる立体構造変化をエストロゲン受容体にもたらすことが知られている．その結果，薬理作用発現に必要な転写共役因子（コアクチベーターとコリプレッサー）との相互作用に，なんらかの変化が生じると考えられている．これが，各組織における転写共役因子の発現の違いや標的遺伝子のプロモーターの多様性とあいまって，組織選択的な作用が現れるのではないかと推定されている．

ンDによって刺激されると誘導されるタンパク質である．破骨細胞およびその前駆細胞は，RANKLの受容体であるRANKを発現しており，RANKLとRANKの結合によって，前駆細胞は破骨細胞へと分化し，成熟した破骨細胞は機能が活性化する．**デノスマブ** denosumabはRANKLを標的とするヒト型IgGモノクローナル抗体製剤であり，RANK/RANKL経路を阻害し，破骨細胞による骨吸収を抑制する．デノスマブは生体内での半減期が長く，6ヵ月に1回の皮下投与で骨吸収抑制効果を示す．

6. その他のホルモン関連薬

A 甲状腺ホルモン thyroid hormone

1) 甲状腺と甲状腺ホルモン

甲状腺は気管の上部，咽喉の前面にある蝶のような形をした器官であり(**図15-14**参照)，組織には1層の**沪胞上皮細胞**に球状に包まれた**沪胞**が無数に存在する．甲状腺ホルモンは沪胞上皮細胞および沪胞内において合成され，分泌される．沪胞間隙には，カルシトニンを分泌する傍沪胞細胞(C細胞)が存在する．

甲状腺ホルモンには**チロキシン** thyroxine (T_4)と**トリヨードチロニン** triiodothyronine (T_3)の2種類があり，チロシン残基が二つ結合した骨格に，ヨウ素がそれぞれ4個と3個結合したものである(**図15-14**)．生体内の存在量の98%がT_4で，標的組織の脱ヨウ素酵素によりT_3に変換される．T_4とT_3の作用は基本的に同じであるが，T_3のほうが作用が強い．T_4からは，T_3のほか，生理活性のないリバースT_3も生成する．

2) 甲状腺ホルモンの生合成と分泌(図15-15)

① ヨウ素の濃縮：ヨウ素が血中から沪胞上皮細胞に取り込まれ，沪胞内へと分泌される．

② **チログロブリン**が沪胞細胞内で合成され，沪胞内へと分泌される．

③ ヨードの酸化：ヨウ素は沪胞細胞の沪胞内腔面の細胞膜上に存在する甲状腺**ペルオキシダーゼ**の働きにより酸化される．

④ チロシンのヨード化(ヨードの有機化)：酸化されたヨウ素は速やかにチログロブリンのチロシン残基に1個ないし2個結合し，それぞれモノヨードチロシン monoiodotyrosine (MIT)およびジヨードチロシン diiodotyrosine (DIT)残基を生成する．

⑤ 縮合反応(カップリング)：チログロブリン中でMITとDIT，あるいはDIT同士が結合し，チログロブリン中でT_3あるいはT_4ができる．このチログロブリンは沪胞内にコロイドとして蓄えられる．

⑥ チログロブリンの再取り込みと加水分解：甲状腺刺激ホルモン(TSH)による刺激を受けると，沪胞細胞は飲作用 pinocytosisによりコロイドを取り込む．この小胞がリソソームと融合すると，リソソーム内の酵素によりチログロブリンは加水分解され，T_3，T_4が遊離する．

⑦ T_3およびT_4は，沪胞細胞の細胞膜を透過して血液中へと分泌される．血液中では，ほとんど(99.9%以上)がチロキシン結合グロブリンなどのタンパク質と結合して存在する．

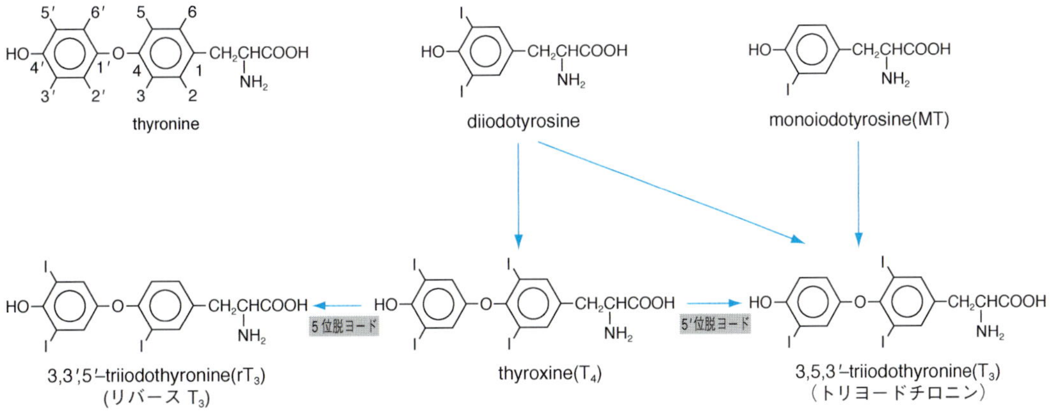

◆図 15-14　甲状腺ホルモン

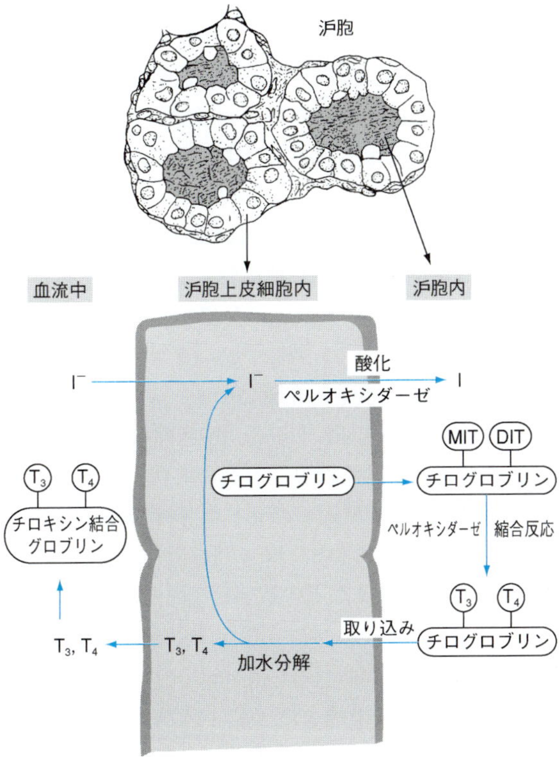

◆図 15-15　甲状腺ホルモンの生合成と分泌様式

3) 甲状腺ホルモンの分泌制御

T_4 および T_3 は脳下垂体前葉から分泌される **TSH** によって分泌を促され，TSH は視床下部から分泌される甲状腺刺激ホルモン放出ホルモン（**TRH**）により分泌を促される．他方，T_4 および T_3 は脳下垂体前葉の TSH および視床下部の TRH の分泌にネガティブフィードバックをかけている（**図 15-3**）．TSH が甲状腺濾胞上皮細胞の細胞膜上にある TSH 受容体

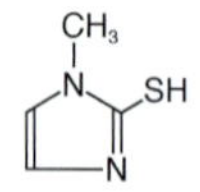

thiamazole

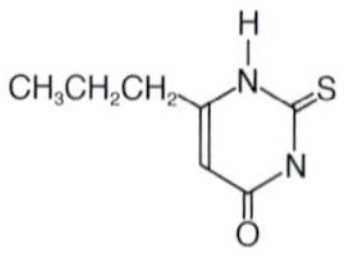

propylthiouracil

▶抗甲状腺薬

に結合するとGsタンパク質を介してアデニル酸シクラーゼが活性化され，cAMP濃度が上昇し，Aキナーゼが活性化する．Aキナーゼによる各種タンパク質のリン酸化により，細胞ヨードの取り込み，酸化，チログロブリンの加水分解などが促進され，甲状腺ホルモンの分泌量が増える．

4）甲状腺ホルモンの生理作用

甲状腺ホルモンは生体内の多くの細胞に作用する．受容体は核内に存在し，甲状腺ホルモンと結合し，遺伝子発現に影響して作用を発現する．

① 代謝に対する作用：各組織の**基礎代謝を高め**，熱産生，酸素消費量を高める．この作用は動物の体温維持に重要である．

② 神経系に対する作用：刺激に対する感受性や思考力を高める．発達期のシナプス形成や精神的発達を促進する．

③ 筋肉に対する作用：**タンパク質の異化（分解）を促進する**．腱反射を促進する．心筋の β_1 受容体数を増大させ，心拍数および収縮力を高める．

④ 成長促進作用：成長ホルモンの分泌を促進し，体の成長，発育を促進する．

5）甲状腺機能亢進症 hyperthyroidism

甲状腺ホルモン分泌が亢進すると，甲状腺腫，眼球突出，頻脈，心房細動，筋力低下，腱反射亢進，落ち着きがなくなる，などの症状がみられる．わが国ではほとんどがTSH受容体を刺激する自己抗体が原因の**バセドウ Basedow 病**（グレーブス Graves 病）である．

治療には，甲状腺ペルオキシダーゼを阻害する**チアマゾール** thiamazole，**プロピルチオウラシル** propylthiouracil などの**抗甲状腺薬**が用いられる．

6）甲状腺機能低下症 hypothyroidism

甲状腺ホルモンの作用が不足すると，代謝や体温の低下，精神活動低下，徐脈，便秘などが起こる．末梢組織が甲状腺ホルモンに反応しない場合と，甲状腺ホルモンが分泌されない場合とがあるが，最も多いのが慢性甲状腺炎（橋本病）である．発育期以前に生じると知能発達の遅れや小人症などがみられる．

治療には，レボチロキシン levothyroxine (T_4) あるいはリオチロニン liothyronine (T_3) を用いた甲状腺ホルモン製剤の投与を行う．T_3 は T_4 に比べて効力は約4倍強いが，血中での半減期は T_4 に比べて短い（T_3：2〜3日，T_4：6〜11日）．したがって血中濃度の維持がしやすい T_4 が多く用いられる．

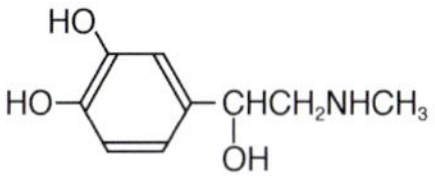

adrenaline

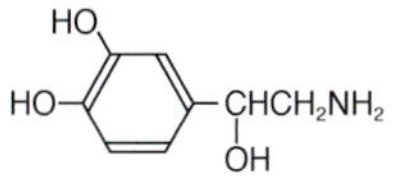

noradrenaline

▶副腎髄質ホルモン

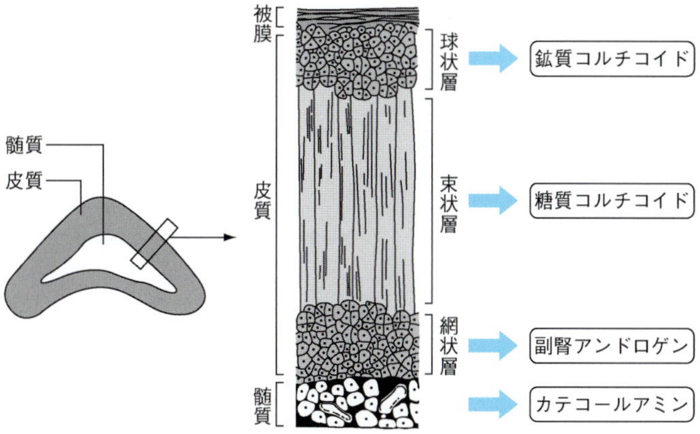

◆図 15–16　副腎と産生ホルモン
(川島光太郎(編)：内分泌薬学，エルゼビアサイエンスミクス，2001 より引用)

B 副腎髄質ホルモン

1) 副腎髄質と副腎皮質

副腎は腎臓の真上にある三角形の小さな臓器で，ステロイドホルモンを分泌する**皮質**と，交感神経系の一部が特化した**髄質**とからなる(図 15–1，図 15–16)．髄質からは**アドレナリン** adrenaline と**ノルアドレナリン** noradrenaline が分泌される．

2) 副腎髄質ホルモンとその生理作用

アドレナリンとノルアドレナリンは，ドパミンとともに**カテコールアミン**と総称される．アドレナリンは肝臓，筋肉における**グリコーゲンの分解を促進**し，血糖値を上昇させる．脂肪組織においては**ホルモン感受性リパーゼを活性化**し，中性脂肪を脂肪酸とグリセリンに分解して，血中遊離脂肪酸の増加をもたらす．血管に対しては α 受容体を介した収縮と，β 受容体を介した弛緩の両方の作用を有する．アドレナリンが α, β 両作用が強いのに対し，ノルアドレナリンは α 作用が強く，$\beta(\beta_2)$ 作用が弱い[*5] という特徴がある(2 章–3–A「アドレナリン受容体」p40 を参照)．

3) 副腎髄質ホルモンの治療応用

α 作用に基づく血管収縮作用を利用して，局所止血や低血圧治療薬として用いる．心臓促進作用を利用して，心停止時の補助治療，強心薬として用いる．気管支喘息，気管支痙攣に対しては，β 作用に基づく気管支平滑筋弛緩を期待して用いる．インスリン性低血糖の治療にも用いる．

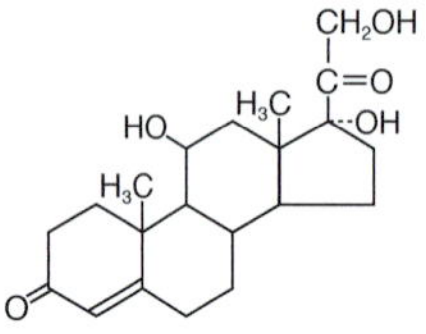
cortisol
(hydrocortisone)

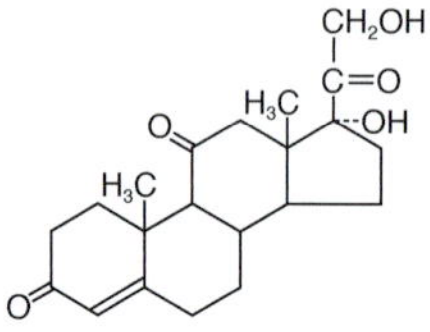
cortisone

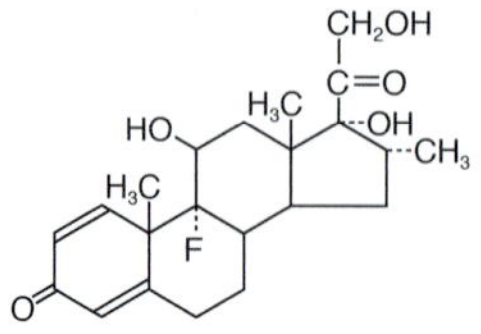
dexamethasone

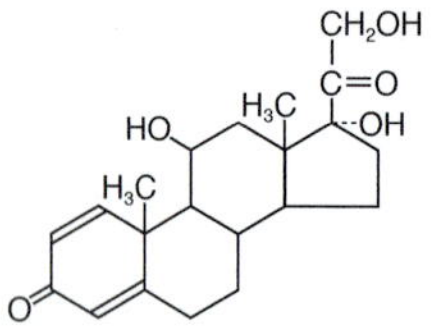
prednisolone

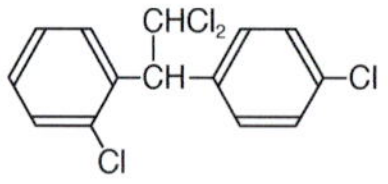
mitotane

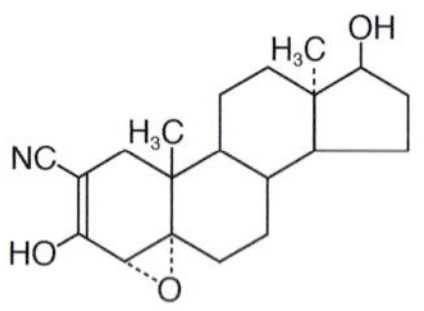
trilostane

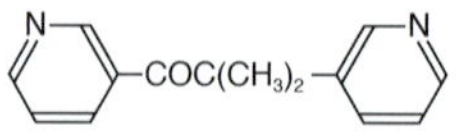
metyrapone

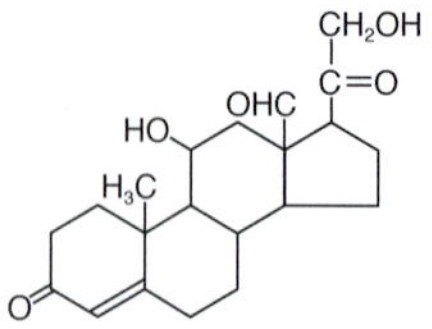
aldosterone

▶副腎皮質ホルモン

C 副腎皮質ホルモン

1) 副腎皮質とステロイドホルモン

ステロイドホルモンは炭素数 27 の**コレステロールから生合成**され，3 個の六員環(A, B, C)と 1 個の五員環(D)からなるステロイド骨格が基本構造となっている(**図 15–17**)．炭素数により C_{21} ステロイド，C_{19} ステロイド，C_{18} ステロイドに分類される．

副腎皮質は細胞形態の異なった三つの層からなり，一番外側の顆粒(球状)層からは電解質代謝に関係する電解質(鉱質)コルチコイドが，その内側の束状層からは糖代謝に関係する糖質コルチコイドが，一番内側の網状層からは男性ホルモン(副腎アンドロゲン)が分泌される(**図 15–16**)．

2) 糖質コルチコイド glucocorticoids とその生理作用

天然の糖質コルチコイドとしては，**コルチゾール** cortisol(ヒドロコルチゾン)と**コルチゾン** cortisone が代表的なものである．

① 代謝に対する作用：糖質コルチコイドは筋肉，脂肪組織などの末梢組織では**タンパク質の異化**(血中アミノ酸の増加)，**脂肪酸分解促進**(血中脂肪酸の増加)，グルコース利用抑制(血糖の上昇)などの**抗インスリン作用**を示す．肝臓においては，末梢から運ばれてきた種々の基質(アミノ酸，脂肪酸など)からの**糖新生**，**グリコーゲン合成**，タンパク質合成の促進が起こる．

② 抗炎症作用・免疫抑制作用：強力な**抗炎症作用**があり，治療にも利用される．**ホスホリパーゼ A_2 が阻害**され，プロスタグランジンやロイコトリエンの産生が抑制される．サイトカインの産生が抑制され，リンパ球の活性が抑制される．

＊5 ここで「β 作用が弱い」というのは，血管や気管支に存在する β_2 受容体を刺激する作用が弱いという意味であり，心臓の β_1 受容体に対する作用は必ずしも弱くないので，注意が必要である(表 2–3「β 受容体の細分類」p42 を参照)．

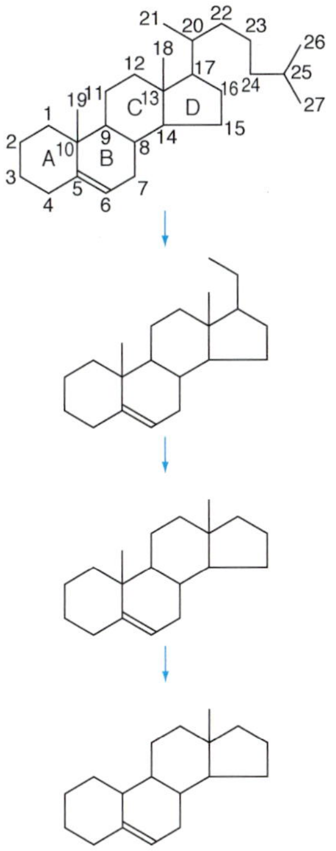

コレステロール
(C_{27})

C_{21}ステロイド
プロゲステロン
糖質コルチコイド
電解質コルチコイド

C_{19}ステロイド
アンドロゲン

C_{18}ステロイド
エストロゲン

◆図 15–17 コレステロールおよびステロイドホルモンの基本骨格

3) 副腎皮質機能低下症 hypoadrenocorticism

低血糖，低血圧，筋無力症，脱水症状（電解質コルチコイド不足のため），皮膚の褐色化（副腎皮質刺激ホルモン（ACTH）分泌過剰によるメラニン細胞刺激ホルモン melanocyte-stimulating hormone（MSH）作用のため）などの症状が現れる．慢性，原発性のものを**アジソン病**と呼ぶ．

4) 糖質コルチコイドの治療応用

糖質コルチコイドは，アジソン病を含む慢性，急性の副腎皮質機能低下症の補充療法に用いられる．強力な抗炎症作用，抗アレルギー作用を有するので関節リウマチ，リウマチ熱，全身性エリテマトーデス（SLE）などの膠原病，気管支喘息，薬剤や化学物質によるアレルギーなどに幅広く用いられる（13 章–3–Ⓐ「ステロイド性抗炎症薬」p375 を参照）．通常は**デキサメタゾン** dexamethasone や**プレドニゾロン** prednisolone など，糖質コルチコイド作用を強め，電解質コルチコイド作用を弱めた合成コルチコイドが用いられる（**表 15–3**）．

ただし，高濃度の糖質コルチコイドの投与は，副作用として副腎皮質機能不全，糖尿病，骨粗鬆症，高血圧，消化性潰瘍，白内障，緑内障，感染症の悪化，中枢障害（うつ病）などを起こす危険があり，使用に際しては細心の注意が必要である．

5) 副腎皮質機能亢進症 hyperadrenocorticism

副腎皮質機能が亢進すると，コルチコイド分泌過剰による高血糖，高脂血症や，電解質コルチコイド分泌過剰による水分保留，高血圧，中心性肥満が認められる．糖質コルチコイド

◆表 15-3 コルチゾールを 1.0 としたときの各種副腎皮質ホルモンの効果

	ホルモン	糖質コルチコイド活性	電解質コルチコイド活性
天 然	コルチゾール	1.0	1.0
	コルチゾン	0.7	0.8
	アルドステロン	0.3	3,000
合 成	プレドニゾロン	4	0.8
	デキサメタゾン	25	0

過剰に起因する疾患を総じて**クッシング症候群** Cushing syndrome と呼ぶ．治療には，副腎皮質細胞に対して選択的に毒性を示す**ミトタン** mitotane，コルチコイド合成を抑制する**トリロスタン** trilostane などが用いられる．

メチラポン metyrapone は，糖質コルチコイド生合成過程における 11β–ヒドロキシラーゼの選択的阻害によりコルチゾール産生を抑制し，フィードバック機構により ACTH 分泌が増大することを確認するための診断薬である．

6) 鉱質コルチコイド mineral corticoids

アルドステロン aldosterone に代表されるステロイドホルモンであり，電解質代謝を調節する．電解質（鉱質）コルチコイドは，腎臓の尿細管での Na^+, Cl^-, HCO_3^- の再吸収と K^+, H^+ の放出，体内への水分保留作用を有する．分泌は，レニン–アンジオテンシン系による制御を受けている（5 章–1–Ⓑ–2)–c–①「アンジオテンシンⅡ」p170 を参照）．

アルドステロン受容体遮断薬の**スピロノラクトン** spironolactone，エプレレノン eplerenone，**カンレノ酸** canrenoate は，アルドステロン受容体においてアルドステロンに対して競合的に拮抗することによって奏効する利尿薬で，高血圧やアルドステロン過剰に基づく浮腫に用いられる．他の多くの利尿薬と異なり低カリウム血症を誘発しない特徴を有するため，カリウム保持性利尿薬とも呼ばれる．

D 性ホルモン

1) 男性ホルモン（アンドロゲン androgens）

天然のアンドロゲンの代表的なものは，精巣で産生される**テストステロン** testosterone，副腎皮質で産生される**アンドロステンジオン** androstenedione と**デヒドロエピアンドロステロン** dehydroepiandrosterone である．活性はテストステロンがもっとも高く，アンドロステンジオンはその 1/10，デヒドロエピアンドロステロンは 1/100 程度である．脳下垂体前葉から分泌された黄体形成ホルモン（LH）が精巣の間質細胞に働いて，テストステロンの産生を促進する．副腎では ACTH により分泌が制御される．

テストステロンが受容体に結合して作用を発現するためには，標的細胞内に取り込まれてから 5α–レダクターゼにより還元されて 5α–ジヒドロテストステロン dihydrotestosterone（5α–DHT）になることが必要である（**図 15–18**）．

a. アンドロゲンの生理作用

アンドロゲンは**男性の生殖器官**（前立腺，精嚢，睾丸，副睾丸，輸精管，陰茎など）を発育

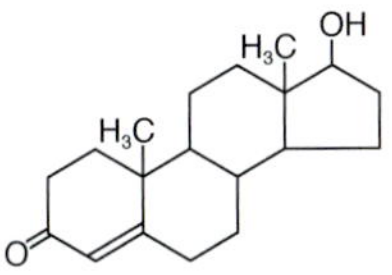
testosterone

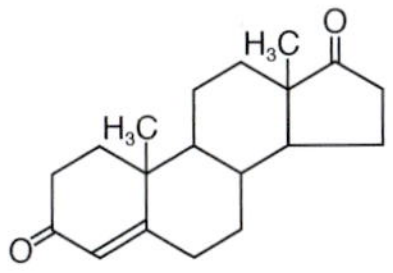
androstenedione

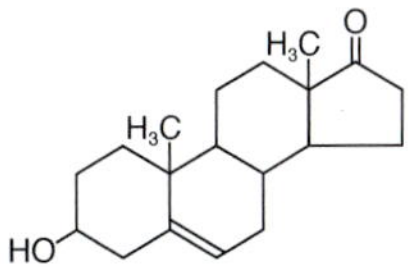
dehydroepiandrosterone

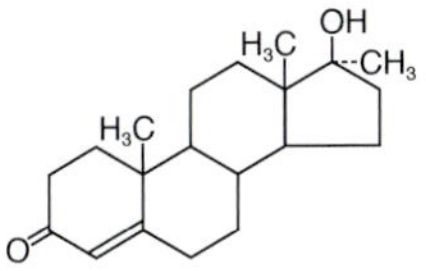
methyltestosterone

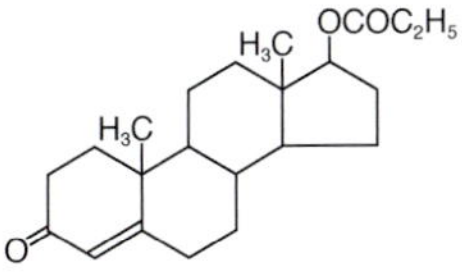
testosterone propionate

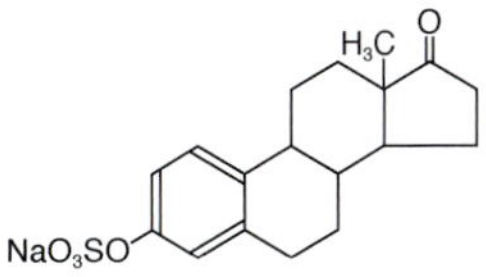
sodium estrone sulfate

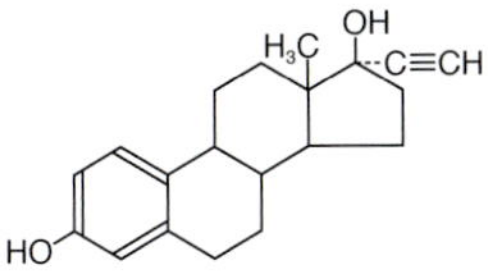
ethinylestradiol

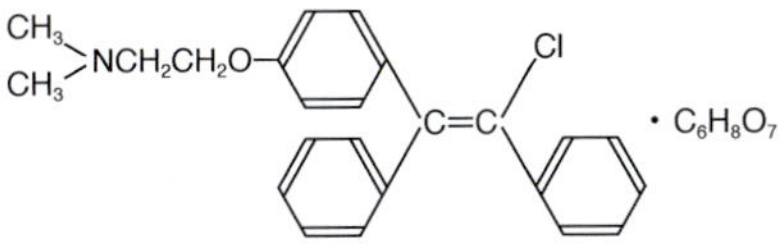
clomifene citrate

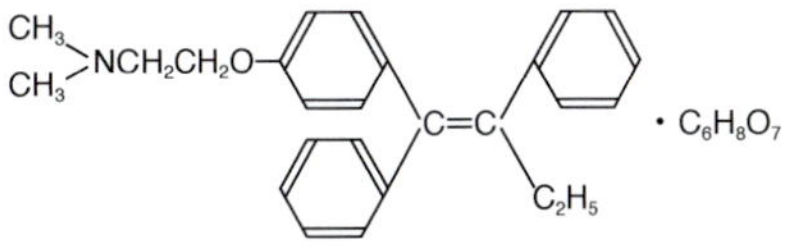
tamoxifen citrate

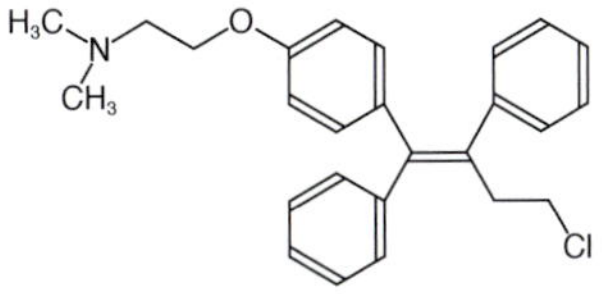
toremifene

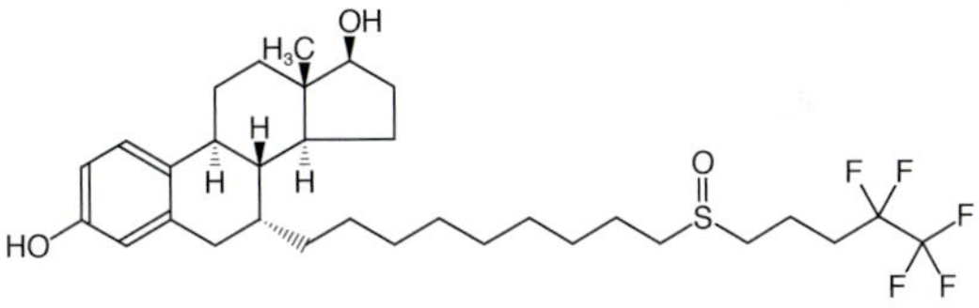
fulvestrant

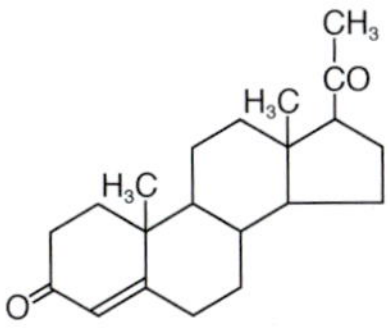
progesterone

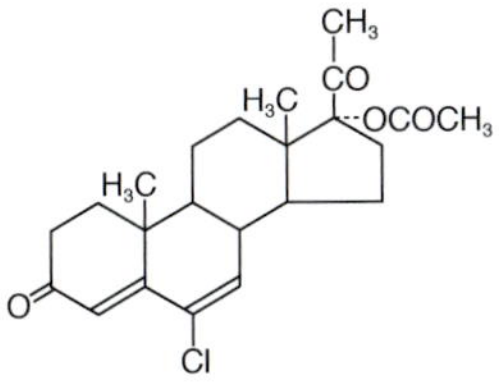
chlormadinone acetate

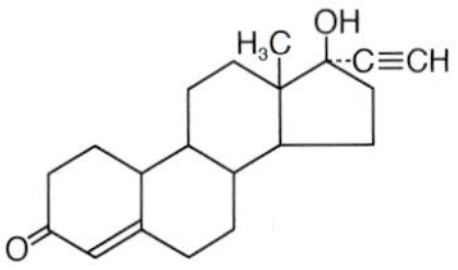
norethisterone

▶性ホルモン

させ，その機能を維持する．精巣において精細管に働き，沪胞刺激ホルモン(FSH)と協働して**精子形成を促進**する．**男性の第二次性徴**(声変わり，陰毛，腋毛の発生，体格の男性化)を促進する．男女ともに性欲を亢進させ，動物では交尾行動を誘発する．

b. アンドロゲンの治療応用

アンドロゲンはアンドロゲン分泌不全，乳がん，子宮内膜症などに用いられる．経口投与可能で肝臓での代謝を受けにくい**メチルテストステロン** methyltestosterone や，作用の持続が長い**テストステロン(プロピオン酸エステル)** testosterone (propionate)などの合成品が用いられる．

アンドロゲンのタンパク質同化作用を強め，男性ホルモン作用を弱めた**メテノロン** metenolone は，**タンパク質同化ステロイド**(タンパク質同化ホルモン) anabolic steroid と呼

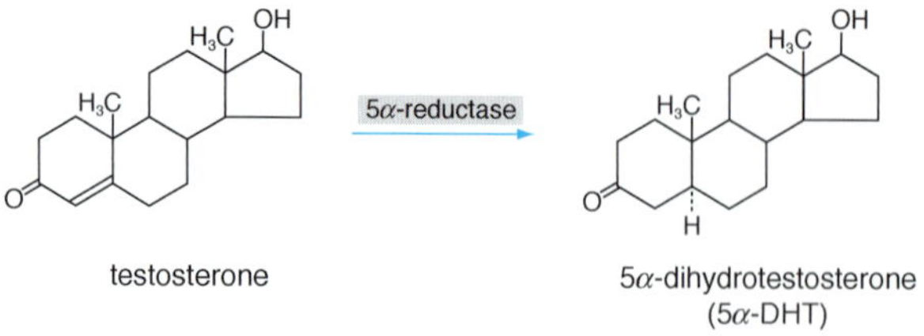

◆図 15-18 テストステロンの活性化

ばれる．虚弱体質や栄養不良の改善，病気や手術後の体力回復に用いられる．

2) 卵胞ホルモン(エストロゲン estrogens)

エストロゲンは，A環がフェノールになった炭素数18のステロイドである．天然エストロゲンは17β-**エストラジオール** estradiolとそれが肝臓で代謝されてできる**エストロン** estrone，および**エストリオール** estriolである．エストロゲンは，FSH作用下に成熟した卵胞にLHが作用して分泌される．妊娠中は胎盤からも分泌される．

a. エストロゲンの生理作用

女性の生殖器の発育および第二次性徴(腋毛や陰毛の発達，乳首や陰部の皮膚の発育，着色など)を促進する．子宮においては黄体ホルモンと協働して内膜を肥厚させて柔軟化をもたらし，受精卵の着床と妊娠の成立に重要な役割を果たしている．また，黄体ホルモンと協働して乳腺の発育を促進する．子宮筋のオキシトシンに対する感受性を高める．

b. エストロゲンの治療応用

エストラジオールは，無月経などの女性性機能不全や性器発育不全などに用いられる．閉経後骨粗鬆症の原因はエストロゲン分泌の減少であり，治療にはエストラジオールやラロキシフェンなどが用いられる(5-Ⓑ「ホルモン製剤」p442を参照)．エストリオールは更年期障害や老人性骨粗鬆症に用いられる．

エチニルエストラジオール ethinylestradiolは，経口投与可能で代謝されにくい合成エストロゲンで，男性ホルモン療法に抵抗を示す閉経後の末期乳がんや前立腺がんの治療に用いられる．

c. 合成抗エストロゲン薬 antiestrogens

エストロゲン受容体に結合してエストロゲン作用を抑制する薬物に**クロミフェン** clomifene，**タモキシフェン** tamoxifen，**トレミフェン** toremifene，**フルベストラント** fulvestrantがある．クロミフェンは，ネガティブフィードバックの解除により下垂体からのFSH・LHの分泌を促進して排卵を誘発するので，不妊治療に用いられる．タモキシフェンは閉経前及び閉経後ホルモン受容体陽性乳がんの治療に，トレミフェン，フルベストラントは閉経後乳がんの治療に用いられる．

◆**表 15-4　合成黄体ホルモンの臨床応用**

合成黄体ホルモン	適　応
クロルマジノン	前立腺肥大症，前立腺癌，月経困難症など
メドロキシプロゲステロン	乳癌，子宮体癌(内膜症)，無月経，切迫流早産など
アリルエストレノール	前立腺肥大症
ダナゾール	子宮内膜症，乳腺症(100 mg)
ノルエチステロン	低用量ピル(避妊)，月経困難症

3) 黄体ホルモン(プロゲスチン progestines，ゲスタゲン gestagens)

妊娠の成立と維持を促すホルモンである．**プロゲステロン** progesterone は天然黄体ホルモンの代表である．FSH と LH による排卵後の卵胞が，LH の作用により黄体に変わり，黄体ホルモンを産生する(月経黄体)．妊娠した場合，黄体は約 2 ヵ月間存在し(妊娠黄体)，黄体ホルモンを分泌し続ける．その後は胎盤が黄体ホルモンを分泌するが，分娩とともに血中黄体ホルモン濃度は低下する．

a. 黄体ホルモンの生理作用

① 妊娠成立促進：エストロゲンにより肥厚した子宮内膜に作用して複雑なひだを有する構造に変化させ，分泌期に移行させる．
② 早産抑制：オキシトシンの作用を抑制する．
③ 重複妊娠阻止：妊娠期間中の血中黄体ホルモンレベルが高いため，ネガティブフィードバックにより FSH や LH の分泌が抑制され，排卵が起こらない．
④ 乳腺形成促進：エストロゲンとともに乳腺形成を促進する．
⑤ 基礎体温上昇：脳の体温調節中枢に働いて基礎体温を上昇させる．

b. 黄体ホルモンの治療応用

無月経，月経困難症，黄体形成不全による不妊症，切迫性流産，習慣性流産などに有効である．合成黄体ホルモンには，メドロキシプロゲステロン(酢酸エステル) medroxyprogesterone(acetate)，**クロルマジノン**(酢酸エステル) chlormadinone(acetate)，**ノルエチステロン** norethisterone，アリルエストレノール allylestrenol，ダナゾール danazol などがある．その臨床応用は**表 15-4** のとおりである．このうちノルエチステロンは，エチニルエストラジオールとの含剤が低用量ピルとして避妊目的で使用される．これは，黄体ホルモンの排卵抑制作用を利用したものである．

4) 性腺刺激ホルモンと排卵周期

女性の排卵周期は，性ホルモンや性腺刺激ホルモン間の巧みなフィードバックにより制御されている(**図 15-19**)．排卵周期の開始時には卵胞は未成熟で，エストロゲンの産生が少ないため脳下垂体からの FSH の産生が高まり，卵胞の形態形成が促進される．成熟が進んだ卵胞に少量の LH が働くと，エストロゲンの産生が高まる．

通常は LH の分泌はエストロゲンによるネガティブフィードバックにより抑制されているが，排卵直前では例外的に**ポジティブフィードバック機構**が働き，LH とエストロゲンの濃度が急激に上昇する．これを **LH サージ**と呼ぶ．LH の濃度がピークに達したときに，排卵が起こる．

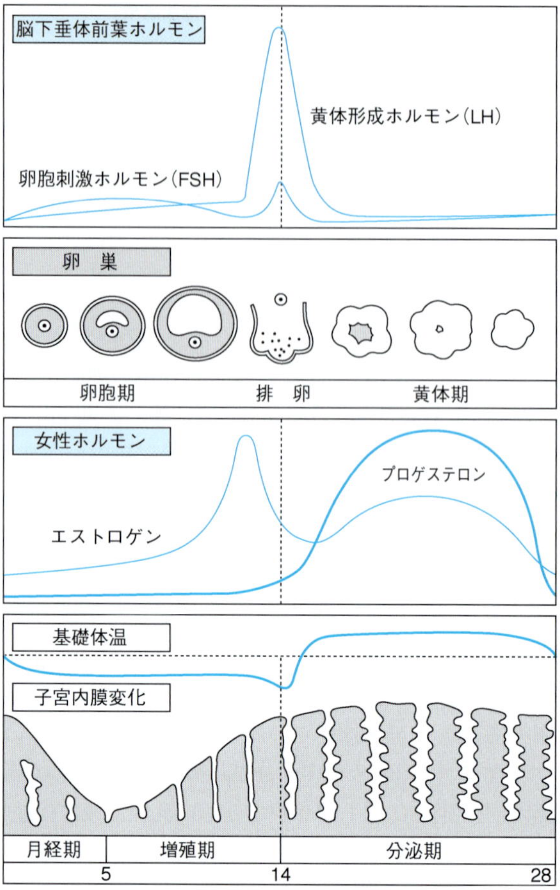

◆図 15-19　女性の排卵周期
性腺刺激ホルモン(FSH, LH)と卵巣の内分泌動態，および子宮内膜変化の関連を示す．

5) 性腺刺激ホルモン関連薬

性腺刺激ホルモン(ゴナドトロピン：FSH, LH)，およびその分泌を促進する**性腺刺激ホルモン放出ホルモン**(ゴナドトロピン放出ホルモン GnRH：別名 LHRH，図 15-3)は，排卵誘発，精子形成促進などの目的で用いられる．一方，GnRH 受容体アンタゴニストの**セトロレリクス** cetrorelix や**ガニレリクス** ganirelix は，早期排卵防止に用いられる．

強力な GnRH アゴニストは，連続投与により GnRH 受容体の脱感作が起こり LH や FSH の分泌はむしろ抑制されるので，子宮内膜症の治療に用いられる．**ブセレリン** buserelin，**ナファレリン** nafarelin，**リュープロレリン** leuprorelin，**ゴセレリン** goserelin があり，後二者は前立腺がんにも使用される．

第 15 章 学習チェックシート

糖尿病治療薬

- □ インスリン分泌の仕組みを ATP 感受性 K^+ チャネルおよび電位依存性 Ca^{2+} チャネルの働きと関連させて説明できるか.
- □ 代表的な糖尿病治療薬を列挙できるか．また，その作用機序と注意すべき副作用を説明できるか.

脂質異常症治療薬

- □ 代表的な脂質異常症治療薬を列挙できるか．また，その作用機序と注意すべき副作用を説明できるか.

ホルモン概論

- □ 主なホルモンの名称，化学構造，分泌される部位を説明できるか.
- □ 細胞膜受容体と細胞内受容体の違いを説明できるか.
- □ 主なホルモン(インスリン，コルチゾールなど)の分泌調節を説明できるか.

痛風・高尿酸血症治療薬

- □ 痛風・高尿酸血症の発症機序，病態，予後について説明できるか.
- □ 痛風・高尿酸血症治療薬を分類できるか．また，それらの作用機序，注意すべき副作用を説明できるか.

カルシウム代謝調節・骨代謝関連薬

- □ カルシウム代謝調節の生理を説明できるか.
- □ 代表的な骨粗鬆症治療薬をあげ，それらの作用機序を説明できるか.
- □ 骨粗鬆症治療薬の主な副作用および使用上の注意点を説明できるか.

その他のホルモン関連薬

- □ 甲状腺ホルモンの種類，合成，分類，分泌とその調節，生理作用，甲状腺機能異常と治療法を説明できるか.
- □ 副腎から分泌されるホルモンの種類，合成，分泌とその調節，生理作用，副腎機能異常と治療法を説明できるか.
- □ 性ホルモンの種類，合成，分泌とその調節，生理作用，生殖器機能異常と治療法を説明できるか.
- □ 女性の排卵周期の仕組みとその異常，治療薬を説明できるか.

第16章 病原性微生物に作用する薬物

●病原性微生物と感染症　●抗菌スペクトル　●耐性菌　●抗菌薬の作用機序
●抗生物質　●合成抗菌薬　●抗結核薬　●抗真菌薬　●抗ウイルス薬

感染とは，細菌や真菌，ウイルスなどの病原性微生物が体内に侵入して増殖することである．感染により身体の機能が障害され一定の病的症状が出現したとき，これを**感染症**という．抗感染症薬は人体と病原性微生物との構造的な違いを標的として，人体に対する毒性が低く，病原性微生物に対して高い**選択毒性**を示すという特徴を有する．抗感染症薬は，細菌感染症に使用する**抗菌薬**や真菌感染症に用いられる**抗真菌薬**，ウイルス感染症に使用する**抗ウイルス薬**に分類される．また，微生物が産生し，他の微生物や腫瘍細胞などの分裂・増殖を阻止する物質を**抗生物質**という．

これらの薬物の選択にあたっては，病原性微生物の同定が行われていれば，その薬剤感受性テストを行い，感受性を有する抗感染症薬を用いるが，急性重症患者では病原性微生物の同定を待たずに，多種類の病原性微生物に対して効力を有する薬物を用いた経験的治療が行われている．この場合，臓器別感染の存在が明らかになれば，かなりの確率で原因となる病原性微生物を特定できる．

本章では，細菌，真菌，ウイルスなどによる感染症の治療に用いられる抗感染症薬について，その作用機序や薬理作用，副作用を中心に解説する．

1. 病原性微生物と感染症

感染により病的症状を引き起こす微生物を，病原性微生物という．微生物は，真核生物と原核生物に大別される．前者は真菌や原虫，酵母などで核を有し，後者は主に細菌であり，核はなく，DNA はタンパク質と結合せずに裸の糸として存在する．スピロヘータや細胞寄生性のリケッチアおよびクラミジアなども，広義の細菌に属する．ウイルスは生物と無生物の中間に位置し，増えることのできる裸の遺伝子群(DNA あるいは RNA)であり，宿主細胞に侵入し，そのタンパク質合成系や代謝系を利用して増殖する．

表 16-1 に，代表的な病原性微生物による主な感染症を示す．

2. 抗菌スペクトル

抗感染症薬は，病原性微生物の種類により抗菌力が異なっており，その有効な範囲を抗菌スペクトルという．抗感染症薬の効力を現す定量的な指標として，その薬物が病原性微生物の発育を阻止する**最小発育阻止濃度** minimum inhibitory concentration(**MIC**)が用いられ，

◆表 16-1　病原性微生物と感染症

病原性微生物	感染症
原虫	マラリア，アメーバ赤痢
真菌	カンジダ症，ミズムシ，タムシ
細菌	結核，コレラ，破傷風，腸チフス
リケッチア	発疹チフス，ツツガムシ
クラミジア	中耳炎，トラコーマ，非淋菌性尿道炎
ウイルス	インフルエンザ，エイズ，B 型肝炎，エボラ出血熱

この値が小さいほど抗菌力は強い．**抗菌スペクトル**は，MIC に基づいて各種の病原性微生物に対する薬物の効力範囲を示すものである．

結核などのように原因菌が単一菌による感染症の場合は，狭域抗菌スペクトルをもつ薬物で治療を行うが，原因菌が特定できない場合や複数菌感染症に対しては広域抗菌スペクトルをもつ薬物が用いられる．しかし，広域スペクトルをもつ薬物を長期間にわたって使用すると**耐性菌**の出現が問題となり，使用にあたっては十分な注意が必要となる．

3. 耐性菌

同種の細菌に対して有効な抗菌薬が無効となってしまった細菌を，耐性菌という．また，ある細菌が獲得した薬物に対する耐性が，同種または異種の細菌に伝達されることが頻繁に生じることが知られている．さらに，一つの薬物に対して耐性を獲得した菌は，構造が類似したほかの薬物に対しても交差耐性を示すことがある．とくに近年，この**多剤耐性菌**の発生が増加傾向にあり，薬物治療の妨げとなっている．多剤耐性菌の蔓延の要因の一つとして，抗菌薬の不用意な使用があげられており，適正使用が求められている．

耐性の発現メカニズムには，その病原性微生物が新たに独自の耐性機構を作り出す場合と，他の薬剤耐性病原性微生物がもつ機構がなんらかのかたちで伝達されて取り込む場合とがある．病巣中に存在する薬物に感受性をもつ細菌のうち 1 個が突然変異によって耐性を獲得すると，この菌が増殖し表面化するのが耐性菌出現の機序であり，この耐性は遺伝するほか，接合，形質導入，形質転換などによって薬物に感受性をもつ菌へ伝達される．

それぞれの薬物に対する耐性発現機構については，各論で解説する．

4. 抗菌薬の作用機序

抗感染症薬に求められる基本的性質として，ヒトの細胞に対する毒性と比較して病原性微生物に対して高い**選択毒性** selective toxicity を示すことがもっとも重要である．ヒトの細胞と病原性微生物との間の構造的あるいは機能的に異なるところに作用することで，高い選択毒性が得られる．図 16-1 に，抗菌薬の主な作用機序を示す．

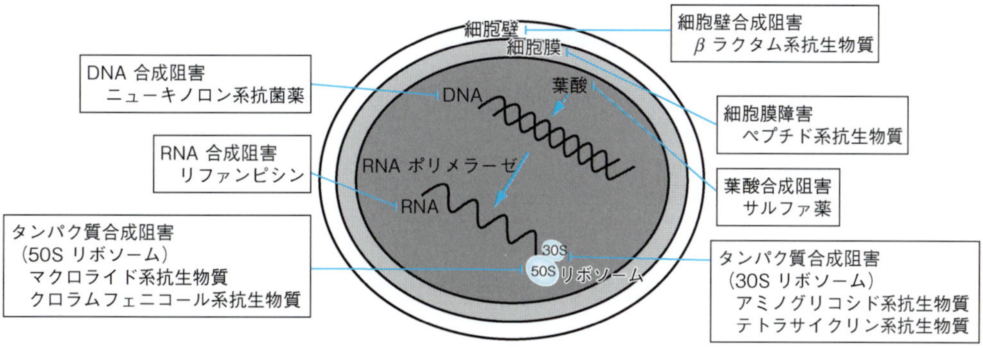

◆図 16-1　抗菌薬の作用機序

A 細胞壁合成阻害

細菌細胞の大きな特徴は，動物細胞にはない細胞壁を細胞膜の外側に有することである．細胞壁の内層は主に *N*-アセチルムラミン酸と *N*-アセチルグルコサミンが交互にペプチド鎖で架橋されたペプチドグリカンから構成されている．ペプチドグリカンの網目構造の形成が阻害されると，内部の高い浸透圧に耐えきれずに細菌細胞は破壊する．ヒトをはじめとする動物細胞には細胞壁は存在しないため，この作用機序をもつ薬物は，高い選択毒性を示す．

β-ラクタム系抗生物質は，ペプチドグリカンの生合成の最終段階でペプチド鎖同士を結合させて架橋形成を触媒する酵素(トランスペプチダーゼ)であるペニシリン結合タンパク質 penicillin-binding protein (PBP) に結合してその働きを阻害するため，高い選択毒性を示す．

ホスホマイシンは，ペプチドグリカン合成の初期段階であるウリジン二リン酸 uridine diphosphate (UDP) サイクル中のピルビン酸トランスフェラーゼを非可逆的に阻害する．またバンコマイシンは，ペプチドグリカンのペプチド末端の D-アラニル-D-アラニン (D-alanyl-D-alanine) に水素結合してペプチドグリカン合成を阻害する．

B 細胞膜障害

細胞膜は，主に脂質二重層，機能タンパク質，コレステロールから構成され，物質の選択的輸送・透過機能を有している．また，細菌細胞は動物細胞と異なり，細胞質内に核膜，小胞体，ミトコンドリアなどの小器官をもたないので，タンパク質，脂質，細胞壁の合成や酸化的リン酸化に介在する酵素系が細胞膜に存在する．したがって，細胞膜成分と結合しやすい薬物は膜透過性の障害や膜酵素の阻害を引き起こし，細胞機能を抑制する．

ペプチド系抗生物質のポリミキシン B やコリスチンは，細胞膜のリン脂質に結合して膜透過性を変化させる．しかし，これらの抗菌薬はヒトをはじめとする動物細胞の細胞膜にも作用しうるので，選択毒性は低く，全身適用ではしばしば有害作用を生じることがある．

C タンパク質合成阻害

細菌に特有の，沈降定数30Sおよび50Sのリボソームサブユニットに選択的に結合することにより，タンパク質合成を阻害する．ヒトをはじめとする動物細胞のリボソームは40Sと60Sサブユニットから構成されており，これらには作用しないので優れた選択毒性を示す．

テトラサイクリン系やアミノグリコシド系抗生物質は30Sサブユニットに，クロラムフェニコール系やマクロライド系抗生物質は50Sサブユニットに，それぞれ結合する．

D 核酸合成阻害

細菌のDNAおよびRNAの合成に関わる酵素を阻害することにより，遺伝情報の発現を阻止する抗感染症薬である．

① **DNAの複製阻害**：細菌のDNAのらせん構造を形成する酵素であるDNAジャイレース DNA gyrase（トポイソメラーゼII）を阻害し，DNAの複製を阻止する．ピリドンカルボン酸系（キノロン系・ニューキノロン系）合成抗菌薬の作用機序である．

② **DNA依存性RNAポリメラーゼ阻害**：細菌のDNAからRNAへの転写に関与するDNA依存性RNAポリメラーゼと強く結合し，転写を阻害する．抗結核薬のリファンピシンの作用機序である．

E 葉酸合成阻害

細菌の葉酸生合成経路には，パラアミノ安息香酸 para-aminobenzoic acid（PABA）が付加してジヒドロプテロイン酸を生成する過程が必須である．サルファ薬はPABAの代謝拮抗薬として働き，ジヒドロプテロイン酸合成酵素を阻害して葉酸の生合成を抑制する．この経路が抑制されると，プリンやチミンなどの核酸塩基や数種のアミノ酸の生合成に必須の補酵素であるテトラヒドロ葉酸が欠乏するため，細菌の増殖は抑制される．

一方，ヒトをはじめとする動物細胞ではこの経路は存在せず，体外から葉酸を取り込むため，サルファ薬は優れた選択毒性を示す．

5. 抗生物質 antibiotics

A β-ラクタム系抗生物質 β-lactam antibiotics

分子内に四員環の**β-ラクタム環**を有する抗生物質を総称してβ-ラクタム系抗生物質という．β-ラクタム環に隣接する環構造の違いにより，ペニシリン系，セフェム系（セファロスポリン系，セファマイシン系，オキサセフェム系），カルバペネム系，ペネム系，モノバクタム系に分類されている（図16-2）．

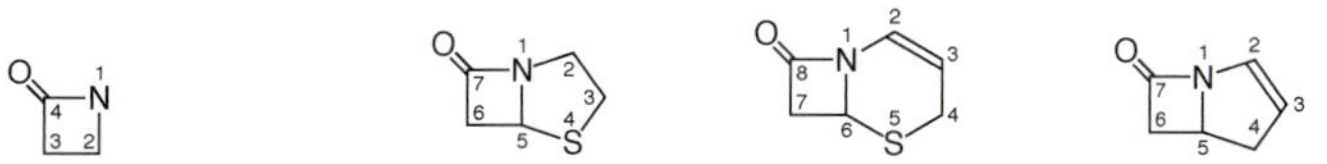

β-ラクタム環(モノバクタム系)　ペニシリン系　セフェム系　カルバペネム系

◆図 16-2 β-ラクタム系抗生物質の基本骨格

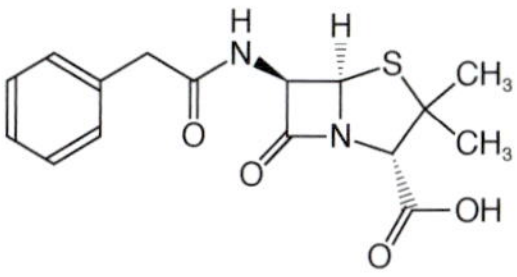

benzylpenicillin

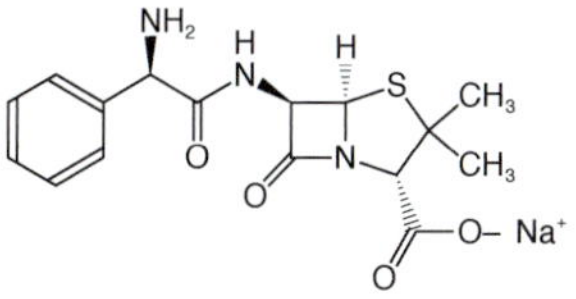

ampicillin sodium

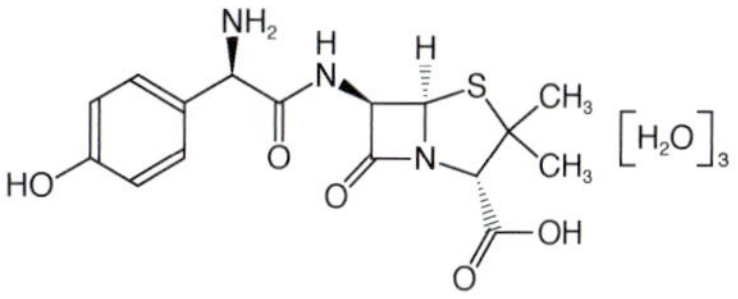

amoxicillin hydrate

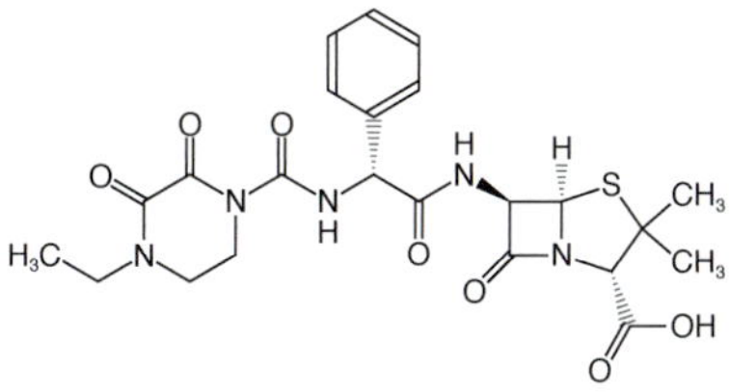

piperacillin

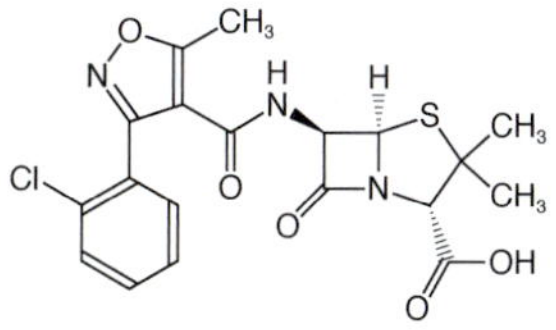

cloxacillin

▶ペニシリン系抗生物質

[作用機序] β-ラクタム系抗生物質は，この構造的特徴により，トランスペプチダーゼとして働くペニシリン結合タンパク質 penicillin-binding protein (PBP) に結合し，その働きを阻害することによって細胞壁合成を抑制し，細菌細胞を破壊する(殺菌作用).

[耐性発現機構]

① 不活性化酵素の産生：β-ラクタム環を開裂させる作用を有する β-ラクタマーゼを産生し，これにより抗菌活性を失わせる.

② 薬物作用点の変化：**メチシリン耐性黄色ブドウ球菌** methicillin-resistant *Staphylococcus aureus* (**MRSA**) の PBP は，β-ラクタム系抗生物質に対して親和性が低くなっている.

[副作用] 作用機序からも選択毒性は高いため，重篤な副作用の頻度は低いが，発疹，発熱などのアレルギー様症状は少なくない. 重篤な副作用としてアナフィラキシーショックを起こすことがあり，適切な処置を怠ると致死的である. これは，ペニシリンの代謝物質であるペニシロ酸が生体内タンパク質と結合して抗原となるか，ペニシリン製剤中の不純物が抗原となり発症すると考えられている. 使用に先立ち，既往歴，薬歴，家族歴，とくに薬物アレルギーに関する問診が不可欠である. このほか頻度は低いが，大量投与時に痙攣などの中枢神経症状や消化器障害，血液障害，肝障害，腎障害が出現する場合もある.

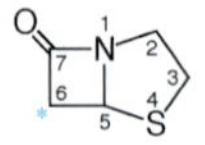

◆図 16–3 6 位側鎖構造（＊）

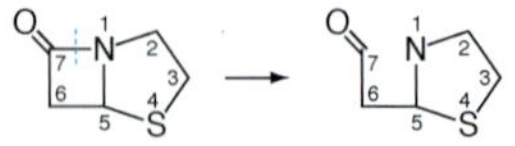

◆図 16–4 ペニシリナーゼによる構造変化

［体内動態］ ペニシリン系抗生物質は吸収後，体液，組織に広範囲に分布し，血中濃度半減期は 30〜60 分と短く，大部分は尿中に速やかに排泄される．

1）ペニシリン系抗生物質 penicillins

ペニリン系抗生物質は，6–アミノペニシラン酸 6–aminopenicillanic acid を基本骨格とする．初めて臨床応用された天然ペニシリンのベンジルペニシリン benzylpenicillin（penicilline G）に続いて，6 位側鎖構造（**図 16–3**）に種々の置換基を導入することにより，その欠点を改良した合成ペニシリンが開発された．

a. 天然ペニシリン

天然ペニシリンである**ベンジルペニシリン**は，① ペニシリナーゼにより不活性化されるため（**図 16–4**），ペニシリナーゼを産生する耐性菌には無効である，② 胃酸により分解されるため経口投与ができない，③ 抗菌スペクトルが狭い，などの欠点を有する．ブドウ球菌，レンサ球菌，肺炎球菌，腸球菌，淋菌，髄膜炎菌，ジフテリア菌，炭疽菌，ガス壊疽菌，破傷風菌などのグラム陽性菌およびグラム陰性球菌に有効であり，中でもレンサ球菌，スピロヘータに対して優れた抗菌力を有する．グラム陰性桿菌には無効である．

b. 広域ペニシリン（緑膿菌・ペニシリン耐性菌無効）

アンピシリン ampicillin，**アモキシシリン** amoxicillin は，グラム陽性菌，グラム陰性球菌に加えて，グラム陰性桿菌にも有効な広域ペニシリンであるが，ペニシリナーゼを産生するペニシリン耐性菌や緑膿菌には無効である．経口剤としても使用される．

またアモキシシリンは，**ヘリコバクター・ピロリ *Helicobacter pylori* の除菌**にも用いられる．

c. 広域ペニシリン（緑膿菌有効，ペニシリン耐性菌無効）

ピペラシリン piperacillin は，緑膿菌を含むグラム陰性桿菌まで抗菌スペクトルを拡大したもので，ペニシリン系中もっとも抗菌スペクトルが広いが，ペニシリン耐性菌や緑膿菌には無効である．とくにインフルエンザ菌に対して抗菌力が強い．注射剤として用いられる．

d. ペニシリナーゼ耐性ペニシリン（ペニシリン耐性菌有効）

クロキサシリン cloxacillin は，ペニシリン耐性菌に有効である．ペニシリン耐性菌に用い

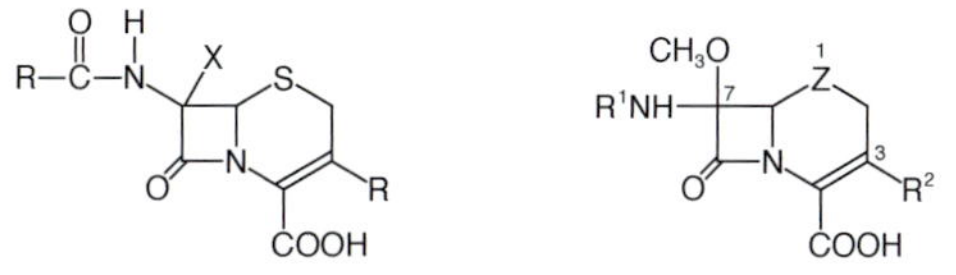

セファロスポリン　　セファマイシン（Z=S）
オキサセフェム（Z=O）

◆図 16-5　セフェム系抗生物質の基本骨格の違い

られたメチシリンの経口吸収率を高めたもので，アンピシリンとの配合剤として経口で用いられる．

2）セフェム系抗生物質　cephems

セフェム系抗生物質は，化学構造から 7-アミノセファロスポラン酸 7-aminocephalosporanic acid を基本骨格とする**セファロスポリン系**と，その骨格の 7α 位にメトキシ基を有する**セファマイシン系**，オキサセフェム骨格の 7α 位にメトキシ基を有する**オキサセフェム系**に分類される（図 16-5）．

a. セファロスポリン系抗生物質　cephlosporins

i ） 第一世代：注射用の**セファロリジン** cephaloridine，**セファゾリン** cefazolin，**セファロチン** cefalotin，経口用の**セファレキシン** cefalexin，**セファクロル** cefaclor，**セファトリジン** cefatrizine などがある．これらは，ペニシリナーゼに対しては抵抗性であるが，**セファロスポリナーゼ型 β-ラクタマーゼ**により分解されるため，セファロスポリナーゼ型 β-ラクタマーゼを産生する緑膿菌には無効である．セファロリジンやセファゾリン，セファロチンは，グラム陽性菌および陰性菌に対して広い抗菌スペクトルを有する．とくにグラム陽性菌に対する抗菌作用が強く，ペニシリン耐性ブドウ球菌，肺炎桿菌に対しても優れた効果を示す．しかし，経口適用はできないため，消化管吸収率を改善したセファレキシン，セファクロルおよびセファトリジンなどが開発された．

ii ） 第二世代：注射用の**セフォチアム** cefotiam，経口用の**セフォチアムヘキセチル** cefotiam hexetil，**セフロキシムアキセチル** cefuroxime axetil などの第二世代セファロスポリン系抗生物質は，セファロスポリナーゼ型 β-ラクタマーゼに対して抵抗性であり，また，大腸菌や肺炎桿菌などの毒性の強い一次感染のグラム陰性桿菌に対する抗菌活性が強化されているのが特徴である．しかし，グラム陽性菌に対する抗菌活性は，第一世代に比べてやや低下し，緑膿菌に対しては無効である．経口用の 2 剤は，エステル型のプロドラッグである．

iii ） 第三世代：注射用の**セフォタキシム** cefotaxime，**セフォペラゾン** cefoperazone，**セフスロジン** cefsulodin，**セフメノキシム** cefmenoxime，**セフチゾキシム** ceftizoxime，**セフタジジム** ceftazidime，経口用の**セフジニル** cefdinir，**セフジトレンピボキシル** cefditoren pivoxil，**セフカペンピボキシル** cefcapene pivoxil などがある．これらは，第二世代に比べて緑膿菌やインフルエンザ菌などの二次感染のグラム陰性菌に対する抗菌活性がさらに改善されているが，グラム陽性菌に対する抗菌活性は弱い．セフスロジンやセフタジジムは，緑膿菌に特異的に強い抗菌活性を示す．セファロスポリナーゼ型 β-ラクタマーゼに対する抵

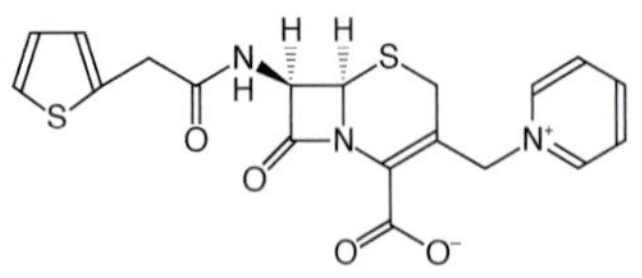
cephaloridine

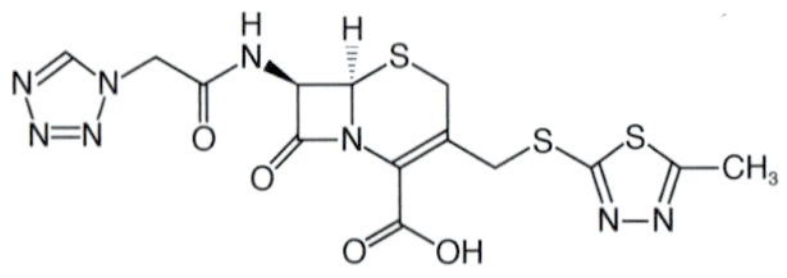
cefazolin

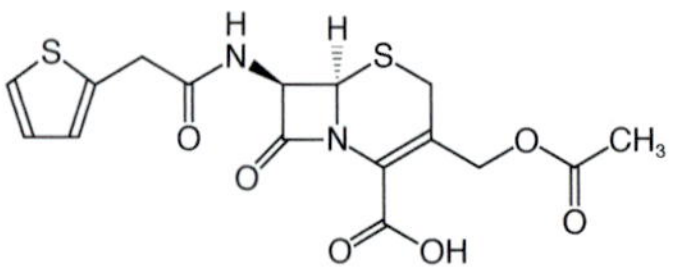
cefalotin

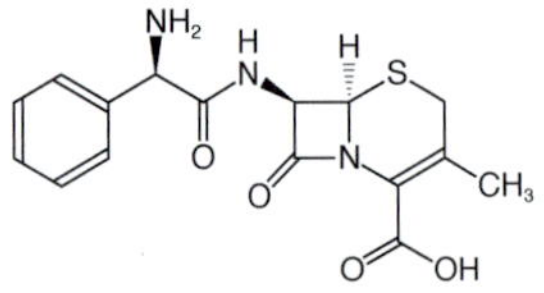
cefalexin

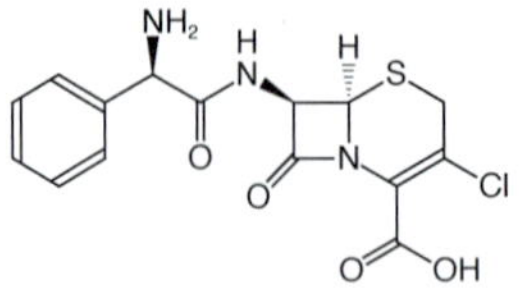
cefaclor

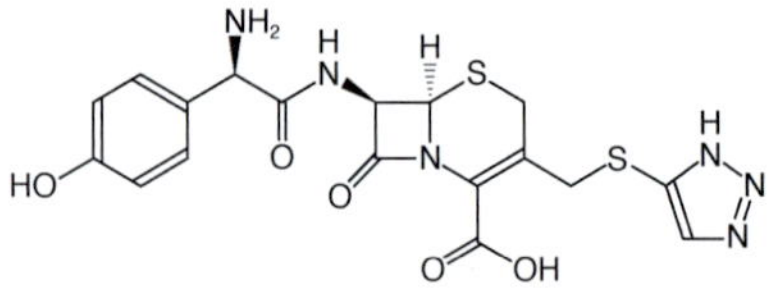
cefatrizine

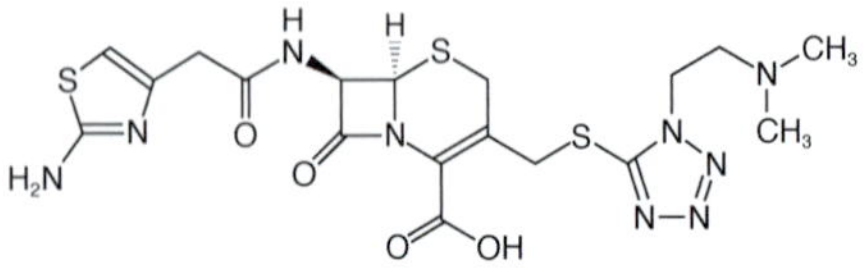
cefotiam

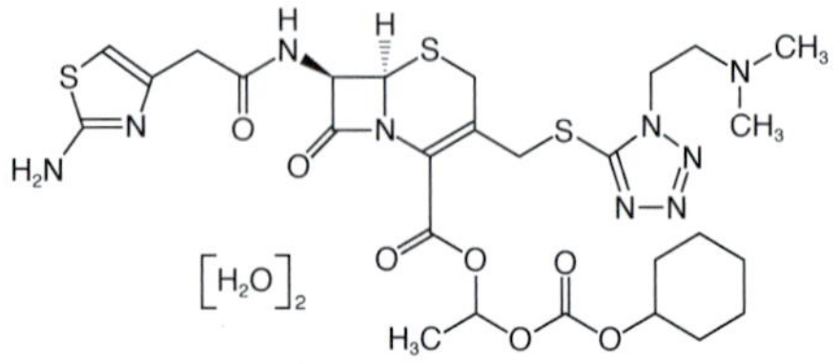
cefotiam hexetil hydrochloride

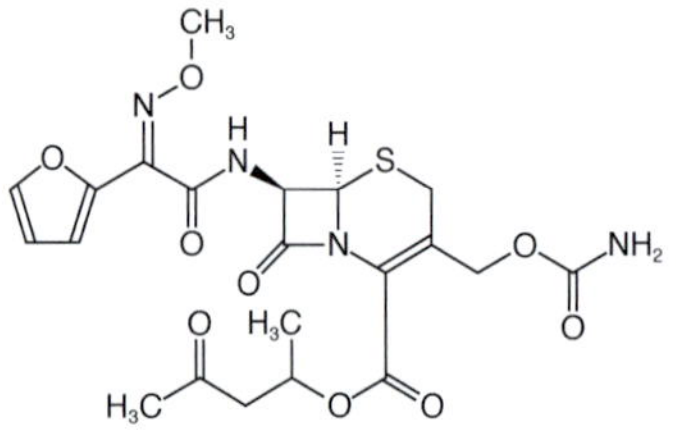
cefuroxime axetil

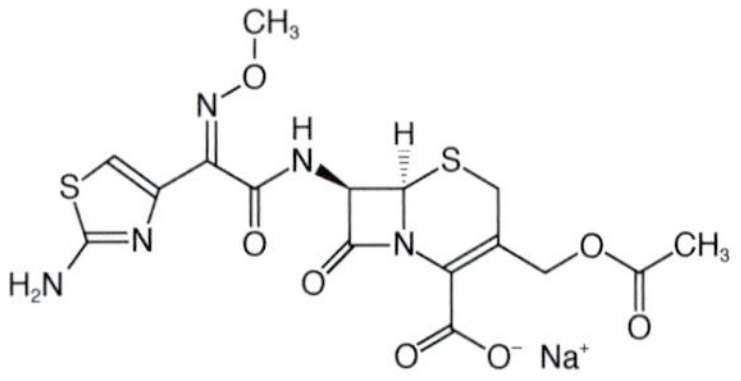
cefotaxime sodium

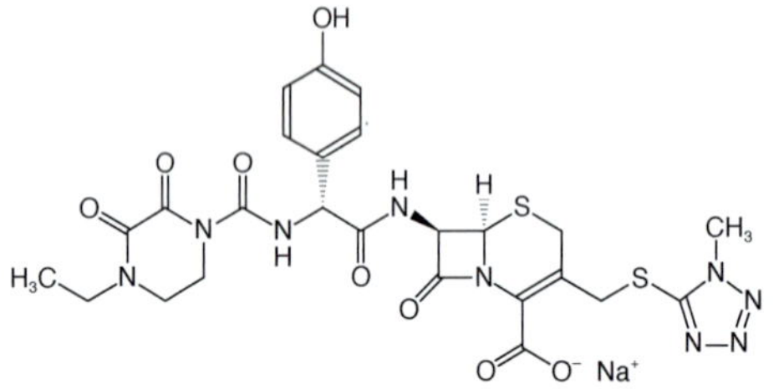
cefoperazone sodium

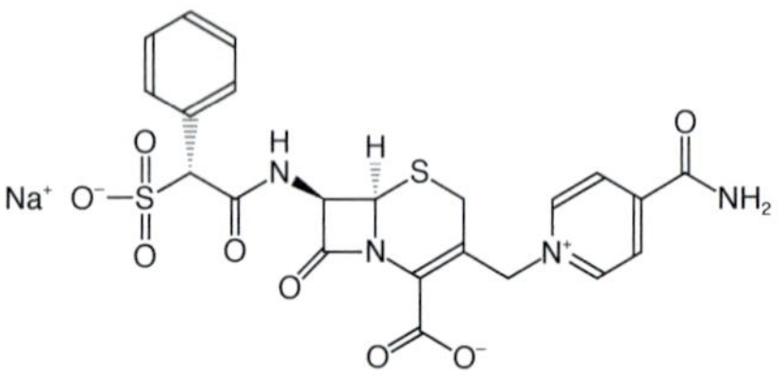
cefsulodin sodium

▶セファロスポリン系抗生物質

抗性も高められている．

iv） 第四世代：**セフピロム** cefpirome，**セフォゾプラン** cefozopran，**セフェピム** cefepime などの第四世代セファロスポリン系抗生物質は，ブドウ球菌を含むグラム陽性菌および緑膿菌を含むグラム陰性菌に対して広範囲に強い抗菌活性を示す．セファロスポリナーゼ型 β-ラクタマーゼに対しても抵抗性である．また，ここで示した3薬はすべて注射用である．

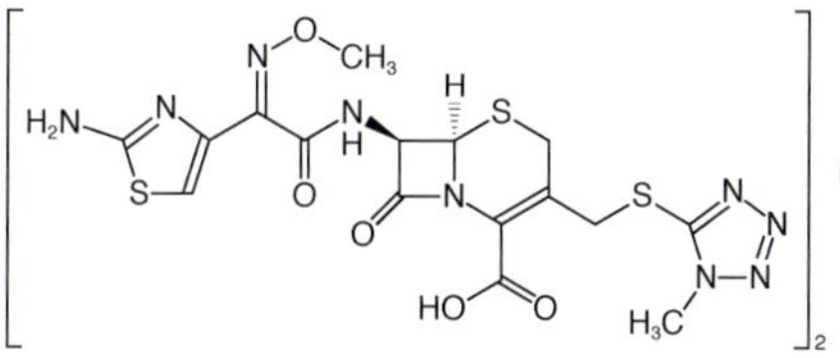

cefmenoxime hydrochloride

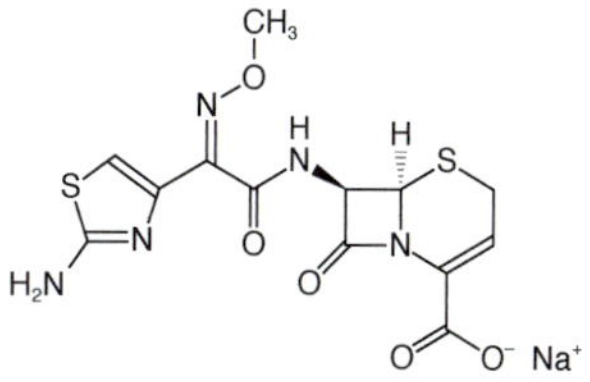

ceftizoxime sodium

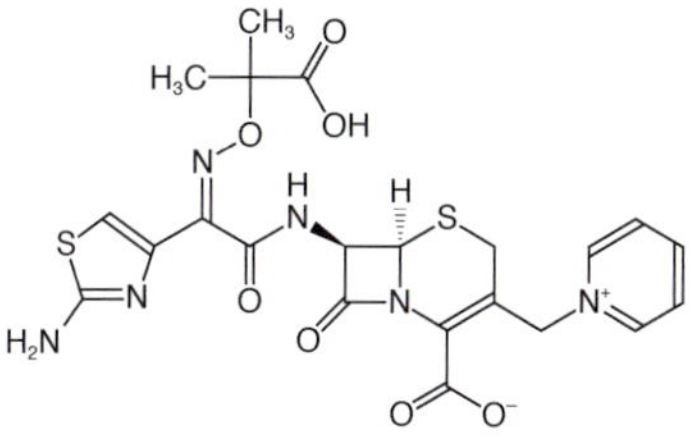

ceftazidime hydrate

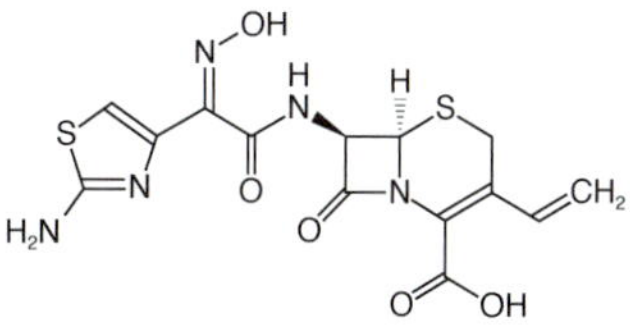

cefdinir

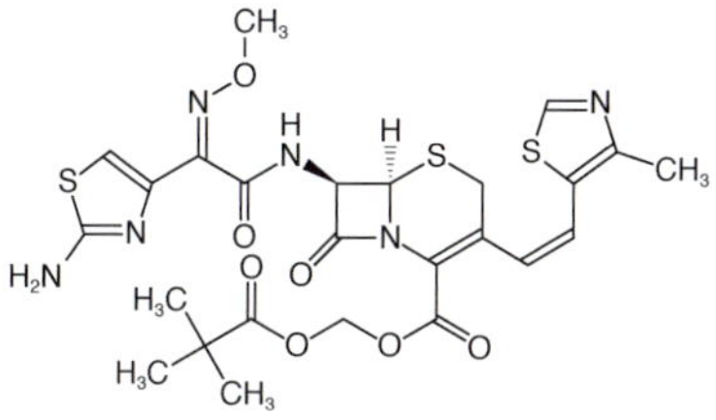

cefditoren pivoxil

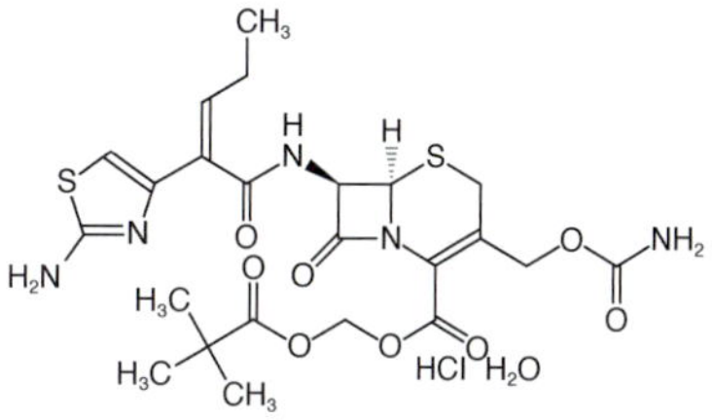

cefcapene pivoxil hydrochloride hydrate

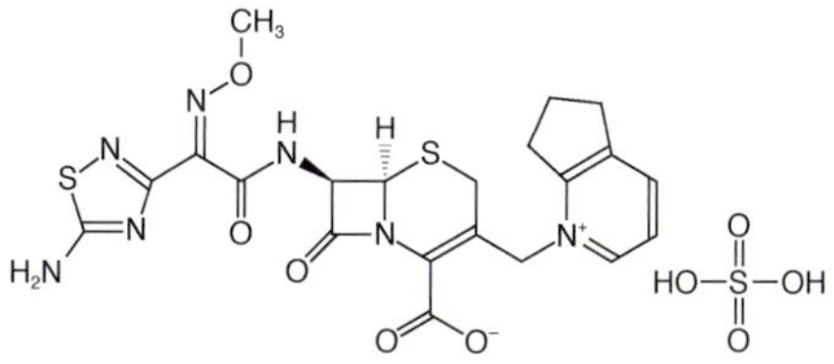

cefpirome sulfate

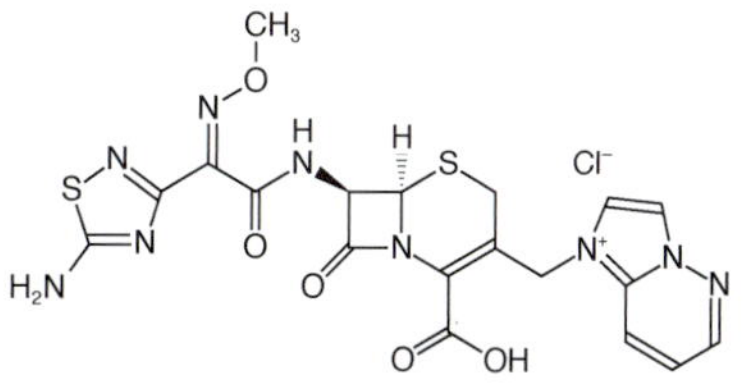

cefozopran hydrochloride

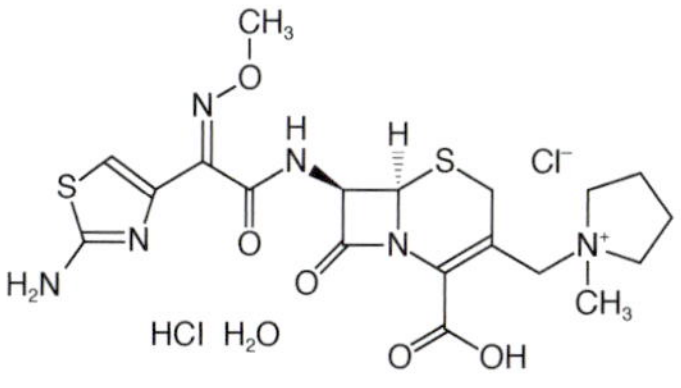

cefepime dihydrochloride hydrate

▶セファロスポリン系抗生物質（つづき）

b. セファマイシン系およびオキサセフェム系抗生物質

セフメタゾール cefmetazole，**セフミノクス** cefminox などのセファマイシン系抗生物質は，メトキシ基をセフェム骨格の 7α 位に導入（p468 の「▶セファマイシン系およびオキサセフェム系抗生物質」の構造式の○部分）することによってセファロスポリナーゼ型 β-ラクタマーゼに対しても優れた抵抗性を示し，グラム陰性桿菌に対する抗菌活性が向上している．セフメ

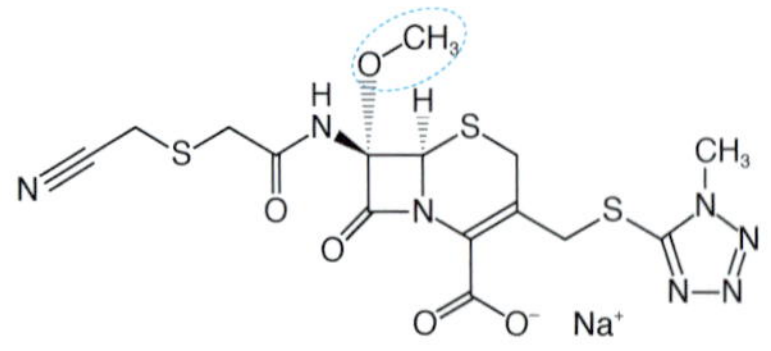
cefmetazole sodium

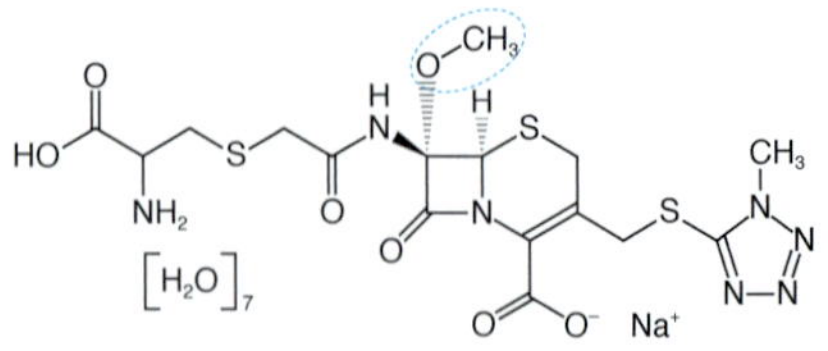
cefminox sodium hydrate

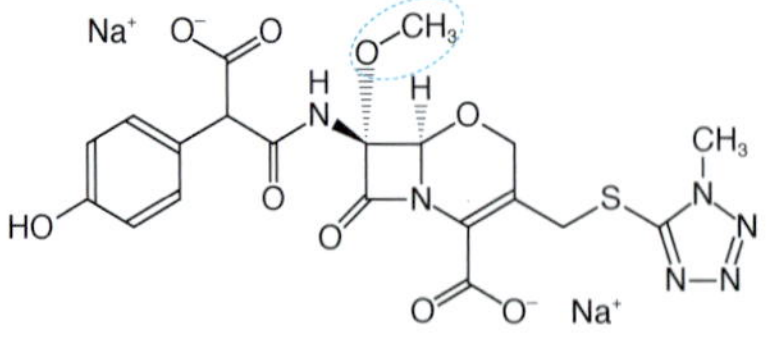
latamoxef sodium

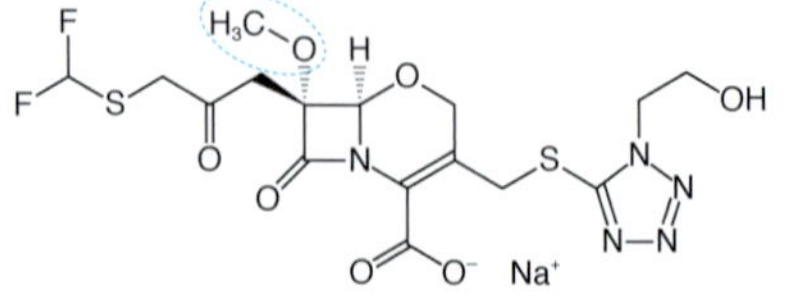
flomoxef sodium

▶セファマイシン系およびオキサセフェム系抗生物質

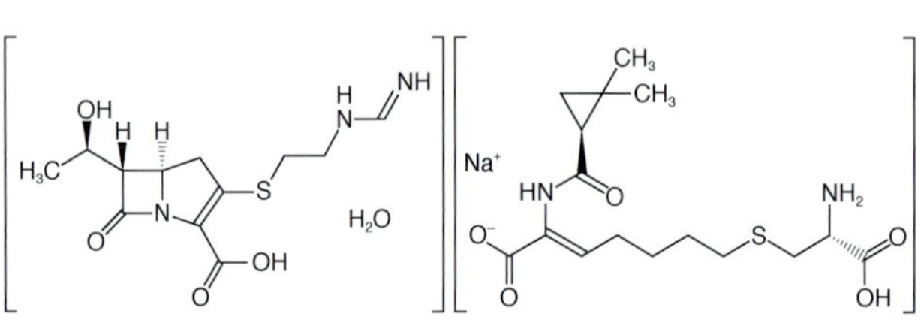
imipenem hydrate-cilastatin sodium

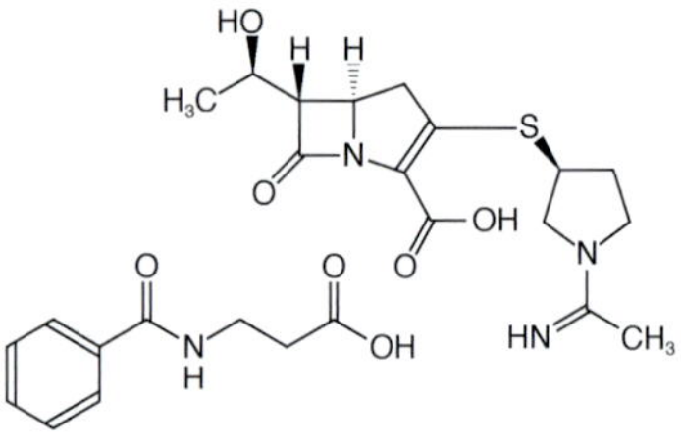
panipenem-betamipron

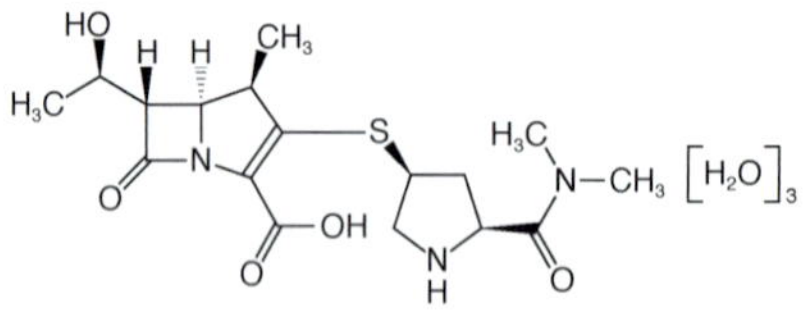
meropenem hydrate

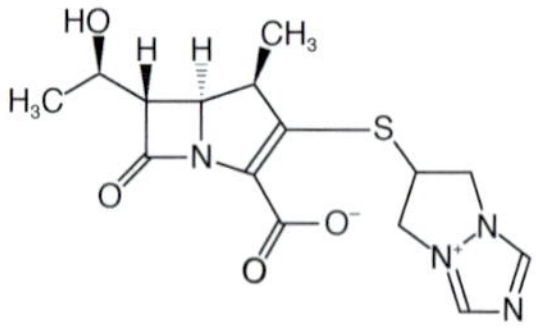
biapenem

▶カルバペネム系抗生物質

タゾールは広い抗菌スペクトルを有し，とくに嫌気性菌に対する抗菌活性が強い．セフミノクスは，セラチア，エンテロバクター，シトロバクターに対して優れた抗菌活性を示す．

ラタモキセフ latamoxef，**フロモキセフ** flomoxef などのラタモキセフ系抗生物質はオキサセフェム骨格の7α位にメトキシ基を有し（「セファマイシン系およびオキサセフェム系抗生物質」の構造式の〇部分），セファロスポリナーゼ型βラクタマーゼに対しても高い抵抗性を示す．グラム陰性桿菌に対する抗菌活性が高く，シトロバクターの第一選択薬である．フロモキセフは，グラム陰性菌に対する抗菌活性を保持しながら，グラム陽性菌への抗菌活性を強化したものである．

3) カルバペネム系抗生物質

外膜透過性に優れており，グラム陽性菌から緑膿菌を含むグラム陰性菌まで広い抗菌スペ

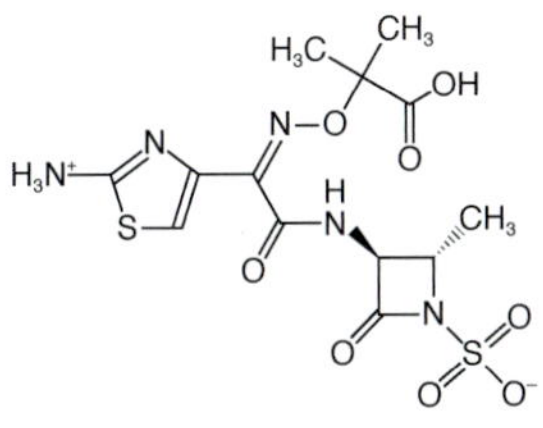

aztreonam

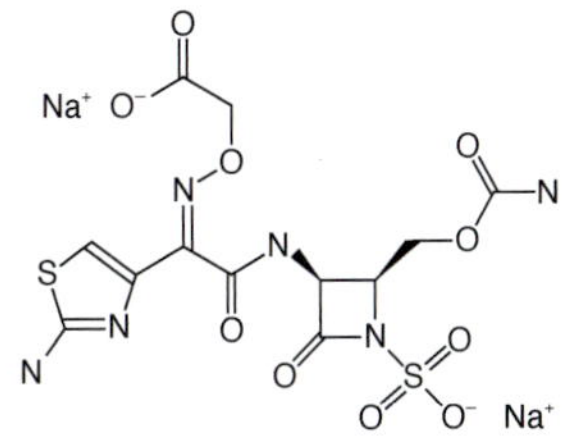

carumonam sodium

▶モノバクタム系抗生物質

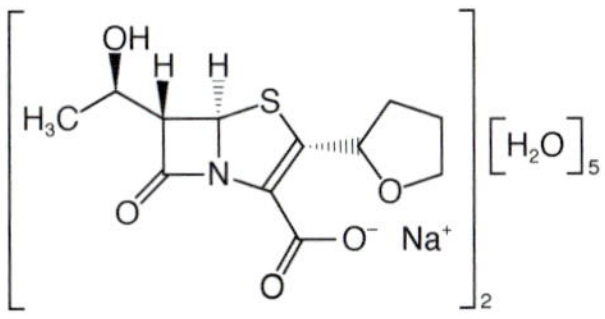

faropenem sodium hydrate

▶ペネム系抗生物質

クトルと強力な殺菌力を示し，ペニシリナーゼやセファロスポリナーゼ型 *β* ラクタマーゼに対しても抵抗性である．

イミペネム imipenem はきわめて広い抗菌スペクトルを有し，他の *β*-ラクタム系抗生物質やアミノグリコシド系抗生物質との間に交差耐性がなく，各種の耐性菌に対して有効である．しかし，近位尿細管刷子縁に局在するデヒドロペプチダーゼ I によって分解され，その分解物が腎障害を引き起こすことがある．この副作用を軽減する目的で，デヒドロペプチダーゼ I の阻害薬である**シラスタチン** cilastatin との合剤が用いられている．**パニペネム** panipenem も同酵素により分解されるため，その阻害薬である**ベタミプロン** betamipron との合剤が用いられている．**メロペネム** meropenem と**ビアペネム** biapenem は，とくに緑膿菌に対する抗菌活性が強く，デヒドロペプチダーゼ I に対して抵抗性であるため腎毒性はない．

4）モノバクタム系抗生物質

アズトレオナム aztreonam，**カルモナム** carumonam などのモノバクタム系の抗生物質は，好気性のグラム陰性菌に限定された抗菌スペクトルを有し，グラム陰性菌に対する肺炎，慢性気道感染症，複雑性尿路感染症に用いるが，起炎菌不明の感染症にはグラム陽性菌に有効な薬剤との併用が重要である．グラム陰性菌の産生する *β*-ラクタマーゼに抵抗性である．

5）ペネム系抗生物質

ファロペネム faropenem などのペネム系抗生物質は各種 *β*-ラクタマーゼに安定であり，デヒドロペプチダーゼ I による分解を受けない．緑膿菌を除くグラム陽性・陰性菌および嫌気性菌に有効である．

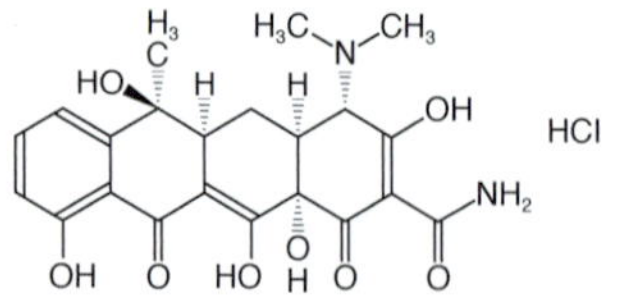

tetracycline hydrochloride

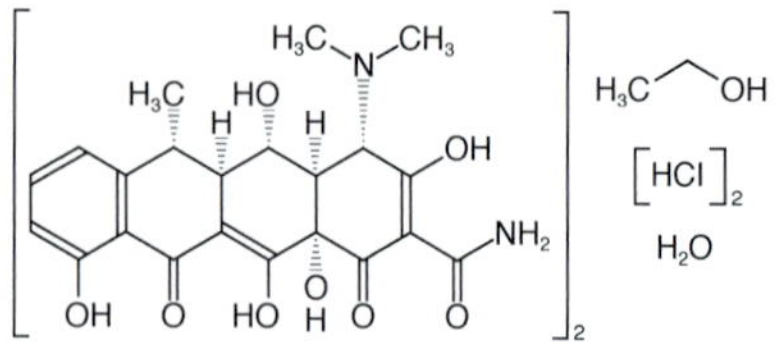

doxycycline hydrochloride

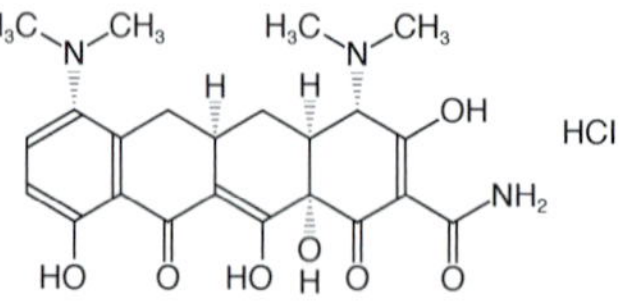

minocycline hydrochloride

▶テトラサイクリン系抗生物質

B テトラサイクリン系抗生物質 tetracyclines

テトラサイクリン tetracycline, **ドキシサイクリン** doxycycline, **ミノサイクリン** minocycline などのテトラサイクリン系抗生物質は，四員環の基本骨格を有し，消化管からの吸収が優れているため，経口投与により抗菌活性を示す．本来の抗菌スペクトルは広いが汎用された結果，多くの菌種が本薬剤に対して耐性となった．しかし，*β*-ラクタム系抗生物質やアミノグリコシド系抗生物質が無効なリケッチア，マイコプラズマ，クラミジア，コレラ菌などにも有効であり，これらの感染症に対しては第一選択薬である．また，MRSA にも一部有効である．ミノサイクリンは，MRSA のほか，エンテロバクターやセラチア，アシネトバクターに対しても有効であるが，ミノサイクリン耐性 MRSA が増加している．

［作用機序］ 細菌に特有の沈降定数 30S のリボソームサブユニットにアミノアシル tRNA が結合するのを阻害し，タンパク質合成を阻害する．

［耐性発現機構］ テトラサイクリン系抗生物質は，能動輸送により細胞内に取り込まれて作用するが，耐性菌では能動輸送を抑制するタンパク質を R プラスミドが産生するため，細胞内への取り込みが低下する．

［副作用］ 消化管，とくに胃粘膜に対する刺激による悪心，嘔吐を生じる．腸から完全に吸収されないため常在菌が抑制され，非感受性菌が過剰に増殖し（菌交代症），カンジダ症などを起こすことがある．骨や歯牙のカルシウムとキレート結合して沈着し，骨歯成長を抑制するので，妊婦，乳幼児，小児への適用は避けるべきである．光線過敏症を起こすことがある．

［相互作用］ テトラサイクリン系抗生物質は，2 価および 3 価の金属イオン（Ca^{2+}, Mg^{2+}, Al^{3+}）と難溶性のキレートを形成しやすいので，これらを含む制酸剤や，牛乳などの食品との併用で吸収が低下する．

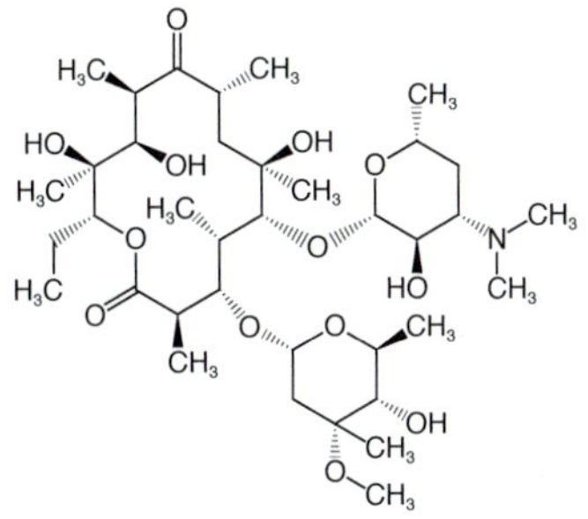

erythromycin

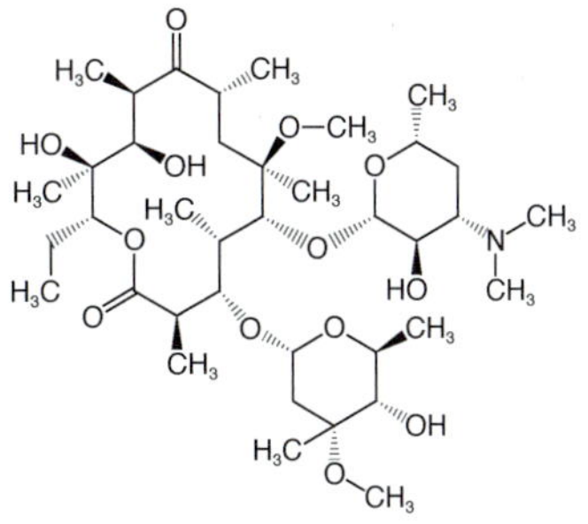

clarithromycin

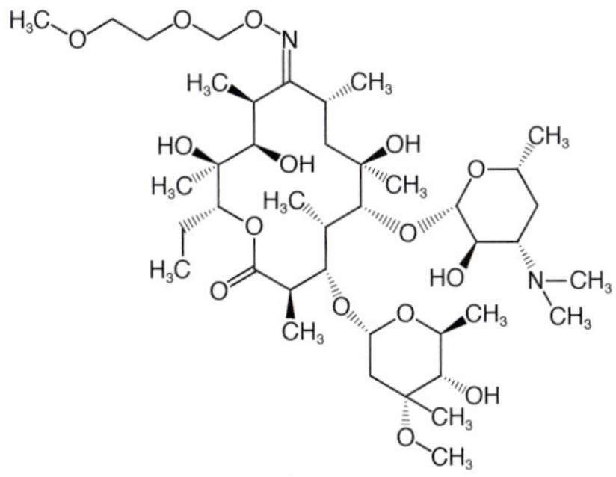

roxithromycin

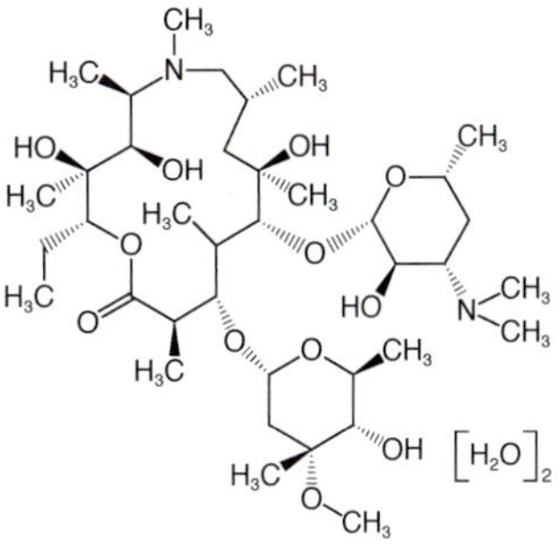

azithromycin hydrate

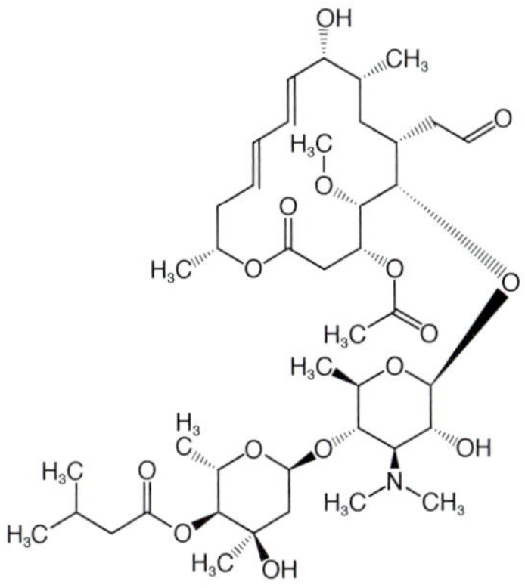

josamycin propionate

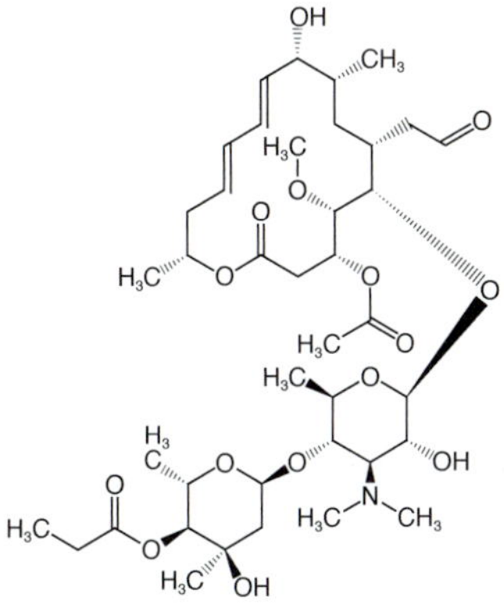

midecamycin

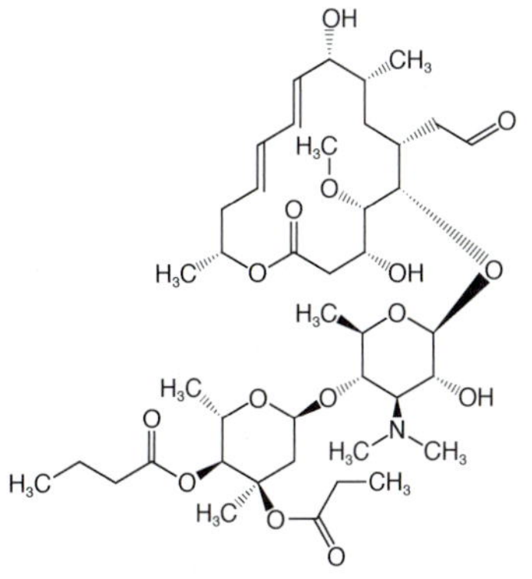

rokitamycin

▶マクロライド系抗生物質

C マクロライド系抗生物質 macrolides

エリスロマイシン erythromycin, **クラリスロマイシン** clarithromycin, **ロキシスロマイシン** roxithromycin, **アジスロマイシン** azithromycin, **ジョサマイシン** josamycin, **ミデカマイシン** midecamycin, **ロキタマイシン** rokitamycin などがある．マクロライド系抗生物質は，14～16 員環ラクトンに数個の糖が結合する特徴的な構造を有する．肺炎球菌，ブドウ球菌，ジフテリア菌などのグラム陽性菌に対する抗菌活性を有するが，すでにその 40～50％は耐性となっている．しかし，耐性菌以外の菌に対しては優れた抗菌作用を示し，とくに *β*-ラクタム系抗生物質やアミノグリコシド系抗生物質の作用が弱い**マイコプラズマ**や**クラ**

ミジア，**レジオネラ**などの感染症に対して用いられる．これらに対してはテトラサイクリン系抗生物質も用いられるが，幼少児ではテトラサイクリン系薬剤による歯の着色などの副作用が問題となるため，本薬剤が第一選択となる．また，ペニシリン耐性菌に対してもある程度有効である．

クラリスロマイシンは，抗菌活性はエリスロマイシンとほぼ同等であるが，酸に安定なため，消化性潰瘍などとの病原的関連が注目されている *Helicobacter pylori* の除菌に用いられる．アジスロマイシンはインフルエンザ菌を含む広い抗菌スペクトルを有する．半減期が長く，成人に対して 500 mg を 1 日 1 回 3 日間もしくは 2,000 mg を 1 回のみの経口投与で有効な組織内濃度が 7 日間持続する．また，ヒト免疫不全ウイルス human immunodeficiency virus(HIV)感染者のマイコバクテリウム・アビウムコンプレックス症にも用いられる．

［作用機序］ 細菌に特有の沈降定数 50S のリボソームサブユニットに結合して，ペプチド転移反応を阻害し，タンパク質合成を阻害する．

［耐性発現機構］ 薬物作用点の変化：耐性菌ではマクロライド系抗生物質の作用点である 50S リボソームサブユニットの構造が変化しており，結合できず耐性を示す．

［副作用］ 副作用は少ないが消化器障害があるほか，長期連用では肝障害を起こすことがある．また，急速静注で心停止を起こすことがある．

［体内動態・相互作用］ 消化管からの吸収はよい．組織移行性に優れており，とくに呼吸器系や肝臓への移行性がよい．エリスロマイシンとクラリスロマイシンは CYP3A4 を阻害するので，薬物相互作用が問題となることがある．

D アミノグリコシド系抗生物質 aminoglycosides

アミノグリコシド系抗生物質は，各種のアミノ酸とグリコシド結合したオリゴ糖を構成成分として含む塩基性抗生物質である．グラム陽性菌から陰性菌，結核菌にいたる広い抗菌スペクトルを有する抗生物質である．とくに β-ラクタム系抗生物質の作用しにくい緑膿菌，セラチアなどにも有効である．しかし，聴覚器障害(第Ⅷ脳神経障害：難聴，耳鳴り，めまい)や腎毒性などの副作用があるため，併用薬あるいは第二選択薬として用いられることが多い．

［作用機序］ 細菌に特有の沈降定数 30S のリボソームサブユニットに選択的に結合することにより，ペプチド合成の開始およびペプチド鎖伸長を阻害して，タンパク質合成を阻害する．

［耐性発現機構］ 不活性化酵素の産生：R プラスミドが薬物不活性化酵素であるアセチル転移酵素やリン酸転移酵素などを誘導し，これにより薬物がアセチル化やリン酸化を受けて活性が減弱あるいは消失する．

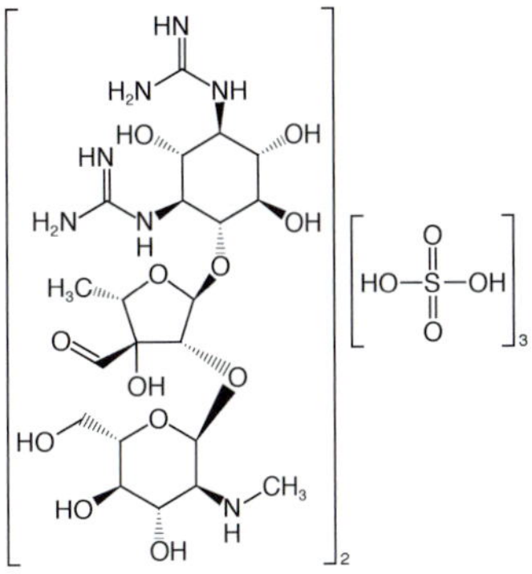

streptomycin sulfate

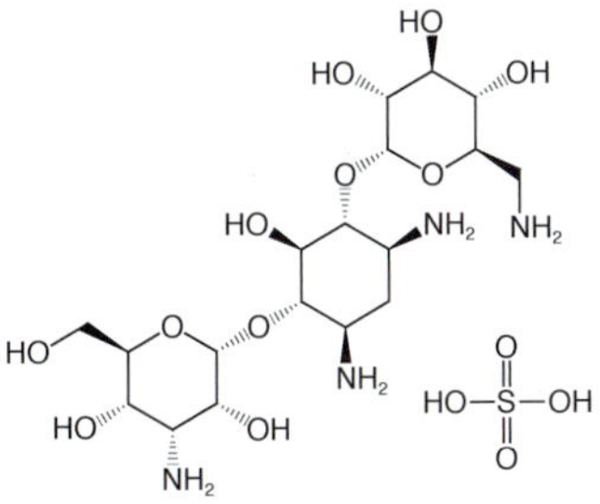

kanamycin monosulfate

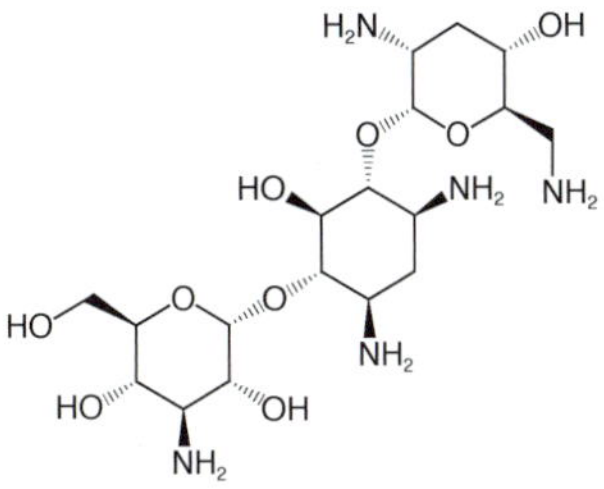

tobramycin

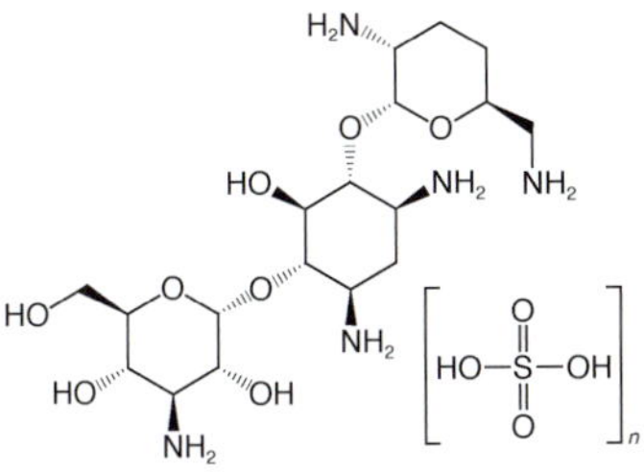

dibekacin sulfate

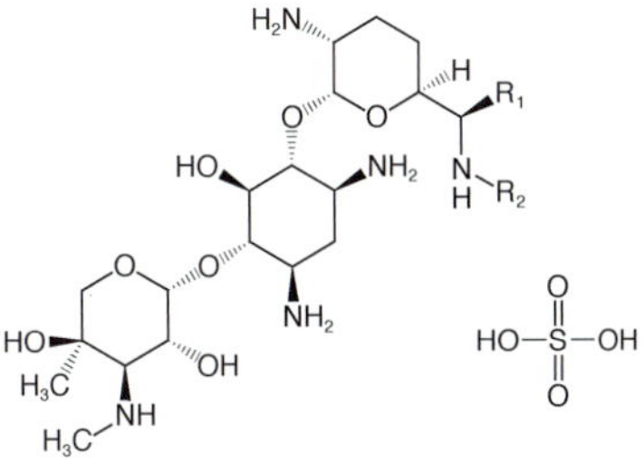

gentamicin sulfate

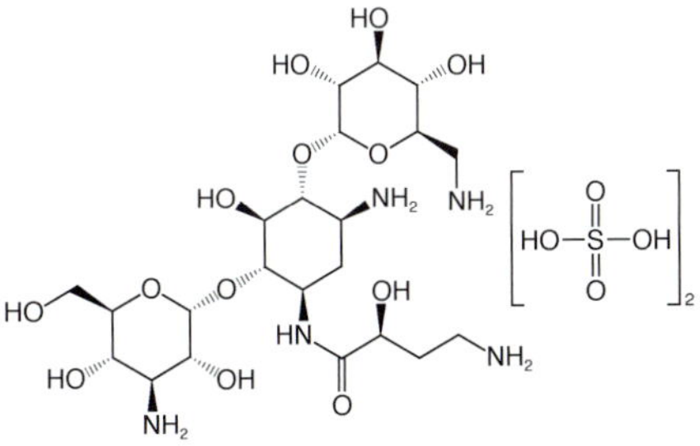

amikacin sulfate

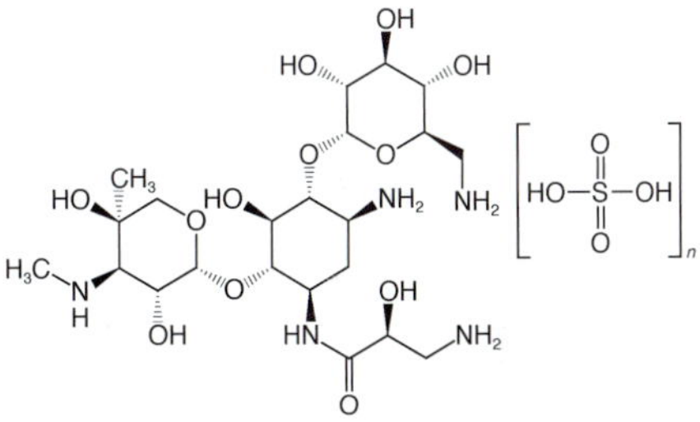

isepamicin sulfate

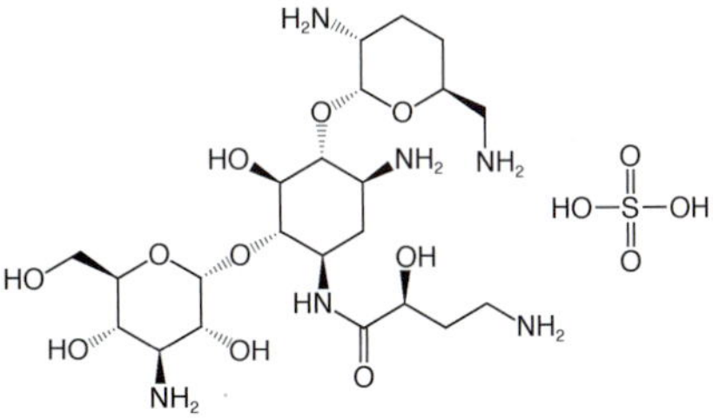

arbekacin sulfate

▶アミノグリコシド系抗生物質

[副作用]　アミノグリコシド系抗生物質はβ-ラクタム系抗生物質に比べて毒性が強い．とくに聴覚器障害(第Ⅷ脳神経障害：難聴，耳鳴り，めまい)の多くは不可逆性である．高音域から始まるので日常会話では気づきにくく，定期的な検査と薬物血中濃度モニタリング

therapeutic drug monitoring (TDM) などの対策が必要となる．また，用量依存的に腎障害が生じるが，早期に投与を中止すれば可逆的である．

[相互作用] アミノグリコシド系抗生物質は，ループ利尿薬との併用で腎毒性・聴覚器障害が増強されることがある．また，麻酔薬との併用により神経-筋結合部の遮断を起こし，呼吸麻痺を呈することがあるので，十分注意が必要である．

[体内動態] アミノグリコシド系抗生物質は消化管からはほとんど吸収されないので，筋肉注射か点滴静注で用いられることが多い．血中濃度は30〜60分で最大血中濃度に達し，半減期は2〜3時間である．脂肪，髄液，胆汁，肺，肝への移行は悪く，大部分は代謝されずに腎から排泄される．

1) ストレプトマイシン streptomycin, **カナマイシン** kanamycin

グラム陽性菌や一部のグラム陰性菌にも有効であり，なかでも**結核菌**に対して優れた抗菌活性を示し，注射で用いられる．カナマイシンは，大腸菌，赤痢菌，腸炎ビブリオなどの腸内細菌の殺菌の目的で，経口投与されることもある．

2) トブラマイシン tobramycin, **ジベカシン** dibekacin, **ゲンタマイシン** gentamicin, **アミカシン** amikacin, **イセパマイシン** isepamicin

グラム陰性桿菌に対して有効であり，とくに緑膿菌や変形菌に対して高い抗菌活性を示す．

3) アルベカシン arbekacin

広範な耐性菌に有効である．とくに **MRSA** に対して強い抗菌活性を示すので，特効薬として用いられている．

E その他の抗生物質

1) ポリペプチド系抗生物質 polypeptides

ポリミキシンB polymyxin B, **コリスチン** colistin などのポリペプチド系抗生物質は，グラム陰性桿菌，とくに緑膿菌に対して優れた抗菌活性を示す．

[作用機序] 細菌細胞膜の機能障害を起こし，膜の透過性を亢進することにより細胞を破壊する．

[副作用] ポリミキシンB：難聴，腎障害，めまい，頭痛，胃腸障害など．コリスチン：発疹，瘙痒感，悪心，嘔吐，食欲不振，下痢など．

2) グリコペプチド系抗生物質 glycopeptides

バンコマイシン vancomycin, **テイコプラニン** teicoplanin などがある．注射剤は，**MRSAの特効薬**として汎用される．バンコマイシンは急速静注による **red neck (red man) 症候群**の発現を回避するために，60分以上かけて点滴静注される．近年では，バンコマイシン耐性

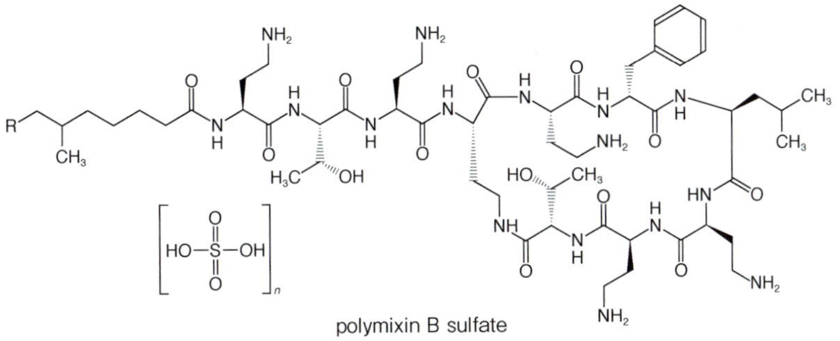

polymixin B sulfate

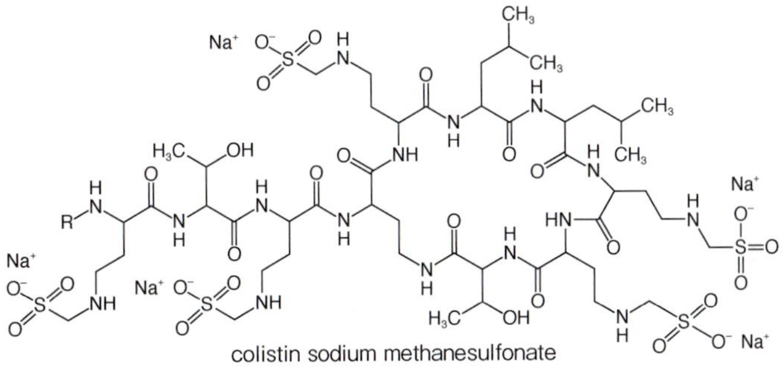

colistin sodium methanesulfonate

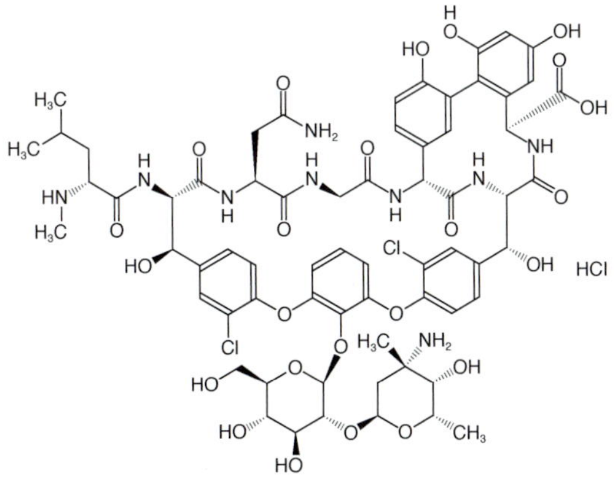

vancomycin hydrochloride

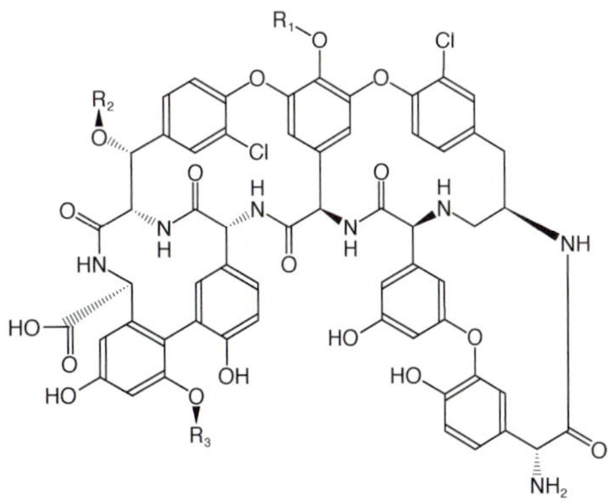

teicoplanin

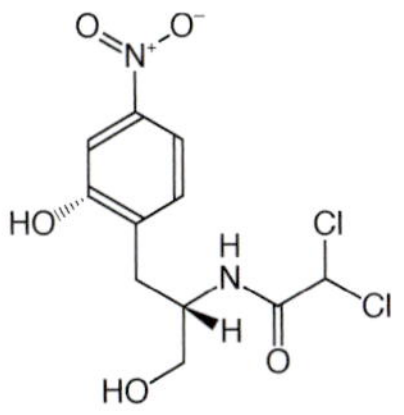

chloramphenicol

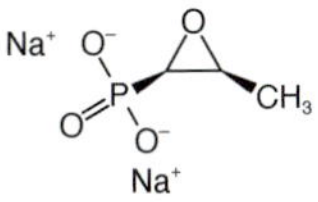

fosfomycin sodium

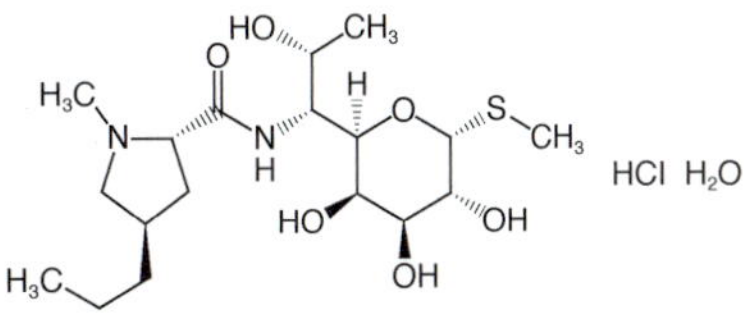

lincomycin hydrochloride hydrate

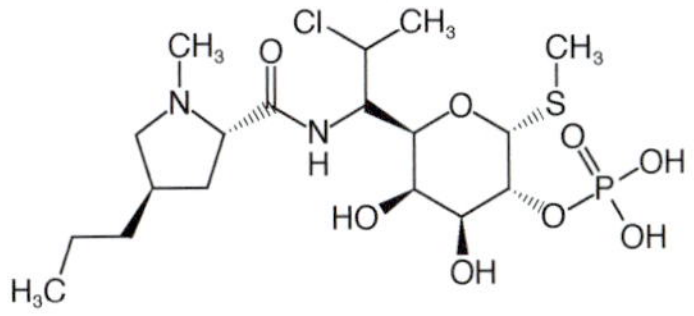

clindamycin phosphate

▶その他の抗生物質

腸球菌 vancomycin resistant *Enterococcus*（VRE）の出現が報告されている．VRE に対しては，オキサゾリジノン系の**リネゾリド** linezolid が有効である．バンコマイシンは，骨髄移植時の消化管内殺菌や感染性腸炎に内服で用いられることもある．

［作用機序］　細菌細胞壁を形成するペプチドグリカンのペプチド末端の D–アラニル–D–アラニン D–alanyl–D–alanine に水素結合して，細胞壁合成を阻害する．

［耐性発現機構］　VRE は，バンコマイシンの作用部位である細菌細胞壁を構成するペプチドグリカンのペプチド末端の D–alanyl–D–alanine の変化によって，結合親和性が低下することにより，耐性を獲得している．

［副作用］　ショック，アナフィラキシー様症状，急性腎不全，第Ⅷ脳神経障害など．テイコプラニンは，バンコマイシンに比べて副作用の発現が少ない．

［相互作用］　バンコマイシン：全身麻酔薬の同時投与で，副作用発現率が上昇する．テイコプラニン：ループ利尿薬の同時投与で腎障害，第Ⅷ脳神経障害が増悪する．

3）クロラムフェニコール　chloramphenicol

グラム陽性菌，陰性菌，クラミジア，リケッチアにも有効であるが，現在では多くの耐性菌が出現している．適応は**腸チフス**，**パラチフス**，**サルモネラ感染症**などに限定されているが，これらに対しては第一選択である．

［作用機序］　細菌に特有の沈降定数 50S のリボソームサブユニットに結合してペプチド転移酵素（ペプチジルトランスフェラーゼ）を阻害し，タンパク質合成を阻害する．

［耐性発現機構］　R プラスミドがクロラムフェニコールを不活性化するアセチル転移酵素を誘導することにより，耐性を示す．

［副作用］　再生不良性貧血や顆粒球減少症が出現しやすい．また，薬物代謝系が未発達な新生児ではグレイ症候群が現れやすい．骨髄抑制を起こす可能性のある薬剤との併用は禁忌である．

4）ホスホマイシン　fosfomycin

ホスホマイシンは，単純な構造を有する抗生物質で，グラム陽性菌，陰性菌に対して広い抗菌スペクトルを示し，緑膿菌，変形菌，セラチアなどに優れた抗菌活性を示す．腸管出血性大腸菌（O–157）感染症には，第一選択として用いられる．

［作用機序］　ピルビン酸トランスフェラーゼと結合して，細胞壁のペプチドグリカン合成の初期段階を阻害する．

［副作用］　偽膜性大腸炎，肝機能障害，腎機能異常などを生じることがある．

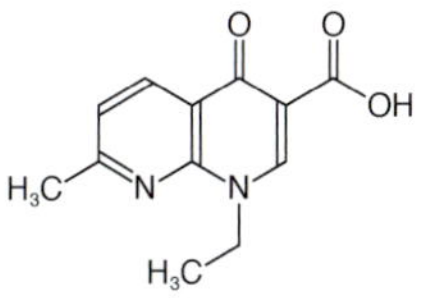

nalidixic acid

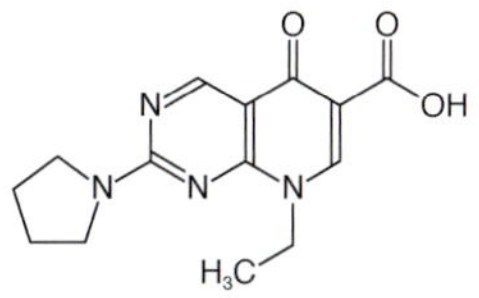

piromidic acid

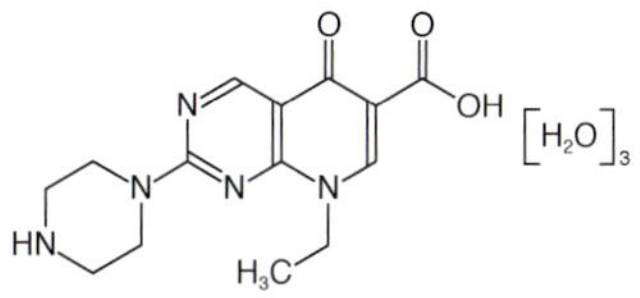

pipemidic acid hydrate

▶**キノロン系合成抗生物質**

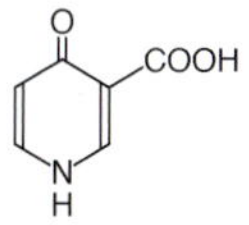

◆**図 16-6　ピリドンカルボン酸骨格**

5）リンコマイシン lincomycin, **クリンダマイシン** clindamycin

グラム陰性菌に優れた抗菌活性を有し，抗菌スペクトルと作用機序はマクロライド系抗生物質と類似する．*β*-ラクタム系抗生物質が進歩した現在では，これらの効果が得られないときに第二選択薬として用いられている．

［作用機序］ 細菌に特有の沈降定数 50S のリボソームサブユニットに結合してペプチド転移反応を阻害し，タンパク質合成を阻害する．

［副作用］ まれに，クロストリディオイデス（クロストリジウム）・ディフィシル *Clostridioides* (*Clostridium*) *difficile* の腸管内異常増殖に伴う偽膜性大腸炎により，重篤な下痢を起こすことがある．

6. 合成抗菌薬

化学的に合成された抗菌薬は，**ピリドンカルボン酸系**（キノロン系，ニューキノロン系）と**スルホンアミド系**（サルファ薬）に大別される．

A キノロン系合成抗菌薬

ナリジクス酸 nalidixic acid は最初に開発されたキノロン系合成抗菌薬で，ピリドンカルボン酸骨格を有する．グラム陽性菌には無効であるが，緑膿菌を除くグラム陰性桿菌（大腸菌，肺炎桿菌，変形菌，赤痢菌）に対しては優れた抗菌活性を示す（図 16-6）．

その後，抗菌力の増強，緑膿菌に対しても抗菌活性を示す**ピロミド酸** piromidic acid，**ピペミド酸** pipemidic acid が開発された．主として尿路感染症，胆道感染症，腸管感染症に用いられる．ピペミド酸はナリジクス酸耐性菌にも有効である．いずれも消化管からの吸収はよく，経口投与で用いられる．

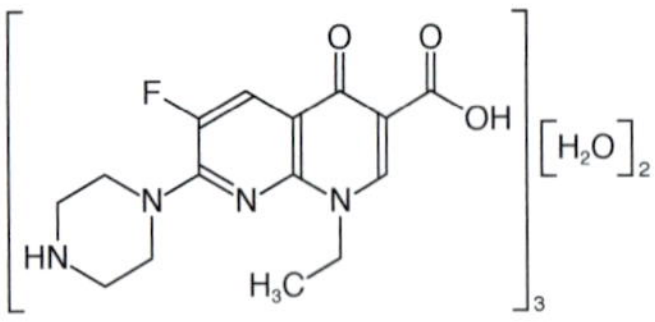
enoxacin hydrate

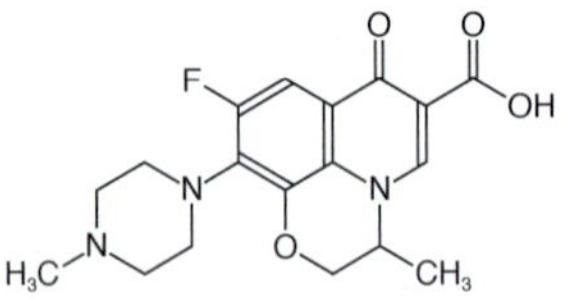
ofloxacin

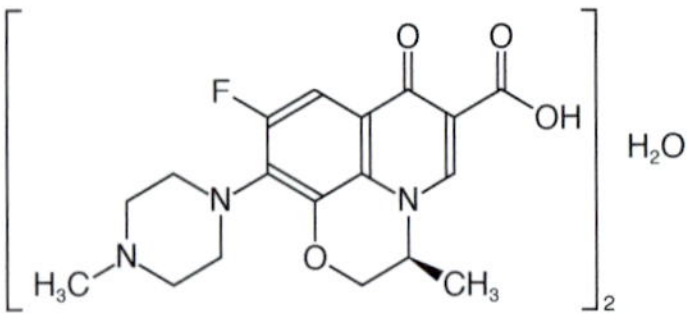
levofloxacin hydrate

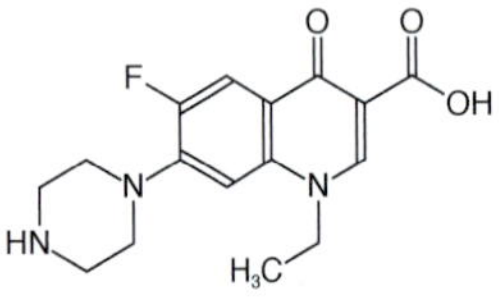
norfloxacin

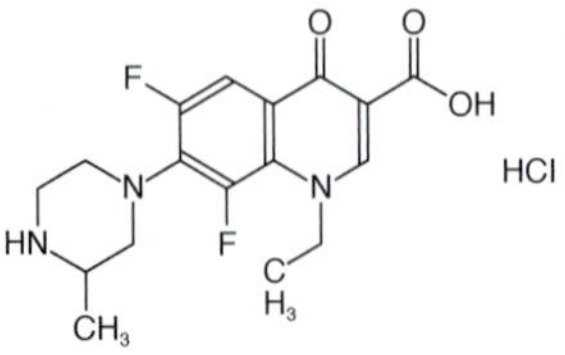
lomefloxacin hydrochloride

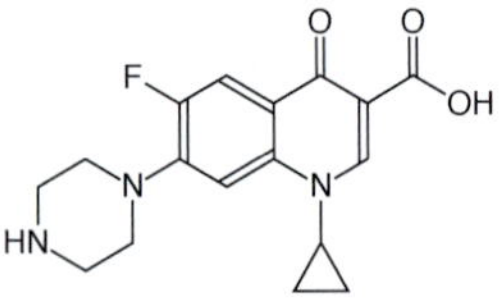
ciprofloxacin

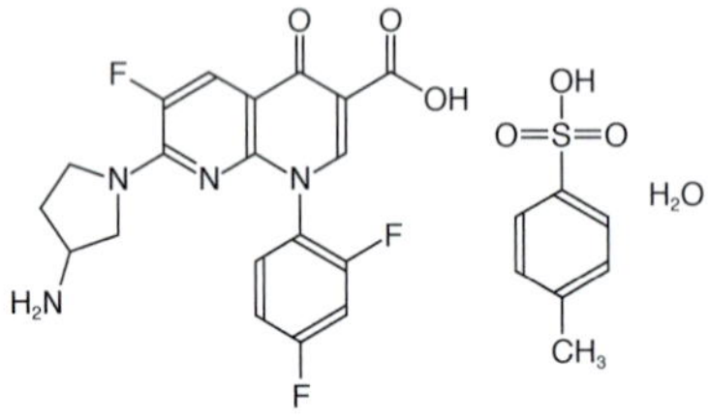
tosufloxacin tosylate hydrate

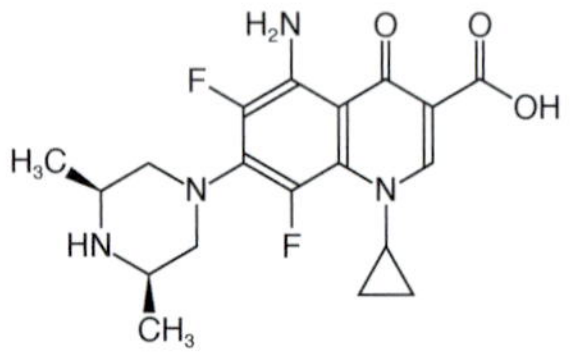
sparfloxacin

▶ニューキノロン系合成抗生物質

[作用機序] 細菌 DNA の超らせん構造を形成する酵素である **DNA ジャイレース** DNA gyrase(**トポイソメラーゼⅡ**)を阻害して，DNA の複製を阻害する.

[耐性発現機構] キノロン系合成抗菌薬に対する耐性菌は，染色体の変異によって DNA ジャイレースが変化することにより，抗菌活性が減弱ないし消失する.

また細菌は，アミノ酸など細菌の増殖に必要な物質を，外膜透過孔(ポーリンタンパク質)を介して取り込んでいる. キノロン系合成抗菌薬はこの外膜透過孔を通過して細菌細胞内に入って作用するが，耐性株ではこのポーリンタンパク質が欠損しているか減少しており，キノロン系合成抗菌薬に対する耐性を獲得している.

[副作用] ナリジクス酸：ショック，痙攣，溶血性貧血など. ピロミド酸：急性腎不全，発疹，胃腸・肝障害など. ピペミド酸：ショック，皮膚粘膜眼症候群，中毒性表皮壊死症，発疹など.

B ニューキノロン系合成抗菌薬

エノキサシン enoxacin，**オフロキサシン** ofloxacin，**レボフロキサシン** levofloxacin，**ノルフロキサシン** norfloxacin，**ロメフロキサシン** lomefloxacin，**シプロフロキサシン** ciprofloxacin，**トスフロキサシン** tosufloxacin，**スパルフロキサシン** sparfloxacin などがある. ニューキノロン系合成抗菌薬は，キノロンカルボン酸骨格にフッ素を導入することによ

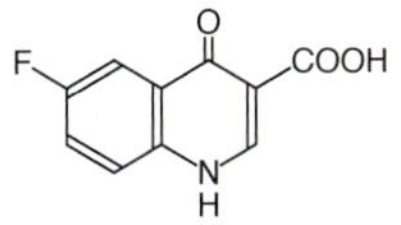

◆図 16-7 キノロンカルボン酸骨格へのフッ素の導入

◆表 16-2 ニューキノロン系合成抗菌薬

薬 物	肺炎球菌に対する効力	その他の特徴
オフロキサシン	低い	不眠などの中枢神経系の副作用
シプロフロキサシン	低い	半減期が短い
ノルフロキサシン	低い	半減期が短い，血中濃度が低い
エノキサシン	低い	NSAIDs との併用により痙攣誘発
レボフロキサシン	強化	中枢神経系の副作用の軽減
ロメフロキサシン	強化	中枢神経系の副作用の軽減
スパルフロキサシン	強化（クラミジアに対する効力の強化，持続性の改善，光線過敏症）	
トスフロキサシン	強化（ブドウ球菌に対する効力の強化）	

NSAIDs：非ステロイド性抗炎症薬 non-steroidal anti-inflammatory drugs.

り，緑膿菌を含むグラム陰性菌全般に対して抗菌活性が増強されたうえ，黄色ブドウ球菌，化膿連鎖球菌，腸球菌などのグラム陽性菌に対しても抗菌活性を有している（**図 16-7**）．**表 16-2** に，個々の薬物の弱点や改良点などの特徴を示す．

［作用機序］ キノロン系と同様．

［副作用］ 悪心，嘔吐，下痢などの消化器症状が主であり，頭痛，眠気，痙攣などの中枢神経症状，光線過敏症，横紋筋融解症がまれに現れる．

［相互作用］ フェニル酢酸およびプロピオン酸系非ステロイド性抗炎症薬 non-steroidal anti-inflammatory drugs（NSAIDs）との併用により，ニューキノロン系の GABA 拮抗作用が増強され，痙攣の誘発が起こりやすくなる．Al^{3+}, Mg^{2+} を含む制酸剤と同時服用すると難溶性のキレート化合物を形成し，吸収が抑制される．テオフィリンとの併用でテオフィリンを代謝する CYP1A2 を阻害し，テオフィリンの血中濃度を上昇させる．

C サルファ薬 sulfa drugs

スルファメトキサゾール sulfamethoxazole，**スルフィソキサゾール** sulfisoxazole，**スルファモノメトキシン** sulfamonomethoxine，**サラゾスルファピリジン** salazosulfapyridine などのサルファ薬は，スルファニルアミドを基本骨格とし，アミド基が各種の複素環によって置換された合成抗菌薬の総称である．広い抗菌スペクトルをもち，グラム陽性球菌（連鎖球菌，肺炎球菌），グラム陰性球菌および一部のグラム陰性桿菌に対して抗菌活性を有する．

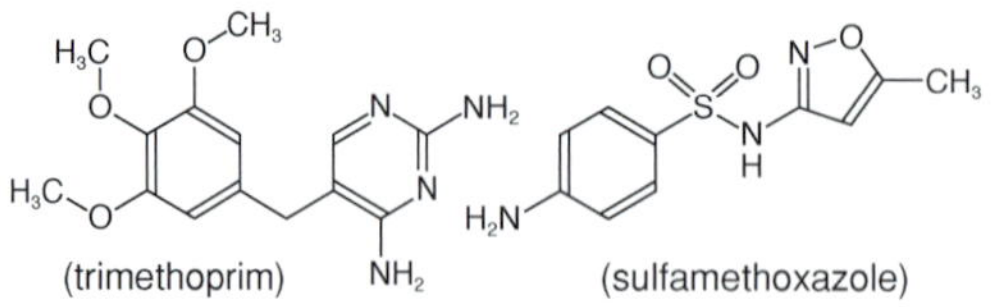

(trimethoprim) (sulfamethoxazole)
co-trimoxazole

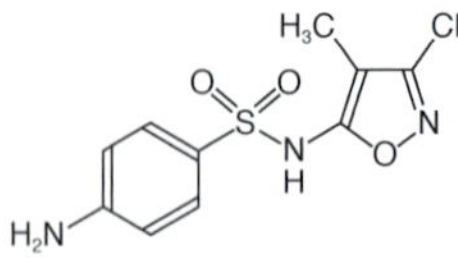

sulfisoxazole

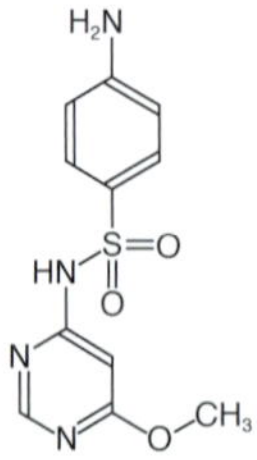

sulfamonomethoxine

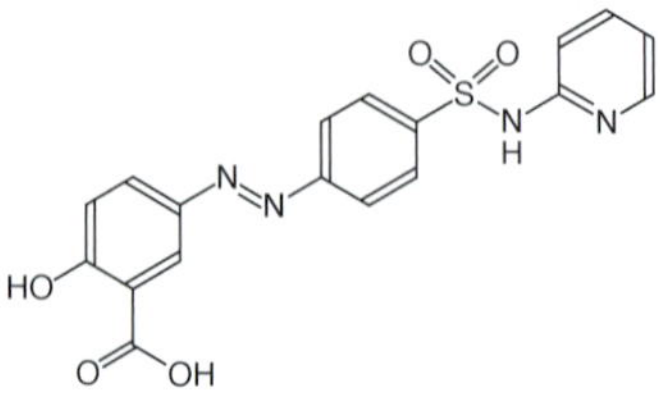

salazosulfapyridine

▶サルファ薬

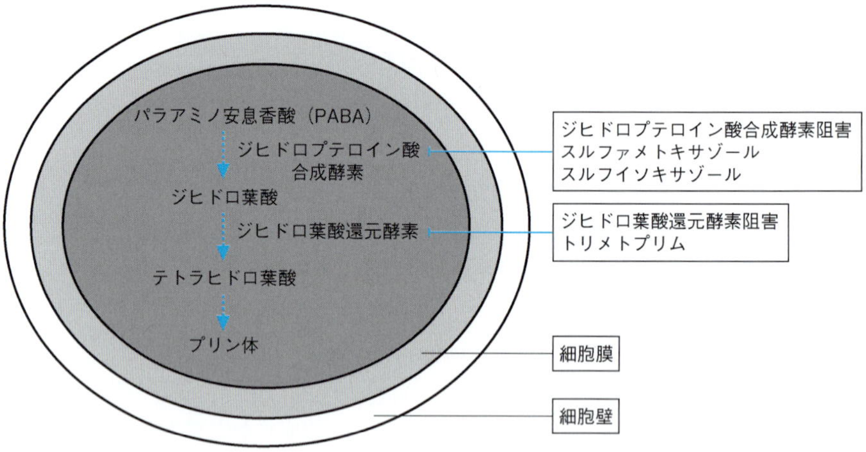

◆図 16-8 サルファ薬の作用機序

今日では，抗菌活性の弱さと耐性菌の増加や優れた抗菌薬の出現により，その適応は限定されている．

［作用機序］ 細菌の葉酸合成過程に必須のパラアミノ安息香酸(PABA)の代謝拮抗物質として，ジヒドロプテロイン酸合成酵素を競合的に阻害する．その結果，テトラヒドロ葉酸の生合成が阻害され，細菌の増殖が抑制される．

スルファメトキサゾールは，**トリメトプリム** trimethoprim(ジヒドロ葉酸還元酵素を阻害して葉酸の活性化を阻害する)との合剤(**ST 合剤**，5：1)とすることにより，細菌の葉酸合成の異なる段階で作用して相乗効果を示す．ST 合剤の注射剤は，ニューモシスチス肺炎に用いられる．

サラゾスルファピリジンは，T 細胞やマクロファージに作用してインターロイキン(IL)-1, IL-2, IL-6 産生を抑制するため，潰瘍性大腸炎，クローン病などの炎症性の消化器疾患

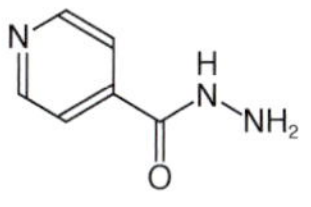

isoniazid

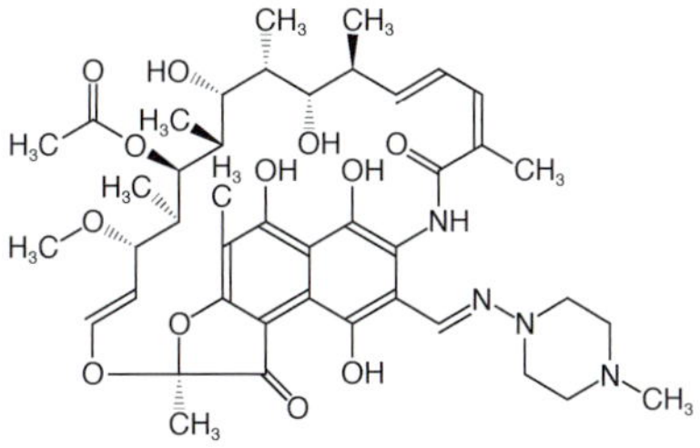

rifampicin

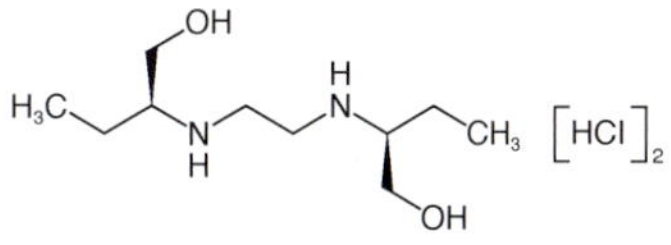

ethambutol hydrochloride

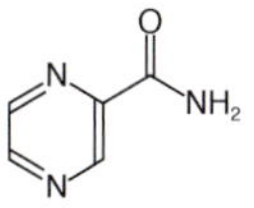

pyrazinamide

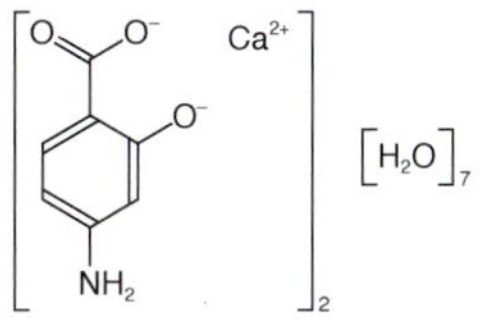

calcium para-aminosalicylate

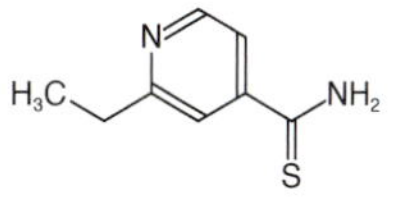

ethionamide

▶抗結核薬

の治療に用いられる．

［耐性発現機構］ 耐性菌はサルファ薬に対する親和性のきわめて低い代替酵素を産生するため，テトラヒドロ葉酸の合成が可能となり，抗菌活性は減弱ないし消失する．

［副作用］ 再生不良性貧血，溶血性貧血，皮膚粘膜眼症候群（Stevens–Johnson 症候群），末梢神経炎，ショックなどがみられる．まれに肝障害，腎障害，消化器障害などもみられる．血漿タンパク質との結合率が高いため，新生児に投与するとアルブミンと結合しているビリルビンを遊離して核黄疸を起こすおそれがあるので，妊婦や新生児には禁忌である．

7. 抗結核薬 antituberculous agents

結核菌は疎水性の高い皮膜構造を有し，その代謝様式も特異であるなど，一般の細菌とは多くの点で異なっている．そのため，サルファ薬や β-ラクタム系抗生物質などは無効であるが，**イソニアジド**や**ストレプトマイシン**など優れた抗菌活性を示す薬物が汎用されている．現在，イソニアジド・**リファンピシン**・ストレプトマイシン（または**エタンブトール**）の 3 剤併用療法が中心となるが，初回治療の初期に**ピラジナミド**を加える短期 4 剤併用療法の有効性が示されている．

1）イソニアジド isoniazid, isonicotinic acid hydrazide

抗結核薬の中ではもっとも抗菌活性が強く，併用療法の中心的な化学療法薬である．主な代謝経路であるアセチル化の速度に著しい遺伝的な個人差があるため，注意が必要である．

［作用機序］ アミノ転位酵素を阻害して，結核菌細胞壁の合成を阻害する．

[副作用]　副作用は少ないが，まれに重篤な肝障害，皮膚粘膜眼症候群，全身性エリテマトーデス systemic lupus erythematosus (SLE) 様症状，間質性肺炎，腎不全，ネフローゼ症候群などがみられることがある．また，ビタミン B_6 欠乏による末梢神経炎が生じることがあるので，予防的にビタミン B_6 が併用される．

2) リファンピシン　rifampicin

イソニアジドに次いで結核菌に対する抗菌活性が強く，殺菌的に作用する．エタンブトールとの併用で抗菌活性の増強がみられる．

[作用機序]　細菌の DNA 依存性 RNA ポリメラーゼと強く結合して，DNA から RNA への転写を阻害する．

[副作用]　劇症肝炎などの重篤な肝障害，ショック，腎不全，血小板減少症などがある．

[相互作用]　CYP3A4 を強力に誘導するので，多くの薬物に対して相互作用を起こすことが多い．

3) エタンブトール　ethambutol

耐性菌の出現が速やかに起こるという欠点があるが，イソニアジドやストレプトマイシンとの交差耐性は示さない．リファンピシンとの併用で抗菌活性が増大する．

[作用機序]　結核菌の細胞壁および核酸の合成を阻害する．

[副作用]　視力障害，間質性肺炎などがある．

4) ピラジナミド　pyrazinamide

耐性菌の発現を防ぐためにイソニアジドと併用して用いられ，抗菌活性を増強する．

[作用機序]　ニコチン酸と拮抗してビタミン B_6 が介在するアミノ基転移反応を阻害し，アミノ酸代謝を抑制する．

[副作用]　肝障害，間質性腎炎，尿酸値上昇，痛風発作などがみられる．

5) パラアミノサリチル酸　para-aminosalicylic acid

結核菌に対してのみ静菌的に作用する．耐性菌の発現は遅く，他剤と併用して用いられ，それらの耐性発現を遅らせることができる．高カルシウム血症の患者には禁忌である．

[作用機序]　パラアミノ安息香酸の代謝拮抗薬として働き，結核菌の葉酸生合成を阻害する．

[副作用]　無顆粒球症，溶血性貧血，肝炎，黄疸などが起こることがある．

6）その他

エチオナミド ethionamide は，結核菌に対する抗菌活性が高く，イソニアジド耐性菌にも有効であり，他の抗結核薬と併用することにより耐性の出現を遅らせることができる．副作用として重篤な肝障害，黄疸，胃腸障害などがある．

リファブチン rifabutin は，リファンピシンなどの抗結核薬に耐性の結核菌症例および非定型抗酸菌症例に対して適応される．

エンビオマイシン enviomycin は，注射用のペプチド系抗生物質である．

サイクロセリン cycloserine は，消化管からの吸収が優れており，髄液中へも血中と同程度の移行を示す．

ストレプトマイシン，カナマイシンについては，5-Ⓓ「アミノグリコシド系抗生物質」(p472)を参照されたい．

8. 抗真菌薬 antifungal agents

真菌は細菌とは異なり，真核生物に属しており，細胞の基本的構造が高等生物により近いため，選択毒性の高い化学療法薬の開発は困難である．また，真菌は一般に病原性は弱いが，カンジダ症やアスペルギルス症などのような日和見真菌感染症では，生体側の抵抗力が低下している場合に致死的感染となることも少なくない．一方，最近になり，真菌細胞壁合成を阻害するミカファンギンが新規抗真菌薬として開発されており，これまでの抗真菌薬に比べて安全性に優れている．

抗真菌薬には，肺や消化管など内臓に寄生する深在性真菌症(内臓真菌症)に用いられるものと，皮膚や毛髪，爪など表在性角質組織に局在して寄生する白癬菌などに作用するものとに分けられる．

A ポリエン系抗生物質

アムホテリシンB amphotericin B は，カンジダ症やアスペルギルス症などの真菌感染症に対して優れた効果を示し汎用されているが，消化管から吸収されないため，静脈内あるいは髄液腔内に投与される．

ナイスタチン nystatin は，カンジダ症に対して内服および外用で用いられる．

［作用機序］ 真菌に特有の細胞膜構成成分である**エルゴステロール**に結合し，膜機能を障害して殺菌的に働く．

［副作用］ 腎障害，皮膚粘膜眼症候群，中毒性表皮壊死症，心不全，不整脈，急性肝不全など，とくにアムホテリシンBで重篤な副作用が現れることがある．

B アゾール系合成抗真菌薬

アゾール系の合成抗真菌薬は，トリアゾール系(フルコナゾール fluconazole，イトラコナ

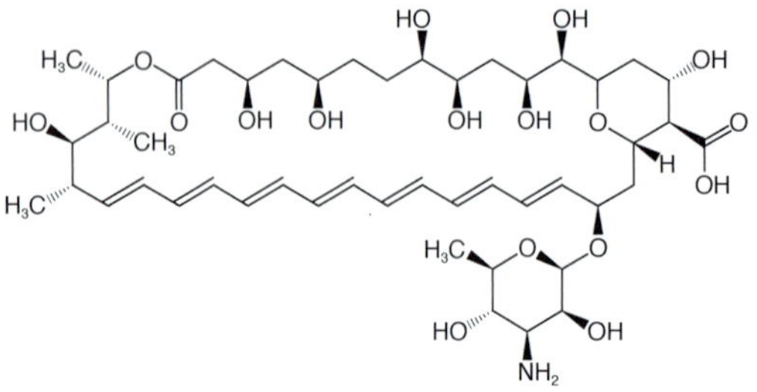

amphotericin B

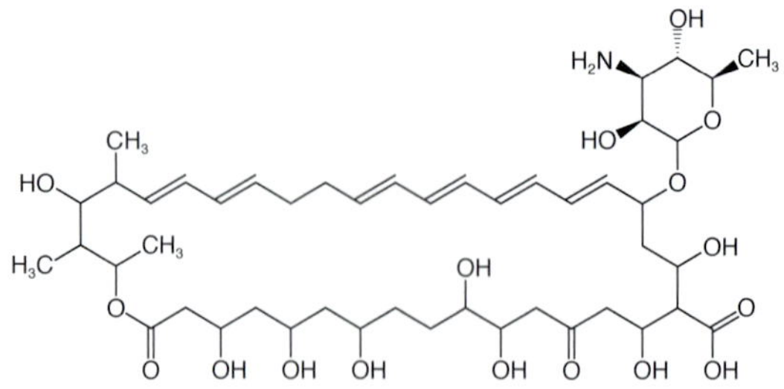

nystatin

▶ポリエン系抗生物質

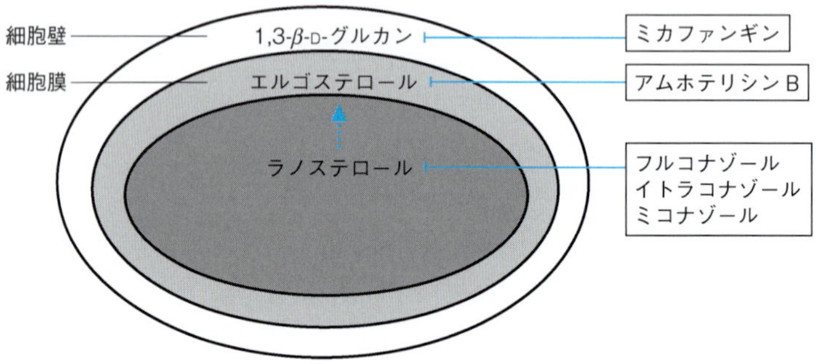

◆図 16-9　抗菌真菌薬の作用機序

ゾール itraconazole など）とイミダゾール系（ミコナゾール miconazole，ケトコナゾール ketoconazole，エコナゾール econazole，クロトリマゾール clotrimazole など）に分類される．

フルコナゾールは消化管からの吸収に優れているため，注射以外に経口投与でも用いられる．**イトラコナゾール**は水溶性が低いため，経口投与のみで用いられる．

クロトリマゾールは広い抗真菌スペクトルを有し，外用薬として表在性カンジダ症の第一選択薬である．ケトコナゾールは，外用薬として用いられる．

［作用機序］　真菌細胞膜のエルゴステロールの生合成に必要な**ラノステロールの C-14 脱メチル化酵素**を阻害することにより，細胞膜機能障害を引き起こす．

［副作用］　注射で用いるもの（フルコナゾール，ミコナゾール，イトラコナゾール）は，ショック，不整脈，皮膚粘膜眼症候群，肝障害など，重篤な副作用がみられることがある．

［相互作用］　とくにイミダゾール系は，薬物代謝酵素 CYP3A を阻害するため，全身適用する場合には，トリアゾラムやシクロスポリンなどの CYP3A によって代謝される薬物の副作用を助長するので，注意を要する．

C　キャンディン系抗真菌薬

真菌細胞壁合成を阻害する新規作用機序の抗真菌薬であり，安全性に優れ，薬物相互作用

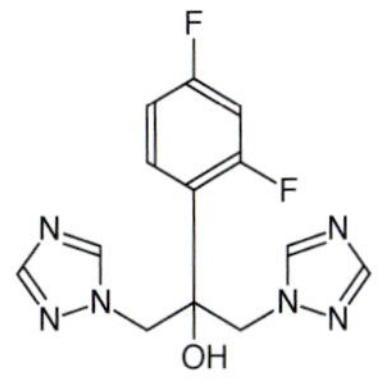

fluconazole

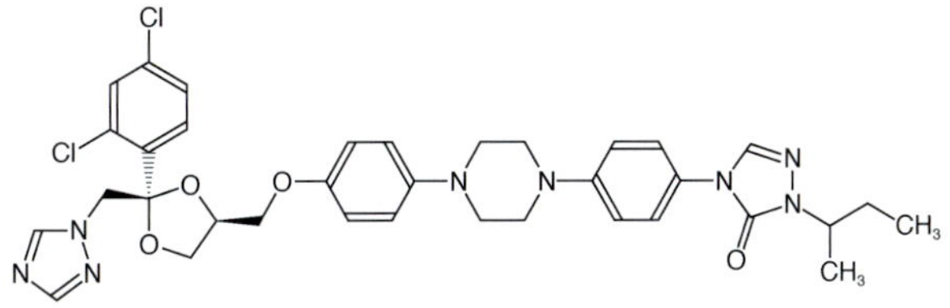

itraconazole

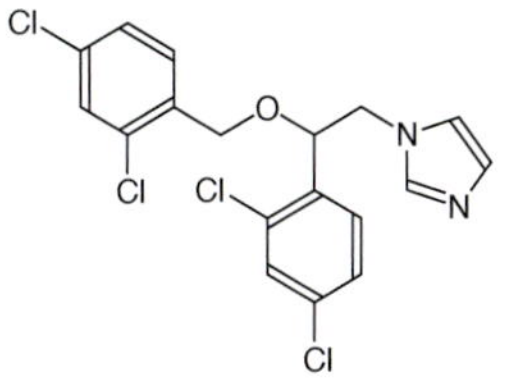

miconazole

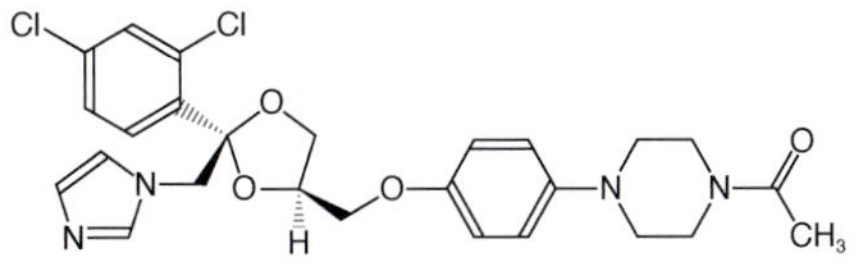

ketoconazole

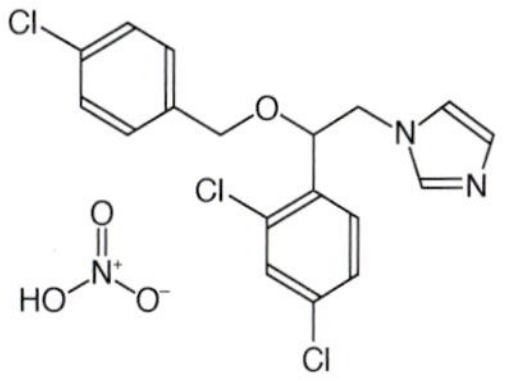

econazole nitrate

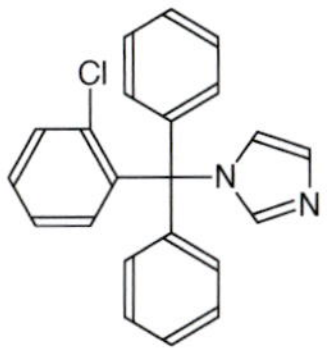

clotrimazole

▶アゾール系合成抗真菌薬

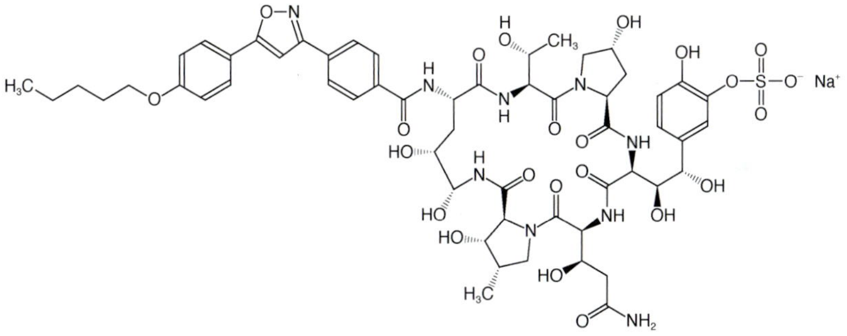

micafungin sodium

▶キャンディン系抗真菌薬

の報告はない．

ミカファンギン micafungin は，アスペルギルス，カンジダに強い抗真菌活性を示し，アゾール系合成抗真菌薬に耐性の真菌に対しても優れた活性を示す．深在性真菌症（真菌血症，呼吸器真菌症，消化管真菌症）に点滴静注で用いられるほか，造血幹細胞移植後のアスペルギルス症およびカンジダ症の予防にも用いられる．

［作用機序］ 新規の作用機序として，真菌細胞壁の主要な構成成分である 1,3-β-D-グルカンの生合成を阻害する抗真菌薬である．

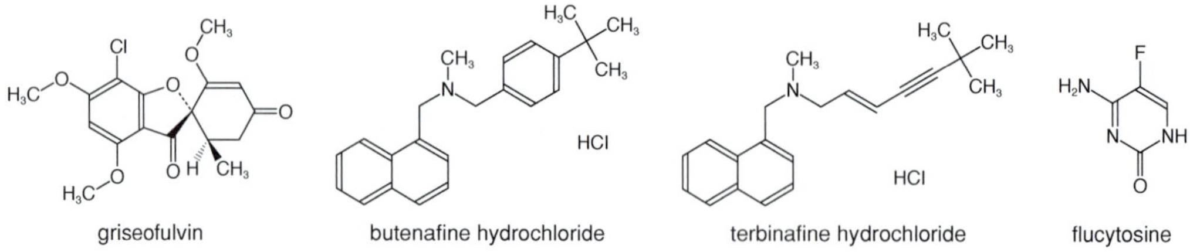

▶その他の合成抗真菌薬

[副作用] 安全性が高いとされるが，好中球減少，血小板減少，溶血性貧血などがみられることがある．

D その他の合成抗真菌薬

1）**ブテナフィン** butenafine，**テルビナフィン** terbinafine，**アモロルフィン** amorolfine

ブテナフィンは，白癬菌に有効で外用薬として用いられる．テルビナフィンは，外用薬としても用いられるが，外用薬では治療困難な患者のみ，経口投与でも用いられる．経口投与では肝障害，汎血球減少症などの重篤な副作用もみられる．

[作用機序] 真菌細胞内の**スクアレンエポキシダーゼ**を阻害して，エルゴステロールの生合成を阻害する．

2）**フルシトシン** flucytosine

真菌血症，黒色真菌症，真菌性髄膜炎，真菌性呼吸器感染症などに経口投与で用いられる．

[作用機序] 真菌細胞内に選択的に取り込まれたのち，脱アミノ化されて**フルオロウラシル**となり，核酸合成系を阻害する．

[副作用] 骨髄障害により汎血球減少症，血小板減少症，白血球減少症などがみられることがある．抗悪性腫瘍薬のティーエスワン(TS–1)との併用は，骨髄障害を助長するので禁忌である．

9. 抗ウイルス薬

ウイルスは核酸(DNA あるいは RNA)とタンパク質から構成される微小な病原体であり，宿主細胞内に侵入し，宿主細胞の機能を利用して増殖する．したがって，宿主細胞を傷つけずにウイルスの増殖だけを抑制する薬物の開発は困難な状況である．しかし，近年，ウイルスに特異的でその増殖に必要な酵素の存在が明らかにされてきており，これらの酵素を特異的に阻害する薬物が選択毒性に優れた抗ウイルス薬として期待されている．

図 16–10 に，抗ウイルス薬の主な作用機序を示す．

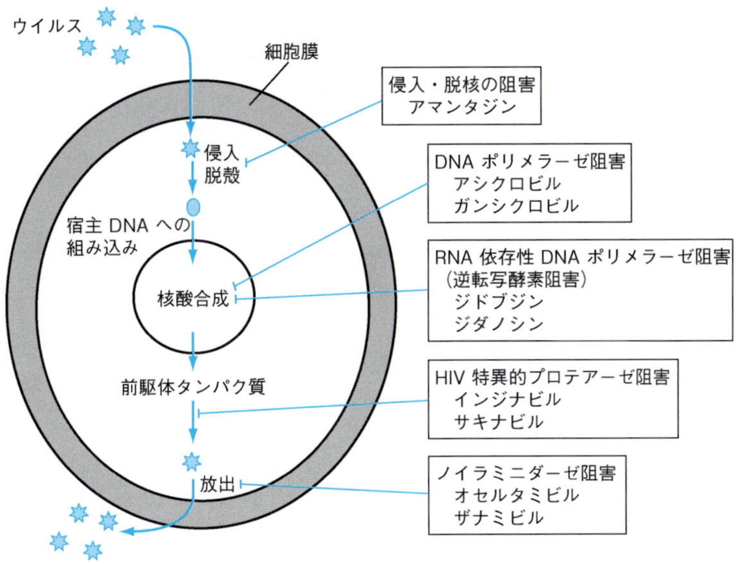

◆図 16–10 抗ウイルス薬の作用機序

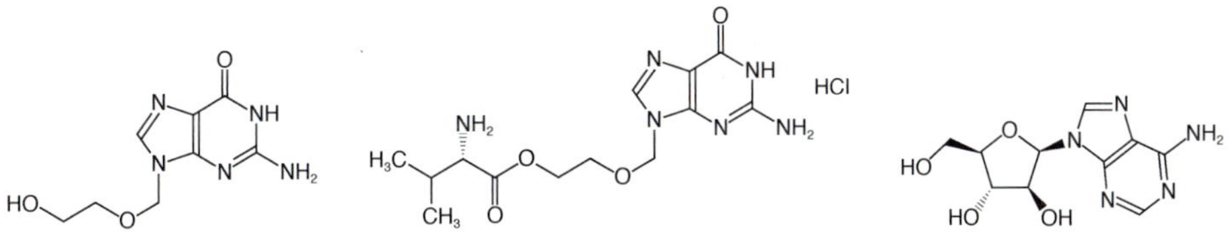

aciclovir　valaciclovir hydrochloride　vidarabine

▶抗ヘルペスウイルス薬

1) **抗ヘルペスウイルス薬**

単純疱疹，帯状疱疹，水痘などに有効である．

a. **アシクロビル** aciclovir，**バラシクロビル** valaciclovir

バラシクロビルは，**アシクロビル**のプロドラッグである．

[作用機序] アシクロビルは，ヘルペスウイルスがもつチミジンキナーゼによってリン酸化されて活性型アシクロビル三リン酸となり，これがチェーンターミネーター[*1]としてDNA ポリメラーゼを阻害する．正常宿主細胞ではリン酸化されず，また，感染細胞でのみ取り込みが増大するので，ウイルスに対する選択的な毒性を示すと考えられている．

[副作用] 副作用は少ないが，全身的な適用により精神神経系の副作用を起こすことがあ

*1 チェーンターミネーター：遺伝子は，糖部 3′位の OH 基と 5′位のリン酸エステル結合により伸長するため，3′位の OH 基がないと鎖伸長が停止するチェーンターミネーターとして働く．

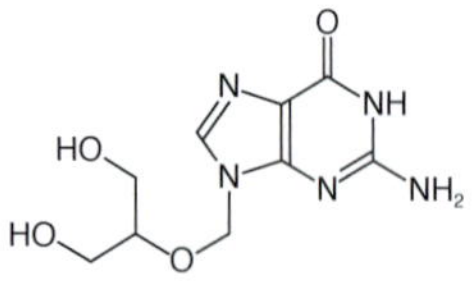

ganciclovir

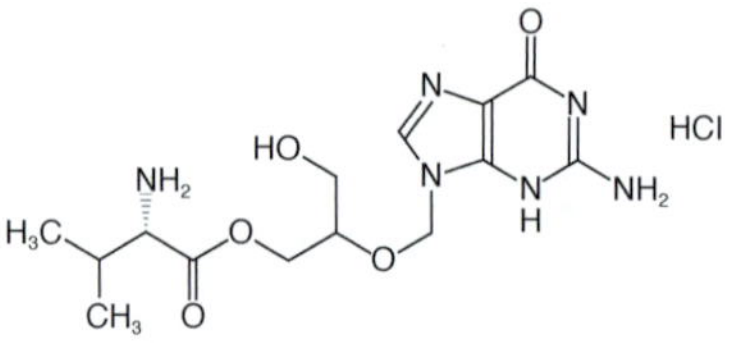

valganciclovir hydrochloride

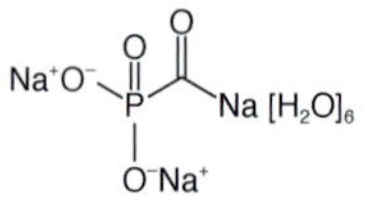

foscarnet sodium hydrate

▶抗サイトメガロウイルス薬

る．そのほか，アナフィラキシーショック，血液障害，急性腎不全などもみられる．

b. **ビダラビン** vidarabine

ヘルペスウイルス群に対してアシクロビルに次ぐ選択薬であり，アシクロビル耐性ウイルスにも有効である．単純ヘルペス脳炎にも適応がある．

［作用機序］ ウイルスのDNAポリメラーゼを選択的に阻害して，ウイルスの増殖を抑制する．

［副作用］ DNA合成を強く阻害するが，大量投与で神経毒性が生じることがある．そのほか，骨髄機能障害，ショックなどの副作用がみられる．

2）抗サイトメガロウイルス薬

a. **ガンシクロビル** ganciclovir，**バルガンシクロビル** valganciclovir

ガンシクロビルはアシクロビルの構造類似体である．すべてのヘルペスウイルスに有効であり，とくにサイトメガロウイルスに対し有効性が高い．**バルガンシクロビル**は，ガンシクロビルのプロドラッグである．

［作用機序］ アシクロビルと同様に，チミジンキナーゼによってリン酸化されて活性型ガンシクロビル三リン酸となり，ウイルスのDNA合成を阻害する．

［副作用］ 骨髄抑制，汎血球減少症，重篤な白血球減少症，再生不良性貧血，血小板減少に伴う重篤な出血などが問題となる．

b. **ホスカルネット** foscarnet

多くの抗ウイルス薬とは構造が異なり，ピロリン酸誘導体である．ガンシクロビルに耐性を示すサイトメガロウイルスにも有効である．後天性免疫不全症候群 acquired immunodeficiency syndrome（AIDS）患者のサイトメガロウイルス網膜炎に用いられる．

［作用機序］ サイトメガロウイルスのDNAポリメラーゼのピロリン酸結合部位に結合してDNAポリメラーゼを阻害し，ウイルス増殖を抑制する．

［副作用］ 急性腎不全や低カルシウム血症などを起こすことがある．

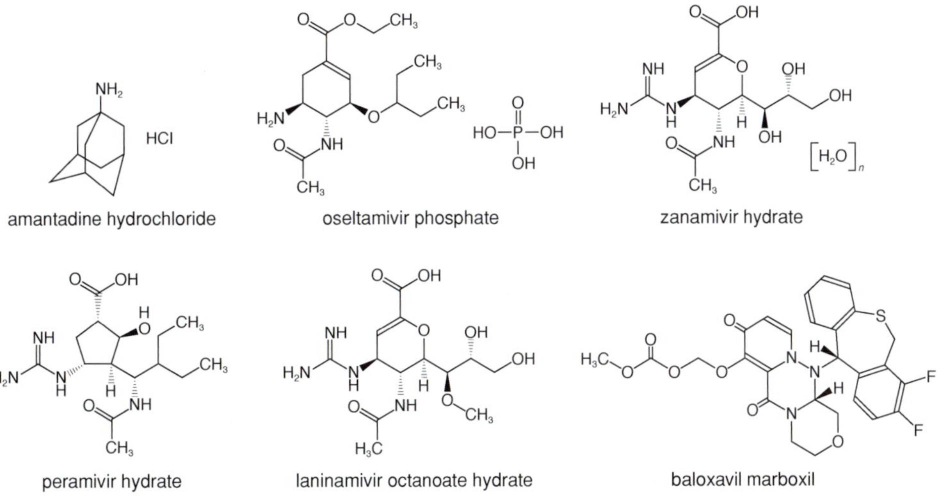

▶抗インフルエンザウイルス薬

3) 抗インフルエンザウイルス薬

a. ノイラミニダーゼ阻害薬

オセルタミビル oseltamivir，**ザナミビル** zanamivir，**ペラミビル** peramivir，**ラニナミビルオクタン酸エステル** laninamivil octanoate などがある．

A 型および B 型インフルエンザウイルスに有効であるが，C 型インフルエンザや細菌感染には無効である．オセルタミビルは経口投与で用いられ，ザナミビル，ラミナミビルオクタン酸エステルは外用吸入薬，ペラミビルは注射薬である．

［作用機序］ インフルエンザウイルスが上気道の上皮細胞を出入りする際に，**シアル酸**を分解するのに必要な**ノイラミニダーゼ**を選択的に阻害する．ノイラミニダーゼの阻害は，細胞表面でウイルスの凝集を引き起こし，ウイルスの放出を特異的に阻害する．

［副作用］ アナフィラキシー様症状があり，オセルタミビルは腹痛，下痢などの消化器症状，ザナミビルは気管支攣縮，呼吸困難などが問題となる．

b. キャップ依存性エンドヌクレアーゼ阻害薬

バロキサビル マルボキシル baloxavir marboxil は，新規の作用機序を有する A 型および B 型インフルエンザウイルス感染に有効である．

［作用機序］ バロキサビルはインフルエンザウイルスのもつキャップ依存性エンドヌクレアーゼ活性を阻害することで，インフルエンザウイルスがヒトの mRNA のキャップ構造を切り取ることを阻止し，ウイルス複製に必要なタンパク質合成が阻害される．

［副作用］ 下痢を起こすことがあるが，頻度は低い．

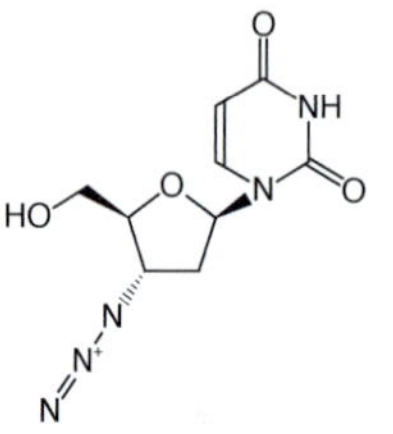

zidovudine

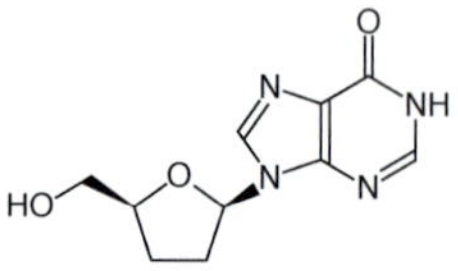

didanosine

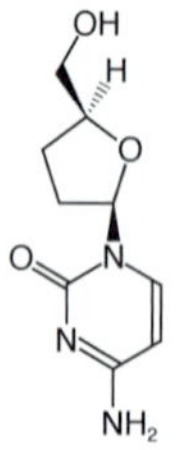

zalcitabine

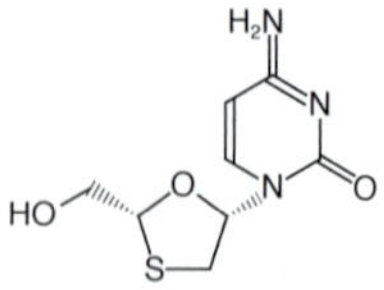

lamivudine

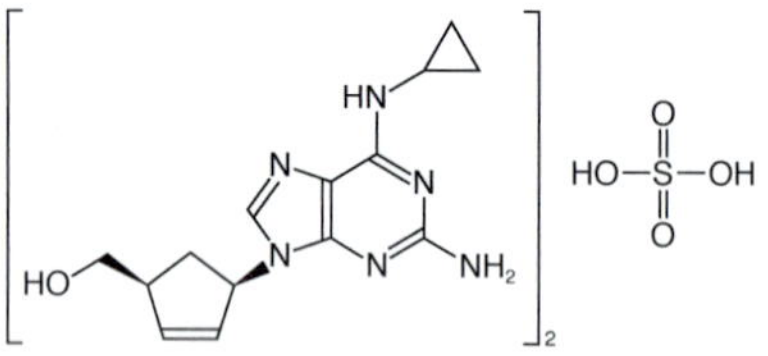

abacavir sulfate

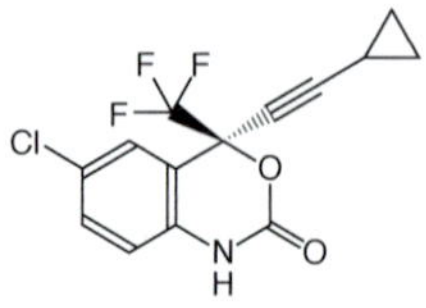

efavirenz

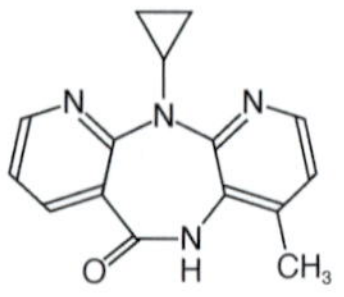

nevirapine

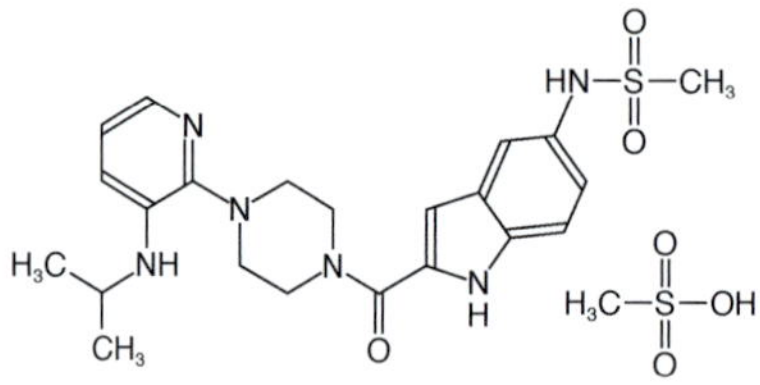

delavirdine mesilate

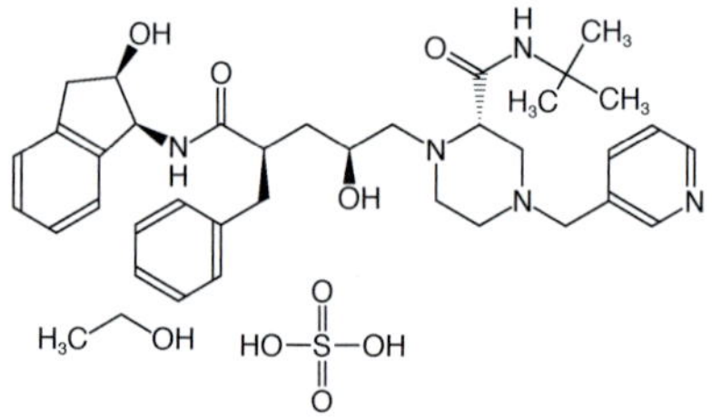

indinavir sulfate ethanolate

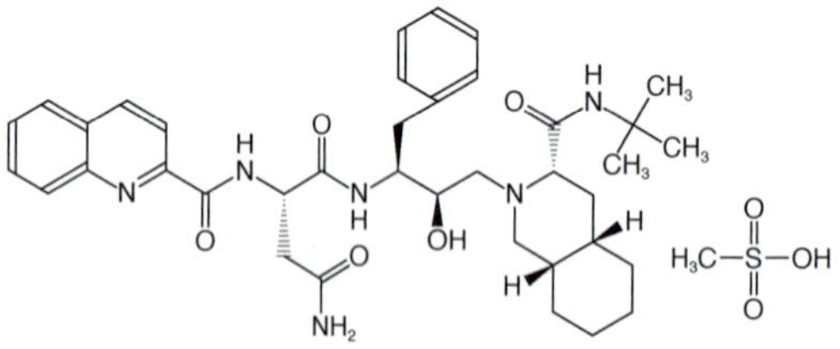

saquinavir mesilate

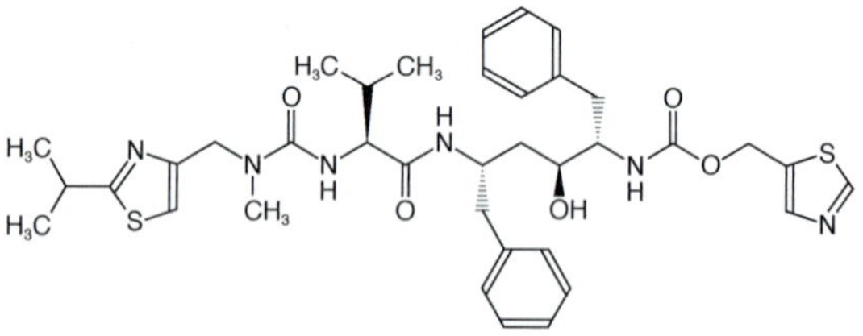

ritonavir

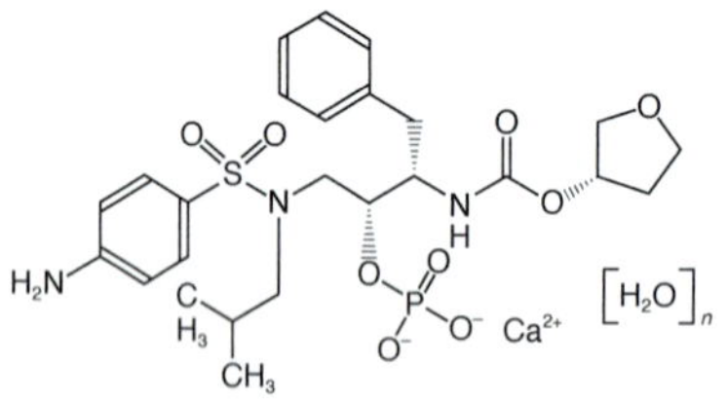

fosamprenavir calcium hydrate

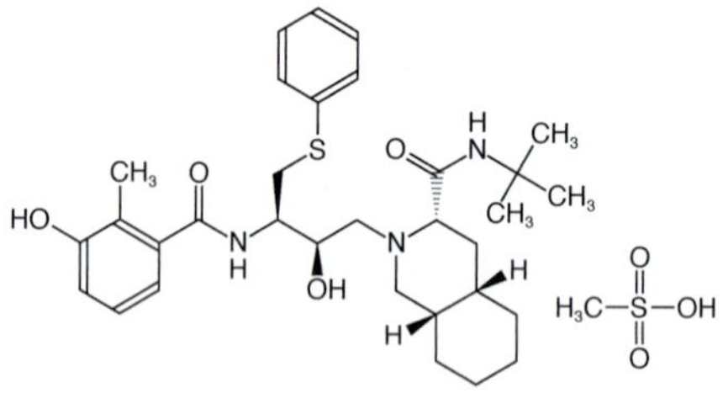

nelfinavir mesilate

▶抗ヒト免疫不全ウイルス薬

c. アマンタジン amantadine

A 型インフルエンザに有効であるが，B 型には無効である．ハイリスク患者でワクチンの効果が期待できないときに，予防と治療の目的で用いられる．ドパミン遊離作用があり，パーキンソン病の治療にも用いられる．

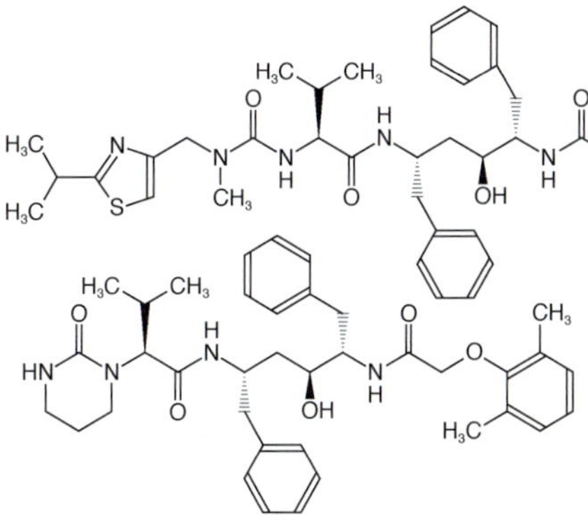

lopinavir mixture with ritonavir

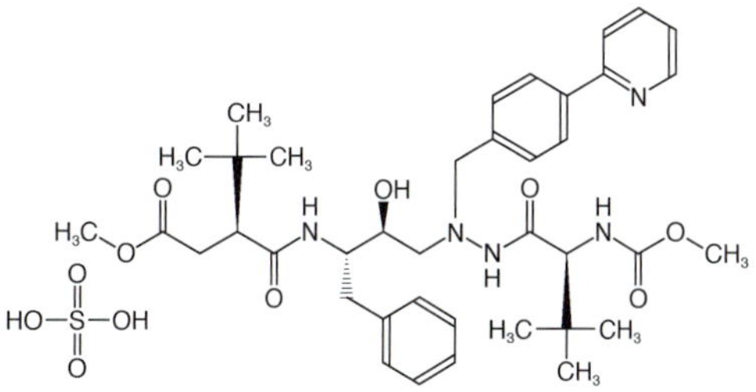

atazanavir sulfate

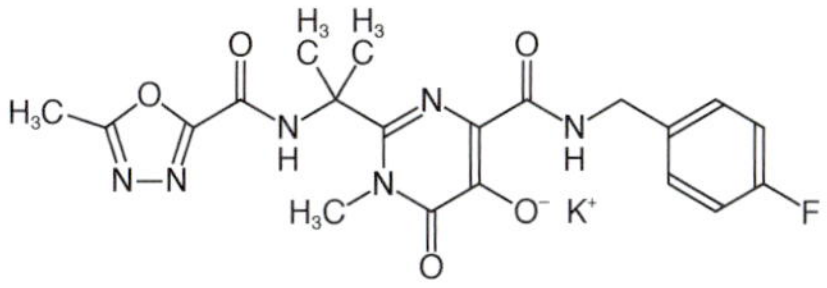

raltegravir potassium

▶抗ヒト免疫不全ウイルス薬（つづき）

［作用機序］ ウイルスの宿主細胞への侵入や脱殻を阻害する．

［副作用］ 集中力の低下や幻覚などを起こすことがある．

4）抗ヒト免疫不全ウイルス（HIV）薬

ヒト免疫不全ウイルス 1（HIV-1）感染による AIDS の治療に用いられる．

a. RNA 依存性 DNA ポリメラーゼ阻害薬（逆転写酵素阻害薬）

ジドブジン zidovudine，**ジダノシン** didanosine，**ザルシタビン** zalcitabine，**ラミブジン** lamivudine，**アバカビル** abacavir，**エファビレンツ** efavirenz，**ネビラピン** nevirapine，**デラビルジン** delavirdine などがある．

［作用機序］ HIV 感染細胞内でリン酸化されて活性化体となり，HIV の **RNA 依存性 DNA ポリメラーゼ**（逆転写酵素）を競合的に阻害するとともに，DNA に取り込まれて DNA 鎖の伸長を停止し，ウイルス増殖を抑制する．

［副作用］ 骨髄障害による顆粒球減少，貧血や，下痢，腹痛などの消化器症状，膵炎，肝障害など副作用が出現する．

b. HIV 特異的プロテアーゼ阻害薬

インジナビル indinavir，**サキナビル** saquinavir，**リトナビル** retonavir，**ホスアンプレナビル** fosamprenavir，**ネルフィナビル** nelfinavir，**ロピナビル** lopinavir，**アタザナビル** atazanavir などの HIV 特異的プロテアーゼ阻害薬は，HIV 耐性発現を防止するため，ジダノシンなどの逆転写酵素阻害薬と併用して用いられる.

[作用機序] HIV の増殖・感染に必須である **HIV 特異的プロテアーゼ**の活性部位に選択的に結合し，HIV 増殖を抑制する.

[副作用] インジナビルでは腎結石，出血傾向，肝不全，貧血など，サキナビル，リトナビルでは痙攣，錯乱，幻覚などがある.

c. HIV インテグラーゼ阻害薬

[作用機序] **HIV インテグラーゼ**は，逆転写酵素により生成された HIV 由来の DNA が宿主の DNA に挿入される際に働く，特異的な酵素である．**ラルテグラビル** raltegravir はインテグラーゼを阻害し，HIV の複製を抑制する.

d. 細胞内侵入の阻害薬

マラビロク maraviroc はケモカイン受容体，CCR5 阻害作用を有する HIV-1 感染症治療薬である.

HIV が細胞内に侵入する際に利用する細胞表面の CCR5 に選択的に結合し，CCR5 指向性 HIV-1 の細胞内への侵入を阻害する.

5) 抗肝炎ウイルス薬

a. B 型肝炎用薬

ラミブジン lamivudine，**エンテカビル** entecavir，**アデホビルピボキシル** adefovir pivoxil などがある.

[作用機序] 細胞内でリン酸化され，ラミブジンおよびエンテカビルは三リン酸化体に，アデホビルは二リン酸化体に変換される．B 型肝炎ウイルスの DNA 複製時，これらのリン酸化体は，DNA ポリメラーゼによる DNA 鎖へのデオキシシチジン 5′-三リン酸 (dCTP) の取り込みを競合的に阻害する.

b. C 型肝炎用薬

リバビリン ribavirin が，インターフェロンとの併用で用いられている.

[作用機序] 細胞内でリン酸化され，三リン酸化体となり，ウイルス由来の RNA 依存性 RNA ポリメラーゼによるグアノシン三リン酸の RNA への取り込みを競合的に阻害して，ウイルスゲノムを不安定化させる.

第 16 章 学習チェックシート

- □ 代表的な抗病原性微生物薬を作用点に基づいて分類できるか.
- □ 代表的な抗病原性微生物薬の基本構造を示すことができるか.
- □ 代表的な抗病原性微生物薬の耐性獲得機構を説明できるか.
- □ 代表的な β-ラクタム系抗生物質をあげ，作用機序と適応を説明できるか.
- □ 代表的なテトラサイクリン系抗生物質をあげ，作用機序と適応を説明できるか.
- □ 代表的なマクロライド系抗生物質をあげ，作用機序と適応を説明できるか.
- □ 代表的なアミドグリコシド系抗生物質をあげ，作用機序と適応を説明できるか.
- □ 代表的なピリドンカルボン酸系抗菌薬をあげ，作用機序と適応を説明できるか.
- □ 代表的なサルファ薬をあげ，作用機序と適応を説明できるか.
- □ 代表的な抗結核薬をあげ，作用機序と適応を説明できるか.
- □ 代表的な抗真菌薬をあげ，作用機序と適応を説明できるか.
- □ 代表的な抗ウイルス薬をあげ，作用機序と適応を説明できるか.
- □ 代表的な抗病原性微生物薬の副作用をあげ，その症状を説明できるか.
- □ 代表的な抗病原性微生物薬の耐性獲得機構を説明できるか.

第17章 悪性腫瘍に作用する薬物

●がんの病因 ●細胞傷害性抗悪性腫瘍薬の一般原理 ●抗悪性腫瘍薬

「悪性腫瘍(がん)」は，自分自身の細胞が異常な形態や性質を獲得し，制御不能の増殖と組織侵襲を示す疾患である．先進国では，死亡原因の第2位を占め，現在の日本人では，その生涯のうちに2人にひとりががんにかかるといわれている．がんの多くは生涯の後期に発生するが，公衆衛生と医科学の進歩とともに訪れた超高齢社会を反映して，がんの死亡数と罹患数は，いずれも増加しつづけている．しかし，人口の高齢化の影響を除いた年齢調整率でみると，罹患は1980年代以降増加している一方，がん死は1990年代なかばをピークに減少に転じ，さまざまな部位のがんの生存率は上昇傾向にある．2016年での本邦のがん死者数は372,986例(男性219,785例，女性153,201例)であり，生涯でのがん死の確率は，男性で4人にひとり，女性で6人にひとりとの報告がある．男女ともに共通して肺がん，大腸がん，胃がんによる死亡数が多い[*1]．

確立されたがん治療法として，外科切除，放射線照射，薬物療法(化学療法薬，ホルモン関連薬，および生物製剤や分子標的薬による治療を含む)があげられる．それぞれの治療法の相対的な価値は，がんの種類や発生・進行段階に依存する．細菌感染などと比べると，がんの薬物療法は概念的にもむずかしい問題がある．生化学的視点では，微生物とヒトの細胞とは量・質ともに異なるが，がん細胞と正常細胞はどちらもヒト(それも同一人物)由来の細胞であるため，ほとんどの点でよく似ていて，普遍的かつ治療標的としての違いを見出すのは困難である．従来から用いられている細胞傷害性薬物 cytotoxic drug は，すべての細胞に働き，がん細胞への選択性はあまり高くない．しかし近年の抗悪性腫瘍薬の領域は，細胞の無秩序な増殖に関わるホルモン調節異常や細胞周期調節異常に作用する薬物の開発など，大きな進歩を遂げている．

1. がんの病因

現在用いられている抗悪性腫瘍薬の作用と欠点を理解し，薬物治療におけるハードルを認識するためには，がんの病理学的性質を理解する必要がある．

「がん」と「悪性腫瘍」の用語は同義に使われ，つぎの四つの性質をもつことが，正常細胞と大きく異なる特徴である．

① 無秩序な増殖(uncontrolled proliferation)．

② 脱分化と機能喪失(de-differentiation and loss of function)．

＊1 出典：国立がん研究センター・がん情報サービス☞ganjoho.jp

③ 浸潤能(invasiveness).
④ 転移能(metastasis).

なお，良性腫瘍は「無秩序な増殖」をするが，残り三つの性質(脱分化，浸潤能，転移能)を欠く点で，悪性腫瘍とは異なっている．本章では，悪性腫瘍とその治療薬についてのみ触れる．

A がん細胞の発生起源

先天性の遺伝子変異，あるいは後天的にウイルスや発がん物質(たばこやアスベストなど)により，DNAに一つ以上の変異が生じると，正常細胞はがん化することがある．乳がんでよく知られた例として，がん抑制遺伝子BRCA(乳がん感受性遺伝子 breast cancer susceptibility genes)の二つのアイソフォーム(BRCA1，BRCA2)のどちらか一方に欠損変異をもつ女性は，乳がんに罹患するリスクが著しく増加する*2．しかし，がん化は複雑で多段階の過程からなり，通常は複数の遺伝子変異とともに，そのほかの後天的因子*3が関与する．

がん化に関係する遺伝子の変異は，次の二つに分類される．

① がん原遺伝子からがん遺伝子への活性化：がん原遺伝子 proto-oncogene は，正常時の細胞分裂やアポトーシス，細胞分化に関わる遺伝子である．しかしウイルスや発がん物質などによる変異により，活性化がん遺伝子 oncogene に変換されると，細胞のがん化が誘導される．

② がん抑制遺伝子の不活性化：正常細胞は，がん化を抑制する遺伝子(がん抑制遺伝子 tumor suppressor gene)をもつ．がん抑制遺伝子の変異が関与するがんは多数あり，がん抑制遺伝子の機能が失われることが，がん化に重要である．現在まで約30のがん抑制遺伝子と，約100のがん遺伝子がみつかっているが，それらが細胞の悪性化に繋がるのは，ウイルスや化学発がん物質により，点変異，遺伝子増幅，染色体転座などがもたらされるためと考えられている．

B がん細胞の特殊な性質

1) 無秩序な増殖

正常細胞に比べて「がん細胞は増殖が速い」というのは，必ずしも正確ではない．正常細胞でも骨髄や消化管上皮細胞は常に分裂が盛んであるし，がん細胞であっても形質細胞腫のように分裂が遅いものもあれば，バーキットリンパ腫のように分裂が速いものもある．したがって，がん細胞と正常細胞を区別するうえで重要な点は，分裂頻度の問題よりも，がん細胞が正常の細胞分化・増殖のメカニズムから外れていることである．

細胞のがん化において，がん抑制遺伝子の不活性化や，がん原遺伝子からがん遺伝子への変換は，① 細胞増殖因子とその受容体と細胞内シグナル伝達経路，② 細胞周期の制御タン

*2 BRCA1/2いずれかに変異をもつ人の80%は，70歳までに乳がんを発症するとされる．

*3 たとえば，ホルモン，がん原物質，発がんプロモーション効果など，それら自身では直接がん化を誘導しないが，遺伝子の変異ががん化につながる可能性を増やす要因となる．

パク(サイクリン，サイクリン依存性キナーゼ cyclin-dependent kinase(CDK)類，CDK 阻害因子類)，③ アポトーシス機構，④ テロメラーゼの発現，⑤ 腫瘍部位局所の血管新生，などを変化させる．これらによって細胞が増殖の自律性を獲得し，無秩序な増殖性がもたらされる(形質転換 transformation)．

前述の①～⑤に関わる遺伝子群は，すべてが同等でないにしても多かれ少なかれ，潜在的にがん遺伝子やがん抑制遺伝子に関わる可能性がある．がんの発生には，以下の a)～c)のように，いくつかの構成因子の悪性形質転換が必要である．

a) アポトーシスへの抵抗性

アポトーシス apoptosis は，異常細胞を除去するためのプログラム細胞死の一つである．がん化に際しては，アポトーシスに抵抗性を示すような遺伝子の変異が必要条件となる．実際，アポトーシスへの耐性は，悪性腫瘍の顕著な特徴である．アポトーシス制御因子の不活性化や抗アポトーシス因子の活性化は，がん化を引き起こす．

b) テロメラーゼの発現

テロメア telomere は，染色体末端に存在する$(TTAGGG)_n$の繰り返し構造であり，染色体の分解や，他の染色体との組換え・融合から保護し，染色体末端付近の遺伝子の欠失を防いでいる．染色体 DNA の複製に際して，DNA ポリメラーゼは原理的に DNA 末端の数ヌクレオチドを複製できないので，細胞分裂のたびにテロメア部分は短くなって行く．テロメアの機能が果たせなくなる程度に短くなると，DNA 複製は停止する(細胞老化 cell senescence)．幹細胞や骨髄細胞，生殖系列や消化管上皮細胞など，分裂の速い細胞は，テロメア長を維持・安定化する酵素(テロメラーゼ telomerase)を発現しているが，終末分化した体細胞のほとんどはテロメラーゼを発現しない．一方，後期ステージにあるがん細胞の95％はテロメラーゼを発現しており，がん細胞の不死化 immortality をもたらしていると考えられている．

c) 腫瘍関連血管の制御

前述の因子群は，個々のがん細胞の無秩序な分裂につながるが，組織としての固形がんの増殖には，他の因子，とくに血液の供給に注目する必要がある．直径 1～2 mm のがん組織は，酸素や栄養を拡散 diffusion により取り込むことができるが，それ以上に大きくなるためには，組織内での血管新生が必要である．このため，成長中のがん細胞は血管新生を促す増殖因子を産生する．

2) 脱分化と機能喪失

正常な細胞は，その組織に適切な機能を発揮する(例：成熟線維芽細胞は細胞外マトリクスの分泌と正常組織の細胞構築を制御する，成熟筋細胞は収縮能をもつ)．これら成熟細胞を生み出すためには，まず未分化な幹細胞 stem cells が幹細胞のまま分裂する(renewal)とともに，成熟・非分裂細胞に終末分化するための娘細胞が供給される必要がある．がん細胞の主要な性質の一つは，程度はさまざまながら脱分化 de-differentiation している点である．一般に，未分化のがん細胞は速く増殖し，高分化型のがんよりも予後がわるい．

3) 浸潤性(浸潤能)

通常，正常細胞はそれらが属するべき臓器・組織以外には存在しない(ただし，血球およびリンパ球は例外である)．これは，細胞分化と増殖は，臓器・組織特異的な生存因子によって維持され，細胞相互の空間的な関係を保ちながら発生するからである．細胞が，これらの生存シグナルを突発的に失った場合には，細胞はアポトーシスにより死に至る．たとえば，直腸内腔の細胞は，腸内容物の移動によってはがれ落ちるため，正常な直腸粘膜上皮細胞は常に増殖しているが，それはあくまでも粘膜層に留まっている．しかし，直腸粘膜のがん化した細胞は，遺伝子の変異により正常な性質を失い，メタロプロテアーゼ metalloprotease などを分泌することにより細胞外マトリクスを破壊し，周囲のほかの組織に浸潤するようになる．

4）転　移

転移 metastasis とは，最初にがんが発生した部位（原発巣）からがん細胞が遊離され，血管やリンパを通じて他の部位に到達して二次的ながん組織をつくることである．転移は，ほとんどの固形がんが致死となる主因であり，がん治療における重大な問題である．前述のとおり，正常細胞の場合は，アポトーシスの結果，異所性の置換や移動は顕在化しない．しかし，転移がん細胞は，一連の遺伝子変化により，正常な組織構築に関わる因子への反応性が変化し，それによりがん細胞は，いわば「治外法権」的な性質を獲得する．がん局所での血管新生は，転移に好都合となる．

また，二次腫瘍（転移巣）が発生しやすい組織もある．たとえば，乳がんの転移はしばしば肺，骨，脳でみられる．この理由として，乳がんは CXCR4 などのケモカイン受容体を細胞表面に発現しており，そのリガンドとなるケモカインを高いレベルで発現している部位（肺，脳，骨）にがん細胞が集積するためと考えられている．

2. 細胞傷害性抗悪性腫瘍薬の一般原理

現在用いられているほとんどの抗悪性腫瘍薬，とくに細胞傷害性薬物は，がん細胞の特徴の一つである「細胞分裂」にのみ影響するものであり，脱分化，浸潤能，転移能を特異的に阻害するものではない．増殖阻害作用の多くは，細胞周期の S 期での働きによるもので，DNA の損傷がアポトーシスのきっかけとなる．さらに，抗悪性腫瘍薬は，正常組織で分裂が速い細胞にも作用し，程度の差はあるものの，骨髄抑制（白血球減少と易感染症を生じる），創傷治癒不全，脱毛症，消化管粘膜（口腔粘膜を含む）の上皮細胞の損傷，小児発育不全，不妊，催奇形性，がん原性（これは，多くの細胞傷害性薬物が変異原性を持つからである）などの毒性が一般的にみられる．

化学療法によって，がん組織での急速な細胞死が起こると，必然的に死細胞の核酸が大量に放出される．これにより，プリン代謝が過剰となり，尿酸が腎尿細管に析出し，腎障害が起こるおそれがある．また，実質的にすべての細胞傷害性薬物は重篤な悪心・嘔吐を引き起こすが，効果の高い制吐薬の登場により，大部分は抑えることができるようになっている．

3. 抗悪性腫瘍薬

おもな抗悪性腫瘍薬は，おおむね以下のように分類される(**表 17-1**)．

A. 細胞傷害性薬物

① アルキル化薬と関連薬：DNA との間に共有結合を形成するので，複製が阻害される．

② 代謝拮抗薬：DNA 生合成を含む一つあるいはそれ以上の代謝経路を阻害する．

③ 抗腫瘍性抗生物質：生物由来の哺乳動物細胞の分裂を阻害する物質．

④ 植物由来物質：微小管に作用して，有糸分裂時の紡錘糸の形成と分解に影響したり(ビンカアルカロイド，タキサン類)，DNA の高次構造変換に関わるトポイソメラーゼを阻害して複製を阻害する(カンプトテシン，エトポシド)．

B. ホルモン関連薬

グルココルチコイドなどのステロイド，エストロゲン合成抑制薬(例：アロマターゼ阻害薬)，性ホルモンの分泌抑制薬(ゴナドレリン gonadorelin，性腺刺激ホルモン放出ホルモン GnRH のペプチドアナログである)，あるいはホルモン作用に拮抗する物質(エストロゲン・アンドロゲン拮抗薬)などがある．

C. モノクローナル抗体

特定のタイプのがんに対する重要性が増している．

D. プロテインキナーゼ阻害薬

これらの薬物は，増殖因子受容体のシグナル伝達に関与するチロシンキナーゼや，その他のプロテインキナーゼ類を阻害する．特定のがんへのこれら薬物の使用が増加している．

E. その他

上記の分類に含まれないもの．

抗悪性腫瘍薬の臨床使用は高度な専門領域からなり，治癒，延命，緩和治療を目的として，患者に適したレジメン(抗悪性腫瘍薬や輸液，制吐薬などの用量や用法，投与の時系列や治療期間を明記した治療計画)が選択され，数多くの薬物が併用される．

A 細胞傷害性薬物

1) アルキル化薬と関連薬

アルキル化薬と関連薬は，DNA を含む細胞内の特定の求核性物質と共有結合を形成する化学基をもっている．アルキル化薬が生体内で反応性の高い「カルボカチオン(炭素に正電荷をもつもの)」を形成し，アミノ基，ヒドロキシル基，スルフヒドリル基(チオール基)などの電子供与体と反応する．大部分の細胞傷害性・抗悪性腫瘍性アルキル化薬は，二つのアルキル化官能基をもつ二官能基型である(**図 17-1**)．

グアニン 7 位の窒素原子(グアニン N^7)は強い求核性があり，DNA がアルキル化を受ける際の主な標的部位である．二官能基が DNA と反応することにより，同鎖内あるいは相補鎖間を架橋する．これにより転写と DNA 複製が妨げられることが，抗悪性腫瘍性アルキル化薬の重要な効果である．また，DNA 鎖切断を伴うアルキル化 G の除去やアルキル化 G と T との誤対合，さらには GC 相補対が AT 対に置き換わるなど，いくつかの部位で DNA の

◆表 17-1 抗悪性腫瘍薬の分類と主な作用機序

分類		薬物名	主な作用機序
アルキル化薬と関連薬	ナイトロジェンマスタード類	シクロホスファミド，イホスファミド，ベンダムスチン，メルファラン，エストラムスチン	DNA 鎖内・鎖間の架橋形成による複製阻害
	ニトロソウレア類	ニムスチン，カルムスチン，ラニムスチン，ストレプトゾシン	
	その他のアルキル化薬	ブスルファン，テモゾロミド，ダカルバジン，プロカルバジン	
	白金化合物	シスプラチン，ネダプラチン，カルボプラチン，オキサリプラチン，ミリプラチン	
代謝拮抗薬	葉酸拮抗薬	メトトレキサート，プララトレキサート，ペメトレキセド	DNA または RNA 生合成の阻害
	ピリミジン代謝拮抗薬	フルオロウラシル，カペシタビン，テガフール，ドキシフルリジン，シタラビン，ゲムシタビン，エノシタビン，アザシチジン	
	プリン代謝拮抗薬	フルダラビン，ペントスタチン，クラドリビン，クロファラブリン，メルカプトプリン，ネララビン，フォロデシン，ヒドロキシカルバミド	
抗腫瘍性抗生物質	アントラサイクリン系	ドキソルビシン，エピルビシン，イダルビシン，アムルビシン，ダウノルビシン，ピラルビシン，アクラルビシン，ミトキサントロン†，アクチノマイシン D	DNA 複製・RNA 転写阻害およびトポイソメラーゼⅡ阻害(†については本文参照)
	その他	ブレオマイシン，ペプロマイシン	フリーラジカル産生による DNA 鎖切断
		マイトマイシン	DNA 鎖内・鎖間の架橋形成とフリーラジカル産生による DNA 鎖切断
植物由来薬・海洋生物由来薬	ビンカアルカロイド類	ビンクリスチン，ビンブラスチン，ビンデシン，ビノレルビン	微小管重合阻害による紡錘体形成抑制
	タキサン類	パクリタキセル，ドセタキセル，カバジタキセル	微小管の安定化と脱重合抑制
	カンプトテシン類	イリノテカン，ノギテカン(トポテカン)	トポイソメラーゼⅠ阻害
	ポドフィロトキシン誘導体	エトポシド	トポイソメラーゼⅡ阻害
	海洋生物由来薬	エリブリン	微小管重合阻害による紡錘体形成抑制
		トラベクテジン	DNA 副溝への結合による DNA 修復機構への干渉
ホルモン関連薬	グルココルチコイド類	プレドニゾロン，デキサメタゾン	抗炎症作用，その他
	エストロゲン類	エチニルエストラジオール	血中テストステロン値の低下
		エストラムスチン	エストラジオール部位による抗アンドロゲン作用＋マスタード部位によるアルキル化作用
	プロゲステロン類	メドロキシプロゲステロン	抗エストロゲン作用等
	ゴナドトロピン放出ホルモン(GnRH*)類似体	リュープロレリン，ゴセレリン	GnRH 受容体のダウンレギュレーションによるゴナドトロピン(LH，FSH)の遊離抑制
	ソマトスタチン類似体	ランレオチド，オクトレオチド	ホルモン産生腫瘍におけるホルモン産生抑制など

＊ gonadotropin-releasing hormon (GnRH)は，LH-RH/FSH-RH と同一である.

◆表 17-1 抗悪性腫瘍薬の分類と主な作用機序（つづき）

分類		薬物名	主な作用機序
ホルモン関連薬	抗エストロゲン薬	タモキシフェン，トレミフェン	エストロゲン受容体における競合阻害（SERM）
		フルベストラント	エストロゲン受容体のダウンレギュレーション（SERD）
	アロマターゼ阻害薬	アナストロゾール，レトロゾール，エキセメスタン	閉経後副腎アンドロゲンからのエストロゲン生成阻害
	抗アンドロゲン薬	フルタミド，ビカルタミド	アンドロゲン受容体における競合阻害
		デガレリクス	Gn-RH 受容体における競合阻害
	その他	ミトタン	副腎皮質ホルモンの合成阻害
分子標的薬	低分子量キナーゼ阻害薬	ゲフィチニブ，ほか	表 17-2 参照
	モノクローナル抗体薬	トラスツズマブ，ほか	

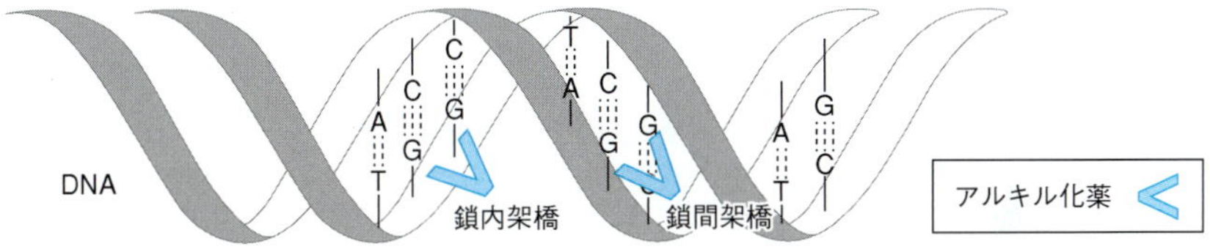

◆図 17-1 アルキル化薬の作用機序

不対合が起こる．一般に，アルキル化薬は細胞周期に非依存的に作用を示すと考えてよい．すべてのアルキル化薬は骨髄抑制，脱毛，消化管障害を引き起こす．使用がさらに長期にわたる場合，男性の無精子症や，急性の非リンパ性白血病，他の悪性腫瘍のリスクが増大する．アルキル化薬は，最も広く採用される抗悪性腫瘍薬で，日本では 12 種類が承認されている．

a. ナイトロジェンマスタード類

ナイトロジェンマスタードはアルキル化薬の原型であり，第一次世界大戦で用いられたマスタードガスに関連している．基本構造は，R-*N*-bis-(2-chloroethyl)（**図 17-2**）であり，生体内では，2-chloroethyl 側鎖からの塩素イオンの放出による分子内環化を起こし，さらに開環して生成する反応性の高いカルボカチオンがただちにグアニン N^7 部位と反応して 7-アルキルグアニンが生じる．二つある官能基それぞれが隣接・近接する二つのグアニンと反応するため，架橋が形成されることになる（二官能基アルキル化薬）．

シクロホスファミド cyclophosphamide は，抗悪性腫瘍薬として最も用いられてきたアルキル化薬であるが，リンパ球に明確な作用をもち，免疫抑制薬としても用いられる．不活性型薬物として通常は経口または静脈内に投与され，肝のチトクローム P450（CYP）により代謝されたのち，最終段階で非酵素的に生じるホスホラミドマスタードが活性体として抗悪性腫瘍作用を示す．おもな毒性は，悪心・嘔吐，骨髄抑制，および膀胱毒性（出血性膀胱炎）である．膀胱毒性はホスホラミドマスタードと同時に生成する**アクロレイン**によるものであり，関連薬の**イホスファミド** ifosfamide でも生じるが，十分な補液による尿量確保や，ア

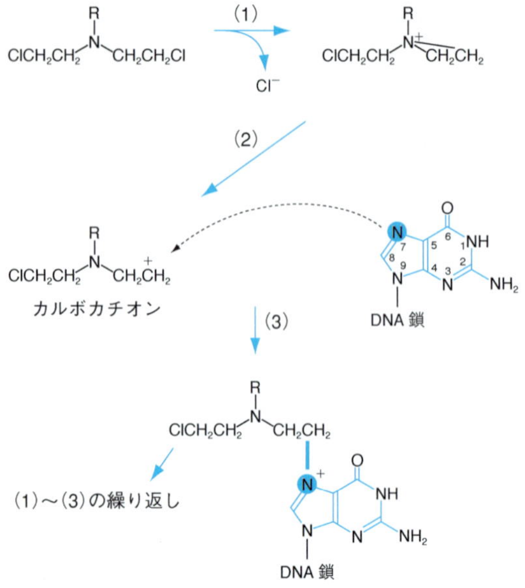

◆図 17-2　二官能基アルキル化薬による DNA の架橋形成

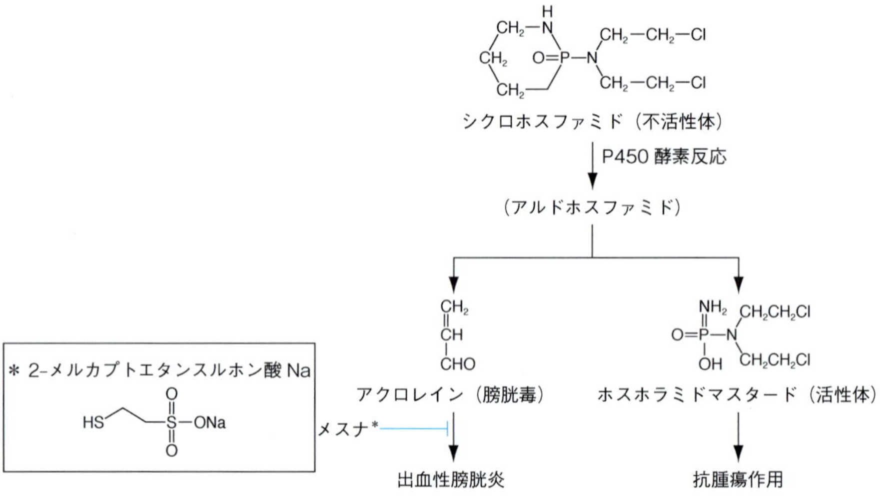

◆図 17-3　シクロホスファミドの代謝と抗腫瘍作用機序

クロレインを分解するチオール基(–SH)供与体(例：**メスナ**［メルカプトエタンスルホン酸 Na］，*N*–アセチルシステイン)の投与により防止できる(**図 17–3**)．その他のナイトロジェンマスタードとしては，**ベンダムスチン** bendamustine，**メルファラン** melphalan などがある．**エストラムスチン** estramustine はナイトロジェンマスタードとエストロゲンを結合した化合物であり，細胞傷害作用とホルモン作用(抗アンドロゲン作用)を併せもち，前立腺がんに用いられる．

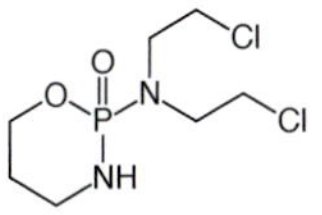

cyclophosphamide

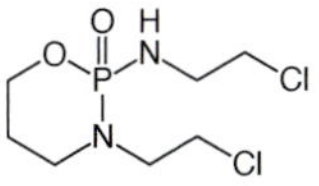

ifosfamide

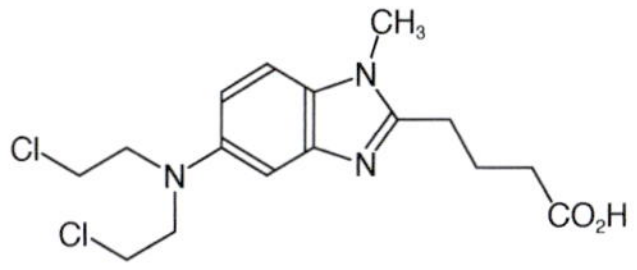

bendamustine

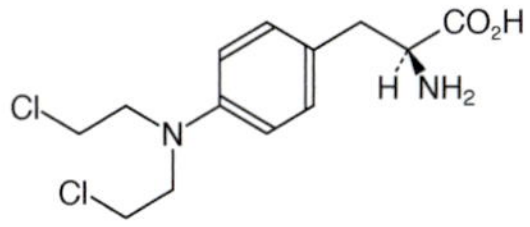

melphalan

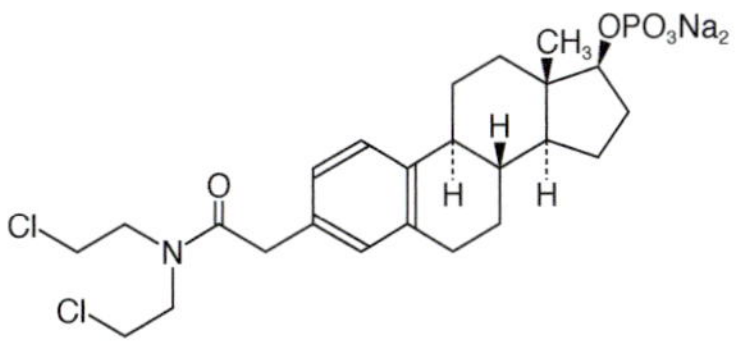

estramustine

▶二官能基アルキル化薬

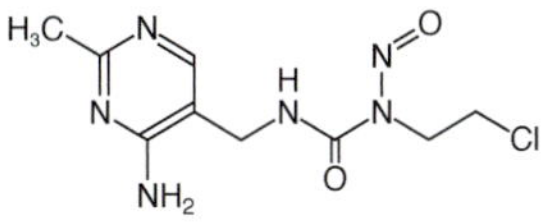

nimustine

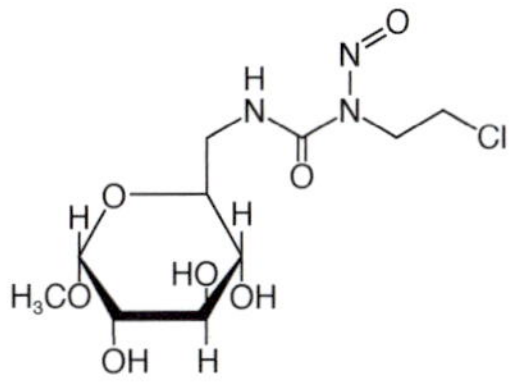

ranimustine

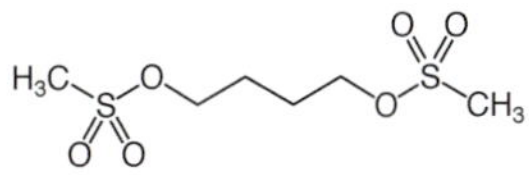

busulfan

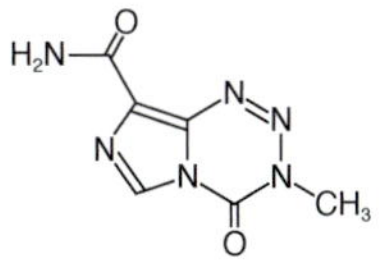

temozolomide

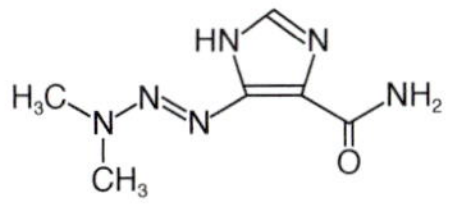

dacarbazine

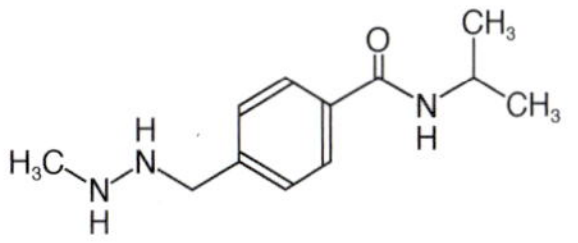

procarbazine

▶その他のアルキル化薬

b. ニトロソウレア類

ニムスチン nimustine, **カルムスチン** carmustine, **ラニムスチン** ranimustine, **ストレプトゾシン** streptozosin がある．血液脳関門を通過するので，脳腫瘍と脳脊髄膜腫瘍にも用いられる．しかし，大部分のニトロソウレア類では，重篤な蓄積性・遅発性の骨髄抑制が，使用開始から3～6週間後にはじまることが知られている．

c. その他のアルキル化薬

ブスルファン busulfan は，スルホン酸アルキル類で，骨髄に選択的な作用があり，低用量では顆粒球と血小板の生成を抑制し，高用量では赤血球を抑制する．リンパ組織や消化管にはほとんど影響しない．慢性顆粒球性白血病に用いられる．

テモゾロミド temozolomide は，トリアゼン類で，経口で投与され，未変化のまま血液脳関門を通過し，放射線治療と併用して悪性神経膠腫(グリオーマ)に有効であるとされる．

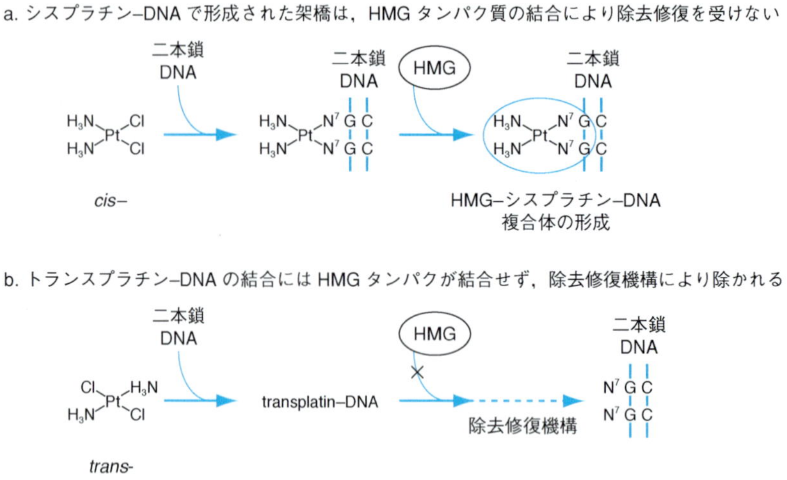

◆**図 17–4　白金化合物の作用機序**
HMG：high mobility group protein．クロマチン結合性非ヒストンタンパクの一群．

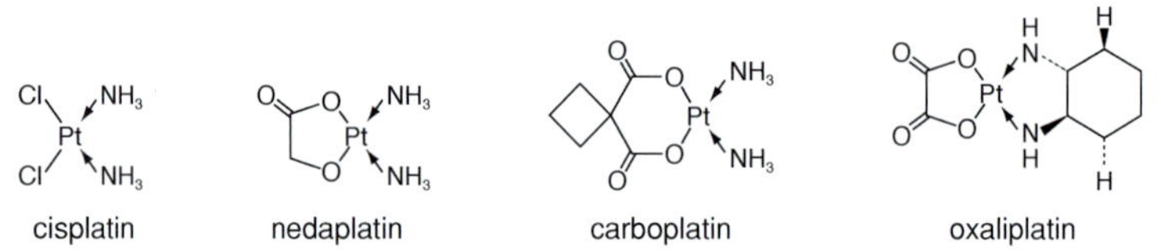

▶**白金化合物**

ダカルバジン dacarbazine は，静脈内に投与されるプロドラッグで，肝臓で活性化されて標的細胞に取り込まれた後にさらに切り離されてアルキル化官能基が遊離される．悪性リンパ腫（ホジキン病），悪性黒色腫に加えて，2013 年に褐色細胞腫への適応が認められた．骨髄毒性と悪心・嘔吐などが代表的副作用である．

プロカルバジン procarbazine は経口で投与され，主な用途は悪性リンパ腫（ホジキン病）である．アルコールに対してジスルフィラム disulfiram 様の作用があり，中枢性うつ症状を悪化させる．弱いモノアミンオキシダーゼ（MAO）阻害効果をもつため，ある種の交感神経系作動薬と併用すると高血圧になる．

d.　白金化合物

シスプラチン cisplatin は水溶性で，二つの塩素原子と二つのアンモニア基（アンミン）を配位する平面方形の白金錯体である．細胞に入ると，塩素が脱離して反応性をもつ複合体が放たれ，水と反応した後，DNA と反応して鎖内の隣接するグアニン N^7 部位において架橋を形成する（**図 17–4**）．すなわち，アルキル化薬と類似の作用を示し，局所的な DNA の変性を生じさせる．シスプラチンにより，精巣と卵巣の固形がんに対する治療は大きく進歩したとされる．静脈注射・点滴で投与されるが，強い腎毒性があり，水分補給と利尿を保証するレジメンが必須である．骨髄毒性は比較的弱いが，非常に強い悪心・嘔吐を引き起こす．セロトニン 5–HT_3 受容体遮断薬（後述：オンダンセトロン ondansetron など）は効果的に悪心・嘔吐を抑制し(10 章-4-Ⓒ-2)「セロトニン 5-HT_3 受容体遮断薬」p331 を参照)，これによりシスプラチンによる化学療法が大きく進展したとされる．耳鳴り(聴力毒性)と脱毛は高い頻度で生じ，末梢神経炎，高尿酸血症，アナフィラキシーなどが生じるおそれがある．

ネダプラチン nedaplatin と**カルボプラチン** carboplatin は，シスプラチンの誘導体であり，腎毒性，神経毒性，内耳神経毒性，悪心・嘔吐はシスプラチンより弱いが，骨髄毒性は強い．**オキサリプラチン** oxaliplatin は，フルオロウラシルなどのその他の抗悪性腫瘍薬との併用(FOLFOX 法，FOLFIRINOX 法など)により，結腸・直腸がん，膵がん，胃がんなどに用いられる．ミリプラチン miriplatin は肝細胞がんへの限定的な適応がある．

2) 代謝拮抗薬

a. 葉酸拮抗薬

メトトレキサート methotrexate は，代表的な葉酸拮抗薬である．葉酸はプリン合成とチミジル酸合成，すなわち DNA 合成と細胞分裂に必須な生体内成分である．葉酸は三つの構造要素(プテリジン環，*p*-アミノ安息香酸，グルタミン酸)からなり，葉酸トランスポーターを介して細胞に能動的に取り込まれる．さらに葉酸は，ジヒドロ葉酸還元酵素 dihydrofolate reductase (DHFR) により，ジヒドロ葉酸 (FH_2) を経て，活性型葉酸である**テトラヒドロ葉酸** (FH_4) に還元され，メチル化酵素であるチミジル酸合成酵素 thymidylate synthase (TS) の反応 (dUMP→dTMP) におけるメチル基供与体として働く．この反応の間に，FH_4 は FH_2 に回帰し，ふたたびサイクルが繰り返される．メトトレキサートは FH_2 よりも DHFR に対する親和性が高く，同酵素を競合的に阻害して細胞内 FH_4 を枯渇させる(**図 17-5**)．これにより，最も影響を受けるのがチミジル酸合成反応である．

メトトレキサートは，経口のほか，筋注や静注でも投与される．脂溶性は低く，血液脳関門は通過しにくい．葉酸と同様に，能動的に細胞内に取り込まれる．細胞内では貯留型のポリグルタミン酸化体*4 となり，数週間から数ヵ月保持される．複数の機序によりメトトレキサート耐性を獲得するがん細胞が出現することがある．また，メトトレキサートはリウマチ性関節炎，乾癬，その他の自己免疫疾患にも用いられる．副作用として，骨髄抑制と消化管上皮障害があり，肺炎が起こることもある．メトトレキサート耐性患者には，標準より 10 倍高用量が投与される場合があるが，腎毒性等につながることから，活性型葉酸(テトラヒドロ葉酸 FH_4)に相当する**ホリナートカルシウム** (18 章-3-Ⓐ-6)-i「抗葉酸代謝拮抗薬」p529 を参照)による救援(レスキュー)療法が必要である．

プララトレキサート pralatrexate は，メトトレキサートよりも効率的にポリグルタミン酸化を受ける誘導体で，細胞内への取り込み速度と滞留率が高く，より強力な細胞増殖阻害作用を示す．

ペメトレキセド pemetrexed は，複数の葉酸代謝酵素を同時に阻害することで抗腫瘍活性を示すとされ，悪性胸膜中皮腫と非小細胞肺がんに適応がある．

---

*4 細胞に取り込まれたメトトレキサートは，ホリルポリグルタミン酸合成酵素によるポリグルタミン酸化を受けることで細胞内に長く滞留し，持続的に DHFR を阻害すると考えられている．

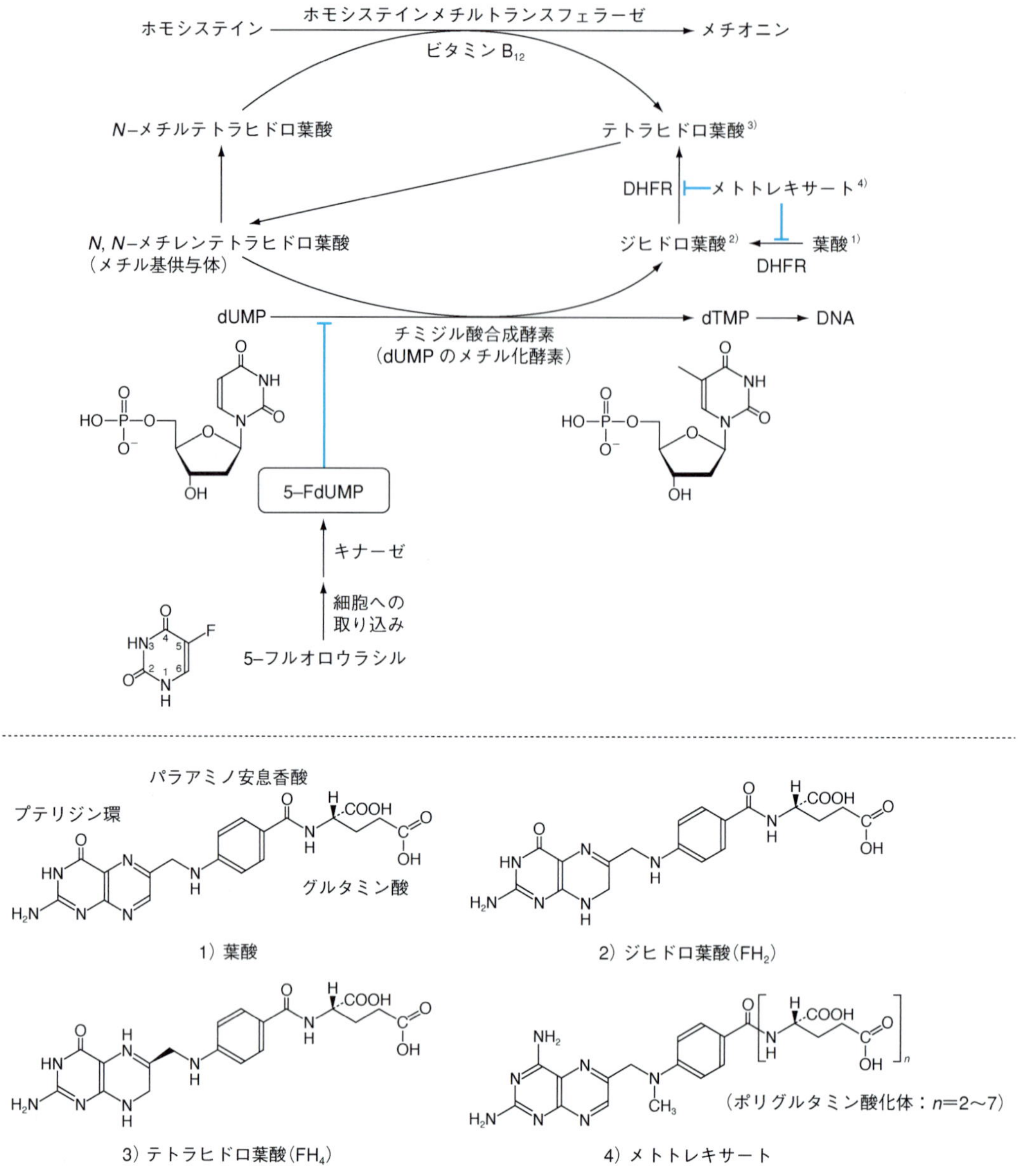

◆**図 17–5　メトトレキサートおよびフルオロウラシルの作用機序**
DHFR：ジヒドロ葉酸還元酵素 dihydrofolate reductase.

b. ピリミジン類似体

フルオロウラシル fluorouracil はウラシルの類似体（アナログ）で，dTMP 合成を阻害する（**図 17–5**）．フルオロウラシルが細胞に取り込まれた後，チミジンキナーゼ thymidine kinase などの作用により，偽ヌクレオチドであるフルオロデオキシウリジン一リン酸（5–FdUMP）となり，チミジル酸合成酵素（TS）を阻害する．ホリナート/レボホリナートとの併用により，5–FdUMP と TS とホリナートとの三つの間で強固な複合体が形成され，フルオロウラシルの抗腫瘍効果が増強される．フルオロウラシルの主な副作用は，消化管上皮細

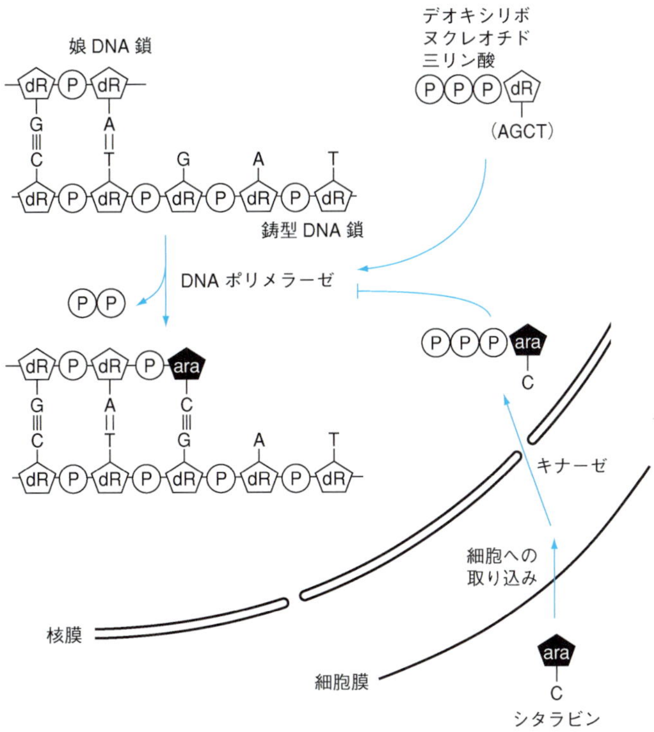

◆図 17-6　シタラビンの作用機序

胞の傷害と骨髄毒性である．白質脳症(歩行時のふらつき，錐体外路症状，小脳障害・運動失調など)も起こる．**カペシタビン** capecitabine，**テガフール** tegafur，**ドキシフルリジン** doxifluridine はフルオロウラシルに代謝される．

シタラビン cytarabine(シトシンアラビノシド，Ara-C)は，ヌクレオシドの類似体である．標的細胞に入り，内因性ヌクレオシドと同様にリン酸化を受けてシトシンアラビノシド三リン酸となり，DNA ポリメラーゼを阻害する(**図 17-6**)．主な副作用は，骨髄抑制と腸管障害であり，悪心・嘔吐も引き起こす．**ゲムシタビン** gemcitabine は，シタラビンの類似体で，副作用は比較的少なく，主なものはインフルエンザ様症候群と弱い骨髄毒性である．シスプラチンなど他の薬物と併用されることが多い．**エノシタビン** enocitabine はシタラビン誘導体で，肝，脾，腎および白血病細胞で活性物質(シタラビンなど)に徐々に変換・代謝され DNA 合成阻害により抗腫瘍作用を示す．**アザシチジン** azacitidine は，骨髄異形成症候群に適応があり，DNA および RNA に取り込まれることで，蛋白質合成阻害による殺細胞作用や，DNA メチル基転移酵素の阻害を介して細胞分化誘導作用や増殖抑制作用を示す．

c. プリン類似体

フルダラビン fludarabine は，標的細胞に入って三リン酸体に代謝され，DNA 合成を阻害する．骨髄抑制作用がある．**ペントスタチン** pentostatin は，アデノシンデアミナーゼ(アデノシンからイノシンへの転換酵素)を阻害することによりプリン代謝を抑制し，デオキシアデノシンの蓄積などを介して，細胞増殖を抑制する．その他，**クラドリビン** cladribine,

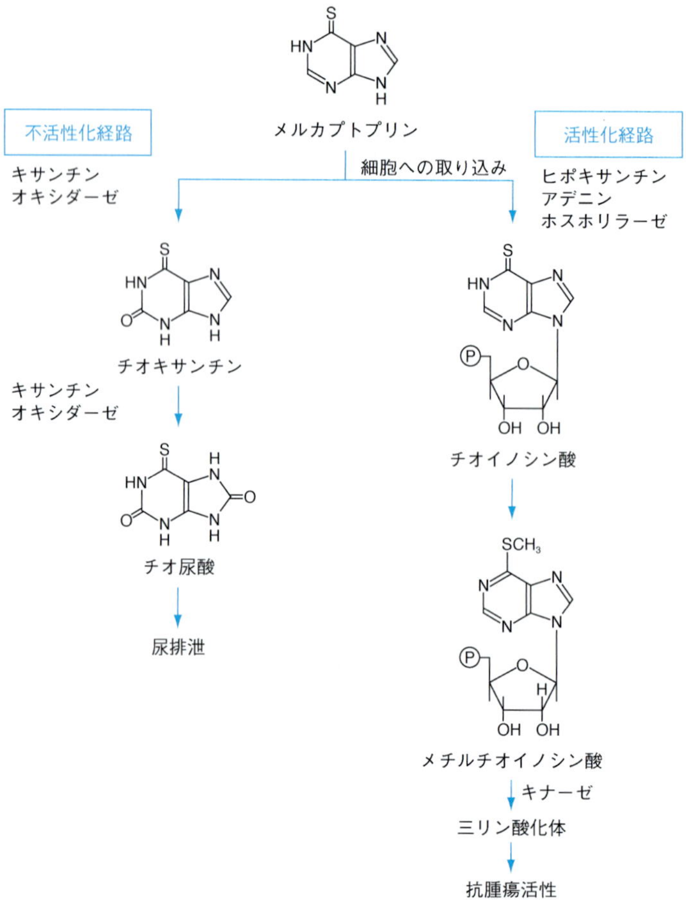

◆図 17-7　メルカプトプリンの作用機序

クロファラビン clofarabine，ネララビン nelarabine，**メルカプトプリン** mercaptopurine，**フォロデシン** forodesine も含めて，主に白血病の治療に用いられる(**図 17-7**)．

d．その他

ヒドロキシカルバミド hydroxycarbamide は尿素類似体で，リボヌクレオチドレダクターゼを阻害してリボヌクレオチドからデオキシリボヌクレオチドへの変換を抑制する．これにより細胞内 dNTP 含量，とくにプリン体(dATP，dGTP)含量を急激に低下させ，DNA の合成を阻害して細胞増殖を抑制すると考えられている．慢性骨髄性白血病や真性多血症に用いられる．重大な副作用として骨髄抑制がある．

3）抗腫瘍性抗生物質

DNA ポリメラーゼ，RNA ポリメラーゼ，トポイソメラーゼⅡを阻害して抗悪性腫瘍作用を示す微生物由来薬物として，広く用いられている．蓄積毒性による生体(とくに心筋や骨髄)への負荷が高く，放射線照射の併用はとくに注意を要する．

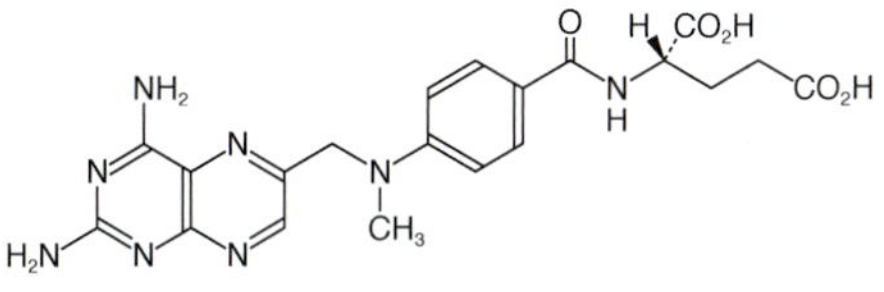

methotrexate

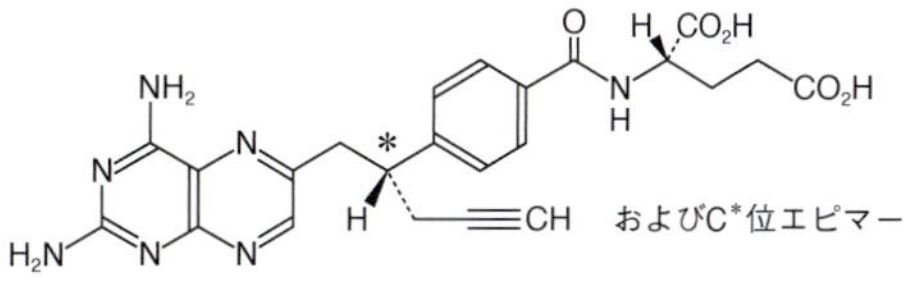

pralatrexate

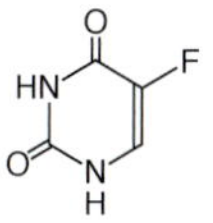

fluorouracil

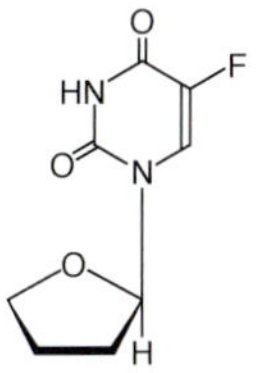

tegafur

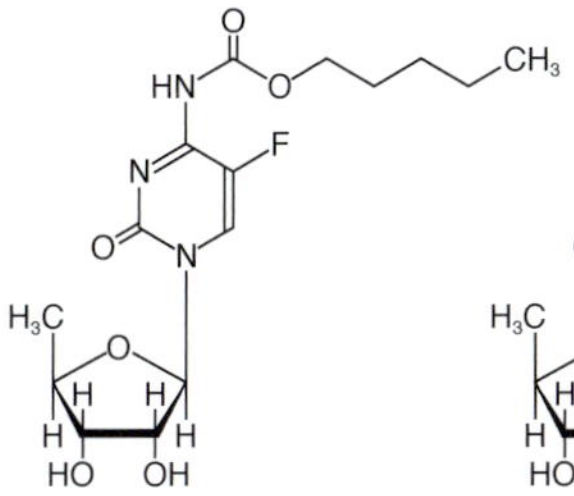

capecitabine

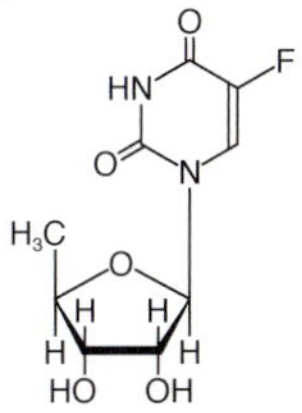

doxifluridine

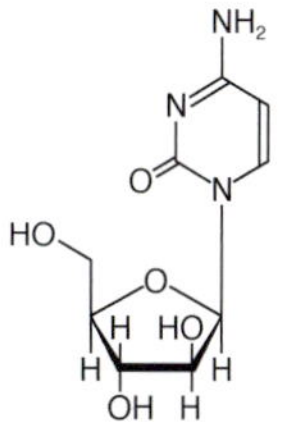

cytarabine

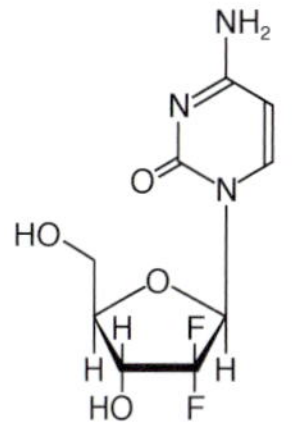

gemcitabine

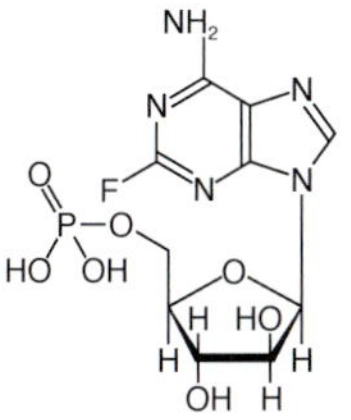

fludarabine

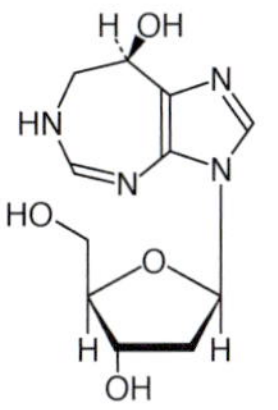

pentostatin

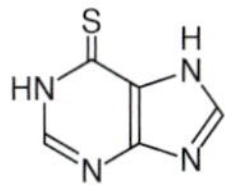

mercaptopurine

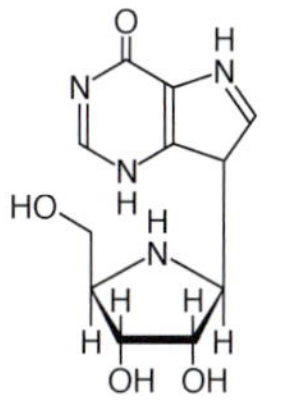

forodesine

$H_2NCONHOH$

hydroxycarbamide

▶代謝拮抗薬

a. アントラサイクリン系

ドキソルビシン doxorubicin は，二本鎖 DNA にインターカレート intercalate（間入）し，DNA 合成と RNA 合成のいずれも阻害する．ただし，細胞傷害活性を担う主要な作用機序は，トポイソメラーゼⅡ（TopoⅡ，哺乳類型 DNA ジャイレース）の阻害である．TopoⅡは，二本鎖 DNA の両方の鎖を切断/再結合することにより，複製過程および分裂時の染色体分配に際して，DNA ヘリックスの超らせん構造を変換して「もつれ」を解消する酵素である．DNA にインターカレートしたドキソルビシンは DNA–topoⅡ複合体を安定化し，その行程を停止させる．

ドキソルビシンは，静脈内への点滴で投与されるが，注入部位での管外溢出は局所壊死の原因となる．また，ドキソルビシンの細胞傷害作用の一部にはフリーラジカル産生による DNA の非特異的傷害も考えられているが，心筋は非分裂細胞であり，かつラジカル消去酵素（スーパーオキシドディスムターゼ superoxide dismutase（SOD））が少ないことから，心臓に対する蓄積性の用量依存的毒性があり，急性期不整脈の発現，さらには総投与量 500 mg/m^2 超で心不全の発症リスクが指摘されている．同様の薬物として，**エピルビシン** epirubicin，**イダルビシン** idarubicin，**アムルビシン** amrubicin，**ダウノルビシン** daunorubicin，**ピラルビシン** pirarubicin，**アクラルビシン** aclarubicin がある．

ミトキサントロン mitoxantron は，TopoⅡ阻害作用に加えて，DNA 鎖と架橋を形成する作用を併せもつことが特徴である．

アクチノマイシン D acitinomycin D は，DNA 二重らせん副溝において隣接する G–C 対間にインターカレートし，遺伝子に沿ったRNAポリメラーゼの移動を妨害することにより転写を阻害する．また，アントラサイクリン類と同様に，TopoⅡ阻害作用をもつ．心毒性を除く前述の大部分の毒性がある．これは主に小児がんに用いられ，ウィルムスWilms腫瘍，絨毛上皮腫，破壊性胞状奇胎，小児固形悪性腫瘍に適応がある．

b. その他の抗腫瘍性抗生物質

ブレオマイシン bleomycinは，金属キレート性糖ペプチド抗生物質で，DNA鎖を断片化・分解して遊離塩基を放出する．これは，投与されたブレオマイシンが二価鉄イオンとキレート化し，DNAと結合した状態で活性酸素を生成してDNAが切断されることによる．ブレオマイシンは，細胞周期のG_2期と有糸分裂期(M期)に最も効果的であるが，非分裂細胞(G_0期の細胞)にも活性を示す．胚細胞腫瘍(精巣・卵巣・性腺外の腫瘍)にも用いられる．ブレオマイシンは，単独治療ではほとんど効果がないが，他の大部分の抗悪性腫瘍薬と異なり，骨髄抑制がほとんどない．最も深刻な毒性は肺毒性(間質性肺炎・肺線維症)である．10％の患者に発生し，1％は致死性と報告されている．アナフィラキシー反応に注意する必要がある．また，患者の半数近くに皮膚・粘膜反応(硬化や色素沈着，脱毛，口内・口角炎など)や発熱・悪寒がみられる．

マイトマイシンC mitomycin–Cは，酵素による活性化ののちに，グアニンO^6位に対して二官能基アルキル化薬と類似の架橋を形成する．顕著な遅延性の骨髄抑制が発生し，また，腎障害と肺線維化が生じる．

4) 植物由来薬，海洋生物由来薬

植物由来あるいは海洋生物由来の天然物のなかには，強い細胞傷害作用をもち，抗悪性腫瘍薬として用いられるものがある．

a. ビンカアルカロイド類

ビンカアルカロイド類には，ニチニチソウ(*Catharanthus roseus*)に由来する**ビンクリスチン** vincristine，**ビンブラスチン** vinblastine，**ビンデシン** vindesineなどがある．また半合成ビンカアルカロイドとして，**ビノレルビン** vinorelbineが含まれる．これらは，チューブリンと結合して微小管の重合を阻害して，分裂期の紡錘糸形成を阻止することで，有糸分裂中期metaphaseで停止させる．効果は有糸分裂の間のみ現れる．ほかの微小管機能が関わる細胞の活性，たとえば白血球の貪食作用やケモタキシス，神経の軸索輸送axonal transportなども阻害する．ビンカアルカロイドの有害作用には，ほかの抗悪性腫瘍薬とはやや異なる部分がある．ビンクリスチンでは，用量依存的にしびれや麻痺，平衡感覚異常などが生じるため，これらは用量規制因子となる．骨髄抑制，錯乱・昏睡，腸管麻痺・腹痛なども起こす．ビンブラスチンは，神経毒性は少ないが白血球減少作用がある．ビンデシンには中程度の骨髄毒性と神経毒性がある．このグループの薬物は，すべて可逆的な脱毛を引き起こす．

b. パクリタキセルと関連化合物

タキサン類は，タイヘイヨウイチイやセイヨウイチイ(*Taxus* spp.)の葉や樹皮中の天然物を起源とする**パクリタキセル** paclitaxelと，半合成誘導体の**ドセタキセル** docetaxelや**カバジタキセル** cabazitaxelがある．これらは，微小管に作用して重合状態のまま過度に安定化

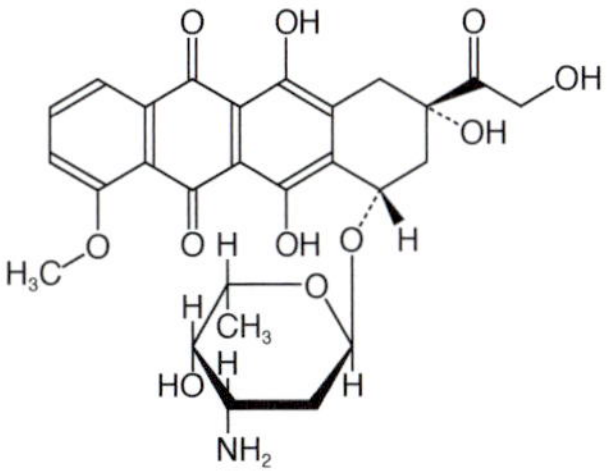
doxorubicin

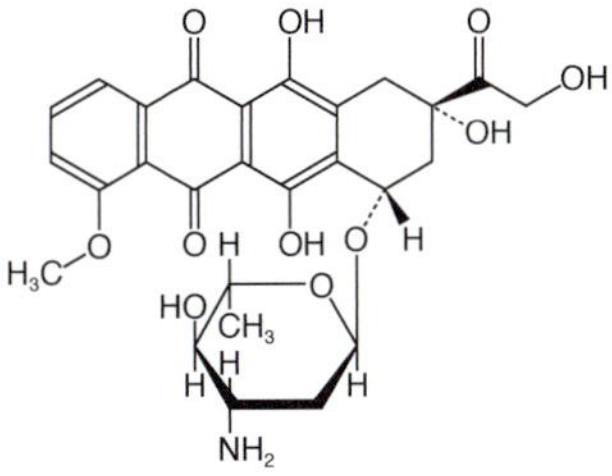
epirubicin

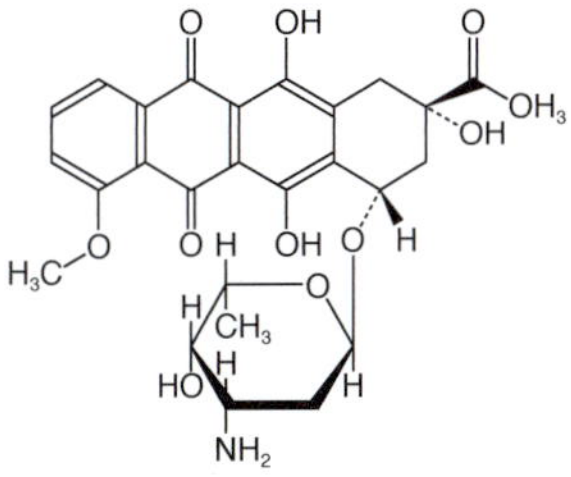
daunorubicin

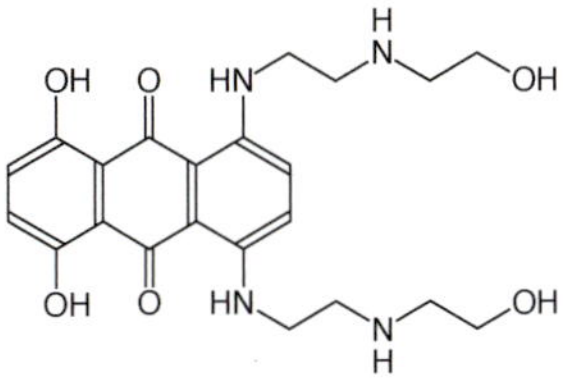
mitoxantron

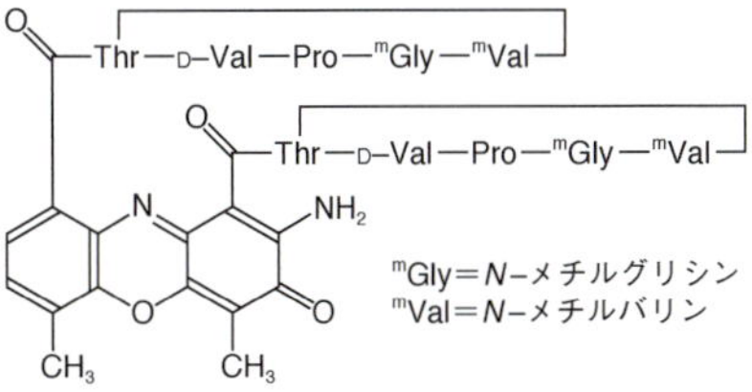

actinomycin–D

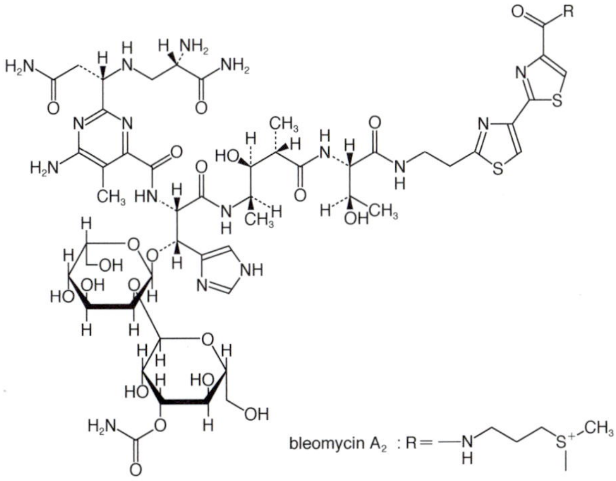

bleomycin

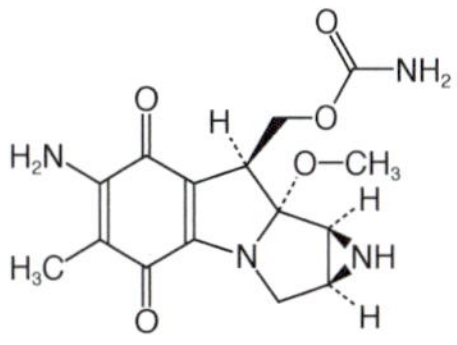
mitomycin

▶**抗腫瘍性抗生物質**

させ，紡錘体形成の動的平衡を妨害して有糸分裂を停止させる．いずれも点滴静注で投与される．パクリタキセルとドセタキセルは，乳がん，非小細胞肺がん，胃がんなど，カバジタキセルは前立腺がんに適応がある．また，パクリタキセルはカルボプラチンとともに卵巣がんに用いられる．副作用には比較的重篤なものがあり，用量規制因子となる骨髄抑制と蓄積性の神経毒性を含む．ドセタキセルでは，抵抗性の体液貯留（とくに足の浮腫）が発生する．過敏症リスクを軽減するため，デキサメタゾンや抗ヒスタミン薬による前処置を必要とする場合がある．

c. カンプトテシン類

イリノテカン irinotecan と**ノギテカン** nogitecan（トポテカン）は，旱蓮木（かんれんぼく，

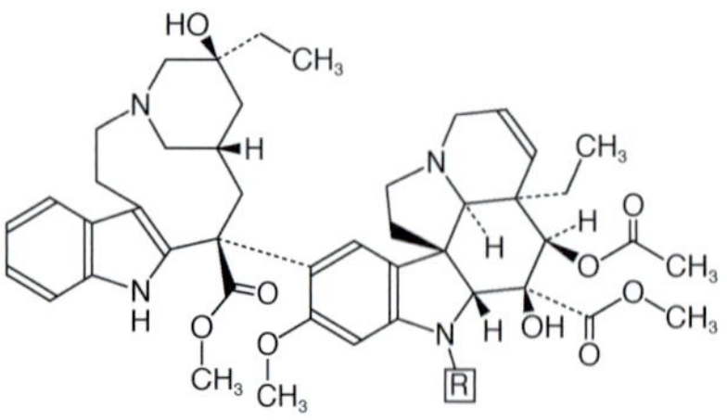

vincristine R=CHO
vinblastine R=CH_3

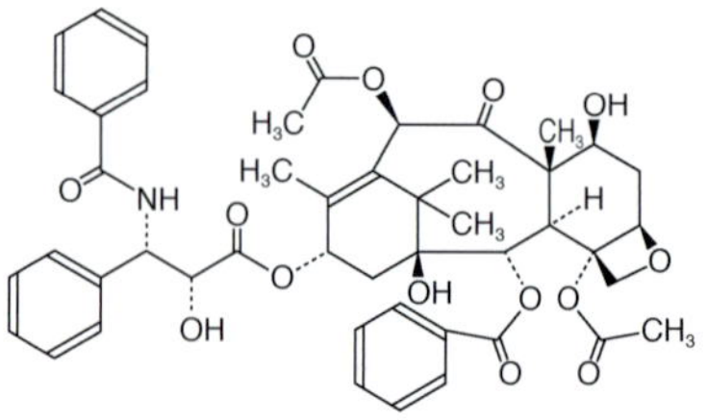

paclitaxel

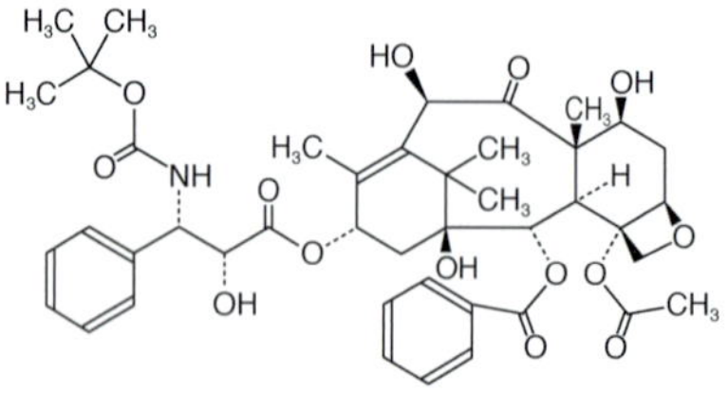

docetaxel

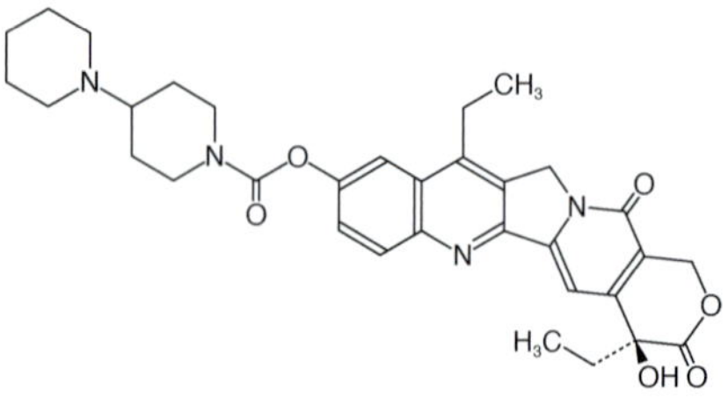

irinotecan

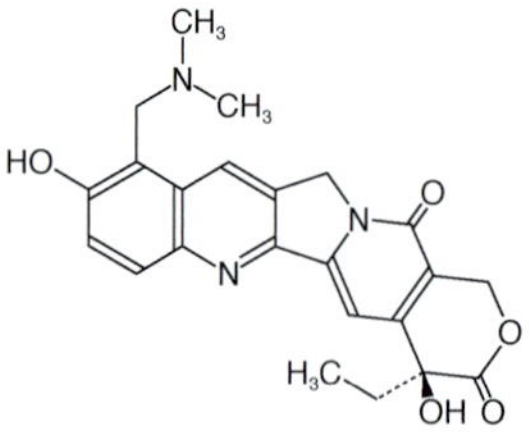

nogitecan

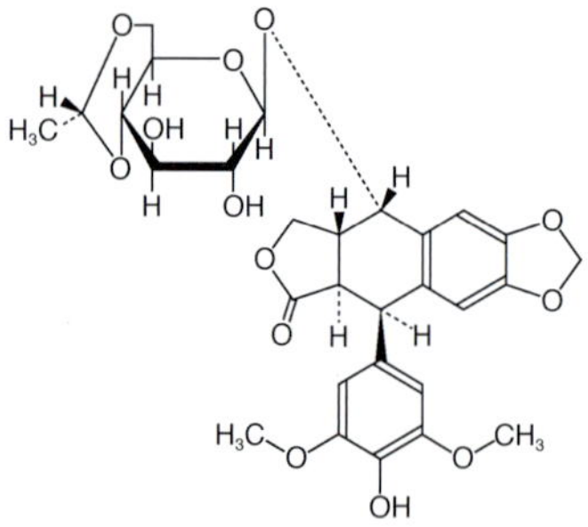

etoposide

▶植物由来薬

Camptotheca acuminate)の幹から単離されたカンプトテシンの誘導体である．これらは，核内に局在する**トポイソメラーゼⅠ** topoisomerase Ⅰ(Topo Ⅰ)を阻害する．Topo Ⅰは，超らせん構造をもつ DNA 二重らせんが，複製時にその高次構造(トポロジー)を変換するために，二本鎖 DNA の片側だけを切断，再結合することにより，「ねじれ」を解消する酵素である．この酵素が阻害されることにより，細胞周期は S 期から先に進めなくなる．下痢と可逆的な骨髄抑制が発生する．

d. エトポシド

エトポシド etoposide は，メギ科植物(*Podophyllum peltatum*)根茎から得られたポドフィロトキシンに由来する誘導体である．**トポイソメラーゼⅡ** (TopoⅡ)と結合して安定複合体を形成し，切断された DNA の再結合を阻害することにより細胞傷害作用を示す．副作用は，悪心・嘔吐，骨髄抑制，脱毛などである．**ソブゾキサン** sobuzoxane は，試験管内では作用を示さないプロドラッグで，エトポシドとは異なる機序で TopoⅡを阻害し，G_2～M 期における染色体の凝集異常を伴う多核細胞を出現させることで，細胞を死に至らせる．

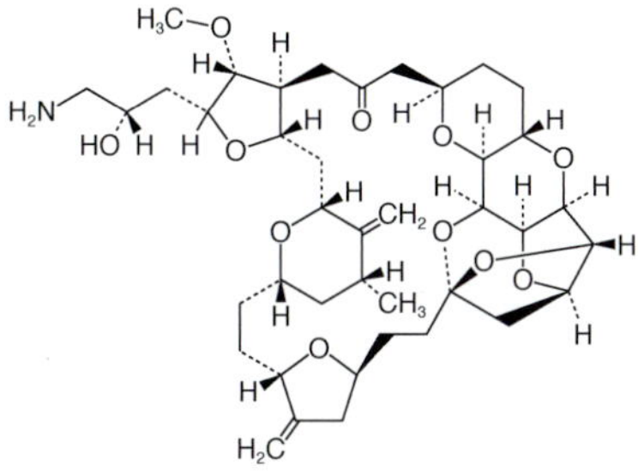

eribulin

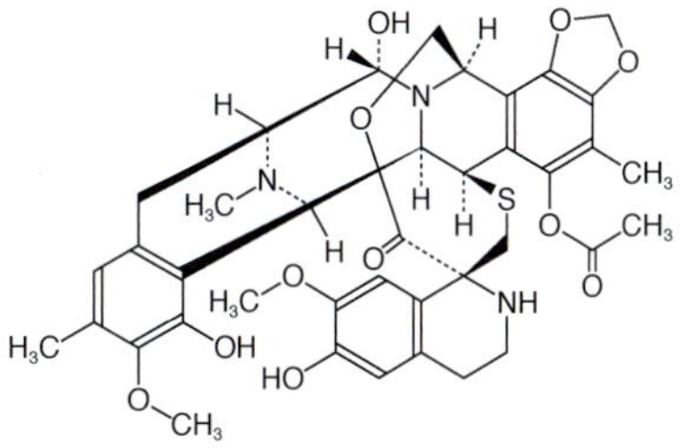

trabectedin

▶海洋生物由来薬

e. 海洋生物由来薬

エリブリン eribulin は，クロイソカイメン由来の天然物の誘導体であり，細胞分裂阻害と微小管阻害により細胞傷害性を示す．乳がんおよび悪性軟部腫瘍に適応がある．

トラベクテジン trabectedin は，群生ホヤの一種（*Ecteinascidia turbinate*）に含まれる天然物に由来し，DNA の副溝部分に結合して主溝側に屈曲させることにより，DNA 修復機構の阻害や増殖関連転写因子の阻害などにより抗腫瘍効果を示すと考えられている．悪性軟部腫瘍に適応がある．

B ホルモン関連薬

ホルモン感受性組織で生じるがん（乳がん，子宮がん，前立腺がんなど）のなかには，ホルモンに依存した細胞増殖をするものがある．がん細胞がホルモン受容体を発現しているため，受容体アゴニスト/アンタゴニスト，あるいはホルモン産生阻害薬により，ホルモン依存性のがん細胞の増殖を抑えることが出来る．

標的となるがん組織に対して阻害的作用を持つホルモン類は，単独での治癒効果はあまり期待できないが，がんの増殖や遊走を遅延させ，ホルモン依存性がんの臨床的管理に重要な位置を占める．

1）ホルモン関連受容体アゴニスト/アンタゴニスト

a. グルココルチコイド類

プレドニゾロン prednisolone などには，リンパ球の増殖抑制効果があり，白血病やリンパ腫の処置に用いられる．**デキサメタゾン** dexamethasone は，亢進した頭蓋内圧を低下させるので，脳腫瘍患者の治療にも用いられる．また，グルココルチコイド類は，悪心・嘔吐などの抗悪性腫瘍薬の副作用のいくつかを和らげるため，緩和療法やがん治療の支持療法にも有用である．

b. エストロゲン類

エチニルエストラジオール ethinylestradiol は，経口投与で有効な卵胞ホルモンであり，前立腺および精嚢重量を減少させ，血中テストステロン値を低下させるため，アンドロゲン依存性の前立腺がんの緩和療法に，今なお時折使用される．これらのがんには，ゴナドトロピン放出ホルモン GnRH 類似体や GnRH 受容体アンタゴニスト(後述)などが用いられる.

c. プロゲステロン類

メドロキシプロゲステロン medroxyprogesterone は，DNA 合成抑制作用，下垂体・副腎・性腺系への抑制作用および抗エストロゲン作用などにより抗腫瘍効果を発現すると考えられており，乳がんと内膜がん(子宮体がん)に適応がある.

d. ゴナドトロピン放出ホルモン類似体

リュープロレリン leuprorelin や**ゴセレリン** goserelin は，ゴナドトロピン放出ホルモン(GnRH)類似体であり，投与直後は下垂体の GnRH 受容体を活性化してゴナドトロピン(LH および FSH)分泌を増大させるが，持続的投与によるネガティブフィードバックおよび受容体のダウンレギュレーションにより，ゴナドトロピンの放出を抑制する．これにより，卵巣・精巣からのそれぞれのホルモン分泌が抑制され，ホルモン感受性腫瘍の増殖を抑制する．閉経前の女性の進行した乳がんと前立腺がんの治療に用いられる．前立腺がんの患者では，この処置によるテストステロンの一過的大量放出(テストステロンサージ)によるがんの諸症状の増悪(フレアアップ現象)を防止する必要があり，ビカルタミド bicalutamide やフルタミド flutamide などの抗アンドロゲン薬により処置する.

デガレリクス degarelix は，GnRH 受容体のアンタゴニストで，下垂体 GnRH 受容体と可逆的に結合することにより，下垂体からのゴナドトロピン(すなわち黄体形成ホルモン LH)の放出を抑制する．これによりテストステロンサージを起こすことなく，精巣からのテストステロン分泌を抑制する．前立腺がんの治療に用いられる.

e. ソマトスタチン類似体

オクトレオチド octreotide および**ランレオチド** lanreotide は，いずれも持続性のソマトスタチン類似体で，ソマトスタチン受容体を発現する消化管ホルモン産生腫瘍や消化管神経内分泌腫瘍への適応がある．オクトレオチドには副作用としてアナフィラキシーがあげられている.

f. 抗エストロゲン薬

タモキシフェン tamoxifen および**トレミフェン** toremifene は，抗エストロゲン薬で，ホルモン依存性乳がんのいくつかの症例で奏効する．どちらの薬物も，薬力学的にはエストロゲン受容体の部分作動薬であり，乳房組織においては内因性エストロゲンとの間でエストロゲン受容体を競合することにより，エストロゲン応答遺伝子の転写を阻害するなど，抗エストロゲン薬としての挙動を示す．タモキシフェンは，乳がんの高リスク患者における予防効果や LDL の抗酸化作用に基づく心保護作用の報告がある．副作用として，閉経後に出現する諸症状(ほてり，めまい，ほか)と類似したものに加えて，潜在的リスクとして，悪性化につながる可能性のある子宮内膜の過形成と血栓性塞栓症がある.

フルベストラント fulvestrant は，部分アゴニスト作用をもたないステロイド性の抗エストロゲン薬で，乳がん細胞においてエストロゲン受容体をダウンレギュレーションすることにより抗腫瘍効果を発揮する．閉経後乳がんに適応がある.

アロマターゼ阻害薬は，閉経後に顕在化する副腎由来アンドロゲンからのエストロゲン合

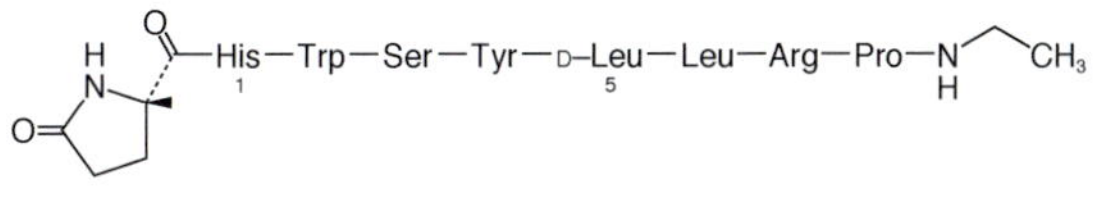

leuprorelin

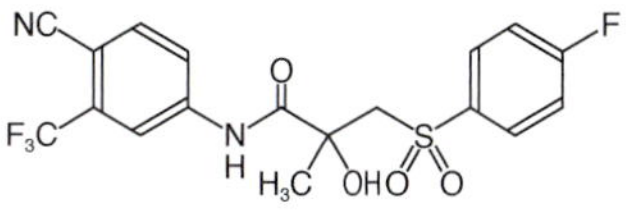

bicalutamide

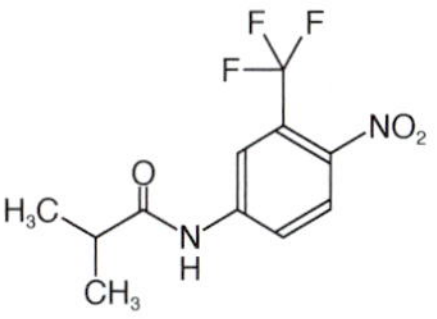

flutamide

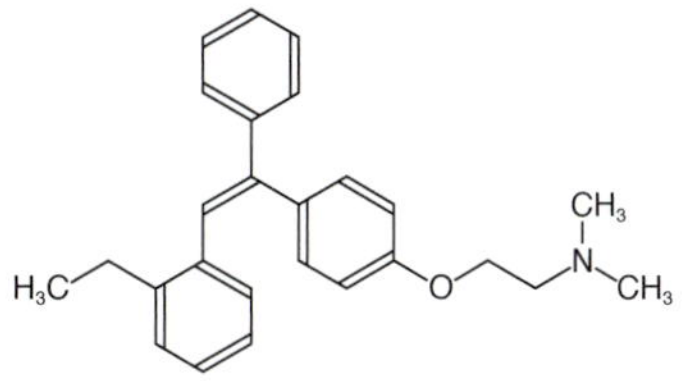

tamoxifen

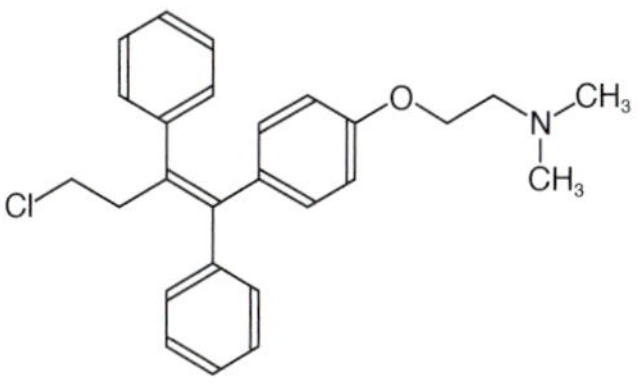

toremifene

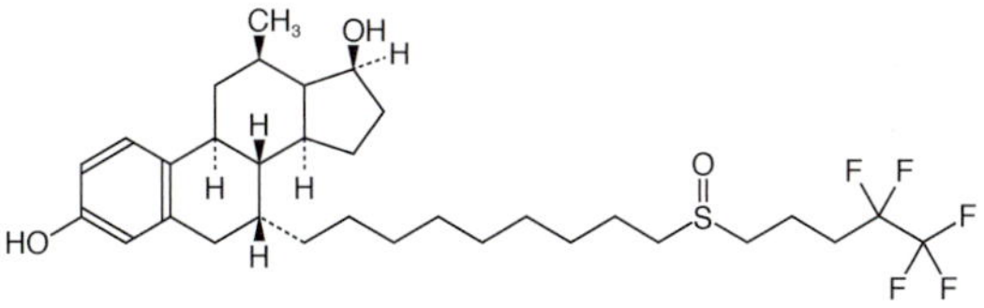

fulvestrant

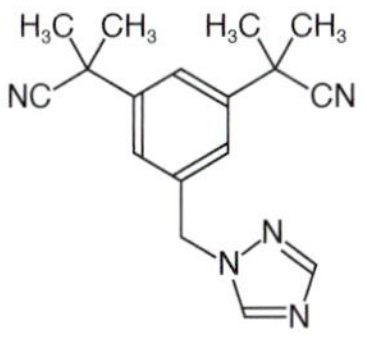

anastrozole

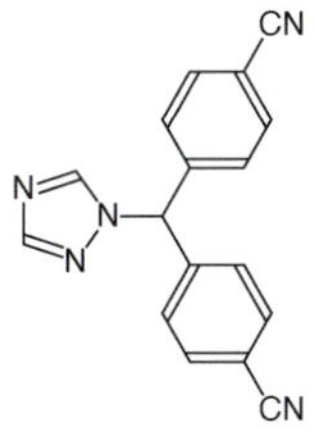

letrozole

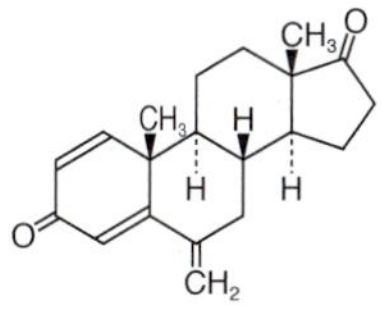

exemestane

▶ホルモン関連薬

成を阻害し，エストロゲン依存性乳がん細胞の増殖を抑制する．閉経後乳がんの処置においてはタモキシフェンよりも効果的である．**アナストロゾール** anastrozole および**レトロゾール** letrozole は非ステロイド性の薬物で，競合的・可逆的にアロマターゼを阻害する．**エキセメスタン** exemestane は，アロマターゼの基質と類似の構造をもち，アロマターゼの基質結合部位に非可逆的に強固な結合をして不活性化する．

g. 抗アンドロゲン薬

アンドロゲン受容体遮断薬の**フルタミド** flutamide と**ビカルタミド** bicalutamide は，単独あるいは他の薬物との併用により前立腺がんの治療に用いられる．これらは，GnRH 類似体投与時のテストステロンサージ（フレア）の調節にも用いられる．

h. 副腎がん化学療法薬

ミトタン mitotane は，ステロイド合成阻害作用があり，副腎皮質に対する壊死作用により副腎腫瘍を縮小させる．

C　モノクローナル抗体類

モノクローナル抗体をがん治療に用いることが，近年，さかんに行われるようになってきた．いくつかの例では，標的に抗体が結合すると宿主の免疫機構が活性化され，補体系活性化（補体依存性細胞傷害作用：CDC）またはナチュラルキラー細胞や単球・マクロファージの活性化（抗体依存性細胞傷害作用：ADCC および抗体依存性細胞貪食作用：ADCP）[*5] によりがん細胞死が起こる．ほかの例では，モノクローナル抗体が，成長因子または標的がん細胞の成長因子受容体に結合し，がん細胞のアポトーシスを誘導する．これまで述べた大部分の化学療法薬にみられる副作用はほとんど起こらず，高度に標的化したがんの薬物治療を提供しうる．しかし，通常は従来の化学療法薬と併用されることから，副作用が低いなどの利点はほとんどの例で相殺される．すでにいくつかのモノクローナル抗体が臨床で使用されているが，医療費が非常に高額になる点が問題となっている．

1）抗 HER2 抗体

トラスツズマブ trastuzumab は，**HER2**[*6] の細胞外領域に特異的に結合するヒト化モノクローナル抗体で，同受容体下流のシグナル伝達の阻害と ADCC 活性化により，腫瘍細胞の増殖を抑制する．HER2 の過剰発現により分裂が亢進しているがんは，乳がん患者の約 25 %でみられ，トラスツズマブは HER2 陽性の早期乳がんおよび転移性乳がんの生存期間を有意に延長させる．また，トラスツズマブは，胃がんに対する初の分子標的薬でもあり，HER2 陽性の進行・再発の胃がんの生存期間を有意に延長させる．重大な副作用として，サイトカイン放出症候群（悪寒・発熱につづくその後の過敏反応）に注意する必要があり，重症例（サイトカインストーム）は致命的になる場合がある．これは，とくに初回投与時に最も多くみられ，点滴投与中から投与後 24 時間以内に起こることが多く，infusion reaction とも呼ばれる．

ペルツズマブ pertuzumab は，ヒト化モノクローナル抗体で，HER2 の二量体化に重要な細胞外領域Ⅱに特異的に結合して，二量体化を防げる[*7]．HER2 陽性の手術不能または再発乳がんに用いられる．重大な副作用として，好中球減少症と infusion reaction がある．

トラスツズマブエムタンシン trastuzumab emtansine は，トラスツズマブとチュブリン重合阻害作用を有する DM1（エムタンシン）を，リンカーを介して結合させた抗体薬物複合体である．トラスツズマブと同様に，HER2 および Fcγ 受容体との結合活性を示し，HER2

＊5　補体依存性細胞傷害作用 complement-dependent cytotoxicity（CDC）は，標的抗原に結合した抗体の定常領域（Fc 領域）により補体系が活性化し，細胞溶解に至る反応である．抗体依存性細胞傷害作用 antibody-dependent cell cytotoxicity（ADCC）は，標的細胞の抗原に抗体が結合すると，Fc 領域に対する受容体（Fc 受容体）をもつ免疫担当細胞（ナチュラルキラー細胞やマクロファージなど）が結合し，細胞傷害タンパク質であるパーフォリンとグランザイムが放出され標的細胞がアポトーシスを起こす．抗体依存性細胞貪食作用 antibody-dependent cellular phagocytosis（ADCP）は，Fc 受容体をもつ単球・マクロファージが抗体を結合した標的細胞を貪食することである．

＊6　HER2 は，human epidermal growth factor receptor related 2 と命名された膜貫通型チロシンキナーゼ型受容体ファミリーの一員で，がん化作用をもつタンパク質である．

＊7　HER2 の内因性リガンドは未同定であり，HER2 が過剰発現することにより，リガンドがなくても隣接する受容体分子の二量体形成だけで活性化する．

細胞外ドメインの遊離（シェディング）を抑制し，PI3K/Akt 経路のシグナル伝達阻害および抗体依存性細胞傷害活性を示す．また，HER2 に結合して細胞内に取り込まれた後，DM1含有代謝物を遊離し，G_2/M 期での細胞周期停止およびアポトーシスを誘導する．主な副作用として発熱，頭痛や消化器障害のほか，重大な副作用として，肝機能障害，血小板減少，心障害，末梢神経障害，infusion reaction，間質性肺疾患などがある．

2）抗 EGFR 抗体

パニツムマブ panitumumab（ヒト型）と**セツキシマブ** cetuximab（ヒト/マウスキメラ型）は，抗上皮成長因子受容体モノクローナル抗体であり，がん細胞に過剰発現する上皮成長因子受容体 epidermal growth factor receptor（EGFR）に結合する．ほかの薬物と併用して大腸がんの治療に用いられる．

3）抗 VEGF 抗体

ベバシズマブ bevacizumab は，血管内皮増殖因子 vascular endothelial growth factor（VEGF）の作用を中和するヒト化モノクローナル抗体で，がんの生存に重要な血管新生を阻害して，がんの成長を抑制する．その作用からさまざまな固形がんへの効果が期待され，卵巣がん，悪性神経膠腫，進行・再発の大腸がん，非小細胞肺がん，子宮頸がん，乳がんへの適応がある．

アフリベルセプトベータ aflibercept beta は，ヒト VEGF 受容体（VEGFR–1, VEGFR–2）の細胞外ドメインとヒト IgG_1 の Fc ドメインの融合タンパク質である．VEGF および VEGF ファミリー属の胎盤増殖因子 placental growth factor（PlGF）と VEGFR との結合を阻害して腫瘍血管新生を阻害する．治癒切除不能な進行・再発の結腸・直腸がんに用いられる．

いずれも，副作用として下痢，悪心，口内炎，infusion reaction，血球減少症，感染症，出血，創傷治癒遅延，高血圧などがある．

4）免疫チェックポイント阻害薬 （14 章–3「免疫チェックポイント阻害薬」p406 参照）

免疫チェックポイントとは，本来は過剰な免疫反応を防ぐために，自己に対する免疫寛容を維持するとともに，感染に対する免疫応答の際に自己組織が傷害されないための仕組みである．がん細胞が宿主の免疫応答に耐性をもつ仕組みとして，この免疫チェックポイントシステムを利用していることが明らかとなり，革新的ながん治療薬としての免疫チェックポイント阻害薬に大きな注目が集まっている．

ニボルマブ nivolumab は，ヒト PD–1[*8] に対する完全ヒト型モノクローナル抗体であり，PD–1 とそのリガンドである PD–L1 および PD–L2 との結合を阻害し，がん抗原特異的な T 細胞の増殖，活性化および細胞傷害活性の増強などにより，腫瘍増殖を抑制すると考えられ

＊8 PD–1（programmed cell death–1）は，活性化したリンパ球（T，B，および NK 細胞）と骨髄系細胞に発現する CD28 ファミリー（T 細胞の活性化を補助的に正と負に制御する分子群）に属する受容体である．PD–1 は抗原提示細胞に発現するリガンド（PD–L1 および PD–L2）と結合し，リンパ球に抑制性シグナルを伝達してリンパ球の過剰な活性化を抑制する．PD–1 リガンドは抗原提示細胞以外にヒトのさまざまな腫瘍組織に発現しており，PD–1/PD–1 リガンド経路は，がん細胞が抗原特異的な T 細胞からの攻撃を回避する機序の一つとして考えられている．

ている．悪性黒色腫，非小細胞肺がん（切除不能な進行・再発例），腎細胞がん（根治切除不能または転移性），古典的ホジキンリンパ腫（再発または難治例），頭頸部がん（再発または遠隔転移例），胃癌（化学療法後に増悪した治癒切除不能な進行・再発例），悪性胸膜中皮腫（化学療法後に増悪した治癒切除不能な進行・再発例）と適応が拡大しつつある．**ペムブロリズマブ** pembrolizumab は類似の作用機序を持つヒト化抗ヒト PD–1 モノクローナル抗体であり，悪性黒色腫（根治切除不能例），非小細胞肺がん（PD–L1 陽性の切除不能な進行・再発例），古典的ホジキンリンパ腫（再発または難治例），尿路上皮がん（がん化学療法後に増悪した根治切除不能例）に用いられる．また，ヒトプログラム細胞死リガンド（PD–L1）に対する抗体として，**アベルマブ** avelumab，**デュルバルマブ** durvalumab，**アテゾリズマブ** atezolizumab があるが，現段階ではこれらの適応は限定的である．

イピリムマブ ipilimumab は，ヒト細胞傷害性 T リンパ球抗原–4（CTLA–4）*9 に対する抗体であり，CTLA–4 とそのリガンドである抗原提示細胞上の CD80 および CD86 分子との結合を阻害することにより，活性化 T 細胞における抑制的調節を遮断し，腫瘍抗原特異的な T 細胞の増殖，活性化および細胞傷害活性の増強により腫瘍増殖を抑制する．また，制御性 T 細胞（T_{reg}）の機能低下および腫瘍組織における T_{reg} の数の減少により腫瘍免疫反応を亢進させ，抗腫瘍効果を示すと考えられる．

5）抗 CD20 抗体

リツキシマブ rituximab は，ヒト CD20 に対するヒト–マウスのキメラ型モノクローナル抗体である．ヒト B リンパ球表面に発現する CD20 抗原に特異的に結合した後に CDC および ADCC の活性化を介して B 細胞を溶解させる．他の化学療法薬との併用で，CD20 陽性のリンパ腫に用いられる．また，他の化学療法薬に対する耐性細胞の感受性を上昇させる働きがある．副作用では，初回投与におけるサイトカイン放出症候群（悪寒・発熱につづくその後の過敏反応）に注意する必要があり，重症例（サイトカインストーム）は致命的になる場合がある．

オファツムマブ ofatumab は，ヒト CD20 に対する完全ヒト型モノクローナル抗体で，リツキシマブの認識とは異なるエピトープに結合し，CDC および ADCC の活性化を介して B 細胞の溶解をもたらす．再発または難治性の CD20 陽性の慢性リンパ性白血病に用いられる．

オビヌツズマブ obinutuzumab は，ヒト CD20 に対するヒト化抗 CD20 モノクローナル抗体で，ヒト CD20 に結合し，ADCC 活性および ADCP 活性により，腫瘍の増殖を抑制する．CD20 陽性の濾胞性リンパ腫に用いられる．

イブリツモマブチウキセタン ibritumomab tiuxetan は，放射性同位元素イットリウム（^{90}Y）で標識されたヒト CD20 に対するマウスモノクローナル抗体で，CD20 陽性リンパ腫に集積して β 線放射により細胞死を誘導するものである．

6）その他の抗 CD 抗体

アレムツズマブ alemtuzumab は，慢性リンパ性白血病細胞の表面の CD52 抗原に結合し，

＊9 CTLA–4（cytotoxic T–lymphocyte antigen–4）は，活性化した T 細胞に発現しており，抗原提示細胞に発現する CD80 および CD86 と結合して，T 細胞の過剰な活性化を抑制する．

ADCC 活性と CDC 活性を介して細胞溶解を起こす．再発または難治性の慢性リンパ性白血病に用いられる．

ブレンツキシマブ ベドチン brentuximab vedotin は，CD30 抗原を標的とするキメラ抗体と微小管阻害作用をもつ低分子薬(モノメチルアウリスタチン E(MMAE)とを結合させた抗体–薬物複合体である．CD30 を発現する細胞に選択的に取り込まれた後，細胞内で MMAE が遊離されて微小管形成が阻害されることにより，細胞周期の停止とアポトーシスの誘導が起こる．CD30 陽性のホジキンリンパ腫，再発または難治性の CD30 陽性未分化大細胞リンパ腫に用いられる．

ダラツムマブ daratumumab は，ヒト CD38 に結合し，CDC 活性，ADCC 活性，ADCP 活性などにより，腫瘍の増殖を抑制する．再発または難治性の多発性骨髄腫に用いられる．

ゲムツズマブオゾガマイシン gemtuzumab ozogamicin は，CD33 抗原を標的とするヒト化モノクローナル抗体に，抗腫瘍性抗生物質であるカリケアマイシンの誘導体を結合させた抗体–薬物複合体である．CD33 抗原が発現する白血病細胞に結合して細胞内に取り込まれた後，遊離したカリケアマイシン誘導体が二本鎖 DNA を切断することによって，細胞傷害作用を発揮する．**イノツズマブオゾガマイシン** inotuzumab ozogamicin は，同様の趣旨により作製されたヒト化抗 CD22 モノクローナル抗体(イノツズマブ)–抗腫瘍性抗生物質の複合体である．再発または難治性の CD22 陽性の急性リンパ性白血病に用いられる．いずれも，主な副作用として発熱，骨髄抑制，悪心・嘔吐，出血，infusion reaction などがある．

ブリナツモマブ blinatumomab は，CD3 および CD19 に対する 2 種のマウスモノクローナル抗体の可変領域を，リンカーを介して結合させた二重特異性抗体製剤である．この抗体により T 細胞膜上の CD3 と B 細胞性腫瘍の細胞膜上の CD19 を架橋することにより T 細胞が活性化され，CD19 陽性の腫瘍細胞が傷害される．再発または難治性の B 細胞性急性リンパ性白血病に用いられる．副作用として，骨髄抑制や infusion reaction がある．

モガムリズマブ mogamulizumab は，ヒトケモカイン受容体 4(CCR4)[*10] に対するヒト化モノクローナル抗体で，CCR4 陽性の成人 T 細胞白血病リンパ腫などにおいて ADCC による細胞死を誘導する．

エロツズマブ elotuzumab は，ヒト signaling lymphocyte activation molecule family member 7 (SLAMF7) に対するヒト化モノクローナル抗体で，SLAMF7 を細胞表面に高発現する多発性骨髄腫細胞において ADCC による細胞死を誘導する．

D シグナル伝達阻害薬

シグナル伝達経路におけるタンパク質リン酸化酵素(プロテインキナーゼ)に対する低分子量阻害薬は，分子を標的とする化学療法という新たな概念を生み出した．チロシンキナーゼ型受容体/細胞質型チロシンキナーゼやセリン/スレオニンキナーゼを標的とする様々な種類の低分子量阻害薬が開発され，臨床応用されている(**表 17–2**)．

＊10 CCR4 (CC ケモカイン受容体 4) は，健常人では Th2 細胞に選択的に発現するとともに，成人 T 細胞白血病 (ATL) 患者の約 90％において発現する予後不良因子である．

◆**表 17-2　分子標的薬(モノクローナル抗体ほか)の分類と特徴**

分類			薬物		抗体分子	主な標的分子	適応する悪性腫瘍
モノクローナル抗体	抗増殖因子受容体抗体	抗 HER2	トラスツズマブ	trastuzumab	ヒト化抗体	HER2	HER2 陽性乳がん[1,3] HER2 陽性胃がん[1,3]
			ペルツズマブ	pertuzumab			HER2 陽性の乳がん[1,3]
		抗 HER2-微小管阻害薬複合体	トラスツズマブ エムタンシン	trastuzumab emtansine			
		抗 EGFR	パニツムマブ	panitumumab	完全ヒト型抗体	EGFR	*KRAS* 遺伝子野生型の結腸・直腸がん[1,3]
			セツキシマブ	cetuximab	キメラ抗体		EGFR 陽性の結腸・直腸がん[1,3] 頭頸部がん
		抗 VEGF	ベバシズマブ	bevacizumab	ヒト化抗体	VEGF	結腸・直腸がん[1,3] 非小細胞肺がん[1,3] 卵巣がん
		抗 VEGFR	ラムシルマブ	ramucirumab	完全ヒト型抗体	VEGFR	胃がん 結腸・直腸がん 非小細胞肺がん[1,3]
	免疫チェックポイント阻害薬	抗 PD-1	ニボルマブ	nivolumab	完全ヒト型抗体	PD-1	悪性黒色腫 非小細胞肺がん[1,3] 腎細胞がん[1,3] 古典的ホジキンリンパ腫[3,4] 頭頸部がん[3,7] 胃がん[2] 悪性胸膜中皮腫[1,2,3]
			ペムブロリズマブ	pembrolizumab	ヒト化抗体		悪性黒色腫[1] PD-L1 陽性非小細胞肺がん[1,3] 古典的ホジキンリンパ腫[3,4] 尿路上皮がん[1,2]
		抗 PD-L1	アベルマブ	avelumab	完全ヒト型抗体	PD-L1	メルケル細胞がん[1]
			デュルバルマブ	durvalumab			局所進行の非小細胞肺がん[1]における根治的化学放射線療法後の維持療法
			アテゾリズマブ	atezolizumab	ヒト化抗体		切除不能な進行・再発の非小細胞肺がん[1,3]
		抗 CTLA-4	イピリムマブ	ipilimumab	完全ヒト型抗体	CTLA	悪性黒色腫[1,3]
	抗リンパ球抗体	抗 CD20	リツキシマブ	rituximab	キメラ抗体	CD20	CD20 陽性の B 細胞性非ホジキンリンパ腫
			オファツムマブ	ofatumumab	完全ヒト型抗体		CD20 陽性の慢性リンパ性白血病[3,4]
			オビヌツズマブ	obinutuzumab	ヒト化抗体		CD20 陽性の濾胞性リンパ腫
		CD20-金属キレート剤複合体(^{90}Y との併用)	イブリツモマブ チウキセタン	ibritumomab tiuxetan	マウス抗体		CD20 陽性の低悪性度 B 細胞性非ホジキンリンパ腫[3,4] マントル細胞リンパ腫[3,4]
		抗 CD52	アレムツズマブ	alemtuzumab	ヒト化抗体	CD52	慢性リンパ性白血病[1,4]
		抗 CD30-微小管阻害薬複合体	ブレンツキシマブ ベドチン	brentuximab vedotin	キメラ抗体	CD30	CD30 陽性のホジキンリンパ腫[3,4] 未分化大細胞リンパ腫[3,4]

◆表 17-2 分子標的薬（モノクローナル抗体ほか）の分類と特徴（つづき）

分類			薬物		抗体分子	主な標的分子	適応する悪性腫瘍
モノクローナル抗体	抗リンパ球抗体	抗 CD33-抗腫瘍性抗生物質複合体	ゲムツズマブオゾガマイシン	gemtuzumab ozogamicin	ヒト化抗体	CD33	CD33 陽性の急性骨髄性白血病[3,4]
		抗 CD-38	ダラツムマブ	daratumumab	完全ヒト型抗体	CD38	多発性骨髄腫[3,4]
		抗 CD22-抗腫瘍性抗生物質複合体	イノツズマブオゾガマイシン	inotuzumab ozogamicin	ヒト化抗体	CD22	CD22 陽性の急性リンパ性白血病[3,4]
		CD3/CD19 二重特異性抗体	ブリナツモマブ	blinatumomab	完全ヒト型抗体	CD3 および CD19	B 細胞性急性リンパ性白血病[3,4]
		抗 SLAMF7	エロツズマブ	elotuzumab	ヒト化抗体	Signaling Lymphocyte Activation Molecule Family Member 7 (SLAMF7)	多発性骨髄腫[3,4]（レナリドミドおよびデキサメタゾンと併用）
		抗 CCR4	モガムリズマブ	mogamulizumab	ヒト化抗体	CCR4	CCR4 陽性の T 細胞リンパ腫
融合タンパク質		VEGFR 細胞外ドメイン—IgG-Fc ドメイン融合タンパク質	アフリベルセプトベータ	aflibercept beta	受容体—ヒト IgG-Fc 融合タンパク質	VEGF-A/B および胎盤増殖因子 PIGF	結腸・直腸がん[1,3]

1) 切除不能. 2) 化学療法後増悪例. 3) 再発例. 4) 難治性症例. 5) 前治療薬に抵抗性または不耐容の症例. 6) 既存治療が効果不十分または不適当な症例. 7) 転移性の症例.

薬物名の語尾にマブ(-mab)：モノクローナル抗体 monoclonal antibody.
→(オ)マブ(-omab)：マウス抗体.
→キシマブ(-ximab)：キメラ抗体.
→ズマブ(-zumab)：ヒト化抗体（フレームワーク部および定常部はヒト IgG 由来で，相補性決定領域には約 5％の異種配列が残存する）.
→(ウ)マブ(-umab)：ヒト型抗体（ヒト抗体遺伝子から 100％由来する配列からなる）.

1) チロシンキナーゼ阻害薬

イマチニブ imatinib は，慢性骨髄性白血病 chronic myeloid leukemia (CML) に特有の細胞質チロシンキナーゼである BCR-ABL*11 およびチロシンキナーゼ型受容体の血小板由来増殖因子受容体 platelet-derived growth factor receptor (PDGFR) を阻害する（**図 17-8**）．これは，CML 患者の予後を著しく改善し，また手術不能な消化管がんの処置にも有用である．経口で投与され，半減期は約 18 時間である．主に肝臓で代謝され，約 75％の薬物は活性代謝物に変換される．また代謝物の約 80％は糞便中に排泄される．副作用は，消化器症状（腹痛，下痢，悪心），倦怠感，頭痛，発疹などがある．キナーゼ遺伝子の変異によるイマチニブへの耐性の問題が拡大しつつあるが，他のキナーゼ阻害薬への交差耐性はほとんどない．同様に CML に用いられる BCR-ABL チロシンキナーゼ阻害薬として，ニロチニブ nilotinib とダサチニブ dasatinib がある．

そのほかに，細胞質型チロシンキナーゼに対する阻害薬として，SRC 阻害薬のボスチニブ bosutinib や JAK 阻害薬の**ルキソリチニブ** ruxolitinib がある．

＊11 BCR-ABL は，慢性骨髄性白血病患者の白血病細胞において，9 番染色体と 22 番染色体の間の転座により生じるフィラデルフィア Philadelphia 染色体がコードする細胞質型チロシンキナーゼである．

◆表 17-3　分子標的薬（低分子量キナーゼ阻害薬ほか）の分類と特徴

分類			薬物		主な標的分子		適応する悪性腫瘍
低分子量キナーゼ阻害薬（増殖因子受容体のシグナル伝達関連キナーゼの阻害）	チロシンキナーゼ阻害薬	EGFR 阻害薬	ゲフィチニブ	gefitinib	増殖因子受容体のシグナル伝達関連キナーゼの阻害	EGFR	EGFR 変異陽性の非小細胞肺がん
			エルロチニブ	erlotinib			非小細胞肺がん[1,2]
			オシメルチニブ	osimertinib			EGFR 変異陽性の非小細胞肺がん[1,3]
			アファチニブ	afatinib		EGFR，HER2，HER4	
		HER2 阻害薬	ラパチニブ	lapatinib		HER2，EGFR	HER2 陽性の乳がん[1,3]
		ALK 阻害薬	アレクチニブ	alectinib		ALK	ALK 融合遺伝子陽性の非小細胞肺がん[1,3]
			セリチニブ	ceritinib		ALK 融合タンパク質	
			クリゾチニブ	crizotinib		ALK 融合タンパク質，HGFR/c-Met など	ALK 融合遺伝子陽性の非小細胞肺がん[1,3] ROS1 融合遺伝子陽性の非小細胞肺がん[1,3]
			ロルラチニブ	lorlatinib			
		BCR-ABL 阻害薬	イマチニブ	imatinib		BCR-ABL，KIT，PDGFRα	慢性骨髄性白血病 KIT 陽性の消化管間質腫瘍 Ph 染色体陽性急性リンパ性白血病 好酸球増多症候群 慢性好酸球性白血病
			ニロチニブ	nilotinib		BCR-ABL，KIT，PDGFRs	慢性骨髄性白血病
			ダサチニブ	dasatinib		BCR-ABL，SRC 関連（Src，Lck，Yes，Fyn）KIT，EPH，PFGFRβ など	慢性骨髄性白血病 Ph 染色体陽性急性リンパ性白血病[1,4]
		SRC 阻害薬	ボスチニブ	bosutinib		ABL および SRC	慢性骨髄性白血病[5]
		JAK 阻害薬	ルキソリチニブ	ruxolitinib		JAK2	骨髄線維症 真性多血症[6]
		VEGFR 阻害薬	アキシチニブ	axitinib		VEGFR	腎細胞がん[1,7]
			パゾパニブ	pazopanib		VEGFR，PDGFR，KIT	悪性軟部腫瘍 腎細胞がん[1,7]
			バンデタニブ	vandetanib		VEGFR2，EGFR，RET	甲状腺髄様がん[1]
			レンバチニブ	lenvatinib		VEGFR，FGFR，PDGFRα，KIT，RET	甲状腺がん[1]
			スニチニブ	sunitinib		PDGFR，VEGFR，KIT，FLT3，CSF-1R，RET	イマチニブ抵抗性の消化管間質腫瘍 腎細胞がん[1,7] 膵神経内分泌腫瘍
	チロシンキナーゼ・セリン／スレオニンキナーゼ阻害薬		ソラフェニブ	sorafenib		FLT-3，KIT，VEGFR，PDGFR Raf，BRAF	腎細胞がん[1,7] 肝細胞がん[1] 甲状腺がん[1]
			レゴラフェニブ	regorafenib		VEGFR，TIE2，PDGFRβ，FGFR，KIT，RET RAF-1，BRAF	結腸・直腸がん[1,3] 消化管間質腫瘍[2] 肝細胞がん[1,2]

◆表 17-3 分子標的薬(低分子量キナーゼ阻害薬ほか)の分類と特徴(つづき)

分類			薬物		主な標的分子		適応する悪性腫瘍
低分子量キナーゼ阻害薬(増殖因子受容体のシグナル伝達関連キナーゼの阻害)	セリン/スレオニンキナーゼ阻害薬	BRAF 阻害薬	ベムラフェニブ	vemurafenib	増殖因子受容体のシグナル伝達関連キナーゼの阻害	BRAF(V600 変異)	*BRAF* 遺伝子変異陽性の悪性黒色腫[1]
		mTOR 阻害薬	エベロリムス	everolimus		mTOR	腎細胞がん[1,7] 神経内分泌腫瘍 乳がん[1,7] 結節性硬化症に伴う腎血管筋脂肪腫または上衣下巨細胞性星細胞腫(良性)
			テムシロリムス	temsirolimus			腎細胞がん[1,7]
			シロリムス	sirolimus			リンパ脈管筋腫症(良性)
		CDK 4/6 阻害薬	パルボシクリブ	palbociclib		CDK 4/6	手術不能又は再発乳がん
			アベマシクリブ	abemaciclib			ホルモン受容体陽性かつ HER2 陰性の乳がん[1,3]
その他		プロテアソーム阻害薬	ボルテゾミブ	bortezomib	プロテアソーム		多発性骨髄腫，マントル細胞リンパ腫，原発性マクログロブリン血症およびリンパ形質細胞リンパ腫
			イキサゾミブ	ixazomib			多発性骨髄腫[3,4]
			カルフィルゾミブ	carfilzonmib			
		HDAC 阻害薬	ボリノスタット	vorinostat	ヒストン脱アセチル化酵素(HDAC)		皮膚 T 細胞性リンパ腫
			パノビノスタット	panobinostat			多発性骨髄腫[3,4]
			ロミデプシン	romidepsin			末梢性 T 細胞リンパ腫[3,4]

1) 切除不能. 2) 化学療法後増悪例. 3) 再発例. 4) 難治性症例. 5) 前治療薬に抵抗性または不耐容の症例. 6) 既存治療が効果不十分または不適当な症例. 7) 転移性の症例.
薬物名の語尾にニブ(-nib) ：低分子量キナーゼ阻害薬 kinase inhbitor (low molecular weight).

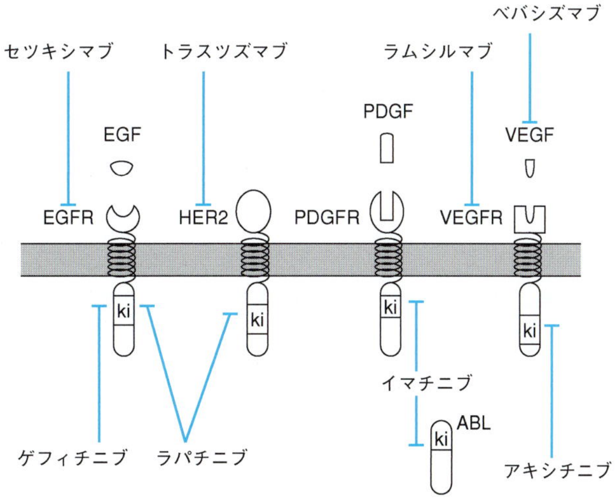

◆図 17-8 抗腫瘍性モノクローナル抗体およびキナーゼ阻害薬の作用機序
Ki：チロシンキナーゼドメイン.

受容体型チロシンキナーゼに対する低分子量阻害薬のうち，上皮成長因子受容体(EGFR)阻害薬の**ゲフィチニブ** gefitinib，**エルロチニブ** erlotinib，**オシメルチニブ** osimertinib，**アファチニブ** afatinib は主に非小細胞肺がんに用いられ，HER2 阻害薬の**ラパチニブ** lapatinib は HER2 陽性の乳がんに用いられる．

VEGFR 阻害薬の多くは，他のさまざまなチロシンキナーゼ型受容体も阻害し，マルチキナーゼ阻害薬と呼ばれる場合もある．腎細胞がんを中心に，甲状腺がんや肝細胞がんなどに用いられるものがある．**スニチニブ** sunitinib，**ソラフェニブ** sorafenib，**レゴラフェニブ** regorafenib，**レンバチニブ** lenvatinib，**パゾパニブ** pazopanib は VEGFR のみならず PDGFR や KIT などを阻害し，**バンデタニブ** vandetanib は VEGFR2・EGFR・RET を阻害する，いずれもマルチキナーゼ阻害薬である．一方，**アキシチニブ** axitinib は VEGFR を比較的選択的に阻害する．

未分化リンパ腫リン酸化酵素 anaplastic lymphoma kinase(ALK)は，他の遺伝子との融合遺伝子の形成が肺がんの治療標的として注目されている．第一世代の ALK 阻害薬である**クリゾチニブ** crizotinib は，ALK 融合遺伝子陽性の切除不能な進行・再発の非小細胞肺がんに用いられるが，下痢，悪心・嘔吐などの消化器障害に加えて視覚障害や浮腫など特徴的な副作用を有し，耐性も出現するようになった．第二世代として，副作用が軽減された**アレクチニブ** alectinib，**セリチニブ** ceritinib，**ロルラチニブ** lorlatinib が開発され，クリゾチニブに抵抗性を示す ALK 融合遺伝子陽性の非小細胞肺がんに用いられる．

2) セリン/スレオニンキナーゼ阻害薬

ベムラフェニブ vemurafenib は，BRAF*12 の阻害薬であり，BRAF 遺伝子に変異を有する悪性黒色腫に用いられる．

エベロリムス everolimus は，**シロリムス** sirolimus(別名：ラパマイシン)の誘導体で，ほ乳類ラパマイシン標的タンパク質 mammalian target of rapamycin(mTOR)*13 を阻害し，がん細胞の細胞周期の進行や血管新生を抑制することにより抗腫瘍作用を示す．根治切除不能または転移性の腎細胞がん，神経内分泌腫瘍，手術不能または再発乳がん，などに経口投与される．**テムシロリムス** temsirolimus もシロリムス誘導体であるが，静脈内投与で用いられ，適応は切除不能もしくは転移再発した腎細胞がんと限定的である．また，シロリムスはリンパ脈管筋腫症に用いられる．

アベマシクリブ abemaciclib，**パルボシクリブ** palbociclib はいずれも細胞周期を制御するサイクリン依存性キナーゼ(cdk)-4 および 6 を阻害し，細胞周期の進行を停止して腫瘍細胞の増殖を抑制する．いずれも手術不能または再発乳がんに用いられるが，アベマシクリブは，ホルモン受容体陽性かつ HER2 陰性の症例に適応がある．

---

*12 BRAF は，低分子量 G タンパク質 Ras により活性化されるセリン/スレオニンキナーゼ Raf のアイソフォームの一つであり，下流の MAP キナーゼカスケードに増殖性のシグナルを伝える働きをする．

*13 mTOR は，増殖因子受容体の下流の細胞内シグナルに属し，細胞増殖や分裂，血管新生などを制御するセリン/スレオニンキナーゼの一種である．

E その他の薬物

1) アスパラギナーゼ

L-アスパラギナーゼ L-asparaginase は，血中の L-アスパラギン(L-Asn)を分解し，アスパラギン酸とアンモニアに変換する酵素である．急性リンパ芽球性白血病細胞は L-Asn 要求性になっているので，L-Asn の分解により，栄養欠乏状態になることで増殖が抑制される．正常細胞は L-Asn を合成できるので，骨髄や消化管粘膜や毛包細胞などにはそれほど影響は与えない．大腸菌タンパク質に由来する酵素であるため，アナフィラキシーショックに注意する必要がある．そのほかの副作用に，悪心・嘔吐，高アンモニア血症，肝障害などがある．

2) プロテアソーム阻害薬

ボルテゾミブ bortezomib は，ホウ素を含むジペプチドで，細胞内のタンパク質分解酵素複合体であるプロテアソームの機能を阻害する．プロテアソームは，分裂のさかんながん細胞において，細胞周期制御因子・シグナル伝達因子・転写因子・がん遺伝子およびがん抑制遺伝子産物の分解を担っている．ボルテゾミブは，これらを阻害することにより細胞周期の進行を阻止し，増殖抑制や血管新生抑制，アポトーシス誘導などにより直接的な抗腫瘍効果を示す．急速に分裂している細胞は正常細胞よりもボルテゾミブに感受性が高いため，抗悪性腫瘍薬として有用である．おもに多発性骨髄腫に用いられる．

サリドマイド thalidomide は，その催奇形性作用の研究を通じて，遺伝子の転写，血管新生，プロテアソーム機能に多様な働きがあることが明らかとなり，医薬品として復帰している．抗悪性腫瘍薬としては，再発または難治性多発性骨髄腫に適応がある．サリドマイドの催奇形性以外の主な有害効果に，不可逆性末梢神経障害(手足のしびれ，うずき，痛みなど)，血栓症や脳卒中などがある．サリドマイド誘導体の**レナリドミド** lenalidomide は，有害効果は少ないと考えられているが，サリドマイドとは異なり，骨髄抑制と好中球減少をもたらす．

第一世代プロテアソーム阻害薬のボルテゾミブは，末梢神経障害などの副作用が問題となる場合があり，それを軽減した第二世代の**イキサゾミブ** ixazomib や**カルフィルゾミブ** carfilzomib は，レナリドミドやデキサメタゾンと併用して用いられる．

3) ヒストン脱アセチル化酵素(HDAC)阻害薬

ヒストンは，真核細胞のクロマチンを構成する主要なタンパク質である．ヒストンのアセチル化–脱アセチル化によるクロマチンのリモデリング*14 は，がん遺伝子やがん抑制遺伝子を含めた遺伝子の発現調節に重要な役割を果たしている．ヒストン脱アセチル化酵素 hi-

＊14 塩基性の核タンパク質であるヒストンの陽性荷電と DNA の陰性荷電がクロマチンの形成に重要であるが，ヒストンのアセチル化による陽性荷電の減少は，クロマチンの凝縮状態の低下による転写因子と DNA との相互作用を増加させる．ヒストンアセチル化はヒストンアセチル化酵素 histone acetyltransferase (HAT) およびヒストン脱アセチル化酵素 histone deacetylase (HDAC) により正負に制御されており，HDAC 阻害薬はヒストンアセチル化を増加させて，がん抑制遺伝子の発現を増強するなどの機序が考えられている．

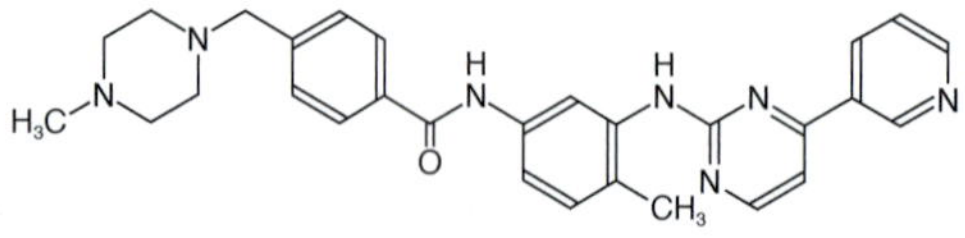
imatinib

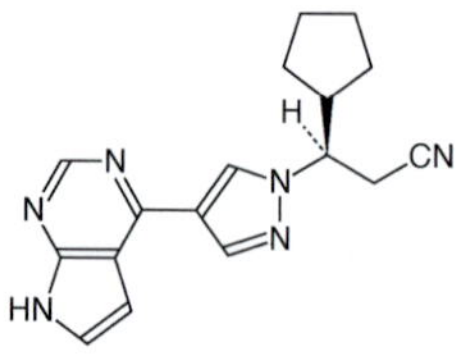
ruxolitinib

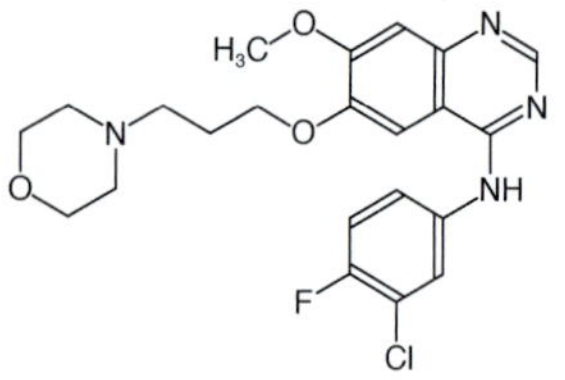
gefitinib

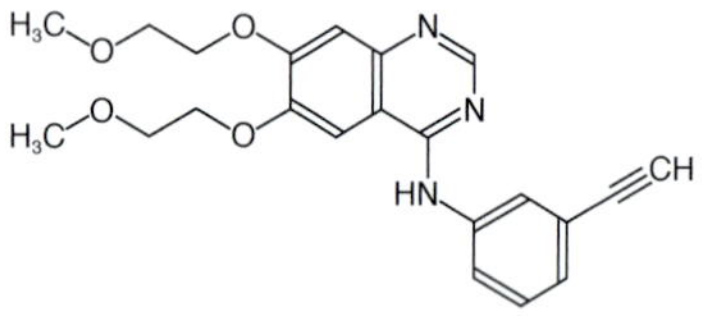
erlotinib

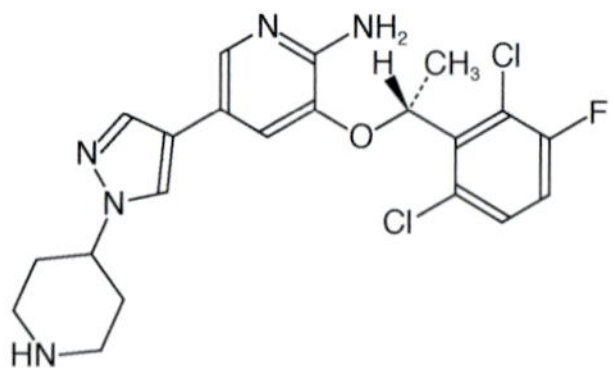
crizotinib

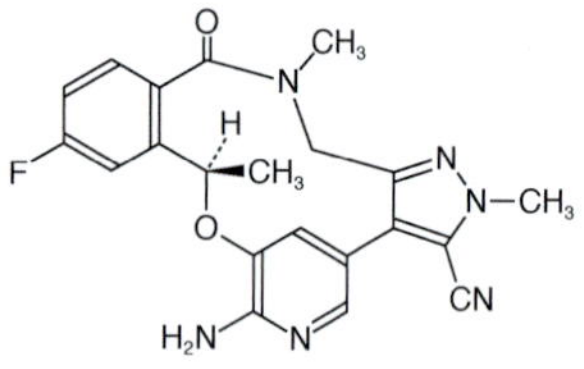
lorlatinib

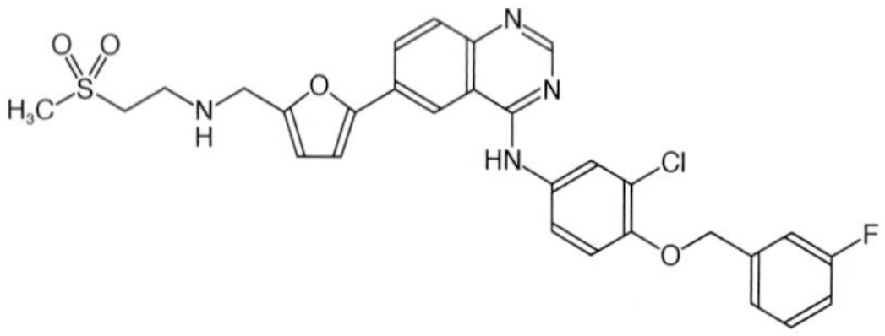
lapatinib

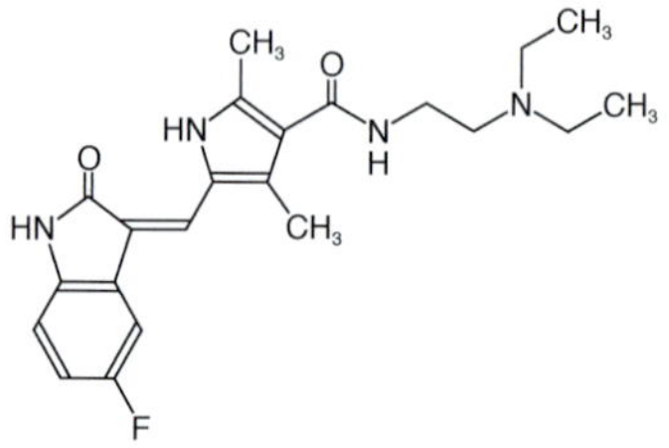
sunitinib

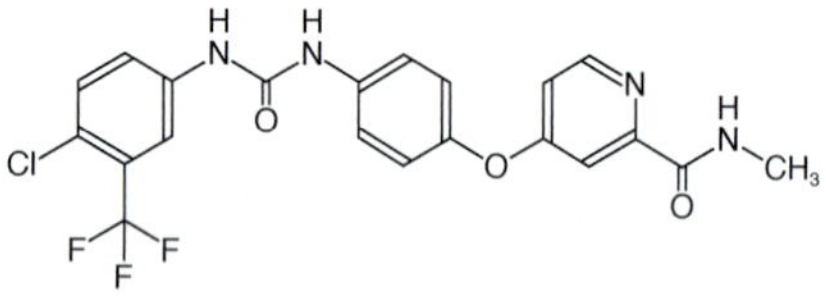
sorafenib

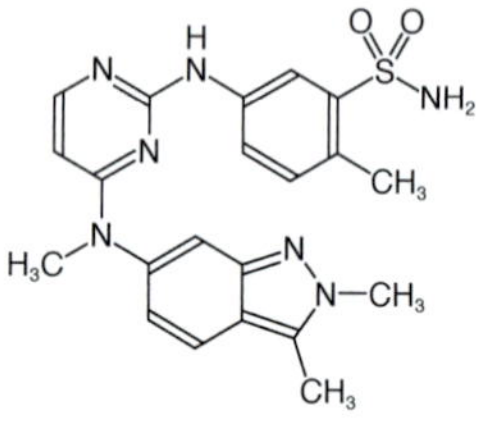
pazopanib

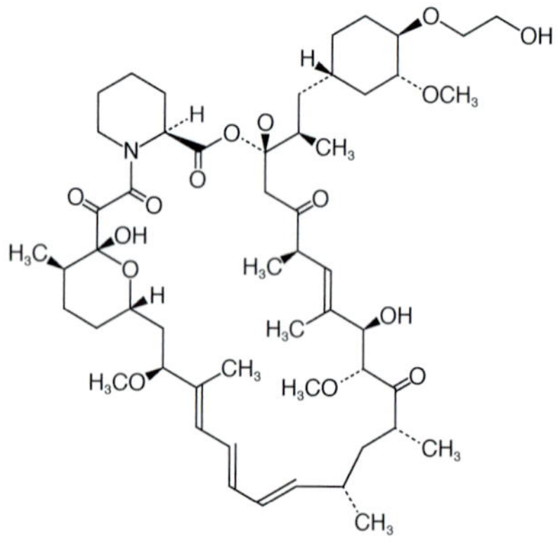
everolimus

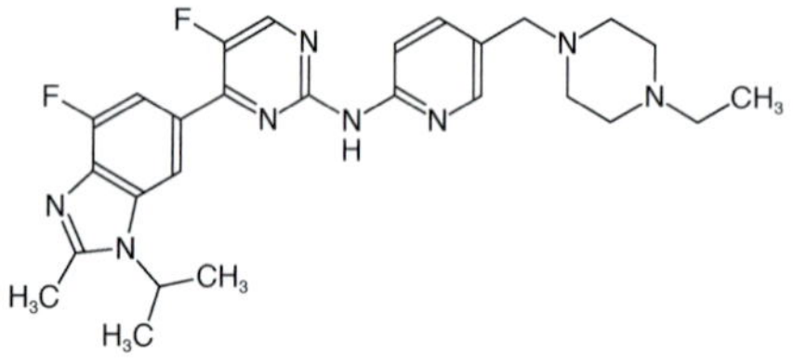
abemaciclib

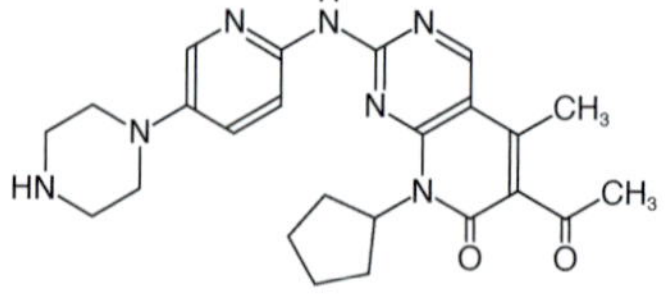
palbociclib

▶分子標的薬，その他

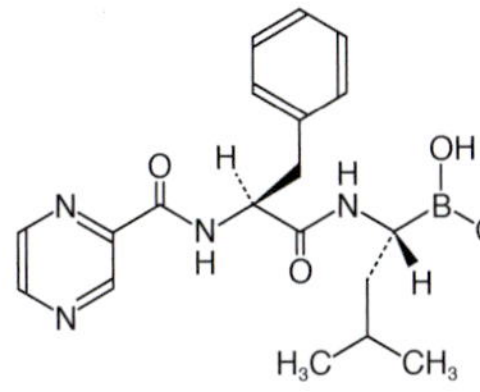

bortezomib

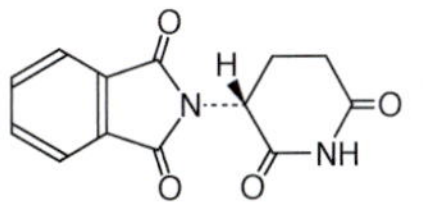

および鏡像異性体

thalidomide

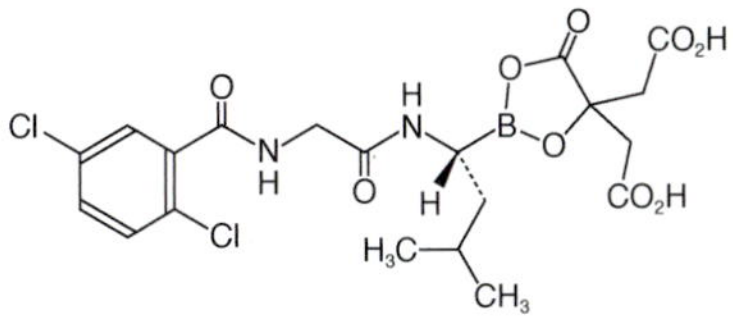

ixazomib

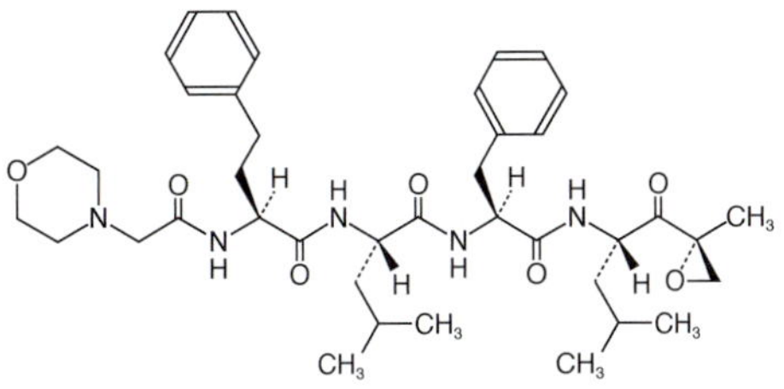

carfilzomib

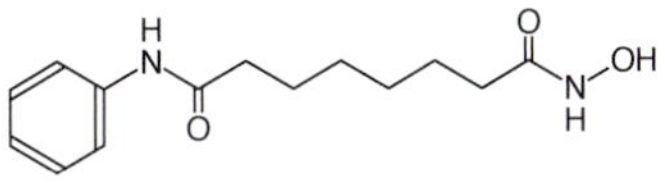

vorinostat

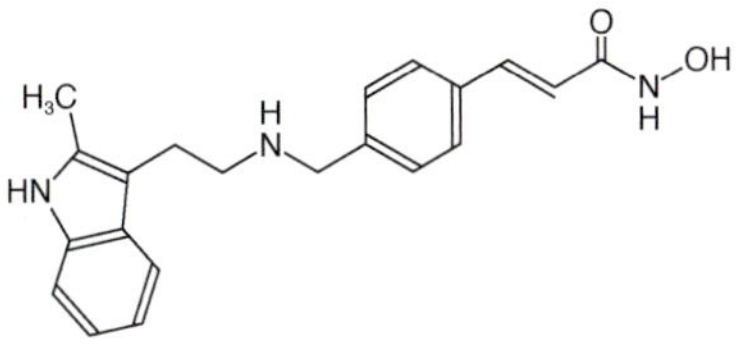

panobinostat

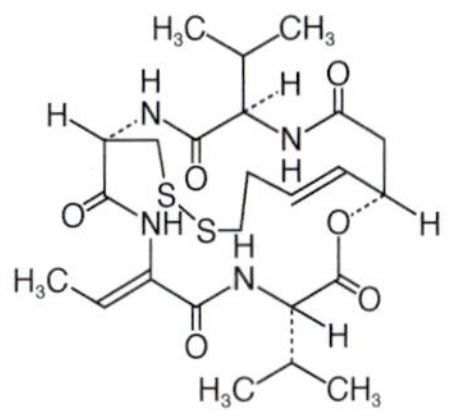

romidepsin

▶分子標的薬，その他（つづき）

stone deacethylase (HDAC) 阻害薬[*15]は共通して，腫瘍細胞のクロマチンの不安定化を誘導し，細胞周期の停止や分化，アポトーシスを誘導することにより抗腫瘍活性を示すと考えられている．**ボリノスタット** vorinostat は，皮膚 T 細胞性リンパ腫に用いられ，主な副作用には，下痢，悪心，味覚異常，食欲不振，疲労，静脈血栓塞栓症，骨髄抑制，脱水，高血糖，腎不全がある．**パノビノスタット** panobinostat は，ボルテゾミブおよびデキサメタゾンと併用して，再発または難治性の多発性骨髄腫に用いられる．主な副作用には，下痢，骨髄抑制，QT 延長，頻脈性不整脈，疲労，肝機能障害，感染症，脱水症状，出血，腎不全，静脈血栓塞栓症，低血圧がある．

ロミデプシン romidepsin は，*Chromobacterium violaceum* 由来の天然化合物で強力な HDAC 阻害作用を持つ．再発または難治性の末梢性 T 細胞リンパ腫に用いられる．主な副作用には，下痢，骨髄抑制，QT 延長，疲労，感染症，味覚異常，発熱，疲労などがある．

＊15 HDAC は少なくとも 18 種類のアイソフォームが知られており，配列類似性から四つの class（Ⅰ，Ⅱ，Ⅲ，Ⅳ）に分類されている．ボリノスタットは主に class Ⅰ の HDAC を阻害するのに対して，パノビノスタットは，多くの class の HDAC を阻害する．また，ロミデプシンも多くの class の HDAC を阻害するとともに，より強い阻害活性を示す点が特徴である．

F　生物学的応答調節薬(BRM)など

生体防御反応など，宿主の応答性を増強する薬物は，生物学的応答調節薬 biological response modifier(BRM)と呼ばれる．たとえば**インターフェロン**類は，ある種の固形がんやリンパ腫の治療に，また**テセロイキン** teceleukin(組換えインターロイキン–2)は，腎がんに用いられている．**トレチノイン** tretinoin は，ビタミン A 誘導体で，白血病細胞に対する強力な分化誘導因子であり，急性前骨髄球性白血病の寛解を誘導する目的で化学療法の補助薬として用いられる．催奇形性があるとともに，副作用としてレチノイン酸症候群(発熱，白血球増加，呼吸困難など)がある．関連化合物の**ベキサロテン** bexarotene は，レチノイド X 受容体(RXR)に選択的に結合し，アポトーシス誘導および細胞周期停止作用により腫瘍増殖を抑制すると推測されている．催奇形性があるとともに，重大な副作用として，脂質異常症，膵炎，内分泌障害(下垂体性甲状腺機能低下症，低血糖)などがある．**ポルフィマー** porfimer は，ヘマトポルフィリン誘導体であり，細胞の中に蓄積し，適切な波長の光で励起すると細胞を死滅させる．通常は，光源で選択的に狙い撃ちができるがん(たとえば食道がんなど)に用いられる．

4. 抗悪性腫瘍薬に対する耐性

細胞傷害性薬物に対するがん細胞の薬剤耐性は，一次耐性(初期耐性，初回の薬剤投与時の段階で耐性になっているもの)と，二次耐性(獲得耐性，はじめは反応するが，治療中に耐性を発現するもの)がある．獲得耐性は，腫瘍細胞の「適応 adaptation」あるいは「変異 mutation」のいずれかによると考えられている．抗悪性腫瘍薬による選択により，耐性をもつ細胞が感受性のある細胞よりも優位となる．耐性メカニズムとして以下のような例がある．

① がん細胞の表面に ATP の代謝エネルギーに依存した薬物輸送タンパク質の発現が増加して，細胞傷害性薬物が細胞内に集積する量が減少する：(例)構造的に類似性のない多くの抗悪性腫瘍薬(ドキソルビシン，ビンブラスチン，ダクチノマイシンなど)に対する多剤耐性の原因となる．代表的なのは P–糖タンパク質(MDR1)であり，細胞の外から細胞膜を通過して細胞内に入ってきた疎水性の薬物をくみ出す働きがある．

② がん細胞への抗悪性腫瘍薬の取り込み量が減少する：(例)メトトレキサート耐性にみられる能動輸送障害やポリグルタミン酸化の低下がある．

③ 薬物の活性化が不十分になる：(例)抗腫瘍活性を発揮するために代謝活性化が必要である薬物の場合は問題となる．フルオロウラシル(5–FdUMP への変換)，シタラビン(リン酸化)，メルカプトプリン(疑似ヌクレオチドへの変換)などの代謝拮抗薬が影響を受ける．

④ 標的酵素の濃度が増加する：(例)メトトレキサート耐性における DHFR 遺伝子の増幅．

⑤ 基質の要求性が減少する：(例)L–アスパラギナーゼへの耐性．

⑥ 別の代謝経路の利用：(例)代謝拮抗薬．

⑦ 薬剤誘導性の DNA 障害の迅速な修復：(例)アルキル化薬に対するヌクレオチド除去修復系の亢進．

⑧ 標的の活性の変化：(例)トポイソメラーゼⅡのリン酸化修飾によるエトポシドへの耐性．

⑨ 遺伝子の変異による耐性化標的分子の生成：(例)p53 遺伝子や Bcl-2 遺伝子ファミリーの過剰発現，トポイソメラーゼⅡ変異による細胞内局在性の変化.

5. 併用療法

異なる作用機序をもつ抗悪性腫瘍薬を併用すると，一般毒性の増加を伴わずにがん細胞に対する細胞傷害性が上昇する．たとえば，骨髄抑制を示すメトトレキサートと神経毒性を示すビンクリスチンとの併用や，骨髄抑制が比較的弱いブレオマイシンやシスプラチンの併用などである．併用療法は，それぞれの薬物への耐性の出現を減少させる．また，少量の薬物を継続的に与えるのでなく，数回にわたり，2〜3 週間の間隔を置いて間欠的かつ大量に投与する．これは，各治療回の合間に骨髄の再生を促すためである．さらに，総量が同じであれば，1〜2 回で大量に投与した方が，少量を多数回投与するよりも効果的であることが示されている.

6. 抗悪性腫瘍薬の副作用と対策：嘔吐と骨髄抑制の調節

悪心・嘔吐は多くのがん化学療法薬で現れ，患者のアドヒアランス(患者が治療を十分に理解・納得して積極的に治療を継続しようとする姿勢)を大いに低下させる．シスプラチン(およびその他の白金化合物)は，非常に強い悪心・嘔吐誘発作用が問題となるが，ほかの抗悪性腫瘍薬もその多くは悪心・嘔吐誘発作用がみられ，支持療法としての悪心・嘔吐対策は重要である．**セロトニン 5-HT_3 受容体遮断薬**である**オンダンセトロン**，**グラニセトロン**，**アザセトロン**，**ラモセトロン**，インジセトロン，**パロノセトロン**[*16]は，抗悪性腫瘍薬による悪心・嘔吐に対して効果的であり，これらの登場によりシスプラチンによる化学療法は大きく前進した．5-HT_3 受容体遮断薬は，抗悪性腫瘍薬投与後急性に出現する悪心・嘔吐には有効であるが，24 時間から数日後にわたって出現する遅発性の嘔吐に対しては，**ニューロキニン NK_1 受容体遮断薬**である**アプレピタント** aprepitant を，グラニセトロンおよび**デキサメタゾン** dexamethasone などと併用する．ドパミン D_2 受容体遮断薬(D_2 アンタゴニスト)の**メトクロプラミド**は高用量の静脈内投与が有用であるが，若年者に投与する場合は特に錐体外路症状に注意する必要がある．**ドンペリドン** domperidone は経口で投与される D_2 アンタゴニストであり，中枢移行性は低い．これらは，デキサメタゾンや**ロラゼパム** lorazepam とともに用いられ，どちらも化学療法薬の副作用をさらに軽減する.

骨髄抑制 myelosupression は，多くの抗悪性腫瘍薬の用量規制因子 dose limiting factor となる．**フィルグラスチム** filgrastim(ポリエチレングリコール修飾により半減期を延長した PEG 化体を含む)，**レノグラスチム** lenograstim，**ナルトグラスチム** nartograstim のいずれ

＊16 パロノセトロン palonosetron は 5-HT_3 受容体への親和性が向上して，強い阻害活性を示すとともに血中半減期が 40 時間(類薬の半減期は 3〜5 時間)と非常に長い特徴がある．このことから，グラニセトロンなどと比べると，急性期には差がないものの，遅発性の嘔吐の抑制に優れるとされる.

も，**遺伝子組換え型の顆粒球コロニー刺激因子**（**G-CSF**）であり，造血組織に存在する顆粒球系前駆細胞（CFU-GM）に働き，それらの分化，増殖を促進するとともに，末梢血中への好中球の動員により末梢好中球の増加を引き起こす．また，自家末梢血幹細胞移植を目的として，これらの投与により血液中の幹細胞を増やし，さらに造血細胞成長因子により培養系で増幅した後に患者に戻す，あるいは化学療法終了後に患者に投与して造血幹細胞の末梢血中への動員を促す等のプロトコールが頻繁に使用されている．また，骨髄抑制を回避するため，たとえばある症例では，処置前に自己の骨髄を回収して特異的なモノクローナル抗体などでがん細胞を除去しておき，化学療法終了後に骨髄に戻すなどのレジメンが考案されている．**ホリナートカルシウム** calcium folinate は，高用量メトトレキサート処置後の「救援療法」のために用いられている（18章-3-Ⓐ-6）-i「抗葉酸代謝拮抗薬」p535を参照）．

第17章 学習チェックシート

- □ 悪性腫瘍と良性腫瘍の性質の違いについて説明できるか．
- □ 抗悪性腫瘍薬を作用機序や化学的性質によって分類できるか．
- □ 代表的な抗悪性腫瘍薬の基本構造を示すことができるか．
- □ 代表的なアルキル化薬をあげ，作用機序と適応を説明できるか．
- □ 代表的な代謝拮抗薬をあげ，作用機序と適応を説明できるか．
- □ 代表的な抗腫瘍性抗生物質をあげ，作用機序と適応を説明できるか．
- □ 抗悪性腫瘍薬として用いられる代表的な微小管阻害薬をあげ，作用機序と適応を説明できるか．
- □ 抗悪性腫瘍薬として用いられる代表的なホルモン関連薬をあげ，作用機序と適応を説明できるか．
- □ 代表的な白金製剤をあげ，作用機序と適応を説明できるか．
- □ 抗悪性腫瘍薬として用いられる代表的なトポイソメラーゼ阻害薬をあげ，作用機序と適応を説明できるか．
- □ 代表的な分子標的薬をあげ，作用機序と適応を説明できるか．
- □ 代表的な抗悪性腫瘍治療薬に対する耐性獲得機構を説明できるか．
- □ 代表的な抗悪性腫瘍治療薬の主な副作用をあげ，その症状を説明できるか．
- □ 副作用軽減のための対処法を説明できるか．

第18章 解毒薬

●未吸収薬毒物の吸収阻害に使用される薬物　●吸収された薬毒物の排泄促進に使用される薬物
●解毒薬・拮抗薬

急性中毒では，現在出現している全身症状(循環状態，呼吸状態，体温，精神状態などの異常や痙攣等)に対する対応や原因薬毒物の同定とともに，未吸収薬毒物の吸収抑制と吸収されてしまった薬毒物の排泄を促す処置，そして解毒薬を使用できる場合には速やかにそれを使用することが重要となる．

1. 未吸収薬毒物の吸収阻害に使用される薬物

未吸収薬毒物の消化管からの除去には，服薬後直後では，胃洗浄や腸洗浄，薬用炭を用いた薬毒物の吸着および緩下薬による排泄が，単独または組み合わせて実施される．

薬用炭(活性炭)はその強力な吸着性を利用して，毒物アミン，有機酸，細菌産生物質をはじめ，塩化水銀(II)，ストリキニーネ，フェノール，アトロピン，モルヒネ，毒キノコ成分，フェノールフタレインによる中毒などに用いられる．薬用炭はこれら以外のさまざまな物質を吸着する能力を有するため，幅広い毒薬物の吸着に有効と考えられる．また，体内にすでに吸収された薬毒物であっても，消化管内へ分泌されたり腸肝循環するものの場合は排泄促進作用が期待できる．

薬用炭以外の吸着薬には，天然ケイ酸アルミニウム，ポリスチレンスルホン酸ナトリウム，ポリスチレンスルホン酸カルシウムなどがある．また，関節リウマチ治療薬であるレフルノミドによる重篤な副作用低減を目的としてコレスチラミンが使われることがある．コレスチラミンは，腸肝循環するレフルノミドを消化管で吸着し，再吸収を抑制して排泄を促進する．

緩下薬としては，塩類下剤である硫酸マグネシウム，クエン酸マグネシウム，硫酸ナトリウムが，また糖類下剤であるソルビトールなどが吸着された薬毒物の早期排泄を目的として，単独あるいは活性炭と併用して使用されることがある．体液・電解質の異常に注意しながら使用する．また，ポリエチレングリコールと各種電解質を配合した経口腸管洗浄剤が使用されることもある．

トコンシロップが催吐による胃内容物の排出に用いられていたが，催吐の効果が薬毒物服用直後に限られること，誤嚥のリスクが高いこと，意識のない患者や痙攣ある患者に対しては使用できないこと，強酸や強アルカリ，灯油やシンナーなど油性揮発性物質などの誤嚥に対しては適さないことなどの理由により，使用されなくなった(2012年販売中止)．

2. 吸収された薬毒物の排泄促進に使用される薬物

吸収された薬毒物の早期排泄を目的として，強制利尿や血液浄化(血液透析，血液吸着，血漿交換，血液ろ過，腹膜透析など)が実施される．

強制利尿は，血中の薬毒物やその代謝物の尿中排泄を促すために実施されるもので，乳酸リンゲル液などの輸液が単独で用いられたり，フロセミドなどの利尿薬が併用される．薬毒物の物性によって，炭酸水素ナトリウムによる尿のアルカリ化や塩化アンモニウムによる尿の酸性化が行われることもある．

3. 解毒薬・拮抗薬

A 薬理学的・生化学的解毒薬

1) 有機リン系化合物中毒の解毒薬

プラリドキシム(ヨウ化物) pralidoxime (iodide)：有機リン化合物はセリン残基をリン酸化することでコリンエステラーゼを失活させるが，プラリドキシム(ヨウ化物)はコリンエステラーゼからリン酸エステルを離脱させることにより酵素活性を回復させる．また，中枢および末梢のムスカリン性アセチルコリン受容体でアセチルコリンに拮抗する抗コリン薬である**アトロピン(硫酸塩)(水和物)** atropine (sulfate) (hydrate)も使用される．

2) シアンおよびシアン化合物中毒の解毒薬

体内に摂取されたシアンイオン(CN^-)は3価鉄(Fe^{3+})に親和性が高く，ミトコンドリアのチトクローム・オキシダーゼ中のFe^{3+}と結合して酵素活性を失活させて細胞呼吸を障害する．したがって，シアン中毒時にはCN^-の除去とすみやかなチトクローム・オキシダーゼの機能回復が必要である．シアン中毒は，降圧薬であるニトロプルシドナトリウムの過量投与によっても生じることがある．

ヒドロキソコバラミン hydroxocobalamin：ビタミンB_{12}の一種であるヒドロキソコバラミン分子に含まれる三価のコバルトイオンに結合している水酸イオン(OH^-)とCN^-が置換することにより，同じくビタミンB_{12}の一種であるシアノコバラミンが生成され，尿中へ排泄される．点滴静注で用いられる．

チオ硫酸ナトリウム(水和物) sodium thiosulfate (hydrate)：CN^-は，ミトコンドリアに存在する硫黄基転移酵素であるロダネーゼによってチオ硫酸ナトリウムと反応して，毒性の低いチオシアン酸塩に変換され，尿中へ排泄される．また，チオ硫酸ナトリウムには，体内のヒ素と結合して不溶性の塩として沈殿させ，排泄を容易にする作用もあるため，ヒ素による中毒にも有効である．

亜硝酸アミル amyl nitrite，**亜硝酸ナトリウム** sodium nitrite：CN^-がFe^{3+}に高い親和

性をもつことを利用した方法である．亜硝酸アミルの吸入あるいは亜硝酸ナトリウムの静脈内注射により赤血球のヘモグロビン中の 2 価鉄(Fe^{2+})を Fe^{3+} に酸化してメトヘモグロビンを生成させる．CN^- はメトヘモグロビンにより高い親和性を示すので，CN^- がチトクローム・オキシダーゼから解離してメトヘモグロビンに結合することで酵素活性が回復する．さらに，前述のチオ硫酸ナトリウムを投与することで，チオシアン酸塩として尿中への排泄が促進される．ただし，メトヘモグロビン濃度を適宜測定して，20～25％に維持しながら行う必要がある．ニトロプルシドナトリウムの過量投与によるシアン中毒には，チオ硫酸ナトリウム水和物の静脈内投与，亜硝酸アミルの吸入または亜硝酸ナトリウムの静脈内投与が有効である．

3）麻薬または麻酔薬による呼吸抑制の治療薬

レバロルファン（**酒石酸塩**）levallorphan（tartrate）：麻薬投与前後あるいは同時に，皮下，筋肉内または静脈内に投与することで，鎮痛作用を低下させずに麻薬による呼吸抑制を予防する．**ナロキソン**（**塩酸塩**）naloxone（hydrochloride）も麻薬による呼吸抑制や覚醒遅延の改善を目的として静脈内投与される．

ドキサプラム（**塩酸塩水和物**）doxapram（hydrochloride hydrate）：麻薬拮抗薬ではないが，主に末梢性化学受容器（頸動脈小体および大動脈小体）を刺激することにより，呼吸中枢に選択的に作用して呼吸促進作用を示す．麻酔薬や麻薬性鎮痛薬，中枢神経系抑制薬による呼吸抑制に対する改善効果や，麻酔下における覚醒促進作用を目的として静脈内投与される．

4）アルコール類の解毒薬

ホメピゾール fomepizole：肝臓アルコールデヒドロゲナーゼを阻害することにより，エチレングリコールの有毒代謝物であるグリコール酸やシュウ酸の生成を，またメタノールの有毒代謝物であるギ酸の生成を抑制する．静脈内点滴で用いる．

5）薬物中毒解毒薬

L-メチオニン L-methionine：メチオニンは含硫アミノ酸で，メチル基転移，SH 基供給への関与，抗脂肪肝作用があり，薬毒物全般の中毒解毒薬として使用される．アセトアミノフェンに対する解毒作用やパラアミノサリチル酸による肝機能障害改善効果が期待できる．静脈内または皮下注射で用いる．

グルタチオン glutathione：グルタチオンは，グルタミン酸-システイン-グリシンからなるトリペプチドである．抗酸化作用を有し，薬毒物や放射線由来のフリーラジカルや過酸化物など各種活性酸素種に対して細胞保護作用を発揮する．また，グルタチオン抱合により生成するメルカプツール酸によりもたらされる解毒機構にも関与し，有機リン系化合物中毒に対する改善作用や薬毒物による肝障害の改善作用，放射線障害の抑制作用，皮膚炎の改善作用，角膜保護作用などを示す．

6）その他の薬物中毒解毒薬

a. アセトアミノフェン中毒の解毒薬

アセチルシステイン acetylcysteine：アセトアミノフェン中毒時の解毒に経口投与される．アセトアミノフェンの代謝過程（コラム『アセトアミノフェンの肝毒性』を参照）で生じた毒性の強い *N*–アセチル–*p*–ベンゾキノンイミン（NAPQI）は，グルタチオン抱合体となり胆汁中に，あるいはメルカプツール酸として尿中に排泄される．アセチルシステインは，グルタチオンの前駆物質として働き，解毒作用を示すと考えられている．本薬を希釈した液を初回経口投与後，4時間ごとに半量を17回，計18回投与する．

b. ベンゾジアゼピン拮抗薬

フルマゼニル flumazenil：ジアゼパムやミダゾラムなどのベンゾジアゼピン系薬の作用点であるベンゾジアゼピン受容体の遮断薬であり，ベンゾジアゼピン系薬の中枢作用を抑制する．ベンゾジアゼピン系薬の過量投与による呼吸抑制や鎮静作用の解除を目的として静脈内投与される．

c. ヘパリン拮抗薬

プロタミン（**硫酸塩**）protamine（sulfate）：魚類の成熟した精巣から得られた塩基性タンパク質で，ヘパリン拮抗薬としてヘパリン過量投与時の中和を目的として静脈内投与される．

コラム　アセトアミノフェンの肝毒性

アセトアミノフェンの大部分は硫酸抱合体およびグルクロン酸抱合体として排泄されるが，一部はチトクローム P450（CYP2E1）で代謝を受けたのち，グルタチオン抱合を受けて最終的にメルカプツール酸として排泄される．このとき，*N*–アセチル–*p*–ベンゾキノンイミン（NAPQI）および3–ヒドロキシアセトアミノフェンを生じる．NAPQIは代謝中間体で反応性が高く，毒性が非常に強い．しかしながら，NAPQIは少量であればグルタチオン転移酵素によりグルタチオン抱合体となり胆汁中に排泄，あるいはメルカプツール酸として尿中に排泄される．しかしアセトアミノフェンの過量摂取，アルコールの多飲などが原因でチトクローム P450が誘導されてグルタチオンの消費が増加したり，肝疾患や低栄養などでグルタチオンが不足すると，肝臓でNAPQIが過剰産生されるため，タンパク質など生体高分子と結合して肝臓の機能が障害される．

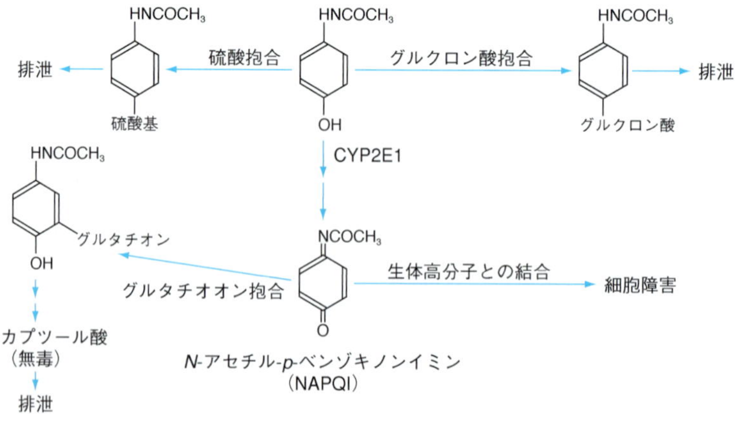

ヘパリンおよびヘパリン様物質と結合して生理学的不活性物質を形成して，ヘパリンの血液凝固阻止作用を低下させる．

d. 止血機構賦活ビタミン

メナテトレノン menatetrenone：本薬はビタミンK製剤である．ビタミンK拮抗作用を有する抗凝血薬のワルファリンや殺鼠剤として使用されるフマリン，クマテトラリル，ブロマジオロン，ダイファシノン，クロロファシノンなどの中毒時の低プロトロンビン血症の改善に用いる．

e. レフルノミド排泄促進薬

コレスチラミン colestyramine：抗リウマチ薬であるレフルノミドは，その活性代謝物が腸肝循環するため，体内からの消失半減期が長く，重篤な副作用を出現させることがある．陰イオン交換樹脂製剤であるコレスチラミンは，レフルノミドの活性代謝物を吸着して排泄を促進する．

f. アントラサイクリン系抗悪性腫瘍薬の血管外漏出の治療薬

デクスラゾキサン dexrazoxane：アントラサイクリン系抗悪性腫瘍薬の血管外漏出による組織障害に対して用いられる．トポイソメラーゼⅡの阻害作用により抑制作用を示す．静脈内投与で使用する．

g. イホスファミド，シクロホスファミドによる泌尿器系障害発現の抑制薬

メスナ mesna：アルキル化薬であるイホスファミドおよびシクロホスファミドによる膀胱障害は，これらの尿中代謝物であるアクロレインが膀胱粘膜と接触することにより出現する．メスナはアクロレインの二重結合に付加し，低毒性の付加体を形成する．また，メスナはイホスファミドおよびシクロホスファミドの抗腫瘍活性を示す4-ヒドロキシ体と縮合体を形成するので，アクロレイン生成が抑制される．

h. 筋弛緩回復薬

スガマデクス(ナトリウム) sugammadex (sodium)：筋弛緩回復薬である．γ-シクロデキストリンの誘導体で，競合的筋弛緩薬であるロクロニウム(臭化物)やベクロニウム(臭化物)と包接体を形成することにより，筋弛緩作用を減弱させる．

i. 抗葉酸代謝拮抗薬

ホリナートカルシウム calcium folinate：活性型葉酸(テトラヒドロ葉酸 FH_4)生成に関わるジヒドロ葉酸還元酵素の阻害作用を有するメトトレキサートの毒性を軽減する．ホリナートカルシウムは，ジヒドロ葉酸還元酵素により代謝されることなく葉酸プールに入り，活性葉酸である5,10-メチレンテトラヒドロ葉酸となり，核酸合成能を回復させる．

j. 中毒性難聴治療薬

チオクト酸 thioctic acid：α-リポ酸とも呼ばれる．ピルビン酸やα-ケト酸の脱炭酸反応の補酵素として働く．また，生体内で還元されて二つのSH基が生じるため，解毒作用が期

待され，中毒性（ストレプトマイシン，カナマイシンによる）および騒音性（職業性）の内耳性難聴の治療を目的として，筋肉内あるいは皮下注射で用いられる．

k. イソニアジドによるビタミン B_6 欠乏症の治療薬

ピリドキシン（塩酸塩） pyridoxine (hydrochloride)：抗結核薬であるイソニアジドによる末梢神経障害は，イソニアジドの遊離アミノ基とピリドキサールのアルデヒド基との間でシッフ縮合が生じてヒドラゾンを形成することが原因と考えられている．ピリドキシン（ビタミン B_6）の投与によってこのリスクを回避することができる．ビタミン B_6 製剤には，放射線障害（放射線宿酔）に対する適応もある．

イソニアジドは肝臓の *N*-アセチルトランスフェラーゼ-2（NAT-2）によって代謝されてアセチル化体として尿中に排泄されるが，NAT-2 の発現には個体差があるため，発現の低い（アセチル化能の低い）人（slow acetylator）ではこの副作用が出現しやすい．

l. 抗 NSAID 潰瘍薬

ミソプロストール misoprostol：PGE_1 の安定誘導体である．PGE_1 受容体を刺激することにより，胃酸分泌抑制作用，胃粘膜血流増加作用，重炭酸イオン分泌および粘液分泌増加作用を示す．これらの作用により胃粘膜保護作用を示す．非ステロイド性抗炎症薬の長期投与により生じる胃潰瘍および十二指腸潰瘍の予防に用いられる．

m. メトヘモグロビン血症治療薬

メチルチオニニウム（塩化物水和物） methylthioninium (chloride hydrate)：硝酸塩や亜硝酸塩などの薬毒物による中毒性メトヘモグロビン血症の治療に静脈内投で用いられる．赤血球において，メチルチオニニウム塩化物（メチレンブルー）から NADPH 還元酵素存在下で生成したロイコメチレンブルーが，メトヘモグロビンをヘモグロビンに還元して，メトヘモグロビン血症を改善する．

n. 局所麻酔薬中毒の治療薬

硬膜外麻酔や神経ブロック等で使用される局所麻酔薬の過量投与あるいは血管内への誤投与によって，中枢神経系や心血管系に局所麻酔薬の中毒症状が生じる可能性がある．痙攣や不整脈に対する対症療法として使用されるほか，蘇生のためにアドレナリンや 20％脂肪乳剤が使用されることがある．

B　重金属中毒治療薬

1）ウィルソン病[*1] 治療薬

ペニシラミン penicillamine：ペニシラミン 2 分子は血清中銅 1 分子と結合して可溶性キレートを形成し，銅の尿中への排泄を促進する．銅のほか，鉛や水銀の尿中排泄も促進させるため，これらの重金属中毒の解毒薬としても用いられる．このような用途には，関節リウ

＊1 ウィルソン Wilson 病は，常染色体劣性遺伝性疾患であり，胆汁中への銅排泄障害による先天性銅過剰症である．

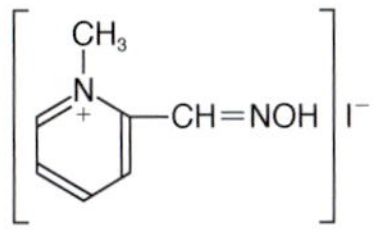

pralidoxime Iodide

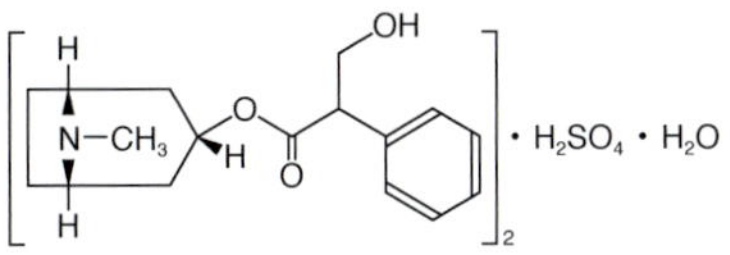

atropine sulfate hydrate

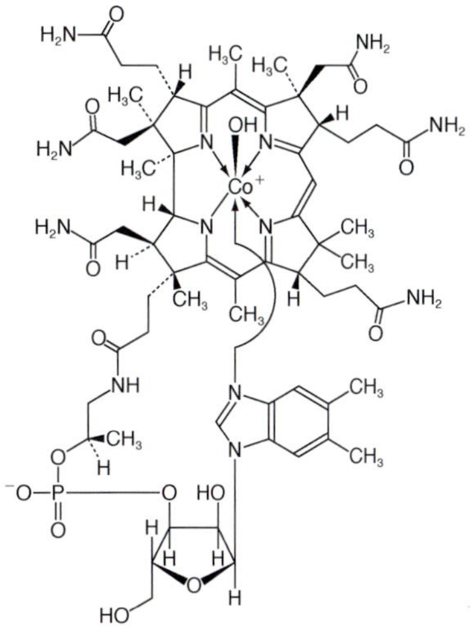

hydroxocobalamin

$Na_2S_2O_3 \cdot 5H_2O$

sodium thiosulfate hydrate

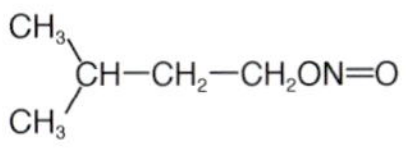

amyl nitrite

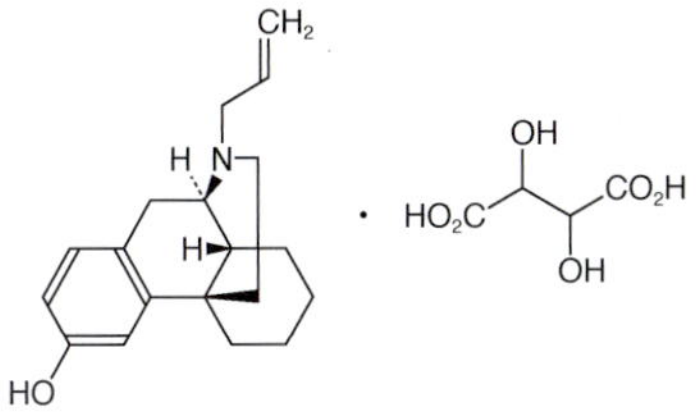

levallorphan tartrate

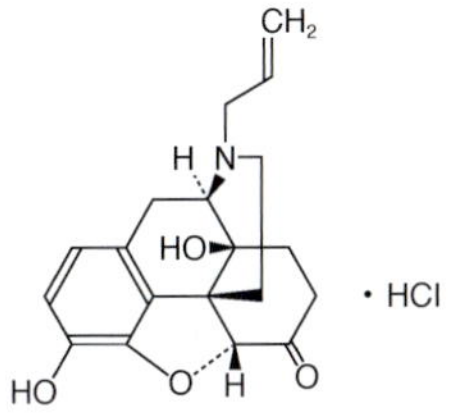

naloxone hydrochloride

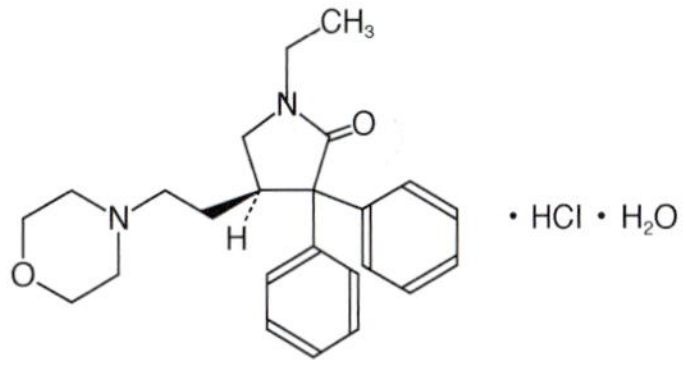

doxapram hydrochloride hydrate

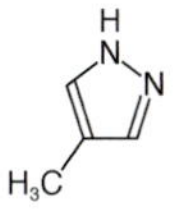

fomepizole

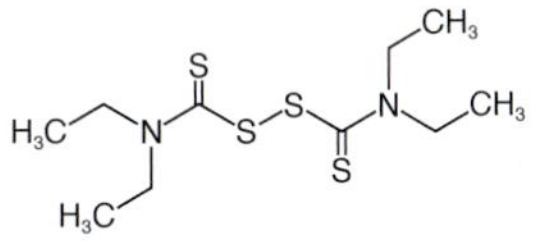

disulfiram

$H_2N{-}CN$

cyanamide

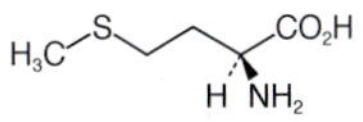

L-methionine

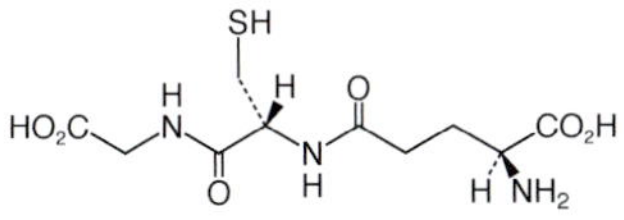

glutathione

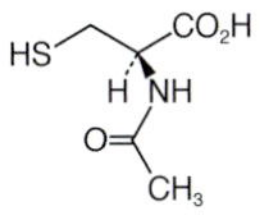

acetylcysteine

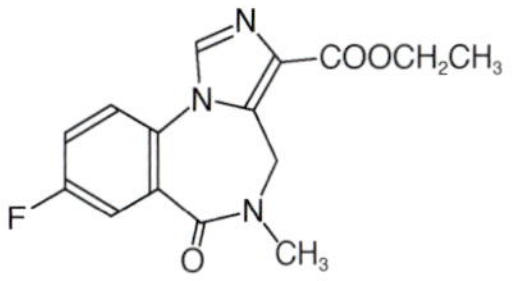

flumazenil

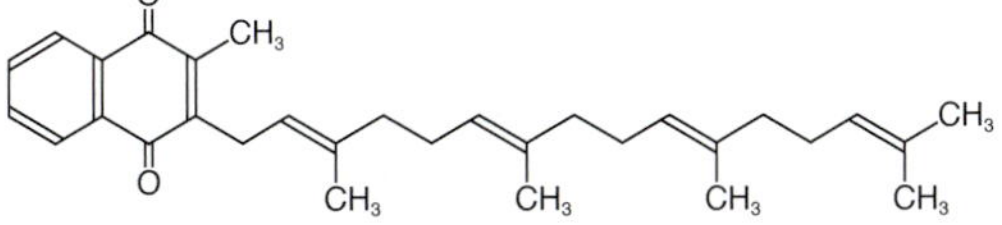

menatetrenone

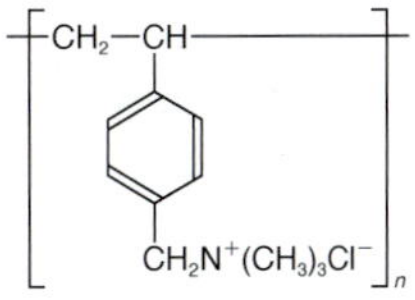

colestyramine

▶薬理学的・生化学的解毒薬

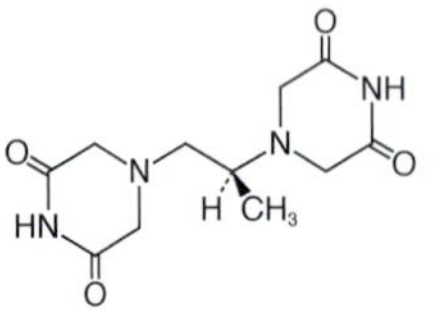
dexrazoxane

$HSCH_2CH_2SO_3Na$
mesna

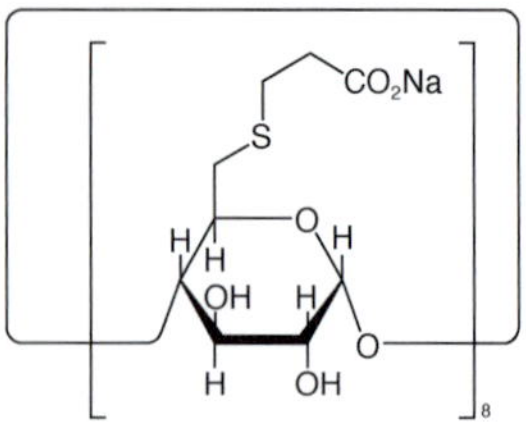
sugammadex sodium

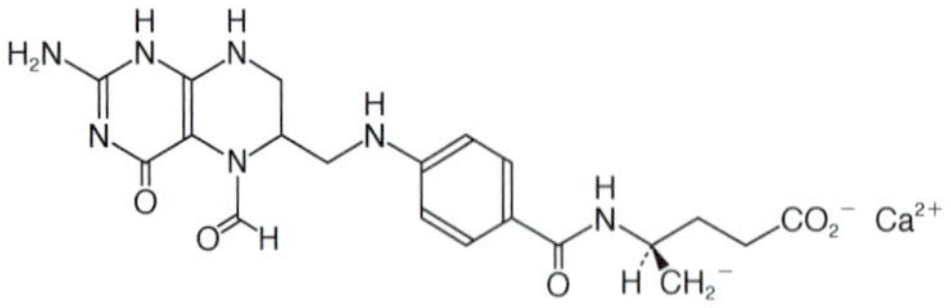
calcium folinate

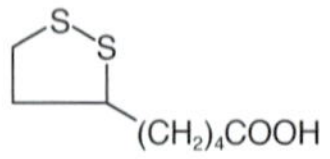
thioctic acid

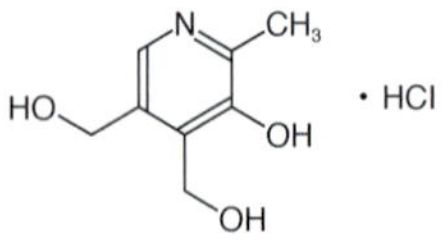
pyridoxine hydrochloride

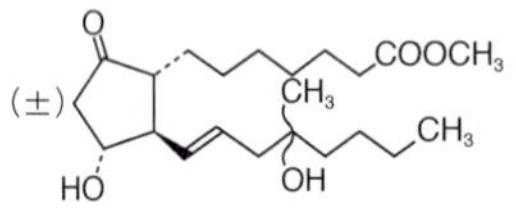
misoprostol

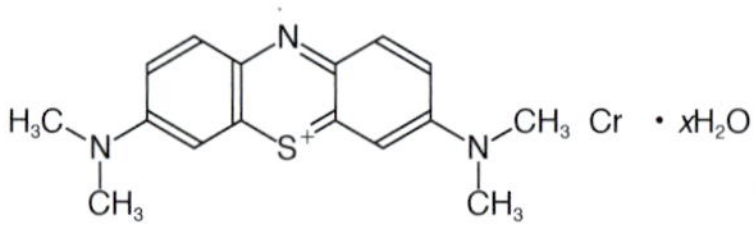
methylthioninium chloride hydrate

▶薬理学的・生化学的解毒薬（つづき）

マチの治療に用いるよりも大量を食前空腹時に投与する.

トリエンチン（塩酸塩） trientine (hydrochloride)：銅（II）イオンと選択的にキレートを形成して，尿中への排泄を促進する．D-ペニシラミンに不耐性である場合に用い，空腹時に服用する.

酢酸亜鉛（水和物） zinc acetate (hydrate)：亜鉛は，腸管上皮細胞において，重金属の解毒作用を有するメタロチオネインの発現を誘導することにより，腸管からの銅の吸収を抑制する．この作用は遺伝子発現を介したものであるため，作用発現に時間を要する．従って症状が出現しているウィルソン病患者に対しては，トリエンチン塩酸塩のようなキレート薬と併用する必要がある．また，亜鉛の消化管吸収はフィチン酸や食物繊維などの食品成分に影響されるため，空腹時に経口投与する.

2）その他の重金属解毒薬

エデト酸カルシウムナトリウム（水和物） calcium sodium edetate (hydrate)：エデト酸はエチレンジアミン四酢酸 ethylenediaminetetraacetic acid (EDTA) のことであり，銀，銅，カルシウム，鉄などと錯体を形成する．鉛などの重金属は，エデト酸カルシウムナトリウム分子内に存在するカルシウムと置換して水溶性のキレートを形成することで，体外への排泄が促進される．通常，静脈内へ点滴注射される.

ジメルカプロール dimercaprol：もともとはヒ素の解毒薬として開発された．2つのSH

基を有するチオール化合物である．重金属とキレート化合物を作ることで排泄を促進する．また，さまざまなSH酵素と重金属との結合を阻止することで，酵素活性を賦活する作用も有する．ジメルカプロールはヒ素，水銀，鉛，銅中毒に有効であり，金，ビスマス，クロム，アンチモンの毒性も低下させるが，ウラニウムには無効である．また，鉄，カドミウム，セレン中毒では，それらの金属とのキレート化合物の方が金属の毒性より強くなるため，使用すべきではない．さらに，肝障害，腎障害のある患者では，キレート化合物の胆汁中や尿中への排泄が遅延する可能性があるため，原則禁忌である．また，ジメルカプロール－金属複合体は酸性条件下では容易に解離するので，尿をアルカリ性に保つ必要がある．通常，筋肉内注射で用いる．

チオプロニン tiopronin：水銀と安定なキレートを形成して，水銀の尿中への排泄を促進する．ほかにカドミウム，鉛，亜鉛，鉄などともキレートを形成するが，水銀との結合がとくに強い．また，SH基を有し，過酸化脂質生成抑制と肝疾患に伴う代謝障害改善によって，肝保護作用も示す．経口で用いる．

デフェラシロクス deferasirox：頻回の継続的な輸血により体内への鉄の蓄積が進行すると細胞内の過剰鉄により，肝臓や心臓への毒性，糖尿病，皮膚色素沈着などの合併症が引き起こされ，重篤な臓器障害を生じる．デフェラシロクスは，3価の鉄イオンに選択性かつ高い親和性を有する経口キレート薬である．鉄分子と2：1で結合し，肝臓や心臓，細網内皮系細胞などに存在する過剰な鉄を主として胆汁中に排泄させる．輸血による慢性鉄過剰症の治療には，まず注射用鉄キレート薬による治療を考慮するが，注射剤の継続的投与が不適当と判断される患者に対して本薬を使用する．使用の際は総輸血量や血清フェリチン値などに注意する．

デフェロキサミン（メシル酸塩） deferoxamine (mesilate)：3価の鉄に対して強い選択性を有するキレート薬で，鉄と1：1で結合して安定な水溶性のフェリオキサミンBを生成し，尿中および胆汁中に排泄される．フェリチンおよびヘモジデリンから鉄を除去するが，ヘモグロビンやミオグロビン，トランスフェリンの鉄にはほとんど影響しない．原発性ヘモクロマトーシス，続発性ヘモクロマトーシスにおける過剰鉄の排泄に，筋肉内注射で用いる．

C　放射性同位元素による内部被曝の治療薬

原子力施設や核燃料加工施設での事故により生じた放射性同位元素の被曝の治療に使われる薬物としては，キレート形成や吸着により放射性同位元素の消化管吸収を抑制する薬物や，体内に取り込まれた放射性同位元素の体外排泄を促す薬物のほか，被曝による障害を改善することを目的とする薬物がある．

ヘキサシアノ鉄（II）酸鉄（III）（水和物） iron (III) hexacyanoferrate (II) (hydrate)：プルシアンブルーとも呼ばれ，セシウムやタリウムなどの一価の陽イオンに対して，イオン交換および結晶構造内への吸着によって結合する．その結果，放射性セシウム（^{137}Cs や ^{134}Cs）の消化管吸収を減少させる．また，腸肝循環する放射性セシウムの再吸収も抑制することで，糞

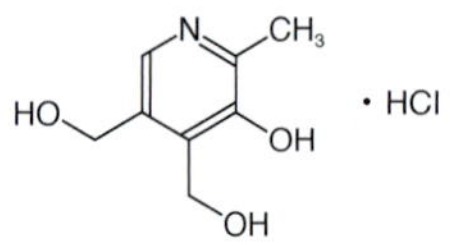

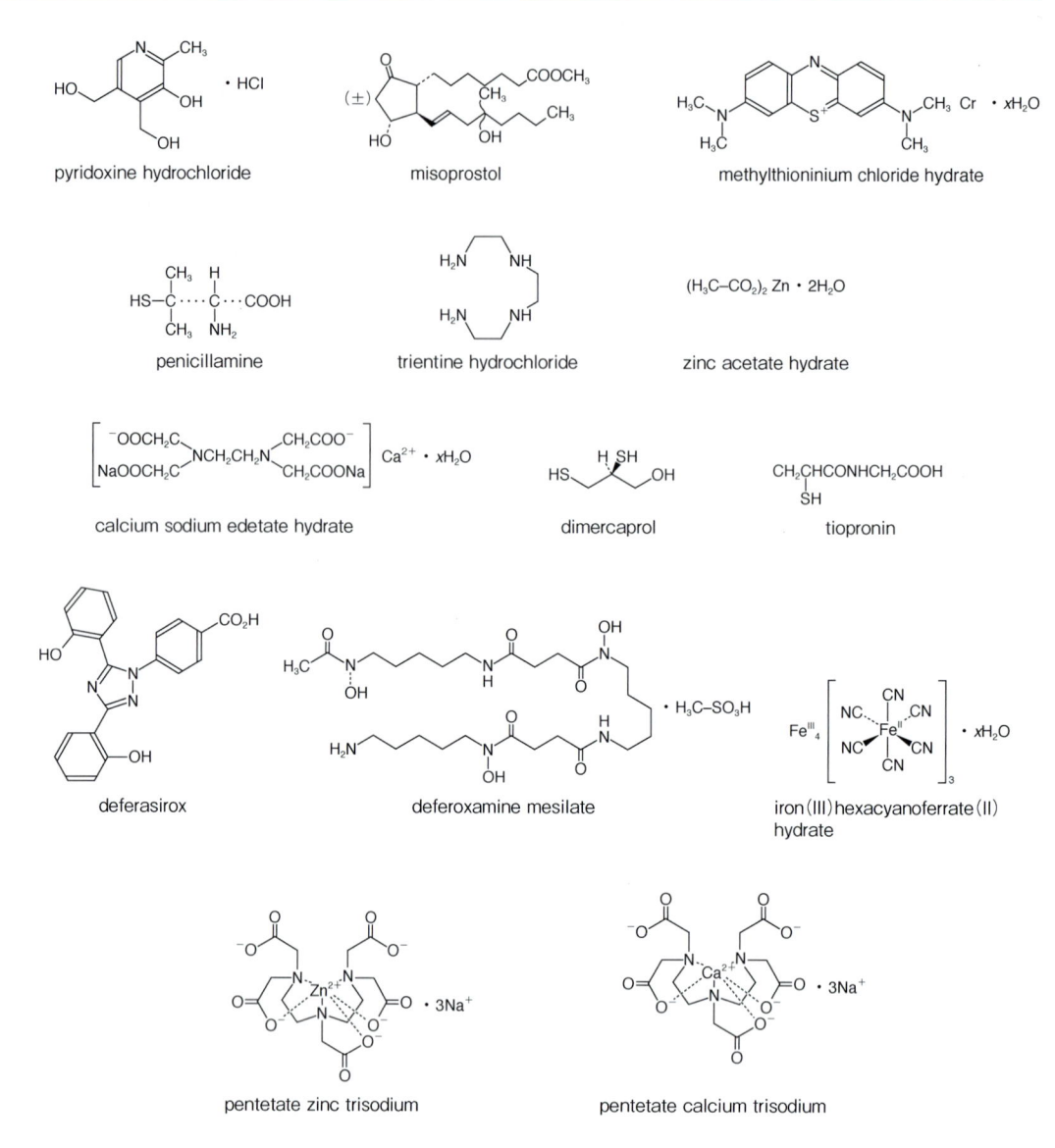

pyridoxine hydrochloride

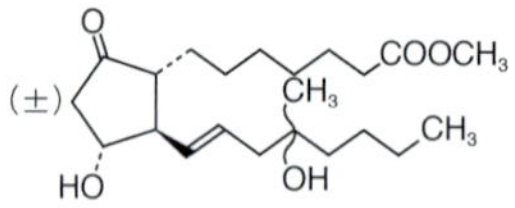

misoprostol

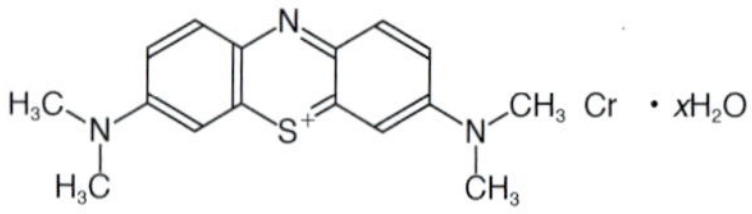

methylthioninium chloride hydrate

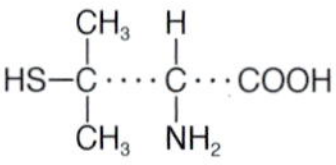

penicillamine

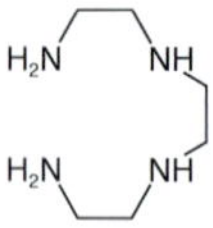

trientine hydrochloride

$(H_3C\text{–}CO_2)_2\,Zn \cdot 2H_2O$

zinc acetate hydrate

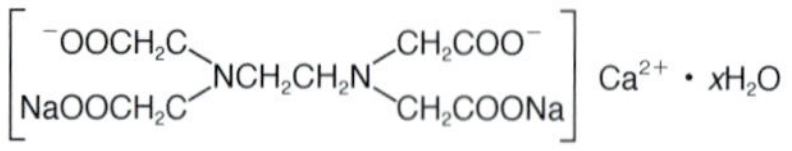

calcium sodium edetate hydrate

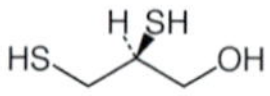

dimercaprol

tiopronin

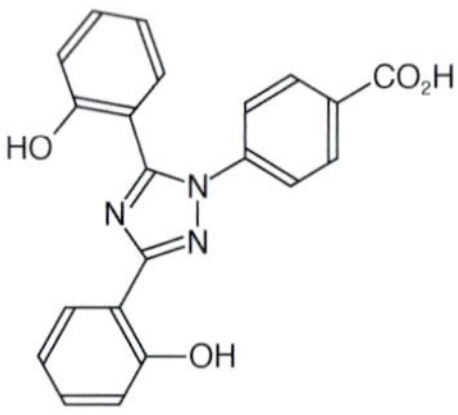

deferasirox

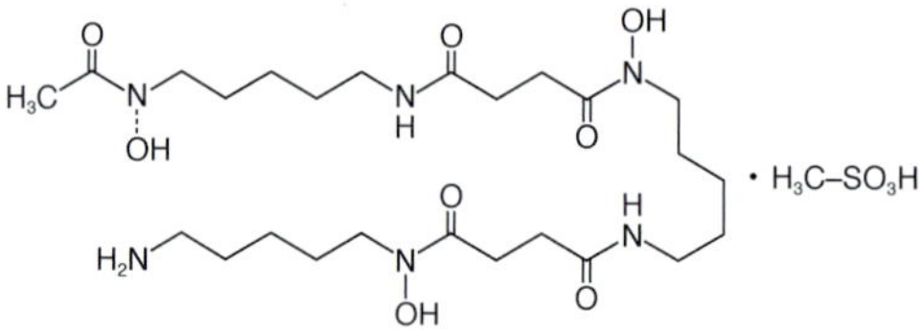

deferoxamine mesilate

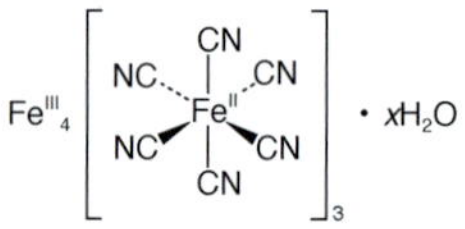

iron (III) hexacyanoferrate (II) hydrate

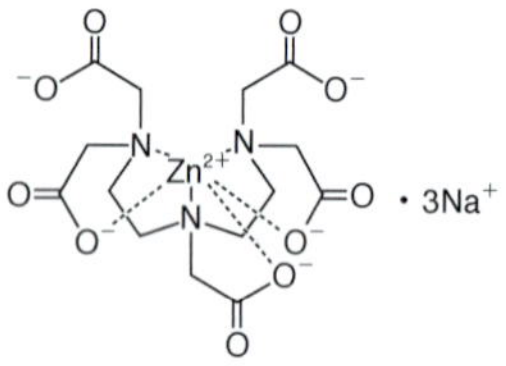

pentetate zinc trisodium

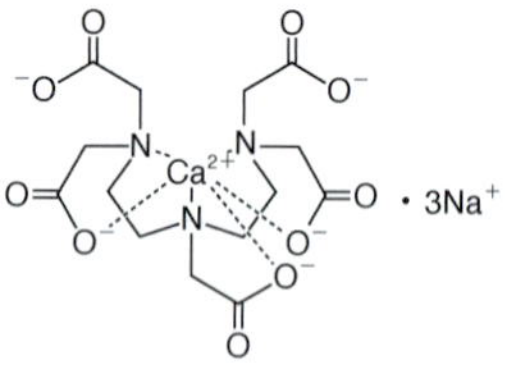

pentetate calcium trisodium

中排泄を促進する．タリウムおよびタリウム化合物の解毒にも有効である．

ペンテト酸亜鉛三ナトリウム pentetate zinc trisodium (Zn–DTPA)，**ペンテト酸カルシウム三ナトリウム** pentetate calcium trisodium (Ca–DTPA)：DTPA (diethylene triamine pentaacetic acid) に亜鉛またはカルシウムが配位した錯体のナトリウム塩である．分子中の亜鉛またはカルシウムはキレート安定度定数がより高い超ウラン元素であるプルトニウム (Pu)，アメリシウム (Am) およびキュリウム (Cm) と配位交換する．その結果，DTPA に超ウラン元素が配位した水溶性の安定な錯体が形成され，循環血中あるいは細胞外液中の超ウラン元素の尿中排泄を高め，生物学的半減期を短縮する．Ca–DTPA は亜鉛の排泄作用が強いため，長期に用いるときは亜鉛欠乏を予防する目的で，Zn–DTPA への変更を考慮する．

ヨウ化カリウム potassium iodide：安定ヨウ素剤として放射性ヨウ素の甲状腺への取り込みを競合的に抑制するため，甲状腺の内部被曝の予防と低減が期待できる．

そのほか，放射線照射による白血球減少には，アデニンやL-システイン，ビタミンB_{12}（シアノコバラミン）などの内服や，セファランチン（タマサキツヅラフジ抽出アルカロイド）の静注がなされる．放射線照射時の悪心など消化器症状の緩和には，メトクロプラミド，グラニセトロン（塩酸塩），ジメンヒドリナートなどが使用される．また，ビタミンB_6製剤には放射線障害（放射線宿酔）の適応もある．放射線によって生じた皮膚炎には，オキシテトラサイクリンやクロラムフェニコールなどの抗菌薬を含有したステロイド軟膏などが使用される．

第18章 学習チェックシート

- □ 未吸収薬毒物の吸収阻害を目的にした代表的な方法と薬物をあげられるか．
- □ 吸収薬毒物の排泄促進を目的にした代表的な方法をあげられるか．
- □ 薬理学的・生化学的解毒を目的とした代表的な薬物とその作用機序を説明できるか．
- □ 有機リン剤中毒の治療に用いられる代表的な薬物とその作用機序を説明できるか．
- □ シアン中毒の治療に用いられる代表的な薬物とその作用機序を説明できるか．
- □ ウィルソン病の治療に用いられる代表的な薬物とその作用機序を説明できるか．
- □ その他の重金属中毒の治療に用いられる代表的な薬物とその作用機序を説明できるか．
- □ 放射性同位元素による内部被曝に使われる治療薬とその作用機序を説明できるか．

■本書における薬学教育モデル・コアカリキュラム(平成 25 年度改訂版)　対応一覧

E1　薬の作用と体の変化 (1)薬の作用		対応章
①薬の作用	1. 薬の用量と作用の関係を説明できる. 2. アゴニスト(作用薬，作動薬，刺激薬)とアンタゴニスト(拮抗薬，遮断薬)について説明できる. 3. 薬物が作用するしくみについて，受容体，酵素，イオンチャネルおよびトランスポーターを例に挙げて説明できる. 4. 代表的な受容体を列挙し，刺激あるいは遮断された場合の生理反応を説明できる. 5. 薬物の作用発現に関連する代表的な細胞内情報伝達系を列挙し，活性化あるいは抑制された場合の生理反応を説明できる.(C6(6)【②細胞内情報伝達】1.～5. 参照) 6. 薬物の体内動態(吸収，分布，代謝，排泄)と薬効発現の関わりについて説明できる. 7. 薬物の選択(禁忌を含む)，用法，用量の変更が必要となる要因(年齢，疾病，妊娠等)について具体例を挙げて説明できる. 8. 薬理作用に由来する代表的な薬物相互作用を列挙し，その機序を説明できる.(E4(1)【②吸収】5.【④代謝】5.【⑤排泄】5. 参照) 9. 薬物依存性，耐性について具体例を挙げて説明できる.	1 章

以下，薬理学領域のみ対応

E2　薬理・病態・薬物治療 (1)神経系の疾患と薬		対応章
①自律神経系に作用する薬	1. 交感神経系に作用し，その支配器官の機能を修飾する代表的な薬物を挙げ，薬理作用，機序，主な副作用を説明できる. 2. 副交感神経系に作用し，その支配器官の機能を修飾する代表的な薬物を挙げ，薬理作用，機序，主な副作用を説明できる. 3. 神経節に作用する代表的な薬物を挙げ，薬理作用，機序，主な副作用を説明できる.	2 章
②体性神経系に作用する薬・筋の疾患の薬，病態，治療	1. 知覚神経に作用する代表的な薬物(局所麻酔薬など)を挙げ，薬理作用，機序，主な副作用を説明できる. 2. 運動神経系に作用する代表的な薬物を挙げ，薬理作用，機序，主な副作用を説明できる.	3 章
③中枢神経系の疾患の薬，病態，治療	1. 全身麻酔薬，催眠薬の薬理(薬理作用，機序，主な副作用)および臨床適用を説明できる. 2. 麻薬性鎮痛薬，非麻薬性鎮痛薬の薬理(薬理作用，機序，主な副作用)および臨床適用(WHO 三段階除痛ラダーを含む)を説明できる. 3. 中枢興奮薬の薬理(薬理作用，機序，主な副作用)および臨床適用を説明できる. 4. 統合失調症について，治療薬の薬理(薬理作用，機序，主な副作用)，および病態(病態生理，症状等)・薬物治療(医薬品の選択等)を説明できる. 5. うつ病，躁うつ病(双極性障害)について，治療薬の薬理(薬理作用，機序，主な副作用)，および病態(病態生理，症状等)・薬物治療(医薬品の選択等)を説明できる. 6. 不安神経症(パニック障害と全般性不安障害)，心身症，不眠症について，治療薬の薬理(薬理作用，機序，主な副作用)，および病態(病態生理，症状等)・薬物治療(医薬品の選択等)を説明できる. 7. てんかんについて，治療薬の薬理(薬理作用，機序，主な副作用)，および病態(病態生理，症状等)・薬物治療(医薬品の選択等)を説明できる. 8. 脳血管疾患(脳内出血，脳梗塞(脳血栓，脳塞栓，一過性脳虚血)，くも膜下出血)について，治療薬の薬理(薬理作用，機序，主な副作用)，および病態(病態生理，症状等)・薬物治療(医薬品の選択等)を説明できる. 9. Parkinson(パーキンソン)病について，治療薬の薬理(薬理作用，機序，主な副作用)，および病態(病態生理，症状等)・薬物治療(医薬品の選択等)を説明できる. 10. 認知症(Alzheimer(アルツハイマー)型認知症，脳血管性認知症等)について，治療薬の薬理(薬理作用，機序，主な副作用)，および病態(病態生理，症状等)・薬物治療(医薬品の選択等)を説明できる. 11. 片頭痛について，治療薬の薬理(薬理作用，機序，主な副作用)，および病態(病態生理，症状等)・薬物治療(医薬品の選択等)について説明できる.	4 章

④化学構造と薬効	1. 神経系の疾患に用いられる代表的な薬物の基本構造と薬効(薬理・薬物動態)の関連を概説できる.	4章
(2)免疫・炎症・アレルギーおよび骨・関節の疾患と薬		対応章
①抗炎症薬	1. 抗炎症薬(ステロイド性および非ステロイド性)および解熱性鎮痛薬の薬理(薬理作用, 機序, 主な副作用)および臨床適用を説明できる. 2. 抗炎症薬の作用機序に基づいて炎症について説明できる.	13章
②免疫・炎症・アレルギー疾患の薬, 病態, 治療	1. アレルギー治療薬(抗ヒスタミン薬, 抗アレルギー薬等)の薬理(薬理作用, 機序, 主な副作用)および臨床適用を説明できる.	13章
	2. 免疫抑制薬の薬理(薬理作用, 機序, 主な副作用)および臨床適用を説明できる.	14章
	3. 以下のアレルギー疾患について, 治療薬の薬理(薬理作用, 機序, 主な副作用), および病態(病態生理, 症状等)・薬物治療(医薬品の選択等)を説明できる. アトピー性皮膚炎, 蕁麻疹, 接触性皮膚炎, アレルギー性鼻炎, アレルギー性結膜炎, 花粉症, 消化管アレルギー, 気管支喘息(重複) 5. アナフィラキシーショックについて, 治療薬の薬理(薬理作用, 機序, 主な副作用), および病態(病態生理, 症状等)・薬物治療(医薬品の選択等)を説明できる.	13章
	7. 以下の臓器特異的自己免疫疾患について, 治療薬の薬理(薬理作用, 機序, 主な副作用), および病態(病態生理, 症状等)・薬物治療(医薬品の選択等)を説明できる. バセドウ病(重複), 橋本病(重複), 悪性貧血(重複), アジソン病, 1型糖尿病(重複), 重症筋無力症, 多発性硬化症, 特発性血小板減少性紫斑病, 自己免疫性溶血性貧血(重複), シェーグレン症候群 8. 以下の全身性自己免疫疾患について, 治療薬の薬理(薬理作用, 機序, 主な副作用), および病態(病態生理, 症状等)・薬物治療(医薬品の選択等)を説明できる. 全身性エリテマトーデス, 強皮症, 多発筋炎/皮膚筋炎, 関節リウマチ(重複)	14章
③骨・関節・カルシウム代謝疾患の薬, 病態, 治療	1. 関節リウマチについて, 治療薬の薬理(薬理作用, 機序, 主な副作用), および病態(病態生理, 症状等)・薬物治療(医薬品の選択等)を説明できる.	13章
	2. 骨粗鬆症について, 治療薬の薬理(薬理作用, 機序, 主な副作用), および病態(病態生理, 症状等)・薬物治療(医薬品の選択等)を説明できる.	15章
	3. 変形性関節症について, 治療薬の薬理(薬理作用, 機序, 主な副作用), および病態(病態生理, 症状等)・薬物治療(医薬品の選択等)を説明できる.	13章
	4. カルシウム代謝の異常を伴う疾患(副甲状腺機能亢進(低下)症, 骨軟化症(くる病を含む), 悪性腫瘍に伴う高カルシウム血症)について, 治療薬の薬理(薬理作用, 機序, 主な副作用), および病態(病態生理, 症状等)・薬物治療(医薬品の選択等)を説明できる.	15章
④化学構造と薬効	1. 免疫・炎症・アレルギー疾患に用いられる代表的な薬物の基本構造と薬効(薬理・薬物動態)の関連を概説できる.	13章～15章
(3)循環器系・血液系・造血器系・泌尿器系・生殖器系の疾患と薬		対応章
①循環器系疾患の薬, 病態, 治療	1. 以下の不整脈および関連疾患について, 治療薬の薬理(薬理作用, 機序, 主な副作用), および病態(病態生理, 症状等)・薬物治療(医薬品の選択等)を説明できる. 不整脈の例示：上室性期外収縮(PAC), 心室性期外収縮(PVC), 心房細動(Af), 発作性上室頻拍(PSVT), WPW症候群, 心室頻拍(VT), 心室細動(VF), 房室ブロック, QT延長症候群 2. 急性および慢性心不全について, 治療薬の薬理(薬理作用, 機序, 主な副作用), および病態(病態生理, 症状等)・薬物治療(医薬品の選択等)を説明できる. 3. 虚血性心疾患(狭心症, 心筋梗塞)について, 治療薬の薬理(薬理作用, 機序, 主な副作用), および病態(病態生理, 症状等)・薬物治療(医薬品の選択等)を説明できる. 4. 以下の高血圧症について, 治療薬の薬理(薬理作用, 機序, 主な副作用), および病態(病態生理, 症状等)・薬物治療(医薬品の選択等)を説明できる. 本態性高血圧症, 二次性高血圧症(腎性高血圧症, 腎血管性高血圧症を含む)	5章
②血液・造血器系疾患の薬, 病態, 治療	1. 止血薬の薬理(薬理作用, 機序, 主な副作用)および臨床適用を説明できる. 2. 抗血栓薬, 抗凝固薬および血栓溶解薬の薬理(薬理作用, 機序, 主な副作用)および臨床適用を説明できる.	8章

②血液・造血器系疾患の薬，病態，治療	3. 以下の貧血について，治療薬の薬理(薬理作用，機序，主な副作用)，および病態(病態生理，症状等)・薬物治療(医薬品の選択等)を説明できる． 鉄欠乏性貧血，巨赤芽球性貧血(悪性貧血等)，再生不良性貧血，自己免疫性溶血性貧血(AIHA)，腎性貧血，鉄芽球性貧血 4. 播種性血管内凝固症候群(DIC)について，治療薬の薬理(薬理作用，機序，主な副作用)，および病態(病態生理，症状等)・薬物治療(医薬品の選択等)を説明できる． 5. 以下の疾患について治療薬の薬理(薬理作用，機序，主な副作用)，および病態(病態生理，症状等)・薬物治療(医薬品の選択等)を説明できる． 血友病，血栓性血小板減少性紫斑病(TTP)，白血球減少症，血栓塞栓症，白血病(重複)，悪性リンパ腫(重複)(E2(7)【⑧悪性腫瘍の薬，病態，治療】参照)	8章
③泌尿器系，生殖器系疾患の薬，病態，薬物治療	1. 利尿薬の薬理(薬理作用，機序，主な副作用)および臨床適用を説明できる．	5章
	2. 急性および慢性腎不全について，治療薬の薬理(薬理作用，機序，主な副作用)，および病態(病態生理，症状等)・薬物治療(医薬品の選択等)を説明できる． 3. ネフローゼ症候群について，治療薬の薬理(薬理作用，機序，主な副作用)，および病態(病態生理，症状等)・薬物治療(医薬品の選択等)を説明できる．	6章
	4. 過活動膀胱および低活動膀胱について，治療薬の薬理(薬理作用，機序，主な副作用)，および病態(病態生理，症状等)・薬物治療(医薬品の選択等)を説明できる．	7章
	5. 以下の泌尿器系疾患について，治療薬の薬理(薬理作用，機序，主な副作用)，および病態(病態生理，症状等)・薬物治療(医薬品の選択等)を説明できる． 慢性腎臓病(CKD)，糸球体腎炎(重複)，糖尿病性腎症(重複)，薬剤性腎症(重複)，腎盂腎炎(重複)，膀胱炎(重複)，尿路感染症(重複)，尿路結石	6章，7章
	6. 以下の生殖器系疾患について，治療薬の薬理(薬理作用，機序，主な副作用)，および病態(病態生理，症状等)・薬物治療(医薬品の選択等)を説明できる． 前立腺肥大症，子宮内膜症，子宮筋腫 7. 妊娠・分娩・避妊に関連して用いられる薬物について，薬理(薬理作用，機序，主な副作用)，および薬物治療(医薬品の選択等)を説明できる．	7章
④化学構造と薬効	1. 循環系・泌尿器系・生殖器系疾患の疾患に用いられる代表的な薬物の基本構造と薬効(薬理・薬物動態)の関連を概説できる．	7章
(4)呼吸器系・消化器系の疾患と薬		対応章
①呼吸器系疾患の薬，病態，治療	1. 気管支喘息について，治療薬の薬理(薬理作用，機序，主な副作用)，および病態(病態生理，症状等)・薬物治療(医薬品の選択等)を説明できる． 2. 慢性閉塞性肺疾患および喫煙に関連する疾患(ニコチン依存症を含む)について，治療薬の薬理(薬理作用，機序，主な副作用)，および病態(病態生理，症状等)・薬物治療(医薬品の選択等)を説明できる． 3. 間質性肺炎について，治療薬の薬理(薬理作用，機序，主な副作用)，および病態(病態生理，症状等)・薬物治療(医薬品の選択等)を説明できる． 4. 鎮咳薬，去痰薬，呼吸興奮薬の薬理(薬理作用，機序，主な副作用)および臨床適用を説明できる．	9章
②消化器系疾患の薬，病態，治療	1. 以下の上部消化器疾患について，治療薬の薬理(薬理作用，機序，主な副作用)，および病態(病態生理，症状等)・薬物治療(医薬品の選択等)を説明できる． 胃食道逆流症(逆流性食道炎を含む)，消化性潰瘍，胃炎 2. 炎症性腸疾患(潰瘍性大腸炎，クローン病等)について，治療薬の薬理(薬理作用，機序，主な副作用)，および病態(病態生理，症状等)・薬物治療(医薬品の選択等)を説明できる． 3. 肝疾患(肝炎，肝硬変(ウイルス性を含む)，薬剤性肝障害)について，治療薬の薬理(薬理作用，機序，主な副作用)，および病態(病態生理，症状等)・薬物治療(医薬品の選択等)を説明できる． 4. 膵炎について，治療薬の薬理(薬理作用，機序，主な副作用)，および病態(病態生理，症状等)・薬物治療(医薬品の選択等)を説明できる． 5. 胆道疾患(胆石症，胆道炎)について，治療薬の薬理(薬理作用，機序，主な副作用)，および病態(病態生理，症状等)・薬物治療(医薬品の選択等)を説明できる．	10章

②消化器系疾患の薬，病態，治療	6. 機能性消化管障害(過敏性腸症候群を含む)について，治療薬の薬理(薬理作用，機序，主な副作用)，および病態(病態生理，症状等)・薬物治療(医薬品の選択等)を説明できる． 7. 便秘・下痢について，治療薬の薬理(薬理作用，機序，主な副作用)，および病態(病態生理，症状等)・薬物治療(医薬品の選択等)を説明できる． 8. 悪心・嘔吐について，治療薬および関連薬物(催吐薬)の薬理(薬理作用，機序，主な副作用)，および病態(病態生理，症状等)・薬物治療(医薬品の選択等)を説明できる．	10 章
③化学構造と薬効	1. 呼吸器系・消化器系の疾患に用いられる代表的な薬物の基本構造と薬効(薬理・薬物動態)の関連を概説できる．	9 章，10 章
(5)代謝系・内分泌系の疾患と薬		対応章
①代謝系疾患の薬，病態，治療	1. 糖尿病とその合併症について，治療薬の薬理(薬理作用，機序，主な副作用)，および病態(病態生理，症状等)・薬物治療(医薬品の選択等)を説明できる． 2. 脂質異常症について，治療薬の薬理(薬理作用，機序，主な副作用)，および病態(病態生理，症状等)・薬物治療(医薬品の選択等)を説明できる． 3. 高尿酸血症・痛風について，治療薬の薬理(薬理作用，機序，主な副作用)，および病態(病態生理，症状等)・薬物治療(医薬品の選択等)を説明できる．	15 章
②内分泌系疾患の薬，病態，治療	1. 性ホルモン関連薬の薬理(薬理作用，機序，主な副作用)および臨床適用を説明できる． 2. Basedow(バセドウ)病について，治療薬の薬理(薬理作用，機序，主な副作用)，および病態(病態生理，症状等)・薬物治療(医薬品の選択等)を説明できる． 3. 甲状腺炎(慢性(橋本病)，亜急性)について，治療薬の薬理(薬理作用，機序，主な副作用)，および病態(病態生理，症状等)・薬物治療(医薬品の選択等)を説明できる．	15 章
	4. 尿崩症について，治療薬の薬理(薬理作用，機序，主な副作用)，および病態(病態生理，症状等)・薬物治療(医薬品の選択等)を説明できる．	6 章
③化学構造と薬効	1. 代謝系・内分布系の疾患に用いられる代表的な薬物の基本構造と薬効(薬理・薬物動態)の関連を概説できる．	6 章，15 章
(6)感覚器・皮膚の疾患と薬		対応章
①眼疾患の薬，病態，治療	1. 緑内障について，治療薬の薬理(薬理作用，機序，主な副作用)，および病態(病態生理，症状等)・薬物治療(医薬品の選択等)を説明できる． 2. 白内障について，治療薬の薬理(薬理作用，機序，主な副作用)，および病態(病態生理，症状等)・薬物治療(医薬品の選択等)を説明できる． 3. 加齢性黄斑変性について，治療薬の薬理(薬理作用，機序，主な副作用)，および病態(病態生理，症状等)・薬物治療(医薬品の選択等)を説明できる．	11 章
②耳鼻咽喉疾患の薬，病態，治療	1. めまい(動揺病，Meniere(メニエール)病等)について，治療薬の薬理(薬理作用，機序，主な副作用)，および病態(病態生理，症状等)・薬物治療(医薬品の選択等)を説明できる．	11 章
③皮膚疾患の薬，病態，治療	1. アトピー性皮膚炎について，治療薬の薬理(薬理作用，機序，主な副作用)，および病態(病態生理，症状等)・薬物治療(医薬品の選択等)を説明できる．(E2(2)【②免疫・炎症・アレルギーの薬，病態，治療】参照)	12 章
	2. 皮膚真菌症について，治療薬の薬理(薬理作用，機序，主な副作用)，および病態(病態生理，症状等)・薬物治療(医薬品の選択等)を説明できる．(E2(7)【⑤真菌感染症の薬，病態，治療】参照)	16 章
	3. 褥瘡について，治療薬の薬理(薬理作用，機序，主な副作用)，および病態(病態生理，症状等)・薬物治療(医薬品の選択等)を説明できる．	12 章
④化学構造と薬効	1. 感覚器・皮膚の疾患に用いられる代表的な薬物の基本構造と薬効(薬理・薬物動態)の関連を概説できる．	11 章，12 章，16 章

(7)病原微生物(感染症)・悪性新生物(がん)と薬		対応章
①抗菌薬	1. 以下の抗菌薬の薬理(薬理作用，機序，抗菌スペクトル，主な副作用，相互作用，組織移行性)および臨床適用を説明できる. β-ラクタム系，テトラサイクリン系，マクロライド系，アミノ配糖体(アミノグリコシド)系，キノロン系，グリコペプチド系，抗結核薬，サルファ剤(ST 合剤を含む)，その他の抗菌薬 2. 細菌感染症に関係する代表的な生物学的製剤(ワクチン等)を挙げ，その作用機序を説明できる.	16 章
②抗菌薬の耐性	1. 主要な抗菌薬の耐性獲得機構および耐性菌出現への対応を説明できる.	16 章
③細菌感染症の薬，病態，治療	1. 以下の呼吸器感染症について，病態(病態生理，症状等)，感染経路と予防方法および薬物治療(医薬品の選択等)を説明できる. 上気道炎(かぜ症候群(大部分がウイルス感染症)を含む)，気管支炎，扁桃炎，細菌性肺炎，肺結核，レジオネラ感染症，百日咳，マイコプラズマ肺炎 2. 以下の消化器感染症について，病態(病態生理，症状等)および薬物治療(医薬品の選択等)を説明できる. 急性虫垂炎，胆嚢炎，胆管炎，病原性大腸菌感染症，食中毒，ヘリコバクター・ピロリ感染症，赤痢，コレラ，腸チフス，パラチフス，偽膜性大腸炎 3. 以下の感覚器感染症について，病態(病態生理，症状等)および薬物治療(医薬品の選択等)を説明できる. 副鼻腔炎，中耳炎，結膜炎 4. 以下の尿路感染症について，病態(病態生理，症状等)および薬物治療(医薬品の選択等)を説明できる. 腎盂腎炎，膀胱炎，尿道炎 5. 以下の性感染症について，病態(病態生理，症状等)，予防方法および薬物治療(医薬品の選択等)を説明できる. 梅毒，淋病，クラミジア症等 6. 脳炎，髄膜炎について，病態(病態生理，症状等)および薬物治療(医薬品の選択等)を説明できる. 7. 以下の皮膚細菌感染症について，病態(病態生理，症状等)および薬物治療(医薬品の選択等)を説明できる. 伝染性膿痂疹，丹毒，癰，毛嚢炎，ハンセン病 8. 感染性心内膜炎，胸膜炎について，病態(病態生理，症状等)および薬物治療(医薬品の選択等)を説明できる. 9. 以下の薬剤耐性菌による院内感染について，感染経路と予防方法，病態(病態生理，症状等)および薬物治療(医薬品の選択等)を説明できる. MRSA，VRE，セラチア，緑膿菌等 10. 以下の全身性細菌感染症について，病態(病態生理，症状等)，感染経路と予防方法および薬物治療(医薬品の選択等)を説明できる. ジフテリア，劇症型 A 群 β 溶血性連鎖球菌感染症，新生児 B 群連鎖球菌感染症，破傷風，敗血症	16 章
④ウイルス感染症およびプリオン病の薬，病態，治療	1. ヘルペスウイルス感染症(単純ヘルペス，水痘・帯状疱疹)について，治療薬の薬理(薬理作用，機序，主な副作用)，予防方法および病態(病態生理，症状等)・薬物治療(医薬品の選択等)を説明できる. 2. サイトメガロウイルス感染症について，治療薬の薬理(薬理作用，機序，主な副作用)，および病態(病態生理，症状等)・薬物治療(医薬品の選択等)を説明できる. 3. インフルエンザについて，治療薬の薬理(薬理作用，機序，主な副作用)，感染経路と予防方法および病態(病態生理，症状等)・薬物治療(医薬品の選択等)を説明できる. 4. ウイルス性肝炎(HAV，HBV，HCV)について，治療薬の薬理(薬理作用，機序，主な副作用)，感染経路と予防方法および病態(病態生理(急性肝炎，慢性肝炎，肝硬変，肝細胞がん)，症状等)・薬物治療(医薬品の選択等)を説明できる.(重複) 5. 後天性免疫不全症候群(AIDS)について，治療薬の薬理(薬理作用，機序，主な副作用)，感染経路と予防方法および病態(病態生理，症状等)・薬物治療(医薬品の選択等)を説明できる.	16 章

④ウイルス感染症およびプリオン病の薬，病態，治療	6. 以下のウイルス感染症（プリオン病を含む）について，感染経路と予防方法および病態（病態生理，症状等）・薬物治療（医薬品の選択等）を説明できる． 伝染性紅斑（リンゴ病），手足口病，伝染性単核球症，突発性発疹，咽頭結膜熱，ウイルス性下痢症，麻疹，風疹，流行性耳下腺炎，風邪症候群，Creutzfeldt-Jakob（クロイツフェルト-ヤコブ）病	16 章
⑤真菌感染症の薬，病態，治療	1. 抗真菌薬の薬理（薬理作用，機序，主な副作用）および臨床適用を説明できる． 2. 以下の真菌感染症について，病態（病態生理，症状等）・薬物治療（医薬品の選択等）を説明できる． 皮膚真菌症，カンジダ症，ニューモシスチス肺炎，肺アスペルギルス症，クリプトコックス症	16 章
⑦悪性腫瘍	1. 腫瘍の定義（良性腫瘍と悪性腫瘍の違い）を説明できる．	17 章
⑧悪性腫瘍の薬，病態，治療	1. 以下の抗悪性腫瘍薬の薬理（薬理作用，機序，主な副作用，相互作用，組織移行性）および臨床適用を説明できる． アルキル化薬，代謝拮抗薬，抗腫瘍抗生物質，微小管阻害薬，トポイソメラーゼ阻害薬，抗腫瘍ホルモン関連薬，白金製剤，分子標的治療薬，その他の抗悪性腫瘍薬 5. 以下の白血病について，病態（病態生理，症状等）・薬物治療（医薬品の選択等）を説明できる． 急性（慢性）骨髄性白血病，急性（慢性）リンパ性白血病，成人 T 細胞白血病（ATL） 6. 悪性リンパ腫および多発性骨髄腫について，病態（病態生理，症状等）・薬物治療（医薬品の選択等）を説明できる． 7. 骨肉腫について，病態（病態生理，症状等）・薬物治療（医薬品の選択等）を説明できる． 8. 以下の消化器系の悪性腫瘍について，病態（病態生理，症状等）・薬物治療（医薬品の選択等）を説明できる． 胃癌，食道癌，肝癌，大腸癌，胆嚢・胆管癌，膵癌 9. 肺癌について，病態（病態生理，症状等）・薬物治療（医薬品の選択等）を説明できる． 10. 以下の頭頸部および感覚器の悪性腫瘍について，病態（病態生理，症状等）・薬物治療（医薬品の選択等）を説明できる． 脳腫瘍，網膜芽細胞腫，喉頭，咽頭，鼻腔・副鼻腔，口腔の悪性腫瘍 11. 以下の生殖器の悪性腫瘍について，病態（病態生理，症状等）・薬物治療（医薬品の選択等）を説明できる． 前立腺癌，子宮癌，卵巣癌 12. 腎・尿路系の悪性腫瘍（腎癌，膀胱癌）について，病態（病態生理，症状等）・薬物治療（医薬品の選択等）を説明できる． 13. 乳癌について，病態（病態生理，症状等）・薬物治療（医薬品の選択等）を説明できる．	17 章
⑩化学構造と薬効	1. 病原微生物・悪性新生物が関わる疾患に用いられる代表的な薬物の基本構造と薬効（薬理・薬物動態）の関連を概説できる．	17 章

和文索引

・太字の頁数は構造式が載っていることを表す．

あ

か

き

く

け

す

せ

そ

た

ち

つ

て

に

ぬ

ね

の

は

ま

み

む

め

も

や

ゆ

よ

ら

り

る

れ

ろ

わ

欧文索引

・太字の頁数は構造式が載っていることを表す.

B

D

E

N

パートナー薬理学(改訂第3版)

2007年 4月15日	第1版第1刷発行	編集者 石井邦雄, 栗原順一, 田中芳夫
2012年 8月 1日	第1版第7刷発行	発行者 小立鉦彦
2013年 3月15日	第2版第1刷発行	発行所 株式会社 南 江 堂
2018年 8月20日	第2版第6刷発行	〒113-8410 東京都文京区本郷三丁目42番6号
2019年 2月28日	第3版第1刷発行	☎(出版)03-3811-7236 (営業)03-3811-7239
2019年10月 5日	第3版第3刷発行	ホームページ https://www.nankodo.co.jp/
		印刷・製本 小宮山印刷工業

Pharmacology
© Nankodo Co., Ltd., 2019
定価は表紙に表示してあります.
落丁·乱丁の場合はお取り替えいたします.
ご意見·お問い合わせはホームページまでお寄せください.

Printed and Bound in Japan
ISBN 978-4-524-40352-3

本書の無断複写を禁じます.
JCOPY 〈出版者著作権管理機構 委託出版物〉
本書の無断複写は,著作権法上での例外を除き,禁じられています.複写される場合は,そのつど事前に,出版者著作権管理機構(TEL 03-5244-5088, FAX 03-5244-5089, e-mail: info@jcopy.or.jp)の許諾を得てください.

本書をスキャン,デジタルデータ化するなどの複製を無許諾で行う行為は,著作権法上での限られた例外(「私的使用のための複製」など)を除き禁じられています.大学,病院,企業などにおいて,内部的に業務上使用する目的で上記の行為を行うことは私的使用には該当せず違法です.また私的使用のためであっても,代行業者等の第三者に依頼して上記の行為を行うことは違法です.

南江堂パートナーシリーズ

薬学部学生のためのスタンダードな教科書シリーズ．
6年制教育でのカリキュラムに沿った内容構成．
読みやすく，かつわかりやすい新しいスタイルの教科書．

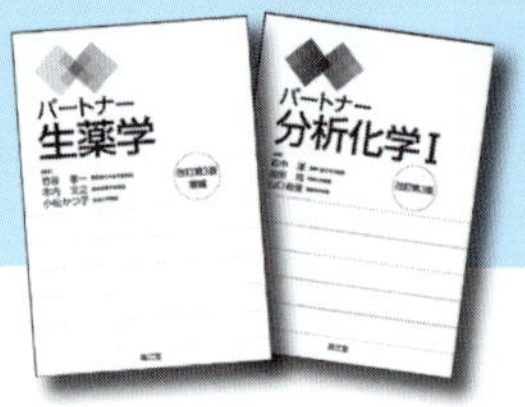

パートナー 分析化学I 改訂第３版

●編集　萩中　淳／能田　均／山口政俊

定価（本体 4,800 円+税）
B5 判・300 頁　2017.3. ISBN978-4-524-40343-1

パートナー 分析化学II 改訂第３版

●編集　能田　均／萩中　淳／山口政俊

定価（本体 5,000 円+税）
B5 判・344 頁　2017.3. ISBN978-4-524-40344-8

パートナー 生薬学 改訂第３版増補

●編集　竹谷孝一／木内文之／小松かつ子

定価（本体 5,300 円+税）
B5 判・458 頁　2018.2. ISBN978-4-524-40361-5

パートナー 天然物化学 改訂第３版

●編集　海老塚　豊／森田博史／阿部郁朗

定価（本体 6,000 円+税）
B5 判・320 頁　2016.9. ISBN978-4-524-40332-5

パートナー 機能形態学 ヒトの成り立ち 改訂第３版

●編集　岩崎克典／原　英彰／三島健一

定価（本体 6,000 円+税）
B5 判・334 頁　2018.12. ISBN978-4-524-40355-4

パートナー 医薬品化学 改訂第３版

●監修　佐野武弘
●編集　堀口よし江／宮田興子／齋藤俊昭

定価（本体 4,700 円+税）
B5 判・334 頁　2017.3. ISBN978-4-524-40338-7

パートナー 薬理学 改訂第３版

●編集　石井邦雄／栗原順一／田中芳夫

定価（本体 6,500 円+税）
B5 判・568 頁　2019.1. ISBN978-4-524-40352-3

パートナー 薬剤学 改訂第３版

●編集　原島秀吉／伊藤智夫／寺田勝英

定価（本体 6,500 円+税）
B5 判・436 頁　2017.3. ISBN978-4-524-40337-0

パートナー 薬品製造学 改訂第２版

●編集　野上靖純／田口武夫／長　普子

定価（本体 5,500 円+税）
B5 判・382 頁　2012.4. ISBN978-4-524-40294-6

NANKODO 南江堂　〒113-8410 東京都文京区本郷三丁目 42-6（営業）TEL 03-3811-7239　FAX 03-3811-7230

20181207IT